国家出版基金项目
NATIONAL PUBLICATION FOUNDATION

中国中成药名方药效与应用丛书

总主编　陈　奇　张伯礼

心血管神经精神卷

心血管册主编　刘建勋

神经精神册主编　孙建宁　郑国庆

科学出版社
北　京

内 容 简 介

"中国中成药名方药效与应用丛书"包含3种子书,共10卷。子书一以现代病症分类介绍我国中成药名方,共8卷,分别为①心血管神经精神卷,②呼吸消化卷,③内分泌代谢、风湿免疫、泌尿男生殖卷,④外科皮肤科卷,⑤妇产科卷,⑥五官科卷,⑦肿瘤血液卷,⑧儿科卷;子书二共1卷,为子书一的精华本;子书三共1卷,为子书二的英文版。本丛书是由院士、国医大师、全国名中医、教授、主任医师等科研和临床一线的几百位中西医药工作者合作编纂的大型专著丛书,英文版邀请了中医药大学的专业英语教授担任翻译。

本丛书将中成药药效与现代医药学基础理论相结合,将中成药临床应用和现代研究成果相结合,使读者在理解药效原理基础上,正确使用中成药。书中有药效机制示意图,图文并茂,体例新颖。

本丛书可供中西医临床医生、社区医生及药店职工阅读使用,也可作为中医药研究工作者对古典方剂及中成药研究与开发的重要参考书,高等中医药院校中药药理学、中成药、方剂学的教学参考书。

图书在版编目(CIP)数据

中国中成药名方药效与应用丛书. 心血管神经精神卷/陈奇,张伯礼主编;刘建勋,孙建宁,郑国庆本册主编. —北京:科学出版社,2021.10

国家出版基金项目

ISBN 978-7-03-070200-5

Ⅰ.①中⋯ Ⅱ.①陈⋯ ②张⋯ ③刘⋯ ④孙⋯ ⑤郑⋯ Ⅲ.①心脏血管疾病-验方-汇编-中国 ②神经系统疾病-验方-汇编-中国 ③精神病-验方-汇编-中国 Ⅳ.①R289.5

中国版本图书馆 CIP 数据核字(2021)第 214999 号

责任编辑:鲍 燕 曹丽英 / 责任校对:王晓茜
责任印制:苏铁锁 / 封面设计:黄华斌

科学出版社 出版
北京东黄城根北街 16 号
邮政编码:100717
http://www.sciencep.com

北京凌奇印刷有限责任公司 印刷
科学出版社发行 各地新华书店经销

*

2021 年 10 月第 一 版 开本:787×1092 1/16
2021 年 10 月第一次印刷 印张:36
字数:818 000

POD定价: 218.00元
(如有印装质量问题,我社负责调换)

中国中成药名方药效与应用丛书

总 主 编 陈 奇　江西中医药大学　教授　博导

张伯礼　中国中医科学院　天津中医药大学

名誉院长　校长　院士　教授　博导

心血管神经精神卷·心血管册

主 　 编 刘建勋　中国中医科学院西苑医院　研究员　博士　博导

顾 　 问 陈可冀　中国中医科学院西苑医院　院士　国医大师　教授　博导

主审及特邀编委 徐 浩　中国中医科学院西苑医院　主任医师　博士　博导

副主编 任钧国　中国中医科学院西苑医院　研究员　博士　博导

黄丽萍　江西中医药大学　教授　博士　博导

吕圭源　浙江中医药大学　教授　博士　博导

编 　 委（以姓氏笔画为序）

吕圭源　浙江中医药大学

任钧国　中国中医科学院西苑医院

刘建勋　中国中医科学院西苑医院

张军平　天津中医药大学第一附属医院

陈可冀　中国中医科学院西苑医院

陈兰英　江西中医药大学

陈素红　浙江工业大学

徐国良　江西中医药大学

徐 浩　中国中医科学院西苑医院

黄丽萍　江西中医药大学

薛 梅　中国中医科学院西苑医院

作者名单（以单位笔画为序）

天津中医药大学第一附属医院 张军平　副院长　主任医师　教授　博导

谢盈彧　博士

中国中医科学院西苑医院	刘建勋	重点实验室主任　原副院长　教授　首席研究员　博士　博导
	任钧国	院基础医学研究所所长助理、副主任　研究员　博士　博导
	薛　梅	博士　主任医师
	李　磊	博士　副研究员
	郭　浩	博士　助理研究员
	韩　笑	博士　副研究员
	孟红旭	博士　副研究员
	陈进成	博士　主治中医师
	赵爱梅	博士
	张业昊	博士
江西中医药大学	陈兰英	国家固体制剂中心药理部主任　二级教授　博士　博导
	徐国良	教授　博士　博导
	黄丽萍	药理教研室副主任　教授　博士　博导
	殷玉婷	副教授　博士　硕导
	李姗姗	动物实验中心副主任　讲师　博士
	胡慧明	讲师　博士
	官　扬	讲师　博士
	曾文雪	讲师　博士
	邓雅琼	讲师　硕士
	吴地尧	讲师　硕士
	潘荣斌	助教　硕士
	唐芳瑞	助教　硕士
浙江工业大学	陈素红	二级研究员　博士　博导
浙江中医药大学	吕圭源	现代中药与健康产品研究所所长　二级教授　博导
	苏　洁	助理研究员　博士

心血管神经精神卷·神经精神册

陈志蓉　中国食品药品检定研究院
林　燕　温州医科大学附属第二医院
畅洪昇　北京中医药大学
周文霞　军事医学科学院
郑国庆　浙江省中医院
赵　晖　首都医科大学
赵军宁　四川省中医药科学院
聂　红　暨南大学
徐慧颖　长春中医药大学
黄志力　复旦大学
董世芬　北京中医药大学
韩秀珍　山东大学
程丽芳　山东省中医药研究院
蔡晓红　温州医科大学附属第二医院
潘华峰　广州中医药大学
戴　瑛　四川省中医药科学院

作者名单（以单位笔画为序）

山东大学	韩秀珍	副教授　博士　硕导
山东中医药大学	王海军	副教授　博士　硕导
	张建英	副主任医师　博士　硕导
山东省中医药研究院	程丽芳	研究员
广州中医药大学	潘华峰	教授　博士　博导
	王　奇	教授　博士　博导
	曾　华	硕士
中国科学院上海药物研究所	李　扬	研究员　博士　博导
中国食品药品检定研究院	陈志蓉	副研究员　博士
长春中医药大学	张大方	药学院原院长　教授　博导
	刘　智	副教授　博士　硕导
	徐慧颖	副教授　硕士
	刘　佳	副教授　博士　硕导
北京中医药大学	孙建宁	中药药理系原主任　教授　博导
	方　芳	副教授　博士　硕导
	畅洪昇	副教授　博士　硕导
	董世芬	副教授　博士　硕导
	张　超	讲师　博士
	梁耀月	博士

四川省中医药科学院	赵军宁	院长　研究员　博导
	戴　瑛	副研究员
江西中医药大学	张　琦	副教授　博士
安徽中医药大学	汪　宁	中药药理系主任　教授
		博士　博导
	王　艳	副教授　硕士
陕西中医药大学	张晓双	副教授　博士　硕导
	王　斌	研究生院院长　教授　博士
		博导
	高　峰	副教授　博士　硕导
	李　敏	教授　博士　博导
	徐守竹	讲师　博士
	王国全	副教授　博士　硕导
	欧　莉	教授　博士　博导
	李慧敏	硕士
首都医科大学	赵　晖	教授　博士　博导
浙江大学	连晓媛	中药药效与新药开发研究室
		主任　教授　博士　博导
浙江省中医院	郑国庆	教授　双医学博士　博导
温州医科大学附属第二医院	蔡晓红	主任医师　博士　博导
	林　燕	主任医师　硕士　硕导
	陈先健	主治医师　硕士
	高诗雨	医师　硕士
	林坚炜	医师　硕士
	许梦蓓	医师　硕士
	郑　群	医师　硕士
	张柯建	医师　硕士
	汪惠琳	医师　硕士
	周祁惠	医师　硕士
	杨文婷	医师　硕士
	郑霞薇	医师　硕士
	戒佩青	硕士
	朱澎冲	硕士
	金婷玉	硕士
暨南大学	聂　红	药学院药理教研室主任
		教授　博士　博导

总主编简介

陈 奇 江西中医药大学教授，北京中医药大学博士生导师，原北京协和医科大学博士生导师组成员和博士后合作导师，全国优秀教师，获国务院政府特殊津贴。国家自然科学基金评审专家，原卫生部药品审评委员，国家药品审评专家，973 审评专家，国家发改委药品价格评审专家，全国中医药教材编审委员会委员。江西省药理学会名誉理事长，世界中医药学会联合会中药药理专业委员会顾问。江西省高校重点建设学科制药中药学学科带头人，江西省高等学校优秀研究生导师，江西省科学研究突出贡献先进工作者，中国药理学发展突出贡献奖并学会荣誉理事，中华人民共和国成立 70 周年纪念章获得者。应邀访问德国、美国、英国、新加坡并合作科研。主编《中药药理研究方法学》获全国优秀科技图书奖一等奖、国家图书奖、国家科技进步奖三等奖。主编的《中药药理实验方法学》获全国优秀教材奖。主编研究生教学参考用书《中药药效研究思路与方法》。主编国家规划教材《中药药理学实验》。主审国家规划教材《中药药理学》《中药炮制学》。出版《人体奥妙》译著。主编《中成药名方药理与临床》在香港、台北、北京出版。《中药新药与临床药理》《药学学报》《中国实验方剂学杂志》《中国临床药理学与治疗学》等 7 个杂志编委、特邀编委或顾问。主持国家重大课题和国家新药基金项目各 1 项，主持 3 项国家自然科学基金，主持或参与研究开发红管药、槲皮素、灵芝片、钻山风、复方草珊瑚含片、珍视明滴眼液、健胃消食片、赣南麦饭石等，科研获奖成果 21 项。

张伯礼 中国中医科学院名誉院长，天津中医药大学校长。中国工程院院士、教授、博士生导师。获国务院政府特殊津贴。主编《中医内科学》《中药现代化二十年》《中成药临床合理使用读本》《常见病中成药临床合理使用丛书》，陈奇、张伯礼联合主编《中药药效研究方法学》等。国家重点学科中医内科学学科带头人。中国工程院医药卫生学部主任，中国中西医结合学会名誉会长，中华中医药学会名誉会长，教育部高等学校中医学教学指导委员会主任委员，世界中医药学会联合会副主席，世界中医药学会联合会教育指导委员会主任委员。国家"重大新药创制"科技重大专项技术副总师，科技部"中药现代化产业基地建设"专家组长，第十届国家药典委员会执委兼中医专业委员会主任委员。国家抗击新冠肺炎领导小组成员，抗击新冠肺炎中医治疗方案设计者，获"人民英雄"国家荣誉称号。

从事中医药临床、教育和科研工作 40 余载，全国名中医，获何梁何利基金奖、吴阶平医学奖、世界中医药杰出贡献奖、树兰医学奖、全国优秀共产党员、全国杰出专业技术人才、全国先进工作者、全国优秀科技工作者、国家级有突出贡献中青年专家和天津市科技重大成就奖等荣誉称号。在中医临床、科研、教育、国际化、中药现代化等方面取得一批重要成果。获国家科技进步奖一等奖 7 项，省部级科技进步奖一等奖 21 项，发表论文 300 余篇，主编专著 10 余部。

《心血管神经精神卷》主编简介

心血管册主编简介

刘建勋 教授，日本东京药科大学博士，国家药典委员会委员，国家中医药岐黄学者，中国中医科学院首席研究员，国家"973""863"首席科学家，博士生导师，享受国务院政府特殊津贴。中国中医科学院西苑医院原副院长、基础医学研究所所长。现任科技部规范化中药药理实验室及北京市中药药理重点实验室主任、国家中医药管理局中药药理重点学科带头人及中药功效评价方法学重点研究室主任。中国中药协会医院与企业药事管理专业委员会主任委员、中国药理学会监事、中药及天然药物药理专业委员会副主任委员、世界中医药联合会中药新药创制专业委员会副主任委员、科技部及国家自然科学基金委和国家食品药品监督管理总局项目审评专家。

主持完成国家"973"、"863"、重大专项、国际科技合作及国家自然科学基金等项目近 30 项；研究与评价新药 200 余种；获国内外发明专利 26 项；获各类科研成果奖 24 项，其中国家科技进步奖一等奖 1 项、二等奖 2 项，省部级一等奖 5 项；先后获得全国中青年医学科技之星、卫生部有突出贡献中青年专家、中国药学发展奖突出成就奖、全国先进科技工作者、岐黄学者等称号；发表学术论文 500 余篇，SCI 收录 80 余篇，出版学术专著 14 部；培养博士后、博士、硕士 60 余名。

神经精神册主编简介

孙建宁 北京中医药大学中药药理系原主任，国家中医药管理局中药药理学重点学科带头人，教授，博士生导师。长期从事药物防治重大疾病的基础研究。国家药典委员会委员，北京生理科学会副理事长，北京药理学会副理事长，全国优秀教师，享受国务院政府特殊津贴。《临床用药须知》2010、2015 年版药理毒理部分主要负责人，主编研究生教材《中药药理学专论》、全国规划教材《药理学》、案例版《药理学》及专著、教参等十余部。

郑国庆 浙江省中医院教授，广州中医药大学杏林讲座教授，博士生导师。双医学博士、双执业医师，香港大学访问学者。浙江省高等学校中青年学科带头人，浙江省卫生高层人才医坛新秀，浙江省 151 人才。*J Alzheim Dis* 和 *BMC Complement Altern Med*（*Associate Editor*）等 5 本 SCI 期刊编委。人民卫生出版社规划教材《中西医结合内科学》、《循证医学》编委。以通讯作者发表中医药 SCI 论文 80 多篇，*H* 指数 20。擅长中西医结合神经疾病诊疗。

编 写 说 明

1. 本丛书的组织是由总主编首先确定各分册第一负责人，由各分册第一负责人即分册第一主编组织编写，由总主编最终审定书稿发给出版社。精华本是 16 个分册第一负责人挑选各分册主要内容压缩而成的一本书。

2. 本丛书中成药名方是根据功能与主治以现代病症分类，每个病症有一简单概述。中成药名方的病症应用以药物功效分类，利于辨病与辨证相结合。

3. 每个中成药名方标题：药物名称、【药物组成】、【处方来源】、【功能与主治】、【药效】、【临床应用】、【不良反应】、【使用注意】、【用法与用量】、参考文献。

4. 【药物组成】除极少数保密外，介绍了该中成药名方组成的全部中药名称。

5. 【处方来源】注明古方或研制方（包括经验方），《中国药典》或国家批准 Z 字号的中成药，可以收入中药提取物或有效成分组成的 H 号产品。如果是古典名方则要求写出其出处。由于大部分中成药制剂，同一个产品有不同厂家、不同剂型，故同一产品有许多批准文号，本书随机抽写其中一个产品批准文号，说明是 Z 字号的中成药。本书收入尚有少数无批准文号的古典名方。本书不收入正在研制中，无国家批准文号的产品，也不收入 B 字号保健品。

6. 【功能与主治】来源于药典或国家批准的产品说明书。

7. 【药效】按文献报道实验研究的药效及其作用机制。对药效及作用机制复杂的中成药，适当结合基础知识论述。对少数无药效文献的中成药，则根据其新药申报简要写出其最基本药效。部分中成药的药效或其作用机制用示意图展示，方便读者理解。

8. 【临床应用】凡是收入中国药典或国药 Z 字号的中成药都是经过国家批准组织临床试验的。但是对无药效又无临床公开发表文献资料的中成药，则基本不能收入本书。文献写出治疗的病症，作者尽可能辨病与辨证相结合。对不是双盲和随机对照的临床应用结果，原则上不收入其报道临床治疗效果的百分率。

9. 【不良反应】根据文献报道介绍不良反应。

10. 【使用注意】包括指出有毒中药、配伍禁忌、辨证使用注意等。

11. 【用法与用量】按产品制剂说明书的服用方法和用量。

12. 参考文献：注明药效、临床应用、不良反应的文献依据。参考文献来源主要是期刊及学术会议资料，少数是书籍或内部资料。无参考文献的中成药不收入本书。

13. 署名：本文作者的单位及姓名，以示负责。

总　前　言

　　中成药是中医药的重要组成部分，是由我国历代医家经过千百年临床实践，总结出来的有疗效的方剂加工而成，其历史悠久，源远流长。

　　用现代医药学研究中成药与古典名方，可以阐明中医药基本理论，沟通中西医药间的学术思想，扩大治疗范围和提高临床疗效，使中医药事业在继承的基础上进一步发展与提高。

　　中成药和中药方剂有着密切关系，绝大多数中成药是由著名方剂经长期临床实践而定型生产的。中成药可以说是著名方剂的精华，本丛书是将我国近代几十年来研究中成药名方的现代药效和临床应用加以整理与总结编著而成，有利于继承和发扬祖国中医药事业，推进中成药的正确使用。

　　本丛书中英文版的出版发行，对中医药走向世界有重要意义，对中国传统文化"走出去"有重要意义。

　　本丛书可供使用中成药治疗疾病的广大读者及中西医临床医生、社区医生及药店职工阅读使用，可作为中医药研究及中西医临床工作者对中成药进一步研究与开发的重要参考书，也可作为高等中医药院校中医药专业中药药理学、中成药、方剂学的教学参考书。

　　本丛书特点：

　　1. 新颖性和实用性　　本丛书改变以往中成药书籍以中药功效如解表、清热、温里、补益药等分类方式，而用现代疾病的病症名分类，方便中西医临床工作者使用中成药。本丛书把中成药的药效与临床应用按照现代医学疾病的病症分类，是编写体例的探索与创新。

　　本丛书尽量改变综述形式写中成药药理，而是将中成药药效与现代医药学基础理论相结合，将中成药临床应用和现代研究成果相结合进行编纂，使读者在理解药效原理基础上，在临床上正确使用中成药。本书的部分中成药有药效及作用机制示意图，图文并茂，使读者易于理解药效及作用机制。本书体例新颖、内容富有新意。

　　2. 先进性和创新性　　本丛书以病症分章介绍古典名方及经验方制成的中成药，以及少数尚未制成中成药的古典名方，展示了我国近代几十年来中成药药效研究与临床应用的成果，是中医药各学科科研探索的结晶，反映了当前中成药治疗疾病药效研究和临床应用的最新进展。

　　本丛书辨病及辨证相结合阐述中成药的主治病症原理，首次对中成药以辨病与辨证结合的方式进行分类，科学阐明传统的中成药主治疾病的现代药效学研究，是学术创新，可促进中医药与现代医药结合和中药合理应用，对中药走向世界有重要意义。

本书英文版是首次推出的以病症分类的中成药药效与临床应用专著。可让国外读者了解中成药现代药效与临床应用治疗疾病的进展，可促进国外应用，有利于国内生产企业将产品推向世界。

3. 权威性和严谨性　本丛书是在陈奇教授主编的《中成药名方药理及临床应用》的基础上，重新组织以中药药理专家为编写主体并邀请中医临床专家参加，合作编著出版的反映中成药药效与应用进展的权威性、有特色的大型丛书。陈奇教授主编《中成药名方药理及临床应用》（香港雅艺出版公司–深圳海天出版社联合出版，1991）、《中药名方药理与应用》（台北：南天书局，1993）、《中成药名方药理与临床》（北京：人民卫生出版社，1998）。本次编写在充分借鉴以上三本著作基础上，组织了中医药领域专家，邀请在中成药临床研究领域有经验的教授、临床医生参加编著和审订，是中药基础研究工作者与中医临床工作者合作编纂的成果。

本丛书包含子书 3 种，共 10 卷。子书一共 8 卷，以现代病症分类介绍我国中成药名方，分别为①心血管神经精神卷，②呼吸消化卷，③内分泌代谢、风湿免疫、泌尿男生殖卷，④外科皮肤科卷，⑤妇产科卷，⑥五官科卷，⑦肿瘤血液卷，⑧儿科卷；子书二共 1 卷，为子书一的精华本；子书三共 1 卷，为子书二的英文版。本丛书参编者共 400 多位，各分册主编分别负责组稿和审定。本丛书于 2015 年在北京国家会议中心召开了组稿会，2017 年及 2018 年在科学出版社召开审稿会和审定稿会议。

在本丛书出版之际，首先感谢国家出版基金的资助，感谢科学出版社的支持，感谢江西中医药大学、中国中医科学院、天津中医药大学及各参编专家单位的支持。还要感谢中国药理学会、中国药理学会中药与天然药物药理专业委员会、世界中医药联合会中药药理专业委员会、江西省药理学会的支持！

由于中成药药理书籍历来以中药功效分类，而本书首创以现代病症分类，这在学术上尚有一些问题需要讨论，且部分中成药名方能治疗多种病症，故论述中有重复的问题。欢迎广大读者批评指正，以利今后进一步改进和完善。

陈　奇　张伯礼

2019 年 12 月

目 录

心血管神经精神卷·心血管册

心血管神经精神卷·神经精神册

心血管神经精神卷

心血管册

第一章

冠心病中成药名方

第一节　概　　述[1-5]

一、概　　念

冠心病（coronary heart disease）即冠状动脉粥样硬化性心脏病（coronary atherosclerotic heart disease），也称缺血性心脏病（ischemic heart disease），是冠状动脉发生动脉粥样硬化病变而引起血管腔狭窄或阻塞，造成心肌缺血、缺氧或坏死而导致的心脏病，也包括炎症、痉挛、微血管病变等导致的心肌缺血。世界卫生组织将冠心病分为五大类：无症状心肌缺血（隐匿性冠心病）、心绞痛、心肌梗死、缺血性心力衰竭（缺血性心脏病）和猝死。临床中常常将冠心病分为稳定性冠心病和急性冠状动脉综合征两种。

冠心病属中医学"胸痹"、"心痛"、"真心痛"范畴。

二、病因及发病机制

（一）病因

冠心病与血脂代谢异常有关。血脂沉积于冠状动脉，致冠状动脉粥样硬化引起冠状动脉狭窄或闭塞；或动脉粥样硬化斑块破裂合并血栓形成阻塞冠状动脉；或冠状动脉痉挛，都可致心肌供血供氧不足或中断。高血压、糖尿病、肥胖等均是引发冠心病的危险因素。而劳累、激动、吸烟过度、饱食、血压剧升、心肌需氧量猛增等是发病诱因。

（二）发病机制

心绞痛发病机制是在冠状动脉粥样硬化、冠状动脉狭窄基础上，在情绪激动、体力活动增加、饱食、大量吸烟和饮酒等刺激下，心肌耗氧量大量增加，冠状动脉供血不足，产生心肌氧的供需之间矛盾，冠脉血流量不能满足心肌的代谢需要，引起心肌急剧的、暂时的缺血与缺氧，即产生心绞痛，或冠状动脉痉挛也可诱发心绞痛。

心肌梗死是在冠状动脉粥样硬化狭窄基础上，由于上述诱因，致使冠状动脉粥样斑块破裂，血小板在破裂的斑块表面聚集，形成血块（血栓），血块突然阻塞冠状动脉管腔，导致心肌缺血坏死诱发急性心肌梗死。另外，心肌耗氧量剧烈增加或冠状动脉痉挛也可诱发急性心肌梗死。

三、临床表现

心绞痛临床表现有阵发性胸闷或胸痛，一般休息或短暂使用硝酸甘油几分钟即可缓解。冠心病在缓解期者或隐性患者无症状表现。

急性心肌梗死患者常表现为剧烈而持久的胸骨后疼痛，常伴有心悸、气短、惊恐不安、面色苍白、冷汗等，可发生心律失常、休克、心力衰竭甚至猝死。

四、诊　　断

心绞痛发作时根据临床症状特点、缺血性心电图（ST段、T波异常变化）有助于诊断，缓解期或隐性心绞痛患者可酌情进行运动心电图试验、24小时动态心电图监测、动静态或药物负荷核素心肌扫描、螺旋CT冠状动脉显像、冠状动脉造影等检查以明确诊断。必要时结合心肌损伤标志物（如心肌肌钙蛋白、肌酸激酶同工酶、肌红蛋白）以明确有无急性心肌梗死。

五、治　　疗

（一）常用化学药物及现代技术

硝酸酯类：如硝酸甘油、硝酸异山梨酯等。硝酸酯类主要通过扩张冠状动脉及全身血管以增加心肌的供血供氧，减少回心血量，从而减轻心脏负荷，降低心肌氧的消耗量。钙拮抗剂：如硝苯地平（心痛定）、氨氯地平（络活喜）、地尔硫䓬。钙拮抗剂主要通过扩张血管，尤其是扩张冠状动脉，起到改善心肌缺血的作用，非二氢吡啶类钙拮抗剂如地尔硫䓬还可以减慢心率，降低心肌氧耗量。β受体阻滞剂：如美托洛尔、比索洛尔。β受体阻滞剂可减慢心率，抑制心肌收缩力，降低心肌耗氧量，从而发挥抗心绞痛作用，并可提高心室颤动阈值。其他药物还包括抗血小板制剂如阿司匹林、氯吡格雷，他汀类降脂药，改善心肌代谢的曲美他嗪等药物。

化学药物抗心肌缺血的药物特点是靶点清楚，起效快，作用强，除适用于急性期短期治疗用药外，很多药物如阿司匹林、β受体阻滞剂、他汀类降脂药等在冠心病二级预防中也长期应用，证明其具有改善冠心病患者预后的作用。

冠心病除药物治疗外，冠状动脉血运重建治疗也已广泛开展，如冠状动脉球囊扩张术、冠状动脉支架术及冠状动脉搭桥术等。

（二）中成药名方治疗

中医药防治冠心病心绞痛不同于化学药物（以下简称化药）的单靶点治疗。中医药是作用于多靶点、多环节。中药治疗不仅改善临床症状，还可以明显提高患者活动耐量和生存质量，部分药物通过循证临床研究证实，具有减少再发心血管事件的作用，显示出良好的前景。中医药治疗冠心病的原则是标本兼治，急当治其标，缓则治其本。

第二节　中成药名方的辨证分类与药效[1-9]

中药治疗冠心病是辨证用药。中成药名方的常见辨证分类及其主要药效作用如下：

一、活血化瘀类

心血瘀阻证冠心病的主要症状是痛有定处，舌质暗红，或紫暗，有瘀斑，舌下瘀筋，苔薄，脉弦涩或结、代、促。

心血瘀阻证冠心病的主要病理改变是冠脉供血不足，微循环障碍，血液流变学异常等。

活血化瘀类中成药可扩张冠脉血管，增加心肌供血，改善血液流变学，改善微循环等。

常用中成药：丹参片（颗粒、注射液）、丹七片（胶囊、软胶囊）、丹红注射液、血塞通注射液（片）、灯盏花（灯盏细辛）颗粒（注射液）、灯盏花素片（注射液）、精制冠心胶囊（软胶囊、颗粒、片）、双丹颗粒（口服液）、通脉颗粒（口服液）、心达康胶囊（片）、心脑舒通胶囊、银杏叶胶囊（片、口服液）、益心酮片、心脑康胶囊、银杏蜜环口服液、丹参酮ⅡA磺酸钠注射液、杏灵分散片、心血宁片（胶囊）、心脑联通胶囊、心痛舒喷雾剂等。

二、行气活血类

气滞血瘀证冠心病主要症状是心胸满闷，隐痛阵发，痛无定处，遇情志不遂时容易诱发或加重，或兼有胸脘胀闷，得嗳气或矢气则舒，苔薄或薄腻，脉细弦。

气滞血瘀证冠心病的主要病理生理改变是血液黏度增高，冠脉血流量减缓，心肌供血不足等。

行气活血类中成药可改变血液流变学，改善血流动力学，增加心肌血液供应等。

常用中成药：复方丹参滴丸（片、胶囊、软胶囊、浓缩水丸、颗粒、口服液、含片、气雾剂）、血府逐瘀口服液（胶囊、颗粒、丸）、地奥心血康胶囊、速效救心丸、心可舒片、乐脉颗粒、利脑心胶囊、冠脉宁片、冠心丹参片（胶囊、颗粒、滴丸）、香丹注射液、冠心康颗粒、心宁片、黄杨宁片、活血通脉片、可达灵片、冠心安口服液、益心胶囊（延丹胶囊）（口服液）、冠心舒通胶囊、银丹心脑通软胶囊、益心康泰胶囊等。

三、益气活血类

气虚血瘀证冠心病的主要症状是心胸阵痛、隐痛，胸闷气短，动则益甚，倦怠乏力，神疲懒言，面色㿠白或易出汗，舌质淡红，舌体胖且边有齿痕，苔薄白，脉虚细缓或结代。

气虚血瘀证冠心病的主要病理生理改变是心肌供血不足，心气虚证冠心病的主要病理生理改变是左室舒张或收缩功能减退，心排血量（cardiac output，CO）减少等。

益气活血类中成药可扩张冠脉，增加心肌供血，改善血流动力学，增加左心排血量等。

常用中成药：芪参益气滴丸、通心络胶囊、脑心通胶囊、血栓心脉宁胶囊、参芍胶囊、山玫胶囊、心痛康胶囊、正心泰胶囊、舒心口服液、冠心静片、益心丸、山海丹胶囊、心舒宝片（胶囊）、养心氏片、镇心痛口服液、诺迪康胶囊、脉络通颗粒、心可宁胶囊、软脉灵口服液、消栓通颗粒、七叶神安片、心灵丸、盾叶冠心宁片等。

四、益气养阴类

气阴不足证冠心病的主要症状有心胸疼痛时作或灼痛，或闷痛，心悸、五心烦热，口干盗汗，颜面潮热，舌红少津，苔薄或剥，脉细数或结代。

气阴不足证冠心病主要病理生理改变是在心肌缺血的同时，多有心脏收缩与舒张功能减退，心脏每搏输出量（stroke volume，SV）减少等。

益气养阴类中成药具有抗心肌缺血作用的同时，可改善左心功能，增加心脏每搏输出量，改善血流动力学等。

常用中成药：益心舒胶囊、益心通脉颗粒、滋心阴口服液（颗粒、胶囊）、冠心生脉口服液、心荣口服液、心通口服液、通脉养心口服液（丸）、灯盏生脉胶囊、康尔心胶囊、洛布桑胶囊、复方血栓通胶囊等。

五、化痰活血类

痰瘀互结证冠心病的主要症状有肥胖体沉，痰多气短，伴有倦怠乏力，纳呆便溏，口黏、恶心，咯吐痰涎，苔白腻或白滑，脉滑。

痰瘀互结证冠心病的主要病理生理改变为脂质代谢紊乱，血液黏度升高，血液流变学异常，血管炎症反应明显，血管阻滞等。

化痰活血类中成药可降血脂，抗动脉粥样硬化，改善血液黏度异常，抑制血管的炎症反应，抗血栓形成，显著减少心绞痛发作频率、持续和缓解时间，减少硝酸甘油用量和胸闷胸痛的发作频率等。

常用中成药：瓜蒌薤白半夏丸、丹蒌片、舒心降脂片等。

六、芳香温通类

寒凝心脉证冠心病的主要症状有猝然心痛如绞，心痛彻背，喘息不得平卧，多因气候骤冷或骤感风寒而发病或加重，伴形寒，甚至手足不温，冷汗不出，胸闷气短、心悸、脸色苍白，苔薄白，脉沉紧或沉细。

寒凝心脉证冠心病的主要病理生理改变为冠状动脉血管收缩痉挛，血管内皮功能异常，血液循环异常，炎症反应，心肌缺血等。

芳香温通类中成药可扩张血管，改善血液循环，抑制血管炎症反应，抗心肌缺血缺氧，缩小心肌梗死面积，减少心绞痛发作频率、持续和缓解时间等。

常用中成药：宽胸气雾剂、麝香保心丸、麝香通心滴丸、麝香心脑乐片（胶囊）、活心丸、冠心苏合滴丸（丸、胶囊、软胶囊）、神香苏合丸（庆余救心丸）、熊胆救心丹等。

七、其 他 类

此外，冠心病还具有其他复杂的证型，如心肾阴虚、心血瘀阻证，肝肾不足、瘀血内停证等，常用中成药：心元胶囊（滋肾养心、活血化瘀）、保心片（滋补肝肾、活血化瘀）、益脑宁片（益气补肾、活血通脉）、清心沉香八味散（清心肺热、理气、安神）、心通口服液（益气养阴、活血化痰）、八味沉香散（清心热、养心、安神、开窍）等。除可增加心肌供血外，还可改善心肌代谢，降低全身耗氧量，增强心肌耐缺氧作用等。

参 考 文 献

[1] 陈奇. 中成药名方药理与临床应用[M]. 香港：香港雅艺出版公司-深圳：海天出版社联合出版，1991：450-527.

[2] 陈奇. 中药名方药理与临床应用[M]. 台北：南天出版社，1993：1-50.

[3] 陈奇. 中成药名方药理与临床[M]. 北京：人民卫生出版社，1998：683-818.

[4] 陈奇，张伯礼. 中药药效研究方法学[M]. 北京：人民卫生出版社，2016：14-27.

[5] 林谦. 常见病中成药临床合理使用丛书心血管内科分册[M]. 北京：华夏出版社，2015：1-60.

[6] 李京，张明雪，金跟海，等. 中医学关于冠心病证治研究概述[J]. 中华中医药杂志，2014，29（7）：2274-2276.

[7] 周志奇，魏勇，李盈盈. 冠心病心绞痛中医辨证分型检验方法的研究进展[J]. 中医临床研究，2012，4（43）：113-115.

[8] 袁蓉，刘瑞华. 冠心病辨证论治及优势[J]，吉林中医药，2015，35（12）：1201-1204.

[9] 曲文彦，吕晓濛，赵娜. 中医药治疗冠心病作用机制概述[J]. 辽宁中医药大学学报，2016，18（3）：66-68.

（江西中医药大学　陈　奇，中国中医科学院　天津中医药大学　张伯礼，

中国中医科学院西苑医院　刘建勋、徐　浩、陈可冀）

第三节　中成药名方

一、活血化瘀类

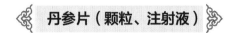

丹参片（颗粒、注射液）

【药物组成】　丹参。

【处方来源】　研制方。《中国药典》（2015 年版）。

【功能与主治】　活血化瘀。用于瘀血闭阻所致的胸痹，症见胸部疼痛，痛处固定，舌质紫黯；冠心病心绞痛见上述证候者。

【药效】　主要药效作用（图 1-1）如下：

1. 扩张冠脉血管、抗心肌缺血[1-2]　丹参颗粒具有明显增加离体大鼠心脏冠脉血流量的作用，能减低缺血心肌心电图 ST 段的抬高，具有缩小大鼠心肌梗死范围、改善大鼠缺

血心肌收缩功能的作用。丹参注射液可对抗垂体后叶素所致急性心肌缺血大鼠心电图 J 点和 T 波的升高。

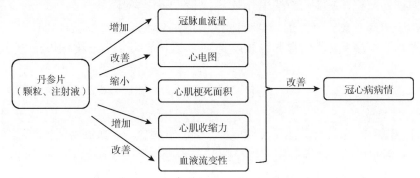

图 1-1　丹参片（颗粒、注射液）改善冠心病机制

2. 改善血液流变学，降低血液黏度[3]　丹参注射液能显著降低心肌梗死大鼠全血高、低切黏度，血浆黏度，红细胞聚集指数水平，增强红细胞变形能力，改善心肌梗死时血液"浓、黏、凝、聚"的特点。

3. 抗脑缺血，改善脑微循环[4-5]　丹参注射液能减少中动脉阻断所致脑缺血模型大鼠脑梗死范围，降低大鼠血清丙二醛（MDA）含量，升高血清超氧化物歧化酶（SOD）活性。注射用丹参粉针可以增加大鼠脑血流量，改善脑微循环、降低血液黏度。

4. 调节血脂代谢，抗动脉粥样硬化[6]　丹参注射液腹腔注射可以降低高脂饲料致动脉粥样硬化模型大鼠血清三酰甘油、总胆固醇水平，减少动脉粥样硬化病灶面积。

5. 其他[7-8]　丹参注射液对糖尿病神经病变有一定保护作用，能够减轻神经病理性疼痛，其机制可能与下调脊髓背角神经元中细胞周期蛋白 D1（cyclin D1）表达、抑制神经元凋亡有关。丹参注射液可减轻支气管哮喘大鼠气道炎症反应，支气管肺泡灌洗检查（BALF）细胞总数及淋巴细胞、中性粒细胞和嗜酸粒细胞（Eos）百分率较哮喘组均明显减少。

【临床应用】　主要用于冠心病心绞痛、糖尿病并发症、呼吸系统疾病。

1. 冠心病心绞痛[9-10]　丹参片（颗粒、注射液）可缓解冠心病心绞痛，改善心电图损伤变化，对血脂和血液流变学也有一定改善作用。

2. 糖尿病并发症[11-12]　丹参片及丹参注射液对糖尿病患者血脂及高凝状态有明显的改善作用。丹参注射液用于治疗糖尿病周围神经病变，治疗后的运动神经传导速度及感觉神经传导速度均比治疗前有所提高，总有效率优于西药常规组。

3. 呼吸系统疾病[13-14]　丹参注射液有防治气管哮喘作用，可显著降低嗜酸粒细胞计数，改善症状，减少夜间憋醒次数和晨间哮喘发作。丹参注射液用于肺炎治疗，与头孢曲松钠治疗进行随机平行对照，咳嗽、呕吐、食欲不振等病症恢复情况明显优于西药对照组。

【不良反应】　丹参注射液的不良反应为皮肤及其附件损害，其次为神经系统、消化系统、肌肉骨骼系统及泌尿系统损害[15]。

【使用注意】　丹参注射液与维生素 K、凝血酶类配伍时，因丹参能增强纤溶活性，拮抗抗纤溶药物，故配伍后会降低止血药疗效。丹参注射液具有的降压效应可被阿托品注射液所阻断，从而使疗效降低[16]。

【用法与用量】　片：口服，一次 3～4 片，一日 3 次。颗粒：口服，一次 10g，一日 3 次。注射液：肌内注射，一次 2～4ml，一日 1～2 次；静脉注射，一次 4ml（用 50% 葡萄糖注射液 20ml 稀释后使用），一日 1～2 次；静脉滴注，一次 10～20ml（用 5% 葡萄糖注射液 100～500ml 稀释后使用），一日 1 次。

参 考 文 献

[1] 刘冬，高明堂，吴勇杰，等. 丹参颗粒剂对实验性缺血心肌的保护作用和对凝血系统的影响[J]. 中药药理与临床，2008，24（1）：43-47.

[2] 汪长生，杨解人，桂常青，等. 丹参注射液对大鼠急性心肌缺血及血液流变学的影响[J]. 中国临床药理学与治疗学，2002，7（1）：30-32.

[3] 董宠凯，马丙祥，王怡珍. 丹参注射液改善血流变学及凝血功能的实验研究进展[J]. 河南中医，2016，36（2）：355-357.

[4] 程体娟，杨志勇. 甘西鼠尾草注射液和丹参注射液抗大鼠急性脑缺血和抗脂质过氧化作用的比较[J]. 中国临床药理学与治疗学，2003，8（1）：23-26.

[5] 刘萍，崔学顺，何新荣，等. 注射用丹参（冻干）粉针对大鼠脑微循环的影响研究[J]. 中国医院用药评价与分析，2008，8（9）：679-680.

[6] 张梅，温进坤，孙辉臣，等. 丹参注射液对动脉粥样硬化大鼠血脂及细胞间黏附分子-1 表达的影响[J]. 中国病理生理杂志，2004，20（10）：1871-1873.

[7] 杨颖聪，周青山，王龙. 丹参注射液对糖尿病模型大鼠脊髓背角神经元凋亡及 cyclinD1 表达的影响[J]. 医药导报，2009，28（11）：1410-1413.

[8] 薛克营，熊盛道，熊维宁，等. 丹参注射液对哮喘大鼠气道炎症及 CD4$^+$CD25$^+$调节性 T 细胞的影响[J]. 华中科技大学学报：医学版，2008，37（1）：18-21.

[9] 莫测，刘志胜，黄嵘，等. 雷氏丹参片治疗冠心病心绞痛的临床研究[J]. 中成药，2006，28（10）：1463-1465.

[10] 孙韩祥，孙克雄. 雷氏丹参片治疗冠心病不稳定心绞痛临床疗效分析[J]. 中成药，2005，27（12）：1427-1428.

[11] 李洁，张林. 丹参注射液治疗糖尿病脂代谢异常 26 例[J]. 陕西中医学院学报，2008，31（4）：23-24.

[12] 段新理. 丹参注射液治疗糖尿病周围神经病变 106 例疗效分析[J]. 医药前沿，2013，（35）：228.

[13] 温荫生，温志平，崔正义，等. 丹参注射液联合硫酸镁治疗急性支气管哮喘 40 例疗效观察[J]. 哈尔滨医药，2005，25（6）：79-80.

[14] 刘玉梅. 丹参注射液治疗肺炎随机平行对照研究[J]. 实用中医内科杂志，2013，（3）：27-28.

[15] 朱敏文，尹桃，王丽. 丹参注射液不良反应回顾性研究[J]. 中国医院药学杂志，2008，28（18）：1625-1626.

[16] 言庆庆. 丹参注射液的不良反应及配伍禁忌[J]. 求医问药：学术版，2012，10（4）：664-665.

（中国中医科学院西苑医院　刘建勋、李　磊）

丹七片（胶囊、软胶囊）

【药物组成】　丹参、三七。

【处方来源】　研制方。《中国药典》（2015 年版）。

【功能与主治】　活血化瘀，通脉止痛。用于瘀血闭阻所致的胸痹心痛，眩晕头痛，经期腹痛。

【药效】　主要药效作用如下：

1. 扩张冠脉血管、抗心肌缺血[1]　丹七片能扩张冠脉、增加冠脉血流量，具有抗心肌缺血和心肌梗死的作用，能明显改善微循环，增加血流量，增强心肌耐缺氧能力。

2. 改善血液流变学，抑制血小板的聚集，降低血液黏度[1-2]　丹七胶囊对全血黏度、全血还原黏度和红细胞刚性指数、变形指数及电泳指数有降低作用。丹七片可明显抑制由凝血酶和胶原诱导的血小板聚集，可升高凝血酶作用下的血小板内环腺苷酸（cAMP）含量。

3. 调节血脂代谢，防止动脉粥样硬化[1]　丹参片（胶囊）对实验性高脂血症大鼠有降低总胆固醇（TC）、三酰甘油（TG）水平和提高高密度脂蛋白胆固醇（HDL-C）水平作用。

4. 其他[1]　丹参片（胶囊）可明显延长痛经模型和乙酸致痛模型小鼠扭体潜伏期并减少扭体次数，表明丹参片（胶囊）有镇痛作用。

【临床应用】　主要用于冠心病心绞痛、高脂血症、痛经。

1. 冠心病心绞痛[3]　丹七软胶囊联合常规疗法治疗冠心病，可明显改善血液流变学，降低相关炎症因子水平，具有心肌保护作用。

2. 高脂血症[4-5]　丹七软胶囊可降低高脂血症患者血清总胆固醇（TC）、三酰甘油（TG）、低密度脂蛋白胆固醇（LDL-C）水平。丹七软胶囊治疗冠心病合并高血脂，疗效确切，可显著降低血脂水平和冠心病心绞痛发作次数。

3. 痛经[6]　丹七组采用丹七软胶囊治疗原发性痛经，对照组采用布洛芬治疗，丹七组疗效明显优于对照组，且丹七软胶囊的副作用低于布洛芬。

【不良反应】　尚未见报道。

【使用注意】　孕妇、月经期及有出血倾向者慎服。

【用法与用量】　片：口服，一次 3～5 片，一日 3 次。胶囊：口服，一次 2～3 粒，一日 3 次。软胶囊：口服，一次 4～6 粒，一日 3 次。

参 考 文 献

[1] 吴符火, 刘雪酶, 贾钶. 丹七胶囊的药效学研究[J]. 中国中药杂志, 2005, 30（23）: 1869-1873.
[2] 徐懿乔, 刘杰, 谢笑龙. 丹七片对动物血小板聚集的抑制作用及其机制研究[J]. 华西药学杂志, 2012, 27（3）: 267-269.
[3] 郭旭. 丹七软胶囊对冠心病患者的心肌保护及血液流变学改善作用[J]. 心血管康复医学杂志, 2016,（1）: 108-110.
[4] 王霞, 张清. 丹七软胶囊治疗高脂血症的临床观察[J]. 中医药导报, 2014, 20（14）: 80-81.
[5] 白济新. 丹七软胶囊治疗冠心病合并高血脂的疗效观察[J]. 中国实用医药, 2015,（26）: 120-121.
[6] 付志红, 吴飞华. 丹七软胶囊在治疗原发性痛经中的作用探讨[J]. 中国医药指南, 2013,（13）: 310-312.

（中国中医科学院西苑医院　刘建勋、李　磊）

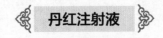

丹红注射液

【药物组成】　丹参、红花。

【处方来源】　研制方。国药准字 Z20026866。

【功能与主治】　活血化瘀，通脉舒络。用于瘀血闭阻所致的胸痹及中风，症见胸痛，胸闷，心悸，口眼㖞斜，言语謇涩，肢体麻木，活动不利等；冠心病、心绞痛、心肌梗死、缺血性脑病、脑血栓及肺心病所瘀诸症。

【药效】　主要药效作用如下：

1. 抗心肌缺血及抗心肌缺血再灌注损伤[1-2]　丹红注射液可明显抑制心肌缺血大鼠血清乳酸脱氢酶（LDH）、天冬氨酸氨基转移酶（AST）、磷酸肌酸激酶（CK）的增加，同时能改善心电图损伤变化，抑制 ST 段的抬高，缩小心肌梗死面积。在缺血再灌注损伤的离体大鼠模型上注射丹红注射液可显著降低丙二醛（MDA）的生成、增强超氧化物歧化酶（SOD）活性、保护心肌细胞膜，并同时使一氧化氮（nitric oxide，NO）含量增加、一氧化氮合酶（NOS）活力增强。其机制可能与丹红注射液抑制脂质过氧化物生成、增强内源性抗氧自由基活性、改善低灌流等有关（图1-2）。

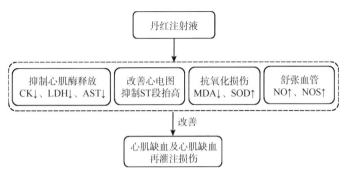

图 1-2 丹红注射液改善心肌缺血及心肌缺血再灌注损伤机制

2. **抗脑缺血及抗脑缺血再灌注损伤**[3-4] 丹红注射液可降低自体血栓闭塞大脑中动脉大鼠急性脑缺血模型脑含水量，恢复大鼠神经功能，降低脑梗死体积。丹红注射液可显著降低脑缺血再灌注大鼠的神经功能评分，减轻脑组织损伤程度；提高 SOD 活力，降低 MDA 和 NO、NOS 水平。

3. **改善血液流变学，抑制血小板聚集，降低血液黏度，抗血栓形成**[5-6] 丹红注射液不仅可以降低急性血瘀证大鼠的全血黏度，而且可降低大鼠的全血还原黏度、红细胞聚集指数、电泳指数。

【临床应用】 主要用于冠心病心绞痛、缺血性脑病、脑血栓及肺心病。

1. **冠心病心绞痛**[7-8] 丹红注射液治疗冠心病心绞痛可缓解心绞痛，有效改善冠心病心绞痛患者的心电图损伤变化。丹红注射液可显著改善冠状动脉灌注不足，心肌缺血缺氧所引起的胸闷、心悸、乏力、气短、心绞痛等临床症状，其临床症状的改善及心电图变化与对照组比较均有显著性差异，无不良反应发生。

2. **脑梗死、脑供血不足**[9-10] 丹红注射液能显著抑制脑梗死后脑组织过氧化脂质的生成，保护缺血半暗带，促进神经功能恢复。丹红注射液对慢性脑供血不足患者具有改善脑血流动力学和降低血液黏度作用。

3. **血栓性疾病**[11] 丹红注射液能改善血栓闭塞性脉管炎患者缺血下肢的血液循环，减轻伴随症状，促进炎症的消退及创面的愈合。

【不良反应】 偶见头晕、头痛、心悸、发热、皮疹，停药后均能恢复正常。罕见过敏性休克。

【使用注意】 有出血倾向者禁用，孕妇忌用。

【用法与用量】 肌内注射，一次 2～4ml，一日 1～2 次；静脉注射，一次 4ml，加入 50%葡萄糖注射液 20ml 稀释后缓慢注射，一日 1～2 次；静脉滴注，一次 10～60ml，加入 5%葡萄糖注射液 100～500ml 稀释后缓慢滴注，一日 1～2 次；或遵医嘱。

参 考 文 献

[1] 王珺楠，刘斌，宋春莉. 丹红注射液对大鼠心肌缺血损伤的保护作用[J]. 中国老年学杂志，2010，30（17）：2481-2483.

[2] 郗素会，郝哲，刘增娟，等. 丹红注射液对大鼠心肌缺血再灌注损伤的保护作用[J]. 现代中西医结合杂志，2008，17（35）：5428-5430.

[3] 邓芬,胡长林,谢运兰.丹红注射液治疗大鼠急性脑梗死的实验研究[J].中西医结合心脑血管病杂志,2007,5(5):421-422.

[4] 韩永鹏,安芸.丹红注射液对大鼠脑缺血再灌注损伤的保护作用[J].药物评价研究,2010,33(5):388-390.

[5] 邓芬,胡长林,谢运兰.步长倍通丹红注射对血小板膜糖蛋白的影响[J].中医杂志,2006,47(10):725.

[6] 任旷,吕士杰,沈楠,等.丹红注射液对急性血瘀模型大鼠血液流变学影响的实验研究[J].陕西中医,2008,29(2):233-234.

[7] 彭丽虹,余正,盛春雷.丹红注射液治疗冠心病心绞痛随机对照试验的系统评价[J].中国循证医学杂志,2011,11(1):57-63.

[8] 瞿运秋,陈燕萍,白云琼,等.丹红注射液改善冠状动脉灌注不足的疗效分析[J].中国医药指南,2013,(29):188-189.

[9] 黄丽娟,黄伟.丹红注射液治疗脑梗死58例临床观察[J].医学信息(中旬刊),2011,24(3):1092-1093.

[10] 王晓焕,苏苹,何宇梅.丹红注射液对老年慢性脑供血不足病人脑血流动力学和血液流变学的影响[J].中国社区医师,2007,4(21):286-288.

[11] 伊红丽,杜志刚,陈则永,等.丹红注射液治疗血栓闭塞性脉管炎临床观察[J].山东医药,2008,48(41):87-88.

（中国中医科学院西苑医院　刘建勋、李　磊）

血塞通注射液（片）

【药物组成】　三七总皂苷。

【处方来源】　研制方。《中国药典》（2015年版）。

【功能与主治】　活血祛瘀，通脉活络。用于瘀血阻络所致中风偏瘫，口舌㖞斜，胸痹心痛；中风、视网膜中央静脉阻塞见上述证候者。

【药效】　主要药效作用如下：

1. 抗脑缺血[1-2]　血塞通注射液腹腔注射，能够减轻多发性脑梗死大鼠的脑水肿，促进脑软化灶的胶质细胞反应，加速软化灶的吸收，减轻海马区神经元病变。降低局灶性脑缺血神经功能评分，减少脑梗死体积，改善脑缺血区域脑组织能量代谢。

2. 抗心肌缺血[3-5]　血塞通注射液腹腔注射能减轻大鼠心肌缺血再灌注对心肌的损害作用，抑制心肌细胞凋亡，减少丙二醛（MDA）产生，提高超氧化物歧化酶（SOD）活性。对异丙肾上腺素诱导的大鼠急性心肌缺血，可改善大鼠心电图ST段下移。

3. 抗血小板聚集，抗血栓形成[6-7]　血塞通注射液具有延长大鼠血浆凝血酶时间（TT）、凝血酶原时间（PT）、活化部分凝血活酶时间（APTT），以及显著抑制腺苷二磷酸（ADP）诱导的家兔血小板聚集功能的作用。血塞通注射液具有明显抑制血小板聚集，降低血小板黏附性，改善血瘀大鼠血液流变学的作用。

【临床应用】　主要用于脑梗死、脑出血，冠心病心绞痛及视网膜静脉阻塞。

1. 脑梗死、脑出血[8-9]　血塞通注射液可明显降低脑梗死患者血清MDA含量、增高SOD活性，改善血液流变学、降低血液黏滞度、减少血小板聚集，改善纤溶和凝血系统、改善血流动力学。血塞通注射液治疗脑出血患者，可促进血肿吸收，减轻血肿周边水肿。

2. 冠心病心绞痛[10-11]　血塞通注射液能改善心脏泵血功能，增加心排血量及冠脉血流量，降低心肌耗氧量，改善血液流变学，改善左心室收缩功能。

3. 视网膜静脉阻塞[12]　血塞通组在治疗视网膜静脉阻塞、视力增进方面较对照组好，视网膜水肿、出血及渗出物吸收的时间较短。

【不良反应】　①过敏反应，其中以皮肤过敏最为常见，表现为皮疹、皮肤瘙痒、局部红肿、皮肤潮红、水疱；严重者可致过敏性休克；②心血管系统反应，主要表现为胸闷、憋气、心悸、窦性心动过速、室性期前收缩、低血压等，可伴有发热、畏寒；③神经系统反应，主要表现为头痛、头晕、烦躁、咬牙、恐惧感等；④消化系统反应，主要表现为恶心、呕吐、腹痛、腹泻、药物性肝损伤；⑤泌尿系统反应，主要表现为血尿、急性肾衰竭；⑥其他不良反应，主要有过敏性紫癜。

【使用注意】　孕妇禁用。注射液不宜与异丙肾上腺素同用。

【用法与用量】　注射液：肌内注射，一次 100mg，一日 1～2 次；静脉滴注：一次 200～400mg，以 5%～10%葡萄糖注射液 250～500ml 稀释后缓缓滴注，一日 1 次。片：口服，一次 3～5 片，一日 3 次。

参 考 文 献

[1] 李克玲，王谦，黄启福，等. 血塞通注射液对大鼠多发性脑梗死作用的实验研究[J]. 中国中医急症，2003，12（5）：455-456.

[2] 严文广，黄政德，司友琴. 血塞通治疗大鼠急性局灶性脑缺血的研究[J]. 中医药导报，2006，12（10）：5-9.

[3] 连建学，郑喜俊，陶国芳，等. 血塞通对大鼠心肌缺血再灌注损伤的保护作用[J]. 陕西医学杂志，2006，35（9）：1086-1089.

[4] 陈保林，刘兴德，韦方，等. 血塞通预处理对缺血再灌注损伤大鼠心肌细胞凋亡的影响[J]. 中国微循环，2007，11（4）：247-249.

[5] 雷秀玲，董雪峰. 洛泰对异丙肾上腺素诱导大鼠急性心肌缺血的保护作用[J]. 中国临床药理学与治疗学，2000，5（2）：147-149.

[6] 赵金明，石玲，商威，等. 血塞通注射液抗凝血作用研究[J]. 辽宁中医杂志，2006，33（1）：106.

[7] 纪凤兰，徐惠波，温富春，等. 血塞通大输液对大鼠血小板功能及血液流变学影响的实验研究[J]. 中国中医药科技，2008，15（1）：34-35.

[8] 唐瑭，郭俐宏，刘刚. 血塞通治疗脑梗死临床研究[J]. 现代中西医结合杂志，2013，22（5）：512-513.

[9] 李昊，孙鸿辉. 血塞通注射液治疗脑出血的临床观察[J]. 中国中西医结合急救杂志，2004，11（1）：50-52.

[10] 张国强. 血塞通治疗冠心病的临床疗效及对患者血液流变学的影响[J]. 山东医药，2010，50（29）：88-89.

[11] 侯婷婷，金小亚，陈庆来. 血塞通治疗冠心病对心功能的影响[J]. 天津中医，2000，17（4）：42.

[12] 牛社旗，莫云芳. 血塞通治疗视网膜静脉阻塞的临床观察[J]. 中国医药，2006，1（7）：426-427.

（中国中医科学院西苑医院　刘建勋、李　磊）

灯盏花（灯盏细辛）颗粒（注射液）

【药物组成】　灯盏细辛。

【处方来源】　研制方。《中国药典》（2015 年版）。

【功能与主治】　活血化瘀，通经活络。用于脑络瘀阻，中风偏瘫，心脉痹阻，胸痹心痛。缺血性脑病、冠心病、心绞痛见以上证候者。

【药效】　主要药效作用如下：

1. 扩张血管、改善微循环，抗心肌损伤[1-2]　灯盏细辛能降低实验动物血管张力，对抗 5-羟色胺和 15-甲基前列腺素的缩血管作用，增加血中环磷腺苷含量而扩张冠状血管和外周血管，使局部血流量增加，改善局部供血。灯盏细辛注射液可改善急性心肌缺血模型犬心肌酶学指标、缩小左室梗死范围、对抗 ST 段抬高、增加心排血量、改善左室顺应性、降低心肌耗氧量、减轻缺血损伤。

2. 抗脑缺血再灌注损伤[3]　灯盏细辛注射液能改善脑缺血再灌注大鼠脑组织的代谢，显著减少脑梗死面积。采用磁共振 T_2 加权成像（T_2WI）和局域质子谱技术，研究大脑成像和神经元代谢物 N-乙酰天冬氨酸（NAA）、肌酸/磷酸肌酸（Cr/PCr）、胆碱（Cho）和乳酸（Lac）的变化。结果显示灯盏细辛注射液治疗组的高信号强度区信号较同时刻同时间点缺血损伤组减弱、体积小，T_2 减小，NAA 大，Cr/NAA 和 Cho/NAA 值小，未见乳酸峰；脑表面的血管呈扩张状态。说明灯盏细辛注射液有助于缺血脑组织的血液循环重建，改善神经元的代谢。

3. 抑制血小板聚集，抗血栓形成　灯盏细辛注射液能对抗由三磷酸腺苷（ATP）引起的血小板凝集，具有较强的抑制血管内凝血和促进纤溶活性的功能。

【临床应用】　主要用于冠心病心绞痛、脑梗死。

1. 冠心病心绞痛[4-5]　灯盏细辛注射液治疗心绞痛，可改善临床症状，减少动态心电图缺血性 ST-T 改变的时间，与单硝酸异山梨酯治疗的对照组相比，有显著性差异。

2. 脑梗死[6]　急性脑梗死患者应用灯盏细辛注射液和安慰剂的对比研究显示，灯盏细辛注射液组患者的中医症状分级量表评分、中医中风疗效评价优于对照组。使用灯盏细辛注射液的不良反应发生率较低，无严重不良反应，未影响患者血液系统及心、肝、肾等器官的功能。

【不良反应】　灯盏细辛注射液的不良反应，基本上为过敏反应和类过敏反应。常见有过敏性休克、急性肾衰竭、多器官功能损害等。

【使用注意】　①灯盏细辛注射液在酸性条件下，其酚酸类成分可能游离析出，故静脉滴注时不宜和其他酸性较强的药物配伍。如药液出现浑浊或沉淀，请勿继续使用。②灯盏花颗粒在脑出血急性期者及有出血倾向者禁用，孕妇慎用。心痛剧烈及持续时间长者，应做心电图及心肌酶学检查，并采取相应的医疗措施。

【用法与用量】　颗粒：口服，一次 1～2 袋，一日 3 次。注射液：肌内注射，一次 4ml，一日 2～3 次。穴位注射，每穴 0.5～1.0ml，多穴总量 6～10ml。静脉注射，一次 20～40ml，一日 1～2 次，用 0.9%氯化钠注射液 250～500ml 稀释后缓慢滴注。

参 考 文 献

[1] 郭婷，黎元元. 灯盏细辛注射液药理和毒理作用研究进展[J]. 中国中药杂志，2012，37（18）：2820-2823.

[2] 刘如练，谭玉婷，邹春久，等. 灯盏细辛与灯盏花素对犬冠脉结扎致急性心肌缺血和心肌梗死保护作用的比较[J]. 广州医药，2009，40（3）：62-65.

[3] 刘华，廖维靖，周华，等. 灯盏细辛注射液对大鼠脑缺血再灌注损伤后梗死面积比和波谱的影响[J]. 中草药，2006，37（6）：898-901.

[4] 刘玉生，常洪，汪湘琪. 灯盏细辛注射液的药理作用与临床应用研究进展[J]. 中国康复，2007，22（4）：276-277.

[5] 杨焕斌. 灯盏细辛注射液治疗冠心病心绞痛疗效观察[J]. 广东医学，2002，23（6）：648-649.

[6] 李娜，姜义，孙海欣，等. 灯盏细辛注射液治疗急性脑梗死有效性的临床研究[J]. 首都医科大学学报，2008，29（3）：336-339.

（中国中医科学院西苑医院　刘建勋、李　磊）

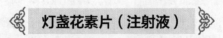

灯盏花素片（注射液）

【药物组成】　灯盏花素。

【处方来源】　研制方。《中国药典》（2015 年版）。

【功能与主治】　活血化瘀，通经活络。用于脑络瘀阻，中风偏瘫，心脉痹阻，胸痹心痛；中风后遗症及冠心病心绞痛见上述证候者。

【药效】　主要药效作用如下：

1. 抗心肌损伤[1]　灯盏花素可作用于心肌缺血再灌注损伤的多个环节以发挥心肌保护作用，其主要作用机制与清除自由基、抑制细胞凋亡、降低细胞因子的释放、增加心肌内 ATP 含量和 ATP 酶活性等有关。

2. 抗脑缺血再灌注损伤[2]　灯盏花素能明显减少脑缺血再灌注大鼠脑缺血后脑梗死面积，减轻脑缺血后神经功能缺损，显著减少缺血边缘区神经细胞凋亡数量，减缓缺血区神经元损害，具有显著的脑保护作用。

3. 抗血栓形成[3]　灯盏花素能显著延长凝血时间（CT）、凝血酶原时间（PT），抑制血小板第 3 因子（PF3）活性，缩短优球蛋白溶解时间（ELT），得出灯盏花素的抗凝血作用是通过影响 PF3 和凝血因子Ⅴ而实现的，灯盏花素能显著提高纤溶活性。

【临床应用】　主要用于冠心病心绞痛、脑梗死。

1. 冠心病心绞痛[4]　灯盏花素注射液对于改善冠心病心绞痛的临床症状具有较好疗效，能够改善患者血液流变学，且具有防栓溶栓作用。

2. 脑梗死[5]　灯盏花素注射液可缩小脑梗死患者脑梗死灶体积，改善临床神经功能缺损程度评分，无明显毒副作用及并发症，对肝肾功能无损害。

【不良反应】　有报道会出现过敏反应、荨麻疹、高热寒战、心血管反应等[6]。

【使用注意】　①不宜用于脑出血急性期或有出血倾向患者。②个别患者出现皮肤瘙痒，停药后自行消失。

【用法与用量】　片：口服，一次 1～2 片，一日 3 次；或遵医嘱。注射液：肌内注射，一次 5mg，一日 2 次。静脉滴注，一次 10～20mg，用 5%～10%的葡萄糖注射液 500ml 稀释后静脉滴注，一日 1 次。

参 考 文 献

[1] 徐雯霞，杨淑艳，钟秀宏，等.灯盏花素防治心肌缺血再灌注损伤的研究现状[J].吉林医药学院学报，2015，（6）：482-484.
[2] 王雪松，阮旭中，刘买利.灯盏花素对缺血再灌注鼠脑损伤的脑保护作用研究[J].中成药，2002，24（12）：947-950.
[3] 王影，杨祥良，刘宏，等.灯盏花素抗凝血作用的研究[J].中药材，2003，26（9）：656-658.
[4] 陈丽芳.灯盏花素注射液治疗冠心病心绞痛的临床应用[J].中国循证心血管医学杂志，2016，8（4）：500-502.
[5] 卜燕.灯盏花素治疗脑梗死疗效观察[J].中国民康医学，2012，24（8）：950.
[6] 赵红，李成建.灯盏花素不良反应[J].中国误诊学杂志，2004，10（7）：1135-1136.

（中国中医科学院西苑医院　刘建勋、李　磊）

精制冠心胶囊（软胶囊、颗粒、片）

【药物组成】　丹参、赤芍、川芎、红花、降香。

【处方来源】　研制方。《中国药典》（2015 年版）。

【功能与主治】　活血化瘀。用于瘀血内停所致的胸痹，症见胸闷、心前区刺痛；冠心病心绞痛见上述证候者。

【药效】　主要药效作用如下：

1. 增加冠脉血流量、抗心肌缺血[1-3]　精制冠心胶囊对结扎冠脉所致犬、兔心肌缺血有保护作用。对垂体后叶激素诱发的离体大鼠心脏冠脉痉挛有解痉作用，并能降低冠脉阻力，增加离体大鼠心脏冠脉血流量。精制冠心胶囊能改善大鼠急性心肌缺血后血流动力学指标，升高左心室收缩压（LVSP）、左心室压最大上升和下降速率（±dp/dt$_{max}$）、颈总动脉血流量和平均动脉压（MAP）。系统药理学研究显示，冠心Ⅱ号方在治疗冠心病方面有150个活性成分，对应176个靶点，与冠心病相关靶点有22个，网络分析结果表明靶点参与血压调节、一氧化氮生物合成过程的正调控、谷胱甘肽代谢过程等生物学过程；参与线粒体、细胞外间隙、神经元胞体等细胞组成；调节超氧化物歧化酶活性、蛋白酪氨酸激酶活性等分子功能；调节FoxO信号转导通路、ErbB信号通路、HIF-1信号通路和AMPK信号通路等，发挥治疗冠心病作用。

2. 保护心肌细胞[3-4]　精制冠心胶囊对体外培养心肌细胞的搏动频率有减慢作用，对心肌细胞缺氧缺糖性损伤有直接保护作用，可使细胞内LDH漏出减少。

3. 抗血小板[5]　冠心Ⅱ号方可以明显缩短大鼠体外血栓长度，降低血栓干、湿重，以及抑制血小板聚集（图1-3）。

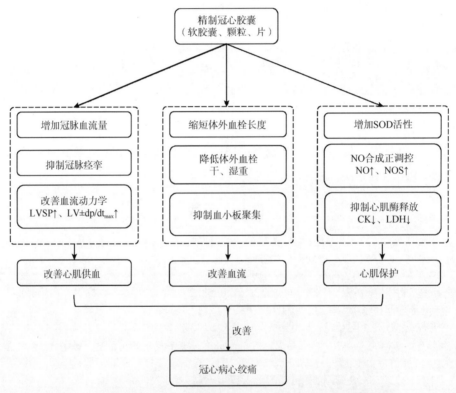

图1-3　精制冠心胶囊（软胶囊、颗粒、片）治疗冠心病心绞痛机制

【临床应用】　主要用于冠心病心绞痛。

冠心病心绞痛[6-8]　精制冠心软胶囊可改善冠心病不稳定型心绞痛患者胸痛、胸闷、气促、心悸等症状，具有扩张冠脉血管、改善心肌缺血、抑制血小板聚集的作用。

【不良反应】　尚未见报道。

【使用注意】　①气虚血瘀、阴虚血瘀所致胸痹心痛者慎用，有出血倾向或出血性疾病者慎用，孕妇禁用。②忌食生冷、辛辣、油腻食物，忌烟酒、浓茶。③在治疗期间心绞痛持续发作，宜加用硝酸酯类药。如果出现剧烈心绞痛、心肌梗死等，应及时救治。

【用法与用量】　胶囊：口服，一次 2～3 粒，一日 3 次。软胶囊：口服，一次 4～5 粒，一日 3 次。颗粒：开水冲服，一次 1 袋，一日 2～3 次。片：口服，一次 6～8 片，一日 3 次。

参 考 文 献

[1] 朱伟，朱杰，李俊，等. 冠心丹参方、精制冠心方和舒胸方对急性心肌缺血大鼠血流动力学的影响[J]. 江西中医药，2013，（11）：70-72.

[2] 杨文娜，徐文华，徐香梅，等. 基于系统药理学探究冠心Ⅱ号方治疗冠心病的作用机制[J]. 世界科学技术-中医药现代化，2019，21（11）：2328-2337.

[3] 精制冠心软胶囊申报材料.

[4] 束云，李贻奎，李彭，等. 冠心Ⅱ号方含药血清对心肌细胞缺血再灌注样损伤的比较药效学研究[J]. 中药药理与临床，2007，23（4）：1-3.

[5] 张金艳，李贻奎，赵乐，等. 冠心Ⅱ号不同组分配伍对体外血栓形成、血小板聚集和镇痛作用的影响[J]. 中药药理与临床，2010，（1）：3-5.

[6] 曲淑君. 精制冠心软胶囊治疗冠心病心绞痛的疗效观察[J]. 实用医技杂志，2007，14（11）：1425-1426.

[7] 陈可冀，钱振淮，张问渠，等. 精制冠心片对冠心病心绞痛双盲望法治疗 112 例疗效分析[J]. 医学研究杂志，1982，（11）：24-25.

[8] 李黔云，万启南，段艳蕊. 冠心Ⅱ号方治疗冠心病稳定性心绞痛临床观察[J]. 云南中医中药杂志，2015，（8）：30-31.

（中国中医科学院西苑医院　刘建勋、李　磊）

双丹颗粒（口服液）

【药物组成】　丹参、丹皮。

【处方来源】　研制方。《中国药典》（2015 年版）。

【功能与主治】　活血化瘀，通脉止痛。用于瘀血痹阻所致的胸痹，症见胸闷、心痛。

【药效】　主要药效作用如下：

1. 扩张冠脉血管，降低冠脉阻力，抗心肌缺血[1]　双丹颗粒可改善实验性心肌缺血犬缺血程度及心肌缺血范围，减少心肌梗死面积，抑制心肌缺血及心肌梗死引起的血清肌酸激酶活性升高，减少乳酸脱氢酶释放，还能增加正常犬冠状动脉血流量，扩张冠脉血管，降低冠脉阻力。

2. 抗血小板聚集[1]　双丹颗粒可以降低腺苷二磷酸诱导的大鼠血小板聚集率。

【临床应用】　主要用于冠心病心绞痛。

冠心病心绞痛[2]　双丹颗粒可以明显改善冠心病心绞痛患者胸闷、心前区疼痛症状。

【不良反应】　尚未见报道。

【使用注意】　孕妇禁用，月经过多者禁用，寒凝血瘀胸痹心痛者慎用。

【用法与用量】　颗粒：温开水冲服，一次 1 袋，一日 2 次。口服液：口服，一次 20ml，一日 2 次。

参 考 文 献

[1] 双丹颗粒新药申报资料.

[2] 高凤英，王洪慧. 双丹颗粒治疗冠心病心绞痛 102 例临床观察[J]. 黑龙江医学，2005，29（9）：722.

（中国中医科学院西苑医院　刘建勋、李　磊）

通脉颗粒（口服液）

【药物组成】　丹参、川芎、葛根。

【处方来源】　研制方。国药准字 Z13020135。

【功能与主治】　活血通脉。用于缺血性心脑血管疾病，动脉硬化，脑血栓，冠心病，心绞痛。

【药效】　主要药效作用如下：

1. 抗心肌缺血损伤[1]　通脉颗粒对兔急性心肌梗死再灌注模型具有降低心电图 J 点，使乳酸脱氢酶（LDH）和肌酸激酶同工酶（CK-MB）释放减少，心功能增强，无复流程度和梗死程度减小等作用。

2. 抗动脉粥样硬化[2]　通脉颗粒对胆固醇和猪油饲料喂养所致的家兔动脉粥样硬化模型，具有降低血清 TC、TG、LDL-C、VLDL-C 水平，降低 TC/HDL-C 值，明显减小斑块面积、厚度等作用。

【临床应用】　主要用于冠心病心绞痛、缺血性脑病。

1. 冠心病心绞痛[3]　通脉颗粒对冠心病心绞痛、心律失常证属气阴两虚所引起的心悸、胸闷、气短、潮热、自汗、头晕症状疗效显著。

2. 脑梗死[4]　通脉颗粒联合尿激酶溶栓治疗可明显改善急性缺血性脑卒中患者神经功能缺损程度，提高临床总有效率，其机制可能与上调急性脑梗死患者血清中 VEGF 和 Ang-Ⅱ水平有关。

【不良反应】　尚未见报道。

【使用注意】　孕妇慎用。

【用法与用量】　颗粒：口服，一次 1 袋，一日 2～3 次。口服液：口服，一次 10ml，一日 2～3 次。

参 考 文 献

[1] 李莉，陈光亮，周宜轩，等. 通脉颗粒对兔急性心肌梗死再灌注后无复流的影响[J]. 中成药，2013，35（5）：893-899.

[2] 苏天生，管昌益，罗继红. 通脉颗粒对家兔实验性高脂血症及动脉粥样硬化的影响[J]. 福建中医药，2011，42（1）：4-5.

[3] 季宏伟，王秋香. 通脉颗粒治疗冠心病 40 例临床疗效观察[J]. 吉林中医药，2007，27（6）：14.

[4] 杨李，许宏伟. 通脉颗粒联合尿激酶溶栓治疗急性脑梗塞的临床疗效及其对血清中 VEGF、Ang-2 的影响[J]. 中国中医药科技，2014，21（2）：119-120.

（中国中医科学院西苑医院　刘建勋、李　磊）

心达康胶囊（片）

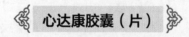

【药物组成】　沙棘。

【处方来源】　研制方。国药准字 Z19980016。

【功能与主治】　活血化瘀。用于瘀血痹阻所致的胸痹，症见心悸、气短、胸闷；冠心病心绞痛见上述证候者。

【药效】　主要药效作用如下：

1. 扩张冠脉，增加冠脉血流量，抗心肌缺血[1,2]　心达康片对心肌缺血再灌注损伤模型大鼠具有明显的保护作用，其机制可能与其增强机体清除自由基能力，改善心肌细胞ATP酶的能量代谢，以及抑制心肌缺血后心肌细胞凋亡有关。心达康胶囊能扩张正常犬的冠脉血管，增加冠脉血流量，并降低血压、心排血量和外周阻力，降低心肌耗氧量。

2. 耐缺氧[3]　　心达康胶囊能延长断头小鼠喘气时间，延长小鼠常压、减压缺氧下生存时间，提高氰化钠所致组织中毒性缺氧小鼠的存活率，提高小鼠低温状况下的存活率。

【临床应用】　主要用于冠心病心绞痛。

冠心病心绞痛[1~4]　心达康胶囊能有效缓解冠心病心绞痛（心血瘀阻证）患者的主要症状，改善心电图损伤变化和中医症状体征，无严重不良反应。

【不良反应】　文献报道心达康片可引起胃肠反应[5]。

【使用注意】　月经期及有出血倾向者禁用。孕妇慎用。

【用法与用量】　胶囊：口服，一次10mg，一日3次。片：口服，一次10mg，一日3次。

参 考 文 献

[1] 曾碧映，曾嵘，李新才，等. 心达康片对心肌缺血再灌注损伤模型大鼠的保护作用研究[J]. 中国药房，2013，（31）：2902-2904.

[2] 李光明，何国钊，刘延友. 心达康对急性心肌缺血的改善作用研究[J]. 西部医学，2005，17（1）：11-13.

[3] 心达康胶囊新药申报资料.

[4] 袁秀荣，陈琦，陆裕德，等. 心达康片治疗冠心病心绞痛（心血瘀阻证）的多中心随机单盲平行对照试验[J]. 上海中医药杂志，2006，40（2）：8-11.

[5] 林维明，侯衍和. 心达康片引起胃肠反应1例报告[J]. 基层医学论坛（B版），2006，10（4）：157.

（中国中医科学院西苑医院　刘建勋、李　磊）

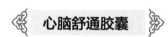

心脑舒通胶囊

【药物组成】　蒺藜。

【处方来源】　研制方。国药准字 Z22021965。

【功能与主治】　活血化瘀，舒利血脉。用于胸痹心痛，中风恢复期的半身不遂、语言障碍和动脉硬化等心脑血管缺血性疾病，以及各种高黏滞血症。

【药效】　主要药效作用如下：

1. 抗心肌缺血，保护心肌[1-2]　心脑舒通片大、中、小剂量组实验性心肌梗死大鼠的血流动力学指标、血清酶学指标和行为学改变均有不同程度改善。心脑舒通片对实验性大鼠心肌梗死、局灶性脑缺血损伤均有治疗作用。心脑舒通胶囊可改善心脏冠脉微循环，使心脏氧和营养物质供应增加。蒺藜总皂苷（CSTT）可通过调控 Bax、Bcl-2 蛋白表达比值，而抑制心肌细胞凋亡。

2. 抗脑缺血，保护脑组织[2-3]　心脑舒通胶囊具有一定的脑缺血损伤保护作用，其机制与改善缺血组织的能量代谢障碍和自由基损伤，抑制炎性因子过表达，多环节阻抑和调节缺血级联反应有关。

【临床应用】　主要用于冠心病心绞痛、脑梗死。

1. 冠心病心绞痛[4-5]　心脑舒通胶囊能显著缓解患者心绞痛程度、减少心绞痛发作频率及持续时间、改善缺血心电图损伤变化、降低血液黏度及三酰甘油水平，改善患者耳鸣、肢体麻木、情绪障碍等临床症状。

2. 脑梗死[6,7]   心脑舒通胶囊能改善急性脑梗死患者血液流变学，血小板聚集率，血脂、血糖、C反应蛋白等指标，降低神经功能缺损评分。

【不良反应】   文献报道心脑舒通胶囊可以引起过敏性紫癜及药疹。

【使用注意】   ①月经期禁用。②颅脑出血后尚未完全止血者禁用。③孕妇慎用。④有出血史或血液低黏度患者慎用[8-9]。

【用法与用量】   口服，一次2～3粒，一日3次；饭后服用。

参 考 文 献

[1] 俞仲毅，汪鸿宇，耿娅，等. 心脑舒通片对实验性心肌梗死和脑梗死的作用[J]. 中国新药与临床杂志，2004，23（7）：419-422.

[2] 聂有智. 心脑舒通胶囊实验研究进展[J]. 中西医结合心脑血管病杂志，2010，8（11）：1373-1375.

[3] 张锦，张允岭，娄金丽，等. 心脑舒通胶囊对大鼠急性脑缺血损伤保护作用的研究[J]. 中国中药杂志，2006，31（23）：1979-1982.

[4] 赵伟丹，阙凤连，唐文杰. 心脑舒通胶囊治疗冠心病26例疗效观察[J]. 长春中医药大学学报，2011，27（4）：617-618.

[5] 薛常亮，罗何婷. 心脑舒通胶囊治疗急性脑梗死疗效观察[J]. 内蒙古中医药，2010，29（11）：7-8.

[6] 浦波，陈影，曹艳华. 心脑舒通胶囊治疗冠心病心绞痛临床观察[J]. 第四军医大学吉林军医学院（现吉林医药学院）学报，2005，26（2）：43-44.

[7] 林向，于惠玲，林华晶，等. 心脑舒通胶囊治疗脑梗死后遗症的临床疗效分析[J]. 中西医结合心脑血管病杂志，2012，10（2）：167-168.

[8] 杨伟明. 心脑舒通胶囊致过敏性紫癜一例[J]. 中成药，1996，（11）：50.

[9] 杜伟，孙巍，顾建华. 升血小板胶囊致药疹1例[J]. 临床肺科杂志，2009，14（7）：928.

（中国中医科学院西苑医院   刘建勋、李 磊）

银杏叶胶囊（片、口服液）

【药物组成】   银杏叶提取物。

【处方来源】   研制方。《中国药典》（2010年版）。

【功能与主治】   活血化瘀通络。用于瘀血阻络引起的胸痹心痛、中风、半身不遂、舌强语謇；冠心病稳定型心绞痛、脑梗死见上述证候者。

【药效】   主要药效作用如下：

1. 抗心肌缺血[1-2]   采用大鼠心肌缺血再灌注模型进行研究，发现银杏叶提取物干预组 Bax 蛋白表达明显减少，而 Bcl-2 蛋白表达升高，Bcl-2/Bax 值明显升高，心肌细胞凋亡指数则显著降低，提示银杏叶提取物（GBE）对急性心肌缺血再灌注大鼠的心肌细胞具有显著的保护作用。银杏叶提取物对链脲佐菌素（STZ）和盐酸异丙肾上腺素（ISO）协同诱发的大鼠糖尿病心肌病（DCM）有明显的治疗作用，表现在大鼠体质量、血糖水平较模型组降低，血清天冬氨酸氨基转移酶（AST）、乳酸脱氢酶（LDH）、转化生长因子 β1（TGF-β1）蛋白表达水平较模型组升高，心肌细胞坏死病灶面积减小，纤维化程度减轻。

2. 抗心肌肥厚[3-4]   通过研究银杏叶提取物对异丙肾上腺素诱导的大鼠心肌肥厚的影响发现，银杏叶提取物治疗组左心室丙二醛（MDA）含量、诱导型一氧化氮合酶（iNOS）活性和心脏重量指数比异丙肾上腺素模型组低，超氧化物歧化酶（SOD）、谷胱甘肽过氧化物酶（GSH-Px）和结构型一氧化氮合酶（cNOS）活性明显高于异丙肾上腺素模型组。提示银杏叶提取物对异丙肾上腺素诱导的心肌肥厚的发生有预防作用。采用 L-甲状腺素皮下注射建立大鼠心肌肥厚模型，银杏叶提取物灌胃连续 14 天，银杏叶提取物能显著改善全心重量指数和左心重量指数，心肌组织一氧化氮合酶（NOS）活性显著升高，血管紧张素Ⅱ（AngⅡ）含量降低，钙调神经磷酸酶（CaN）活性明显降低，银杏叶提取物对甲状腺素所致大鼠心肌肥厚具有保护作用，其作用机制与提高 NOS 水平、降低 CaN 活性、抑制 AngⅡ有关。

【临床应用】　主要用于冠心病、冠状动脉介入治疗术后再狭窄、高脂血症、血管性痴呆、慢性心力衰竭。

1. 冠心病[5]　银杏叶胶囊可以改善冠心病患者临床症状和心电图表现。

2. 冠状动脉介入治疗（PCI）术后再狭窄[6]　银杏叶胶囊能降低冠心病 PCI 术后患者再狭窄发生率，改善左室收缩功能，提高心排血量。

3. 高脂血症[7]　银杏叶胶囊具有良好的降血脂作用，能改善血液黏度，具有一定的降低动脉硬化指数的作用。

4. 血管性痴呆[8]　银杏叶胶囊治疗血管性痴呆较吡拉西坦有较好的疗效及安全性。

5. 慢性心力衰竭[9]　在常规治疗基础上联用银杏叶片可有效改善慢性心力衰竭患者的左室射血分数（LVEF）、左室舒张末内径（LVED）及脑钠肽（BNP）水平，改善心功能。

【不良反应】　本药上市后不良反应监测数据显示，银杏叶胶囊等口服制剂可见以下不良反应：①胃肠系统。恶心、呕吐、口干、腹胀、腹痛、腹部不适、胃酸过多等，有消化道出血病例报道。②神经系统。头晕、头痛等，有局部麻木病例报道。③皮肤及其附件。皮疹、瘙痒等。④心血管系统。胸闷、心悸等，有血压升高或降低病例报道。⑤其他。乏力、过敏或过敏样反应等，有牙龈出血、鼻出血等病例报道。

【使用注意】　①心力衰竭者、孕妇及过敏体质者慎用。②严格按照说明书用法用量使用，需要长期用药者，应在医生指导下使用。③对于有出血倾向或使用抗凝血、抗血小板治疗的患者，应在医生指导下使用本品。④使用含有银杏叶的制剂可能会增加出血的风险，围手术期时应由医生评估后使用。⑤药品性状发生改变时禁止使用。⑥请将此药品放在儿童不能接触的地方。

【用法与用量】　胶囊：口服，一次 1 粒（80mg），一日 3 次。片：口服，一日 3 次，一次 1 片（40mg），餐时服用。口服液：口服，一次 10ml，一日 3 次，或遵医嘱。

参 考 文 献

[1] 刘斌，秦太昌. 银杏叶提取物对大鼠急性心肌缺血再灌注时心肌细胞凋亡及凋亡相关基因表达的影响[J]. 中西医结合心脑血管病杂志，2011，9（4）：448-449.

[2] 刘伟，陈韬，韩洪波，等. 银杏叶提取物对 STZ 和 ISO 协同诱发大鼠糖尿病心肌病的治疗作用[J]. 吉林大学学报（医学版），2013，39（3）：503-506.

[3] 苟怀宇，陈艳秋，黄晶，等. 银杏叶提取物对异丙肾上腺素诱导的大鼠心肌肥厚的影响[J]. 重庆医科大学学报，2010，35（2）：224-226.

[4] 李礼娟. 银杏叶提取物对甲状腺素致大鼠心肌肥厚的保护作用[J]. 临床合理用药杂志，2014，7（16）：83-84.

[5] 张安富，周川，杨林，等. 银杏叶胶囊治疗冠心病 40 例临床观察[J]. 中国现代药物应用，2011，5（5）：109-110.

[6] 刘毅，傅强，江腾春，等. 银杏叶胶囊对冠心病 PCI 术后再狭窄及左室收缩功能的影响[J]. 湖北中医药大学学报，2015，17（5）：64-66.

[7] 周运东. 银杏叶胶囊治疗高脂血症临床研究[J]. 新中医，2013，45（10）：15-17.

[8] 赵沂敏, 于靖. 银杏叶胶囊治疗血管性痴呆的临床观察[J]. 中国民康医学, 2007, 19（14）: 511.

[9] 谢志远. 银杏叶片对慢性心力衰竭患者心功能的影响[J]. 中国实用医药, 2016, 11（15）: 184-185.

（中国中医科学院西苑医院　刘建勋、李　磊）

益 心 酮 片

【药物组成】　山楂提取物。

【处方来源】　研制方。《中国药典》（2010 年版）。

【功能与主治】　活血化瘀，宣通血脉。用于瘀血阻脉所致的胸痹，症见胸闷憋气，心前区刺痛，心悸健忘，眩晕耳鸣；冠心病心绞痛、高脂血症、脑动脉供血不足见上述证候者。

【药效】　主要药效作用如下：

1. 抗心肌缺血[1]　益心酮片对心肌缺血再灌注模型具有恢复心率、血压、左室舒张末期压、左室内压及其最大上升和下降速率（$\pm dp/dt_{max}$）、心电图 ST 段的作用；亦能显著缩小冠脉结扎大鼠的心肌梗死面积；对静脉注射垂体后叶激素和腹腔注射异丙肾上腺素所致急性心肌缺血模型有逆转 ST 段偏移与降低 T 波作用。

2. 对酒精性肝损伤有保护作用[2]　益心酮可使酒精性肝损伤大鼠血清转氨酶活性明显降低，肝组织病理改变明显好转；同时，益心酮能显著降低酒精导致的大鼠肝组织丙二醛（MDA）含量升高，提高肝组织超氧化物歧化酶（SOD）水平。

【临床应用】　主要用于冠心病心绞痛。

冠心病心绞痛[3]　益心酮片具有明显改善心电图表现、提高硝酸甘油减停率作用，同时还可以有效改善心悸、眩晕、耳鸣、健忘等症状。

【不良反应】　未见相关报道。

【使用注意】　尚不明确。

【用法与用量】　口服，一次 2～3 片，一日 3 次。

参 考 文 献

[1] 路佳宾, 张守柱, 崔策, 等. 益心酮片对酒精性肝损伤大鼠 SOD 和 MDA 的影响[J]. 承德医学院学报, 2015, 32(3): 257-259.

[2] 朴晋华, 董培智, 高天红, 等. 益心酮片对大鼠心肌缺血的保护作用[J]. 中国中药杂志, 2003, 28（5）: 442-445.

[3] 李庭凯. 金甲益心酮片治疗冠心病心绞痛临床观察[J]. 山西中医, 2002, （6）: 11-12.

（中国中医科学院西苑医院　刘建勋、李　磊）

心脑康胶囊

【药物组成】　丹参、赤芍、九节菖蒲、地龙、川芎、红花、远志（蜜炙）、牛膝、鹿心粉、酸枣仁（炒）、制何首乌、枸杞子、葛根、泽泻、郁金、甘草。

【处方来源】　研制方。《中国药典》（2015 年版）。

【功能与主治】　活血化瘀，通窍止痛。用于瘀血阻络所致的胸痹、眩晕，症见胸闷、心前区刺痛、眩晕、头痛；冠心病心绞痛、脑动脉硬化见上述证候者。

【药效】　主要药效作用如下：

1. 改善血流动力学，增加心肌供氧[1] 血液黏度的降低可补偿血管阻力的增加，保证微循环中血液的正常灌注。因此，体内血管运动在调节外周血液供应及体内黏度方面起着不可忽视的作用。心脑康胶囊可改善血液流变学，降低血液黏滞度，提高血流速度，从而改善心脑血管组织供血情况及代谢环境，进一步提高红细胞变形能力，降低红细胞聚集性，增强红细胞携氧能力，有利于改善心脑组织环境。

2. 改善冠状动脉供血不足，抗心肌缺氧[2] 心脑康胶囊能增加冠状动脉的灌注量，扩张动脉血管，抗血小板聚集，降低心肌耗氧量，增强心肌细胞抗缺氧缺血的耐力。

【临床应用】 主要用于冠心病、心绞痛。

冠心病、心绞痛[3-4] 心脑康胶囊治疗冠心病、心绞痛安全有效。可缓解患者心绞痛症状、改善心电图表现和血清生化指标，并改善缺血性心脏病性心力衰竭患者的心功能。

【不良反应】 尚未见报道。

【使用注意】 ①忌辛辣、生冷、油腻食物。②感冒发热患者不宜服用。③本品宜饭前服用。④心脏病、肝病、糖尿病、肾病等慢性病患者应在医师指导下服用。⑤服药2周症状无缓解，应去医院就诊。⑥对本品过敏者禁用，过敏体质者慎用。⑦本品性状发生改变时禁止使用。⑧请将本品放在儿童不能接触的地方。⑨如正在使用其他药品，使用本品前请咨询医师或药师。请仔细阅读说明书并遵医嘱使用。

【用法与用量】 口服，一次4粒，一日3次。

参 考 文 献

[1] 胡合树，王泰昇，佟攀峰. 心脑速康胶囊对心脑血管疾病血液流变学的影响[J]. 河南中医，2003，23（10）：68.

[2] 白治国，白翠萍. 心脑康胶囊治疗冠心病心绞痛45例临床观察[J]. 基层医学论坛，2003，7（5）：18-19.

[3] 曲家珍，马丽红，范爱平，等. 心脑康胶囊治疗冠心病心绞痛临床研究[J]. 中国中医急症，2005，14（1）：6-7.

[4] 高志瑞，韩冬，班春林. 心脑通胶囊对冠心病、心绞痛的疗效观察[J]. 中药新药与临床药理，2002，13（4）：210-212.

（中国中医科学院西苑医院 刘建勋、李 磊）

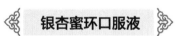

银杏蜜环口服液

【药物组成】 银杏叶提取物、蜜环粉。

【处方来源】 研制方。国药准字H20013079。

【功能与主治】 主要用于冠心病、心绞痛、缺血性脑血管疾病，可改善心、脑缺血症状。

【药效】 主要药效作用如下：

1. 抗心肌缺血，保护心肌[1-2] 银杏蜜环口服液可在心肌急性缺血状态下短期内促进心肌氧供给和氧消耗；有效增加冠脉血流量，增加心肌的供血供氧量，提高心肌氧利用度。银杏蜜环口服液对缺血所致心肌损伤大鼠的心脏功能具有显著改善作用，其机制与抑制心肌炎症反应及抑制血小板激活有关。

2. 抗脑缺血，保护脑组织[3-5] 银杏蜜环口服液具有一定的脑缺血损伤保护作用，能缩小缺血再灌注大鼠脑梗死范围，减轻神经功能损伤，其抗氧化作用有可能起到神经保护的作用；银杏蜜环口服液还能改善多发性脑梗死大鼠神经功能，使大鼠抓力增加，脑内谷氨酸（Glu）和γ-氨基丁酸（GABA）含量显著降低，血清肿瘤坏死因子α（TNF-α）水平显著下降；还可以促进内皮型一氧化氮合酶（eNOS）的磷酸化来抑制缺糖缺氧再灌注引发的细胞凋亡和自噬（图1-4）。

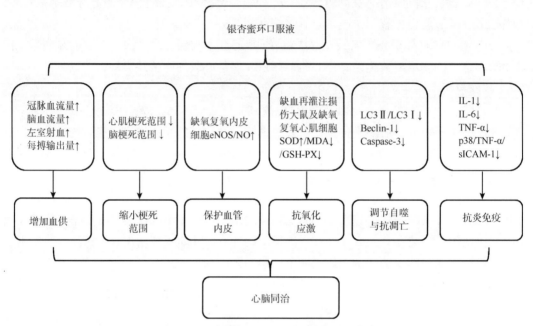

图1-4　银杏蜜环口服液心脑同治作用机制

【临床应用】　主要用于冠心病心绞痛、缺血性脑卒中。

1. 冠心病心绞痛[6-7]　银杏蜜环口服液可减少患者心绞痛发作次数,缩减发作持续时间,控制硝酸异山梨酯服用量,促使ST段下移得到改善,且无明显的不良反应和毒副作用。

2. 缺血性脑卒中[8-9]　银杏蜜环口服液可明显改善急性缺血性脑卒中患者血液流变学及神经功能,有效改善脑血管缺血症状。

【不良反应】　未见相关报道。

【使用注意】　尚不明确。

【用法与用量】　口服,一次10ml,一日3次,或遵医嘱。

参 考 文 献

[1] 任建勋, 郭浩, 李磊, 等. 银杏蜜环口服溶液改善犬急性心肌缺血的研究[J]. 世界中医药, 2018, 13（1）: 21-24.

[2] 郭浩, 任建勋, 郝婷婷, 等. 银杏蜜环口服溶液对急性心肌缺血损伤大鼠的保护作用[J]. 药学学报, 2017, 52（12）: 1865-1870.

[3] 宋文婷, 刘建勋, 姚明江, 等. 银杏蜜环口服溶液减轻脑缺血再灌注大鼠脑梗死的实验研究[J]. 世界中医药, 2018, 13（1）: 36-40.

[4] 徐立, 宋文婷, 姚明江, 等. 银杏蜜环口服溶液对多发性脑梗死大鼠模型的影响[J]. 世界中医药, 2018, 13（1）: 25-30.

[5] 郑咏秋, 张业昊, 刘建勋, 等. 银杏蜜环口服溶液对缺氧缺糖再灌注诱导脑微血管内皮细胞和SH-SY₅Y细胞炎性损伤的保护作用与机制[J]. 世界中医药, 13（1）: 12-16.

[6] 彭丽岚, 龚举贤. 银杏蜜环口服液治疗冠状动脉粥样硬化性心脏病心绞痛疗效观察[J]. 四川中医, 2017,（4）: 196-197.

[7] 李广宣. 银杏蜜环口服液治疗冠状动脉粥样硬化性心脏病心绞痛60例[J]. 河南中医, 2013,（6）: 73-74.

[8] 程伟宁, 谭登云, 黄荣, 等. 银杏蜜环口服溶液治疗急性缺血性脑卒中及对血流变和神经功能影响观察[J]. 中国循证心血

管医学杂志，2019，11（6）：713-715.

[9] 李广宣. 银杏蜜环口服溶液治疗风痰瘀血证脑梗死临床研究[J]. 中医学报，2012，（5）：128-129.

（中国中医科学院西苑医院　刘建勋、李　磊）

丹参酮ⅡA磺酸钠注射液

【药物组成】　丹参酮ⅡA磺酸钠。

【处方来源】　研制方。国药准字 H31022558。

【功能与主治】　用于冠心病、心绞痛和心肌梗死的辅助治疗。

【药效】　主要药效作用如下：

1. 抗心肌缺血，保护心肌[1-3]　丹参酮ⅡA磺酸钠注射液能明显缩小冠状动脉结扎犬心肌梗死面积，轻度增加心脏收缩幅度，降低左室舒张末期压和心容积，降低心肌耗氧量。丹参酮ⅡA磺酸钠注射液能增加心肌供氧，对心肌钙反常有保护作用，通过保护 ATP 酶活性，纠正心肌细胞内异常的钙代谢，减少心肌细胞内 Ca^{2+} 超载。丹参酮ⅡA磺酸钠注射液还能够减少心脏缺血再灌注后的前炎症细胞因子如 MCP21、血小板活化因子（PAF），抑制白细胞的活化，以及抑制中性粒细胞、血小板等在心肌缺血区的聚集，从而减轻组织损伤。

2. 抗动脉粥样硬化[4-5]　丹参酮ⅡA能够明显降低 AS 家兔血清 TG 浓度、升高 NO 浓度，从而抑制 AS 斑块的形成，具有明确的抗 AS 作用。丹参酮ⅡA能够明显抑制血管平滑肌的增殖作用，还原型烟酰胺腺嘌呤二核苷酸（NADPH）氧化酶活性在其中发挥重要作用。

【临床应用】　本品主要用于冠心病、心绞痛和心肌梗死的辅助治疗。

1. 冠心病、心绞痛[6-7]　应用丹参酮ⅡA磺酸钠注射液治疗冠心病、心绞痛患者的研究表明：丹参酮ⅡA磺酸钠注射液可有效改善心肌供血，减少心绞痛发作频率、发作时间及硝酸甘油用量，改善患者血液流变学参数。

2. 心肌梗死[8]　提示丹参酮ⅡA磺酸钠注射液可改善急性心肌梗死患者的左室功能及心肌缺血，使梗死、心绞痛发生率下降，对心肌缺血再灌注损伤有一定的临床应用价值。

3. 肺心病及肺动脉高压[9-10]　肺心病急性加重期患者在常规综合治疗的基础上加用丹参酮ⅡA磺酸钠注射液治疗，可使患者高切黏度、低切黏度、血浆黏度、红细胞聚集指数、血细胞比容、血小板聚集率等指标明显改善。治疗慢性肺心病并心力衰竭临床疗效确切，能迅速缓解临床症状，明显改善患者心肺功能、微循环高凝状态，并能提高患者的生活质量。

【不良反应】　个别情况下会出现皮疹、斑丘疹、皮炎、过敏性休克、寒战、发热、低血压性休克、疼痛、静脉炎、恶心、腹痛等症状[11]。

【使用注意】　①对本品过敏者禁用。②本品为红色溶液，不宜与其他药物（除了配伍使用安全已得到临床验证的药物）在注射器或输液瓶中混合使用，应尽可能单独使用。③研究表明本品不可与盐酸氨溴索、西咪替丁、法莫替丁、盐酸甲氯芬酯、硫酸镁、盐酸克林霉素，以及甲磺酸帕珠沙星、甲磺酸培氟沙星等喹诺酮类抗生素和硫酸依替米星、硫酸妥布霉素等氨基糖苷类抗生素配伍使用，否则会使溶液产生浑浊或沉淀。④丹参酮ⅡA磺酸钠为钙离子拮抗剂，其溶液与重金属离子接触会发生类似蛋白质样变性反应，使溶液变黏稠。

故本品不宜与含镁、铁、钙、铜、锌等重金属的药物配伍使用。⑤本品具有较强的还原性，也不宜与具有强氧化性的药物配伍使用。⑥本品配制成注射液后产生浑浊或沉淀应立即停止使用，重新调配。⑦部分患者肌内注射后有疼痛反应。个别有皮疹反应，停药后即可消失。

【用法与用量】　注射液：①肌内注射，一次 40～80mg，一日 1 次。②静脉注射，一次 40～80mg，以 25%葡萄糖注射液 20ml 稀释。③静脉滴注，40～80mg，以 5%葡萄糖注射液或 0.9%氯化钠注射液 250～500ml 稀释，一日 1 次。

参 考 文 献

[1] 黄熙，臧益民. 丹参酮ⅡA磺酸钠心血管药理[J]. 国际中医中药杂志，1995，（1）：9-12.

[2] 陈姝，张静，吴艳峰，等. 丹参酮ⅡA磺酸钠的临床应用研究进展[J]. 中国医药，2012，7（2）：253-254.

[3] 陈华灵. 丹参酮ⅡA磺酸钠注射液治疗心血管疾病的作用研究进展[J]. 中国医药指南，2013，（12）：459-461.

[4] 张文军，包晓峰. 丹参酮Ⅱa磺酸钠抑制巨噬细胞源性生长因子刺激平滑肌细胞c—mye 基因表达[J]. 中国动脉硬化杂志，1996，4（1）：45-47.

[5] 陆璐，宋超，洪素丽，等. 丹参酮ⅡA对高糖培养的血管平滑肌细胞增殖的影响及机制[J]. 河北医药，2019，41（5）：96-98，102.

[6] 陈姝，张静，吴艳峰，等. 丹参酮ⅡA磺酸钠的临床应用研究进展[J]. 中国医药，2012，7（2）：253-254.

[7] 许春萱. 丹参酮ⅡA磺酸钠注射液治疗不稳定型心绞痛临床疗效观察[J]. 中国医刊，2006，（5）：44-45.

[8] 刘大朋，毛静. 丹参酮ⅡA 磺酸钠对心肌梗死患者溶栓治疗后心肌氧化应激损伤的保护作用研究[J]. 中国现代医学杂志，2014，24（19）：96-99.

[9] 梅建华，吕雄胜. 丹参酮ⅡA磺酸钠治疗肺心病 60 例[J]. 临床医学，2007，27（2）：44-45.

[10] 王新荣，赵苏. 丹参酮ⅡA磺酸钠对肺心病患者血流变及血脂的影响[J]. 中国生化药物杂志，2011，32（3）：237-238.

[11] 舒东，陈兴坚，张荔. 丹参酮ⅡA磺酸钠注射液不良反应文献分析[J]. 中国药房，2011，（35）：3339-3341.

（中国中医科学院西苑医院　刘建勋、李　磊）

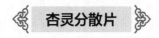

杏灵分散片

【药物组成】　银杏酮酯。

【处方来源】　研制方。国药准字 Z20060444。

【功能与主治】　本品用于血瘀型胸痹及血瘀型轻度脑动脉硬化引起的眩晕、冠心病、心绞痛。

【药效】　主要药效作用如下：

本品具有抗氧化、抗炎，扩张冠状动脉，增加冠脉血流量，改善心脏供血，防止心绞痛发作及心肌梗死作用。

【临床应用】　主要用于冠心病、心绞痛。

冠心病、心绞痛[1-3]　杏灵分散片在缓解胸闷、胸痛、心悸等中医症状方面，较西医常规治疗有明显优势，治疗过程中无不良反应，能有效改善心脉瘀阻型冠心病、心绞痛患者的血脂及血液流变学。杏灵分散片能抑制急性冠脉综合征患者的 TNF-α、白介素-6（IL-6）及超敏 C 反应蛋白（hs-CRP）表达，并对心功能有一定的改善作用。

【不良反应】　①胃肠系统：恶心、呕吐、口干、腹胀、腹痛、腹部不适、胃酸过多等。②神经系统：头晕、头痛等。③皮肤及其附件：皮疹、瘙痒等。④心血管系统：胸闷、心悸等。⑤其他：乏力、过敏或过敏样反应等。

【使用注意】　①对本品及所含成分过敏者禁用。②心力衰竭者、孕妇及过敏体质慎用。③严格按照说明书用法用量使用，需要长期用药者，应在医生指导下使用。④对于有出血倾向或使用抗凝血、抗血小板治疗的患者，应在医生指导下使用本品。⑤含有银杏叶的制剂可能会增加出血的风险，围手术期时应由医生评估后使用。

【用法与用量】 每片重 0.31g（每片含银杏酮酯 40mg）。口服，一次 1 片，一日 3 次。

参 考 文 献

[1] 谢晶，张大炜，韩垚，等. 杏灵分散片治疗稳定型心绞痛血瘀证的临床观察[J]. 北京中医药，2015，34（3）：202-204.

[2] 李志强，常红娟. 丹香冠心注射液联合杏灵分散片治疗心脉瘀阻型冠心病心绞痛[J]. 中国实验方剂学杂志，2013，19（12）：281-284.

[3] 郑虹，米树华，赵全明，等. 杏灵分散片对急性冠状动脉综合征患者炎症因子的表达和心功能的影响[J]. 中国心血管杂志，2012，17（5）：361-363.

（中国中医科学院西苑医院 刘建勋、李 磊）

心血宁片（胶囊）

【药物组成】 葛根提取物、山楂提取物。

【处方来源】 研制方。《中国药典》（2015 年版）。

【功能与主治】 活血化瘀，通络止痛。用于瘀血阻络引起的胸痹、心痛、眩晕；冠心病、高血压、心绞痛、高脂血症等见上述证候者。

【药效】 主要药效作用如下：

1. 抗心肌缺血，保护心肌[1-2] 本品具有扩张冠状动脉，增加冠脉血流量及降压作用，可以改善心肌氧代谢，抗心肌缺血。

2. 调节血脂，抗动脉粥样硬化[1-2] 降低血脂（三酰甘油、总胆固醇）水平，改善动脉粥样硬化。

【临床应用】 主要用于冠心病、心绞痛。

1. 冠心病、心绞痛[3-4] 本品具有较强的活血化瘀、通络止痛功能，能显著改善心血瘀阻证冠心病、心绞痛的中医证候，且有明显减少心绞痛发作次数及缩短心绞痛持续时间的功效。不同年龄段、不同性别、不同病程患者与疗效无明显关系。治疗时间长短与疗效有非常密切的关系。

2. 高血压[4-5] 心血宁片辅助治疗原发性高血压，可以显著降低高血压患者收缩压和舒张压水平，全血高切黏度、血浆黏度、血浆纤维蛋白原、IL-6 和 IL-8 等指标均显著低于单纯卡维地洛治疗。

【不良反应】 未见相关报道。

【使用注意】 尚不明确。

【用法与用量】 片：口服，一次 4 片，一日 3 次，或遵医嘱。胶囊：口服，一次 2 粒，一日 3 次。

参 考 文 献

[1] 朱建明，贡联兵. 心血宁片的临床应用评价[J]. 中国医院用药评价与分析，2013，13（6）：501-503.

[2] 程岚，赵琳，张君，等. 心血宁滴丸的研究[C]. 中华中医药学会制药分会学术交流会论文汇编，2003.

[3] 刘振东, 戴惠民, 孔双, 等. 心血宁片治疗冠心病心绞痛临床研究[J]. 中华中医药学刊, 2013, 31（10）: 2115-2119.

[4] 石兆峰, 韩松洁, 黄涯. 心血宁治疗心血管疾病的临床证据评价与效应机制[J]. 世界科学技术-中医药现代化, 2018, 20(10): 1745-1753.

[5] 李兆华, 钟巧诗, 陈婉嫦. 心血宁片辅助治疗原发性高血压的效果分析[J]. 北方药学, 2015, 12（8）: 158-159.

（中国中医科学院西苑医院　刘建勋、李　磊）

心脑联通胶囊

【药物组成】　灯盏细辛、虎杖、野山楂、柿叶、刺五加、葛根、丹参。

【处方来源】　研制方。国药准字 Z20025034。

【功能与主治】　活血化瘀, 通络止痛。用于瘀血闭阻引起的胸痹、眩晕, 症见胸闷、胸痛、心悸、头晕、头痛耳鸣等, 以及冠心病、心绞痛, 脑动脉硬化及高脂血症见上述证候者。

【药效】　主要药效作用如下:

1. 抗心肌缺血　本品具有一定的抗心肌缺血作用。

2. 抗血小板聚集　本品具有一定的抗血小板聚集作用。

【临床应用】　本品主要用于冠心病、心绞痛和心肌梗死的辅助治疗。

1. 冠心病、心绞痛[1-2]　心脑联通胶囊能明显使心绞痛发作次数减少与发作时间缩短, 改善心电图、心功能、血液流变学及血脂等指标, 用一般常规药物联合心脑联通胶囊是治疗冠心病、心绞痛的一种安全、有效的中西医结合新方法。其作用机制可能为活血化瘀、顺气散结, 扩张冠状动脉, 降低血液黏度, 改善微循环, 从而改善心肌缺血缺氧。

2. 椎基底动脉缺血性眩晕[3]　心脑联通胶囊能改善患者的眩晕症状、体征、血液流变学状态及椎基底动脉供血状态。

【不良反应】　尚未见相关报道。

【使用注意】　孕妇禁用。

【用法与用量】　口服, 一次 4～5 粒, 一日 3 次, 20 天为一个疗程, 或遵医嘱。

参 考 文 献

[1] 刘林红. 心脑联通胶囊治疗冠心病心绞痛 72 例[J]. 航空航天医药, 2010, （2）: 92-93.

[2] 莫测, 程小兵. 心脑联通胶囊治疗冠心病心绞痛的临床研究[J]. 中国现代药物应用, 2008, （23）: 84-86.

[3] 王春雷. 心脑联通胶囊治疗椎基底动脉缺血性眩晕疗效观察[J]. 现代中西医结合杂志, 2008, （19）: 59-60.

（中国中医科学院西苑医院　刘建勋、李　磊）

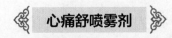

心痛舒喷雾剂

【药物组成】　牡丹皮、川芎、冰片等。

【处方来源】　研制方。国药准字 Z10980152。

【功能与主治】　活血化瘀, 凉血止痛。用于治疗心血瘀阻所致冠心病心绞痛, 改善心电图异常。

【药效】　主要药效作用如下:

1. 抗心肌缺血缺氧[1-2]　心肌缺血与心肌供血、供氧和心肌氧失衡有关。心痛舒喷雾剂对心肌细胞具有保护作用，它可缩小心肌梗死范围，降低血清磷酸肌酸激酶（CK）、乳酸脱氢酶（LDH）、谷草转氨酶（GOT）活性，改善缺血性心电图改变，使细胞内 CK、LDH、GOT 的释放减少，降低心肌耗氧量而发挥抗心肌缺血作用。

2. 扩张冠脉血管，增加冠脉血流量[3]　冠心病、心绞痛发作是供给心肌营养的冠脉血管阻塞或痉挛，使所支配的局部心肌缺血缺氧所致。心痛舒喷雾剂能扩张冠状动脉，改善心肌微循环，恢复心肌供血供氧功能。

3. 改善血液流变学和血流动力学，增加心肌供氧[4]　心痛舒喷雾剂可改善血液流变学状态，降低血液黏滞度，提高血流速度，从而改善心脑血管组织供血情况及代谢环境；还可减轻心脏的前后负荷，降低心室壁的张力，降低心肌耗氧量，且使心肌缺血区域血流增加。

【临床应用】　主要用于冠心病、心绞痛。

冠心病、心绞痛[5-7]　心痛舒喷雾剂治疗冠心病、心绞痛安全有效，可缩短疼痛时间，改善心电图损伤变化。缓解心绞痛的疗效与复方丹参滴丸无明显差异，但在速效止痛方面，心痛舒喷雾剂比复方丹参滴丸疗效更好。

【不良反应】　部分患者用药后有口腔麻、苦感，但尚可耐受。

【使用注意】　①合并中度以上高血压、重度心肺功能不全、重度心律失常者慎用。妊娠及哺乳期妇女禁用。②用药后病情不能缓解者，应加用其他治疗措施。

【用法与用量】　喷雾用药，心绞痛发作时，将喷嘴对准口腔舌下，揿压阀门，将药液喷至舌下黏膜，每次揿 3 下，一日 3 次，1 周为一个疗程。每瓶装 4ml 或 10ml。

参 考 文 献

[1] 韩建香，于金龙，全香花，等. 心痛灵喷雾剂抗心肌缺血的实验观察[J]. 齐鲁医学杂志，2003，18（3）：301-302.

[2] 任婷，黄政德，田雪飞，等. 心痛舒含药血清预处理对乳鼠心肌细胞缺氧/复氧损伤及 TNF-α、IL-1β 的影响[J]. 湖南中医药大学学报，2012，32（11）：11-15.

[3] 汪朝晖，赵立诚. 心痛舒喷雾剂治疗冠心病心绞痛的临床观察[J]. 安徽中医临床杂志，2000，12（2）：75-76.

[4] 戚平平，李冰，徐建华，等. 消心痛喷雾剂治疗冠心病的血液动力学变化[J]. 实用心电学杂志，2005，14（2）：113-114.

[5] 黄政德，胡华，田雪飞，等. 心痛舒含药血清对乳鼠缺氧/复氧心肌细胞凋亡及 Bcl-2、Bax 基因表达的影响[J]. 湖南中医药大学学报，2010，30（9）：56-60.

[6] 冯小燕，曾海静，何亮，等. 心痛舒胶囊治疗不稳定型心绞痛临床研究[J]. 中国中医急症，2005，14（5）：404-405.

[7] 沈绍功. 心痛舒喷雾剂治疗冠心病心绞痛 717 例（1770 例次）临床与实验研究[J]. 中国中医急症，1999，8（5）：200-204，242.

（江西中医药大学　官　扬、曾文雪）

二、行气活血类

复方丹参滴丸（片、胶囊、软胶囊、浓缩水丸、颗粒、口服液、含片、气雾剂）

【药物组成】　丹参、三七、冰片。

【处方来源】　研制方。《中国药典》（2015 年版）。

【功能与主治】　活血化瘀，理气止痛，芳香开窍，用于气滞血瘀之冠心病、心绞痛。

【药效】　主要药效作用如下：

1. 扩张冠状动脉，改善心肌微循环，增加冠脉血流量[1-10]　冠心病心绞痛发作是由于供给心肌营养的冠状动脉血管阻塞或痉挛，造成所支配的局部心肌缺血缺氧所致。复方丹参制剂能扩张冠状动脉并能改善心肌微循环，使心肌恢复供血供氧。

复方丹参制剂能显著增加离体豚鼠灌流心脏的冠脉血流量，并随浓度增加而作用增强；对缺氧灌流引起的心肌缺氧，亦有增加冠脉血流量的作用。

垂体后叶激素能使冠状动脉收缩，引起急性心肌缺血。复方丹参注射液能对抗垂体后叶激素引起的大鼠、家兔的急性心肌缺血心电图 T 波改变。复方丹参滴丸及复方丹参片预先给药，可以减少结扎冠状动脉前降支心肌缺血面积，降低心肌乳酸脱氢酶（LDH）的含量，降低自由基活性，改善缺血心肌心电图 ST 段的改变。

拆方研究表明，复方丹参制剂中丹参水溶性成分吸收入血，主要作用于血管，可扩张冠状动脉，增加冠脉血流量；三七皂苷类成分能够增加丹参水溶性成分的水溶性，对其吸收起效具有促进作用；冰片可延长小鼠常压缺氧的时间。对急性心肌损害的实验犬，冰片可减慢心率和降低心脏动-静脉血氧差，有利于心绞痛的治疗。

2. 改善心肌能量代谢，抗心肌缺血缺氧[1-10]　异丙肾上腺素（ISO）可诱发大鼠急性心肌缺血，导致心肌细胞膜损伤，从而使心肌细胞内酶释放入血清，大鼠血清中磷酸肌酸激酶（CK）、乳酸脱氢酶（LDH）和超氧化物歧化酶（SOD）、丙二醛（MDA）含量发生变化。磷酸肌酸激酶释放入血的多少与心肌坏死程度成正比，乳酸脱氢酶可作为判断细胞膜损伤的间接指标。ISO 通过促进氧自由基生成和钙超载等加重心肌损伤，心肌缺血时氧自由基生成增多，而氧自由基清除剂 SOD 活性下降，MDA 增多。复方丹参冻干粉针与复方丹参注射液均能明显提高大鼠血清中 SOD 活性，降低 CK、LDH、MDA 含量，表明两者对心肌缺血性损伤均有明显的保护作用。

用冠脉结扎的大鼠模型，以心肌缺血面积、心肌酶、自由基作为药效指标，观察复方丹参片和复方丹参滴丸抗心肌缺血作用。结果发现，大鼠结扎冠脉前降支 21 小时后坏死面积高达 60.35%，血浆中乳酸脱氢酶含量明显升高，SOD 下降、MDA 升高。用复方丹参片和复方丹参滴丸治疗，可使坏死面积缩小，LDH 及 MDA 含量下降，SOD 升高。说明复方丹参制剂均具有抗心肌缺血缺氧作用。

3. 改善血流动力学，增加心肌供氧[1-10]　当心肌缺血缺氧时，会出现心肌收缩及舒张功能减弱、每搏输出量及每分钟输出量减少等心脏的血流动力学改变，进而影响心肌供血供氧功能。复方丹参制剂能改善左心室舒张功能，改善心脏血流动力学，增加心肌供氧量。

用犬冠状动脉左前降支结扎法造成急性心肌缺血模型，复方丹参制剂能改善模型犬血流动力学，有明显改善犬心肌缺血的作用，减轻由心外膜心电图所标测的心肌缺血程度，减少缺血区，增加冠脉血流量。抗心肌缺血药硝酸异山梨酯组在给药后 30 分钟即发挥作用，但作用很快减弱；而本品优于硝酸异山梨酯，作用平稳而持久，可以明显改善左室收缩及舒张功能，增加心排血量及心脏指数（CI），减少血管总外周阻力，促进一氧化氮（NO）的释放、降低内皮素（ET）含量、减少 MDA 的产生。

应用心脏微血管内皮细胞（CMEC）模型，对丹参、三七的不同比例进行研究发现，丹参的作用靶点侧重于血管，其扩张冠脉的效应强于三七。三七的作用靶点侧重于心肌，其对缺氧心肌的保护作用强于丹参。复方丹参中三七皂苷类成分作用于心肌，启动内源性保护物质的释放，加强心肌缺血预适应。丹参酮能够抑制血栓形成，协同三七皂苷类成分发挥保护心肌的作用，冰片可减慢心率。

4. 抗自由基，减轻心肌损伤[1-10]　自由基可引发细胞生物膜不饱和脂肪酸花生四烯酸发生过氧化，形成过氧化脂质、MDA。自由基和活性氧的积累是心血管疾病如心绞痛、心肌梗死和猝死的危险因子。心肌细胞膜的脂质过氧化产物 MDA 增多，其为脂质过氧化降解产物之一，是产生自由基损伤标志性物质。抗氧化活性是治疗心血管疾病重要的药效指标之一。

复方丹参滴丸及复方丹参片灌胃在改善大鼠、兔急性实验性心肌缺血的同时，能增加血清 SOD 的活性，降低 MDA 和 CK 的含量。

对大鼠采用离体心脏灌流方法，预先用复方丹参血清灌流心脏，可减轻 1-二苯基-2-三硝基苯肼（DPPH）或次黄嘌呤（HX）和黄嘌呤氧化酶（XO）所致自由基对心肌的损伤，减少心肌肌酸激酶（CK）和 MDA 释放，对自由基致心脏损伤具有保护作用。体外试验证明，复方丹参方与维生素 C 同样有清除自由基作用，并能抑制羟基自由基的产生。

5. 改善血液流变学，抑制血小板的聚集，降低血液黏度，抗血栓形成[1-10]　血液黏度增加，血液高凝、高黏滞状态，血液流动性减弱，即血液流变学改变。血液流变学改变，可影响冠状动脉血液流动性，甚至引起血栓，阻塞血流。

复方丹参滴丸能够降低血液高凝、高黏滞状态。通过高脂血症模型犬的血液流变学影响试验证明，复方丹参滴丸能明显降低高脂血症模型犬的全血高切、低切黏度水平。采用大鼠颈总动脉-颈外静脉血流旁路法，进行抗血栓形成试验，复方丹参滴丸可明显抑制血栓形成，并有降低血小板聚集的作用。复方丹参滴丸对引起血栓形成物质腺苷二磷酸（ADP）、凝血酶和胶原诱导的大鼠血小板聚集均有明显的抑制作用，且呈剂量依赖关系。大鼠灌胃复方丹参片连续 10 天，能明显延长血栓形成时间。

当心肌冠状动脉粥样硬化某处血管内膜破裂时，血小板的聚集导致血栓形成，阻塞某局部血流，即发生心绞痛；严重阻塞引起局部心肌坏死，即心肌梗死。复方丹参制剂能降低血液黏度，改善血液流变学，可防治冠心病心绞痛及心肌梗死。

复方丹参制剂中的丹参酚酸和丹参酮，具有调节血脂、活血化瘀的效果，还能抑制血小板聚集；三七总皂苷则能让凝血时间缩短；复方丹参制剂还能激活纤维酶原，促进纤维蛋白转化为裂解产物，产生纤溶作用，从而促进血栓溶解，使血流保持畅通。

血管内皮细胞产生的前列腺素代谢产物血栓素 A_2（TXA_2）收缩血管，使血小板活化，促进血小板聚集。而血管内皮细胞产生的前列环素（PGI_2）则扩张血管，抑制血小板聚集。TXA_2 和 PGI_2 是一对矛盾产物。复方丹参片明显升高血浆 PGI_2 水平，降低血浆 TXA_2 水平，影响血浆 TXA_2/PGI_2 值，明显抑制血小板聚集，扩张血管，改善微循环（图 1-5）。

6. 调节血脂代谢，抑制平滑肌细胞增殖，防止动脉粥样硬化[1-10]　高胆固醇血症、高三酰甘油血症是引起心血管疾病和动脉粥样硬化的主要危险因素。复方丹参滴丸灌胃给药能降低实验性动脉粥样硬化家兔的血清总胆固醇（TC）、三酰甘油（TG）、低密度脂蛋白胆固醇（LDL-C）含量，升高高密度脂蛋白胆固醇（HDL-C）的含量，抑制动脉粥样硬化形成。临床研究结果显示，复方丹参滴丸能对血脂代谢进行有效调节，延缓引起动脉粥样硬化脂蛋白谱的变化，进而延缓动脉粥样硬化的进展，使粥样斑块保持稳定并改善内皮细胞功能，最终降低心脏疾病的危险性、复发率和病死率。

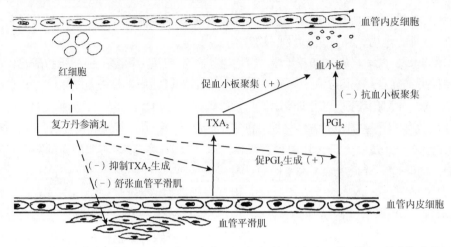

图 1-5　复方丹参滴丸抗血小板聚集，改善红细胞流动性及舒张血管平滑肌的多靶点作用

虚线示复方丹参滴丸的作用：①复方丹参滴丸通过抑制血管壁内皮细胞产生血栓素 A_2（TXA_2）及增加前列环素（PGI_2），从而扩张血管，抗血小板聚集。②复方丹参滴丸改善红细胞的流动性，改善血液流变学，增加心肌细胞供氧。③复方丹参滴丸可舒张血管平滑肌，扩张微血管，改善微循环，增加心肌供血

内皮细胞损伤是导致动脉粥样硬化的基础。动脉粥样硬化的始动环节是内皮细胞损伤，中心环节是泡沫细胞形成和平滑肌细胞增生。

血管平滑肌细胞（VSMC）作为血管壁的重要组成部分，调节血管的收缩和舒张，并且分泌白介素-8（IL-8）等多种细胞因子和胶原等细胞外基质。在动脉粥样硬化的早期 VSMC 异常增殖可促进斑块形成。复方丹参滴丸给药后一氧化氮合酶（NOS）活性升高，一氧化氮（NO）含量增加，VSMC 的增殖受到抑制，并且这一效应会被 NOS 抑制剂部分阻断，说明复方丹参滴丸可能通过 NO 的介导而干预 VSMC 增殖，防止动脉粥样硬化的进展。

7. 抗心律失常[1-10]　冠心病患者常因发生恶性心律失常而致死。复方丹参片灌胃给药，可抑制氯仿引起的小鼠心室颤动，缩短氯化钡致大鼠心律失常的时间。复方丹参片连续灌胃 3 天，能缩短大鼠缺血再灌注性心律失常的持续时间。复方丹参片能有效拮抗钙离子作用，抑制心肌细胞复极化时钙离子的缓慢内流，进而对心肌层纤维细胞原的分泌和细胞增殖进行有效抑制，还能有效降低左室后负荷和主动脉阻抗，最终改善因心律失常引起的循环障碍。复方丹参滴丸能通过延长动作电位有效不应期而阻断期前收缩冲动传导，消除折返而产生抗心律失常作用。

有临床研究将冠心病心律失常患者随机分为观察组与对照组，对照组给予硝酸甘油片，观察组在硝酸甘油片常规治疗基础上加服复方丹参滴丸，结果显示，加服复方丹参滴丸组比单用硝酸甘油片组的心律失常发生率更低。同时对照组、观察组治疗后相比治疗前 NO、ET、肱动脉血管内皮依赖性舒张功能（FMD）、左室舒张末内径（LVED）、左室射血分数（LVEF）及脑钠肽（BNP）均有不同程度的改善，其中观察组改善更为显著。

以上说明，复方丹参制剂治疗冠心病药效机制是多方面的。

8. 减轻缺血性脑损伤、急性脊髓损伤及抗痴呆作用[11-18]　复方丹参片可明显改善急性脑缺血大鼠的神经功能，缩小脑梗死面积，显著增加大鼠脑内血管内皮生长因子（VEGF）和碱性成纤维细胞生长因子（bFGF）蛋白的表达，促进急性脑缺血大鼠脑缺血组织侧支循

环的建立，增强急性脑缺血大鼠梗死灶周围血管生长因子的表达，促进梗死灶周围的血管新生。

复方丹参片连续给大鼠灌胃，能降低脑缺血大鼠模型脑组织伊文思兰的含量，降低毛细血管通透性，改善微循环。

复方丹参滴丸能降低缺血再灌注大鼠脑组织钠钾 ATP 酶活性和降低脑含水量。复方丹参滴丸对实验性大鼠脑缺血所致的脑指数升高、脑含水量升高、血管通透性增加都有降低作用。复方丹参滴丸能保护脑毛细血管内皮细胞，防止毛细血管消失，同时刺激内皮细胞增殖、血管新生、神经功能迅速恢复，改善微循环。

采用大脑中动脉线栓法造成大鼠局灶性脑缺血再灌注模型，复方丹参保护组神经细胞 Bcl-2 mRNA 的表达明显强于缺血再灌注组，凋亡神经细胞数明显低于缺血再灌注组，说明复方丹参制剂可通过上调神经细胞 Bcl-2 mRNA 的表达，抑制神经细胞凋亡，减轻缺血再灌注对大鼠大脑皮质神经细胞的损伤。

复方丹参注射液对大鼠急性脊髓损伤模型的脊髓内出血水肿、神经细胞变性均有所改善，对神经再生具有促进修复作用。复方丹参注射液可减轻急性脊髓损伤后的继发性炎症反应。脊髓损伤后释放出的因子 NF-κB 表达逐渐上升，2~3 天达高峰，第 5 天基本降至正常，而经过复方丹参注射液治疗后 NF-κB 的高峰前移，并且较快地恢复至正常。故治疗急性创伤性脊髓损伤，复方丹参注射液可以抑制 NF-κB 的活性表达，对于抑制急性脊髓损伤后的继发性损害、减轻 NF-κB 介导的炎性反应起到有益作用。

复方丹参片能增加脑血流量，解除血管痉挛，改善微循环，改善损伤的脑毛细血管内皮细胞和神经细胞膜修复与再生，促进中枢神经系统功能的恢复。

β-淀粉样蛋白（Aβ）是老年痴呆发病的始动因子，并证实引起神经毒性主要部位在第 25-35 氨基酸之间（Aβ25-35），Aβ25-35 可使海马和隔区神经元的存活率下降，继而发生神经元凋亡的形态学改变。对侧脑室注射 Aβ25-35 诱导所致痴呆小鼠模型，复方丹参片预防性灌胃给药，可改善痴呆小鼠的学习记忆功能障碍，降低小鼠脑组织中炎症因子白介素-6（IL-6）、肿瘤坏死因子-α（TNF-α）、脑源性营养因子（BDNF）及蛋白激酶 C 受体（RACK1）的表达。

大鼠腹腔注射 D-半乳糖联合 Aβ 致实验性阿尔茨海默病（Alzheimer's disease，AD）大鼠模型出现学习记忆功能障碍，脑组织中 β 淀粉样蛋白的含量增加。复方丹参片对模型大鼠的学习记忆功能障碍有明显的改善作用，并能抑制脑组织中 β 淀粉样蛋白的含量。

对大鼠海马内注射 Aβ 造成老年痴呆（AD）模型，大鼠海马出现大量老年斑沉积和神经原纤维缠结，大鼠记忆力下降，找到平台的时间和游泳路程明显延长，海马和皮质中神经递质的胆碱乙酰转移酶（ChAT）活性明显降低。给予复方丹参片，能显著改善 AD 大鼠的学习记忆障碍，提高 AD 大鼠海马和皮质中 ChAT 的活性，其机制可能与增加胆碱递质合成乙酰胆碱酯酶（AchE）有关。

9. 抗肝纤维化[19-21] 复方丹参滴丸能减轻四氯化碳诱发大鼠肝纤维化的病理改变，减轻肝纤维化程度，降低血清透明质酸、层粘连蛋白、Ⅲ型前胶原及Ⅳ型胶原的含量，改善大鼠肝功能。用高脂饮食喂养犬建立脂肪性肝病模型，给予复方丹参滴丸可以提高抗氧化物质含量，减少过氧化产物，改善脂肪变性程度。复方丹参滴丸中的丹参酮，能缓解小动脉痉挛所导致的肝细胞缺氧，有效实现肝细胞再生，能重吸收已形成的胶原纤维。复方丹参片中的三七皂苷能缓解肝细胞坏死，减轻肝纤维化，促进细胞再生和修复。

【临床应用】　主要用于冠心病、心绞痛等。

1. 冠心病、心绞痛[22-26]　复方丹参滴丸（片）用于治疗气滞血瘀之冠心病、心绞痛，症见胸前闷痛或绞痛，痛有定处，甚至胸痛彻肩或背，舌紫暗。本品可缓解心绞痛，改善心电图损伤变化。

冠心病患者服用复方丹参滴丸和对照药硝酸异山梨酯片，各治疗 4 周后，两组患者心绞痛频率降低，心电图 ST 段下移明显恢复。但血液流变学各项指标，如全血黏度、血浆黏度、血细胞比容、纤维蛋白原等，复方丹参滴丸组较硝酸异山梨酯片组改善明显。

以含化复方丹参滴丸和含化硝酸甘油治疗心绞痛观察发现，缓解心绞痛的疗效无明显差异，但是硝酸甘油可加快心率，而复方丹参滴丸并不加快心率。硝酸甘油扩张冠脉及全身血管所致的不良反应，明显高于复方丹参滴丸。只能在急性发作时使用硝酸甘油治疗心绞痛。而复方丹参滴丸由于标本兼治作用，除用于心绞痛发作时外，未发作时也可以服用，能减少心绞痛发作次数。

复方丹参片可降低心肌梗死后患者的动态心电图心肌缺血总负荷及其他指标。

2. 脑血栓、老年痴呆[23-24]　复方丹参片适用于脑血栓、老年痴呆等中枢神经系统疾病。复方丹参滴丸对早期脑梗死有一定疗效。复方丹参片能改善血管性痴呆患者认知、语言、行为和日常生活能力。

3. 肝硬化[25-29]　当各种慢性肝病发展至肝硬化阶段，出现各种并发症，患者的生存期缩短、生活质量降低。肝硬化患者连续给予复方丹参滴丸 3～6 个月，肝功能、肝纤维化指标有不同程度好转。

复方丹参滴丸在保肝、降酶、退黄、抗肝纤维化等方面有一定的疗效。对于活动性肝硬化，复方丹参滴丸可减少肝细胞坏死，促进已形成的胶原纤维及细胞外基质的降解和肝纤维的重吸收，在一定程度上防止肝硬化的发生。

用复方丹参片辅助治疗乙肝肝硬化，可使患者体征减轻，显著降低肝硬化门静脉压力，明显改善血清胆红素、丙氨酸转氨酶（ALT）、血清白蛋白（ALB）等指标。

4. 糖尿病并发症及眼底血管性疾病[25-29]　2 型糖尿病患者口服降糖药物的基础上，加服复方丹参片治疗，可改善 2 型糖尿病气滞血瘀证患者临床症状，提高胰岛素敏感性，减轻胰岛素抵抗状态。

复方丹参滴丸治疗早期糖尿病肾病的临床观察结果显示，治疗后空腹血糖、尿微量白蛋白、尿微球蛋白、血脂和血液流变学等指标均有改善。

糖尿病视网膜病变是糖尿病常见的并发症，致盲率较高。临床应用复方丹参滴丸治疗糖尿病视网膜病变的微血管瘤及出血斑、小出血点有疗效。

复方丹参滴丸还能用于治疗眼科多种瘀血为患或血行不畅的眼底血管性疾病，对视网膜静脉阻塞、中央动脉阻塞、前段缺血视神经病变的患者均有一定疗效。

5. 中枢性睡眠呼吸暂停[25-29]　中枢性睡眠呼吸暂停（central sleep apnea，CSA）是由于心脑供血不足引发的老年人常见病。据报道，复方丹参滴丸治疗 CSA 患者效果良好。复方丹参滴丸具有清除自由基、稳定细胞膜的作用，通过促进脑供血来改善脑循环，从而调节呼吸中枢的功能，起到降低血管阻力和改善微循环的作用。

【不良反应】 复方丹参滴丸除个别人有胃肠不适和恶心或皮疹外，偶见月经过多现象。未发现有肝、肾功能损害等反应。气雾剂偶见心悸、面色潮红等症，停药后消失。

【使用注意】 ①本品性寒，不适用于中医辨证属寒凝血瘀之胸痹心痛者。②本品为口服制剂，除急性发作服用外，平时也可以服用，一个月为一个疗程。但不宜长期服用。有少数患者长期服用可出现低钾血症，表现为精神倦怠、反应迟钝、嗜睡。故服药期间宜多吃富含钾类食物。③由于冰片对胃有刺激性，本品宜饭后服。④一般不与抗血小板、抗凝药物如华法林、阿司匹林等同时服用，以免增加出血风险。⑤气雾剂用于心绞痛发作时，中病则止，不宜长期喷用。⑥治疗期间心绞痛持续发作应加服硝酸酯类药。如出现剧烈心绞痛、心肌梗死，应立即抢救。⑦妇女月经期及孕妇慎用。

【用法与用量】 滴丸：口服或舌下含服，一次 10 粒，一日 3 次，4 周为一个疗程。片：一次 3 片，一日 3 次。胶囊及软胶囊：一次 3 粒，一日 3 次。浓缩水丸：一次 5 丸，一日 3 次。颗粒：一次 1 剂，一日 3 次。口服液：一次 10ml，一日 3 次。含片：含化，一次 2 片，一日 3 次。气雾：口腔喷雾，一次 3~5 下，一日 3 次。

参 考 文 献

[1] 袁蓉，刘瑞华. 冠心病辨证论治及优势[J]. 吉林中医药，2015，35（12）：1201-1204.

[2] Yuan R，Liu RH. Treatment based on syndrome differentiation of coronary heart disease[J]. Jilin Journal of Traditional Chinese Medicine，2015，35（12）：1201-1204.

[3] 曲文彦，吕晓濛，赵娜. 中医药治疗冠心病作用机制概述[J]，辽宁中医药大学学报，2016，18（3）：66-68.

[4] Qu WY，Lyu XM，Yang GL. The mechanism of action of traditional Chinese medicine[J]. Journal of Liaoning University of TCM，2016，18（3）：66-68.

[5] 张伯礼，高秀梅，商洪才，等. 复方丹参方的药效物质及作用机理研究[J]. 世界科学技术-中药现代化，2003，5（5）：14-17.

[6] Zhang BL，Gao XM，Shang H，et al. Study on Pharmacodynamics and mechanism of Salvia miltiorrhiza[J]. World Science and Technology of Modern Medicine，2003，5（5）：14-17.

[7] 祝国光，罗瑞芝，郭治昕. 复方丹参滴丸抗血小板活化及聚集性研究进展[J]. 中国心血管杂志，2007，12（2）：149-151.

[8] Zhu GG，Luo RZ，Guo ZX，et al. Advance of cardiotonic pill on inhibiting platelet activation and aggregation[J]. Chinese Journal of Cardiovascular Medicine，2007，12（2）：149-151.

[9] 袁如玉，李广平. 复方丹参滴丸在心血管疾病防治中的多靶点作用[J]. 中国新药杂志，2009，18（5）：377-379.

[10] 杨磊. 复方丹参滴丸对心律失常患者血管内皮功能及心功能的影响[J]. 中西医结合心脑血管病杂志，2017，15（3）：346-348.

[11] 覃仁安，张超群，余小平，等. 复方丹参片对急性脑缺血大鼠药理作用的探讨[J]. 中西医结合心脑血管病杂志，2011，9（9）：1092-1094.

[12] 张晓燕，覃璇，张一凡，等. 复方丹参对大脑中动脉缺血再灌注所致血管性痴呆大鼠的影响[J]. 中药药理与临床，2015，31（1）：177-180.

[13] Zhang XY，Qin X，Zhang YF，et al. Protective effects of Compound Danshen Tablets on rat with vascular dementia caused by ischemia and reperfusion in middle cerebral artery[J]. Pharmacology and Clinics of Chinese Materia Medica，2015，31（1）：177-180.

[14] Tan RA，Zhang CQ，Yu XP，et al. Pharmacological action of Salvia miltiorrhiza tablet on acute cerebral ischemia in rats[J]. Journal of integrated traditional Chinese and Western medicine，2011，9（9）：1092-1094.

[15] 王建社，董大翠，李丽军，等. 复方丹参对大鼠脑缺血再灌注后大脑皮层神经细胞凋亡和 Bcl-2 mRNA 表达的影响[J]. 神经解剖学杂志，2006，22（6）：661-664.

[16] 汪吉明，孔抗美，齐伟力，等. 复方丹参对大鼠急性脊髓损伤后核因子 NF-κB 活性的影响[J]. 中国骨与关节损伤杂志，2007，22（4）：307-309.

[17] 卢贞，万莉红，金少举，等. 复方丹参片对Aβ25-35 所致老年痴呆小鼠的行为学改善作用及对 RACK1 的影响[J]. 中药药理与临床，2012，28（6）：105-108.

[18] 张妍，林青，唐民科，等. 复方丹参对老年痴呆模型大鼠海马和大脑皮层 ChAT、AchE 活性的影响[J]. 北京中医药大学学报，2008，(3)：192-195.
[19] 乔成栋，张彩云，郭小冬，等. 复方丹参滴丸抗大鼠肝纤维化的实验研究[J]. 兰州大学学报（医学版），2007，33（1）：14-18.
[20] 柳占彪，许放，张少卓，等. 复方丹参滴丸对大鼠肝纤维化治疗作用的组织病理学影响[J]. 中国实验方剂学杂志，2012，18（2）：246-248.
[21] 赵清，刘绛光，张雷，等. 复方丹参滴丸防治脂肪性肝病的作用机制探讨[J]. 山东医药，2007，47（20）：103.
[22] 叶太生，张莹雯，胡汉昆. 复方丹参滴丸治疗冠心病心绞痛的有效性和安全性系统评价[J]. 医药导报，2013，32(1)：100-105.
[23] Liu CJ，Shi JY. Progress on pharmacological action and clinical application of compound danshen tablet in recent years[J]. Food and Drug，2011，13（11）：434-437.
[24] Guo YM，Zhan C，Zha QL，et al. "Compound Salvia Droplet Pill" for treatment of coronary heart disease：a systematic review[J]. Acta Universitatis Traditionis Medicalis Sinesis，2012，26（3）：26-31.
[25] 束云，李连达，李贻奎. 复方丹参制剂治疗冠心病临床研究现状及质量分析[J]. 中药药理与临床，2008，24（6）：76-79.
[26] 郭玉明，张弛，查青林，等. 复方丹参滴丸治疗冠心病的系统评价[J]. 上海中医药大学学报，2012，26（3）：26-31.
[27] 魏珍珍，苗明三，王升启. 复方丹参片临床新用[J]. 中医学报，2013，28（10）：1510-1513.
[28] Wei ZZ，Miao MS，Wang SQ. New clinical application of compound danshen tablets[J]. China Journal of Chinese Medincine，2013，28（10）：1510-1513.
[29] 肖铃. 复方丹参滴丸药理作用及临床应用的研究进展[J]. 世界中医药，2015，10（7）：1117-1119.

（江西中医药大学　陈　奇，中国中医科学院　天津中医药大学　张伯礼，
中国中医科学院西苑医院　陈可冀、徐　浩）

血府逐瘀口服液（胶囊、颗粒、丸）

【药物组成】 川芎、柴胡、红花、桃仁（炒）、牛膝、赤芍、地黄、枳壳（麸炒）、桔梗、甘草、当归。

【处方来源】 清·王清任《医林改错》。《中国药典》（2015 年版）。

【功能与主治】 活血化瘀，行气止痛。用于气滞血瘀所致的胸痹、头痛日久、痛如针刺而有定处、内热烦闷、心悸失眠、急躁易怒。

【药效】 主要药效作用如下：

1. 抗心肌缺血缺氧[1-2] 血府逐瘀口服液（胶囊）预防性用药可以减轻心肌缺血程度，对垂体后叶激素所致的急性心肌缺血大鼠 ST 段升高有降低作用；血府逐瘀口服液（胶囊）可延长异丙肾上腺素所致小鼠心肌缺血时间，并延长小鼠常压耐缺氧时间。

2. 扩张血管，改善微循环[1-2] 血府逐瘀口服液（胶囊）可显著扩张微血管和冠状动脉，增加冠脉血流量，降低心肌耗氧量，改善心肌缺血。血府逐瘀口服液（胶囊）可使微血管口径增大，微血流速度加快，毛细血管开放数量增多，增加组织灌流量，改善微循环功能紊乱。

3. 降血脂，改善血液流变学[2] 血府逐瘀口服液（胶囊）通过抑制脂质的吸收或自身合成，加快脂质的排泄，促使血与肝中脂质降低，降低 TC、TG 和肝指数，纠正冠心病心绞痛患者的血脂异常。血府逐瘀口服液（胶囊）可降低全血黏度、血浆黏度水平，缩短红细胞电泳时间，加快红细胞电泳速度，防止红细胞叠连，增加纤维蛋白溶解，改善血液流变学指标和血液的浓、黏、聚、凝状态。

4. 抗血小板聚集，抑制血栓形成[3-4] 血府逐瘀口服液（胶囊）可提高血小板中腺苷一磷酸（AMP）水平，抑制腺苷二磷酸（ADP）诱导血小板凝聚，抑制血栓形成。血府逐瘀胶囊能降低并减少大鼠动-静脉旁路血栓形成的血栓湿重和血栓长度。

5. 改善血管内皮，促进血管新生[5-6]　血府逐瘀口服液（胶囊）通过提高体内 NO 水平，改善 NO/ET 平衡，改善内皮功能，保护血管内皮，并且可以促进缺血区血管新生，加快坏死区肉芽组织的良性生长，改善缺血区供血，从而促进坏死组织的修复。

6. 抗炎、镇静、镇痛[7]　血府逐瘀口服液（胶囊）降低患者血清中的炎性成分，发挥抗炎作用。此外，它还有抗肝纤维化、镇静、镇痛等多方面的药理作用。

【临床应用】

1. 冠心病、心绞痛[8-11]　血府逐瘀口服液（胶囊）临床用于冠心病、心绞痛疗效显著，单用或与其他的西药合用对冠心病、心绞痛所致的胸痛、胸闷、心悸怔忡、失眠多梦、急躁善怒等症状有明显改善作用。对冠心病稳定型、劳累性心绞痛均有较好的治疗效果。血府逐瘀口服液对冠心病心绞痛总有效率远远高于西药组，在一定程度上可改善心电图表现，降低血中胆固醇及低密度脂蛋白胆固醇，降低患者动脉硬化指数。

2. 偏头痛[12]　血府逐瘀口服液不论是单用还是与其他药物合用治疗头痛，均取得了较为理想的效果。

3. 失眠[13]　血府逐瘀口服液不论是单用还是与其他药物合用，均对失眠有效，可延长深度睡眠时间，患者用药后次日精神良好，记忆力明显改善。

【不良反应】　尚未见报道。

【使用注意】　忌食辛冷食物。孕妇忌服。

【用法与用量】　口服。口服液：一次 10ml，一日 3 次或遵医嘱，1 个月为一个疗程。胶囊：一次 6 粒，一日 2 次。颗粒：开水冲服，一次 1 袋，一日 3 次，或遵医嘱。丸：空腹，用红糖水送服，一次 9～18g（1～2 袋），一日 2 次。

参 考 文 献

[1] 金英实. 血府逐瘀软胶囊的药理作用与临床应用[J]. 中药药理与临床, 2010, 26（4）: 73-75.

[2] 蓝恭洲. 血府逐瘀胶囊的药理与临床研究进展[J]. 北京中医药, 1999,（1）: 62-63.

[3] 廉德胜. 血府逐瘀胶囊治疗冠心病心绞痛 45 例临床观察[J]. 内蒙古中医药, 2011, 30（21）: 49-50.

[4] 李东柏. 联用血府逐瘀胶囊治疗冠心病稳定性心绞痛 40 例的临床观察[J]. 北京中医药, 2008, 27（10）: 810-811.

[5] 高冬, 陈文元, 吴立娅, 等. 血府逐瘀汤诱导内皮细胞血管新生中一氧化氮的作用[J]. 中医杂志, 2011, 52（21）: 1852-1855.

[6] 高冬, 焦雨欢, 武一曼, 等. 血府逐瘀汤诱导内皮祖细胞参与缺血区血管新生的实验研究[J]. 中国中西医结合杂志, 2012, 32（2）: 224-228.

[7] 郭淑芹. 血府逐瘀口服液研制应用概述[J]. 吉林中医药, 2005, 25（1）: 61-62.

[8] 刘册家, 史权, 张自然. 血府逐瘀口服液临床使用进展[J]. 中成药, 2012, 34（12）: 2411-2414.

[9] 廖周华, 梁岩. 血府逐瘀口服液治疗冠心病心绞痛临床观察[J]. 医药产业资讯, 2006, 3（5）: 17-18.

[10] 陈晓敏, 马莉, 曹树军, 等. 血府逐瘀胶囊对冠心病心绞痛患者临床疗效观察[J]. 医学综述, 2014, 20（2）: 331-333.

[11] 殷富强. 血府逐瘀胶囊治疗冠心病稳定型劳累性心绞痛临床观察[J]. 天津中医药, 2006, 23（3）: 260.

[12] 何素琴. 血府逐瘀口服液治疗偏头痛临床观察[J]. 辽宁中医药大学学报, 2008, 10（8）: 109-110.

[13] 李来秀, 孙娟蔻, 周伃龙. 血府逐瘀口服液治疗失眠 80 例[J]. 陕西中医, 2005, 26（8）: 779-781.

（江西中医药大学　黄丽萍、燕　波）

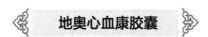

地奥心血康胶囊

【药物组成】　黄山药总皂苷。

【处方来源】　研制方。《中国药典》（2015 年版）。

【功能与主治】　活血化瘀，行气止痛，扩张冠脉血管，改善心肌缺血。用于预防和治疗冠心病、心绞痛及瘀血内阻之胸痹、眩晕、气短、心悸、胸闷或痛诸症。

【药效】　主要药效作用如下：

1. 抗心肌缺血[1]　地奥心血康胶囊能够使心肌缺血程度（ST）和缺血范围（NST）减轻，心肌梗死面积减少。另外，地奥心血康胶囊还能降低心率和心脏收缩力，减少心脏做功，有效降低心肌耗氧量，营养与修复受损心肌，同时可以增加回心血量，增强左心室壁弹性，增加心排血量，有效恢复心肌代谢和能量平衡（图1-6）。

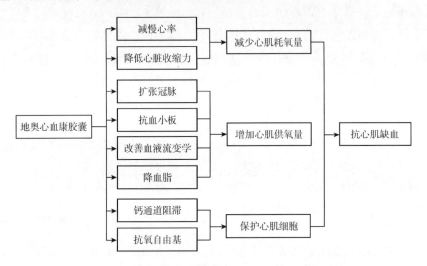

图1-6　地奥心血康胶囊抗心肌缺血药效示意图

2. 扩张冠脉[2]　地奥心血康胶囊能够扩张冠状动脉，降低冠脉阻力，增加冠脉血流量，改善心肌的血氧供应，从而有利于调节和维持心肌氧代谢和能量供需平衡，有效地保护心肌细胞。

3. 抗血小板聚集[3]　血小板聚集和血栓形成是缺血性心脑损伤的重要致病原因。地奥心血康胶囊及其主要成分甾体皂苷体内外均能抑制血小板聚集，减少血栓的形成。

4. 改善血液流变学[4]　地奥心血康胶囊能够提高红细胞变形能力，降低血液黏滞度，改善微循环。地奥心血康胶囊还能显著降低血瘀大鼠的纤维蛋白原（FIB）含量，延长凝血酶原时间（PT）和凝血酶时间（TT），起到抗凝作用。

5. 降血脂[5]　地奥心血康胶囊能够降低血中总胆固醇（TC）、三酰甘油（TG）水平，升高载脂蛋白A1（ApoA1）水平，提高载脂蛋白A1/载脂蛋白B（ApoA1/ApoB）值，发挥抗动脉硬化作用。

6. 钙通道阻滞和抗氧自由基作用[3]　地奥心血康胶囊不影响静息状态下的钙离子内流，但由去甲肾上腺素和高钾去极化引起的钙离子内流可被抑制，对电压依赖性钙通道和配基依赖的钙通道均有明显的阻滞作用。地奥心血康胶囊可增加血清SOD活性，直接清除氧自由基，还能降低心肌组织细胞膜MDA水平，降低脂质过氧化作用（图1-6）。

【临床应用】

1. 冠心病、心绞痛[6-9]　地奥心血康胶囊对冠心病、心绞痛有显著疗效，可明显改善患者心肌缺血，其疗程和疗效呈正相关；减少冠心病患者心绞痛的发作频率、心绞痛持续时间及硝酸甘油的用量；长期服用地奥心血康胶囊能够减少患者心血管事件（不稳定型心绞痛、再发心肌梗死、心力衰竭、心律失常）的发生率；地奥心血康胶囊可改善患者血液流变学和血流动力学，有效地改善冠心病患者的微循环；地奥心血康胶囊可减少无症状性心肌缺血患者的昼夜发作次数，减轻心肌缺血程度，提高患者生活质量；对冠心病患者血脂有一定的降低作用；同时地奥心血康胶囊具有轻度的降压和减慢心率的作用，可减少冠心病发生的危险因素，有利于冠心病的预防。本品目前已成为我国预防和治疗冠心病、心绞痛的优质天然植物药和冠心病二级预防的首选植物药。

2. 其他[2]　地奥心血康胶囊治疗脑血管疾病、肾脏疾病、糖尿病等都有一定程度的疗效。

【不良反应】　偶有头晕、头痛，可自行缓解。

【使用注意】　极少数病例空腹服用有胃肠道不适。

【用法与用量】　口服，一次 1～2 粒，一日 3 次，或遵医嘱。

参 考 文 献

[1] 杨雪洁，杨迎暴，罗景慧. 地奥心血康的药理与临床[J]. 山东医药工业，2003，22（2）：30.

[2] 国家天然药物工程技术研究中心. 地奥心血康胶囊主要成分——甾体总皂苷的药理及临床[J]. 中国社区医师，2010，（30）：16.

[3] 赵叶，王维皓，荆文光，等. 黄山药化学成分、药理作用及临床应用研究进展[J]. 中国实验方剂学杂志. 2014，20（18）：235-242.

[4] 白仲梅，张建强，魏玉辉. 地奥心血康对血淤大鼠血液流变学及凝血系统的影响[J]. 兰州大学学报：医学版，2013，39（2）：38.

[5] 刘忠荣，邹文俊，王若竹，等. 地奥心血康十年临床应用概述及疗效分析[J]. 中国医药学报，2004，19（10）：620.

[6] 黄子辉. 地奥心血康胶囊治疗冠心病心绞痛的临床分析[J]. 家庭医药·医药论坛，2009，1（1）：24-25.

[7] 国家天然药物工程技术研究中心. 地奥心血康胶囊用于冠心病一二级预防的机理[J]. 中国社区医师，2010，（34）：16.

[8] 王夏玲. 地奥心血康胶囊冠心病二级预防的首选植物药[J]. 中国社区医师，2012，（46）：3.

[9] 徐家琪，王宇. 地奥心血康胶囊治疗冠心病无症状心肌缺血的疗效观察[J]. 深圳中西医结合杂志，2006，16（1）：25-27.

（江西中医药大学　黄丽萍、燕　波）

速效救心丸

【药物组成】　川芎、冰片。

【处方来源】　研制方。《中国药典》（2015 年版）。

【功能与主治】　行气活血，祛瘀止痛，增加冠脉血流量，缓解心绞痛。用于气滞血瘀型冠心病、心绞痛。

【药效】　主要药效作用如下：

1. 抗动脉粥样硬化，改善微循环[1-4]　速效救心丸能明显降低胆固醇（TC）、低密度脂蛋白胆固醇及载脂蛋白 B 水平，从而降低血脂，抑制动脉内膜斑块形成；并通过抑制细胞脱氧核糖核酸合成及 S 期和分裂期活性，明显地抑制主动脉平滑肌细胞增殖，从而具有较好的抗动脉粥样硬化作用。此外，速效救心丸可抑制血小板的黏附和聚集，抗凝血，抗血栓形成，改善微循环。

2. 抗心肌缺血缺氧[5-7]　速效救心丸能扩张冠状动脉，降低外周阻力，增加冠状动脉的血流量，改善缺血心肌的血液供应。速效救心丸也可以通过减慢心率，降低血压，减少心排血量，降低左心室做功指数和全身血管阻力，从而减少缺血心肌对氧的消耗来发挥保护心肌的作用。此外，速效救心丸可提高抗氧化酶活性，抑制及清除大量氧自由基，减轻钙超载，减少中性粒细胞炎性因子的释放，对抗心肌缺血再灌注损伤。

【临床应用】　主要用于冠心病、心绞痛。

1. 冠心病、心绞痛[8-11]　速效救心丸可以改善心脏功能并改善心肌缺血、血液流变学，降低血浆黏度和全血黏度，并降低炎症指标，减轻炎症因子对机体造成的损害，促使冠心病、心绞痛患者心功能得到改善，从而改善患者的生活质量。速效救心丸还可以改善冠状动脉病变患者心室中部下侧壁心肌供血。长期服用速效救心丸，可持续改善冠心病患者血液流变学、心功能等指标。

2. 心律失常[12-14]　速效救心丸具有活血化瘀、行气止痛的功能，能扩张血管，增加冠脉血流量，改善心脏循环，减轻心肌缺血，由此对心脏呈现明显的保护作用，对各类心律失常均有疗效。长期使用速效救心丸既可治疗心律失常，又可预防心律失常的发作。

【不良反应】　尚不明确。

【使用注意】　①孕妇禁用。②寒凝血瘀、阴虚血瘀胸痹心痛者不宜单用。③有过敏史者慎用。④伴有中重度心力衰竭的心肌缺血者慎用。⑤在治疗期间，心绞痛持续发作，宜加用硝酸酯类药。⑥如正在服用其他药品，使用本品前请咨询医师或药师。

【用法与用量】　含服，一次 4～6 丸，一日 3 次；急性发作时，一次 10～15 丸。

参 考 文 献

[1] 段可杰，张聪宇，杨晓燕. 速效救心丸治疗冠心病心绞痛 40 例临床观察[J]. 天津中医药，2002，19（2）：20-21.

[2] 关晶，曲竹秋，王莎莎. 速效救心丸对动脉粥样硬化大鼠干预作用的实验研究[J]. 天津中医药，2009，26（6）：486-488.

[3] 张秀琴，曲竹秋，王莎莎. 速效救心丸对动脉粥样硬化大鼠 SDF-1/CXCR4 表达的影响[J]. 天津中医药，2009，26（3）：236-239.

[4] 李益萍，罗良国，沈磊，等. 速效救心丸对大鼠血小板聚集率及环磷腺苷水平的影响[J]. 中西医结合心脑血管病杂志，2016，14（15）：1729-1732.

[5] 李海红. 速效救心丸的药理作用及临床应用[J]. 华夏医药，2006，（5）：390.

[6] 巴音孟克. 速效救心丸药理及临床研究进展[J]. 内蒙古中医药，2015，34（3）：104，108.

[7] 田禾. 川芎嗪对猪离体冠状动脉的作用研究[J]. 中医研究，1997，10（20）：17.

[8] 王淑丽，冯玲，高波，等. 速效救心丸干预血瘀阻证冠脉临界病变患者心肌缺血的随机对照研究[J]. 中国中西医结合杂志，2019，39（6）：681-686.

[9] 吴宗贵，王肖龙，张敏州，等. 速效救心丸治疗冠心病中国专家共识[J]. 中西医结合心脑血管病杂志，2019，17（21）：3265-3267.

[10] 徐强，张联标，陈斌，等. 速效救心丸短期治疗冠心病心绞痛的临床价值[J]. 深圳中西医结合杂志，2019，29（9）：32-34.

[11] 王延军. 速效救心丸治疗冠心病心绞痛 55 例[J]. 中国中医药现代远程教育，2019，17（5）：52-53.

[12] 张鸿升，万晓莹，宋丽艳. 速效救心丸治疗心律失常的临床应用[J]. 中西医结合实用临床急救，1997，4（5）：232-233.

[13] 王金磊，马静，尹清晟，等. 基于实时细胞分析系统的速效救心丸抗心律失常作用研究[J]. 药物评价研究，2020，43（1）：27-31.

[14] 严军亮，贺中式. 速效救心丸治疗心律失常的临床观察[J]. 实用临床医学，2004，（4）：43-44.

（江西中医药大学　黄丽萍、严斐霞）

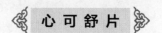

心 可 舒 片

【药物组成】　丹参、三七、葛根、山楂、木香。

【处方来源】　研制方。《中国药典》(2015年版)。

【功能与主治】　活血化瘀，行气止痛。用于气滞血瘀引起的胸闷、心悸、头晕、头痛、颈项疼痛；冠心病、心绞痛、心脏疾病引起的心律失常（期前收缩）有上述表现者。

【药效】　主要药效作用如下：

1. 改善血液流变学、血流动力学、微循环[1-2]　心可舒片可降低全血黏度、血浆黏度、红细胞聚集指数，降低血液凝血功能，促进纤溶系统功能，延长冠心病血瘀证的活化部分凝血活酶时间（APTT）、凝血酶原时间（PT），提高血浆组织纤溶酶原激活物（t-PA）浓度，降低血浆纤溶酶原激活物抑制物（PAI-1）浓度。心可舒片还可改善微循环障碍，对抗红细胞流速障碍，扩张血管，显著增加毛细血管网交点，增大毛细血管管径，缩短血管痉挛恢复时间。

2. 降血脂[3]　血脂升高是心脑血管病导致血栓形成的重要环节和发病机制，控制血脂是治疗心脑血管疾病的关键环节之一。心可舒片有显著的降血脂作用，能明显降低血清总胆固醇、三酰甘油和低密度脂蛋白含量，升高高密度脂蛋白含量。

3. 保护心肌组织[4-5]　心可舒片能有效保护心肌缺血再灌注损伤和心肌顿抑。其心肌保护作用可能与以下因素有关：提高SOD活性，降低MDA含量，有效清除氧自由基，阻止或减轻自由基诱导的心肌损伤；降低基础心率，减少心肌对氧的需求，又可维持相对高的心率而保证一定的心排血量和冠脉血流量，以保证心肌供血；提高心肌组织中ATP含量，保证心肌细胞钠泵和钙泵的能量供应，减轻心肌细胞钠泵、钙泵的障碍，更好地维持细胞内离子稳态，减轻再灌注后钙超负荷，从而促进心肌功能的恢复。

4. 改善血管内皮功能[6]　NO是由血管内皮细胞合成的一种生物活性物质，具有强力的扩血管作用及抑制血小板黏附和聚集的能力；ET是内皮细胞分泌的缩血管因子，与NO共同维持血管张力，调节血管内皮功能。心可舒片可升高血清NO含量，降低内皮素含量，改善冠心病患者的内皮功能。

5. 其他[7-10]　心可舒片可以双向调节自主神经，提高迷走神经的功能活动、降低交感神经的活性，对冠心病、慢性阻塞性肺疾病及自主神经功能紊乱患者的心率变化异常均有显著的改善作用。心可舒片对炎症反应和细胞因子具有抑制作用，可改善冠心病患者血管弹性指标，如大动脉顺应指数和小动脉振荡指数，减慢颈动脉、桡动脉的脉搏传导速度，对延缓或阻止心血管病的进展、降低心血管事件病死率具有重要意义。另外，心可舒片可以修复心肌细胞感染柯萨奇病毒后出现的空泡样、细胞搏动不规则等细胞病变，抑制病毒的繁殖。

【临床应用】　主要用于冠心病、心绞痛。

1. 冠心病、心绞痛[11-12]　心可舒片对无症状性心肌缺血、隐匿性冠心病、冠心病、急性冠脉综合征等都有显著的疗效，包括对临床症状的改善和对心电图变化的改善。心可舒片治疗冠心病多与美托洛尔、硝酸异山梨酯片、阿司匹林肠溶片等常规治疗冠心病的西药合用，疗效明显优于单纯的西药治疗，且安全性高，适宜长期用药。心可舒片可明显逆转心肌梗死后心室重构，显著改善临床症状，在降低心室重构指标值、逆转心室重构疗效上与马来酸依那普利片相当。

2. 心律失常[13]　心可舒片对各种快慢综合征所致心脏病的心律失常如心房颤动、期前收缩有明显的疗效，与美托洛尔合用治疗总有效率优于单用美托洛尔。

3. 高血压[14]　长久的高血压状态能够引起心脏结构改变和功能异常，包括心肌实质肥大、心血管重构和间质纤维增生；高血压患者内皮功能紊乱，使血管收缩肽内皮素释放增多，从而诱导患者心肌细胞肥大增生，表现为不同程度的左心室肥厚。心可舒片联合拉西地平可有效降低单纯收缩期高血压，改善心肌缺血，逆转左心室肥厚。

心可舒片还可用于治疗心脏神经症、急性脑血管病并发脑心综合征等[15-16]。

【不良反应】　尚未见报道。

【使用注意】　心阳虚患者不宜用。孕妇慎用。请仔细阅读说明书并遵医嘱使用。

【用法与用量】　口服，一次2～4片，一日3次，或遵医嘱。

参 考 文 献

[1] 张以昆，岳桂华，王强，等. 心可舒片对冠心病血瘀证凝血及纤溶系统的影响[J]. 陕西中医，2008，29（10）：1282-1283.

[2] 胡倩，闫国立，王林泉，等. 心可舒胶囊对大鼠肠系膜微循环影响的实验研究[J]. 武警医学院学报，2007，16（1）：44-46.

[3] 于存娟，郝军. 心可舒片对高血脂和血液流变学的影响[J]. 中医药学刊，2006，24（4）：760-761.

[4] 卢金萍，欧阳静萍. 心可舒对心肌顿抑的保护作用及机制研究[J]. 辽宁中医杂志，2002，29（5）：302-303.

[5] 卢金萍，欧阳静萍. 心可舒对心肌缺血再灌注损伤的保护作用[J]. 武汉大学学报（医学版），2003，24（3）：254-257.

[6] 吴木富，陈林祥. 心可舒片对冠心病患者血液黏度与内皮功能影响的初步研究[J]. 岭南心血管病杂志，2002，8（4）：274-275.

[7] 张前，周江云，孙宁玲. 心可舒片对冠心病患者心率变异性的影响[J]. 中国中西医结合杂志，2008，28（5）：402-405.

[8] 李华，耿强. 心可舒对冠状动脉介入术后炎性因子及预后的影响[J]. 中国煤炭工业医学杂志，2014，17（10）：1610-1613.

[9] 张前，于晓红，孙宁玲. 心可舒片与倍他乐克对冠心病患者动脉弹性影响的对照研究[J]. 中国实用内科杂志，2007，27（16）：1301-1303.

[10] 赵滋苗，丁月平. 心可舒汤体外抗柯萨奇病毒实验研究[J]. 海峡药学，2008，20（12）：26-27.

[11] 聂能忠. 心可舒片治疗冠心病心绞痛90例临床疗效观察[J]. 北京中医药大学学报，2000，23（S1）：99.

[12] 黄静. 心可舒片治疗隐匿型冠心病临床观察[J]. 湖北中医杂志，2011，33（8）：29.

[13] 杨大男. 心可舒片治疗阵发性心房颤动的临床观察[J]. 辽宁中医药大学学报，2008，10（9）：112-113.

[14] 洪建康，侯晓亮，陈浩生，等. 心可舒联用拉西地平治疗单纯收缩期高血压[J]. 中西医结合心脑血管病杂志，2015，13（11）：1308-1309.

[15] 郭璟. 心可舒片治疗更年期妇女心脏神经官能症疗效观察[J]. 中西医结合心脑血管病杂志，2012，10（10）：1252-1253.

[16] 郝风玲，丁加森. 心可舒片治疗脑心综合征30例[J]. 山东中医杂志，2005，24（7）：408.

（江西中医药大学　黄丽萍、燕　波）

❀❀ 乐 脉 颗 粒 ❀❀

【药物组成】　丹参、川芎、赤芍、红花、香附、木香、山楂。

【处方来源】　研制方。《中国药典》（2015年版）。

【功能与主治】　行气活血，化瘀通脉。用于气滞血瘀所致的头痛、眩晕、胸痛、心悸；冠心病心绞痛、多发性脑梗死见上述证候者。

【药效】　主要药效作用如下：

1. 抗心肌缺血[1]　乐脉颗粒可改善心肌缺血，对异丙肾上腺素所致的 ST 段抬高及 CK、LDH 活性升高均有降低作用。乐脉颗粒改善心肌缺血的作用机制可能与抗氧化应激损伤、调节内皮细胞的功能、抗炎及改善血液流变学有关，可不同程度地升高 SOD 活性及 NO 含量，而对 ET、IL-1β、TNF-α、CRP 含量均有不同程度降低作用，显著改善血液流变学各项指标。

2. 扩血管，改善微循环，增加冠脉供血 乐脉颗粒可明显扩张冠状动脉，增加冠脉血流量，从而增加心脏血流供应，提高心肌营养型血流量，缩短心肌缺血时间；乐脉颗粒可降低血栓素 B_2，改善微循环，清除梗死区坏死的心肌细胞，有利于组织的修复和再生。

3. 降血脂，保护冠脉血管[2] 乐脉颗粒通过减少脂质过氧化物的产生，活化组织及血液中脂蛋白酶，促进血脂澄清，调整脂肪代谢，降低血脂、TG 和 LDL-C 水平，升高 HDL-C 水平，保护冠状血管内膜免受损伤。

【临床应用】 主要用于冠心病、心绞痛。

冠心病、心绞痛[3-7] 乐脉颗粒防治冠心病、心绞痛疗效良好。乐脉颗粒可缩短冠心病、心绞痛症状的发作频率和发作时间，缓解冠心病、心绞痛症状，又可预防其发作，延缓病情进展，降低心肌梗死的发生率和病死率，减少 ST 段下移次数及时间，对冠心病、心绞痛有明显治疗作用，也适用于并发症多的老年冠心病患者。乐脉颗粒对于不稳定型心绞痛也有治疗作用，在常规治疗基础上，患者服用乐脉颗粒可进一步减少不稳定型心绞痛患者的心脏缺血发作次数，且无明显不良反应。

【不良反应】 尚未见报道。

【使用注意】 请仔细阅读说明书并遵医嘱使用。

【用法与用量】 口服，开水冲服。一次 1～2 袋，一日 3 次。

参 考 文 献

[1] 蔡小军, 邵南齐, 付金芳, 等. 乐脉颗粒对心肌缺血的保护作用及其机制[J]. 南京中医药大学学报, 2016, 32（2）: 176-180.

[2] 平庆功, 王新, 陈文莉, 等. 中药乐脉颗粒治疗冠心病的临床研究[J]. 皖南医学院学报, 1997,（1）: 19-21.

[3] 沈鹏, 马晓英. 乐脉颗粒治疗冠心病心绞痛 55 例[J]. 华西药学杂志, 2002, 17（1）: 77.

[4] 段颖, 杨波, 张宏改, 等. 乐脉颗粒对急性心肌梗死心功能影响的临床观察[J]. 现代中医药, 2006, 26（5）: 11-12.

[5] 王玉香, 刘晓梅, 宋艳丽. 乐脉颗粒治疗冠心病心绞痛 90 例疗效观察[J]. 齐齐哈尔医学院学报, 2002, 23（5）: 507.

[6] 金珊, 申有长, 耿淑宏. 乐脉颗粒治疗冠心病心绞痛临床疗效观察[J]. 齐齐哈尔医学院学报, 2000,（4）: 434.

[7] 吕兴, 高鹤. 乐脉颗粒治疗冠心病无症状心肌缺血 60 例[J]. 现代中西医结合杂志, 2007, 36（36）: 5426-5427.

（江西中医药大学 黄丽萍、燕 波）

利脑心胶囊

【药物组成】 丹参、川芎、粉葛、地龙、赤芍、红花、郁金、制何首乌、泽泻、枸杞子、炒酸枣仁、远志、九节菖蒲、牛膝、甘草。

【处方来源】 研制方。《中国药典》（2015 年版）。

【功能与主治】 活血祛瘀，行气化痰，通络止痛。用于气滞血瘀、痰浊阻络所致的胸痹刺痛、绞痛，固定不移，入夜更甚，心悸不宁，头晕头痛；以及冠心病、心肌梗死，脑动脉硬化、脑血栓见上述证候者。

【药效】 主要药效作用如下：

1. 抗心肌缺血[1-2] 利脑心胶囊具有抗心肌缺血和缺氧的药理作用。利脑心胶囊对结扎左冠状动脉前降支实验性心肌缺血大鼠的心肌损伤具有保护作用，对各剂量组中心肌细胞均有不同程度的保护作用，在显著降低血浆 TXB_2 的同时明显升高人 6-酮前列腺素 F1α（6-K-PGF1α）的含量。利脑心胶囊可使常压和低压缺氧条件下小鼠存活时间延长，能明显降低常压密闭条件下小鼠的累积时间心肌耗氧量。

2. 抗脑缺血[3-4]　利脑心胶囊可减轻脑缺血。利脑心胶囊能明显改善实验性脑缺血大鼠的神经症状，使脑梗死面积显著减小，对大鼠血管有明显影响，但未延长断头后小鼠喘气时间，利脑心胶囊能增加其脑内 ATP 和磷酸肌酸含量，降低其乳酸含量。利脑心胶囊对于局灶性脑缺血大鼠有脑保护作用，可明显改善组织病变面积、组织水肿程度和细胞坏死程度等；利脑心胶囊降低血浆中 MDA 含量并升高 SOD 含量。利脑心胶囊的脑保护作用可能与改变能量代谢及抗自由基损伤有关，而与脑血管阻力无明显相关性。

【临床应用】　主要用于冠心病、心绞痛。

1. 冠心病、心绞痛[5-6]　利脑心胶囊可用于治疗诸如胸闷憋气、呼吸不畅、心悸不宁、舌质暗紫，甚至胸部闷痛、胸痛彻背为主要表现的冠心病、心绞痛症见气滞血瘀者，可减少心绞痛发作次数，缩短发病时间及硝酸甘油消耗量，改善血液流变学指标，与西药合用后未见不良反应。

2. 急性脑缺血[7]　利脑心胶囊可改善老年人急性缺血性中风症状及气虚血瘀型患者神经功能和血液流变学特征，中医证候疗效等方面利脑心胶囊组优于西药对照组。

3. 偏头痛[8]　利脑心胶囊可缓解偏头痛。利脑心胶囊联合氟桂利嗪胶囊可使偏头痛缓解时间明显缩短，同时可降低血液中降钙素基因相关肽水平。

【不良反应】　尚未见报道。

【使用注意】　忌与含有藜芦、海藻、大戟、甘遂、芫花、丁香的药物制剂合用。

【用法与用量】　口服，一次4粒，一日3次，饭后服用。

参 考 文 献

[1] 刘金莹，许新，唐燕，等. 利脑心胶囊对心肌缺血大鼠血浆中血栓素 B₂、6-酮-前列腺素 F1α 含量的影响[J]. 吉林中医药，2012，32（6）：618-619.

[2] 赵同清，杨阳，王元元，等. 利脑心胶囊对小鼠实验性缺氧的保护作用[J]. 蚌埠医学院学报. 2017，42（2）：145-147.

[3] 周庆宇，徐为人，魏月芳. 利脑心胶囊对大鼠实验性脑梗死及小鼠脑缺血后能量代谢的改善作用[J]. 中草药，1996，27（3）：157-159.

[4] 刘金莹，唐燕，王洪鑫，等. 利脑心胶囊对局灶性脑缺血模型大鼠血浆和脑组织中 SOD、MDA 含量的影响[J]. 长春中医药大学学报，2012，28（3）：400-401.

[5] 王胜圣，张春玲，韩冬，等. 利脑心胶囊治疗冠心病心绞痛 80 例临床疗效观察[J]. 中国老年学杂志，2004，24（12）：1196.

[6] 李笑梅，李子富，付春爱. 利脑心胶囊治疗胸痹血瘀症疗效观察[J]. 延安大学学报：医学科学版，2008，6（3）：35-36.

[7] 黄武松. 参芪扶正注射液合利脑心胶囊治疗老年人急性缺血性中风的疗效观察[J]. 广州中医药大学学报，2012，29（5）：523-526.

[8] 陈敬. 利脑心胶囊联合氟桂利嗪胶囊治疗偏头痛的临床疗效观察[J]. 现代诊断与治疗，2016，27（20）：3860-3861.

（江西中医药大学　黄丽萍、燕　波）

冠 脉 宁 片

【药物组成】　丹参、葛根、延胡索、郁金、血竭、乳香、没药、桃仁、红花、当归、鸡血藤、制何首乌、黄精、冰片。

【处方来源】　研制方。国药准字 Z20063891。

【功能与主治】　活血化瘀，行气止痛。用于以胸部刺痛、固定不移、入夜更甚、心悸不宁、舌质紫暗、脉沉弦为主症的冠心病、心绞痛、冠状动脉供血不足。

【药效】　主要药效作用如下：

1. 抗心肌缺血[1-2]　冠状动脉狭窄是引起心肌缺血最主要、最常见的病因，而冠状动脉狭窄的主要原因是动脉粥样硬化，冠状动脉粥样硬化所致心脏病是心肌缺血的"罪魁祸首"。冠脉宁片对垂体后叶激素诱发、冠状动脉左前降支结扎所致急性心肌缺血有保护作用，可改善心肌缺血程度，缩小缺血范围，可降低缺血模型血清中乳酸脱氢酶（LDH）、肌酸激酶（CK）、一氧化氮合酶（NOS）活性，同时可升高模型动物心肌细胞中 SOD 活性，降低其 MDA 水平。

2. 降血脂[3]　冠脉宁片能降低胆固醇（TC）、三酰甘油（TG）含量，升高高密度脂蛋白水平，加速血中 TG、β-脂蛋白清除及 TC 排泄，抑制血小板黏着和凝血因子合成。

3. 改善血液流变学[3]　冠脉宁片可降低全血比黏度和血浆比黏度及血细胞比容，可加快红细胞流速，增加纤维蛋白溶解活性，降低全血黏度，进而改善血液流变学。

【临床应用】　主要用于冠心病心绞痛。

1. 冠心病心绞痛[4-6]　冠脉宁片可以有效改善气滞血瘀型冠心病心绞痛患者临床症状，减少硝酸甘油的用量，有较好的临床效果。冠脉宁方可改善冠心病心绞痛患者临床症状，降低中医证候积分，调节血脂，减轻冠脉管腔狭窄程度，逆转冠脉斑块。

2. 急性冠脉综合征[7]　急性冠脉综合征（acute coronary syndrome，ACS）是指冠状动脉内粥样斑块破裂、表面破损或出现裂纹，继而引发不同程度的血栓形成和远端血管栓塞，引起冠状动脉不完全或完全性阻塞，由急性心肌缺血引起的一组临床症状。在西医常规治疗基础上加用冠脉宁片治疗急性冠脉综合征，能显著提高临床疗效，显著降低症状学积分和不良反应，能起到全面综合的治疗作用。

【不良反应】　偶有口干、便秘、面红、身热反应，易有胃中不适、味觉异常。

【使用注意】　孕妇忌服。

【用法与用量】　口服，一次 3 片，一日 3 次或遵医嘱。

参 考 文 献

[1] 赵志成. 冠脉宁制剂抗垂体后叶素诱发大鼠急性心肌缺血的研究[J]. 中国医疗前沿, 2010, 5（17）: 23, 27.

[2] 孟庆玉, 魏云, 郑兵, 等. 冠脉宁片对犬急性心肌缺血的保护作用研究[J]. 中国医师, 2009, 12（9）: 1182-1184.

[3] 杨春华, 唐建清, 刘桂春. 冠脉宁对老年冠心病心绞痛血液流变学及血脂的影响[J]. 中国中医急症, 2000, 9（5）: 189-190.

[4] 何涛. 冠脉宁片缓解冠心病心绞痛的疗效观察[J]. 中国医药导报, 2006, 3（8）: 78, 75.

[5] 赵伟丹. 冠脉宁片治疗冠心病92例观察[J]. 浙江中医杂志, 1999, （12）: 541.

[6] 腊胜斌. 冠脉宁片治疗冠心病心绞痛临床观察[J]. 辽宁中医杂志, 2000, 27（6）: 261-262.

[7] 栗喆. 中药联合冠脉宁治疗急性冠状动脉综合征的疗效分析[J]. 辽宁中医杂志, 2013, 40（6）: 1147-1149.

（江西中医药大学　黄丽萍、燕　波）

冠心丹参片（胶囊、颗粒、滴丸）

【药物组成】　三七、丹参、降香油。

【处方来源】　研制方。《中国药典》（2015 年版）。

【功能与主治】　活血化瘀，理气止痛。用于气滞血瘀、冠心病所致的胸闷、胸痹、心悸气短。

【药效】　主要药效作用如下：

1. **抗急性心肌缺血**[1]　心肌的血液灌注减少导致心肌缺血，其中冠状动脉狭窄是心肌缺血最主要的原因。冠心丹参滴丸可对抗垂体后叶激素所致的大鼠急性心肌缺血引起的心电图改变，增加血清超氧化物歧化酶（SOD）活性，降低丙二醛（MDA）含量。冠心丹参滴丸还可降低心肌耗氧量，增强机体耐缺氧的能力，保护心肌细胞。

2. **保护血管内皮功能**[2-3]　非对称性二甲基精氨酸（asymmetrical dimethylarginine，ADMA）是内源性的内皮依赖性血管舒张功能的抑制剂，可抑制一氧化氮合酶活性，使舒张血管的一氧化氮（NO）生成减少，引起血管内皮功能障碍。冠心病患者的血清 ADMA 水平增高，且与冠心病的严重程度成正比。冠心丹参滴丸可以明显降低血清 ADMA 水平，减少缩血管物质内皮素（ET）1 的含量，增加舒血管物质 NO 含量，降低 ET/NO 值，具有舒张血管的作用。

3. **降低炎症介质水平，稳定斑块**[2,4-6]　冠心丹参滴丸可以降低患者的血清超敏 C 反应蛋白、P-选择素、白细胞介素-8（IL-8）等炎症介质含量从而降低炎症反应。基质金属蛋白酶（matrix metalloproteinases，MMP）的升高可导致动脉粥样硬化、再狭窄、降低粥样硬化斑块的稳定性，导致斑块破裂。冠心丹参滴丸可以降低 MMP-9、MMP-2 水平，减少斑块不稳定性导致的心血管事件风险。冠心丹参滴丸还可以减轻存在于内皮细胞表面的可溶性细胞间黏附分子-1（soluble intercellular adhesion molecule-1，sICAM-1）和可溶性血管细胞间黏附分子-1（soluble vascular cell adhesion molecule-1，sVCAM-1），减轻白细胞与内皮细胞的黏附，抑制动脉粥样硬化斑块从稳定状态向不稳定状态转化。

4. **抗氧化应激损伤**[7]　冠心丹参片的主要有效活性成分对 H_2O_2 引起的 h9c2 细胞损伤的干预效应，表现出了抗氧化损伤、保护心肌细胞、抑制心肌细胞活力下降的效果，其机制可能与加强内源性抗氧化酶的活性，抑制膜电位降低和活性氧簇的升高有关。同时通过降低 H_2O_2 对抗凋亡因子 Bcl-2 家族蛋白表达的影响，抑制促凋亡因子 Bax、凋亡蛋白酶激活因子-1（Apaf-1）的表达，从而抑制氧化应激导致的心肌细胞的凋亡。

【临床应用】　主要用于冠心病、心绞痛。

1. **冠心病、心绞痛**[8-11]　冠心丹参滴丸可以改善稳定型心绞痛、不稳定型心绞痛患者的临床表现，降低心肌耗氧量。冠心丹参滴丸可以提高冠心病患者每搏输出量（SV）、心排血量（CO）、射血分数（EF），改善患者的心功能。冠心丹参滴丸可以明显降低冠心病患者的血脂、血糖水平，改善患者血液流变性和血液黏度以减少冠心病的危险因素。冠心丹参片与西药阿托伐他汀联用可显著改善患者心绞痛积分、中医临床证候积分、血瘀证评分等临床症状指标及炎症因子、高敏 C 反应蛋白、白介素-6、单核细胞趋化蛋白-1、基质金属蛋白酶-9、可溶性血管细胞黏附分子-1 水平，进而缓解患者炎症反应，产生稳定斑块的作用。

2. **其他**[12-15]　除冠心病外，冠心丹参滴丸亦可应用于由其他原因引起的心脏病，如改善肺心病患者的心功能、减轻病毒性心肌炎患者的心肌损伤、改善冠状动脉无明显病变患者的冠状动脉慢血流现象（coronary slow flow phenomenon，CSFP）、提高 CSFP 患者的 TIMI 分级、减少维持性血液透析患者的急性心血管并发症等。

【不良反应】　极少数患者服药后有腹胀、胃肠不适的轻微消化道反应。

【使用注意】　①孕妇慎用。②缓慢性心律失常者禁用。③月经期及有出血倾向者禁用。

【用法与用量】　片：口服，一次 3 片，一日 3 次。胶囊：口服，一次 0.9g，一日 3 次。颗粒：口服，一次 1.5g，一日 3 次。滴丸：舌下含服，一次 0.4g，一日 3 次。

参 考 文 献

[1] 王怡，高秀梅，张伯礼. 冠心丹参滴丸抗垂体后叶素致大鼠急性心肌缺血的研究[J]. 中国中西医结合急救杂志，2003，10（1）：6-8.

[2] 朱晓庆. 冠心病患者血清 IL-18 和 ADMA 浓度的变化及冠心丹参滴丸对其影响的观察[D]. 佳木斯：佳木斯大学，2011.

[3] 赵敏，袁宇红. 冠心丹参滴丸对冠心病心绞痛血浆内皮素及一氧化氮水平的影响[J]. 中医药学刊，2002，20（9）：99，108，109，136.

[4] 张琳琳，狄长华，陈凤. 冠心丹参滴丸对冠心病心绞痛患者血清 C 反应蛋白及基质金属蛋白酶-9 的影响[J]. 实用临床医药杂志，2013，17（15）：64-65.

[5] 吕娟. 冠心丹参滴丸对冠心病心绞痛患者血清 MMP-2、MMP-9 的影响[J]. 医ín. 医学前沿，2014，（21）：345-346.

[6] 曲华，郭明，柴华，等. 冠心丹参滴丸对慢性稳定型心绞痛血瘀证患者血瘀证计分及血清相关黏附因子水平的影响[J]. 中医杂志，2017，58（5）：394-397.

[7] 孙潇. 冠心丹参方对氧化应激性心肌细胞损伤保护作用的物质基础及作用机制研究[D]. 北京：北京协和医学院，2011.

[8] 吕朗，王涛，陈永清，等. 冠心丹参滴丸治疗冠心病稳定性心绞痛 109 例[J]. 河南中医，2016，36（2）：240-241.

[9] 高红燕. 冠心丹参滴丸与复方丹参片治疗冠心病心绞痛疗效比较[J]. 临床合理用药杂志，2012，5（2）：9-10.

[10] 杨靖，夏阳. 冠心丹参滴丸治疗冠心病及其危险因素研究[J]. 实用心脑肺血管病杂志，2012，20（7）：1100-1102.

[11] 张丹丹，韩安邦，武婧，等. 冠心丹参滴丸对冠心病稳定性心绞痛血瘀证患者炎症因子干预作用的研究[J]. 世界中西医结合杂志，2018，13（4）：71-75.

[12] 齐晓宇. 冠心丹参滴丸与贝那普利联合治疗慢性肺心病心衰的效果观察[J]. 中外健康文摘，2012，9（20）：233-234.

[13] 黄永春，肖智谦，陈平姬. 冠心丹参滴丸治疗病毒性心肌炎的疗效观察[J]. 中国医学创新，2010，7（24）：44-45.

[14] 方勇，张帆，冷沁，等. 冠心丹参滴丸治疗冠状动脉慢血流的临床观察[J]. 内蒙古中医药，2013，32（13）：30-31.

[15] 李飞静. 冠心丹参滴丸治疗维持性血透患者急性心血管并发症 62 例次临床观察[J]. 现代中西医结合杂志，2006，15（20）：2803.

（江西中医药大学　黄丽萍、燕　波）

香丹注射液

【药物组成】　丹参、降香。

【处方来源】　研制方。国药准字 Z14021192。

【功能与主治】　活血化瘀，理气开窍。用于心绞痛，亦可用于心肌梗死等。

【药效】　主要药效作用如下：

1. 抗心肌缺血缺氧[1-3]　香丹注射液能舒张血管平滑肌，增加冠脉血流量，增加缺血心肌供血，防止心肌缺血；香丹注射液能降低心肌耗氧量，可对抗血管紧张素-醛固酮系统，防止钙在细胞内积聚，使血管松弛，改善缺血缺氧症状。

2. 降血脂，抗血栓形成[4-5]　香丹注射液具有抑制内生胆固醇、减少低密度脂蛋白生成的作用，从而降低血脂；香丹注射液可降低全血黏度、改善血液流变学，使血液流畅，防止血栓形成。

3. 保护心肌组织[6]　香丹注射液可抑制缺血心肌脂质过氧化，保护心肌缺血性损伤。

【临床应用】　主要用于冠心病、心绞痛。

1. 冠心病、心绞痛[7-8]　香丹注射液可扩张血管，降低心肌耗氧量，明显增加冠状动冠脉血流量，抑制凝血酶诱导的血小板聚集作用，改善异常的血液流变学和微循环，促进侧支循环的建立，对冠心病有较好的疗效。香丹注射液可单独治疗冠心病、心绞痛，也可以在西药常规治疗基础上联合香丹注射液作为冠心病、心绞痛的治疗方案。与单硝酸异山梨酯、维拉帕米等西药相比，香丹注射液对冠心病、心绞痛动态心电图改善作用更加显著；香丹注射液还可以减少冠心病危险因素，香丹注射液有升高高密度脂蛋白，降低血脂，改善血液流变学的作用。

2. 急性心肌梗死[9-10]　在西医常规治疗基础上加用参附注射液及香丹注射液治疗非 ST 段抬高心肌梗死，能有效降低血清心肌标志物，改善心电图损伤变化及血液流变学指标。

香丹注射液在临床上还用于心力衰竭的治疗[8]。贝那普利与香丹注射液联用，可在抑制血管内皮中血管紧张素转换酶活性，减少 AngⅡ 生成，扩张血管，降低血压的基础上，抑制血管平滑肌增生，减少儿茶酚胺分泌及改善心肌缺血，扩张外周血管，发挥强大的血管重塑作用，增加心肌收缩力。

【不良反应】　①全身性损害：过敏样反应、过敏性休克、发绀、发热、寒战、晕厥等。②呼吸系统损害：呼吸困难、胸闷、咳嗽、喘憋、喉水肿等。③心血管系统损害：心悸。④中枢及外周神经系统损害：头晕、头痛。⑤皮肤及其附件损害：皮疹、瘙痒。⑥胃肠系统损害：恶心、呕吐。

【使用注意】　①本品不得与其他药物混合注射使用。谨慎联合用药，如确需联合使用其他药品时，应谨慎考虑与中药注射剂的时间间隔及药物相互作用等。②本品出现浑浊、沉淀、变色、漏气或瓶身细微破裂，均不能使用。③月经期妇女及有出血倾向者禁用。④孕妇及哺乳期妇女禁用。⑤过敏体质者慎用，对本品或含有丹参、降香制剂有过敏或严重不良反应病史者禁用。本品含有聚山梨酯-80，对聚山梨酯-80 类制剂过敏者禁用。⑥特殊人群（特别是老年患者）用药要加强临床监护。⑦本品无用氯化钠溶液稀释的研究资料。

【用法与用量】　肌内注射，一次 2ml，一日 1～2 次。静脉滴注，一次 10～20ml，用 5%～10%葡萄糖注射液 250～500ml 稀释后使用，或遵医嘱。

参 考 文 献

[1] 涂俊辉，宋奎. 香丹注射液治疗冠心病疗效分析[J]. 中国医药科学，2011，1（22）：110-111.

[2] 夏金根. 香丹注射液辅治冠心病心绞痛的临床观察[J]. 临床合理用药杂志，2011，4（2）：40-41.

[3] 朱永义. 香丹注射液治疗冠心病心绞痛的疗效观察[J]. 中国医药指南：学术版，2008，6（11）：108-109.

[4] 王喜娥. 简析香丹注射液不良反应[J]. 延安大学学报（医学科学版），2011，9（2）：63.

[5] 辛沈，林朝胜，边瓯，等. 香丹注射液对老年冠心病患者血脂及血液流变学的影响[J]. 心血管康复医学杂志，2005，14（4）：394-395.

[6] 黄乃新. 香丹注射液治疗冠心病 42 例疗效观察[J]. 广西医学，2001，23（3）：669-670.

[7] 李凤莲. 香丹注射液联合卡维地洛对老年冠心病心绞痛患者心电图及血液流变学的影响[J]. 临床医学，2017，37（11）：112-114.

[8] 王旭，张丽，朱瑾. 香丹注射液治疗冠心病心绞痛的系统评价[J]. 新疆医科大学学报，2015，38（10）：1257-1260.

[9] 罗燕，张怡，张晓云. 参附注射液联合香丹注射液治疗急性非 ST 段抬高心肌梗死临床观察[J]. 中国中医急症，2001，18（4）：554-555，597.

[10] 戴新萍，蔡录，王学成. 香丹注射液联合贝那普利治疗心力衰竭疗效观察[J]. 中国社区医师（医学专业），2012，（32）：195-196.

（江西中医药大学　黄丽萍、燕　波）

冠心康颗粒

【药物组成】 丹参、红花、赤芍、川芎、降香。

【处方来源】 研制方。国药准字 Z62020743。

【功能与主治】 活血行气，化瘀止痛。用于气滞血瘀，胸痹，心痛，舌赤瘀斑，脉弦；冠心病、心绞痛、心肌梗死属上述证候者。

【药效】 主要药效作用如下：

1. 抗心肌缺血[1-4] 冠心康颗粒对由多种原因所致的心肌缺血、心肌缺血再灌注损伤有保护作用，其保护作用机制可能与冠心康颗粒降低血脂水平、抑制炎症反应及抑制心肌细胞凋亡有关。冠心康颗粒能够改善血液流动性，增加冠脉血流量，从而增加心肌的血氧供应。冠心康胶囊能改善缺血组织中乳酸代谢，改善缺血引起的心外膜心电 ST 段抬高，并能在心肌缺血条件下发挥抗氧化作用，抑制细胞凋亡，缩小心肌梗死范围（图 1-7）。

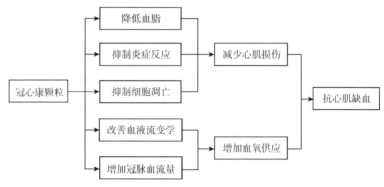

图 1-7 冠心康颗粒抗心肌缺血作用图

2. 抗动脉粥样硬化[5-6] 冠心康颗粒对高同型半胱氨酸血症致兔动脉粥样硬化和镉染毒致大鼠动脉硬化有抑制作用，可减轻主动脉内膜损伤程度，同时降低血浆中同型半胱氨酸的浓度，抑制主动脉内皮细胞 NF-κB 活性，抑制炎症因子 VCAM-1 和 MCP-1 表达，提示其抗动脉粥样硬化作用与抗炎途径有关。冠心康颗粒还可降低血清胆固醇、三酰甘油、低密度脂蛋白水平，同时可显著升高高密度脂蛋白水平，从源头上抑制动脉粥样硬化的发生发展。

3. 抗血栓形成 冠心康颗粒具有明显的抗血栓生成及溶栓效果，其作用机制可能通过清除体内自由基，扩张血管，松弛平滑肌，改善微循环来实现。

【临床应用】 主要用于冠心病、心绞痛。

冠心病、心绞痛[7] 冠心康颗粒可有效改善冠心病、心绞痛患者心电图损伤变化和心功能指标，改善心肌缺血、缺氧，改善心功能，降低心绞痛的发生率。冠心康颗粒通过抗血小板聚集、抑制血栓形成、调节脂质代谢、增加冠脉血流量，从而达到改善心肌缺血、降低心绞痛发生率的目的，且能够提高每搏输出量，改善心功能。

【不良反应】 尚未见报道。

【使用注意】 ①寒凝、气虚、阴虚血瘀之胸痹心痛者不宜单用。②有出血性疾病或出血倾向的患者慎用。③忌食生冷、辛辣、油腻食物，忌烟酒、浓茶。④若治疗期间出现心绞痛持续发作，可加用硝酸酯类药物，出现剧烈心绞痛、心肌梗死的情况，应及时救治。

⑤孕妇禁用。

【用法与用量】   口服，一次 10g，一日 3 次。

参 考 文 献

[1] 覃红，程体娟，杨军英，等. 冠心康对大鼠实验性心肌缺血的保护作用[J]. 中药新药与临床药理，2003，14（6）：378-380.

[2] 陈玉兴，周瑞玲，崔景朝. 冠心康颗粒剂对犬急性心肌缺血和血流动力学的影响[J]. 中成药，2000，22（3）：216-218.

[3] 刘萍，张静生，张兴中. 冠心康对冠心病外周血淋巴细胞低密度脂蛋白受体基因表达的影响[J]. 中华中医药学刊，2003，21（7）：1035-1036.

[4] 杨晓霞，张静生. 冠心康对实验性大鼠急性心肌缺血的保护作用[J]. 中医药学刊，2006，24（2）：238-241.

[5] 伊桐凝，张静生，于世家. 冠心康颗粒对高同型半胱氨酸血症致兔动脉粥样硬化作用及对血管炎性因子表达影响[J]. 辽宁中医药大学学报，2013，15（11）：38-42.

[6] 詹杰，胡德奇，柳承希，等. 冠心康对镉染毒大鼠动脉内皮细胞黏附因子表达的影响[J]. 辽宁中医杂志，2012，39（10）：2084-2086.

[7] 周启东. 冠心康胶囊对冠心病心绞痛患者心电图和心功能的影响[J]. 中医药学报，2009，37（5）：57-59.

（江西中医药大学　黄丽萍、燕　波）

心 宁 片

【药物组成】   丹参、川芎、红花、赤芍、槐花、三七、降香。

【处方来源】   研制方。《中国药典》（2015 年版）。

【功能与主治】   理气止痛，活血化瘀。用于气滞血瘀所致胸痹，症见胸闷、胸痛、心悸、气短；冠心病、心绞痛见上述证候者。

【药效】   主要药效作用如下：

1. 抗心肌缺血[1-2]   心宁片对结扎犬冠状动脉前降支所致急性心肌缺血和心肌梗死有明显的保护作用，缩小梗死区面积，显著增加缺血心脏的心肌血流量，其作用机制可能与抑制 ET、TXA_2 释放，升高 6-K-PGF1α 含量，增加心肌血流量，从而改善受损心脏的功能有关。

2. 扩张血管，改变血流动力学[3]   心宁片可扩张冠脉血管及外周血管，增加冠脉血流量，降低冠脉阻力，增加心肌供血能力；改善左室做功，调整心脏血管的顺应性，对心脏具有正性调节作用；同时可增加心排血量和每搏输出量，降低外周阻力；明显增加冠状静脉窦血氧含量，降低心肌耗氧指数和心肌氧利用率。

3. 改善血液流变学，抗血栓形成[4-5]   心宁片通过减少脂质过氧化产物 MDA 生成，增加血清中高密度脂蛋白含量，降低血清中低密度脂蛋白和胆固醇含量，抗脂质过氧化，降低血液黏度；心宁片可提高红细胞变形能力，提高血小板中 CAMP 含量，抑制 TXA_2 的活性及生物合成，改善血液流变学；心宁片可抑制血小板聚集，具有抗凝和抗血栓形成的作用。

【临床应用】   主要用于冠心病、心绞痛。

冠心病、心绞痛[6-7]   心宁片能减轻患者心绞痛程度，减少心绞痛持续时间，改善心率、心电图损伤变化，改善患者气短、乏力、头晕目眩等临床证候，尤其对改善患者生活质量起到积极作用。

【不良反应】   尚未见报道。

【使用注意】   孕妇忌服。

【用法与用量】　口服，一次 2～3 片（大片）或一次 6～8 片（小片），一日 3 次。

参 考 文 献

[1] 蔡光先，王宇红. 心宁片对麻醉犬急性心肌缺血的保护作用[J]. 世界科学技术-中医药现代化，2010，12（5）：752-758.

[2] 蔡光先，王宇红. 心宁片对麻醉犬心脏血流动力学及心肌耗氧量的影响[J]. 中国中药杂志，2010，35（18）：2480-2487.

[3] 杨梅，蔡光先，王宇红. 心宁片对动物血液流变学和体外血栓形成的影响[J]. 湖南中医杂志，2008，24（1）：67-69.

[4] 李延忠，纪凤兰，张殿文，等. 心宁片药效学实验研究（Ⅱ）[J]. 长春中医药大学学报，2004，20（1）：34-36.

[5] 李延忠，纪凤兰，张殿文，等. 心宁片的心血管作用研究[J]. 中药药理与临床，2004，20（2）：38-39.

[6] 刘正刚，蔡光先，刘柏炎. 心宁片治疗冠心病心绞痛 30 例总结[J]. 湖南中医杂志，2007，23（2）：1-2.

[7] 蔡光先. 心宁片治疗冠心病心绞痛临床观察[J]. 世界科学技术-中医药现代化，2010，12（4）：571-574.

（江西中医药大学　黄丽萍、燕　波）

黄 杨 宁 片

【药物组成】　环维黄杨星 D。

【处方来源】　研制方。《中国药典》（2015 年版）。

【功能与主治】　行气活血，通络止痛。用于气滞血瘀所致的胸痹心痛、脉结代；冠心病、心律失常见上述证候者。

【药效】　主要药效作用如下：

1. 抗心肌缺血[1-2]　黄杨宁片可通过增加冠脉血流量，而改善心肌供氧，对抗心肌缺血。黄杨宁片可明显抑制心肌缺血后血液黏度升高、血小板和红细胞聚集性增强、红细胞变形能力降低及血浆纤维蛋白原浓度升高等一系列不利于组织供血供氧的变化。

2. 抗脑缺血[3]　黄杨宁片有保护急性脑缺血损伤神经元及抗血栓形成的作用。脑缺血再灌注予黄杨宁片治疗后，可上调实验性脑缺血再灌注大鼠脑 GAP-43 mRNA 的表达，起到脑保护作用。

3. 正性肌力作用[4]　黄杨宁片对豚鼠离体心房的正性肌力作用呈剂量依赖性关系，并可增强异丙肾上腺素等对离体豚鼠心肌的正性肌力作用。

4. 舒张血管，影响血压[5]　黄杨宁片对肾上腺素所致收缩状态的家兔皮肤血管和大鼠骨骼肌血管有扩张作用。黄杨宁片可使正常及高分子右旋糖酐所致微循环障碍家兔眼结膜微血管血流速度明显加快。黄杨宁片可使冠状动脉血管舒张、流量增加。黄杨宁片可使动脉压下降，且降压作用不受阿托品及普萘洛尔的影响。

【临床应用】　主要用于冠心病、心绞痛[5-9]。

冠心病、心绞痛　黄杨宁片单用或与硝酸甘油合用对不同程度的心绞痛均有缓解作用，对冠心病引起的心绞痛、胸闷、心悸、气促等症状作用明显，可减少冠心病、心绞痛的发作频率和持续时间。黄杨宁片能明显改善冠心病患者的心脏泵血功能，使心脏每搏输出量及心排血量均有明显增加，心室的收缩协调性也得到改善，心脏收缩功能转好。

【不良反应】　偶有皮肤瘙痒、头晕症状，在不停药情况下可自行消失。

【使用注意】　肝、肾功能不全者慎用，婴幼儿及孕妇禁用。

【用法与用量】　口服，一日 3 次，一次 1mg（2 片），个别患者一次服 1.5mg，3 个月为一个疗程，治疗期间停服其他药物[7]。

参 考 文 献

[1] Grossini E，Battaglia A，Brunelleschi S，et al. Coronary effects of cyclovirobuxine D in anesthetized pigs and in isolated porcine coronary arteries[J]. Life Sci，1999，65（5）：59-61.

[2] 汪永孝，郑云敏，范家骏，等. 环维黄杨星 D 对正常和心肌缺血大鼠血液流变学的影响[J]. 中国高血压杂志，1995，3（2）：113-115.

[3] 万赛英，谭峰. 环维黄杨星 D 对脑缺血再灌注大鼠生长相关蛋白-43 mRNA 表达的影响[J]. 中西医结合心脑血管病杂志，2006，4（3）：213-216.

[4] 汪永孝，谭月华，盛宝恒. 环维黄杨星 D 与哇巴因等药合用对离体心肌收缩力的影响[J]. 中国药学杂志，1994，29（1）：20-23.

[5] 柯仲成，桂双英，虞盛舟. 黄杨宁的研究进展[J]. 甘肃中医学院学报，2011，28（1）：71-73.

[6] 张开山，吴义元. 黄杨宁片临床应用概述[J]. 基层中药杂志，2000（4）：52-53.

[7] 许宏如，郝淑芳. 黄杨宁治疗冠心病心绞痛 31 例临床观察[J]. 河北中医药学报，1999，（1）：18-19.

[8] 刘如英. 黄杨宁片的临床应用[J]. 临床内科杂志，1997，（2）：112.

[9] 徐济民，周礼明，黄震华. 黄杨宁治疗冠心病心绞痛的临床评价[J]. 上海中医药杂志，1992，（3）：13-15.

（江西中医药大学　黄丽萍、燕　波）

活血通脉片

【药物组成】　鸡血藤、桃仁、丹参、赤芍、红花、降香、郁金、三七、川芎、陈皮、木香、石菖蒲、枸杞子、酒黄精、人参、麦冬、冰片。

【处方来源】　研制方。《中国药典》（2015 年版）。

【功能与主治】　行气活血，通脉止痛。主治冠心病、心绞痛气滞血瘀证。

【药效】　主要药效作用如下：

1. 抗心肌缺血、缺氧[1-2]　活血通脉片可明显减少大鼠冠脉结扎引起的心肌梗死面积，降低心肌梗死后血清中肌酸激酶和乳酸脱氢酶（LDH）的含量，能显著提高小鼠的耐缺氧时间，延长动物存活时间。活血通脉片可明显改善脑垂体后叶激素引起的大鼠心电异常，显著增加冠脉血流量，明显降低心肌耗氧量及耗氧指数。

2. 增加冠脉供血[3]　活血通脉片具有改善血管内皮依赖性舒张和内皮功能异常、增加冠状血管储备、修复和保护血管内皮、维持血管舒张等作用，从而达到减轻心肌缺血的目的。

3. 降血脂，改变血液流变学[4]　活血通脉片可降低实验性高脂血症大鼠血清胆固醇（TC）及低密度脂蛋白胆固醇（LDL-C）水平，明显降低瘀血大鼠的全血黏度、血浆黏度、纤维蛋白原及血细胞比容，还能改善急性心肌缺血犬的血液流变学。

4. 抗血小板聚集，抗血栓形成[5]　活血通脉片可明显抑制血小板聚集，可调节 TXB_2 和 6-K-PGF1α 活性，抑制血栓形成，且有一定的预防作用。

【临床应用】　主要用于冠心病、心绞痛。

冠心病、心绞痛[6-8]　活血通脉片可有效治疗和缓解冠心病、心绞痛的临床症状，解除冠状动脉痉挛，积极改善心肌缺血和心肌梗死的程度。活血通脉片可抑制血浆 ET 过量释放，同时提高血浆降钙素基因相关肽（CGRP）浓度，具有良好的抗心肌缺血作用，对冠心病、心绞痛有较好的疗效。活血通脉片同时明显改善患者的血脂、血液流变学、细胞流变异常状态，减少冠心病发生的高危因素，因此，也可用于冠心病患者的预防。

【不良反应】　尚未见报道。

【使用注意】　①孕妇慎服。②忌食辛辣、生冷、油腻食物。③若症状未缓解，应及时到医院就诊。

【用法与用量】　口服，一次5片（大片）或一次8片（小片），一日3~4次；或遵医嘱。

参 考 文 献

[1] 李展，张黎莉，李亦明，等. 活血通脉片主要药效学研究[J]. 中药新药与临床药理，2003，14（3）：153-155.

[2] 谢平，牛建伟，赵玉芳. 活血通脉片用于冠心病心绞痛的药效学研究[J]. 河南大学学报（医学科学版），2001，20（4）：15-17.

[3] 陈子更，王琰. 活血通脉片临床药理研究概述[J]. 社区医学杂志，2012，10（1）：15-16.

[4] 马世平，王宗仁，行利，等. 活血通脉片对心肌缺血血液流变学药效作用的实验及临床研究[J]. 第四军医大学学报，2000，21（5）：81-83.

[5] 宋钦兰，林海青，郑启德. 活血通脉片对实验性颈静脉血栓后兔凝血系统的影响[J]. 辽宁中医学院学报，2005，7（2）：166.

[6] 张玉清. 活血通脉片治疗冠心病心绞痛90例疗效观察[J]. 医学信息（上旬刊），2009，22（7）：1224-1225.

[7] 姜玉蓉，杨简，李松，等. 活血通脉片对老年冠心病的疗效观察及机制探讨[J]. 时珍国医国药，2008，19（9）：2275-2276.

[8] 韦树田. 活血通脉片治疗冠心病心绞痛疗效观察[J]. 齐齐哈尔医学院学报，2006，27（1）：47.

（江西中医药大学　黄丽萍、燕　波）

可 达 灵 片

【药物组成】　延胡索提取物。

【处方来源】　研制方。国药准字Z20044361。

【功能与主治】　活血化瘀，利气止痛。用于冠心病、心绞痛、急性心肌梗死、陈旧性心肌梗死之胸闷憋气、心悸眩晕。

【药效】　主要药效作用如下：

1. 抗心肌缺血[1-2]　可达灵片对大鼠实验性心肌缺血的保护作用，可明显对抗垂体后叶激素致大鼠心电图急性缺血性改变；能明显减少异丙肾上腺素所致缺血大鼠心肌坏死面积，并降低血清CK、LDH活性和心肌MDA含量，升高心肌SOD活性，其抗心肌缺血作用可能与抗氧化作用有关。

2. 抗脑缺血[3]　可达灵片能明显抑制缺血再灌注大鼠脑梗死面积，减少组织LDH的释放；减少复灌后脑组织脂质过氧化产物MDA生成，使脑组织SOD活性明显升高；有钙拮抗作用，可以抑制细胞内游离钙的升高，避免钙超载的发生；还可抑制NOS的活性，减少NO的过量产生，减轻脑组织损伤。

3. 改善血液流变学，对抗血栓形成[2]　可达灵片有抑制实验性脑血栓形成作用。在体外对腺苷二磷酸、花生四烯酸和胶原所诱导的血小板聚集均有明显抑制作用，抗血小板聚集作用可能是通过拮抗钙离子的作用而产生的。

4. 改善微循环[2]　可降低红细胞聚集性，改善红细胞的变形能力，从而使血液的内摩擦力减少，血液黏度明显下降，红细胞顺利通过毛细血管保持正常的微循环灌注。

5. 扩张冠脉血管[2]　可达灵片一方面通过扩张冠状动脉，降低冠状动脉血流阻力，减慢心率，增加冠脉血流量和心肌营养性血流量，从而改善心肌缺血状态，对心肌的缺血、坏死具有保护作用。另一方面，可达灵片可增加心肌耐缺氧能力，延长存活时阈，从而缓解心绞痛。

6. 其他[3]　可达灵片通过升高脑内 5-羟色胺和多巴胺的含量，抑制深度脑缺血时脑内 Glu/GABA 比例的降低，产生中枢镇静、镇痛、抗焦虑作用。

【临床应用】　主要用于冠心病、心绞痛。

1. 冠心病、心绞痛[4-8]　可达灵片可改善患者心绞痛症状，并减少心绞痛发作次数，缓解心绞痛及由于疼痛引起的烦躁、失眠等症状。可达灵片治疗冠心病、心绞痛效果与硝酸异山梨酯相当，而对冠心病、心绞痛心电图改善情况优于硝酸异山梨酯，且无明显不良反应。对冠心病并发高血压、高脂血症和室性心律失常有一定治疗作用。

2. 急性心肌梗死[4-9]　常规治疗的基础上加服可达灵片辅助治疗急性心肌梗死，可以明显降低病死率。

【不良反应】　尚未见报道。

【使用注意】　尚不明确。

【用法与用量】　口服，一次 2～3 片，一日 3 次。

参 考 文 献

[1] 闵清，舒思洁，吴基良，等. 延胡索乙素对大鼠实验性心肌缺血的保护作用[J]. 中国基层医药，2001，8（5）：430-431.

[2] 闵清，白育庭，舒思洁，等. 延胡索乙素对异丙肾上腺素所致心肌坏死的保护作用[J]. 中医药学报，2001，29（4）：44-45.

[3] 孙柳燕，王如伟，熊江波. 可达灵心脑血管药理作用研究概况[J]. 医药导报，2009，28（5）：628-630.

[4] 王五保，吉信宾，徐玉欣，等. 可达灵片治疗不稳定性心绞痛 42 例临床观察[J]. 河南职工医学院学报，2011，23（4）：417-418.

[5] 赵艳敏. 可达灵片治疗冠心病心绞痛的临床疗效分析[J]. 健康之路，2016，（3）：22-23.

[6] 陶钦洪，贾连旺. 动态心电图监测评价可达灵片对冠心病患者心肌缺血总负荷及心率变异的影响[J]. 中国中医药科技，2013，20（6）：649-650.

[7] 刘骏鸿. 可达灵片治疗冠心病心绞痛疗效观察[J]. 现代中西医结合杂志，2005，14（24）：3246.

[8] 宋建芳. 可达灵片辅治冠心病心绞痛的疗效观察[J]. 中西医结合心血管病杂志（电子版），2014，（18）：108-109.

[9] 陈礼平，王德土，陈文莉. 可达灵片治疗冠心病心绞痛及急性心肌梗塞疗效观察[J]. 现代应用药学，1996，13（4）：56-57.

（江西中医药大学　黄丽萍、燕　波）

❀ 冠心安口服液 ❀

【药物组成】　川芎、三七、延胡索、柴胡、牛膝、冰片、炙甘草。

【处方来源】　研制方。国药准字 Z11020362。

【功能与主治】　宽胸散结，活血行气。用于气滞血瘀型冠心病、心绞痛引起的胸痛、憋气、心悸等症。

【药效】　主要药效作用如下：

1. 抗心肌缺血缺氧[1-2]　冠心安口服液可以对抗大鼠冠脉结扎后出现的心肌缺血和损伤，减少心肌梗死范围，降低耗氧量，降低低切变率下的血液黏度。

2. 抗血小板聚集，抗血栓形成[2]　冠心安口服液通过抑制血小板聚集，防止血栓形成。

【临床应用】　主要用于冠心病、心绞痛。

冠心病、心绞痛[3]　冠心安口服液无论在治疗冠心病、心绞痛方面，还是对心电图改善、硝酸甘油减停方面均有良好的作用。对冠心病、心绞痛有双重的疗效作用。既能用于冠心病、心绞痛发作时急救，服药后 1～8 分钟内起效，使心绞痛症状很快消失，又能够很好地控制和减缓心绞痛的再次发作。冠心安口服液对血压偏高或偏低和心律不齐的患者也有着双向调节作用，能维持血压于正常水平。

【不良反应】　用药开始时，会有口干、腹泻、便秘、一过性嗜睡、胃肠热[1]。

【使用注意】　孕妇及心气虚、心血瘀阻型冠心病患者慎用。

【用法与用量】　口服，一次 1 支，一日 2～3 次。

参 考 文 献

[1] 王永新，李建荣，沈鸿. 冠心安口服液抗心肌缺血作用的实验研究[J]. 中国实验方剂学杂志，2005，11（1）：52-54.

[2] 邢富强，王兆林，冀红，等. 冠心安口服液药理作用的初步探讨[J]. 中国中药杂志，1987，12（5）：47-49.

[3] 夏鹏. "冠心安口服液" 治疗冠心病心绞痛 405 例临床疗效观察[J]. 北京中医药，1986，（3）：18-20.

（江西中医药大学　黄丽萍、燕　波）

益心胶囊（延丹胶囊）（口服液）

【药物组成】　丹参、五灵脂、乳香、延胡索、瓜蒌、柴胡、白芍、枳壳。

【处方来源】　研制方。《中国药典》（2015 年版）。

【功能与主治】　活血祛瘀，理气止痛。用于冠心病、劳累性心绞痛、气滞血瘀证，症见胸痛、胸闷、心慌、憋气等。

【药效】　主要药效作用如下：

1. 减少缺血心肌细胞凋亡[1]　益心胶囊能显著降低家兔急性心肌缺血模型缺血心肌细胞凋亡阳性表达率，抑制心肌细胞凋亡，进而起到保护缺血损伤心肌的作用。

2. 改善心肌代谢，保护心肌及血管内皮细胞[2-4]　益心胶囊可改善实验性心肌缺血动物的微循环，抑制血管内皮平滑肌细胞增殖、弛缓平滑肌、扩张血管，还有增加心肌血流量及降低血压等作用，从而发挥改善心肌代谢，保护心肌及血管内皮细胞等功能。益心胶囊能明显降低急性心肌缺血损伤家兔血浆 Ang II 的含量，改善机体对应激情况的耐受能力，增强心脏功能，反馈性地抑制 Ang II 的释放，减低 Ang II 的含量，推断其防治心肌缺血作用机制可能与改善内皮细胞的功能、增强冠脉血流量有关。益心胶囊能够显著提高心肌缺血家兔血清及心肌组织 NO、NOS 含量，对血管内皮细胞功能具有保护作用。

3. 降低血液黏度，改善血液流变学[5]　益心胶囊可显著降低心肌缺血时血浆及心肌组织 TXB_2 的含量，抑制血小板聚集，降低血液黏度，改善血液流变学，增加缺血心肌侧支循环供血，从而有助于改善心肌缺血。益心胶囊通过降低 TXB_2 的含量还可以保护缺血心肌血管内皮细胞，降低冠脉末梢阻力，有助于增加心肌供血。

【临床应用】　主要用于冠心病、心绞痛。

1. 冠心病、心绞痛[6-8]　益心胶囊能有效改善冠心病、心绞痛气滞血瘀证患者临床症状，减少心绞痛发作次数，并减少硝酸甘油制剂的使用，改善心电图损伤变化。

2. 其他　还有研究报道益心胶囊能有效治疗心力衰竭，改善 CO 及 LVEF、LVED，改善心室重构。

【不良反应】　个别患者服药后出现头晕、轻度恶心。

【使用注意】　①根据病情可以加用硝酸甘油等药物。②孕妇禁用。

【用法与用量】　胶囊：口服，一次 4 粒，一日 3 次，4 周为一个疗程，本品宜饭前服用；口服液：一次 10ml，一日 3 次。

参 考 文 献

[1] 张春芳，周亚滨，韩佳瑞，等. 益心胶囊对家兔急性心肌缺血模型细胞凋亡的影响[J]. 中西医结合心脑血管病杂志，2003，1（8）：459.

[2] 石月萍. 益心胶囊对实验性大鼠慢性心肌缺血模型血浆及心肌组织内皮素含量的影响[D]. 哈尔滨：黑龙江中医药大学，2004.

[3] 周亚滨，杜立杰，韩佳瑞. 益心胶囊对家兔急性心肌缺血模型血浆血管紧张素 II 含量的影响[J]. 中国中医药科技，2005，12（1）：F003.

[4] 安静，周亚滨，张春芳，等. 益心胶囊对家兔急性心肌缺血模型血清及心肌组织 NO 和 NOS 的影响[J]. 中西医结合心脑血管病杂志，2003，1（9）：529-530.

[5] 周亚滨，韩佳瑞，吴华慧，等. 益心胶囊对家兔急性心肌缺血模型血浆及心肌组织血栓素含量的影响[J]. 中国中医药科技，2004，11（4）：213.

[6] 李茹，刘淑荣，魏婷，等. 益心胶囊治疗冠心病心绞痛 71 例疗效观察[J]. 新中医，2004，36（10）：14-15.

[7] 王秀薇，顾明昌，袁灿兴，等. 益心口服液治疗冠心病心肌缺血的临床疗效研究[J]. 甘肃中医，2002，15（2）：79-80.

[8] 吴进，许军，赵瑞东，等. 益心胶囊对慢性心力衰竭病人心功能及血脂的影响[J]. 中西医结合心脑血管病杂志，2006，4（1）：11-12.

（江西中医药大学　潘荣斌、唐芳瑞）

冠心舒通胶囊

【药物组成】　广枣、丹参、丁香、冰片、天竺黄。

【处方来源】　研制方。《中国药典》（2015 年版）。

【功能与主治】　活血化瘀，通经活络，行气止痛。用于胸痹心血瘀阻证，症见胸痛、胸闷、心慌、气短；冠心病、心绞痛见上述证候者。

【药效】　主要药效作用如下：

1. 抗心肌缺血[1-5]　冠心舒通胶囊可有效改善冠状动脉内部的血流，改善心肌供血，舒缓心绞痛，改善心肌梗死患者的预后。冠心舒通胶囊可有效降低梗死后心肌细胞死亡率，且可促使梗死血管二次通畅，加速梗死部位侧支循环的构建，促使梗死部位的新兴毛细血管得以生成，使梗死部位的心肌血供尽快得到恢复，减缓了心室重构的进展。此外，冠心舒通胶囊可以明显减少缺血再灌注后的心肌细胞凋亡，减轻再灌注损伤，可能与其抑制 p53、Caspase-9 表达有关。冠心舒通胶囊抗心肌缺血机制还可能与降低缺氧复氧心肌细胞内钙离子的浓度和 CaM、CaMPK II δ mRNA 的表达有关。

2. 降低血液黏度，改善微循环[6-7]　冠心舒通胶囊可降低血液黏度，抗血小板聚集，保护血管内皮功能，调脂抗炎，改善内皮功能，缓解心绞痛发作，改善心力衰竭大鼠心功能，抑制心室重塑。

【临床应用】　主要用于冠心病、心绞痛。

1. 冠心病、心绞痛[8-11]　冠心舒通胶囊可对冠心病、心绞痛患者起到回血调经、清心除烦、开窍醒神等作用，能较好地降低患者的血浆纤维蛋白原及胆固醇，可以抗炎调脂及改善患者的血管内皮功能，从而对冠心病、心绞痛具有治疗作用。冠心舒通胶囊还可降低急性心肌梗死患者术后心绞痛发作，提高患者生活质量。

2. 室性期前收缩[12]　冠心舒通胶囊可治疗室性期前收缩，改善患者心电图损伤变化，同时改善患者心悸、胸闷、气短、头晕等症状。

【不良反应】 个别患者用药后出现恶心、胃部不适、胃中嘈杂不安等胃肠道不良反应。

【使用注意】 ①哺乳期妇女慎用。②重度心绞痛者不宜单独使用，可冠心舒通胶囊与硝酸甘油等药物合并使用。详情请咨询医师或药师。

【用法与用量】 口服，一次3粒，一日3次。4周为一个疗程。

参 考 文 献

[1] 曾宪辉，郝爱华，韩云华. 冠心舒通胶囊治疗缺血性心肌病对其心室重构的影响[J]. 中国处方药，2018，16（1）：74.

[2] 石洁，阿不都吉力力阿不力孜. 冠心舒通胶囊治疗冠心病稳定型心绞痛的临床研究[J]. 中西医结合心脑血管病杂志，2018，16（2）：199-201.

[3] 许永梅. 冠心舒通胶囊对大鼠动脉硬化 iNOS 的调节作用[D]. 青岛：青岛大学，2019.

[4] 毛慧子，田洪阳. 冠心舒通胶囊对缺血再灌注大鼠心肌细胞凋亡的影响[J]. 锦州医科大学学报，2018，39（4）：12-14，116.

[5] 黄壮壮，聂西洲，陈衍斌，等. 冠心舒通胶囊对心肌细胞 Ca（2+）-CaM-CaMPK Ⅱ δ 信号系统的影响[J]. 中成药，2017，39（8）：1701-1705.

[6] 任胜洪，张瑞娟，柯绍兴，等. 冠心舒通胶囊对冠心病患者心功能及血液流变学指标的影响[J]. 实用中医药杂志，2017，33（5）：492-493.

[7] 王卫明，邢晓雪，高慧，等. 冠心舒通胶囊的抗血小板聚集及抗动脉收缩作用[J]. 天津中医药大学学报，2016，35（2）：104-108.

[8] 国红梅. 冠心舒通胶囊治疗冠心病稳定型心绞痛临床观察[J]. 世界最新医学信息文摘，2018，18（67）：101.

[9] 杨磊，王春玲，赵帅. 冠心舒通胶囊对急性心肌梗死患者血脂代谢及心肌功能的影响[J]. 新中医，2017，49（10）：25-27.

[10] 苗灵娟，程广书. 冠心舒通胶囊对不稳定型心绞痛患者心电图、心肌酶的影响[J]. 亚太传统医药，2017，13（16）：152-154.

[11] 刘胜男，侯煜. 蒙药冠心舒通胶囊对急性心肌梗死支架术后再狭窄研究[J]. 中国民族医药杂志，2017，23（3）：12-13.

[12] 张春花. 冠心舒通胶囊治疗室性早搏的临床研究[J]. 中国民族医药杂志，2010，16（7）：21-22.

（江西中医药大学 黄丽萍、严斐霞）

银丹心脑通软胶囊

【药物组成】 银杏叶、丹参、灯盏细辛、绞股蓝、山楂、大蒜、三七、艾片。

【处方来源】 研制方。《中国药典》（2015年版）。

【功能与主治】 活血化瘀，行气止痛，消食化滞。用于气滞血瘀引起的胸痹、胸闷、气短、心悸等；冠心病、心绞痛、高脂血症、脑动脉硬化、中风、中风后遗症见上述证候者。

【药效】 主要药效作用如下：

1. 抗心肌缺血[1-7] 银丹心脑通软胶囊可以扩张冠脉，增加冠脉血流量，改善心肌缺血，缩小心肌梗死、坏死范围。银丹心脑通软胶囊可能通过抑制 Bax 的表达，降低左心室非梗死区 OPN mRNA 表达水平，减少心肌细胞凋亡进而保护血管内皮细胞。其具体机制可能与改善体内的炎症反应，降低炎症因子（hs-CRP、HCY、IL-6）及斑块因子（MMP-9、MPO）的表达水平有关。

2. 调节机体脂质代谢，降低血脂水平[8-11] 银丹心脑通软胶囊具有保护超氧化物歧化酶活性的作用，抑制内源性胆固醇合成，可有效改善患者血流量及心绞痛症状，调节血脂，对血脂异常情况有干预作用。此外，银丹心脑通软胶囊可明显抑制血小板聚集，抑制血栓形成。

【临床应用】 主要用于冠心病、心绞痛。

1. **冠心病、心绞痛**[12-15]　银丹心脑通软胶囊可降低心肌耗氧量，扩张冠状动脉，增加冠脉血流量，进而改善心肌供血，提高心肌收缩力，增强心脏的泵血功能，明显减少心绞痛的发生，从而使患者的胸闷气短等症状得到改善，稳定病情，改善患者心电图损伤变化。此外，在常规治疗基础上加用银丹心脑通软胶囊可明显改善患者心室舒张功能。

2. **室性期前收缩**[16-17]　银丹心脑通软胶囊可改善患者室性期前收缩发作时间、频率，以及心电图损伤变化，改善患者头晕心悸、胸闷气短等症状。银丹心脑通软胶囊对心血管病重要危险因子进行调理，长期应用可控制患者病程进展，预防因冠心病等引起的室性期前收缩的发生。

3. **颈心综合征**[18]　银丹心脑通软胶囊可通过调节血脂代谢、抗动脉硬化、改善血液流变学、增加心脑血供等显著改善颈心综合征患者心脑缺血状态、营养心脑细胞、改善心功能、预防心律失常，有利于患者的预后。

【不良反应】　尚不明确。

【使用注意】　详情请咨询医师或药师。

【用法与用量】　口服，一次 2～4 粒，一日 3 次。

参 考 文 献

[1] 祝海毅，罗玲，曹晋，等. 银丹心脑通软胶囊治疗冠心病心绞痛随机对照试验 Meta 分析[J]. 中医药临床杂志，2019，31（9）：1667-1673.

[2] 马红，易昌，王善霞. 银丹心脑通软胶囊治疗冠心病心肌缺血的疗效观察[J]. 中西医结合心脑血管病杂志，2016，14（19）：2335-2336.

[3] 张小勇，于文敏，吕远. 银丹心脑通软胶囊治疗缺血性心肌病心力衰竭的疗效观察[J]. 中西医结合研究，2014，6（6）：319-320.

[4] 王岚，殷小杰，杨洪军，等. 银丹心脑通软胶囊对血管内皮细胞的保护作用[J]. 中国药物警戒，2014，11（12）：709-713.

[5] 宋艳琴，于珊，董明. 银丹心脑通软胶囊治疗舒张性心力衰竭的疗效评估[J]. 中西医结合心脑血管病杂志，2015，13（10）：1210-1212.

[6] 王树东，丁丽娟，王倩，等. 银丹心脑通软胶囊对大鼠急性心肌梗死后 Bcl-2、Bax 水平的影响[J]. 中国老年学杂志，2014，34（3）：697-698.

[7] 王树东，丁丽娟，耿嘉男，等. 银丹心脑通软胶囊对大鼠急性心肌梗死后心肌组织中骨桥蛋白表达的影响及其心肌保护作用机制[J]. 吉林大学学报（医学版），2014，40（3）：564-568.

[8] 庞宁，邓明华，欧锦霞，等. 银丹心脑通软胶囊对冠心病伴血脂异常病人血脂及 Hcy 水平的影响[J]. 中西医结合心脑血管病杂志，2018，16（3）：337-338.

[9] 申见. 银丹心脑通软胶囊治疗高脂血症的临床应用[J]. 中国社区医师，2018，34（12）：77-78.

[10] 袁美芳. 银丹心脑通软胶囊对冠心病伴血脂异常患者血脂及 Hcy 水平的影响[J]. 内蒙古医学杂志，2018，50（6）：687-688.

[11] 高云涛，王宝亮. 银丹心脑通软胶囊对冠心病患者血脂水平的影响[J]. 河南中医，2016，36（3）：441-442.

[12] 周玉红，段卉娣，白云. 银丹心脑通软胶囊治疗老年冠心病心绞痛 120 例临床观察[J]. 中西医结合心脑血管病杂志，2017，15（4）：457-460.

[13] 耿岩，龚雪，葛晓丽. 银丹心脑通软胶囊辅助治疗冠心病心绞痛 38 例[J]. 中国药业，2015，24（24）：242-243.

[14] 王兆锋，李永斌，唐欣，等. 银丹心脑通软胶囊治疗冠心病效果评价[J]. 中西医结合心脑血管病杂志，2016，14（18）：2200-2201.

[15] 谭茗月，赵水平，和渝斌，等. 银丹心脑通软胶囊治疗稳定性心绞痛的随机对照临床研究[J]. 中华中医药学刊，2016，34（10）：2537-2541.

[16] 郑大为，孙晓天. 银丹心脑通软胶囊治疗室性早搏 336 例疗效观察[J]. 中国社区医师（医学专业），2012，14（3）：157.

[17] 张伟莹，郑大为. 银丹心脑通软胶囊治疗心律失常疗效观察[J]. 长春中医药大学学报，2011，27（6）：1000.

[18] 杨俊杰，刘国平. 银丹心脑通软胶囊治疗颈心综合征临床研究[J]. 按摩与康复医学，2019，10（6）：32-34.

（江西中医药大学　黄丽萍、严斐霞）

益心康泰胶囊

【药物组成】　唐古特铁线莲、大黄、黄芪、多腺悬钩子、锁阳、甘草。

【处方来源】　研制方。国药准字 Z20025113。

【功能与主治】　益气行滞，化瘀通脉，通腑降浊。用于气虚血瘀所致胸痹心痛，心悸气短，倦怠乏力，大便秘结；冠心病、心绞痛、高脂血症见上述证候者。

【药效】　主要药效作用如下：

1. 改善微循环[1-4]　益心康泰胶囊能改善体内氧自由基代谢，增加一氧化氮合酶（NOS）活性，提高红细胞变形能力，降低血液黏度能够有效防止血小板在易损斑块部位的聚集，抵抗血栓的形成，从而改善微循环。此外，益心康泰胶囊联合运动疗法可有效降低血脂水平。

2. 抗心肌缺血[5-6]　益心康泰胶囊可扩张冠状动脉，增加组织灌注，改善微循环，增加红细胞变形能力，增加内皮细胞的供氧，改善代谢，修复和保护血管内皮并改善内皮依赖性舒张功能，减轻内皮损伤。此外，益心康泰胶囊能明显降低血清中乳酸脱氢酶和磷酸肌酸激酶水平，具有保护冠脉、抗心肌缺血的作用。

【临床应用】　主要用于冠心病、心绞痛。

1. 冠心病、心绞痛[7-15]　益心康泰胶囊能够改善冠心病患者血管内皮功能，有利于冠状动脉舒张，防止易损斑块部位的血小板聚集，调节冠脉血流，阻碍血栓形成，减轻氧自由基对机体的损害。益心康泰胶囊能有效改善冠心病 PCI 术后患者血液流变学水平及调控 NO、ET 表达，提高临床疗效。

2. 化疗所致的心脏毒性[16]　益心康泰胶囊可以改善化疗药所致心脏毒性相关症状（如心慌、胸闷、乏力等），提高患者生存质量。肿瘤患者化疗后，心肌细胞处于缺血、缺氧状态，予患者服用益心康泰胶囊，能及时纠正心肌细胞缺血、缺氧等损伤状况，缓解化疗药所致的心脏毒性。

【不良反应】　尚不明确。

【使用注意】　孕妇忌用。详情请咨询医师或药师。

【用法与用量】　口服，一次 2 粒，一日 3 次。1～2 个月为一个疗程，必要时可服 2～3 个疗程。

参 考 文 献

[1] 魏毅. 益心康泰胶囊对不稳定型心绞痛的疗效及对血管内皮素影响的观察[J]. 中医研究, 2008, 21（10）: 34-35.

[2] 徐国良, 许英, 林淑梅, 等. 益心康泰治疗冠心病心绞痛的汇总分析[J]. 中国老年学杂志, 2015, 35（13）: 3576-3578.

[3] 何卫士, 吕松涛, 孙保军. 益心康泰胶囊联合运动疗法对高脂血症的疗效观察[J]. 中药药理与临床, 2015, 31（2）: 188-189.

[4] 付利然. 益心康泰胶囊治疗高脂血症临床观察[J]. 亚太传统医药, 2014, 10（16）: 109-110.

[5] 杨勇. 益心康泰胶囊对冠状动脉结扎所致心肌缺血大鼠模型的保护作用[J]. 中外医学研究, 2012, 10（12）: 13-14.

[6] 王桂荣, 原全利. 益心康泰对稳定型心绞痛冠心病的治疗作用分析[J]. 医药论坛杂志, 2016, 37（1）: 157-158.

[7] 曹杰, 王卫星. 益心康泰胶囊治疗冠心病心绞痛（气虚血瘀证）合并血脂异常临床研究[J]. 亚太传统医药, 2018, 23（1）: 195-196.

[8] 吕永飞, 陈爱莲. 益心康泰胶囊治疗冠心病经皮冠状动脉介入术术后疗效及对患者血流变、血管内皮功能的影响[J]. 陕西中医, 2019, 40（6）: 714-717.

[9] 张正伟. 益心康泰胶囊治疗 110 例胸痹症患者的疗效分析[J]. 中西医结合心血管病杂志（电子版），2014，2（15）：73-74.

[10] 马坚韧. 益心康泰胶囊治疗老年冠心病房性早搏的临床疗效观察[J]. 中国医药指南，2012，10（32）：275-276.

[11] 袁逾喆，曾显香. 益心康泰胶囊治疗慢性稳定型心绞痛的疗效观察[J]. 中国医学工程，2011，19（2）：60，63.

[12] 张卫国. 益心康泰对冠心病稳定型心绞痛患者血管内皮功能的影响[J]. 医药论坛杂志，2010，31（7）：101-102.

[13] 廖忠丽，柴焱. 益心康泰胶囊治疗冠心病心绞痛的疗效观察[J]. 医药论坛杂志，2009，30（22）：81，83.

[14] 朱立友，闫瑞，杨冰，等. 益心康泰胶囊治疗冠心病心绞痛临床观察[J]. 中国医疗前沿，2009，4（16）：25，41.

[15] 张赛丹，全勇. 益心康泰对稳定型心绞痛冠心病患者血管内皮功能的影响[J]. 中国综合临床，2007，23（12）：1064-1065.

[16] 黄景玉，邵静. 益心康泰胶囊治疗化疗所致心脏毒性临床研究[J]. 中医学报，2017，32（9）：1597-1599.

（江西中医药大学　黄丽萍、严斐霞）

三、益气活血类

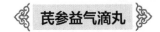

芪参益气滴丸

【**药物组成**】　黄芪、丹参、三七、降香油。

【**处方来源**】　研制方。国药准字 Z20030139。

【**功能与主治**】　益气通脉，活血止痛。用于气虚血瘀型胸痹。症见胸闷胸痛，气短乏力、心悸、面色少华、自汗，舌体胖有齿痕、舌质暗或紫暗或有瘀斑，脉沉或沉弦。适用于冠心病、心绞痛见上述证候者。

【**药效**】　主要药效作用如下：

1. **抗心肌缺血**[1-3]　芪参益气滴丸可增加心肌收缩力，抑制心室重构及心肌细胞凋亡，增加心排血量，能够抑制损伤细胞间胶原的过度沉积，调节 Col Ⅰ 和 Col Ⅲ/Col Ⅰ 的合成比例，Col Ⅲ 比例增加，使损伤后的心肌组织具有更好的伸展性，改善心室顺应性和心脏舒张功能。芪参益气滴丸能促进血管新生，缩小心肌梗死面积，保护心肌，预防和抑制心室扩张，增加冠脉氧供和血供。

2. **其他作用**[4-7]　芪参益气滴丸具有抗炎、清除氧自由基、抑制平滑肌增殖、抑制血小板活性功效，降低 CK-MB、TnI 水平，进而降低不良心脏事件发生概率，降低心肌损伤。芪参益气滴丸可降脂、稳斑，改善微循环，抑制血小板聚集，抗纤维化，可有效保护血管内皮细胞。芪参益气滴丸可通过降低血清中 TNF-α、IL-6 和 IL-1β 等促炎介质水平，抑制炎症级联反应扩大。

【**临床应用**】　主要用于冠心病。

1. **冠心病**[8-11]　芪参益气滴丸可从多靶点修复心肌损伤，改善心功能不全，明显改善冠心病患者气短、乏力、胸闷、胸痛等症状。芪参益气滴丸可改善冠心病患者全血黏度（低切、中切、高切）、血浆比黏度、血细胞比容等血液流变学指标，改善血液流动性，降低血液黏度，改善冠状动脉血供。

2. **慢性心力衰竭**[12-16]　芪参益气滴丸从增加心脏的冠脉血流量和供氧量、降脂、稳斑、清除氧自由基、改善微循环等方面改善心力衰竭患者的症状，能进一步降低患者血浆 hs-CRP 和 BNP，增加左室射血分数（LVEF），改善心力衰竭患者的舒张功能、提高活动耐量及生活质量。此外，芪参益气滴丸联合米力农，能降低慢性心力衰竭患者的血尿酸浓度，有效减少 NT-proBNP，在超声心动图中，可观察到 LVEF、LVFS 明显提高，使心肌收缩力增强，患者的临床症状有效缓解、生活质量得以提高。

【不良反应】 尚不明确。

【使用注意】 孕妇慎用。详情请咨询医师或药师。

【用法与用量】 餐后半小时服用，一次1袋，一日3次。4周为一个疗程或遵医嘱。

参 考 文 献

[1] 赵桂峰, 吴丽玉, 许传嘉. 芪参益气滴丸对心梗后大鼠心功能及心肌纤维化相关蛋白表达的影响[J]. 中国实验方剂学杂志, 2018, 24（4）：131-136.

[2] 王伊丽, 李澜, 徐赟晟, 等. 芪参益气滴丸在心血管系统疾病模型中的药理作用研究进展[J]. 天津中医药大学学报, 2018, 37（2）：169-172.

[3] 张腾, 张密霞, 张艳军. 芪参益气滴丸抗血管新生大鼠心肌缺血动态观察及机制探讨[J]. 中国实验方剂学杂志, 2017, 23（1）：134-139.

[4] 王正斌, 孙国举, 秦小飞. 芪参益气滴丸对冠状动脉介入术后炎症因子及心脏不良事件的影响[J]. 现代诊断与治疗, 2019, 30（19）：3320-3322.

[5] 陈伟国, 朱萧玲, 常盼, 等. 芪参益气滴丸对急性心肌梗死 PCI 术后患者血清学指标及预后的影响[J]. 陕西中医, 2020, 41（1）：20-23.

[6] 孙阳, 朱明军, 李彬, 等. 芪参益气滴丸治疗心衰现状探讨[J]. 中国中医药现代远程教育, 2019, 17（3）：54-56.

[7] 杨泉, 曹云山. 芪参益气滴丸对心肌缺血大鼠的心肌保护作用及机制研究[J]. 中华危重病急救医学, 2017, 29（6）：501-505.

[8] 季海刚, 张琪. 芪参益气滴丸治疗冠心病稳定型心绞痛气虚血瘀证临床观察[J]. 中国中医药现代远程教育, 2019, 17（23）：66-69.

[9] 沈秀张, 何小洁. 芪参益气滴丸联合双抗血小板对冠心病不稳定性心绞痛患者心功能及脑钠肽的影响[J]. 辽宁中医杂志：2020, 47（5）：102-105.

[10] 沙树伟, 曹壮. 芪参益气滴丸对冠心病患者血液流变学的影响[J]. 中西医结合心脑血管病杂志, 2015, 13（6）：788-789.

[11] 谢艾林, 王保和. 芪参益气滴丸抗动脉粥样硬化作用机制研究进展[J]. 中西医结合心脑血管病杂志, 2019, 17（6）：854-857.

[12] 张凯旋, 耿巍, 姜一鸣, 等. 芪参益气滴丸对射血分数保留心力衰竭的疗效观察[J]. 临床荟萃, 2019, 34（11）：995-998.

[13] 古思嘉. 芪参益气滴丸联合米力农治疗慢性心力衰竭的疗效分析[J]. 中国社区医师, 2020, 36（4）：111-112.

[14] 吴萍. 芪参益气滴丸治疗冠心病心力衰竭的效果观察[J]. 当代医药论丛, 2017, 15（20）：158-159.

[15] 许静, 吕海南. 芪参益气滴丸治疗慢性心力衰竭 146 例疗效观察[J]. 河南医学高等专科学校学报, 2017, 29（2）：189-190.

[16] 吴波, 袁文金. 芪参益气滴丸对慢性心力衰竭患者心功能及血浆超敏 C 反应蛋白和 B 型脑钠肽的影响[J]. 中国实验方剂学杂志, 2013, 19（13）：308-311.

（江西中医药大学　黄丽萍、严斐霞）

通心络胶囊

【药物组成】 人参、水蛭、全蝎、赤芍、蝉蜕、土鳖虫、蜈蚣、檀香、降香、乳香（制）、酸枣仁（炒）、冰片。

【处方来源】 研制方。《中国药典》（2015 年版）。

【功能与主治】 益气活血，通络止痛。用于冠心病、心绞痛属心气虚乏，血瘀络阻证，症见胸部憋闷，刺痛，绞痛，固定不移，心悸自汗，气短乏力，舌质紫暗或有瘀斑，脉细涩或结代。亦用于气虚血瘀络阻型中风，症见半身不遂或偏身麻木，口舌喎斜，言语不利。

【药效】 主要药效作用如下：

1. 抗心肌缺血缺氧，保护心肌细胞[1-2] 通心络胶囊能够减轻结扎冠状动脉犬的心肌缺血程度及心肌缺血范围，缩小梗死区面积，并能减轻异丙肾上腺素致大鼠心肌组织的坏死，减少心肌细胞凋亡。

2. 抗脑缺血，保护神经细胞[3]　通心络胶囊能改善局灶性脑缺血大鼠神经损伤症状，缩小脑梗死体积。减少神经细胞凋亡率，抑制细胞凋亡相关因子 Caspase-3、p53 表达，促进应激保护性 HSP70 表达。增加局灶性脑缺血大鼠缺血脑组织边缘区血管内皮生长因子（VEGF）表达和新生毛细血管数量，增加脑缺血再灌注损伤大鼠脑组织抗氧化酶 SOD、GSH-PX 活性及钠钾 ATP 酶含量，降低 MDA、NO 含量，减少小胶质细胞的表达。

3. 改善血液流变学，抗血小板聚集，抗血栓形成[4-5]　通心络胶囊可增加血液流速，改善血液流态，改善注射高分子右旋糖酐致小鼠耳郭微循环障碍。通心络胶囊对大鼠体内血小板聚集有抑制作用，减少卡拉胶所致的大鼠尾部血栓形成，增加 AT-Ⅲ 活性和 D-二聚体含量。

【临床应用】　主要用于冠心病、心绞痛。

冠心病、心绞痛[6-7]　通心络胶囊可改善冠心病、心绞痛患者临床症状和心电图缺血变化，可改善其甲襞微循环和血液流变学。

【不良反应】　个别患者用药后可出现胃部不适。

【使用注意】　①出血性疾病患者，孕妇、妇女经期及阴虚火旺型中风者禁用；②服药后胃部不适者宜改为饭后服用。请仔细阅读说明书并遵医嘱使用。

【用法与用量】　口服，一次 2～4 粒，一日 3 次。

参 考 文 献

[1] 张哲，王越. KLF4 在糖尿病小鼠心肌组织的表达及通心络胶囊干预作用研究[J]. 中国药理学通报，2015, 31（6）：876-881.
[2] 刘建勋，尚晓泓，王刚，等. 通心络胶囊对实验性心肌缺血、心律失常及实验性高脂血症的影响[J]. 中国中西医结合杂志，1997, 17（7）：425-428.
[3] 贾永亮，张时开，鲍菲飞，等. 通心络胶囊与丹参滴丸治疗冠心病心绞痛间接比较的系统评价[J]. 中国循证医学杂志，2011, 11（8）：919-931.
[4] 姜海东，由丽娜，马秋野. 倍他乐克联合通心络胶囊治疗冠心病心绞痛临床研究[J]. 安徽医药，2013, 17（8）：1392-1393.
[5] 王磊，王宏涛，张军芳. 通心络胶囊治疗动脉粥样硬化作用机制的研究进展[J]. 中医杂志，2013, 54（3）：259-262.
[6] 吴刚. 通心络胶囊治疗冠心病心绞痛 68 例临床疗效观察[J]. 实用中西医结合临床，2013, 13（6）：49-50.
[7] 徐贵成，高荣林，吴以岭，等. 通心络胶囊治疗冠心病心绞痛的临床研究[J]. 中国中西医结合杂志，1997, 17（7）：414-416.

（江西中医药大学　曾文雪、官　扬）

脑心通胶囊

【药物组成】　黄芪、赤芍、丹参、当归、川芎、桃仁、红花、乳香（制）、没药（制）、鸡血藤、牛膝、桂枝、桑枝、地龙、全蝎、水蛭。

【处方来源】　研制方。《中国药典》（2015 年版）。

【功能与主治】　益气活血，化瘀通络。用于气虚血滞、脉络瘀阻所致中风中经络，半身不遂、肢体麻木、口眼㖞斜、舌强语謇及胸痹心痛、胸闷、心悸、气短。脑梗死、冠心病、心绞痛见上述证候者。

【药效】　主要药效作用如下：

1. 抗心肌缺血缺氧[1-7]　脑心通胶囊能增加冠脉血流量，改善缺氧所致的心肌代谢紊乱；能明显扩张细动脉及细静脉，促进冠脉侧支循环建立，改善心肌缺血部位的侧支循环和组织供血；能明显降低毛细血管通透性，保护血管内皮和心肌细胞功能；还抑制血小板聚集，抗血栓形成，降低血液黏度。以上作用均有利于抗心肌缺血缺氧。

2. 抗脑缺血缺氧[8]　急性脑梗死早期大量白细胞聚集，阻塞微血管，穿越内皮进入脑组织，使缺血灶区组织受损。此时白细胞的聚集与炎性细胞因子 ICAM-1 等表达增强密切相关，缺血区中性粒细胞的浸入需要内皮细胞经特殊黏附分子的介导和炎性细胞的相互作用才能完成。脑缺血后不仅神经组织中 ICAM-1 mRNA 表达明显增强，且血浆中 ICAM-1 的含量也升高，并在神经组织损伤的病理过程中起重要作用。脑心通胶囊可有效减少急性脑梗死患者血清炎性递质如肿瘤坏死因子-α（TNF-α），并能降低局部脑组织中 ICAM-1、EAA 的表达水平，从而减轻缺血性脑损伤的炎症反应，起到对缺血脑组织的神经保护作用。

【临床应用】　主要用于冠心病、心绞痛。

1. 冠心病、心绞痛[9-13]　脑心通胶囊能有效治疗稳定型心绞痛，无论从缓解症状、减少发作次数，还是从心电图改善上，服用脑心通胶囊的治疗组都明显优于单纯西药治疗的对照组，且耐受性良好，未见明显不良反应。

2. 脑卒中和脑梗死[14-18]　脑心通胶囊可用于治疗气虚血滞、脉络瘀阻证脑卒中患者，在改善心电图、血液流变学方面明显优于对照组，说明脑心通胶囊治疗脑卒中有一定疗效。脑梗死患者经脑心通胶囊治疗后神经功能缺损、血脂及血液流变学等指标得到很大改善。

【不良反应】　尚未见报道。

【使用注意】　胃病患者饭后服用。请仔细阅读说明书并遵医嘱使用。

【用法与用量】　口服，一次 2～4 粒，一日 3 次，或遵医嘱。

参 考 文 献

[1] 叶任高. 内科学[M]. 5 版. 北京：人民卫生出版社，2002：271.

[2] 宋春侠，徐鸿雁，曲洪彬. 繁木泻土汤结合腹针治疗高脂血症的临床疗效及对血管内皮功能的影响[J]. 中药材，2013，36（1）：166.

[3] 张国桃，张慧，杨光. 脑心通胶囊对冠心病高脂血症患者脂联素及血管内皮功能的影响[J]. 中国实验方剂学杂志，2013，10（22）：295-298.

[4] 朱伟，赵合庆. 脑心通胶囊治疗脑梗死及对血液流变学和血脂的影响[J]. 中国血液流变学杂志，2007，4（11）：552-553.

[5] 程洁，任肖玉，吴娜，等. 脑心通对急性脑梗死患者外周血内皮祖细胞数量的影响[J]. 中国综合临床，2012，28（21）：7.

[6] 孙建光，李莉娜，杨芳，等. 脑心通治疗缺血性脑血管病的疗效观察[J]. 现代中西医结合杂志，2012，21（22）：2449.

[7] 赵涛，薛人珲，刘娜，等. 脑心通胶囊的组方分析[J]. 光明中医，2012，6（12）：2576-2578.

[8] 刘振权，徐秋萍，郭晓峰，等. 脑心通胶囊对大鼠局灶性脑缺血再灌注后脑组织 IL-1β、IL-6 和 TNF-α 含量的影响[J]. 北京中医药大学学报，2005，4（1）：44-47.

[9] 杨杨，曾令霞. 脑心通胶囊治疗冠心病心绞痛的临床疗效和安全性荟萃分析[J]. 中西医结合心脑血管病杂志，2012，5（7）：769-772.

[10] 陈济先. 步长脑心通治疗不稳定型心绞痛疗效观察[J]. 赣南医学院学报，2007，3（4）：572-573.

[11] 李宏才. 脑心通对不稳定型心绞痛患者发作频率及心肌缺血的影响[J]. 中西医结合心脑血管病杂志，2006，7（4）：633-634.

[12] 余泽琪，苏伟青，李树裕，等. 脑心通对急性心肌梗死患者运动耐量及血管内皮功能的影响[J]. 中西医结合心脑血管病杂志，2005，12（3）：1037-1038.

[13] 焦云根. 脑心通胶囊对急性冠脉综合征患者血清超敏 C 反应蛋白的影响[J]. 中西医结合心脑血管病杂志，2009，3（7）：356-357.

[14] 席孟杰, 董学敏, 刘志宏. 脑心通治疗脑梗死 131 例临床观察[J]. 实用心脑肺血管病杂志, 2009, 17 (3): 184-185.

[15] 蒋绍军, 赵晓红. 脑心通胶囊在缺血性脑卒中二级预防中的应用[J]. 实用心脑肺血管病杂志, 2009, 17 (7): 575-576.

[16] 严明周, 高峰. 脑心通治疗短暂性脑缺血发作 80 例临床观察[J]. 中国实用医药, 2009, 4 (11): 149.

[17] 石福宏, 吴庆周, 胡永利. 脑心通胶囊联合阿司匹林与单用阿司匹林片在脑梗死二级预防中疗效分析[J]. 中国医学创新, 2011, 8 (22): 45-46.

[18] 张微微, 徐琴, 王国强, 等. 脑心通胶囊联合西药治疗急性脑梗死合并心肌缺血 291 例临床观察[J]. 中医杂志, 2015, 56 (19): 1651-1654.

（江西中医药大学　邓雅琼、吴地尧）

血栓心脉宁胶囊

【药物组成】　川芎、槐米、丹参、水蛭、毛冬青、牛黄、麝香、人参茎叶皂苷、冰片、蟾酥。

【处方来源】　研制方。《中国药典》（2015 年版）。

【功能与主治】　益气活血，开窍止痛。用于气虚血瘀所致的中风、胸痹，症见头晕目眩、半身不遂、胸闷心痛、心悸气短；缺血性中风恢复期、冠心病、心绞痛见上述证候者。

【药效】　主要药效作用如下：

1. 抗心肌缺血[1-5]　血栓心脉宁胶囊可缩小左冠状动脉前降支结扎大鼠心肌梗死面积，降低血清 CK、乳酸脱氢酶（LDH）及脂质过氧化物（LPO）含量，提高超氧化物歧化酶（SOD）活性，并能使血浆血栓素 A_2（TXA_2）水平下降，前列环素（PGI_2）水平及 PGI_2/TXA_2 值增高，亦可降低心肌梗死区游离脂肪酸（FFA）含量。

2. 改善血液流变学，抗血栓形成[6-10]　血栓心脉宁胶囊能降低冠心病患者的全血比黏度、全血还原黏度、血浆比黏度、血沉、血小板黏附率等。血栓心脉宁胶囊能抑制皮下注射盐酸肾上腺素与冰浴致血瘀证大鼠体外血栓形成，减轻血栓长度、湿重、干重，以及抗血小板聚集。抑制高分子右旋糖酐致血瘀证家兔血浆纤溶酶原激活剂抑制物含量，增加组织型纤溶酶原激活剂（tPA）和纤维蛋白原（FIB）含量。

【临床应用】　主要用于冠心病、心绞痛。

冠心病、心绞痛[9-10]　血栓心脉宁胶囊联合西药治疗冠心病、心绞痛，可有效减轻患者心绞痛症状，减少期前收缩，对心电图 ST-T 段改善作用明显，ST 段压低次数及持续时间减少，副作用较少。

【不良反应】　尚未见报道。

【使用注意】　①孕妇忌服。②运动员慎用，请仔细阅读说明书并遵医嘱使用。

【用法与用量】　口服，一次 4 粒，一日 3 次。

参 考 文 献

[1] 许英淑, 崔惠润. 急性冠状动脉综合症患者血清肿瘤坏死因子-α 变化的临床意义[J]. 中国心血管杂志, 2006, 11 (3): 208-209.

[2] 张澍滑, 黄长江, 张红, 等. 血栓心脉宁治疗冠心病、心绞痛 356 例临床观察[J]. 吉林中医药, 1994, (5): 19.

[3] 于志泉, 张光辉, 赵子诚. 血栓心脉宁片治疗冠心病无症状心肌缺血 31 例临床观察[J]. 中国现代药物应用, 2009, 3 (6): 158-159.

[4] 李芸, 马育鹏. 血栓心脉宁治疗心血瘀阻型冠心病稳定型心绞痛 90 例疗效观察[J]. 甘肃医药, 2014, 33 (7): 537-539.

[5] 王硕, 张晓天, 胡亚, 等. 血栓心脉宁片对急性血瘀大鼠血浆 TXA_2 及 PGI_2 含量的影响[J]. 中西医结合心脑血管病杂志, 2012, 10 (6): 712-713.

[6] 赵改英，张小丽，郭小娟. 血栓心脉宁胶囊治疗脑血栓的临床观察[J]. 山西医药杂志，1995，24（5）：312-313.

[7] 张晓天，李敏，胡亚，等. 血栓心脉宁片抑制急性血瘀大鼠血栓形成的研究[J]. 中西医结合心脑血管病杂志，2012，10（1）：78-79.

[8] 李科兰，陈君辉，刘勇兵. 应用血栓心脉宁胶囊治疗脑血栓患者的临床研究[J]. 大家健康，2016，10（4）：26-27.

[9] 王凌云，公英子，万晓京. 血栓心脉宁胶囊治疗冠心病心绞痛的临床观察[J]. 黑龙江医学，2001，25（11）：827.

[10] 马振国. 血栓心脉宁治疗心绞痛的临床疗效观察[J]. 临床合理用药杂志，2016，9（18）：64-65.

（江西中医药大学　邓雅琼、官　扬）

参 芍 胶 囊

【**药物组成**】　人参茎叶皂苷、白芍。

【**处方来源**】　研制方。《中国药典》（2015 年版）。

【**功能与主治**】　活血化瘀，益气止痛。适用于气虚血瘀所致的胸闷、胸痛、心悸、气短。冠心病、心绞痛见上述证候者。

【**药效**】　主要药效作用如下：

1. 扩张冠脉血管，增加冠脉血流量[1-2]　心肌营养的冠脉血管阻塞或痉挛，造成所支配的局部心肌缺血缺氧是引发冠心病、心绞痛的主要原因。参芍胶囊能扩张冠状动脉血管，增加心脏血流供应，并能改善心肌微循环。

2. 改善血流动力学，增加心肌供氧[3]　当心肌缺血缺氧时，心肌收缩及舒张功能减弱，心脏每分钟输出量减少等血流动力学发生改变，影响心肌供血供氧。参芍胶囊可提高心肌收缩及舒张功能，改善血流动力学，增加心肌供氧。

3. 抗自由基，保护心肌组织[4-5]　心肌缺血再灌注初期，耗氧量的增加和血流的减少导致心肌组织细胞缺血缺氧，大量的氧自由基在体内聚集，可造成心肌细胞功能紊乱和心肌细胞细胞膜的损伤。自由基和活性氧的积累是心血管疾病如心绞痛、心肌梗死和猝死的危险因子。参芍胶囊具有清除氧自由基、实现抗氧化功能，从而起到保护心肌细胞、防止心肌缺氧损伤的作用。

4. 改善血液流变学，抑制血小板聚集，抗血栓形成[6]　血液黏度增加，血液流动性减弱，血小板聚集等可促进血栓形成，影响心肌血流供应。参芍胶囊能降低血液黏度，改善血液流变学，抑制血小板聚集，起到抗血栓、降血脂作用。

【**临床应用**】　主要用于冠心病、心绞痛。

冠心病、心绞痛[7-8]　参芍胶囊用于治疗气虚血瘀型症见胸痹、气短心悸、乏力者。本品可缓解心绞痛症状，改善心电图损伤变化。冠心病患者用参芍胶囊治疗 4 周后，可减少心绞痛发作次数，缩短发作持续时间，减轻疼痛程度，使心电图 ST 段压低回升。参芍胶囊联合阿托伐他汀治疗冠心病、心绞痛安全有效，可降低冠心病、心绞痛患者血清 TC、TG、Hcy、hs-CRP、NT-proBNP 水平。

【**不良反应**】　尚未见报道。

【**使用注意**】　①忌辛辣、生冷、油腻食物。②感冒发热患者不宜服用。③经期妇女及孕妇慎用。④该药品宜饭后服用。⑤高血压、心脏病、肝病、糖尿病、肾病等慢性病患者应在医师指导下服用。⑥若服药 2 周症状无缓解，应去医院就诊。⑦儿童、年老体弱者应在医师指导下服用。⑧对该药品过敏者禁用，过敏体质者慎用。⑨该药品性状发生改变时禁止使用。⑩儿童必须在成人监护下使用。⑪请将该药品放在儿童不能接触的地方。⑫如正在使用其他药品，使用该药品前请咨询医师或药师。请仔细阅读说明书并遵医嘱使用。

【用法与用量】　口服，一次 4 粒，一日 2 次。

参 考 文 献

[1] 刘文敏，李亚芹，孙建红. 参芍胶囊对动脉粥样硬化大鼠血清 SOD 及 MDA 水平的影响[J]. 时珍国医国药，2009，20（10）：2482-2483.

[2] 赵桂峰，黄欣玮，吴丽玉，等. 参芍胶囊对心肌缺血再灌注损伤大鼠心脏过氧化损伤的影响[J]. 中西医结合心脑血管病杂志，2016，14（22）：2613-2616.

[3] 赵桂峰，黄欣玮，毛静远，等. 参芍胶囊对心肌缺血再灌注损伤大鼠炎症反应的影响[J]. 中国老年学杂志，2018，38（12）：176-178.

[4] 董莉. 参芍胶囊治疗无症状心肌缺血[J]. 医药论坛杂志，2004，25（17）：63-64.

[5] 李晓梅. 参芍胶囊治疗冠心病心绞痛临床观察[J]. 吉林医学，2005，26（11）：1249-1250.

[6] 李明珠，吉海旺，罗强，等. 参芍胶囊治疗气虚血瘀型冠心病心绞痛 60 例[J]. 陕西中医，2008，29（6）：647-648.

[7] 王志强，李彩娟，皇巧苗. 参芍胶囊联合阿托伐他汀治疗冠心病不稳定型心绞痛的疗效及对血清 Hcy、hs-CRP、NT-proBNP 的影响[J]. 中西医结合心脑血管病杂志，2018，16（6）：734-737.

[8] 高振清. 步长参芍胶囊治疗不稳定型心绞痛 86 例[J]. 实用心脑肺血管病杂志，2009，17（8）：687.

（江西中医药大学　官　扬、曾文雪）

山 玫 胶 囊

【药物组成】　山楂叶、刺玫果。

【处方来源】　研制方。《中国药典》（2015 年版）。

【功能与主治】　益气化瘀。用于冠心病、脑动脉硬化气滞血瘀证，症见胸痛、痛有定处、胸闷憋气，或眩晕、心悸、气短、乏力、舌质紫暗。

【药效】　主要药效作用如下：

1. 改善心肌能量代谢，抗心肌缺血缺氧[1]　异丙肾上腺素可诱发大鼠急性心肌缺血，导致心肌细胞膜损伤，从而使心肌细胞内酶释放入血清，大鼠血清中磷酸肌酸激酶、乳酸脱氢酶和超氧化物歧化酶含量发生变化。磷酸肌酸激酶释放入血的多少与心肌坏死程度成正比，乳酸脱氢酶可作为判断细胞膜损伤的间接指标。山玫胶囊能激活乳酸脱氢酶、琥珀酸脱氢酶，加强心肌细胞的能量代谢，并能增加组织对氧的摄取，降低心肌的耗氧，使心肌恢复供血供氧。

2. 调节血脂，抗动脉粥样硬化[2]　高密度脂蛋白胆固醇具有抗动脉粥样硬化的作用，是冠心病的保护因子，它能促使动脉壁上的胆固醇排出，防止动脉硬化的发生或延缓其进展。山玫胶囊能使高密度脂蛋白胆固醇升高，调节血脂代谢，防止抗动脉粥样硬化的发生，减少冠心病的危险因子。

【临床应用】　主要用于冠心病、心绞痛。

1. 冠心病、心绞痛[2-3]　山玫胶囊能治疗胸痹心血瘀阻证，在提高心绞痛总有效率、减少心绞痛发作次数和持续时间、提升中医证候总有效率、减少治疗后中医证候积分、降低高切变率等方面具有显著作用，从而治疗冠心病和心绞痛。

2. 老年痴呆、脑梗死[2-3]　山玫胶囊治疗慢性脑供血不足、老年痴呆和脑梗死安全有效。老年痴呆、脑梗死发病前期会出现长期慢性脑供血不足，山玫胶囊通过降低三酰甘油、总胆固醇、低密度脂蛋白胆固醇、高密度脂蛋白胆固醇水平治疗慢性脑供血不足。

【不良反应】　尚未见报道。

【使用注意】　①孕妇慎用。②治疗期间，心绞痛持续发作，宜加用硝酸酯类药。如果出现剧烈心绞痛、心肌梗死等，应及时救治。③饮食清淡、低盐、低脂。忌生冷、辛辣、油腻、烟酒、浓茶。④保持心情舒畅。

【用法与用量】　口服，一次3粒，一日3次；或遵医嘱。

参 考 文 献

[1] 白瑶，张蕤，张丽，等. 山玫胶囊对急性血瘀模型大鼠血液流变学及高血脂大鼠降脂作用的研究[J]. 中国药物与临床，2007，7（6）：447-449.

[2] 高儒，周江，刘长存. 山玫胶囊治疗老年冠心病心绞痛临床观察[J]. 河北医学，1997，3（2）：37-39.

[3] 何燕，孙丽华. 乐欣山玫胶囊治疗胸痹92例临床观察[J]. 中西医结合心脑血管病杂志，2003，（8）：440-441.

（江西中医药大学　官　扬、曾文雪）

心痛康胶囊

【药物组成】　白芍、红参、淫羊藿、北山楂。

【处方来源】　研制方。国药准字Z20003018。

【功能与主治】　益气活血，温阳养阴，散结止痛。用于气滞血瘀所致的心胸刺痛或闷痛，痛有定处，心悸气短或兼有神疲自汗，咽干心烦，冠心病，心绞痛等。

【药效】　主要药效作用如下：

1. 增加冠脉血流量，抗心肌缺血[1-2]　心血康胶囊促进NO合成，可扩张冠脉血管，改善冠状动脉供血。

2. 调节血脂，抗动脉粥样硬化[1-3]　高脂血症是公认的动脉粥样硬化的危险因子，三酰甘油（TG）升高、小而密低密度脂蛋白（sLDL）升高和高密度脂蛋白（HDL）下降并称为脂质三联征。预防和治疗脂质血症是防治动脉粥样硬化的有效措施。心痛康胶囊服用6周后能有效降低血清TG、总胆固醇（TC）、LDL-c及ox-LDL含量，降低血脂及P-选择素含量，对预防动脉粥状硬化起到防治作用。

3. 抑制血小板聚集，抗血栓形成[3]　在凝血酶或组胺作用下，内皮细胞和血小板内的P-选择素能迅速转移至细胞表面，介导血小板-内皮细胞-中性粒细胞的黏附和相互作用，参与炎症反应和血栓形成。心痛康胶囊治疗6周后能降低P-选择素含量，表明心痛康胶囊能抑制血小板活化，减少血栓形成。

【临床应用】　主要用于冠心病、心绞痛。

1. 冠心病、心绞痛[4,5]　心痛康胶囊可缓解心绞痛症状，改善心电图损伤变化。心痛康胶囊治疗疗效确切，能够改善微循环，扩张冠状动脉，促进缺血性心肌劳损细胞的修复。采用阿司匹林肠溶片联合氯吡格雷治疗不稳定型心绞痛安全有效，能够减少发作持续时间和发作频率。

2. 动脉粥样硬化　心痛康胶囊抗动脉粥样硬化安全有效，其作用与调脂及升高NO及降低 ox-LDL 作用有关。

【不良反应】　尚未见报道。

【使用注意】　①凡肝火亢盛或虚阳上亢而头目眩晕胀痛者慎用。②服药期间不宜饮酒和食用辛辣之品。请仔细阅读说明书并遵医嘱使用。

【用法与用量】　口服，一次 3～4 粒，一日 3 次。

参 考 文 献

[1] 高莹，肖颖. 山楂及山楂黄酮提取物调节大鼠血脂的效果研究[J]. 中国食品卫生杂志，2002，14（3）：14-16.

[2] 卢国群，张小凡，钟惠民，等. 心痛康治疗心绞痛的临床研究[J]. 中国医药卫生，2004，5（21）：11.

[3] 任国庆，陆德澄. 心痛康胶囊调脂治疗的临床观察中成药[J]. 中成药，2006，28（12）：1869-1870.

[4] 王军. 心痛康胶囊治疗慢性稳定型心绞痛 83 例临床观察[J]. 中国社区医师：医学专业，2010，12（28）：115.

[5] 陆德登，张晓凡，任国庆，等. 肠溶阿司匹林和心痛康胶囊治疗对心绞痛治疗前后 P 选择素变化的研究[J]. 中华心血管病杂志，2004，32（1）：407-408.

（江西中医药大学　邓雅琼、官　扬）

正心泰胶囊

【药物组成】　黄芪、葛根、丹参、槲寄生、山楂、川芎。

【处方来源】　研制方.《中国药典》（2015 年版）。

【功能与主治】　补气活血，通脉益肾。用于冠心病、心绞痛表现为气虚血瘀兼肾虚证候者。症见胸痛、胸闷、心悸、乏力、眩晕、腰膝酸软等。

【药效】　主要药效作用如下：

1. 抗心肌缺血缺氧[1-2]　正心泰胶囊可降低大鼠心电图 T 波抬高幅度，降低血清 LDH、CK 水平，缩小冠脉结扎大鼠急性心肌缺血的梗死范围，说明正心泰胶囊对心肌缺血动物模型具有保护作用。正心泰胶囊可增加缺血心肌超氧化物歧化酶（SOD）活力，减轻缺血心肌损伤程度，直接作用于冠脉增加冠脉血流量，降低心肌耗氧量。

2. 改善血液流变学，抗血栓形成[3]　正心泰胶囊能降低大鼠全血黏度，使全血比黏度、血浆比黏度及血浆中纤维蛋白原浓度明显减少，还能降低高切相对指数，改善血液流变学，从而发挥抗血凝、抗血栓作用。

【临床应用】　主要用于冠心病、心绞痛。

冠心病、心绞痛[4]　正心泰胶囊治疗气虚血瘀或兼肾虚型冠心病、心绞痛疗效确切。冠心病、心绞痛者用正心泰胶囊治疗 4 周后，心绞痛频率减少，持续时间明显缩短，心电图 ST 段下移明显恢复。

【不良反应】　尚未见报道。

【使用注意】　胃虚寒者慎用；正心泰胶囊宜饭后服用；请仔细阅读说明书并遵医嘱使用。

【用法与用量】　口服，一次 4 粒，一日 3 次。

参 考 文 献

[1] 张锦芳，祁宝奎. 中药正心泰胶囊治疗慢性冠心病心绞痛 89 例临床分析[J]. 青海医药杂志，2015，45（6）：56-57.

[2] 王燕平，王向锋. 正心泰胶囊治疗不稳定性心绞痛临床疗效观察[J]. 中国实用医药，2009，4（25）：151-152.

[3] 赵东. 正心泰胶囊对老年稳定性心绞痛及其危险因素的影响[J]. 中国中医基础医学杂志，2007，13（10）：789-790.

[4] 黄廷富. 正心泰胶囊治疗冠心病心绞痛疗效观察[J]. 重庆医学，2001，30（3）：278-279.

（江西中医药大学　官　扬、曾文雪）

舒心口服液

【**药物组成**】　党参、黄芪、红花、当归、川芎、三棱、蒲黄。

【**处方来源**】　研制方。《中国药典》（2015 年版）。

【**功能与主治**】　补益心气，活血化瘀。用于心气不足、瘀血内阻所致的胸痹，症见胸闷憋气、心前区刺痛、气短乏力；冠心病、心绞痛见上述证候者。

【**药效**】　主要药效作用如下：

1. 抗心肌损伤[1]　舒心口服液能对抗垂体后叶激素引起的心电图 ST 段下移，提高小鼠耐缺氧能力，减轻大鼠心肌组织损伤程度，降低大鼠血清丙二醛、磷酸肌酸激酶、乳酸脱氢酶（LDH）及 LDH1 含量，增加 LDH2/LDH1 值。说明舒心口服液具有心肌细胞损伤保护作用。

2. 扩张血管，改善心脏功能[1-3]　舒心口服液有改善缺血心肌血液循环，增强左室收缩舒张能力，扩张冠脉，增加冠脉血流量等作用。舒心口服液能通过调节内皮依赖 NO-cGMP 途径及前列腺素途径舒张血管；通过抑制受体偶联及电压依赖性的钙通道共同作用，抑制细胞外钙内流及内钙释放，抑制血管收缩。

3. 抗自由基[4-5]　舒心口服液还能清除自由基，降低 MDA 含量。

【**临床应用**】　主要用于冠心病、心绞痛。

1. 冠心病、心绞痛[5]　舒心口服液可用于稳定型心绞痛、劳力型心绞痛的发作，可缓解心绞痛症状，减少发作次数，改善心电图损伤变化，提高硝酸甘油的减停率。舒心口服液对冠心病、心绞痛属于中医气阴两虚兼心血瘀阻型，安全且有效，可降低临床症状积分、改善心电图损伤变化、提高硝酸甘油减停率。

2. 其他　还有研究发现，舒心口服液对改善气血两虚型室性期前收缩症状具有良好疗效，对于室性心律失常亦有效。

【**不良反应**】　尚未见报道。

【**使用注意**】　①本品补气活血，用治气虚血瘀之胸痹，凡阴虚血瘀、痰瘀互阻、胸痹心痛者均不宜单独使用。②孕妇及月经期妇女慎用。③饮食宜清淡、低盐、低脂。食勿过饱。忌食生冷、辛辣、肥甘油腻之品，忌烟酒、浓茶。④保持心情舒畅。忌过度思虑，避免恼怒、抑郁等不良情绪。⑤在治疗期间，心绞痛持续发作，宜加用硝酸甘油类药。若出现剧烈心绞痛，心肌梗死，或见气促、汗出、面色苍白者，应及时急诊救治。

【**用法与用量**】　口服，一次 20ml（1 支），一日 2 次。

参 考 文 献

[1] 谭大琦，李卫星，李秋华，等. 舒心口服液对急性心肌损伤的保护作用[J]. 中药新药与临床药理，2000，11（6）：347-348.

[2] 刘芳. 舒心口服液治疗冠心病心绞痛 44 例[J]. 中医杂志，2004，45（9）：685.

[3] 许放，郭斌，韩冠英，等. 黄芪甲苷对 H9c2 心肌细胞能量代谢的影响及其机制[J]. 中药药理与临床，2015，31（6）：36-39.

[4] 詹敏霞. 防治冠心病常用中成药与西药配伍禁忌分析[J]. 亚太传统医药, 2015, 11 (4): 141-142.

[5] 葛健. 舒心口服液治疗冠心病心绞痛的疗效观察[J]. 湖北中医杂志, 2000, 9 (5): 11-12.

（江西中医药大学　邓雅琼、曾文雪）

冠 心 静 片

【药物组成】　丹参、赤芍、川芎、玉竹、三七、人参、冰片等。

【处方来源】　研制方。国药准字 Z13021920。

【功能与主治】　活血化瘀，益气通脉，宣痹止痛。用于气虚血瘀，胸痹心痛，气短，心悸；冠心病、心绞痛、陈旧性心肌梗死属上述证候者。

【药效】　主要药效作用如下：

1. 抗心肌缺血[1-2]　冠心静胶囊和冠心静片均能明显对抗垂体后叶激素引起的家兔心肌缺血作用和小鼠耐常压缺氧作用，能增加小鼠心肌营养性血流量。冠心静制剂的不同剂型对抗心肌缺血作用和耐常压缺氧作用明显，且与复方丹参片比较无显著性差异。

2. 抑制血小板的聚集，抗血栓形成[1-2]　冠心静片一方面通过抑制 ADP 诱导的血小板聚集，使血小板黏性降低；另一方面抑制磷酸二酯酶的活力，增加血小板中 cAMP 含量，从而抑制血小板聚集。

【临床应用】　主要用于冠心病、心绞痛。

1. 冠心病、心绞痛[3-5]　冠心静片用于治疗气滞血瘀之冠心病、心绞痛，可缓解因冠心病引起的胸痛胸闷和气短心悸。

2. 冠心病引发的抑郁症[6]　冠心静胶囊还可以用于冠心病伴有情绪障碍者，可缓解因冠心病引起的抑郁和焦虑情绪。

【不良反应】　尚未见报道。

【使用注意】　患出血性疾病者慎用。请仔细阅读说明书并遵医嘱使用。

【用法与用量】　口服，一次4片，一日3次。

参 考 文 献

[1] 郑富稳，周玉娟，赵学增，等. 冠心静胶囊的药效学实验研究[J]. 中成药, 1999, (2): 29-30.

[2] 郑富稳，周玉娟，赵学增，等. 冠心静胶囊的药效学实验研究[J]. 中成药, 1999, 21 (2): 29-30.

[3] 范红娟. 冠心静胶囊治疗气虚血瘀型冠心病心绞痛中医症候疗效观察[J]. 中西医结合心脑血管病杂志, 2017, 15 (6): 751-754.

[4] 王海兵，张天豪，张学斌. 冠心静胶囊治疗冠心病心绞痛的临床疗效及经济学评价[J]. 中国药物评价, 2017, 34(1): 62-66.

[5] 范红娟，李书瑞，康凯宁，等. 冠心静胶囊治疗稳定型劳力性心绞痛的疗效观察[J]. 现代药物与临床, 2016,31(7):1016-1019.

[6] 姜俊玲，李新军. 冠心静治疗冠心病抑郁症的疗效观察[J]. 中国中医药科技, 2014, 21 (3): 316-317.

（江西中医药大学　曾文雪、官　扬）

益 心 丸

【药物组成】　红参、牛黄、麝香、珍珠、三七、冰片、安息香、蟾酥、附子（制）、牛角尖粉、红花。

【处方来源】　研制方。《中国药典》（2015 年版）。

【功能与主治】　益气养阴，活血止痛。用于心气不足，心阳不振，瘀血闭阻所致的胸痹，症见胸闷心痛，心悸气短，畏寒肢冷，乏力自汗；冠心病、心绞痛见上述证候者。

【药效】　主要药效作用如下：

1. 扩张冠状动脉，增加心脏血流供应[1-2]　益心丸能有效扩张冠状动脉，疏通微循环，增加心脏血液供应。益心丸清除血液的高凝、高黏滞、高聚状态，减轻心脏缺血缺氧。

2. 改善心肌能量代谢，抗心肌缺血缺氧[3-4]　益心丸能有效调节受损心肌细胞能量代谢，使受损心肌细胞以葡萄糖氧化为主要能量来源，在耗氧相同的情况下高效合成 ATP，维持心肌细胞代谢需要。

【临床应用】　主要用于冠心病、心绞痛。

1. 冠心病、心绞痛[5]　益心丸可减少心绞痛发作次数，改善心电图损伤变化。

2. 心力衰竭[6-7]　益心丸能改善心力衰竭患者临床症状，提高 LVEF 和 CO 水平，改善心力衰竭患者的血流动力学，降低 BNP，改善患者运动耐量，提高患者生活质量。

【不良反应】　尚未见报道。

【使用注意】　月经期慎用。运动员慎用。请仔细阅读说明书并遵医嘱使用。

【用法与用量】　舌下含服或吞服，一次 1～2 丸，一日 1～2 次。

参 考 文 献

[1] 吴继良. 通窍益心丸治疗不稳定型心绞痛的临床疗效观察[J]. 中国医药指南，2014，12（22）：283-284.

[2] 苏晨辉. 复方益心丸对冠心病心绞痛患者血液流变学的影响研究[J]. 中医临床研究，2014，6（8）：51.

[3] 王燕，于锟鹏. 补肾益心汤治疗冠心病的临床观察[J]. 中国民间疗法，2019，27（1）：50.

[4] 闫凤杰，邓悦，宋智冰. 益心丸治疗冠心病心绞痛气虚血瘀证 61 例研究[J]. 实用中医内科杂志，2005，19（4）：331-332.

[5] 郑可朱，朱丽清，曾尚波. 益心丸合西药治疗心绞痛 38 例[J]. 福建中医药，1995，26（4）：12-13.

[6] 郭志华，易似红，毛以林，等. 益心丸治疗充血性心力衰竭的临床研究[J]. 中国医药学报，2001，16（1）：44-46.

[7] 郭志华，易似红，欧细平. 益心丸治疗气虚血瘀型充血性心力衰竭的临床观察[J]. 湖南中医药导报，1999，5（6）：20-21.

（江西中医药大学　曾文雪、官　扬）

山海丹胶囊

【药物组成】　人参、黄芪、三七、山羊血、海藻、葛根、草决明、灵芝、川芎、首乌、丹参等 16 味药组成。

【处方来源】　研制方。国药准字 Z10910049。

【功能与主治】　活血通络。适用于心脉瘀阻，胸痹。

【药效】　主要药效作用如下：

1. 抗心肌缺血缺氧[1-2]　山海丹胶囊可降低缺血区局部静脉血的血液黏度、血细胞比容及血浆纤维蛋白原的功能，改善局部缺血区的血液循环，减轻缺血程度，从而实现预防和治疗急性心肌缺血的作用。

2. 抑制血小板的聚集，抗血栓[3-6]　山海丹胶囊能抗血栓形成，缩短大鼠体外血栓形成的长度，降低血栓的湿重和干重，降低血小板表面活性和聚集率，能延长小鼠凝血时间。

3. 调节血脂代谢，防止动脉粥样硬化[3,7-8]　山海丹胶囊可剂量依赖性地降低实验性高脂血症大鼠血清总胆固醇、低密度脂蛋白胆固醇和三酰甘油水平，亦能降低高密度脂蛋白胆固醇含量，但其作用不如降低 TC 和 LDL-C 的作用强。山海丹胶囊可降低高脂血症家兔血清胆固醇、三酰甘油水平，升高高密度脂蛋白水平，并能缩小主动脉粥样斑块面积。

【临床应用】　主要用于冠心病、心绞痛。

冠心病、心绞痛[9-11]　山海丹可改善冠心病、心绞痛患者胸闷、心悸、气短、乏力等症状，减少心绞痛的发作频率，缩短心绞痛的持续时间，改善心电图损伤变化，对冠心病心律失常者也有一定疗效。

【不良反应】　尚未见报道。

【使用注意】　服药期间少数患者有口舌干燥感，应多饮水。请仔细阅读说明书并遵医嘱使用。

【用法与用量】　口服，一次 5 粒，一日 3 次，饭后服用。

参 考 文 献

[1] 刘毅，胡梅，曹永孝，等. 山海丹 V 号对大鼠实验性心肌缺血的作用[J]. 中医杂志，1995，36（11）：689-690，644.
[2] 徐济民，郑慧君. 山海丹治疗冠心病心绞痛 41 例临床观察[J]. 中医杂志，1995，36（9）：542-544，516.
[3] 王青. 山海丹对冠心病患者血液流变学的影响（附 45 例分析）[J]. 河南医药信息，1996，4（4）：44-45.
[4] 王青，郑慈德，于家富. 山海丹治疗冠心病伴高黏度血症的疗效[J]. 新药与临床，1996，15（1）：44-45.
[5] 赵国欣，南柏松. 山海丹对心血管疾病患者血液流变学的影响[J]. 中医杂志，1994，35（5）：289-291.
[6] 徐爱云，沈成义，曹永孝，等. 山海丹 V 号对犬血流动力学的影响[J]. 中医杂志，1996，37（1）：45-46.
[7] 跃民，周士胜，臧益民，等. 山海丹对犬局部缺血区静脉血血液流变学特性的改善作用[J]. 心脏杂志，2000，12（2）：93-95.
[8] 刘王月，袁海卿，李玉梅. 山海丹治疗冠心病心绞痛 80 例临床观察[J]. 河南中医药学刊，1998，13（5）：25-26.
[9] 赵国欣，韩巧玲，南柏松，等. 山海丹治疗冠心病 200 例疗效观察[J]. 陕西中医，1993，14（3）：98-99.
[10] 南柏松，祝贺，冯金华，等. 山海丹抑制动脉粥样硬化的实验研究[J]. 陕西中医，1993，14（3）：138-140.
[11] 连汝安，赵国欣，李家敏. 山海丹治疗冠心病 100 例疗效观察[J]. 陕西中医，1986，7（11）：490-491.

（江西中医药大学　曾文雪、官　扬）

❀ 心舒宝片（胶囊）❀

【药物组成】　丹参、五加、郁金、白芍、山楂。

【处方来源】　研制方。国药准字 Z35020241。

【功能与主治】　活血化瘀，益气止痛。用于冠心病，气虚血瘀引起的胸闷，心绞痛，以及高血压、高脂血症、动脉硬化等。

【药效】　主要药效作用如下：

1. 抗心肌缺血缺氧[1-3]　心舒宝片可降低垂体后叶激素所致急性心肌缺血大鼠心肌缺血的发生率，减慢离体大鼠心脏心率，提高冠脉血流量。心舒宝片可提高小鼠心脏耐缺氧能力。

2. 改善血液流变学，抑制血小板聚集，抗血栓形成[4]　心舒宝片能降低血液黏度，改善血液流变学，抑制血小板聚集，从而发挥抗血栓作用。

【临床应用】　主要用于冠心病、心绞痛。

1. 冠心病、心绞痛[5-6]　心舒宝片可降低气虚血瘀型冠心病、心绞痛患者的血脂水平，改善其血液流变学，联合西药常规治疗，能改善心绞痛症状，降低血小板聚集率，减轻心脏急性缺血损伤。

2. 高脂血症[7-8] 心舒宝胶囊联合阿托伐他汀治疗老年高血压合并高脂血症疗效确切，安全性较好，可有效改善患者炎性因子水平。

【不良反应】 尚未见报道。

【使用注意】 请仔细阅读说明书并遵医嘱使用。

【用法与用量】 片：口服，一次1～2片，一日2次或遵医嘱，饭后服。胶囊：口服，一次1～2粒，一日2次，饭后服用。

参 考 文 献

[1] 蔡少杭，陈晖，吴怡萍，等. 心舒宝片治疗高脂血症120例临床疗效观察[J]. 中国医疗前沿，2013，8（4）：38-39.

[2] 陈贺中，徐冬，齐建详. 心舒宝片治疗冠心病心绞痛的临床观察[J]. 时珍国医国药，2008，19（4）：923-924.

[3] 黄玮笙. 心舒宝片对气虚血瘀型冠心病心绞痛患者血脂和血液流变学的影响[J]. 中西医结合心脑血管病杂志，2010，8（6）：655-657.

[4] 陈国通，方素钦，叶盈. 心舒宝治疗气虚血瘀型冠心病心绞痛30例临床研究[J]. 福建中医药，2008，39（1）：14，16.

[5] 叶椿香，施展. 心舒宝片治疗68例冠心病心绞痛临床观察[J]. 福建医药杂志，2006，28（2）：142-143.

[6] 刘丛盛，林进生，卢育生，等. 心舒宝片临床研究浅述[J]. 中成药，2001，23（12）：65-66.

[7] 吴昊. 心舒宝片对气虚血瘀型高甘油三酯血症患者临床疗效观察[D]. 福州：福建中医药大学，2014.

[8] 蔡少杭，陈晖，吴怡萍，等. 心舒宝片治疗高脂血症120例临床疗效观察[J]. 中国医疗前沿，2013，8（4）：38-39.

（江西中医药大学 曾文雪、官 扬）

养心氏片

【药物组成】 黄芪、人参、丹参、葛根、淫羊藿、延胡索（炙）、山楂、地黄、当归、黄连、炙甘草等。

【处方来源】 研制方。《中国药典》（2015年版）。

【功能与主治】 益气活血，化瘀止痛。用于气虚血瘀所致的胸痹，症见心悸气短、胸闷、心前区刺痛；冠心病、心绞痛见于上述证候者。

【药效】 主要药效作用如下：

1. 抗心肌缺血[1-2] 养心氏片对冠脉结扎致大鼠心肌缺血有保护作用。养心氏片可缩小心肌缺血损伤大鼠心肌梗死范围，降低心肌缺血损伤动物的血清磷酸肌酸激酶、乳酸脱氢酶、丙二醛含量，升高心肌超氧化物歧化酶的含量。

2. 改善血液流变学[3] 养心氏片可改善常压缺氧大鼠血液流变学，抑制血小板聚集，降低全血及血浆黏度，加快血流速度。

【临床应用】 主要用于冠心病、心绞痛。

冠心病、心绞痛[4-8] 养心氏片缓解冠心病、心绞痛，改善心电图损伤变化。养心氏片联合降糖药可改善糖尿病性心绞痛。养心氏片联合西医常规治疗能改善患者心功能，改善舒张性心力衰竭。

【不良反应】 极个别患者出现胃部不适。

【使用注意】 服药后胃部不适者，请遵医嘱。孕妇禁用。请仔细阅读说明书并遵医嘱使用。

【用法与用量】 口服，一次2～3片，一日3次。

参 考 文 献

[1] 张雪娟，韩迪，张杰涛，等. 养心氏片在急性心肌梗死大鼠血管新生中的作用及机制研究[J]. 中国药学杂志，2016，51（24）：2163-2168.

[2] 苏庆珠，王耀霞，杨威. 养心氏片治疗肺源性心脏病的临床疗效观察[J]. 世界中医药，2016，11（7）：1239-1241，1244.

[3] 姜作玲，高莉，王辉，等. 养心氏片对大鼠冠脉结扎致心肌缺血模型的影响[J]. 世界中医药，2015，10（4）：553-556.

[4] 盘锋. 养心氏片辅助治疗舒张性心力衰竭80例疗效观察[J]. 中医临床研究，2014，6（18）：39-41.

[5] 付鹏，黄志东，谢井. 养心氏片治疗扩张型心肌病心力衰竭的疗效观察[J]. 世界中医药，2014，9（5）：577-578，582.

[6] 崔燕，张辉，庄婕. 养心氏片治疗心绞痛及冠心病临床试验资料研究[J]. 食品与药品，2013，15（4）：293-295.

[7] 邵桂丽，姜爱，郑方胜. 养心氏片治疗冠心病心绞痛的临床研究[J]. 中西医结合心脑血管病杂志，2012，10（6）：643-644.

[8] 范广岩，李娜. 养心氏片治疗气虚血瘀型冠心病心绞痛疗效观察[J]. 中西医结合心脑血管病杂志，2012，10（6）：646.

（江西中医药大学　曾文雪、官　扬）

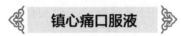

镇心痛口服液

【药物组成】　党参、三七、醋延胡索、地龙、薤白、炒葶苈子、肉桂、冰片、薄荷脑。

【处方来源】　研制方。《中国药典》（2015年版）。

【功能与主治】　益气活血，祛痰通络，宽胸止痛。适用于气虚血瘀痰阻型胸痹，症见胸痛、胸闷、心悸、气短、乏力，舌暗有瘀斑，苔白腻，脉弦细或濡，以及冠心病心绞痛见上述证候者。

【药效】　主要药效作用如下：

1. 扩张冠脉，增加冠脉血流量[1-2]　冠心病心绞痛发作是供给心肌营养的冠脉血管阻塞或痉挛，造成所支配的局部心肌缺血缺氧所致。镇心痛口服液能显著升高 EF、CO、CI 水平，显著降低收缩末期容积（ESV），证实镇心痛口服液有扩张冠脉作用，能显著增加离体豚鼠灌流心脏的冠脉血流量。

2. 抗凝，抗血小板活化，预防血栓形成[3-5]　镇心痛口服液可改善血栓相关分子标志物水平，可使 APTT 时间延长，抗凝血酶Ⅲ（AT-Ⅲ）、组织型纤溶酶原激活物（tPA）升高，组织型纤溶酶原激活物抑制物（PAI）降低，纠正血液的高凝状态，恢复抗凝系统活性，预防血栓形成。镇心痛口服液还能降低血浆内皮素（ET）和纤维蛋白原（Fg），预防血栓形成，改善血液循环。

3. 降低血液黏度，改变血液流变学[6]　机体缺血、缺氧时，氧自由基可迅速增多，可抑制血管内皮细胞合成与释放 tPA 和 PAI，造成 tPA/PAI 平衡失调，使 tPA 降低，PAI 升高，因而引起血液黏度的变化。镇心痛口服液能升高 tPA、CGRP、GSH-P X 值，降低其 PAI 水平，显著降低全血比黏度、全血比高切黏度、血浆比黏度、血细胞比容，降低血液黏度，改善血流状态，增强营养性血流量，从而改善心脏血氧供应。

【临床应用】　主要用于冠心病、心绞痛。

1. 冠心病、心绞痛[7-8]　镇心痛口服液治疗冠心病、稳定型心绞痛疗效确切。可使心绞痛的主要临床症状如胸闷、胸痛等症状明显改善，心电图 ST 段改变有明显改善，血清 C 反应蛋白检测值明显降低且接近正常值范围。

2. 心脏病[9-10]　本品亦可治疗缺血性心脏病，能升高 EF、CO、CI 水平，降低左室收缩末期容积（LVESV）、左室舒张末期容积（LVEDV），降低全血高切比黏度、血浆比黏度、血细胞比容、纤维蛋白原等。

【不良反应】　尚未见报道。

【使用注意】　孕妇慎用；本品久存后可出现轻微沉淀，请振摇均匀后服用，不影响功效。

【用法与用量】　口服，一次 20ml，一日 3 次；3 周为一个疗程。或遵医嘱。本品久存后可出现轻微沉淀，振摇均匀后服用，不影响疗效。

参 考 文 献

[1] 王九莲，袁晓宇，袁灿宇，等. 镇心痛口服液治疗冠心病心绞痛 310 例[J]. 中国中西医结合杂志，1994，14（5）：311-312.

[2] 李瑞玉，李文江，吴丽萍. 镇心痛对冠心病心绞痛心功能及血液流变学的影响[J]. 中国中医急症，1997，6（4）：149-150，194.

[3] 袁智宇，袁灿宇，袁海波. 镇心痛口服液对冠心病血栓相关分子标志物水平的影响[J]. 中药新药与临床药理，2003，14（4）：230-233.

[4] 刘建国. 袁氏镇心痛对血浆内皮素和纤维蛋白原的影响[J]. 河南中医学院学报，2005，20（1）：24-25.

[5] 赵胜乾. 袁氏镇心痛对血瘀症大鼠血小板活化作用的实验研究[J]. 河南中医学院学报，2003，14（6）：23-24.

[6] 方居正，刘红，张笑丽. 袁氏镇心痛对血瘀证大鼠血液 t-PA 及 PAI 水平的影响[J]. 光明中医，2002，17（3）：34-36.

[7] 万秀荣. 镇心痛口服液治疗冠心病心绞痛临床报告[J]. 河南医药信息，1996，4（12）：39.

[8] 袁建喜，祝桂庭. 镇心痛口服液治疗冠心病心绞痛疗效观察[J]. 现代中西医结合杂志，1996，5（4）：92.

[9] 袁海波，孙耀志，王九莲. 镇心痛口服液治疗冠心病心绞痛的临床观察[J]. 中医杂志，1996，37（3）：167-168.

[10] 包晓青，孙天福，袁智宇. 袁氏镇心痛口服液治疗冠心病稳定型心绞痛 50 例[J]. 中医研究，2013，26（11）：19-21.

（江西中医药大学　曾文雪、官　扬）

诺迪康胶囊

【药物组成】　圣地红景天。

【处方来源】　研制方。《中国药典》（2015 年版）。

【功能与主治】　益气活血，通脉止痛。用于气虚血瘀所致胸痹，症见胸闷、刺痛或隐痛、心悸气短、神疲乏力、少气懒言、头晕目眩；冠心病、心绞痛见上述证候者。

【药效】　主要药效作用如下：

1. 抗心肌损伤[1-2]　诺迪康胶囊可明显抑制大鼠运动后不同时间心肌组织中 p-p38MAPK、NF-κB、TNF-α 蛋白表达的上调，对大鼠力竭性运动诱发的心肌损伤有保护作用，能减轻大鼠力竭性心肌损伤程度。

2. 调节糖脂代谢[3-5]　诺迪康胶囊可改善大鼠的糖脂质代谢紊乱，降低空腹血糖（FPG）、空腹血清胰岛素（FINS）、血压（BP）、血清总胆固醇（TC）、血清三酰甘油（TG）及游离脂肪酸（FFA）水平，对高血压、高血糖合并高血脂有一定的疗效。

【临床应用】　主要用于冠心病、心绞痛。

1. 冠心病、心绞痛[6]　诺迪康胶囊可用于治疗冠心病、心绞痛，可缓解心绞痛症状，改善其心电图损伤变化。

2. 慢性充血性心力衰竭[5]　诺迪康胶囊联合米力农治疗慢性充血性心力衰竭能有效控制患者心力衰竭病情，改善心功能及血液流变学状态，抑制血小板活性，解除内皮功能障碍。

【不良反应】　尚未见报道。

【使用注意】　孕妇慎用。请仔细阅读说明书并遵医嘱使用。

【用法与用量】　口服，一次 1～2 粒，一日 3 次。

参 考 文 献

[1] 郑妩媚，初海平，王福文. 诺迪康胶囊对力竭性运动大鼠心肌 p38 丝裂原活化蛋白激酶和 NF-κB 及 TNF-α 的影响[J]. 医药导报，2016，35（10）：1041-1045.

[2] 孟芳芳，乔艳霞. 诺迪康胶囊对犬心肌耗氧量的影响[J]. 西北药学杂志，1997，12（S1）：29-30.

[3] 周红娜，程江涛，牛琳琳，等. 诺迪康胶囊对高脂血症患者血脂及胰岛素抵抗的影响[J]. 中国现代医生，2016，54（9）：9-12.

[4] 丁森华. 诺迪康胶囊治疗高脂血症的疗效观察[J]. 中国当代医药，2010，17（13）：52-53.

[5] 黄桢. 诺迪康胶囊治疗慢性心力衰竭疗效观察[J]. 现代中西医结合杂志，2010，19（2）：176-177.

[6] 沈绍功，韩学杰. 诺迪康胶囊治疗冠心病心绞痛 416 例疗效评价[J]. 中国中医急症，2000，9（4）：142-144.

（江西中医药大学　曾文雪、官　扬）

脉络通颗粒

【药物组成】　川芎、丹参、当归、党参、地龙、葛根、红花、槐米、木贼、柠檬酸、山楂、碳酸氢钠、维生素 C。

【处方来源】　研制方。国药准字 Z32020371。

【功能与主治】　益气活血，化瘀止痛。用于胸痹引起的心胸疼痛、胸闷气短、头痛眩晕，以及冠心病、心绞痛具有上述诸症者，中风引起的肢体麻木、半身不遂等症者。

【药效】　主要药效作用如下：

1. 抑制血小板的聚集[1-3]　脉络通颗粒能提高血小板内环磷酸腺苷（cAMP）含量，抑制 cAMP 的降解酶磷酸二酯酶（PDE）或 PDE 的激活物钙调蛋白，从而抑制血小板聚集。

2. 改善血液流变学，抗血栓形成[4]　脉络通颗粒能降低血液黏度，促进纤溶活性，清除血管内皮脂质和纤维蛋白沉积，从而起到改善血液流变学和抗血栓形成的作用。

【临床应用】　主要用于冠心病心绞痛。

1. 冠心病心绞痛[4]　脉络通胶囊治疗冠心病心绞痛安全有效。本品可缓解冠心病患者胸闷、胸痛和气短乏力等症状，改善其心电图损伤变化。

2. 脑血栓[5]　脉络通颗粒还可用于治疗脑血栓、老年痴呆等中枢神经系统疾病。脉络通颗粒能改善血管性痴呆患者认知、语言、行为和日常生活能力。

【不良反应】　尚未见报道。

【使用注意】　孕妇及痰火内盛者忌服。

【用法与用量】　开水冲服，一次 6g，一日 3 次。

参 考 文 献

[1] 靳宝峰，杨松，蒋宏伟. 脉络通胶囊对脑缺血保护作用的实验研究[J]. 沈阳部队医药，2007，（2）：382.

[2] 洪新如，吴爱群，由振东. 丹参对新生期大鼠缺氧缺血性脑损伤神经肽 Y1-36 和降钙素基因相关肽的影响[J]. 中国中西医结合杂志，2002，8（16）：166-167.

[3] 于文，沈帆霞，马震东. 丹参注射液加二磷胆碱治疗高血压脑出血的研究[J]. 中国中西医结合杂志，2000，2（20）：365-366.

[4] 许保华，唐丽，唐静文，等. 脉络通颗粒治疗血栓性静脉炎的临床观察[J]. 中国中医药信息杂志，2001，8（4）：69-70.

[5] 许保华，田晓朴，刘韧，等. 脉络通颗粒治疗深静脉血栓形成 100 例[J]. 中医研究，2009，22（4）：28-29.

（江西中医药大学　邓雅琼、官　扬）

心可宁胶囊

【药物组成】　丹参、三七、红花、牛黄、冰片、蟾酥、水牛角浓缩粉、人参须。

【处方来源】　研制方。国药准字 Z51020052。

【功能与主治】　活血散瘀，开窍止痛。用于冠心病、心绞痛，症见胸闷、心悸、眩晕者。

【药效】　主要药效作用如下：

1. 扩张冠脉，增加冠脉血流量[1-3]　冠心病、心绞痛发作是由于供给心脏营养的冠脉血管阻塞，造成所支配的局部心肌缺血缺氧所致。心可宁胶囊可通过多条通路增加冠脉 NO 生成，扩张冠脉，增加冠脉血流量并促进其血液循环。腺苷三磷酸（ATP）依赖的钾通道（KATP）是心肌缺血预适应信号转导途径中的重要中介物，心可宁胶囊在高钾、高钙和组胺刺激的离体冠脉环收缩模型中均表现出舒张作用，这一作用通过阻断钙通道来实现。

2. 抗血小板凝集，抑制血栓形成[4-5]　冠心病患者心肌缺血发作时，血小板聚集和血栓形成增强，提示心肌缺血患者体内存在相应的血小板活化。心可宁胶囊通过促进血管内皮细胞分泌前列环素发挥抗血小板聚集的效应，增加纤溶酶活性，降低全血黏度，消除动脉壁内斑块，抑制血栓形成。

3. 抗氧化，减轻缺血损伤[6]　心可宁胶囊具有较强的抗氧化能力。心可宁胶囊可减轻过氧化氢对细胞造成的氧化应激损伤，减少缺血心肌的乳酸脱氢酶（LDH）外漏，亦可通过抑制 Ang Ⅱ 引起的内皮细胞中 NADPH 氧化酶亚型 No4x 的表达，从而减少血清活性氧（ROS）的生成。

【临床应用】　主要用于冠心病、心绞痛。

冠心病、心绞痛[7-8]　心可宁胶囊具有行气化瘀、改善血液循环、扩张冠脉、增加冠脉血流量、舒张血管平滑肌、降低心肌耗氧量、防止心肌缺血等作用，故对不稳定型心绞痛具有一定的疗效。心可宁胶囊在冠心病二级预防中能发挥较大作用，降低冠心病患病率和病死率，有利于提高冠心病治疗效果，值得在临床中推广应用。

【不良反应】　尚未见报道。

【使用注意】　①对本品或是牛乳过敏者禁用。②请知悉阅读说明书并遵医嘱使用。

【用法与用量】　口服。一次 2 粒，一日 3 次。

参 考 文 献

[1] Lam F F，Yeung J H，Chan K M，et al. Mechanisms of the dilator action　of cryptotanshinone on rat coronary artery[J]. Eu JPharmacol，2008，578（2）：253-260.

[2] Lam F F，Yeung J H，Kwan Y W，et al. Salvianolic acid B，an aqueous　component of Danshen（Salvia miltiorrhiza），relaxes rat coronary artery by inhibition of calcium channels[J]. Eur J Pharmacol，2006，553（1）：240-245.

[3] 曹力博. 心可宁胶囊治疗冠心病心绞痛 60 例[J]. 吉林中医药，2003，23（5）：16.

[4] 陈俞材，方莲花，杜冠华. 丹参水溶性化合物抗心肌缺血作用的研究进展[J]. 中国药理学通报，2015，31（2）：162-165.

[5] Sun Y，Zhu H，Wang J，et al. Isolation and purification of salvianolicacid A and salvianolic acid B from Salvia miltiorrhiza by high-speed counter-current chromatography and comparison of their antioxidant activity[J]. J Chromatogr A，2009，877（8）：733-737.

[6] Du G H，Qiu Y，Zhang J T. Protective effect of salvianolic acid aon ischemia-reperfusion induced injury in isolated rat heart[J]. Acta

Pharm Sin, 1994, 30（10）: 731-735.

[7] Quan W, Wu B, Bai Y, et al. Magnesium lithospermate B improves myocardial function and prevents simulated ischemia /reperfusion injury-induced H9c2 cardiomyocytes apoptosis through Akt-dependent pathway[J]. J Ethnopharmacol, 2014, 151（1）: 714-721.

[8] 董军. 心可宁胶囊治疗病毒性心肌炎的临床疗效及安全性[J]. 中国医药指南, 2013, 11（17）: 284.

（江西中医药大学　邓雅琼、官　扬）

软脉灵口服液

【药物组成】　熟地黄、五味子、枸杞子、制何首乌、白芍、牛膝、炙黄芪、人参、淫羊藿、当归、川芎、丹参、人参、茯苓、柏子仁、远志。

【处方来源】　研制方。《中国药典》（2015 年版）。

【功能与主治】　滋补肝肾，益气活血。用于肝肾阴虚、气虚血瘀所致的头晕、失眠、胸闷、胸痛、心悸、气短、乏力；早期脑动脉硬化，冠心病、心肌炎、中风后遗症见上述证候者。

【药效】　主要药效作用如下：

1. 调节血脂代谢，抗动脉粥样硬化[1]　软脉灵口服液可改善脂质代谢，降低总胆固醇含量，防止动脉粥样硬化斑块进一步发展。软脉灵口服液可恢复内皮细胞功能，减少泡沫细胞形成，使胶原组织成熟，纤维帽更加稳定。另外，软脉灵口服液可升高 HDL-C 以增加胆固醇的转运，减少胆固醇在血管内皮的浸润，因此可有效地预防动脉粥样硬化的发生和发展。

2. 抑制血小板的聚集，抗血栓形成[2-3]　CGRP 浓度降低可引起血管收缩、血压升高、心肌缺血，这些因素反过来又会刺激内皮素释放，导致血管内皮损伤，血小板聚集，微血栓形成。软脉灵口服液可降低内皮素水平和升高 CGRP 浓度，抑制血小板聚集、微血栓形成。

3. 抗氧化，抗衰老[4-6]　软脉灵口服液体外清除自由基的清除率随着其浓度的增加呈明显的上升趋势，软脉灵口服液可抵抗老化进程中脾细胞 ER 含量和成骨细胞 PR 含量下降，因此有一定的抗衰老作用。

【临床应用】　主要用于冠心病、心绞痛，脑动脉硬化症。

1. 冠心病、心绞痛[7-9]　软脉灵口服液联合单硝酸异山梨酯（欣康）缓释片可改善冠心病、心绞痛患者心电图缺血性 ST-T 改变，对血脂、一氧化氮（NO）等指标有明显改善作用。

2. 脑动脉硬化症[7-9]　是指脑动脉硬化后，因脑部多发性梗死、软化、坏死和萎缩引起神经衰弱综合征、动脉硬化性痴呆、假性延髓麻痹等慢性脑病。复方软脉灵可改善脑动脉硬化症患者的中医证候、体征及实验室客观指标，并有降低 TC、TG 水平，提高 HDL-C 水平的疗效。对心电图、肝功能、肾功能均无明显影响，临床上未见明显不良反应。表明该药对脑动脉硬化症有良好的治疗效果及安全性。

【不良反应】　少数患者可出现口干、口苦、大便干燥，但均属轻度，不影响连续服用，停药后可迅速消失。

【使用注意】　①脑血管病有出血倾向者忌服。②妇女月经期、孕妇忌服。③肝火上炎或阴虚内热所致的头晕、失眠者慎用。④服药期间，冠心病急性发作，见心慌气短，四肢厥冷，大汗淋漓，应及时救治。⑤服药期间忌食辛辣、油腻食物。

【用法与用量】　口服，一次 10ml，一日 3 次。

参 考 文 献

[1] 苏津自. 脂质代谢的基础和临床[J]. 高血压杂志，2001，10（4）：86.

[2] 丁选胜，叶明，胡哲一，等. 软脉灵对动脉粥样硬化鹌鹑血浆内皮素和降钙素基因相关肽的影响[J]. 中国新药杂志，2007，10（3）：216-218.

[3] 林敏瑜，余碧菁，林绍彬. 软脉灵口服液联合阿托伐他汀治疗不稳定型心绞痛 40 例临床观察[J]. 福建医药杂志，2009，8（5）：114-115.

[4] 柯加法，黄宏南. 软脉灵口服液体外清除自由基的作用分析[J]. 海峡预防医学杂志，2013，6（6）：52-53.

[5] 卢明芳，赖国祥，王育斌. 软脉灵对非酒精性脂肪肝大鼠肝组织抗氧化能力的影响[J]. 实用临床医药杂志，2008，12（7）：16-18.

[6] 高治平. 熟地黄对雌性小鼠老化进程中雌、孕激素受体含量的上调作用[J]. 河南中医学院学报，2003，18（5）：31-33.

[7] 林友榆. 软脉灵治疗冠心病心绞痛的临床疗效[J]. 海峡药学，2009，9（6）：38-40.

[8] 郑美娟. 软脉灵口服液的药理作用和临床应用研究进展[J]. 中国民族民间医药，2012，7（12）：39-40.

[9] 沈杰等. 软脉灵口服液治疗脑动脉硬化症疗效观察[J]. 海峡药学，2006，18（5）：116-117.

（江西中医药大学　邓雅琼、曾文雪）

消栓通颗粒

【药物组成】　黄芪、桃仁、地黄、当归、赤芍、川芎、地龙、枳壳（炒）、三七、丹参、甘草、红花、怀牛膝、冰片。

【处方来源】　研制方。国药准字 Z21021270。

【功能与主治】　益气活血，祛瘀通络。用于中风瘫痪，半身不遂，口眼㖞斜，语言不清及瘀血性头痛、胸痛、胁痛，对中风先兆者（脑血栓形成先兆）亦有一定预防作用。

【药效】　主要药效作用如下：

1. 扩张冠脉，抗心肌缺血缺氧[1-2]　消栓通颗粒可通过影响内皮素转换酶及一氧化氮合成酶基因表达，抑制内皮素过度释放，增加降钙素基因相关肽，保护血管内皮细胞和心肌组织，扩张冠脉，降低血管阻力，明显增加冠脉血流量，提高心肌耐缺血缺氧能力。

2. 抗血栓形成[3]　消栓通颗粒可保护血管内皮细胞，抑制血管平滑肌细胞异常增殖，显著促进内皮细胞分泌 tPA、提高其活性，抑制 PAI 分泌及活性，增强纤溶系统功能，抑制血栓形成，促进血栓溶解。

【临床应用】　主要用于冠心病、心绞痛。

冠心病、心绞痛[4-5]　消栓通颗粒可有效治疗冠心病、心绞痛。消栓通颗粒在深静脉血栓形成早期、亚急性期、晚期可抑制组织因子与 NF-κB 过度表达，在 PTS 期间有良好的治疗效果。

【不良反应】　尚未见报道。

【使用注意】　①脑血管病有出血倾向者忌服。②妇女月经期、孕妇均忌服。

【用法与用量】　开水冲服。一次 2 袋，一日 3 次。

参 考 文 献

[1] 杨志霞，林谦，农一兵，等. 黄芪多糖联合丹参酮对心衰大鼠心肌 NF-κB 通路过度激活的影响[J]. 北京中医药大学学报，

2001，34（9）：609-612.

[2] 刘政，侯玉芬，张勇，等. 消栓通脉颗粒剂对深静脉血栓形成血管内皮细胞表达 P-选择素的影响[J]. 中国中西医结合外科杂志，2006，（6）：572-574.

[3] 刘政，侯玉芬，周涛，等. 消栓通脉颗粒剂对深静脉血栓形成模型大鼠血浆 t-PA PAI 的影响[J]. 中医药学刊，2006，（10）：1846-1848.

[4] 刘政，侯玉芬，张勇，等. 消栓通脉颗粒剂对深静脉血栓形成血管内皮细胞表达 P-选择素的影响[J]. 中国中西医结合外科杂志，2006，（6）：572-574.

[5] 王彬，李霞，侯玉芬，等. 消栓通脉颗粒对深静脉血栓形成大鼠模型静脉壁中 VCAM-1 和 PSGL-1 表达的影响[J]. 山东中医药大学学报，2009，33（4）：338-340.

（江西中医药大学　邓雅琼、曾文雪）

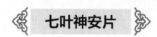

七叶神安片

【药物组成】　三七叶总皂苷。

【处方来源】　研制方。《中国药典》（2015 年版）。

【功能与主治】　益气安神。用于心气不足所致的失眠、心悸。

【药效】　主要药效作用如下：

1. 对中枢神经系统的作用[1-2]　七叶神安片可通过改善大脑血液供应，营养和调节大脑神经，使神经系统的各项调节功能恢复协调，从而恢复生理性睡眠来治疗神经衰弱，还能加强大脑皮质的抑制作用并使皮质下兴起的兴奋性降低而起抵抗焦虑作用，可用于治疗广泛性焦虑障碍。

2. 抗炎作用[3-4]　七叶神安片具有非甾体抗炎药类似的作用，对多种急性渗出性炎症有明显对抗作用。通过抑制前列腺素合成酶，减少前列腺素合成，对缓激肽、5-羟色胺和组胺引起的毛细血管通透性增高也有明显的抑制作用。

3. 降血脂作用[5]　七叶神安片能显著降低大鼠和鹌鹑两种高脂模型动物血清总胆固醇（TC）和血清三酰甘油（TG）的含量，对脑血管有收缩作用，对血小板聚集呈现抑制作用。

4. 增加冠脉血流量，降低心率，降低心肌耗氧量[6]　七叶神安片能增加冠脉血流量，增加心脏的血流供应。七叶神安片可降低心率和心肌耗氧量，对抗心肌缺血，还能降低外周血管阻力、降低血压。

【临床应用】　主要用于治疗冠心病、心绞痛，失眠，头痛等。

1. 冠心病、心绞痛[7]　七叶神安片和美托洛尔合用可降低稳定型心绞痛患者静息心率及血脂水平。七叶神安片可增加冠心病患者冠脉血流量，降低心率，降低心肌耗氧量，降低血压。

2. 失眠[8-9]　七叶神安片配合参松养心胶囊等临床可用于治疗失眠症，可以改善患者的失眠症状，疗效确切，安全性高，可作为治疗该病的常规药物应用。

【不良反应】　尚未见报道。

【使用注意】　①忌烟、酒及辛辣、油腻食物。②服药期间要保持乐观情绪，切忌生气恼怒。③感冒发热患者不宜服用。④有高血压、心脏病、肝病、糖尿病、肾病等慢性病严重者应在医师指导下服用。⑤儿童、孕妇、哺乳期妇女、年老体弱者应在医师指导下服用。⑥服药 7 天症状无缓解，应去医院就诊。⑦对本品过敏者禁用，过敏体质者慎用。⑧本品性状发生改变时禁止使用。⑨儿童必须在成人监护下使用。⑩请将本品放在儿童不能接触的地方。

【用法与用量】 口服，一次 50～100ml，一日 3 次；饭后服或遵医嘱。

参 考 文 献

[1] 康和利，赵民生，曹秀虹. 七叶神安片的药理学研究及临床应用[J]. 北方药学，2006，10（4）：29-30.

[2] 张宝恒，谭焕然，郑蓁，等. 三七根总皂甙的抗炎作用及其作用机制[J]. 中国药理学通报，1990，6（4）：236-239.

[3] 吕青远. 三七叶苷的化学成分及药理作用[J]. 时珍国医国药，2006，17（10）：2065-2066.

[4] 徐庆. 三七叶总皂苷对果蝇寿命的影响[J]. 广西中医药，1990，6（4）：433.

[5] 徐庆. 三七叶总皂苷降血脂作用的研究[J]. 中国中药杂志，1993，18（6）：3674.

[6] 向胜群，向明利. 七叶神安片的临床应用[J]. 现代医药卫生，2005，21（24）：3453-3454.

[7] 杨杰. 七叶神安片联合美托洛尔对稳定性心绞痛患者静息心率及血脂的影响[J]. 中国医药科学，2015，5（10）：76-77.

[8] 熊旻，蔡广超. 佐匹克隆联合七叶安神片治疗老年失眠 42 例[J]. 河南中医，2015，5（9）：2224-2225.

[9] 刘国力. 七叶神安片、针灸联合阿普唑仑治疗睡眠障碍随机平行对照研究[J]. 实用中医内科杂志，2013，6（13）：12-13.

（江西中医药大学 邓雅琼、曾文雪）

心 灵 丸

【药物组成】 麝香、牛黄、熊胆、蟾酥、珍珠、冰片、三七、人参、水牛角干浸膏。

【处方来源】 研制方。国药准字 Z44021181。

【功能与主治】 活血化瘀，益气通脉，宁心安神。用于胸痹心痛，心悸气短，头痛眩晕等症，以及心绞痛、心律失常及伴有高血压者。

【药效】 主要药效作用如下：

1. 抗动脉粥样硬化斑块[1-3] 心灵丸可以减少斑块内泡沫细胞，增加斑块内平滑肌细胞和胶原纤维，降低斑块的易损指数，降低新生血管在斑块内的表达，起到稳定斑块的作用，保护血管内皮。心灵丸可以预防动脉粥样硬化斑块形成或消减其大小，降低血脂，降低血流阻力，减少脂质浸润，抑制血小板聚集，抑制炎症反应，从而改善微循环。

2. 扩张冠脉[4-5] 心灵丸可扩张冠脉，增加冠脉血流量，降低心肌耗氧量，改善心肌供血。

【临床应用】 主要用于冠心病心绞痛。

1. 冠心病心绞痛[6-9] 心灵丸具有活血化瘀、益气通脉、宁心安神等功效，可延缓动脉粥样硬化进展及改善冠心病患者紧张、焦虑等情绪。心灵丸可明显降低冠心病心绞痛患者每周心绞痛发作频率、心绞痛持续时间，有效改善患者心绞痛症状。

2. 急性冠脉综合征[10] 心灵丸可通过清除毒物，抑制炎症反应，阻断血管内皮损伤的始动环节，稳定粥样硬化斑块，改善急性冠脉综合征患者的心电图损伤变化，改善患者的心功能和临床症状。

【不良反应】 尚不明确。

【使用注意】 ①孕妇禁服。②心脏传导阻滞者应遵医嘱服用。③详情请咨询医师或药师。

【用法与用量】 舌下含服或咀嚼后咽服，一次 2 丸，一日 1～3 次。也可在临睡前或发病时服用。

参 考 文 献

[1] 梁万洪，黎智文，黄瑞莉，等. 心灵丸对 ApoE（−/−）小鼠动脉粥样硬化斑块及斑块内血管新生的影响[J]. 中药新药与临床药理，2019, 30（9）: 1088-1092.

[2] 李靖. 心灵丸对 ACS 合并焦虑抑郁状态患者的干预作用及机制探讨[D]. 广州：广州中医药大学，2019.

[3] 李帆，郭海芳. 心灵丸对动脉粥样硬化患者颈动脉超声相关指标的影响[J]. 中国中医急症，2007, 16（7）: 784-785.

[4] 赵新军，李荣，万宇. 基于"双心同治"探讨心灵丸对冠心病 PCI 术后合并焦虑状态患者的临床疗效观察[J]. 中西医结合心脑血管病杂志，2019, 17（3）: 432-435.

[5] 孟伟，鲁卫星. 心灵丸治疗卧位型心绞痛 30 例疗效观察[J]. 中国中医急症，2009, 18（4）: 503, 509.

[6] 高建伟，高学敏，邹婷，等. 心灵丸治疗稳定性劳力性心绞痛：随机、双盲、安慰剂平行对照、多中心临床试验[J]. 中国中药杂志，2018, 43（6）: 1268-1275.

[7] 谢元丰. 心灵丸治疗不稳定型心绞痛 32 例临床观察[J]. 中国医药指南，2014, 12（27）: 255.

[8] 王怀平. 心灵丸治疗冠心病稳定型心绞痛（气虚血瘀证）运动平板试验分析及中医证候的疗效观察[D]. 哈尔滨：黑龙江中医药大学，2016.

[9] 荀文臣. 心灵丸对冠心病稳定型心绞痛（气虚血瘀）患者心电图及中医证候的影响[D]. 哈尔滨：黑龙江中医药大学，2016.

[10] 王钟杰，沈阳. 心灵丸治疗急性冠脉综合征临床分析[J]. 现代医药卫生，2007, (14): 2089-2090.

（江西中医药大学　黄丽萍、严斐霞）

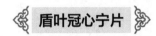

盾叶冠心宁片

【药物组成】　盾叶薯蓣。

【处方来源】　研制方。国药准字 Z32020309。

【功能与主治】　活血化瘀，行气止痛，养血安神。用于治疗胸痹、心痛属气滞血瘀证、高脂血症，以及冠心病、心绞痛见上述证候者。对胸闷、心悸、头晕、失眠等症有改善作用。

【药效】　主要药效作用如下：

1. 保护缺血心肌细胞[1-2]　盾叶冠心宁片降低血中乳酸脱氢酶、肌酸激酶等心肌酶标志物的释放，改变左室内压及左室舒张末压，并减轻心肌缺血、炎症反应，降低心肌梗死的面积；还可以通过提高超氧化物歧化酶的活性，加强心肌细胞抗氧化作用，清除氧自由基，以此减轻缺血再灌注的心肌损害。盾叶冠心宁片通过增加缺血区血液供应，调整心肌细胞的代谢状态，减轻心肌组织损伤，保护血管内皮，减少内皮功能障碍，从而保护心肌组织缺血及再灌注损伤，降低心肌耗氧量，保护因缺氧、复氧造成损伤的心肌细胞。

2. 调节脂质代谢，改善血液流变学[3-4]　盾叶冠心宁片能有效降低胆固醇（TC）、低密度脂蛋白胆固醇（LDL-C）水平，升高高密度脂蛋白胆固醇（HDL-C）水平，降低血脂水平；显著降低血液的高切变、低切变及全血黏度，改善血流动力学。

3. 抑制血小板聚集，抗血栓形成[5]　薯蓣皂苷能抑制血小板聚集，具有抗血栓形成作用。

4. 改善血管内皮细胞功能[6]　盾叶冠心宁片可使内皮细胞分泌血浆内皮素（ET）减少，血浆一氧化氮（NO）增多，从而改善血管内皮功能。薯蓣皂苷可能通过减低过氧化物歧化酶的表达，清除氧自由基及降低血脂水平，减低血管内皮活化的功能及减少巨噬细胞的生成，使血清肿瘤坏死因子减少，并减少血管壁 C 反应蛋白的表达，达到改善内皮细胞功能、抗炎抗氧化、血管保护作用的目的。

【临床应用】　主要用于冠心病、心绞痛。

1. 冠心病、心绞痛[7-8]　盾叶冠心宁片能改善冠心病患者心电图损伤变化、心绞痛发作次数和持续时间、中医症状及血脂水平。盾叶冠心宁片在改善稳定型心绞痛中医证候积分及总有效率、睡眠质量积分及总有效率方面具有优势，且随着用药时间的延长，临床疗效越显著；盾叶冠心宁片在临床应用中的安全性较好。

2. 高脂血症[9]　采用盾叶冠心宁片与氟伐他汀钠胶囊共同治疗，能够明显改善患者血脂，促进机体细胞因子的改善，有利于肥胖指标的恢复，有着很好的临床应用价值。

【不良反应】　尚未见报道。

【使用注意】　急性发作时，可加服硝酸甘油片。

【用法与用量】　口服，一次 2 片，一日 3 次。3 个月为一个疗程，或遵医嘱。

参 考 文 献

[1] 王宏伟. 薯蓣皂苷元对大鼠心肌缺血再灌注损伤的抗炎作用[D]. 南京：南京医科大学，2018.

[2] 倪岚，许澎，伍旭升，等. 薯蓣皂苷对缺氧／复氧心肌细胞损伤的抗氧化作用研究[J]. 上海中医药杂志，2007，41（11）：76-77.

[3] 张彩玲，高峰玉，刘群英. 维奥欣治疗高脂血症临床疗效观察[J]. 现代中西医结合杂志，2006，（5）：587-588.

[4] 杨艳玲，张朕华，盛雨辰，等. 薯蓣皂苷片对心血管疾病血液流变学影响的系统评价[J]. 中国现代医生，2011，49（10）：53-55，58.

[5] 斯其连，周达新. 薯蓣皂苷抗血小板聚集作用的临床观察[J]. 中国临床药学杂志，2006，（4）：238-239.

[6] 马利平，汪凤兰，侯世瑞. 薯蓣皂苷片对不稳定性心绞痛患者血管内皮功能的影响[J]. 山东中医杂志，2003，（10）：587-588.

[7] 霍根红，李娟，牛媛媛，等. 盾叶冠心宁片治疗气滞血瘀型冠心病心绞痛 45 例[J]. 中医研究，2016，29（6）：9-11.

[8] 吕浩，张楠，张杰，等. 盾叶冠心宁片治疗气滞血瘀型冠心病心绞痛临床研究[J]. 上海中医药杂志，2008，42（11）：30-32.

[9] 冯青，陈鸿仪. 盾叶冠心宁片联合氟伐他汀治疗高脂血症的临床研究[J]. 现代药物与临床，2019，34（12）：1-5.

（江西中医药大学　黄丽萍、燕　波）

四、益气养阴类

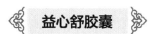

益心舒胶囊

【药物组成】　人参、麦冬、五味子、黄芪、丹参、川芎、山楂。

【处方来源】　研制方。《中国药典》（2015 年版）。

【功能与主治】　益气复脉，活血化瘀，养阴生津。用于气阴两虚，瘀血阻脉所致的胸痹，症见胸痛胸闷、心悸气短、脉结代；冠心病、心绞痛见上述证候者。

【药效】　主要药效作用如下：

1. 抗心肌缺血再灌注损伤作用[1-2]　益心舒胶囊具有降低心肌耗氧量、清除氧自由基、抑制钙超载、抑制细胞凋亡、促血管生成等功能，从而发挥抗心肌缺血再灌注损伤作用。试验表明，益心舒胶囊可以显著抑制血清 CK、LDH、AST 指标的升高，具有明显的心肌保护作用。

2. 抗氧化，抑制炎症反应[3]　益心舒胶囊具有抗氧化能力，能降低心肌缺血时脂质过氧化物 MDA 的含量，升高 SOD 活力。益心舒胶囊有抑制炎症反应的作用，能减少心肌缺血时炎症因子的产生。

3. 增加冠脉供血　益心舒胶囊能够改善冠脉血管内皮功能，改善冠脉血流量。益心舒胶囊还能从改善心功能，控制心律失常，调节自主神经功能等多个方面使冠心病患者受益。

【临床应用】　主要用于治疗冠心病、心绞痛。

1. 冠心病、心绞痛[4-5]　益心舒胶囊可显著减少冠心病患者心绞痛发作次数，减轻心绞痛程度，改善心电图的缺血改变及患者心率、心律、血压状态，降低低切变率、血浆黏度、纤维蛋白原。益心舒胶囊联合冠心病二级预防（抗血小板聚集药+β受体阻滞剂+他汀类调脂药+硝酸酯类药+ACEI或ARB类药）治疗心律失常型冠心病，可改善乏力、头晕、失眠、气短及心律失常等临床症状，提高患者生活质量，无明显不良反应。

2. 慢性心力衰竭[6-9]　益心舒胶囊联合常规西药治疗冠心病、慢性心力衰竭，可降低BNP，提高LVEF，改善生活质量积分，改善心功能，提高患者生活质量。此外，益心舒胶囊对扩张型心肌病合并心力衰竭、心房颤动合并舒张性心力衰竭、病毒性心肌炎等有一定疗效。在饮食及西药治疗基础上联合益心舒胶囊治疗糖尿病性心肌病心力衰竭，可明显降低患者糖化血红蛋白（HbA1c）、血脂、N-末端脑钠肽前体（NT-proBNP）水平，改善心功能。

3. 其他[10-11]　亦有研究报道，益心舒胶囊可用于糖尿病性心脏病，在严格控制血糖及西药常规治疗基础上加用益心舒胶囊联合治疗糖尿病性冠心病，能明显改善患者临床症状，降低血糖及血脂水平，改善心功能。益心舒胶囊辅助治疗急性脑梗死，可以抑制PAC-1和IL-18的表达，抑制血小板聚集、活化，降低主要不良心脑血管事件的发生率。

【不良反应】　尚未见报道。

【使用注意】　①益心舒胶囊含人参、丹参，忌与含五灵脂、藜芦成分的药物同用。②服药期间，忌食辛辣、生冷、油腻食物。③请仔细阅读说明书并遵医嘱使用，医师和药师可能对服用益心舒胶囊应注意事项具有更多的信息。

【用法与用量】　口服。一次3粒，一日3次。

参 考 文 献

[1] 刘家稳,刘新义,李健和,等. 益心舒胶囊对大鼠心肌缺血再灌注损伤的保护作用[J]. 中国中药杂志,2013,38（12）:168-171.

[2] 许秀森,刘春香. 心肌缺血再灌注损伤的机理及中药防治的研究[J]. 中西医结合杂志, 1991, 11（2）:124-126.

[3] 童雨田, 王怀新. 益心舒胶囊治疗冠心病研究进展[J]. 中西医结合心脑血管病杂志, 2012, 10（4）:472.

[4] 张一达, 侯瑞田, 汤立洁, 等. 益心舒胶囊治疗冠心病心绞痛的临床研究[J]. 中西医结合心脑血管病杂志, 2012, 10（12）:1414-1415.

[5] 孙卫华. 益心舒胶囊治疗胸痹（冠心病、心绞痛）的疗效观察[J]. 中西医结合心脑血管病杂志, 2009, 7（9）:13-14.

[6] 陈守宏, 刘振, 武海若. 益心舒胶囊治疗慢性心力衰竭102例临床观察[J]. 中西医结合心脑血管病杂志, 2010, 8（1）:14-15.

[7] 蒋周田. 益心舒胶囊治疗扩张型心肌病慢性心力衰竭的临床疗效观察[J]. 广西医科大学学报, 2013, 30（5）:765-767.

[8] 初杉. 益心舒胶囊治疗糖尿病心肌病心力衰竭的临床观察[J]. 中西医结合心脑血管病杂志, 2013, 11（8）:29-31.

[9] 刘强, 徐智, 毛威. 益心舒胶囊治疗心房颤动合并舒张性心力衰竭患者的疗效[J]. 中国新药与临床杂志, 2011, 30（10）:766-770.

[10] 魏玲玲. 益心舒胶囊治疗糖尿病性冠心病的临床观察[J]. 中国中西医结合杂志, 2008, 28（4）:374-375.

[11] 段发兰, 李亚新, 杨飞翔, 等. 益心舒胶囊对急性脑梗死患者PAC-1和IL-18表达的影响[J]. 实用药物与临床, 2016, 19（3）:307-310.

（江西中医药大学　潘荣斌、唐芳瑞）

益心通脉颗粒

【药物组成】　黄芪、人参、北沙参、玄参、丹参、川芎、郁金、炙甘草。

【处方来源】　研制方。《中国药典》（2015 年版）。

【功能与主治】　益气养阴，活血通络。用于气阴两虚、瘀血阻络所致的胸痹，症见胸闷心痛、心悸气短、倦怠汗出、咽喉干燥；冠心病、心绞痛见上述证候者。

【药效】　主要药效作用如下：

1. 抗心肌缺血[1]　益心通脉颗粒对冠脉结扎犬急性缺血模型，有减轻心肌缺血程度，缩小心肌梗死面积的作用。

2. 改善血液流变学，抗血栓形成[2]　益心通脉颗粒具有减少体外血栓重量，降低全血黏度和血浆胆固醇含量，提高红细胞变形能力的作用。

【临床应用】　主要用于冠心病、心绞痛。

冠心病、心绞痛[1-3]　益心通脉颗粒治疗冠心病、稳定型心绞痛气虚血瘀证患者，能改善其血液流变学，减轻冠心病、心绞痛症状，提高硝酸甘油减停率，改善心电图损伤变化和中医证候积分，减少临床不良反应。

【不良反应】　个别患者用药后可出现胃部不适。

【使用注意】　①服药后出现胃部不适者，宜改为饭后服。②出血性疾病患者、孕妇及妇女经期慎用。③益心通脉颗粒含人参、丹参、玄参，忌与含有五灵脂、藜芦成分的药物同用。

【用法与用量】　温开水冲服，一次 1 袋，一日 3 次，4 周为一个疗程，或遵医嘱。

参 考 文 献

[1] 王晓飞，时信. 益心通脉颗粒治疗冠心病心绞痛气虚血瘀证临床观察[J]. 山西中医，2015，31（12）：33-35.

[2] 马颖娟. 益心通脉颗粒治疗冠心病稳定型心绞痛 87 例疗效观察[J]. 中国社区医师，2012，（31）：13.

[3] 姜昕. 益心通脉颗粒治疗冠心病稳定型心绞痛气虚血瘀证 49 例临床分析[J]. 中国社区医师，2012，（40）：16.

（江西中医药大学　潘荣斌、唐芳瑞）

 ## 滋心阴口服液（颗粒、胶囊）

【药物组成】　麦冬、赤芍、北沙参、三七。

【处方来源】　研制方。《中国药典》（2015 年版）。

【功能与主治】　滋养心阴，活血止痛。用于心阴不足，胸痹心痛，心悸，失眠，五心烦热，舌红少苔，脉细数；冠心病、心绞痛见上述证候者。

【药效】　主要药效作用如下：

1. 改善心功能，降低心肌耗氧量[1-2]　滋心阴口服液可降低麻醉大鼠动脉收缩压（SAP）、舒张压（DAP）、左室收缩压（LVSP）等指标，发现三者下降程度为 LVSP＞DAP＞SAP。在心率不变的同时伴有+dp/dt$_{max}$、V$_{max}$ 的降低。表明滋心阴胶囊剂可能通过负性肌力作用来降低心肌耗氧量，缓解冠心病、心绞痛、心肌梗死时供氧和需氧的失衡。滋心阴口服液能提高射血分数、心脏指数，尤其对左室功能的改善较为明显，提示滋心阴口服液可改善心功能的异常变化。

2. 改善血液流变学[1-2]　　滋心阴口服液对血液流变学有明显的改善作用，可以抑制体外血栓的形成，抑制血小板的黏附性和聚集性，降低全血黏度，降低红细胞聚集指数、血细胞比容、红细胞电泳时间、纤维蛋白原，改善红细胞变形能力等血液流变学的异常改变。

3. 抗氧化[3]　　滋心阴口服液可明显升高血中超氧化物歧化酶（SOD）活性，提示其具有较好的抗氧化作用。

【临床应用】　　主要用于冠心病、心绞痛。

1. 冠心病、心绞痛[2-4]　　滋心阴口服液治疗冠心病、心绞痛心阴不足证患者，可改善其心绞痛、胸闷、心悸等主要症状，提高硝酸甘油减停率，改善心电图缺血改变。

2. 改善失眠及伴随症状[5-6]　　滋心阴口服液可改善失眠患者的睡眠及主要伴随症状。

【不良反应】　　尚未见报道。

【使用注意】　　①滋心阴口服液（颗粒、胶囊）含北沙参成分，忌与含有藜芦成分的药物同用。②请遵医嘱。

【用法与用量】　　口服液：口服。一次 10ml，一日 3 次。颗粒：口服，一次 6g，一日 3 次。胶囊：口服。一次 2 粒，一日 3 次。

参 考 文 献

[1] 王雁，崔伟光. 滋心阴胶囊对麻醉大鼠血流动力学的影响[J]. 中成药，2000，32（5）：36-38.
[2] 吴凯. 补心气滋心阴口服液扩大验证 3052 例总结[J]. 中国社区医师，2009，25（17）：34-35.
[3] 周玉萍. 滋心阴、补心气口服液对血液流变学、超氧化物歧化酶的作用[J]. 中国社区医师，2009，25（17）：36.
[4] 李晶，刘凤波. 补心气、滋心阴口服液治疗心绞痛 96 例[J]. 吉林中医药，2003，23（6）：30.
[5] 李占华. 滋心阴口服液治疗失眠患者 30 例临床观察[J]. 临床军医杂志，2016，44（7）：758-760.
[6] 赵智龙，杨正军，雷震云，等. 滋心阴口服液治疗失眠 102 例[J]. 宁夏医学杂志，2010，32（12）：159-160.

（江西中医药大学　潘荣斌、唐芳瑞）

冠心生脉口服液

【药物组成】　　人参、麦冬、醋五味子、丹参、赤芍、郁金、三七。

【处方来源】　　研制方。《中国药典》（2015 年版）。

【功能与主治】　　益气生津，活血通脉。用于心气不足、心阴虚弱引起的心血瘀阻，心悸气短，胸闷作痛，自汗乏力，脉微结代；冠心病、心绞痛、心律不齐见上述证候者。

【药效】　　主要药效作用如下：

1. 抗心肌缺血[1]　　冠心生脉口服液具有明显增加冠脉结扎犬缺血区心肌供血供氧，减轻心肌梗死程度，缩小心肌梗死范围的作用。

2. 改善血液流变学[2]　　冠心生脉口服液可显著降低血瘀证大鼠全血、血浆比黏度，加速红细胞电泳，并具有一定的抗血小板黏附作用。

【临床应用】　　主要用于冠心病心绞痛。

冠心病心绞痛[3]　　冠心生脉口服液对冠心病心绞痛之心血瘀阻，心悸气短，胸闷作痛，自汗乏力，脉微结代具有良好的治疗作用，减少心绞痛发作次数及降低发作持续时间，改善心电图 ST-T 段缺血，降低硝酸甘油日消耗量。

【不良反应】 尚未见报道。

【使用注意】 ①孕妇慎用。②节房事，切忌动气、劳累过度。③服药期间如有口干口苦咽痛者，可加服少量清火药或停药数日。

【用法与用量】 口服。一次 10～20ml，一日 2 次。

参 考 文 献

[1] 黄敬耀，涂秀英，闵江，等. 冠心生脉颗粒抗心肌缺血药理实验研究[J]. 江西中医学院学报，2007，19（3）：70-72.
[2] 黄敬耀，涂秀英，黄丽萍，等. 冠心生脉颗粒抗心肌缺血药理实验研究[J]. 江西中医学院学报，2006，18（3）：59-61.
[3] 侯辉. 冠心生脉丸治疗冠心病心绞痛的临床观察[J]. 中国实用医药，2010，5（34）：128-129.

（江西中医药大学 潘荣斌、唐芳瑞）

❖ 心荣口服液 ❖

【药物组成】 黄芪、地黄、麦冬、五味子、赤芍、桂枝。

【处方来源】 研制方。《中国药典》（2015 年版）。

【功能与主治】 助阳、益气、养阴。用于心阳不振、气阴两虚型冠心病，症见胸闷隐痛，心悸气短，头晕目眩，倦怠懒言，面色少华等。

【药效】 主要药效作用如下：

1. 减轻心肌细胞损伤[1-2] 心荣口服液在整体水平上可减轻心肌缺血、缺氧引起的心肌损伤；在细胞、亚细胞水平上，可使心肌细胞搏动频率减慢、强度明显增加，节律由不规则变规则。心荣口服液可增加细胞膜的流动性；保护线粒体，进而提高心功能及减轻心肌细胞损伤和促进心肌细胞修复。

2. 抗氧化作用[1-2] 心荣口服液能显著提高患者血液红细胞 SOD 活性，降低血浆 LPO 的含量，进而提高心肌抗损伤和促进心肌细胞修复能力。

3. 改善心肌营养代谢[1-2] 心荣口服液能显著降低大鼠血浆中肌酸激酶（CP）、乳酸脱氢酶（LDH）、谷草转氨酶（GOT）和羟丁酸脱氢酶（HBDH）的活性，保护细胞膜完整性，防止心肌细胞代谢酶类物质的漏出，改善心肌营养代谢。

4. 提高机体脂质代谢和清除自由基[1-2] 心荣口服液能降低实验性心肌坏死大鼠血浆中游离脂肪酸（FFA）和脂质过氧化物值，具有明显的抗脂质过氧化和清除自由基的作用，明显改善脂肪代谢。

5. 改善心功能[1-2] 心荣口服液组可降低平均脉动脉压（MPAP）、肺嵌压（PCWP），明显升高心脏指数，说明该药可改善心脏泵血功能。

【临床应用】 主要用于冠心病、心绞痛。

冠心病、心绞痛 心荣口服液有良好的改善患者临床证候、调节血压、改善心肌微循环障碍等功能，对心率则没有明显影响。心荣口服液具有提高血液红细胞 SOD 活性、降低血浆 LPO 含量的作用，其作用明显优于对照药普萘洛尔。对患者血、尿常规及肝、肾功能无不良影响。

【不良反应】 偶见口干，恶心，大便失调。

【使用注意】 ①孕妇慎用。②偶见口干，恶心，大便失调，一般不影响治疗。③本品久置可有沉淀，摇匀后服用。

【用法与用量】　口服。一次 20ml，一日 3 次，6 周为一个疗程，或遵医嘱。

参 考 文 献

[1] 杜晓阳. 抗心肌损伤新药心荣口服液（XRKFY）研究的科学基础[C]. 西部大开发科教先行与可持续发展——中国科协 2000 年学术年会文集. 2000.

[2] 杜晓阳. 抗心肌损伤新药心荣口服液研究[J]. 医学研究通讯，2001，30（7）：25-26.

（江西中医药大学　潘荣斌、唐芳瑞）

心通口服液

【药物组成】　黄芪、党参、麦冬、何首乌、淫羊藿、葛根、当归、丹参、皂角刺、海藻、昆布、牡蛎、枳实。

【处方来源】　研制方。《中国药典》（2015 年版）。

【功能与主治】　益气活血，化痰通络。用于气阴两虚、痰瘀痹阻所致的胸痹，症见心痛、胸闷、气短、呕吐、纳呆；冠心病、心绞痛见上述症状者。

【药效】　主要药效作用如下：

1. 抗心肌缺血缺氧[1]　心通口服液具有明显改善犬急性心肌缺血的作用，减轻心肌缺血程度，明显缩小梗死区面积。其作用机制可能与促进侧支循环，增加周围向缺血区供血及提高心肌耐缺氧能力有关。

2. 改善血流动力学[2]　心通口服液可改善犬心脏血流动力学，降低心肌耗氧量。心通口服液可升高左室内压，增加左室做功，使外周阻力下降。提示心通口服液具有改善血管功能，促进血液循环，降低心肌耗氧量的作用，有利于调节和维持心肌在缺血缺氧状态下氧及能量代谢的供需平衡。

3. 改善血液流变学，抑制血小板聚集[3-4]　心通口服液有明显抗血小板聚集作用，且能对已聚集的血小板产生解聚作用。心通口服液能明显降低鹌鹑高血脂模型的 CH 和 TG，使 HDC-C 值升高，并可降低动脉粥样硬化斑块的发生率。

【临床应用】　主要用于冠心病、心绞痛。

1. 冠心病、心绞痛[5-6]　心通口服液对于冠心病稳定型心绞痛、冠心病不稳定型心绞痛均有疗效，能缓解心绞痛，缩短 24 小时心电图缺血总时间，改善最大 ST 段压低幅度，增加运动平板试验最大代谢当量，延长缺血型 ST 段出现时间，改善血液流变学指标，且具有一定的调脂作用。

2. 心脏自主神经功能失调[7]　是全身自主神经功能失调在心脏的具体表现，可以表现有心血管系统疾病的任何症状，同时可以并存全身自主神经功能失调其他症状。心通口服液可缓解心脏自主神经功能失调临床症状。还有研究报道在常规治疗基础上应用心通口服液治疗慢性充血性心力衰竭患者，可改善其心功能。

【不良反应】　尚未见报道。

【使用注意】　①如有服后泛酸者，可于饭后服用。②孕妇禁用。

【用法与用量】　口服。一次 10～20ml，一日 2～3 次。

参 考 文 献

[1] 张玉芝, 李树功. 心通口服液对犬心肌缺血及心肌梗死作用实验研究[J]. 时珍国医国药, 2001, 12（4）: 308-309.

[2] 张玉芝, 李树功. 心通口服液对犬心脏血流动力学及心肌耗氧量的影响[J]. 中成药, 2001, 12（7）: 579-581.

[3] 张玉芝. 心通口服液降低动脉粥样硬化和高脂血症药效学研究[J]. 时珍国医国药, 2000, 11（9）: 771-772.

[4] 张轶英. 心通口服液治疗冠心病不稳定型心绞痛疗效分析[J]. 现代中西医结合杂志, 2015, 24（31）: 3473-3475.

[5] 马东江, 霍慧春. 心通口服液治疗稳定性心绞痛 40 例临床观察[J]. 陕西中医函授, 2001（4）: 14-15.

[6] 李一代, 唐兆杰, 刘克成. 心通口服液辅助治疗慢性充血性心力衰竭 30 例临床观察[J]. 山东医药, 2011, 51（13）: 77-78.

[7] 和渝斌, 何冰娟, 王晓明, 等. 心通口服液对心脏自主神经功能失调的影响[J]. 中西医结合心脑血管病杂志, 2009, 7（8）: 889.

（江西中医药大学　潘荣斌、唐芳瑞）

 通脉养心口服液（丸）

【**药物组成**】　地黄、鸡血藤、麦冬、甘草、制何首乌、阿胶、五味子、党参、醋龟甲、大枣、桂枝。

【**处方来源**】　研制方。《中国药典》（2015 年版）。

【**功能与主治**】　益气养阴，通脉止痛。用于冠心病、心绞痛及心律不齐之气阴两虚证，症见胸痛，胸闷，心悸，气短，脉结代。

【**药效**】　主要药效作用如下:

1. 抗心肌缺血，增加缺氧耐受力[1-2]　通脉养心口服液与通脉养心丸均可明显抑制实验性心肌缺血缺氧猫的心肌 ST 段抬高，并能提高减压耐氧能力。

2. 抗血小板聚集，抗血栓形成[1-2]　通脉养心口服液与通脉养心丸均能明显抑制 ADP 诱导的大鼠血小板聚集及抑制大鼠实验性血栓形成，但在抑制大鼠实验性血栓形成效果上，丸剂比口服液作用稍强。

3. 抗自由基，抗炎[3-4]　通脉养心丸含药血清能够显著升高心肌细胞 SOD、GSH 活性，降低 MDA 浓度；降低缺氧损伤引起的心肌细胞炎性因子 IL-6、IL-1β 浓度。通脉养心丸抗心肌细胞缺氧损伤作用的机制可能与抗氧化、抗炎作用相关。同时，通脉养心丸对 ISO 诱导的大鼠心肌肥厚也具有保护作用，其作用机制可能与提高大鼠的抗氧化能力有关。

【**临床应用**】　主要用于冠心病、心绞痛。

冠心病、心绞痛[5-7]　通脉养心丸治疗冠心病、心绞痛，可减少发作次数，减轻发作程度，缩短持续时间，改善中医证候和心电图表现，改善血脂、C 反应蛋白等生化指标。

【**不良反应**】　尚未见报道。

【**使用注意**】　①孕妇慎用。②感冒发热或有严重胃部疾病患者慎用。

【**用法与用量**】　口服液: 口服，一次 10ml，一日 2 次；丸: 一次 40 丸，一日 1～2 次。

参 考 文 献

[1] 孟繁军, 展倩丽. 通脉养心丸治疗冠心病心绞痛的临床疗效及其对血管内皮功能的影响[J]. 实用心脑肺血管病杂志, 2016, 24（5）: 84-86.

[2] 赵树仪, 陈卫平, 祝君梅, 等. 通脉养心口服液与通脉养心丸药理作用比较[J]. 中草药, 1994, 25（6）: 308-309.

[3] 王怡, 张玲, 肖扬, 等. 通脉养心丸对缺氧诱导心肌细胞损伤炎症因子及氧化应激的影响[J]. 中医杂志, 2011, 52（4）:

326-328.

[4] 许文平, 李来来, 王艳艳, 等. 通脉养心丸对异丙肾上腺素所致大鼠心肌肥厚的影响[J]. 天津中医药, 2014, 31 (9): 552-555.

[5] 尹倚艰, 徐贵成, 刘坤, 等. 通脉养心丸治疗冠心病心绞痛的临床研究[J]. 中西医结合心脑血管病杂志, 2016, 14 (2): 161-164.

[6] 王慧芳. 通脉养心丸治疗冠心病心绞痛临床研究[J]. 光明中医, 2015, 30 (8): 1689-1690.

[7] 吴桂馨. 通脉养心丸联合美托洛尔治疗冠心病心绞痛的临床疗效观察[J]. 中西医结合心脑血管病杂志, 2016, 14 (20): 2406-2407.

（江西中医药大学　潘荣斌、唐芳瑞）

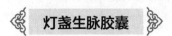

灯盏生脉胶囊

【药物组成】　灯盏细辛、人参、五味子、麦冬。

【处方来源】　研制方。《中国药典》（2015 年版）。

【功能与主治】　益气养阴，活血健脑。用于气阴两虚、瘀阻脑络引起的胸痹心痛；中风后遗症（症见痴呆、健忘、手足麻木症），冠心病、心绞痛，缺血性心脑血管疾病，高脂血症见上述证候者。

【药效】　主要药效作用如下：

1. 抗心肌缺血[1]　灯盏生脉胶囊具有良好的抗心肌缺血作用，增加心脏对缺血缺氧的耐受性，缩小梗死面积，其机制与抑制冠心病、心绞痛患者血浆 ET 的分泌和促进降钙素基因相关肽（CGRP）的释放有关。

2. 抗脑缺血[2-7]　灯盏生脉胶囊能有效保护缺血脑组织，可降低局灶性脑缺血再灌注损伤（MCAO）大鼠神经功能的缺损评分，从而缩小梗死面积。其作用机制具有多途径多靶点的特点，可能的作用环节如下：降低纤维蛋白原（FIB）和低密度脂蛋白（LDL）含量；抑制 NADPH 氧化酶（NOX2）蛋白的表达和小胶质细胞的激活；提高脑组织中超氧化物歧化酶（SOD）、谷胱甘肽过氧化物酶（GSH-Px）和过氧化氢酶（CAT）的活性；保持基质金属蛋白酶-2（MMP-2）降解细胞外基质能力的稳定性和减少脑组织中丙二醛（MDA）的含量。发现灯盏生脉胶囊可抑制缝隙连接蛋白 43（Cx43）和 Caspase-3 的表达。

【临床应用】　主要用于冠心病、心绞痛，缺血性心脑血管疾病，高脂血症等。

1. 冠心病、心绞痛[8-10]　灯盏生脉胶囊治疗冠心病、心绞痛可改善患者临床症状及体征，如减少心绞痛发作的次数，缩短持续的时间，减轻疼痛的程度等；改善理化检查指标，如改善心电图 ST-T 改变，减低硝酸甘油用量，改善血液流变学；在基础治疗上辅以灯盏生脉胶囊长期治疗，可以降低心律失常、心力衰竭、心绞痛、心肌梗死和猝死的发生率，且患者耐受良好。

2. 脑梗死[11-13]　脑梗死患者在常规治疗基础上辅以灯盏生脉胶囊，能降低血脂、降低血液黏度、改善血液流变学、促进纤溶活性，并显著改善神经功能缺损；改善缺血性中风患者 6 个月后的运动症状和非运动症状，促进神经功能的恢复，从而明显提高患者生活质量，降低病残率，改善预后。

3. 椎基底动脉供血不足[14]　灯盏生脉胶囊较氟桂利嗪对于椎基底动脉供血不足导致的眩晕更有效。

4. 慢性脑供血不足[15]　灯盏生脉胶囊能改善慢性脑供血不足患者的临床症状及血流灌注。

5. 短暂性脑缺血发作[16]　灯盏生脉胶囊治疗短暂性脑缺血发作（TIA）具有较好的临床疗效。

6. 其他　另有研究报道灯盏生脉胶囊可辅助治疗 2 型糖尿病胰岛素抵抗[17]，能明显改善口干多饮、短气乏力、五心烦热、肢体麻木疼痛等症状和体征。

【不良反应】　胃肠道反应：口干、恶心、腹胀、腹泻。过敏性反应：皮疹、瘙痒、头晕、心悸。

【使用注意】　①脑出血急性期禁用。②对本品过敏者慎用。③服用时如果出现胃肠道反应，可在饭后 30 分钟内服用。④本品为胶囊剂，不可将胶囊壳去除后服用内容物。

【用法与用量】　口服，一次 2 粒，一日 3 次，饭后 30 分钟服用。2 个月为一个疗程，疗程可连续。巩固疗效或预防复发，一次 1 粒，一日 3 次。

参 考 文 献

[1] 许兴全，张建，简国香. 灯盏生脉胶囊对冠心病心绞痛患者血浆内皮素和降钙素基因相关肽的影响[J]. 现代医药卫生，2009，25（24）：3764.

[2] 朱丽娜，卢晓梅，赵成海，等. 灯盏花素对脑缺血再灌注小鼠脑组织抗氧化酶的影响[J]. 中国医科大学学报，2005，34（5）：406.

[3] 李岩. 灯盏花乙素调控 NOX$_2$ 治疗脑缺血再灌注损伤的作用机制研究[D]. 广州：广州中医药大学，2017.

[4] 董旭辉，王新志. 灯盏生脉胶囊对脑梗死患者 FIB 和 LDL-C 的影响[J]. 云南中医中药杂志，2009，30（5）：8.

[5] 姬令山. 灯盏生脉胶囊对缺血中风二级预防患者 MMPs、TIMPs 及 HDL-C 调节作用的研究[D]. 广州：广州中医药大学，2011.

[6] 周子懿，高俊鹏，卢鸿基，等. 缝隙连接蛋白 43 参与灯盏生脉胶囊对大鼠脑缺血再灌注损伤的保护作用[J]. 实用医学杂志，2015，31（15）：2430.

[7] 罗玉韵，吴小秋，徐进华，等. 灯盏生脉胶囊治疗气虚血瘀型血管性头痛临床观察[J]. 中国医药导报，2010，7（20）：75-76.

[8] 陈雄，申锦林，邹岳萍. 灯盏生脉胶囊的临床应用研究进展[J]. 中医药导报，2011，17（9）：93-95.

[9] 陈协兴，叶明芳. 灯盏生脉胶囊对慢性心力衰竭患者心功能及运动耐量的影响[J]. 中外妇儿健康，2011，（8）：286.

[10] 李虹，李卫红，杨红英，等. 灯盏生脉胶囊对慢性心力衰竭患者心功能和 NT-proBNP 及 hs-CRP 水平的影响[J]. 广东医学，2013，34（8）：1269-1271.

[11] 高姝茹，刘才英. 灯盏生脉胶囊预防和治疗卒中的临床观察[J]. 北京医学，2009，31（7）：442，444.

[12] 郭联，柳波. 706 代血浆联合灯盏生脉胶囊治疗脑分水岭梗死的临床观察[J]. 广东医学，2009，30（8）：1178-1179.

[13] 甄君，林子玲，李振东，等. 灯盏生脉胶囊配合康复训练对脑梗死患者肢体功能影响的临床观察[J]. 中国实用医药，2010，5（7）：1-3.

[14] 薛红，虢周科，刘璇. 灯盏生脉胶囊对缺血性脑卒中患者生活质量和神经功能的影响[J]. 广东医学，2010，31（13）：1734-1735.

[15] 高轩，李永秋，高海凤. CT 灌注成像对灯盏生脉胶囊治疗慢性脑供血不足患者脑血流动力学的评价[J]. 广东医学，2009，30（1）：136-137.

[16] 张晋岳，贾跃进，王爱梅，等. 灯盏生脉胶囊与复方丹参滴丸治疗短暂性脑缺血发作的疗效观察[J]. 光明中医，2010，25（8）：96-97.

[17] 沈璐，刘红梅，胡筱娟，等. 灯盏生脉胶囊改善 2 型糖尿病胰岛素抵抗的临床观察[J]. 中成药，2009，31（4）：12-14.

（江西中医药大学　潘荣斌、唐芳瑞）

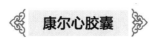

康尔心胶囊

【药物组成】　三七、人参、麦冬、丹参、枸杞子、何首乌、山楂。

【处方来源】　研制方。《中国药典》（2015 年版）。

【功能与主治】　益气养阴，活血止痛。用于气阴两虚、瘀血阻络所致的胸痹，症见胸闷心痛、心悸气短、腰膝酸软、耳鸣眩晕；冠心病、心绞痛见上述证候者。

【药效】　主要药效作用如下：

1. 抗心肌缺血[1]　康尔心胶囊对大鼠心肌缺血有明显的改善作用，明显降低异丙肾上腺素（ISO）和垂体后叶激素（Pit）所致心肌缺血模型心肌组织内丙二醛（MDA）的含量，提高 ISO 大鼠心肌组织超氧化物歧化酶（SOD）的活性。康尔心胶囊对缺血大鼠血中谷草转氨酶和乳酸脱氢酶的升高有明显的抑制作用。

2. 提高心肌损伤后心肌收缩力[2]　康尔心胶囊可提高大鼠非特异性心肌损伤后心肌收缩力，主要表现在 $+dp/dt_{max}$ 和心脏储备能力升高。

3. 降脂，改善血液流变学[3]　康尔心胶囊可使老年患者高密度脂蛋白含量显著增加，使胆固醇、三酰甘油、β-脂蛋白、全血比黏度水平显著降低，继而使冠脉血流量增加，心绞痛缓解。

【临床应用】　主要用于冠心病、心绞痛。

冠心病、心绞痛[4-6]　康尔心胶囊治疗冠心病、心绞痛，能改善患者心悸、心慌、胸痹、气短等中医症状，减少心绞痛发作次数、发作程度、持续时间，有一定的抗心律失常发作作用，降低血液黏度。

【不良反应】　尚未见报道。

【使用注意】　①本品含活血化瘀药，孕妇、经期妇女慎用。②在治疗期间，心绞痛持续发作，应及时就诊。③饮食宜清淡、低盐、低脂。食勿过饱。忌食生冷、辛辣、油腻之品，忌烟酒、浓茶。

【用法与用量】　口服，一次 4 粒。一日 3 次。

参 考 文 献

[1] 王铁宝. 康尔心胶囊抗心肌缺血的药理研究[J]. 求医问药（下半月），2011，（11）：74.

[2] 阎会君. 康尔心 1 号对大鼠心肌收缩力影响的实验研究[J]. 陕西中医学院学报，1991，14（1）：37-38.

[3] 洪方耀，吴德福，蓝庆荣. 康尔心对 30 例老年心、脑血管硬化患者血液流变学及血脂的影响[J]. 中药药理与临床，1992，8（4）：38-39.

[4] 徐绵怀，张宏. 康尔心胶囊治疗胸痹兼血瘀症临床疗效[J]. 实用医技杂志，2006，（16）：2837-2838.

[5] 张荣. 治疗冠心病的良药——康尔心胶囊[J]. 实用医学杂志，1995，（6）：433.

[6] 张荣. 康尔心胶囊临床验证总结[J]. 实用医学杂志，1996，（6）：422-423.

（江西中医药大学　唐芳瑞、潘荣斌）

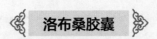

洛布桑胶囊

【药物组成】　红景天、冬虫夏草、手参。

【处方来源】　研制方。国药准字 Z19991086。

【功能与主治】　益气养阴，活血通脉。用于气阴两虚、心血瘀阻所致的胸痹心痛，胸闷，胸部刺痛或隐痛，心悸气短，倦怠懒言，头晕目眩，面色少华等症；冠心病、心绞痛见上述证候者。

【药效】　主要药效作用如下：

1. 抗心肌缺氧　对实验性心肌缺血有保护作用，并可改善心脏血流动力学，降低心肌耗氧量。

2. 抗极性缺氧[1]　洛布桑胶囊具有一定的抗极性缺氧作用，可降低入藏后缺氧的发生率和改善缺氧症状。

【临床应用】　主要用于冠心病、心绞痛。

冠心病、心绞痛[2]　洛布桑胶囊能改善冠心病、心绞痛症状，改善心电图缺血改变，副作用少，可用于轻中度冠心病、心绞痛的治疗。

【不良反应】　有极少数人出现轻微恶心、胃脘不适等消化道症状，坚持服药后症状全部消失。

【使用注意】　尚未见报道，遵医嘱用药。

【用法与用量】　口服，一次 2 粒，一日 3 次，或遵医嘱。

参 考 文 献

[1] 王毅，牛文忠，张进军，等. 藏药洛布桑胶囊等预防进藏战士缺氧症状的研究[J]. 高原医学杂志，2003，（2）：14-16.
[2] 闫亚非，吴桐，吴时达，等. 洛布桑胶囊治疗冠心病心绞痛 300 例[J]. 中国中医药科技，2001，（3）：197-198.

（江西中医药大学　唐芳瑞、潘荣斌）

复方血栓通胶囊

【药物组成】　三七、黄芪、丹参、玄参。

【处方来源】　研制方。《中国药典》（2015 年版）。

【功能与主治】　活血化瘀，益气养阴。用于血瘀兼气阴两虚证的视网膜静脉阻塞，症见视力下降或视觉异常、眼底瘀血征象、神疲乏力、咽干、口干；以及用于血瘀兼气阴两虚的稳定型劳力性心绞痛，症见胸闷、胸痛、心悸、心慌、气短、乏力、心烦、口干。

【药效】　主要药效作用如下：

1. 扩张冠脉，增加冠脉血流量，改善心、脑循环[1-4]　复方血栓通胶囊可使急性心肌缺血后冠脉循环中更多的心肌营养血管开放，增加心肌营养血流量。复方血栓通胶囊能增加外周血管灌流量，扩张血管，增加颈动脉血流量和脑血流量，起到改善脑循环、提高脑缺氧耐受力等作用。

2. 改善血管内皮功能，抗血栓形成[2-5]　纤维蛋白原（FIB）浓度升高可以使血液黏度上升，损伤内皮细胞，研究发现复方血栓通胶囊能够降低血液中 FIB 含量，从而保护血管内皮功能。复方血栓通胶囊可以降低下肢静脉血栓患者血清 serpine1、α-serpine1 蛋白含量，促进 KLF2 表达，降低血液黏度、血沉速度，改善患者的高凝状态，同时能够降低血液中 FIB、D-D 含量，改善血液的高凝状态，进而防止血栓形成。同时，复方血栓通胶囊能够显著改善弥散性血管内凝血模型大鼠体内 NO/ET-1 水平，从而对血管内皮产生保护作用。

3. 抑制炎症反应[2-5]　复方血栓通胶囊能够抑制 iNOS 活力，且能显著抑制模型大鼠体内 TNF-α、IL-1β、IL-6、IL-8、MCP-1 水平升高，抑制 IκB-α 的降解及 p65 的入核，即抑制 NF-κB 激活，从而抑制炎症反应，发挥保护心血管的作用。

4. 神经保护作用[6-7] 复方血栓通胶囊可能通过促进 GAP-43、Syn 表达并提高神经营养因子含量，从而诱导轴突再生，改善脑缺血再灌注小鼠神经功能障碍。在脑缺血再灌注大鼠试验中发现，复方血栓通胶囊能有效诱导 Bcl-2 的表达，抑制 Bax 蛋白的表达，从而抑制脑缺血后的神经元凋亡，减轻神经元损伤，促进神经功能康复。

5. 视网膜神经保护作用[8-9] 研究表明，复方血栓通胶囊对叔丁基过氧化氢（t-BHP）诱导的视网膜色素上皮（RPE）细胞线粒体内 ROS 的产生有抑制作用，能阻断细胞凋亡及坏死通路的激活，从而对人 RPE 细胞氧化损伤有保护作用。此外，可阻止视网膜 VEGF 的分泌，减少 ROS 产生，进一步减轻细胞的氧化损伤。通过以上作用，从而发挥减少视网膜的氧化损伤，保护视网膜神经作用。

【临床应用】 主要用于冠心病、心绞痛，视网膜病变。

1. 冠心病、心绞痛[10] 复方血栓通胶囊能够缓解冠心病患者胸闷、胸痛、心悸、心慌、气短乏力、心烦口干等症状，改善缺血心电图表现，具有治疗冠心病、心绞痛作用。

2. 眼科疾病[11-18] 复方血栓通胶囊可用于治疗眼部疾病，如眼挫伤、葡萄膜炎与青光眼、视网膜血管疾病、视神经疾病等。

3. 其他 还有研究发现复方血栓通胶囊治疗单纯型糖尿病有较好的疗效，治疗后患者的视力及临床症状得到改善。复方血栓通胶囊联合金水宝胶囊[20]治疗早期糖尿病肾病安全有效，能提高治疗总有效率及尿微量白蛋白排泄率。

【不良反应】 个别用药前谷丙转氨酶（GPT）异常的患者服药过程中出现 GPT 增高，是否与服用药物有关，尚无结论。

【使用注意】 ①对本品过敏者禁服。②孕妇慎服。③过敏体质者慎服。④本药品含丹参、玄参组分，不得与含藜芦或其成分的药物同用。

【用法与用量】 口服，一次 3 粒，一日 3 次。

参 考 文 献

[1] 钟毅敏，于强，胡兆科. 复方血栓通胶囊在眼科临床中的应用[J]. 广东医学，2004，25（5）：487-488.

[2] 张昌林，向勇，刘安德，等. 复方血栓通胶囊对下肢静脉血栓患者血清纤溶 serpine1、α-serpine1 蛋白及 KLF2 影响研究[J]. 中国生化药物杂志，2015，35（7）：116-118.

[3] 袁龙，郝文君，李占全. 脑利钠肽在急性冠脉综合征临床应用的研究进展[J]. 中国实用内科杂志，2007，27（12）：979-981.

[4] 邓宝珍. 复方血栓通胶囊治疗偏头痛的脑血流动力学研究[J]. 广东医学，2004，25（8）：984-984.

[5] 刘宏，生书晶，李沛波，等. 复方血栓通胶囊对弥散性血管内凝血模型大鼠炎症抑制作用及机制研究[J]. 中南药学，2019，17（10）：1617-1621.

[6] 高文慧. 复方血栓通胶囊对脑缺血再灌注损伤小鼠神经可塑性的影响[D]. 北京：北京中医药大学，2019.

[7] 陈淑增，王杰华. 复方血栓通胶囊对大鼠脑缺血再灌注损伤后细胞凋亡的影响[J]. 辽宁中医药大学学报，2014，16（3）：20-22.

[8] 李妮. 复方血栓通胶囊对糖尿病性黄斑水肿的防治作用与机制探讨[D]. 长沙：中南大学，2009.

[9] 陈俊宏. 复方血栓通胶囊对 DM 模型大鼠视网膜 PKC 和血管基底膜Ⅳ-C 的影响[D]. 成都：成都中医药大学，2014.

[10] 曾垂义，史小青，王振涛. 复方血栓通软胶囊治疗冠心病心绞痛疗效观察[J]. 中国中医药信息杂志，2008，15（12）：81-82.

[11] 贾国河，孙贯朝，耿开建. 复方血栓通胶囊在眼科的应用[J]. 中医临床研究，2011，3（2）：21.

[12] 贾国河，孙贯朝，高志茹. 106 例前房积血的临床观察[J]. 内蒙古中医药，2011，2（2）：105-106.

[13] 张奇芬，邓华，熊燕. 复方血栓通胶囊治疗糖尿病视网膜病变的疗效[J]. 实用临床医学，2016，17（11）：21-22.

[14] 吴小祺. 复方血栓通胶囊辅助治疗糖尿病视网膜病变的临床疗效[J]. 内蒙古中医药，2019，38（9）：24-25.

[15] 何艳芳，张淑贤. 复方血栓通胶囊对中、晚期青光眼术后患者视功能的影响[J]. 深圳中西医结合杂志，2019，29（3）：19-20.

[16] 王秀春. 复方血栓通胶囊联合激光光凝术治疗视网膜分支静脉阻塞疗效分析[J]. 血管与腔内血管外科杂志, 2019, 5（1）: 61-64, 77.

[17] 曾东兴. 疏血通注射液联合复方血栓通胶囊治疗青光眼视神经萎缩患者的近期随访研究[J]. 齐齐哈尔医学院学报, 2019, 40（7）: 38-39.

[18] 程莹雪. 复方血栓通胶囊治疗糖尿病视网膜病变的临床疗效观察[J]. 中国医药指南, 2013, 11（33）: 215-216.

[19] 施瑛. 为单纯型糖尿病性视网膜病变患者使用复方血栓通胶囊进行治疗的效果探究[J]. 当代医药论丛, 2019, 17（5）: 111-113.

[20] 苏健芬, 陈万青. 复方血栓通胶囊联合金水宝胶囊治疗早期糖尿病肾病的疗效观察[J]. 内蒙古中医药, 2019, 38（7）: 16-17.

（江西中医药大学　潘荣斌、唐芳瑞）

五、化痰活血类

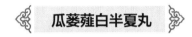

瓜蒌薤白半夏丸

【药物组成】 瓜蒌、薤白、半夏、黄酒。

【处方来源】 东汉·张仲景《金匮要略》。

【功能与主治】 痰盛瘀阻胸痹证。症见胸中满痛彻背，背痛彻胸，不能安卧者，短气，或痰多黏而白，舌质紫暗或有暗点，苔白或腻，脉迟。

【药效】 主要药效作用如下：

1. 改善血液流变学[1]　加味瓜蒌薤白丸能改善血液流变学，可显著降低大鼠全血的低切黏度、还原黏度（RNB）、红细胞聚集指数（VAI）和硬化指数（TK），作用与丹参注射液对照组相近。

2. 抗心肌缺血缺氧[2-5]　瓜蒌薤白半夏丸能够明显缩小急性心肌缺血的心肌梗死面积，减轻心肌受损程度，降低血清 MDA 含量，能够有效抗急性心肌缺血，保护心肌。瓜蒌薤白的醇提取物可明显延长常压耐心肌缺氧模型小鼠的存活时间，且呈剂量相关性；瓜蒌薤白半夏丸能提高正常小鼠和异丙肾上腺素所致的特异性心肌缺氧小鼠对常压缺氧的耐受力，延长它们在缺氧条件下的寿命。

3. 减轻动脉粥样硬化病变程度[6]　瓜蒌薤白半夏丸能明显减轻动脉粥样硬化灶病变程度，明显降低动脉壁蛋白聚糖中硫酸软骨素蛋白聚糖、硫酸皮肤素蛋白聚糖含量。提示瓜蒌薤白半夏丸可通过调整动脉壁蛋白聚糖代谢而达到减轻动脉粥样硬化病变的作用。

【临床应用】 主要用于治疗冠心病、心绞痛。

1. 冠心病和心绞痛[7-11]　瓜蒌薤白半夏丸与阿司匹林联用治疗短暂性心肌缺血，效果理想，可改善患者心功能，也能缓解临床病情，提升治疗有效率。瓜蒌薤白半夏丸配合硝酸甘油、血府逐瘀汤治疗冠心病和心绞痛，可使心绞痛发作次数及心电图 ST-T 改变的时间明显减少。

2. 抗动脉粥样硬化[11]　瓜蒌薤白半夏丸用于治疗痰浊血瘀型冠心病患者合并血脂异常，以达到抗动脉粥样硬化的效果。

【不良反应】 小鼠毒性试验发现生半夏、法半夏、姜半夏均有致畸作用，以生半夏最为严重。尚无关于本复方毒性的报道。

【使用注意】 孕妇慎用。

【用法与用量】 汤剂，水煎，一日1剂，分2～3次服。

参 考 文 献

[1] 曹红，陈思维，王敏伟，等. 不同制备工艺的瓜蒌薤白提取物药效学比较[J]. 中成药，2001，23（11）：814-816.

[2] 吴波，陈思维，曹虹. 薤白提取物对心肌缺氧缺血及缺血再灌注心肌损伤的保护作用[J]. 沈阳药科大学学报，2001，18（2）：131-133.

[3] 魏红，刘福来，王淑珍. 加减瓜蒌薤白半夏汤对实验性心肌缺血损伤 SOD 和 MDA 的影响[J]. 中医药学刊，2006，24（7）：1330-1331.

[4] 张建敏，靳秀明，王世君，等. 加减瓜蒌薤白半夏汤治疗急性心肌缺血的实验研究[J]. 中国全科医学，2004，7（8）：544-545.

[5] 孟庆国，朱庆磊，邓淑娥，等. 薤白水提物对羟自由基的清除作用[J]. 潍坊医学院学报，1998，20（1）：66-67.

[6] 陈彬，张世拼，陆茵，等. 瓜蒌薤白药对对大鼠心功能及血液流变学的影响[J]. 南京中医药大学学报，1996，12（2）：26-28.

[7] 章忱，盛学仕，吕嵘，等. 动物心肌缺血中医证型规范化标准化研究（二）[J]. 上海中医药杂志，2003，37（3）：42-45.

[8] 马中霞，赵森林. "硝酸甘油"加味"栝蒌薤白半夏汤"治疗不稳定型心绞痛患者的临床观察与疗效[J]. 中西医结合心血管病电子杂志，2019，7（5）：156-157.

[9] 于洋，于国昌，张蕾. 栝蒌薤白半夏汤联合血府逐瘀汤加减治疗冠心病的疗效观察[J]. 转化医学电子杂志，2016，3（8）：12-13.

[10] 秦仲恺. 栝蒌薤白半夏汤与阿司匹林治疗短暂性心肌缺血临床观察 50 例[J]. 中西医结合心血管病电子杂志，2019，7（19）：171.

[11] 高莹，杨积武. 栝蒌薤白半夏汤合丹参饮对痰浊血瘀型冠心病患者血脂及血小板功能的影响[J]. 辽宁中医杂志，2011，38（2）：307-308.

（江西中医药大学　吴地尧、邓雅琼）

丹 蒌 片

【药物组成】 瓜蒌皮、薤白、葛根、川芎、丹参、赤芍、泽泻、黄芪、骨碎补、郁金。

【处方来源】 研制方。《中国药典》（2015 年版）。

【功能与主治】 宽胸通阳，化痰散结，活血化瘀。用于痰瘀互结所致的胸痹心痛，症见胸闷胸痛，憋气，舌质紫暗，苔白腻；冠心病、心绞痛见上述证候者。

【药效】 主要药效作用如下：

1. 抗心肌缺血缺氧，改善心肌重构[1-4] 丹蒌片能明显对抗心肌缺血大鼠心电图 J 点下移，降低血清 CK、LDH 和 AST 活性，改善心肌缺血引起的心肌组织病理损伤，缩小心肌坏死面积。丹蒌片能通过抑制 MMP-2、MMP-9 蛋白表达，明显减轻缺血心肌病理损害程度，减少心肌梗死面积，促进梗死愈合，防治早期心室重构。有研究表明丹蒌片能抑制半胱氨酸天冬氨酸蛋白酶-3 蛋白，上调心肌原癌基因 Bcl-2 蛋白表达，也是其减少心肌细胞凋亡、减轻心肌病理损伤、缩小梗死面积的重要机制之一。

2. 抗心律失常[5] 丹蒌片通过降低心肌缺血程度，显著增加 Ca^{2+}-ATP、Na^+，K^+-ATP 酶的活性，增加心肌电稳定性，降低钙超载，对短暂心肌缺血再灌注诱导的心律失常有显著的保护作用，可显著减轻心肌缺血 ST 段抬高程度，减少致命性心室颤动发生率，减少非致命性心室颤动、室性心动过速、室性期前收缩发生频率和持续时间。

【临床应用】 主要用于冠心病、心绞痛。

冠心病、心绞痛[6] 丹蒌片已被证实对于冠心病、心绞痛痰瘀互结型疗效显著，可以改善稳定型心绞痛、不稳定型心绞痛患者的临床症状，减少心肌耗氧量，安全性好，不良反应少。

【不良反应】 ①部分患者服药后可出现大便偏稀。②少数患者服药期间可出现口干。

【使用注意】 产妇及便溏泄泻者慎用。请仔细阅读说明书并遵医嘱使用。

【用法与用量】 口服,一次 5 片,一日 3 次,饭后服用。

参 考 文 献

[1] 谭亚芳,梁玮婷,潘文君,等. 丹蒌片调控心肌细胞钙超载的变化及其信号分子机制[J]. 中国中医急症,2019,28(6): 945-949.

[2] 红梅. 丹蒌片对大鼠心肌梗死面积和心室重构的影响[J]. 中国实验方剂学杂志,2011,17(10):208-211.

[3] 红梅,朝鲁门,斯庆格. 丹蒌片对心肌梗死大鼠心肌 Bcl-2,Caspase-3 表达的影响[J]. 中国实验方剂学杂志,2012,18(6): 216-219.

[4] 付军,红梅,冷吉燕,等. 丹蒌片对异丙肾上腺素致大鼠急性心肌缺血的保护作用[J]. 中国老年学杂志,2011,31(8): 1204-1207.

[5] 马学芳. 丹蒌片治疗冠心病稳定型心绞痛痰瘀互结证心电图及中医证候分析[J]. 光明中医,2017,32(6):3558-3560.

[6] 任得志,张军茹,申仙利. 丹蒌片治疗痰瘀互结型冠心病不稳定型心绞痛的临床观察[J]. 中西医结合心脑血管病杂志,2014, 12(7):1022-1023.

(江西中医药大学 吴地尧、邓雅琼)

舒心降脂片

【药物组成】 紫丹参、葛根、桃仁、红花、降香、赤芍、鸡血藤、虎杖、薤白、山楂、荞麦花粉等。

【处方来源】 研制方。国药准字 Z19993010。

【功能与主治】 活血化瘀,通阳降浊,行气止痛。用于气血痰浊痹阻,胸痹心痛,心悸失眠,脘痞乏力,冠心病、高脂血症见上述表现者。

【药效】 主要药效作用如下:

1. 降低血脂、降低血压[1-2] 舒心降脂片能显著降低高脂血症患者血清中 TC、TG 和 LDL 的含量,同时提高 HDL 值;对肾性高血压患者均有显著降压作用。

2. 抗心肌缺血,预防急性脑血栓[1-2] 舒心降脂片能显著改善心肌缺血心电图 T 波异常,升高心肌缺血血清 SOD 活力,降低血清 MDA 含量,并减少缺血后心肌梗死范围。舒心降脂片还能预防急性脑血栓的形成。

【临床应用】 主要用于冠心病、心绞痛。

1. 冠心病、心绞痛[3] 舒心降脂片治疗冠心病、心绞痛疗效显著,可明显改善心肌缺血,对临床心绞痛分级、心电图变化、中医证候变化疗效明显优于对照组。

2. 高脂血症[4] 舒心降脂片联合氨氯地平阿托伐他汀片治疗高血压伴血脂水平异常有较好疗效,不但可降低血脂水平还可以降低血压、脉压,改善高血脂与高血压患者血管壁顺应性。

【不良反应】 尚未见报道。

【使用注意】 ①当本品性状发生改变时禁用。②请将此药品放在儿童不能接触的地方。请仔细阅读说明书并遵医嘱使用。

【用法与用量】 口服,一次 3~4 片,一日 3 次。

参 考 文 献

[1] 徐静华，刘影刚，李林蔚，等. 舒心降脂胶囊降血脂及抗急性心肌缺血的药效学研究[J]. 中国冶金工业医学杂志，2009，6（26）：209-210.

[2] 邓鸿鹏，张洁，韩志英. 舒心降脂片治疗冠心病心绞痛合并血脂异常的临床观察[J]. 河北中医. 2014，10（5）：736-738.

[3] 邓鸿鹏，张洁，韩志英，等. 舒心降脂片治疗冠心病心绞痛疗效观察[J]. 现代中西医结合杂志，2014，23（26）：2941-2942.

[4] 区婉桦. 氨氯地平阿托伐他汀片联合舒心降脂片治疗高血压伴血脂异常的临床效果[J]. 实用心脑肺血管病杂志，2014，（7）：50-51.

（江西中医药大学　吴地尧、邓雅琼）

六、芳香温通类

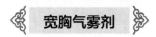
宽胸气雾剂

【药物组成】　细辛油、檀香油、高良姜油、荜茇油、冰片。

【处方来源】　研制方。《中国药典》（2015 年版）。

【功能与主治】　辛温通阳，理气止痛。用于阴寒阻滞、气机郁痹所致的胸痹，症见胸闷、心痛、形寒肢冷；以及冠心病、心绞痛见上述证候者。

【药效】　主要药效作用如下：

1. 抗心肌缺血[1]　宽胸气雾剂可减轻心肌缺血对心肌细胞造成的损伤，降低血清肌酸激酶（CK）、肌酸激酶同工酶（CK-MB）和乳酸脱氢酶（LDH）活性，使病理状态减轻。但对于血压和心率无明显影响。

2. 扩张血管，增加冠脉供血，保护心肌组织[2-4]　宽胸气雾剂通过调节 NO-cGMP 通路，增加 cGMP 水平，促进心肌细胞膜离子通道开放，舒张平滑肌，扩张血管，增加冠脉血流供应，缓解心绞痛发作，对冠脉痉挛及心肌缺血均有保护作用，在改善血管内皮功能方面与硝酸甘油作用相似。

【临床应用】　主要用于冠心病、心绞痛。

冠心病、心绞痛[2,4-6]　宽胸气雾剂可改善患者的心绞痛症状和心电图改变，对心血瘀阻、寒凝血瘀及气滞血瘀型心绞痛患者均适用。对于不明诱因的心绞痛、明确心绞痛、夜间心绞痛、体位性心绞痛均有效。临床上，宽胸气雾剂可快速有效缓解心绞痛发作，有效性与硝酸甘油相当，疗效确切，副作用少，安全性比硝酸甘油高。

【不良反应】　尚未见报道。

【使用注意】　①本品含细辛油，有一定毒副作用，切勿使用过量。②孕妇及儿童慎用。③在治疗期间，心绞痛持续发作，应及时就诊。④切勿受热，避免撞击。

【用法与用量】　将瓶倒置，喷口对准舌下喷，一日 2～3 次。

参 考 文 献

[1] 吴碧寒，王国伟，鲁潇. 基于网络药理学探究宽胸气雾剂治疗心绞痛的作用机制[J]. 中国中西医结合杂志，2019，（11）：1-8.

[2] 李琳，李春岩，顾焕，等. 宽胸气雾剂治疗冠心病心绞痛的临床观察[J]. 中医药信息，2014，（3）：131-133.

[3] 王宝君，董国菊，刘剑刚，等. 宽胸气雾剂缓解冠心病心绞痛发作及对血管内皮功能的影响[J]. 中国中医急症，2015，24

（12）：2175-2178.

[4] 方金燕，王弋. 宽胸气雾剂对急诊冠心病心绞痛患者心电图改善的临床观察[J]. 中西医结合心脑血管病杂志，2015，（2）：223-224.

[5] 宋丁发，曹金良，柯秋菊. 宽胸气雾剂缓解冠心病心绞痛临床观察及对心电图改善的影响. 中华中医药学刊，2019，37（10）：2519-2522.

[6] 刘年安. 宽胸气雾剂缓解冠心病心绞痛临床价值研究[J]. 心血管病防治知识，2015，（9）：55-57.

（江西中医药大学　黄丽萍、燕　波）

麝香保心丸

【药物组成】　人工麝香、人参提取物、人工牛黄、肉桂、苏合香、蟾酥、冰片。

【处方来源】　研制方。《中国药典》（2015年版）。

【功能与主治】　芳香温通，益气强心。用于气滞血瘀所致的胸痹，症见心前区疼痛、固定不移；心肌缺血所致的心绞痛、心肌梗死见上述证候者。

【药效】　主要药效作用如下：

1. 抗心肌缺血缺氧，缩小心肌梗死面积[1-2,6]　麝香保心丸可减少垂体后叶激素所致急性心肌缺血家兔、结扎左冠脉所致急性心肌缺血大鼠的心肌梗死面积，降低其缺血后心律失常的发生率。麝香保心丸能调整急性心肌缺血时自主神经功能，尤其是调整交感神经和兴奋迷走神经，有益于心功能恢复，改善心肌缺血状态。麝香保心及入血成分人参皂苷Rb1、人参皂苷Rb2、蟾毒灵具有较好的保护原代心肌细胞缺氧-复氧损伤的作用。

2. 舒张血管[3]　麝香保心丸通过调节一氧化氮/内皮素水平和血栓素/前列环素的动态平衡，改善血管内皮细胞功能，从而扩张血管，增加心肌血流供应。

3. 促进血管新生作用，抑制血管钙化[4-5,7]　麝香保心丸及主要药效成分人参皂苷Rg3、Rh2在体外均具有促进血管新生的活性。麝香保心丸在鸡胚绒毛尿囊膜模型及培养的微血管内皮细胞系统中均具有促血管生成作用；麝香保心丸可明显促进人脐静脉内皮细胞（HUVEC）增殖、迁移及管腔结构形成，具有诱导主动脉环内皮细胞出芽的活性。麝香保心丸可抑制血管钙化，下调碱性磷酸酶（ALP）活性及人单核细胞趋化蛋白-1（MCP-1）表达，提示其抑制血管钙化的机制可能与下调ALP活性及MCP-1表达等有关。

4. 抗炎[8]　麝香保心丸可降低C反应蛋白（CRP）、血清同型半胱氨酸（Hcy）水平，抑制血管炎症反应。

【临床应用】　主要用于冠心病、心绞痛。

1. 冠心病、心绞痛[9-10]　麝香保心丸可从多环节延缓冠心病的发展进程，用于冠心病的长期治疗和预防。麝香保心丸对稳定型心绞痛有治疗作用，冠心病患者长期口服麝香保心丸疗效确切及安全，可在远期明显减少心脑血管病死亡事件、心力衰竭事件、卒中事件和需经皮冠脉介入治疗与冠脉旁路移植术治疗事件。不稳定型心绞痛是急性冠脉综合征中的一种常见发病类型，其发生机制与冠状动脉粥样硬化斑块不稳定、破裂、出血及血栓形成密切相关。麝香保心丸具有改善血脂代谢、稳定斑块、促进新生血管等多项作用，可显著降低不稳定型心绞痛再发生率，治疗后总有效率上升。

2. 急性心肌梗死[11-12]　麝香保心丸具有促进血管新生，缩小梗死面积，保护缺血心肌等作用，对急性心肌梗死有较好的作用。麝香保心丸联合阿托伐他汀可提高治疗急性心肌梗死的疗效，使总有效率更高，用药 2 周后患者左室射血分数、一氧化氮水平升高，而超敏 C 反应蛋白、脑钠肽、左室舒张末期内径降低。麝香保心丸可以减少临床不良事件发生率，改善临床预后，提高急性心肌梗死患者的生活质量。

麝香保心丸[13]临床还可用于原发性高血压、辅助治疗糖尿病，以及颈动脉斑块。

【不良反应】　偶有唇舌麻，胃部不适，头痛。

【使用注意】　孕妇禁用。

【用法与用量】　口服，一次 1～2 丸，一日 3 次；或症状发作时服用。

参 考 文 献

[1] 顾明晖，孙鲁申. 麝香保心丸对家兔急性心肌缺血时心率变异的影响[J]. 心脏杂志，1998，10（4）：266.

[2] 王大英，李勇，范维琥. 麝香保心丸对心肌梗死大鼠梗死面积和血管新生的作用[J]. 中成药，2004，26（11）：912-915.

[3] 罗心平，李勇，范维琥，等. 麝香保心丸对兔动脉壁一氧化氮代谢影响的研究[J]. 中国中西医结合杂志，1998，6（S1）：36-38.

[4] 汪姗姗，李勇，范维琥，等. 麝香保心丸对鸡胚绒毛尿囊膜及培养的血管内皮细胞的促血管生成作用[J]. 中国中西医结合杂志，2003，23（2）：128-131.

[5] 吕超，黄慧梅，畅婉琳，等. 麝香保心丸促进血管新生作用的活性成分筛选[J]. 药学实践杂志，2014，32（5）：344-347.

[6] 韩琳，吕超，李敏，等. 麝香保心丸抗心肌细胞缺氧-复氧损伤活性成分筛选[J]. 药学实践杂志，2014，32（3）：209-211.

[7] 张旭升，朱平先，黄战军，等. 麝香保心丸对实验大鼠血管钙化的作用[J]. 中西医结合心脑血管病杂志，2015，（1）：52-54.

[8] 李伟英，沈建平. 麝香保心丸在冠心病治疗中的作用机理研究[J]. 中国中医急症，2011，20（1）：114-115.

[9] 沈琴. 麝香保心丸治疗冠心病心绞痛患者的效果研究[J]. 中西医结合心血管病电子杂志，2018，35（6）：165-166.

[10] 朱金彪，丁继军，周维光，等. 麝香保心丸辅助治疗不稳定型心绞痛效果分析[J]. 中西医结合心血管病杂志，2017，5（7）：65-68.

[11] 熊巍，叶华，佘姝娅，等. 麝香保心丸联合阿托伐他汀治疗急性心肌梗死的疗效观察[J]. 世界中医药，2018，13（5）：1198-1201.

[12] 徐晓红，沈利水，汤益民，等. 麝香保心丸对急性心肌梗死患者 PCI 术后短期心功能及生活质量的影响[J]. 心电与循环，2018，37（3）：163-166.

[13] 任兰芳，赵显杰. 麝香保心丸的临床应用进展[J]. 中西医结合心脑血管病杂志，2019，17（15）：2291-2292.

（江西中医药大学　黄丽萍、燕　波）

❀ 麝香通心滴丸 ❀

【药物组成】　人工麝香、人参茎叶总皂苷、蟾酥、丹参、人工牛黄、熊胆粉、冰片。

【处方来源】　研制方。国药准字 Z20080018。

【功能与主治】　芳香益气通脉，活血化瘀止痛。用于冠心病稳定型劳力性心绞痛，中医辨证气虚血瘀证，症见胸痛胸闷，心悸气短，神倦乏力。

【药效】　主要药效作用如下：

1. 改善冠脉微循环，抗心肌缺血[1-3]　麝香通心滴丸可明显改善心肌梗死小鼠的心功能，减少坏死性心肌细胞；明显增加心肌组织 p-Akt、p-GSK3β（磷酸化蛋白激酶 B/磷酸化糖原合酶激酶 3/糖原合酶激酶）的表达，有效发挥对小鼠心肌梗死后的心肌保护作用。麝香通心滴丸对大鼠冠状动脉微血管功能障碍具有明显的改善作用，能明显减少月桂酸盐法诱导的冠脉微血管功能障碍大鼠的血清心肌酶心肌肌钙蛋白 T、乳酸脱氢酶、肌酸激酶同工酶水平及血清内皮素-1 水平；升高血清一氧化氮水平；降低大鼠血清炎症因子水平和氧化应激指标；减少大鼠心肌炎症浸润、心肌缺血坏死及冠脉微血管栓塞；可以缓解冠脉微血管功能障碍，发挥抗心肌缺血的作用。麝香通心滴丸可明显增快心肌梗死微循环障碍小鼠微循环血流速度，减少白细胞黏附数量，增强提睾肌 eNOS 和 nNOS 表达，改善心肌梗死小鼠微循环障碍。

2. 抗动脉粥样硬化[4,5] 麝香通心滴丸可降低高脂饮食与注射垂体后叶激素方法诱导的动脉粥样硬化大鼠模型的超敏 C 反应蛋白（hs-CRP）、血清脂蛋白相关磷脂酶 A2（Lp-PL-A2）的含量，明显改善动脉粥样硬化大鼠颈总动脉病理形态学变化，具有显著的抗动脉粥样硬化的作用。麝香通心滴丸具有稳定动脉粥样硬化家兔易损斑块的作用，可以降低高脂饮食伴主动脉球囊拉伤术致动脉粥样硬化易损斑块家兔的主动脉斑块破裂率；增加斑块中的胶原、平滑肌成分；降低巨噬细胞成分；降低其斑块易损性。

3. 抗糖尿病心肌病[6] 麝香通心滴丸能明显改善糖尿病心肌病小鼠模型的左室舒张期内径（LVDd）、左室收缩期内径（LVDs）、左室缩短分数（FS）、左室射血分数（LVEF）等心功能指标，减轻心肌细胞肥厚及心肌细胞排列紊乱，降低心肌锚蛋白 ANKRD1 蛋白的表达，可有效减轻糖尿病小鼠的心肌病变。

【临床应用】 主要用于冠心病心绞痛。

1. 冠心病心绞痛[7] 麝香通心滴丸辅助治疗冠心病心绞痛效果显著，可进一步减少心绞痛患者心绞痛发作次数，心绞痛持续时间，改善心电图缺血改变、凝血状况，能有效降低患者血脂水平，进一步提高疗效，值得临床推广应用。

2. 慢性心力衰竭[8-9] 麝香通心滴丸用于慢性心力衰竭患者临床疗效较好，治疗后心绞痛发作频率、hs-CRP、FIB 均比治疗前降低；西雅图心绞痛量表评分、6MWT、心功能分级、左室射血分数（LVEF）及生活质量评分均比治疗前改善，能有效改善慢性心力衰竭患者的心肌缺血及心功能状态，提升生活质量，适于在临床治疗中推广应用。

3. 冠状动脉介入手术（PCI）后慢血流[10] 麝香通心滴丸对 PCI 术后慢血流患者的有效性及安全性较好，冠状动脉慢血流患者经麝香通心滴丸治疗后患者血管血栓溶解频数、心脏射血分数、心肌梗死溶栓（TIMI）血流均显著高于治疗前；经麝香通心滴丸治疗后临床症状显效率明显改善；治疗期间麝香通心滴丸组患者均未有不良反应出现。

4. 高血压心肌纤维化[11] 麝香通心滴丸可辅助治疗高血压患者心肌纤维化，治疗后患者血清Ⅰ型前胶原、Ⅲ型前胶原、透明质酸和层粘连蛋白浓度水平明显降低；24 小时舒张压、白天舒张压水平明显下降，可以改善高血压患者心肌纤维化程度。

【不良反应】 极个别患者用药后出现身热、颜面潮红，停止服药后很快缓解；极个别患者可出现舌麻辣感。较高剂量服用可导致 GPT 升高。

【使用注意】 ①孕妇禁用。②肝肾功能不全者慎用。③运动员慎用。④本品含有毒性药材蟾酥，请按说明书规定剂量服用。

【用法与用量】 口服，一次 2 丸，一日 3 次。

参 考 文 献

[1] 王华伟，金丹丹，潘海华. 麝香通心滴丸通过 p-Akt/p-GSK3β/GSK3β 通路对心肌梗死小鼠的心肌保护作用研究[J]. 中国中医药科技，2020，27（3）：352-355.

[2] 刘华花. 麝香通心滴丸对大鼠冠状动脉微血管功能障碍改善作用的研究[D]. 杭州：浙江大学，2019.

[3] 张艳达，施珊岚，厉娜，等.麝香通心滴丸改善心肌梗死小鼠微循环障碍的作用机制[J].中西医结合心脑血管病杂志，2017，23：2969-2972.

[4] 陈晶晶，贺粤，赵东升，等.麝香通心滴丸对动脉粥样硬化模型大鼠颈总动脉形态及 hs-CRP 的影响[J].中国中医急症，2019，28（4）：599-602.

[5] 牛子长，毛浩萍.麝香通心滴丸稳定家兔动脉粥样硬化斑块研究[J].辽宁中医杂志，2016，11：2403-2406.

[6] 王华伟，金丹丹，陈浩，等.麝香通心滴丸对糖尿病心肌病小鼠心肌 Ankrd1 蛋白表达影响的实验研究[J].中国中医药科技，2020，27（1）：22-25.

[7] 杜惠清，刘志超，黄宇虹，等.麝香通心滴丸联合常规西药改善冠心病心绞痛的系统评价[J].天津中医药大学学报，2020，39（2）：193-196.

[8] 吴晓平.益气温阳汤加减联合麝香通心滴丸对慢性心力衰竭患者心功能及生活质量的影响[J].现代医用影像学，2018，27（7）：2471-2472.

[9] 丘春燕，林超，乔建峰，等.麝香通心滴丸对陈旧性心肌梗死合并慢性心衰的疗效观察[J].中国老年保健医学，2019，17（5）：51-53.

[10] 韩松洁，张晓雨，张立晶，等.麝香通心滴丸对 PCI 术后患者慢血流的临床证据评价[J].世界科学技术-中医药现代化，2018，10：1772-1777.

[11] 俞军海，曹盛盛，陈檀琦，等.麝香通心滴丸对高血压心肌纤维化的影响[J].中华中医药学刊，2016，34（7）：1694-1696.

（中国中医科学院西苑医院　刘建勋、任钧国）

麝香心脑乐片（胶囊）

【药物组成】　丹参、三七、红花、淫羊藿、葛根、郁金、冰片、麝香、人参茎叶总皂苷。

【处方来源】　研制方。国药准字 Z20080474。

【功能与主治】　活血化瘀，开窍止痛。用于冠心病、心绞痛、心肌梗死、脑血栓等。

【药效】　主要药效作用如下：

1. 抗心肌缺血[1]　麝香心脑乐片可明显减轻结扎犬冠脉前降支制备急性心肌梗死模型的缺血程度（∑-ST），减少缺血范围（N-ST），缩小心肌梗死面积（MIS），并能显著降低血清乳酸脱氢酶（LDH）和肌酸激酶（CP）的含量，对犬急性心肌缺血具有明显的改善和保护作用。

2. 改善血液流变学[2]　麝香心脑乐片能增加心肌营养性血流量，降低全血及血浆黏度，改善血小板最大聚集率。

【临床应用】　主要用于冠心病、心绞痛。

1. 冠心病、心绞痛[2-4]　麝香心脑乐片治疗冠心病、心绞痛（心血瘀阻证）疗效肯定，明显改善患者心电图缺血改变，缓解胸痛、胸闷、心悸、痛引肩背症状，无明显不良反应。麝香心脑乐胶囊可用于辅助治疗冠心病、心绞痛，治疗后患者心绞痛发作次数和持续时间均显著减少；白介素-18（IL-18）、可溶性细胞间黏附分子-1（sICAM-1）、髓过氧化物酶（MPO）、肿瘤坏死因子 α（TNF-α）、妊娠相关血浆蛋白-A（PAPP-A）、全血黏度（WBV）、血浆黏度（PV）、纤维蛋白原（FIB）和血小板黏附率（PAR）水平均显著降低。

2. 脑血栓[5]　麝香心脑乐片可治疗脑血栓，能改善患者的病情进展，改善血液流变学，缓解临床症状。

【不良反应】　尚未见报道。

【使用注意】　孕妇慎用。

【用法与用量】　片：口服，一次 3～4 片，一日 3 次，或遵医嘱。胶囊：口服，一次 3～4 粒，一日 3 次，或遵医嘱。

参 考 文 献

[1] 王琳，李伟，付萍，等. 麝香心脑乐片对犬急性心肌缺血影响的实验研究[J]. 中国老年学杂志，2009，29（6）：688-690.

[2] 刘忠铭，戴绍东，林国珍，等. 麝香心脑乐治疗 345 例冠心病的临床观察及实验研究[J]. 中西医结合杂志，1988，（6）：338-340，324.

[3] 宋春华，刘爱东，邓悦. 麝香心脑乐片治疗冠心病心绞痛 423 例[J]. 辽宁中医杂志，2008，（4）：567-568.

[4] 周淑妮，侯莉. 麝香心脑乐胶囊联合美托洛尔治疗冠心病心绞痛的临床研究[J]. 现代药物与临床，2019，34（3）：644-647.

[5] 赵力. 麝香心脑乐治疗脑血栓 82 例临床与血液流变学的研究[J]. 中风与神经疾病杂志，1989，（2）：107-108.

（中国中医科学院西苑医院　刘建勋、任钧国）

活 心 丸

【药物组成】　人参、灵芝、麝香、牛黄、熊胆、珍珠、附子、红花、蟾酥、冰片。

【处方来源】　研制方。国药准字 Z44021835。

【功能与主治】　益气活血，温经通脉。主治胸痹、心痛，适用于冠心病、心绞痛。

【药效】　主要药效作用如下：

1. 抗心肌缺血[1-2]　活心丸抗心肌缺血作用与阳性对照药普萘洛尔相似或稍强。不同剂量活心丸可使心肌缺血的程度和范围明显减轻及缩小，血清肌酸激酶和肌酸激酶同工酶活性显著降低，染色显示心肌梗死范围明显缩小，与心外膜电图所测定的结果及酶学检测结果均基本一致。提示活心丸对心肌缺血具有良好的保护作用，并具有量效关系。

2. 改善心功能，减少心肌耗氧[3]　活心丸能显著增强心脏心肌舒张和收缩功能，增加心脏做功，并随剂量的加大而作用加强，使心室腔残留血量减少，心室壁张力降低，从而降低维持心室壁张力所需的耗氧量。活心丸能够通过减慢心率，提高组织耐受缺氧的能力，延长舒张间期，增加灌流时间，减少心脏做功的负荷，降低心肌耗氧量，增加供氧量，从而有益于缺血心肌损伤的改善。

【临床应用】　主要用于冠心病、心绞痛。

1. 冠心病、心绞痛[4-7]　活心丸（浓缩丸）治疗气虚血瘀型冠心病稳定型心绞痛疗效显著，用药后心绞痛症状积分和中医证候均降低，西雅图心绞痛量表评分改善，心电图明显改善，硝酸甘油减停率增加。活心丸尤其适用于既往有心肌梗死病史的冠心病稳定型心绞痛患者，无明显不良反应。

2. 肺心病　活心丸可辅助治疗肺心病、老年肺心病，有助于控制急性发作期病情进展，减少急性发作的频率并减轻发病严重程度，改善临床症状。

【不良反应】　尚未见报道。

【使用注意】　本品可引起子宫平滑肌收缩，妇女经期及孕妇慎用。请仔细阅读说明书并遵医嘱使用。

【用法与用量】　口服，一次 1～2 丸。一日 1～3 次，或遵医嘱。

参 考 文 献

[1] 段文慧，徐浩，王翠萍，等. 活心丸（浓缩丸）治疗冠心病稳定性心绞痛气虚血瘀证——一项多中心、随机、双盲、安慰

剂对照临床研究[J]. 中国循证心血管医学杂志, 2016, 8 (9): 1110-1115.

[2] 胡秀珍, 朱莉芬, 李爱华, 等. 活心丸的药理实验研究[J]. 中国处方药, 2004, 29 (8): 65-66.

[3] 梁晓鹏, 郭彩霞, 马杰, 等. 活心丸 (浓缩丸) 治疗冠心病稳定性心绞痛的多中心、随机、双盲、安慰剂对照临床研究[J]. 中国中西医结合杂志, 2018, 38 (3): 289-294.

[4] 李云宝, 李桐秀, 王燕燕, 等. 活心丸治疗 60 例冠心病疗效观察[J]. 湖北中医杂志, 1988, 10 (3): 29-30.

[5] 翁明翰, 陈珠. 活心丹治疗缺血型心脏病疗效观察[J]. 广东医学, 1982, 3 (10): 29.

[6] 翁明翰. 活心丹抗心肌缺血临床药效观察[J]. 新医学, 1983, 14 (2): 673.

[7] 刘震, 月小光, 王小岗, 等. 活心丸治疗冠心病心绞痛临床观察[J]. 中国中医药信息杂志, 2007, 14 (6): 11-12.

（江西中医药大学　邓雅琼、官　扬）

冠心苏合滴丸（丸、胶囊、软胶囊）

【药物组成】　苏合香、冰片、乳香（制）、檀香、土木香。

【处方来源】　研制方。《中国药典》（2015 年版）。

【功能与主治】　芳香开窍，理气止痛。用于寒凝气滞、心脉不通所致的胸痹，症见胸闷、心前区疼痛；以及冠心病、心绞痛见上述证候者。

【药效】　主要药效作用如下：

1. 抗心肌缺血损伤[1-6]　冠心苏合丸可减少冠脉结扎、垂体后叶激素等因素所致的心肌缺血，可缩小缺血后心肌梗死面积，改善缺血后心电图，降低血清 GOT 活性，减轻膜损伤，保护膜结构，抑制心肌酶外漏。冠心苏合丸可提高耐缺氧能力。冠心苏合丸可显著提高缺血再灌注损伤心肌细胞的搏动频率，降低细胞培养液中的 LDH、CK 及 MDA 含量，提高 SOD 的含量。冠心苏合丸可能通过抑制 Caspase-3 活性及细胞凋亡发挥对心肌缺血再灌注损伤的保护作用。冠心苏合丸还能改善心脏功能，并能减轻心肌梗死后非梗死区反应性胶原的过多沉积，预防心肌梗死后心肌纤维化。

2. 扩张血管，增加冠脉血流量[1-4]　冠心苏合丸通过升高血清 NO 含量，促进 NO 的产生与释放，保护和改善内皮功能，降低动脉血压，扩张冠脉血管及外周血管，降低冠脉阻力和总外周阻力，改善左心室的做功作用，增加冠脉血流量，保护心肌细胞。

【临床应用】　主要用于冠心病、心绞痛[7-9]。

冠心病、心绞痛　冠心苏合丸有效防治心绞痛发生，并可缓解心绞痛症状，长期服用可改善微循环，增加冠状窦血流量，提高耐缺氧能力，减慢心率，且对患者血常规、尿常规及肝功能、肾功能、血脂等无明显副作用。冠心苏合丸在降低心绞痛发作率方面，与速效救心丸疗效比较，其对心电图的改善及出现头痛等不良反应方面均显著优于速效救心丸。冠心苏合丸治疗老年稳定型劳力性心绞痛阴寒凝滞证疗效显著，并可降低患者血清 Hcy 和 hs-CRP 水平。冠心苏合丸联合双联抗血小板药物防治冠心病患者 PCI 术后再狭窄有较好的疗效，可改善术后心绞痛不适症状，降低术后再狭窄发生率。

【不良反应】　对胃黏膜和食管黏膜有较强的刺激性，会加剧血管瘀滞、口干舌燥、五心烦热等症状。

【使用注意】　①冠心苏合丸是在冠心病急性发作期服用，急性期过后需服其他药物，连续口服不宜超过 1 个月。②阴虚火旺患者忌服。③胃病患者忌服。④孕妇禁用。

【用法与用量】　滴丸：含服或口服，一次 10～15 丸，一日 3 次，或遵医嘱。丸：嚼碎服。一次 1 丸,一日 1~3 次;或遵医嘱。胶囊:含服或吞服。一次 2 粒,一日 1~3 次。临睡前或发病时服用。软胶囊:口服,一次 2 粒,一天 3 次,或遵医嘱。

参 考 文 献

[1] 李春香,丁里玉,李清,等. 新冠心苏合滴丸抗大鼠急性心肌缺血的实验研究[J]. 中药新药与临床药理,2008,19(2):109-111.

[2] 张永涛,马堃,张金艳,等. 冠心苏合丸系列组方对犬心脏血流动力学及心肌耗氧量的影响[J]. 中国中药杂志,2007,32(9):827-830.

[3] 张予阳,崔连静. 冠心苏合丸与冠心苏合软胶囊药理作用的比较[J]. 中药药理与临床,2000,16(5):6-7.

[4] 郝迪,李旭,康利,等. 冠心苏合胶囊对急性心肌梗死大鼠肌钙蛋白 T 及心肌酶的影响[J]. 中国实验方剂学杂志,2012,18(23):195-199.

[5] 蔡智慧,郑亚萍. 冠心苏合丸对乳鼠心肌细胞缺血再灌注损伤的作用[J]. 广州中医药大学学报,2013,30(5):722-724.

[6] 郑亚萍,董立珉. 冠心苏合丸对大鼠心肌梗死后心肌纤维化的预防作用[J]. 中国中医药现代远程教育,2014,12(14):161-162.

[7] 徐美桃,常燕飞,王悦喜. 冠心苏合丸联合双联抗血小板药物防治 PCI 术后再狭窄的临床观察[J]. 中医药导报,2016,22(2):71-73.

[8] 郑金荣. 冠心苏合香胶囊治疗冠心病心绞痛 40 例临床观察[J]. 现代中西医结合杂志,2003,12(17):1859.

[9] 刘宏军. 冠心苏合丸治疗老年稳定劳力性心绞痛患者阴寒凝滞证的疗效观察[J]. 广西医科大学学报,2016,33(4):710-711.

(江西中医药大学　黄丽萍、燕　波)

神香苏合丸（庆余救心丸）

【药物组成】　人工麝香、水牛角浓缩粉、安息香、香附、沉香、苏合香、冰片、乳香(制)、白术、木香、丁香。

【处方来源】　研制方。《中国药典》(2015 年版)。

【功能与主治】　温通宣痹,行气化浊。用于寒凝心脉、气机不畅所致的胸痹,症见心痛、胸闷、胀满、遇寒加重;冠心病、心绞痛见上述证候者。

【药效】　主要药效作用如下:

1. 抗心肌缺血、缺氧[1-4]　神香苏合丸能对抗垂体后叶激素所致大鼠心肌缺血 ST-T 段高抬,并有效减少心律失常的发生,同时对大鼠的血流动力学指标均未产生明显影响。冠状动脉前降支结扎所致心肌缺血犬口服大剂量神香苏合丸后,ST-T 段的抬高程度明显降低,心肌梗死范围明显缩小,其死亡率有明显下降趋势。神香苏合丸对氯化钴造成斑马鱼缺氧模型有良好的作用,可提高其缺氧耐受力。口服神香苏合丸能够显著增加冠脉血流量,这可能是神香苏合丸具有预防心肌缺血损伤作用的机制之一。

2. 改善微循环,保护心肌作用[3]　神香苏合丸对花生四烯酸诱导的血栓模型具有很好的预防效果,其抗血栓形成可能与其抗血小板聚集、抗凝,改善高黏滞状态,增加心排血量和血流速度,改善微循环等作用有关。

【临床应用】　主要用于冠心病、心绞痛。

1. 冠心病、心绞痛[5-7]　神香苏合丸(庆余救心丸)用于治疗寒凝心脉、气机不畅所致的冠心病心绞痛,症见胸前闷痛或绞痛,舌紫暗。本品可缓解心绞痛,改善心电图缺血改变。庆余救心丸临床可减少冠心病、心绞痛的发生率,提高硝酸甘油减停率和停用率,其中对胸闷一症的改善作用最大。庆余救心丸可扩张冠心病、心绞痛患者冠脉血管,改善患者的左室功能，降低其心肌耗氧量。神香苏合丸与曲美他嗪两者联用，可在单用曲美他嗪的基础上进一步降低 C 反应蛋白（CRP）、肌酸激酶同工酶（CK-MB）及肌钙蛋白 cTnI，在降低心肌梗死后 CRP 水平、缩小心肌梗死面积的基础上，较多地保留心肌细胞、降低心绞痛发生率、提高运动耐量及改善心功能长期预后。

2. 室性期前收缩[8]　神香苏合丸还可用于治疗以胸闷、心悸、气短及心前区痛为主要表现的室性期前收缩。神香苏合丸治疗室性期前收缩具有明显的临床效果，可以明显恢复或改善心电图缺血性 ST-T 段改变、室性心动过速、二联律、三联律、室性并行心律及室性期前收缩，进而增加心排血量，减少晕厥、低血压、心绞痛及心脏性猝死的发生率。

3. 充血性心力衰竭[9]　神香苏合丸亦可用于治疗充血性心力衰竭，可改善纽约心脏病协会（NYHA）Ⅱ、Ⅲ、Ⅳ级患者心功能，患者左室射血分数（LVEF）、心排血量（CO）、心脏指数（CI）等临床指标改善明显，并进一步改善患者心功能 NYHA 评级。

【不良反应】　尚未见报道。

【使用注意】　①运动员慎用。②孕妇禁用。③如与其他药物同时使用可能会发生药物相互作用，详情请咨询医师或药师。

【用法与用量】　口服，一次 0.7g，一日 1～2 次。

参 考 文 献

[1] 陈铎葆，刘建国，陈红，等. 神香苏合丸对大鼠心肌缺血的影响[J]. 中药新药与临床药理，2000，11（2）：86-88，126.

[2] 胡永狮，陈红，管云枫，等. 神香苏合丸对狗冠状动脉两步结扎法急性心肌梗死的影响[J]. 中国现代应用药学杂志，2000，17（2）：99-101.

[3] 朱晓宁，刘洪翠，俞航萍，等. 神香苏合丸防治心血管疾病的实验研究[J]. 浙江理工大学学报（自然科学版），2016，35（4）：630-635.

[4] 胡永狮，陈红，管云枫，等. 神香苏合丸对狗在位心脏冠脉流量及心肌耗氧的影响[J]. 中国现代应用药学杂志，2000，17（3）：183-185.

[5] 冯天元，沈军. 庆余救心丸对冠心病左室功能及心肌耗氧量的影响[J]. 浙江中西医结合杂志，2001，11（6）：341-342.

[6] 周智林，林萍. 庆余救心丸治疗冠心病心绞痛 50 例[J]. 中国中西医结合杂志，1999，19（6）：367.

[7] 倪秋明，林苗，季晓君，等. 曲美他嗪联合神香苏合丸治疗急性心肌梗死的疗效观察[J]. 现代实用医学，2019，（8）：1061-1063.

[8] 费玉明，徐文姬. 神香苏合丸合银杏叶丸治疗老年冠心病室性早搏[J]. 浙江中西医结合杂志，2006，16（9）：577.

[9] 张忠其，单晓彬. 中西医结合治疗冠心病充血性心力衰竭 50 例观察[J]. 实用中医药杂志，2004，20（5）：244.

（江西中医药大学　黄丽萍、燕　波）

熊胆救心丹

【药物组成】　熊胆、蟾酥、冰片、人工麝香、人参、人工牛黄、珍珠、猪胆膏、水牛角浓缩粉。

【处方来源】　研制方。国药准字 Z21020947。

【功能与主治】　强心益气，芳香开窍。用于心气不足所致的胸痹心痛、胸闷气短和心悸等证。

【药效】　主要药效作用如下：

1. 抑制血栓形成[1-2]　冠状动脉粥样硬化性心脏病（冠心病）是一种血栓性疾病，在冠状动脉粥样硬化的基础上，斑块破裂促使血栓形成，即会发生急性心肌梗死。熊胆救心丹内含特殊的抗凝血因子，能增强心脏氧代谢能力，明显降低全血黏度和红细胞聚集指数，进而抑制血栓的形成。熊胆救心丹可保障血脂正常代谢不沉积。

2. 抗心肌缺血缺氧[3-4]　熊胆救心丹能增加冠脉血流量，增加心脏的血流供应。同时熊胆救心丹使心肌收缩力增强，心率减慢，降低心肌氧耗量。熊胆救心丹可使心肌细胞膜酶释放明显降低并接近正常水平，缺氧缺糖心肌细胞在形态学上和功能上有同步的改善，并对心肌缺血缺氧有直接保护作用。

【临床应用】　主要用于冠心病、心绞痛。

冠心病、心绞痛[5]　熊胆救心丹治疗冠心病、心绞痛具有起效迅速、药效持久、无明显毒副作用等优点，可改善临床症状发生率、降低血脂（胆固醇），对心电图（ST 段）改善亦有显著疗效，对降低三酰甘油同样有效。

【不良反应】　尚未见报道。

【使用注意】　小儿及孕妇忌服。运动员慎用。请仔细阅读说明书并遵医嘱使用。

【用法与用量】　口服，一次 2 粒，一日 3 次。

参 考 文 献

[1] 黄兆铨，叶武，秦南屏. 熊胆救心丹治疗冠心病 30 例临床疗效观察[J]. 浙江中医药大学学报，1993，17（4）：13，15-16.

[2] 徐愚聪，王野. 熊胆粉的研究进展[J]. 华西药学杂志，2000，17（3）：200-202.

[3] 徐静. 熊胆救心丸的临床应用[J]. 黑龙江医药，2011，24（6）：901-902.

[4] 王丽影. 熊胆的化学成分、药理作用及临床研究概况[J]. 中药研究进展，2005，22（4）：30-33.

[5] 韩东哲，崔玉子，洪淳赞，等. 熊胆对亚硝酸钠的清除作用及其对二甲基亚硝酸钠在体外合成的阻断作用[J]. 延边医学院学报，1994，17（1）：19-21.

（江西中医药大学　邓雅琼、曾文雪）

七、其 他 类

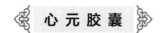

心 元 胶 囊

【药物组成】　制何首乌、丹参、地黄等。

【处方来源】　研制方。《中国药典》（2015 年版）。

【功能与主治】　滋肾养心，活血化瘀。主治胸痹心肾阴虚、心血瘀阻证，症见胸闷不适，胸部刺痛或绞痛，或胸痛彻背，固定不移，入夜更甚，心悸盗汗，心烦不寐，腰酸膝软，耳鸣头晕等；冠心病稳定型劳累性心绞痛、高脂血症见上述证候者。

【药效】　主要药效作用如下：

1. 扩张冠脉，增加冠脉血流量，抗心肌缺血[1-3]　心元胶囊可增加冠脉阻断致心肌缺血犬冠脉血流量，增加心排血量。

2. 降血脂，抗动脉粥样硬化[4-5]　心元胶囊掺入饲料给药可降低高脂血症兔三酰甘油（TG）、胆固醇（CHO）、低密度脂蛋白（LDL）、极低密度脂蛋白（VLDL）和载脂蛋白A1、B 的水平，并可减少动脉粥样硬化斑块的形成。

【临床应用】　主要用于冠心病、心绞痛。

1. 冠心病、心绞痛[6-7] 心元胶囊治疗冠心病、心绞痛安全有效。心元胶囊能够改善稳定型心绞痛（心血瘀阻型）患者中医证候表现，心元胶囊能够增加稳定型心绞痛（心血瘀阻型）患者硝酸甘油减停率。

2. 高脂血症[8-9] 心元胶囊能够减少稳定型心绞痛（心血瘀阻型）患者血脂水平，心元胶囊联合辛伐他汀可作为冠心病二级预防的有效药物。

【不良反应】 尚未见报道。

【使用注意】 ①孕妇慎用。②忌食生冷、辛辣、油腻食物，忌烟酒、浓茶。③治疗期间，心绞痛持续发作，宜加用硝酸酯类药物。若出现剧烈心绞痛、心肌梗死，见气促、汗出、面色苍白者，应及时救治。

【用法与用量】 口服，一次 3～4 粒，一日 3 次。

参 考 文 献

[1] 郭靓，睢映宏，邱菊，等. 心元胶囊对 80 例乳腺癌患者化疗后心脏毒性的防治作用[J]. 甘肃中医学院学报，2013，30（4）：28-29.
[2] 王云侠，范惠民，郑淑梅，等. 心元胶囊治疗老年慢性心力衰竭疗效观察[J]. 中国中医急诊，2009，18（3）：358-359.
[3] 谢文，姜莉，贾秀兰. 心元胶囊对高血压病患者血管内皮氧化性损伤干预作用的研究[J]. 中国中医药科技，2010，（3）：190-191.
[4] 范引科，李雅. 益心通对实验犬心肌缺血及血流动力学的影响[J]. 陕西中医，2007，28（9）：1263.
[5] 尹华虎，王玲，方国璋，等. 心元对狗心肌缺血的改善作用研究[J]. 中国实验方剂学杂志，1998，4（2）：9.
[6] 方国璋，王红星，尹华虎，等. 心元胶囊抗心衰作用的实验研究[J]. 中国中医急症，2002，11（3）：208.
[7] 方国璋，王红星，魏岚，等. 心元胶囊对大鼠肠系膜微循环的作用[J]. 中国中医急症，2002，11（4）：287.
[8] 方国璋，王玲，王红星，等. 心元对动物高脂血症和动脉粥样硬化治疗作用的实验研究[J]. 中国中医药科技，1997，4（5）：295.
[9] 王红星，方国璋. 心元胶囊对不同原因所致的组织缺氧的保护和镇静作用[J]. 中国中医急症，2002，11（5）：383.

（江西中医药大学 曾文雪、吴地尧）

保 心 片

【药物组成】 三七、丹参、川芎、山楂、制何首乌。

【处方来源】 研制方。《中国药典》（2015 年版）。

【功能与主治】 滋补肝肾，活血化瘀。用于肝肾不足、瘀血内停所致的胸痹，症见胸闷、心前区刺痛；冠心病、心绞痛见上述证候者。

【药效】 主要药效作用如下：

1. 抗心肌缺血[1] 保心胶囊能显著延长心肌缺血小鼠存活时间，减少大鼠 J 点的位移和 T 波的增高；保心胶囊可活血化瘀，降低血瘀证大鼠血液黏度；保心胶囊降低机体耗氧量，保护缺血心肌，维持心脏功能正常。

2. 抗脑缺血[2-3] 保心片能显著提高小鼠的抗低氧能力，延长游泳时间，降低脑缺血大鼠的脑指数。保心片可提高机体抗应激反应能力，对脑缺血低氧具有保护作用。

【临床应用】 主要用于冠心病、心绞痛。

冠心病、心绞痛[3] 保心片具有缓解心绞痛，改善心肌供血作用，缓解胸闷、胸痛、心悸、眩晕等症状。

【不良反应】 尚未见报道。

【使用注意】　①脾虚便溏、痰湿较重者不宜使用。②年老体虚、气血阴阳虚衰者不宜久用。③有出血倾向及出血性疾病者慎用。④在治疗期间，心绞痛持续发作，宜加用硝酸酯类药。如果出现剧烈心绞痛、心肌梗死，应及时救治。

【用法与用量】　口服，一次4～6片，一日3次。

参 考 文 献

[1] 江兵，宋国红. 保心胶囊主要药效学实验研究[J]. 重庆中草药研究，2003，（1）：49-51.
[2] 商丽宏，李昭，陈魁敏，等. 人参保心片抗应激性及对脑缺血作用的实验研究[J]. 中国医药导报，2009，6（17）：9-10.
[3] 郝伟，赵丽妮，余秋颖. 人参保心片对心绞痛患者疗效及血液流变学的影响[J]. 中医药临床杂志，2008，20（6）：586-587.

（江西中医药大学　曾文雪、吴地尧）

益 脑 宁 片

【药物组成】　炙黄芪、党参、麦芽、制何首乌、灵芝、女贞子、旱莲草、桑寄生、天麻、钩藤、丹参、赤芍、地龙、山楂、琥珀。

【处方来源】　研制方。《中国药典》（2015年版）。

【功能与主治】　益气补肾，活血通脉。用于气虚血瘀、肝肾不足所致的中风、胸痹，症见半身不遂、口舌㖞斜、言语謇涩、肢体麻木或胸痛、胸闷、憋气；中风后遗症、冠心病、心绞痛及高血压见上述证候者。

【药效】　主要药效作用如下：

1. 抗脑缺血[1-2]　本品能明显降低脑缺血大鼠的脑指数，明显减少脑含水量，减轻脑神经细胞变性。

2. 抗血栓形成[1-2]　益脑宁片能明显降低血瘀模型大鼠的全血黏度、血浆黏度，缩短体外血栓形成的长度，减轻血栓干、湿重量。

3. 降血脂[1-3]　益脑宁片可有效降低三酰甘油、胆固醇含量及斑块指数，抑制血小板聚集，延长血栓形成时间，具有一定降血脂、抗动脉硬化作用。

【临床应用】　主要用于冠心病、心绞痛、脑动脉硬化症及短暂性脑缺血。

1. 冠心病、心绞痛[1-2]　益脑宁片能有效治疗冠心病、心绞痛，可有效缓解心绞痛症状，降低心绞痛发病频率和持续时间，改善患者心电图缺血改变。

2. 脑动脉硬化症[3-7]　益脑宁片联合阿托伐他汀钙治疗脑动脉硬化症疗效显著，可明显改善疾病相关指标，安全性高，具有一定的临床推广应用价值。治疗后患者大脑中动脉血流速度显著升高，颈动脉内膜中膜厚度、斑块面积和血管搏动指数均显著降低，患者的血浆黏度、血细胞比容及红细胞聚集指数均有所降低。治疗期间不良反应发生率明显降低。

【不良反应】　尚未见报道。

【使用注意】　孕妇慎用，请仔细阅读说明书并遵医嘱使用。

【用法与用量】　口服，一次4～5片，一日3次。

参 考 文 献

[1] 吴浩，袁伯俊，刘俊平. 益脑宁对大鼠的药效学研究[J]. 中成药，2001，23（4）：271-273.

[2] 李仁祥, 赵洪波, 邱秀丽. 益脑宁片的药理及药效学研究[J]. 黑龙江医药, 1999, 12 (4): 230-232.

[3] 黄小波, 李宗信, 陈文强, 等. 脑动脉硬化症中医证型与血脂代谢的相关性分析[J]. 中华中医药杂志, 2008, 23 (3): 222-224.

[4] 郝爱真, 呼健, 张印, 等. 益脑宁片治疗脑动脉硬化症的临床分析[J]. 中华保健医学杂志, 2003, 5 (3): 169-170.

[5] 杨丽君, 孙立新. 益脑宁片与阿司匹林联合治疗反复短暂脑缺血发作的临床疗效观察[J]. 中国保健, 2007, 10 (23): 46-47.

[6] 许风雷, 李翠萍, 热依汗, 等. 阿司匹林联合氯吡格雷治疗短暂性脑缺血发作疗效观察[J]. 中国实用神经疾病杂志, 2010, 13 (1): 32-33.

[7] 池元伟, 刘玉峰, 牛俊英, 等. 益脑宁治疗脑血管疾病临床疗效观察的报告[J]. 北京医学, 1994, 16 (6): 377-378.

（江西中医药大学　邓雅琼、官　扬）

清心沉香八味散

【药物组成】　沉香、广枣、檀香、紫檀香、红花、肉豆蔻、天竺黄、北沙参。

【处方来源】　研制方。国药准字 Z20026372。

【功能与主治】　清心肺，理气，安神。用于心肺火盛所致的失眠，胸闷不舒，胸胁闷痛，心慌气短。

【药效】　主要药效作用如下：

1. 抗心肌缺血缺氧[1-2]　清心沉香八味散具有抗心肌缺血和缺氧的药理作用。清心沉香八味散可明显降低大鼠心肌缺血程度，可使常压和低压缺氧条件下小鼠存活时间延长，能明显降低常压密闭条件下小鼠的累积时间心肌耗氧量，降低心电图 ST 段。

2. 增加心排血量、加强心肌收缩[3-4]　清心沉香八味散可以使心排血量增加、心肌收缩力加强，有正性肌力作用。

【临床应用】　主要用于冠心病、心绞痛。

冠心病、心绞痛[3-4]　清心沉香八味散在临床上主要用于冠心病、心绞痛的治疗，可增加心排血量，改善心肌缺血，治疗慢性心力衰竭和心律不齐。

【不良反应】　尚未见报道。

【使用注意】　①孕妇禁用；儿童、年老体弱者应在医师指导下服用；②服药期间要保持乐观情绪，切忌生气恼怒；③高血压、心脏病、糖尿病、肝病、肾病等慢性病严重者应在医师指导下服用；④服药 7 天症状无缓解，应去医院就诊；⑤忌烟、酒及辛辣、油腻食物；⑥对本品过敏者禁用，过敏体质者慎用；⑦本品性状发生改变时禁止使用；⑧儿童必须在成人监护下使用；⑨请将本品放在儿童不能接触的地方；⑩如正在使用其他药品，使用本品前请咨询医师或药师。

【用法与用量】　口服，一次 1.5～3g，一日 1～2 次，温开水送服。

参 考 文 献

[1] 毕力格, 满达, 白音夫. 八味清心沉香胶囊与散剂对动物心血管与镇静作用的对比研究[J]. 中国民族医药杂志, 2007, 13 (3): 64-65.

[2] 李锐锋, 顾凯, 朱明, 等. 八味清心沉香口服液抗心律失常作用研究[J]. 中国民族医药杂志, 2002, (2): 31.

[3] 关乌日汉, 图门乌力吉. 浅谈蒙药清心沉香-8 味散治疗慢性心力衰竭的优势[J]. 中国民族医药杂志, 2019, 25 (7): 50-51.

[4] 多燕. 蒙药阿嘎如-8 对心脏的正性肌力作用[J]. 中国民族医药杂志, 2003, 11 (3): 33-24.

（江西中医药大学　曾文雪、吴地尧）

心通口服液

【药物组成】　黄芪、党参、麦冬、何首乌、淫羊藿、葛根、当归、丹参、皂角刺、海藻、昆布、牡蛎、枳实。

【处方来源】　研制方。《中国药典》（2015 年版）。

【功能与主治】　益气活血，化痰通络。用于气阴两虚、痰瘀痹阻所致的胸痹，症见心痛、胸闷、气短、呕吐、纳呆；冠心病、心绞痛见上述症状者。

【药效】　主要药效作用如下：

1. 扩张冠脉，抗心肌缺血缺氧[1-2]　心通口服液能扩张冠脉，增加冠脉血流量，保护血管内皮细胞，减少受损心肌细胞坏死和心律失常的发生，同时增加机体缺氧时的耐受能力。不但可阻止血管内瘢痕形成，还能防止冠脉狭窄，改善冠脉扩张、心肌微循环，利于心肌缺血缺氧症状改善。

2. 清除体内自由基，保护心肌细胞[3-4]　自由基和活性氧的积累是心血管疾病、心肌梗死和猝死的危险因子。心通口服液能增加血清中超氧化物歧化物（SOD）含量，降低丙二醛（MDA）含量，增强体内自由基的清除能力，防止心肌细胞及亚细胞结构被氧自由基破坏，从而保护心肌细胞。

3. 降血脂，抗动脉粥样硬化[3-4]　心通口服液能降低高血脂大鼠和高血脂鹌鹑的血清胆固醇及三酰甘油含量，升高血清高密度脂蛋白胆固醇含量，并可降低高血脂鹌鹑动脉粥样硬化斑块的发生率。

【临床应用】　主要用于冠心病、心绞痛。

1. 冠心病、心绞痛[5-9]　心通口服液能有效扩张冠状动脉、疏通微循环，改善心脏供血功能，减轻心脏缺血缺氧程度，缓解心绞痛，改善血液的高凝、高黏滞、高聚状态，对于冠心病不稳定型心绞痛患者在常规治疗基础上加服心通口服液效果较好。心通口服液联合美托洛尔能减少不稳定型心绞痛患者心肌缺血的发生，减少心绞痛发作次数，改善临床症状和心电图表现。心通口服液联合单硝酸异山梨酯片对慢性肾衰竭合并稳定型心绞痛血瘀证患者有较好的临床疗效，能缓解心绞痛，改善心电图缺血改变，改善患者临床症状，对患者肾功能无明显不良影响。

2. 肺心病　心通口服液联合西医常规治疗，对肺心病、肺心病合并冠心病、肺心病心力衰竭患者具有较好的临床疗效；对肺心病长期乏氧所致心功能不全、代偿性红细胞增多、血液黏度增加、肺动脉高压等病理变化具有一定作用。

【不良反应】　尚未见报道。

【使用注意】　①孕妇禁用。②如有服后泛酸者，可于饭后服用。请仔细阅读说明书并遵医嘱使用。

【用法与用量】　口服，每次 1～2 支，一日 2～3 次。

参 考 文 献

[1] 魏凤珍. 米力农联合心通口服液治疗慢性充血性心衰的临床疗效[J]. 河北大学，2016，8（8A）：32-33.

[2] 张玉芝. 心通口服液降低动脉粥样硬化和高脂血症药效学研究[J]. 时珍国医国药，2011，11（9）：771.

[3] 易旭岚，周红燕，袁轶如. 心通口服液联合倍他乐克治疗冠心病心律失常 39 例[J]. 中国中医药现代远程教育，2016，14（21）：85-86.

[4] 李树功. 心通口服液治疗冠心病心绞痛临床研究（附 374 例疗效分析）[J]. 山东医药，1993，10（3）：1-3.

[5] 叶雷，赵立琳，邹旭. 心通口服液治疗冠心病心绞痛 35 例[J]. 陕西中医，2012，3（10）：1276-1278.

[6] 魏巍，张庆来. 心通口服液治疗冠心病心绞痛 100 例[J]. 天津药学，1998，3（4）：51.

[7] 白文英. 心通口服液治疗慢性肾功能衰竭合并稳定性心绞痛的临床观察[J]. 北京中医，2007，5（9）：601-602.

[8] 王力军. 心通口服液治疗肺心病心衰 30 例疗效观察[J]. 现代中西医结合杂志，2001，5（2）：139-140.

[9] 容剑雨，劳国华. 心通口服液辅助治疗肺心病心力衰竭[J]. 临床肺科杂志，2006，6（5）：686.

（江西中医药大学　邓雅琼、官　扬）

八味沉香散

【药物组成】　沉香、肉豆蔻、广枣、石灰华、乳香、木香、诃子（煨）、木棉花。

【处方来源】　研制方。《中国药典》（2015 年版）。

【功能与主治】　清心热，养心，安神，开窍。用于热病攻心、神昏谵语、冠心病、心绞痛。

【药效】　主要药效作用如下：

1. 抗心肌缺血[1-4]　八味沉香散对冠脉结扎急性心肌梗死（AMI）大鼠模型具有明显的预保护和治疗作用，可通过上调 Bcl-2、下调 Bax 来抑制缺血再灌注后心肌细胞凋亡，通过调节能量代谢、氨基酸代谢、抗氧化损伤及抑制炎症反应，从而对缺血再灌注心肌损伤发挥保护作用。八味沉香散预处理后可明显减少垂体后叶激素所致急性心肌缺血大鼠心肌酶肌酸激酶（CK）和乳酸脱氢酶（LDH）的释放，减轻心肌超微结构线粒体的损伤，改善缺血心肌的能量代谢；明显改善大鼠的心脏收缩、舒张功能，发挥抗心肌缺血的作用。

2. 抗脑缺血[5-8]　八味沉香散能降低大脑中动脉（MCAO）栓塞大鼠神经功能评分，降低局灶性脑缺血大鼠脑组织中细胞间黏附分子-1（ICAM-1）、血管细胞黏附分子-1（VCAM-1）表达，减轻神经功能损伤及炎症反应对脑组织的缺血性损伤，从而发挥对局灶性脑缺血损伤的治疗作用。八味沉香散可显著降低低氧脑缺血再灌注损伤大鼠内皮素-1（ET-1）含量，改变丙二醛（MDA）、超氧化物歧化酶（SOD）、谷胱甘肽过氧化物酶（GSH-Px）、一氧化氮（NO）的异常，从而发挥在低氧环境下对脑缺血再灌注损伤的保护作用。八味沉香散能明显降低低氧大鼠海马神经元 Caspase-3 表达，减少凋亡率，降低海马 MDA 含量，增加 SOD 活性，保护脑缺血再灌注损伤大鼠海马神经元凋亡。

3. 抗肾缺血[9-10]　八味沉香散通过降低失血性休克肾损伤大鼠模型血丙二醛（MDA）、肌酐（Cr）、尿素氮（BUN）水平，升高肾组织匀浆超氧化物歧化酶（SOD）、谷胱甘肽过氧化物酶（GSH-Px）水平，改变肾组织形态学变化，对肾缺血再灌注损伤产生保护作用。

【临床应用】　主要用于冠心病心绞痛。

1. 冠心病心绞痛[11-12]　八味沉香散可用于冠心病心绞痛的辅助治疗，能明显改善心电图缺血改变及临床症状，治疗冠心病心绞痛有较好的临床疗效。

2. 支气管哮喘[13-14]　八味沉香散联合西医常规治疗，对支气管哮喘患者具有较好的临床疗效，治疗前后的嗜酸性粒细胞（EOS）、第一秒用力呼气量（FEV_1）的变化显著，复发率显著降低，值得在临床上推广应用。

【不良反应】　尚未见报道。

【使用注意】　请仔细阅读说明书并遵医嘱使用。

【用法与用量】　口服，一次 0.9～1.5g，一日 2～3 次。

参 考 文 献

[1] 于牡丹. 蒙药八味沉香散对 AMI 模型大鼠和正常大鼠血浆代谢组学研究[D]. 呼和浩特：内蒙古医科大学，2017.

[2] 韵海霞，穆志龙，杨应忠，等. 八味沉香散对大鼠心肌缺血/再灌注损伤后 Bcl-2、Bax 表达的影响[J]. 青海医学院学报，2013，34（4）：255-258.

[3] 杨梅，李永芳，马祁生，等. 藏药八味沉香散 50%醇提液对心肌缺血大鼠血流动力学的影响[J]. 中华中医药杂志，2011，26（11）：2740-2742.

[4] 杨梅，李永芳，寇毅英，等. 藏药八味沉香散 50%醇提部位对急性心肌缺血大鼠作用的研究[J]. 新中医，2011，43（9）：97-99.

[5] 王瑞芳，何静波，王远霆，等. 八味沉香散对局灶性脑缺血大鼠 ICAM-1 表达的影响[J]. 包头医学院学报，2018，34（9）：86-88.

[6] 王瑞芳，何静波，武海军，等. 八味沉香散对局灶性脑缺血大鼠 VCAM-1 表达的影响[J]. 包头医学院学报，2018，34（8）：72-73，76.

[7] 朱艳媚，王丽华，王建新，等. 藏药八味沉香散对急性低氧大鼠脑缺血再灌注损伤的保护作用[J]. 中国老年学杂志，2011，31（9）：1564-1566.

[8] 杨春燕，朱艳媚，王丽华，等. 八味沉香散对脑缺血再灌注损伤大鼠海马 CA1 区神经元凋亡的影响[J]. 青海医学院学报，2011，32（4）：243-246.

[9] 朱艳媚，王建新，王丽华. 八味沉香散对肾缺血再灌注损伤的抗氧化作用研究[J]. 青海医学院学报，2008，（2）：110-112.

[10] 朱艳媚. 八味沉香散对肾缺血再灌注损伤的保护作用[J]. 青海医药杂志，2008，（5）：9-10.

[11] 武晓君. 蒙西医结合治疗冠心病心绞痛 38 例临床观察[J]. 中国民族医药杂志，2018，24（4）：27.

[12] 高阿日古娜. 蒙药八味沉香散治疗冠心病心绞痛的临床疗效观察[J]. 世界最新医学信息文摘，2018，18（20）：254，246.

[13] 德力格尔. 蒙药八味沉香散治疗支气管哮喘 88 例临床观察[J]. 中西医结合心血管病电子杂志，2017，5（10）：28-29.

[14] 邬桂玲. 浅谈蒙药八味沉香散治疗支气管哮喘的临床疗效[J]. 世界最新医学信息文摘，2017，17（7）：142.

（中国中医科学院西苑医院　刘建勋、任钧国）

第二章

高血压中成药名方

第一节 概 述[1]

一、概 念

高血压（hypertension）是一种以动脉压升高为特征，可伴有心脏、血管、脑和肾等重要器官功能性或器质性改变的全身性疾病。世界卫生组织与国际高血压联盟发布的高血压治疗指南中，规定健康成年人正常血压（收缩压/舒张压）高限应在 140/90mmHg（1mmHg=0.133kPa）以下，超过此限度即为高血压。《中国高血压防治指南》（2018 年修订版）把血压低于 120/80mmHg 定为正常血压，血压（120～139）/（80～89）mmHg 定为正常高值，在未使用降压药物的情况下收缩压≥140mmHg 和（或）舒张压≥90mmHg 定为高血压。高血压特点：发病率高，增长速度快，以轻中度为主，并发症严重，又与其他多种代谢性疾病同时存在，且病程长，需终身治疗，已成为全球性重大疾病之一。

二、病因及发病机制

（一）病因

高血压的发病因素十分复杂，其发生发展机制尚未完全阐明，目前认为各种危险因素最终引起调节血压的神经体液因素出现异常可能是导致高血压的重要原因。遗传、超重和肥胖、高钠低钾膳食、饮酒、精神紧张及社会环境等是高血压发病的重要危险因素。

（二）发病机制

高血压可分为原发性高血压和继发性高血压。原发性高血压的发病机制虽未完全阐明，但目前已知机体内有许多系统与血压的维持有密切的关系，其中重要的有中枢神经系统、交感神经系统、肾素-血管紧张素系统、激肽-前列腺素系统等，各种危险因素都有可能影响这些系统而使血压升高。此外，遗传因素可能是原发性高血压发病的重要原因。继发性高血压患者病因明确，多数与肾脏有关，如肾实质性疾病和肾血管性疾病，与肾上腺皮质有关的原发性醛固酮增多症和与肾上腺髓质有关的嗜铬细胞瘤等。

三、临 床 表 现

高血压的临床表现因人而异，早期可能无症状或症状不明显，常见症状为头晕、头痛、颈项板紧、疲劳、心悸等，仅会在劳累、精神紧张后发生血压升高。随着病程的延长，血压的持续升高，逐渐会出现各种症状，此时被称为缓进型高血压。缓进型高血压常见的临床症状有头痛、头晕、注意力不集中、记忆力减退、夜尿增多、心悸、胸闷、乏力等。当血压突然升高到一定程度时甚至会出现剧烈头痛、呕吐、心悸、眩晕等症状，严重时会出现神志不清、抽搐，这就属于急进型高血压和高血压危重症，多会在短期内发生严重的心、脑、肾等器官的损害和病变，如中风、心肌梗死、肾衰竭等。

四、诊 　 断

诊断性评估的内容包括以下三个方面：①确定血压水平及其他心血管危险因素；②判断高血压的原因，明确有无继发性高血压；③寻找靶器官损害。采用水银柱血压计或者电子血压计等检测诊室血压、动态血压及家庭血压。此外，还可进行心电图、血生化（钾、空腹血糖、总胆固醇、三酰甘油、高密度脂蛋白胆固醇、低密度脂蛋白胆固醇和尿酸、肌酐等）、尿液分析、眼底等检查进一步确诊高血压引起的靶器官损害。对怀疑继发性高血压患者，可以分别选择以下检查项目：血浆肾素活性测定，血、尿醛固酮测定，血、尿游离皮质醇测定，动脉造影等。

五、治 　 疗

（一）常用化学药物

常用降压药物包括利尿药和β受体阻断药、钙通道阻滞药、血管紧张素转换酶抑制药（ACEI）、血管紧张素Ⅰ型受体阻断药（ARB）五类，以及由上述药物组成的固定配比复方制剂。此外，α受体阻断药或其他种类降压药有时亦可应用于某些高血压患者。

（1）利尿药：如氢氯噻嗪、呋塞米等，可增加尿钠排泄，减少血容量和细胞外液量，降低心排血量。

（2）β受体阻断药：如阿替洛尔、美托洛尔等，可拮抗心脏β受体而减低心排血量，阻滞中枢和周围肾上腺素能神经元，减少去甲肾上腺素释放。

（3）钙通道阻滞药：如氨氯地平、硝苯地平等，可抑制钙离子内流，降低血管平滑肌张力。

（4）血管紧张素转换酶抑制药：如卡托普利、依那普利等，可通过抑制循环和组织中血管紧张素转换酶使血管紧张素Ⅱ生成减少。

（5）血管紧张素Ⅰ型受体阻断药：如氯沙坦、缬沙坦等，可通过阻断 AT1 受体而降低 AngⅡ效应。

（二）中成药名方治疗

中药防治高血压不同于化药单靶点作用的治疗。中药是作用于多靶点、多环节。中药治疗不仅改善临床症状和生存质量，还有助于提高患者的远期疗效及生存率。中药治疗高血压的原则主要是补虚泻实，适其阴阳，临床应权衡标本、缓急、轻重，还应根据高血压的辨证分型进行治疗。如肝阳上亢型高血压施以平肝潜阳、清热息风之法，阴虚阳亢型高血压施以养阴清热、滋补肝肾之法，痰湿壅盛型高血压施以除痰化浊之法等。

第二节　中成药名方的辨证分类与药效[2-5]

高血压的病理特点为本虚标实，本虚为阴虚、血虚、阳虚、气虚，标实为肝火、血瘀、水停、痰饮，标本俱病，虚实夹杂。有火者，宜泻其火；有痰浊者，当去其痰；有瘀血者，活血化瘀；有阳亢者，清镇潜阳；阴虚者，滋养肾阴；风动者，宜平息降逆。

中药治疗高血压是辨证用药，现有中成药主要以平肝潜阳、清热泻火、活血化瘀、滋补肝肾等治法为多，针对老年高血压患者或高血压后期经常出现的阴阳两虚证患者，具有阴阳双调功效的中成药很少。中成药名方的常见辨证分类及其主要药效作用如下：

一、平肝潜阳类

肝阳上亢证高血压患者的主要症状是眩晕头痛或胀痛、面红目赤、急躁易怒、口干口苦、便秘溲赤、失眠多梦、遇劳、恼怒加重、舌红苔黄、脉弦数等。

临床常见于高血压1级或2级，无心、脑、肾等靶器官损害或有轻度器质性改变。肝阳上亢证高血压主要与交感神经功能亢进、肾素-血管紧张素-醛固酮系统（RAAS）过度激活及血管活性物质失衡等引起血压升高有关。

平肝潜阳类中成药能通过抑制交感神经功能亢进和 RAAS 过度激活，改善血管活性物质失衡等起到降低血压的药效作用，用于治疗肝阳上亢证高血压。

常用中成药：松龄血脉康胶囊、天麻钩藤颗粒、安宫降压丸、晕可平颗粒、脉君安片、全天麻胶囊、心脑静片、清脑降压片、山菊降压片、强力定眩片、脑立清丸（胶囊）等。

二、清热泻火类

肝火上炎证高血压患者的症状主要是头晕目眩、胸胁胀满、失眠多梦、烦躁易怒、舌质红、苔薄黄、脉弦数有力等。

临床常见于高血压1级或2级，无心、脑、肾等靶器官损害或有轻度器质性改变。肝火上炎高血压证主要与交感神经功能亢进及 RAAS 过度激活等有关。

清热泻火类中成药能通过抑制交感神经功能亢进和 RAAS 过度激活等产生降血压作用。

常用中成药：牛黄降压丸（片、胶囊）、镇脑宁胶囊、安脑丸、山绿茶降压片、杜仲降压片、清肝降压胶囊、醒脑降压丸、珍菊降压片、夏枯草颗粒、菊明降压丸、复方羚角降压片、速效牛黄丸等。

三、活血化瘀类

瘀血阻络证高血压患者的主要症状是眩晕时作、头痛如刺、面色黧黑、口唇紫暗、肌肤甲错、健忘、心悸失眠、舌质紫暗、舌有瘀点或瘀斑、脉弦涩或细涩等。

临床高血压 2、3 级均可见，亦可在各型作为兼夹证出现，可见高血压靶器官损害，或合并动脉粥样硬化、心绞痛、脑血栓形成等。瘀血阻络证高血压主要与脂质沉积于血管壁、血液黏度升高、微循环障碍、血液流变学异常等有关。

活血化瘀类中成药能活血化瘀、通脉活络，通过改善动脉供血，扩张血管；疏通微循环，降低血液黏度；改善血液循环，使血流加快，脂质沉积减少，从而产生降血压作用，用于治疗瘀血阻络证高血压。

常用中成药：心脉通片、愈风宁心片（颗粒、胶囊、滴丸）、复方天麻蜜环糖肽片等。

四、滋补肝肾类

阴虚阳亢证高血压（以肝肾阴虚型多见）患者的主要症状是眩晕头痛、腰膝酸软、耳鸣健忘、五心烦热、心悸失眠、遗精、舌苔红、薄白或少苔、脉弦细而数等。

临床以高血压 2 级居多，可见左室扩大、眼底动脉狭窄、蛋白尿或血肌酐轻度升高。阴虚阳亢证高血压主要与肾功能损伤、交感神经功能亢进及胰岛素抵抗等有关。

滋补肝肾类中成药能通过抑制交感神经功能亢进，改善肾功能和胰岛素抵抗等产生降血压作用，用于治疗阴虚阳亢证高血压。

常用中成药：杞菊地黄丸（浓缩丸、口服液、片、胶囊）、六味地黄丸（胶囊、颗粒、口服液、片）、天麻首乌片、养阴降压胶囊、杜仲平压片、杜仲颗粒、益龄精等。

五、除痰化浊类

痰湿壅盛证高血压患者的主要症状是眩晕头痛、头重如裹、胸闷腹胀、心悸失眠、口淡食少、呕吐痰涎、舌苔白腻、苔滑等。

临床以高血压 2 级多见，可并发器官轻度损害，亦可见于久病体衰及体型肥胖的患者。痰湿壅盛证高血压主要与脂质代谢紊乱，血脂升高，脂质沉积于血管壁使血管失去弹性，细小动脉痉挛收缩等有关。

除痰化浊类中成药能除痰化浊、健脾和胃，通过降低血脂，减少脂质沉积，保护血管内皮，提高血管张力等产生降血压作用，用于治疗痰湿壅盛证高血压。

常用中成药：眩晕宁颗粒（片）等。

六、其　　他

七十味珍珠丸、二十五味余甘子丸等。

参 考 文 献

[1] 陈奇. 中成药名方药理与临床[M]. 北京：人民卫生出版社，1998：530-1020.
[2] 陈奇，张伯礼. 中药药效研究方法学[M]. 北京：人民卫生出版社，2016：30-43.
[3] 戴德银，宋航，黄茂涛，等. 新编简明中成药手册[M]. 3 版. 北京：人民军医出版社，2014：3-200.
[4] 张伯礼，高学敏，林谦. 常见病中成药临床合理使用丛书（心血管内科分册）[M]. 北京：华夏出版社，2015：1-23.
[5] 石志芸. 中成药治疗高血压[J]. 上海医药，2011，32（8）：370-371.

（浙江中医药大学　吕圭源、苏　洁，浙江工业大学　陈素红）

第三节　中成药名方

一、平肝潜阳类

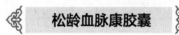

松龄血脉康胶囊

【药物组成】　鲜松叶、葛根、珍珠层粉。

【处方来源】　研制方。《中国药典》（2015 年版）。

【功能与主治】　平肝潜阳，镇心安神。适用于肝阳上亢所致的头痛、眩晕、急躁易怒、心悸、失眠；高血压及原发性高脂血症见上述证候者。

【药效】　主要药效作用（图 2-1）如下：

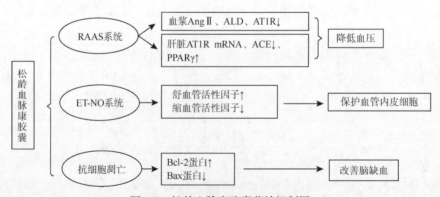

图 2-1　松龄血脉康胶囊药效机制图

①松龄血脉康胶囊能抑制肾素-血管紧张素-醛固酮（RAAS）系统，减少血浆血管紧张素Ⅱ（AngⅡ）的生成和血清醛固酮（ALD）的分泌；抑制肝脏血管紧张素转化酶（ACE）和血管紧张素 1 型受体（AT1R）的活性；上调肝脏过氧化物酶体增殖物激活受体（PPARγ）的表达，多点调节 RAAS 系统，进而降低血压和提高射血分数。②松龄血脉康胶囊作用于内皮素—一氧化氮（ET-NO）系统，促进舒血管活性因子的分泌和减少缩血管活性物质的产生，进而保护血管内皮细胞。③松龄血脉康胶囊可能通过抗细胞凋亡途径发挥脑保护作用，通过增加抑制凋亡基因 Bcl-2 蛋白的表达，减少促凋亡基因 Bax 蛋白的表达，使抑制凋亡作用增强，促进凋亡作用减弱，从而减少脑缺血再灌注后神经元的凋亡，减轻了脑组织的损伤，保护了海马区神经元的结构和功能

1. 降血压[1-3]　松龄血脉康胶囊对正常大鼠的血压无明显影响，可显著降低自发性高血压大鼠（SHR）的平均动脉压，给药 30 分钟后开始有降压作用，2 小时降压作用最佳，药效能维持 3 小时以上。降压作用随剂量加大而增强，作用强度及维持时间明显优于复方罗布麻片。松龄血脉康胶囊给药 4 周后，左肾动脉结扎手术致肝阳上亢型肾性高血压大鼠的外观及易激惹程度较前明显好转，痛阈水平升高。说明松龄血脉康胶囊能有效改善肝阳上亢症状，验证了松龄血脉康胶囊确实具有平肝潜阳、镇心安神之功效，而且用药后大鼠的血压开始下降，随着给药时间的延长，血压逐渐降低。松龄血脉康胶囊的作用机制可能是通过上调肝脏过氧化物酶体增殖物激活受体（PPARγ）的表达，抑制血管紧张素 1 型受体（AT1R）的表达，进而降低血压和提高射血分数。

2. 保护血管内皮细胞[3]　血管内皮细胞既是构成血管内皮的屏障结构，又具有内分泌功能，其重要的生理功能之一是分泌多种血管活性物质，调节血管的收缩和舒张。当一氧化氮（NO）和前列环素（PGI$_2$）等血管舒张因子及内皮素（ET）和血栓素 A$_2$（TXA$_2$）等血管收缩因子失衡，导致血管舒缩调节功能失调时，表现为以内皮依赖性反应减退为特征的内皮功能紊乱。内皮功能紊乱时，舒张因子分泌减少，血管收缩因子分泌增加，使外周血管强烈收缩，外周阻力明显增加，并且内皮素等某些血管收缩因子还具有促进平滑肌细胞增殖的作用，导致血管壁增厚和血管结构重塑，动脉弹性下降，外周阻力增加，促进高血压及其并发症的发生发展。松龄血脉康胶囊能上调左肾动脉结扎手术致肝阳上亢型肾性高血压大鼠的肝脏组织内皮型一氧化氮合酶信使核糖核酸（eNOS mRNA）表达量，同时抑制内皮素信使核糖核酸（ET mRNA）的表达，提示松龄血脉康胶囊能作用于内皮素－一氧化氮（ET-NO）系统，促进舒血管活性因子的分泌和减少缩血管活性物质的产生。

3. 抑制肾素-血管紧张素-醛固酮（RAAS）系统[4-5]　肾素由肾脏入球小动脉的近球细胞合成，储存并释放到血液中，使血管紧张素原转变成血管紧张素Ⅰ（AngⅠ）。AngⅠ在血管紧张素转换酶（ACE）的作用下形成血管紧张素Ⅱ（AngⅡ）。AngⅡ具有很高的生物活性，有强烈的缩血管作用，且可通过刺激肾上腺皮质球状带，促使醛固酮（ALD）分泌，使水钠潴留；刺激交感神经节以使去甲肾上腺素分泌增加，增加交感神经递质和提高特异性受体的活性，使血压升高。从肾素开始到生成醛固酮的调节体系，称为肾素-血管紧张素-醛固酮系统。它是人体调节血压的重要内分泌系统，在调节水、电解质平衡，以及血容量、血管张力和血压方面具有重要作用。正常情况下，肾素、血管紧张素和醛固酮三者处于动态平衡之中，相互反馈和制约。病理情况下，RAAS 功能失调是高血压发病的关键机制，RAAS 内部存在一种蛋白水解级联反应，相关的重要分子有 AngⅡ、AT1R、ACE、血清 ALD 等。松龄血脉康胶囊给药 4 周后，SHR 血浆 AngⅡ、ALD 含量显著降低；肝脏 ACE mRNA、AT1R mRNA 表达显著下调，提示松龄血脉康胶囊能抑制 ACE 的活性，减少 AngⅡ的转化生成，减少 ALD 的分泌，抑制 AT1R 的活性，多点调节 RAAS 系统，降低血压。

4. 改善脑缺血[6]　松龄血脉康胶囊可显著延长小鼠致瘫、致死时间，提高体外凝血时间及小鼠存活率，并显著增加脑缺血小鼠的存活时间，对小鼠急性脑血栓及脑缺血有良好的保护作用，提示其可能对脑卒中的二级预防有益。松龄血脉康胶囊可能通过抗细胞凋亡途径发挥脑保护作用，可能的机制是通过增加抑制凋亡基因 Bcl-2 蛋白的表达，减少促凋亡基因 Bax 蛋白的表达而使抑制凋亡作用增强，促进凋亡作用减弱，从而减少脑缺血再灌注后神经元的凋亡，减轻了脑组织的损伤，保护了海马区神经元的结构和功能。

【临床应用】　主要用于高血压。

1. 高血压[7-17]　松龄血脉康胶囊用于治疗肝阳上亢所致的头痛、眩晕、急躁易怒、心悸、失眠之高血压。在治疗高血压节律变化方面，松龄血脉康胶囊能使昼夜的血压呈一致性下降，不影响本身的血压昼夜变化节律。松龄血脉康胶囊治疗高血压1级、2级效果良好，可改善临床症状。松龄血脉康胶囊联合卡托普利治疗原发性高血压，在降压的同时，可改善临床症状、抑郁状态，并可提高健康愉快感和生活满意度。松龄血脉康胶囊联合氯沙坦可改善高血压合并代谢综合征患者的血压和血脂。松龄血脉康胶囊联合缬沙坦治疗原发性高血压，能降低血压，调节血脂和改善血浆黏度。

2. 高脂血症[7,18-24]　松龄血脉康胶囊具有一定降血脂作用，能降低三酰甘油及胆固醇水平，改善高脂血症患者的头痛、眩晕、烦躁易怒、心悸、失眠等临床症状；治疗高血压肾病合并高脂血症，可降低总胆固醇、三酰甘油和血压水平，升高高密度脂蛋白水平，降低全血黏度、血浆黏度和红细胞聚集指数。

还有研究报道[7,23-25]，松龄血脉康胶囊可以治疗冠心病心绞痛、改善心肌缺血；治疗稳定型心绞痛与硝酸异山梨酯等效，且无明显不良反应。

【不良反应】　个别患者服药后可出现轻度腹泻、胃脘胀满等，饭后服用有助于减轻或改善这些症状。

【使用注意】　饭后服用。

【用法与用量】　口服，一次3粒，一日3次，或遵医嘱。

参 考 文 献

[1] 杨俊何，凌耀生. 松龄血脉康的降压药效试验[J]. 今日药学，1996，（3）：40-43.

[2] Zhao Y Q，Liu W，Cai X Y，et al. The regulatory mechanism of songling xuemaikang capsule on PPARgamma in spontaneously hypertensive rats：an experimental study[J]. Chinese Journal of Integrated Traditional and Western Medicine，2013，33（9）：1236-1241.

[3] 李杰，赵英强，柳威. 松龄血脉康胶囊对肝阳上亢型肾性高血压大鼠作用机制的研究[J]. 天津中医药，2014，31（3）：160-163.

[4] 柳威，王娟，赵英强. 松龄血脉康胶囊对自发性高血压大鼠RAAS系统的调控机制研究[J]. 中华中医药杂志，2015，30（4）：1322-1324.

[5] 廖梦阳，程龙献，廖玉华. 肾素-血管紧张素系统的回顾[J]. 临床心血管病杂志，2012，28（2）：83-87.

[6] 吴建明，高小平，柯尊洪，等. 松龄血脉康胶囊对小鼠急性脑血栓及脑缺血的保护作用[J]. 华西药学杂志，2012，27（5）：530-532.

[7] 聂有智. 松龄血脉康胶囊的临床应用[J]. 华西药学杂志，2007，22（6）：718-720.

[8] 顾晶晶，周肖龙. 松龄血脉康胶囊治疗原发性高血压45例[J]. 中国药业，2003，12（8）：69-70.

[9] 邝翠仪，聂淑雯，岑帼英. 松龄血脉康治疗原发性高血压97例[J]. 医药导报，2003，22（2）：101-102.

[10] 陈伟强，陈富荣. 松龄血脉康胶囊联合卡托普利对原发性高血压病患者生活质量的影响[J]. 中国中西医结合杂志，2001，21（9）：660-662.

[11] 丁丽. 松龄血脉康胶囊联合钙通道阻滞剂治疗高血压疗效及安全性的Meta分析[J]. 山西中医学院学报，2018，19（6）：4-7.

[12] 陈清心. 氯沙坦联合松龄血脉康治疗高血压合并代谢综合征患者的效果[J]. 医疗装备，2018，31（20）：71-72.

[13] 马晓芳. 松龄血脉康与缬沙坦联合用药方案治疗原发性高血压的临床疗效评价[J]. 航空航天医学杂志，2018，29（10）：1237-1239.

[14] 李博，刘秋梅，金凤表，等. 松龄血脉康与心血管疾病相关研究进展[J]. 心血管病学进展，2018，39（4）：667-671.

[15] 张冉. 松龄血脉康胶囊对原发性高血压病（肝阳上亢型）临床疗效的影响[D]. 哈尔滨：黑龙江中医药大学，2018.

[16] 诸国华，丁存涛，孙希鹏，等. 松龄血脉康对原发性高血压患者血压变异性的影响和意义[J]. 中国心血管杂志，2018，23（2）：133-136.

[17] 陈光华, 庞均, 李文东. 松龄血脉康在治疗高血压的临床效果观察[J]. 实用妇科内分泌杂志（电子版）, 2017, 4（26）: 26-28.

[18] 曹坤, 温岩, 及志勇, 等. 松龄血脉康胶囊治疗高血压肾病合并高脂血症的临床研究[J]. 吉林医学, 2010, 31（31）: 5543-5544.

[19] 江晓涛, 温俊茂, 陈国铭, 等. 松龄血脉康胶囊治疗高脂血症的 Meta 分析[J]. 中西医结合心脑血管病杂志, 2019, 17（4）: 489-496.

[20] 师帅, 褚瑜光, 胡元会, 等. 松龄血脉康胶囊治疗高脂血症的系统评价[J]. 中西医结合心脑血管病杂志, 2018, 16（24）: 3583-3592.

[21] 王林海, 卢健棋, 黄舒培, 等. 中医药治疗血脂异常的研究进展[J]. 中华中医药学刊, 2018, 36（1）: 106-109.

[22] 陈学敬. 阿托伐他汀钙联合松龄血脉康胶囊治疗社区高脂血症疗效观察[J]. 新中医, 2016, 48（8）: 30-31.

[23] 李成芳. 松龄血脉康胶囊治疗稳定型冠心病伴高脂血症 40 例[J]. 实用中西医结合临床, 2018, 18（5）: 7-9.

[24] 张莲莲, 刘健彤, 韩再刚. 松龄血脉康胶囊治疗冠心病合并高脂血症疗效观察[J]. 中国地方病防治杂志, 2017, 32（8）: 882-883.

[25] 王敏. 松龄血脉康治疗稳定型心绞痛的疗效观察[J]. 华西药学杂志, 2002, 17（6）: 466-467.

（浙江中医药大学　吕圭源、苏　洁）

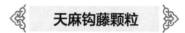

天麻钩藤颗粒

【药物组成】　天麻、钩藤、石决明、栀子、黄芩、牛藤、盐杜仲、益母草、桑寄生、首乌藤、茯苓。

【处方来源】　研制方。《中国药典》（2015 年版）。

【功能与主治】　平肝息风，清热安神。用于肝阳上亢所引起的头痛、眩晕、耳鸣、眼花、震颤、失眠；高血压见上述证候者。

【药效】　主要药效作用如下：

1. 降血压[1-4]　近代药理研究表明，天麻钩藤饮对高血压模型动物有明显的降压作用，对正常动物血压作用不明显。应用大鼠灌胃附子汤+盐水+麻黄碱三因素联用制备的高血压肝阳上亢证大鼠模型，天麻钩藤方能平抑阳亢、滋补阴虚，降低模型大鼠血压及体温，提高抓力，改善行为学指标等，认为改善高血压肝阳上亢证之"面部烘热"、"腰膝酸软"、"狂躁易怒"，降低血压，其机制可能与调节 RAAS 系统有关。天麻钩藤颗粒可明显阻滞自发性高血压大鼠血管平滑肌细胞 L 型钙离子通道，还可升高血管平滑肌一氧化氮和一氧化氮合酶水平。天麻钩藤颗粒提取物通过舒张肾血管及外周血管平滑肌发挥降血压作用，能明显降低比格犬后负荷及肾动脉阻力（RR），对左室功能（LVSP、+dp/dt$_{max}$）、心排血量、心率及心肌耗氧量无明显影响，说明其可减少心、肾的负荷而不影响心脏收缩及泵血功能。Wistar 大鼠采用两肾一夹法造肾性高血压大鼠模型，天麻钩藤颗粒减轻肾性高血压大鼠心肌和主动脉肥厚的病理改变，抑制心脏、主动脉组织 Ang Ⅱ 的升高，提示天麻钩藤颗粒可能通过非降压途径减轻左室和主动脉肥厚。

2. 舒张血管[5-6]　血管环舒张度试验显示，24 周龄自发性高血压大鼠（SHR）的胸主动脉与肠系膜上动脉内皮舒张功能均已降低，且胸主动脉的损伤程度高于肠系膜上动脉，阳性药卡托普利对此种损伤修复作用不显著，而天麻钩藤颗粒可改善肠系膜上动脉舒张度。其对家兔离体主动脉的舒张作用是内皮依赖性的。

3. 抗帕金森[7-8]　帕金森病病机与肝肾阴虚动风有关，天麻钩藤颗粒能滋补肝肾、平肝息风，与多巴丝肼合用治疗帕金森病，可明显提高疗效，减轻副作用。在大鼠脑内右侧黑质部注射含维生素 C 的生理盐水造成帕金森病（PD）模型，天麻钩藤颗粒明显改善模型大鼠的神经行为学变化，并可以提高机体的抗氧化和清除自由基的能力。天麻钩藤颗粒对 PD 模型大鼠多巴胺能神经元凋亡有明显抑制作用，其机制可能是通过抗氧化应激、升高 Bcl-2 水平、抑制 Bax 激活而实现的。

4. 抗偏头痛[9-10]　天麻钩藤颗粒能提高利血平皮下注射致偏头痛模型小鼠的体温，增加自主活动和悬尾活动次数，提高血清超氧化物歧化酶（SOD）活力，降低血清一氧化氮（NO）、丙二醛（MDA）含量，升高脑组织肾上腺素（E）、去甲肾上腺素（NE）、5-羟色胺（5-HT）的含量。对于皮下注射硝酸甘油致偏头痛模型大鼠，天麻钩藤颗粒亦能降低模型动物血清 NO、MDA 水平，升高 SOD 活力及脑组织 E、NE、5-HT、DA 含量；同时天麻钩藤颗粒能显著缩短模型大鼠耳红消失时间并呈一定的剂量依赖性，减少模型大鼠挠头次数；天麻钩藤颗粒能降低模型动物全血黏度、血浆黏度及全血还原黏度。

【临床应用】　主要用于高血压。

高血压[11-14]　天麻钩藤颗粒用于肝阳上亢所致头痛、眩晕、耳鸣、眼花、震颤、失眠之高血压。天麻钩藤颗粒联合硝苯地平控释片和卡托普利治疗老年高血压（阴虚阳亢）与单纯服用西药相比，血压达标率提高，临床症状改善明显，能有效降低患者尿中尿白蛋白肌酐比，对高血压早期肾损害有一定保护作用。原发性高血压患者联合服用天麻钩藤颗粒和硝苯地平控释片，能升高 SOD 活力、降低 ET 和 MDA 含量，改善血管功能，有利于血压的长期控制，并对治疗颈源性高血压临床效果确切，在降低颈源性高血压的同时能够显著改善颈部不适。

【不良反应】　尚未见到报道。

【使用注意】　阴虚之动风证者忌用。

【用法与用量】　开水冲服，一次 1 袋，一日 3 次，或遵医嘱。

参 考 文 献

[1] 陈孝银，汪学军，叶开河. 天麻钩藤饮对 SHR 血清 Ca^{2+} 浓度及血管平滑肌细胞钙通道的影响[J]. 中国病理生理杂志，2008，24（1）：68-72.

[2] 罗文缘，徐向伟，王维亭，等. 天麻钩藤复方提取物对 Beagle 犬血流动力学的影响[J]. 中草药，2011，42（11）：2287-2291.

[3] Wang D Q, Wang W, Sun X F, et al. Effect of Tianma Gouteng recipe on interfering LV and aortic hypertrophy in renovascular hypertension rats[J]. China Journal of Chinese Materia Medica, 2005, 30（8）：606-609.

[4] 陈素红，吕圭源，陈宁，等. 羚角降压方、天麻钩藤方与高血压肝阳上亢证的方证相应性研究[J]. 中国实验方剂学杂志，2010，16（11）：128-131.

[5] Li Y, Ke Y, Jiang J Y, et al. Effect of tianma gouteng decoction on the endothelial function and the renal protein expression in spontaneously hypertensive rats[J]. Chinese journal of integrated traditional and Western medicine, 2015, 35（4）：481-417.

[6] 张团笑，敬华娥，牛彩琴，等. 天麻水煎剂对家兔离体主动脉血管舒张作用的研究[J]. 中药药理与临床，2004，20（4）：23-25.

[7] 何建成，王文武. 天麻钩藤饮对帕金森病模型大鼠多巴胺能神经元凋亡的影响[J]. 中医杂志，2010，51（11）：1024-1027.

[8] 王文武，何建成，丁宏娟. 天麻钩藤饮对帕金森病大鼠神经行为学及氧化应激反应的影响[J]. 中国老年学，2010，30（12）：1657-1659.

[9] 楼招欢，黄月芳，吕圭源，等. 天麻钩藤颗粒对利血平致偏头痛模型小鼠的影响[J]. 中华中医药杂志，2012，27（5）：1412-1415.

[10] 黄月芳，楼招欢，余芳. 天麻钩藤颗粒对硝酸甘油致偏头痛模型大鼠的影响[J]. 中华中医药杂志，2012，27（1）：227-230.

[11] 周敬荣. 天麻钩藤颗粒结合常用西药治疗老年高血压[J]. 中国实验方剂学杂志，2013，19（7）：327-330.

[12] 朱吉基，杨澜，付静询. 天麻钩藤颗粒对原发性高血压患者血管功能的影响[J]. 上海中医药杂志，2015，49（4）：52-54.

[13] 王威. 麻钩藤颗粒联合硝苯地平治疗老年高血压的疗效及对血管内皮功能和炎症细胞因子的影响[J]. 慢性病学杂志，2019，20（2）：276-278.

[14] 王慧凯, 姜学连, 王斌胜. 天麻钩藤颗粒治疗颈源性高血压效果观察[J]. 全科口腔医学电子杂志, 2019, 6（2）: 161-162.

（浙江中医药大学　吕圭源、苏　洁）

安宫降压丸

【药物组成】　郁金、栀子、天麻、黄芪、党参、醋五味子、人工牛黄、冰片、黄连、黄芩、珍珠母、白芍、麦冬、川芎、水牛角浓缩粉。

【处方来源】　研制方。《中国药典》（2015 年版）。

【功能与主治】　清热镇惊，平肝潜阳。用于肝阳上亢、肝火上炎所致的眩晕，症见头晕、目眩、心烦、目赤、口苦、耳鸣耳聋；高血压见上述证候者。

【药效】　主要药效作用如下：

1. 降血压　本品有降血压作用，改善头痛、眩晕、耳鸣等症状。

2. 镇静　本品有镇静作用，清热息风镇惊，改善心烦意乱、心悸不宁之证。

【临床应用】　主要用于高血压。

高血压[1-11]　安宫降压丸用于治疗肝阳上亢所致的眩晕、心烦、目赤之高血压。安宫降压丸能安全有效控制高血压 1 级肝火亢盛证患者血压，减轻中医临床症状，改善患者生活质量。在常规治疗高血压基础上联合应用安宫降压丸，能降低初发难治性高血压患者血压，缓解头痛、头晕、心悸及失眠症状。

【不良反应】　尚未见到报道。

【使用注意】　①痰湿中阻，清阳不升之眩晕、头疼者慎用。②忌食辛辣香燥，肥甘油腻食物。③降压效果不明显时，宜配合其他降压药物使用。④孕妇慎用。

【用法与用量】　口服，一次 1～2 丸，一日 2 次。

参 考 文 献

[1] 张鑫. 安宫降压丸治疗初发难治性高血压的临床疗效观察[J]. 中国处方药, 2016, 14（6）: 101-102.

[2] 张瑞军, 李国樑, 冯艳, 等. 联合应用安宫降压丸治疗初发难治性高血压的临床疗效评价[J]. 中国全科医学, 2013, 16（24）: 2890-2892.

[3] 方文光, 田箴. 探讨联合应用安宫降压丸治疗初发难治性高血压的临床疗效[J]. 中国保健营养旬刊, 2014, 24（4）: 186-187.

[4] 张安东. 探讨联合应用安宫降压丸治疗初发难治性高血压的临床效果[J]. 中国医药指南, 2015, 13（13）: 186-187.

[5] 郝秀珍, 肖延龄, 王兴. 安宫降压丸治疗肝阳上亢证原发性高血压的临床观察[J]. 中华中医药杂志, 2016, 31（8）: 3362-3364.

[6] 刘刚, 吴红葵. 安宫降压丸联合厄贝沙坦片治疗原发性高血压的临床研究[J]. 现代药物与临床, 2018, 33（10）: 2501-2504.

[7] 姜肖红. 联合应用安宫降压丸治疗初发难治性高血压的临床疗效评价[J]. 临床医药文献电子杂志, 2018, 5（8）: 156.

[8] 马晓丽. 安宫降压丸治疗初发难治性高血压临床疗效分析[J]. 中国医学工程, 2017, 25（10）: 52-54.

[9] 张大武, 马晓昌, 高蕊, 等. 安宫降压丸干预高血压病 1 级肝火亢盛证患者的随机对照研究[J]. 中西医结合心脑血管病杂志, 2017, 15（1）: 6-10.

[10] 郝秀珍, 肖延龄, 王兴. 安宫降压丸治疗肝阳上亢证原发性高血压的临床观察[J]. 中华中医药杂志, 2016, 31（8）: 3362-3364.

[11] 张鑫. 安宫降压丸治疗初发难治性高血压的临床疗效观察[J]. 中国处方药, 2016, 14（6）: 101-102.

（浙江中医药大学　吕圭源、颜美秋，浙江工业大学　陈素红）

晕可平颗粒

【药物组成】　赭石、夏枯草、车前草、法半夏。

【处方来源】　研制方。国准字号 Z20023394。

【功能与主治】　镇肝潜阳。用于肝阳上亢所致的头晕、目眩；耳源性眩晕见上述证候者。

【药效】　主要药效作用如下[1]：

1. 降血压　以长期激怒法建立肝阳上亢证模型，即将自发性高血压大鼠（SHR）双后肢束缚，成对倒吊于笼内激怒大鼠，同时给予高脂饮食法建立痰湿证型，长期束缚激怒联合高脂饮食建立肝旺痰阻型高血压大鼠模型。晕可平颗粒可显著降低肝旺痰阻型高血压大鼠的收缩压。

2. 降低血管紧张素Ⅱ（AngⅡ）　肾素是一种蛋白水解酶，能将血管紧张素原分解成血管紧张素Ⅰ（AngⅠ），而 AngⅠ能被血管紧张素转化酶分解成 AngⅡ作用于 AngⅡ受体，引起小动脉平滑肌收缩，刺激肾上腺球状带分泌醛固酮，升高血压。故抑制肾素、降低 AngⅡ水平或拮抗 AngⅡ受体均可降低血压。以长期激怒联合高脂饮食法建立肝旺痰阻模型，晕可平颗粒灌胃 3 周可降低肝旺痰阻型 SHR 血清中的 AngⅡ浓度，而这种效应的产生是通过抑制肾素以减少血管紧张素原分解成 AngⅠ，或者抑制血管紧张素转化酶以降低 AngⅡ水平实现的。

3. 调血脂　血脂异常可损伤小动脉内皮细胞，引起小动脉痉挛，进而引起内膜结缔组织增生，管腔变窄，促使全身小动脉硬化，造成血压升高。以长期激怒联合高脂饮食法建立肝旺痰阻模型，晕可平颗粒能降低肝旺痰阻型 SHR 血清中总胆固醇、三酰甘油水平。

【临床应用】　主要用于高血压。

1. 高血压[2]　晕可平颗粒用于治疗肝阳上亢所致的头晕、目眩之高血压。晕可平颗粒能降低肝旺痰阻型高血压患者收缩压和舒张压，在改善中医证候（头晕、头痛、泛呕痰涎）方面优于苯磺酸氨氯地平片。

2. 眩晕[3-4]　晕可平颗粒可改善肝旺痰阻型老年高血压患者的头晕症状，不良反应少于尼莫西平。此外，晕可平颗粒能改善颈性眩晕症状，改善椎基底动脉收缩峰最大流速、血管搏动指数及血液流变学指标，降低脑干听觉诱发电位异常比例。

【不良反应】　尚未见到报道。

【使用注意】　①气血亏虚之眩晕者慎用。②服药期间忌食辛辣、油腻食物。

【用法与用量】　开水冲服，一次 10g，一日 3 次。

参 考 文 献

[1] 汪秀东. 晕可平颗粒对肝旺痰阻型 SHR 血压、血脂及 AngⅡ的作用研究[D]. 青岛：青岛大学，2012.

[2] 石忠. 晕可平颗粒治疗肝旺痰阻型高血压病的临床研究[D]. 南京：南京中医药大学，2010.

[3] 张晋. 晕可平颗粒治疗肝旺痰阻型老年高血压临床疗效观察[D]. 北京：北京中医药大学，2015.

[4] 谷万里，赵建伟，袁燕，等. 晕可平颗粒治疗肝旺痰阻型颈性眩晕临床研究[J]. 中国中医急症，2009，18（10）：1585-1586.

（浙江中医药大学　吕圭源、颜美秋，浙江工业大学　陈素红）

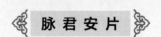

脉 君 安 片

【药物组成】　钩藤、氢氯噻嗪、葛根素。

【处方来源】　研制方。国药准字 Z42021538。

【功能与主治】　平肝息风，解肌止痛，降血压。用于高血压，冠心病，颈项强痛，头昏头痛，失眠心悸，耳鸣健忘，烦躁不安，四肢麻木等症。

【药效】　主要药效作用如下：

1. 调节血管内皮功能，降血压[1]　血管内皮功能在心血管系统中起着重要的作用，内皮来源血管活性物质参与了血压的调节，其中一氧化氮（NO）和内皮素-1（ET-1）是两个代表性的物质。ET 具有强烈的收缩动脉、升高全身血压的作用；NO 是体内最主要的舒血管物质，内皮细胞中 L-精氨酸经一氧化氮合酶（NOS）代谢生成 NO，NOS 的上调表达可以增加体内 NO 的产生，进而舒张血管，降低血压。经过脉君安片治疗后，SHR 组织中 ET-1 的表达降低，NOS 活性明显升高，提示脉君安片可通过降低组织和血液中缩血管物质水平，提高 NOS 水平，达到降压目的。

2. 利尿[2]　脉君安片可显著促进水饱和大鼠 0～2 小时内尿液排出，2 小时后脉君安片利尿作用则减弱。

3. 调节电解质[2-4]　高血压与电解质的关系密切，不同类型的高血压引起血钾降低的原因各异，如原发性高血压患者可因饮食及用药不当导致血钾降低；继发性高血压患者可增加醛固酮水平，继而可促使肾小管管腔中钠-钾交换；高血压合并糖尿病引起的体内多种物质代谢紊乱也可引起血钾含量降低等。在高血压治疗药物中，利尿剂可使细胞内外 K^+ 和 Na^+ 比值严重失衡，直接影响静息电位和动作电位，从而产生低钾。研究结果显示，连续给药 13 周后，氢氯噻嗪组大鼠血钾含量显著低于模型组，而脉君安组大鼠血钾水平与模型组相比未见显著性差异，血钾水平显著高于氢氯噻嗪组，说明脉君安片可改善氢氯噻嗪所引起的钾离子丢失。

【临床应用】　主要用于高血压。

高血压[5-6]　脉君安片用于治疗头昏头痛、失眠心悸、耳鸣健忘、烦躁不安之高血压。脉君安片对降低血压有显著疗效，随着治疗时间的延长，血压下降且稳定，头昏、胸闷、气促、颈胀等不适症状均得到明显改善，且可用于治疗颈性高血压。

还有研究报道[5]，脉君安片可显著降低高血压患者的胆固醇、三酰甘油水平，有效降低血脂。

【不良反应】　临床偶有胃肠不适，无须停药，继续服用可自行消失。

【使用注意】　①本品含化学利尿药氢氯噻嗪。②血压恢复正常后需继续服用维持量。

【用法与用量】　口服，一次 4～5 片，一日 3～4 次。若血压降至正常范围，可一次服用 2～3 片，一日 2～3 次维持治疗，或遵医嘱。

参 考 文 献

[1] 张继业，王宇，梁继超，等. 脉君安片对自发性高血压大鼠内皮素-1 和一氧化氮合酶表达的影响[J]. 中华中医药杂志，2010，25（7）：1073-1076.

[2] 霍志军，郭月芳，王志勇，等. 脉君安片对自发性高血压大鼠血压和电解质的影响[J]. 世界临床药物，2015，36（1）：34-38.

[3] Chow K M，Ma R C，Szeto C C，et al. Polycystic kidney disease presenting with hypertension and hypokalemia[J]. Am J Kidney Dis，2012，59（2）：270-272.

[4] Takeuchi A，Shirakawa T，Toyoda Y，et al. Myocardial necrosis related to hydrochlorothiazide-induced hypokalemia in cynomolgus

monkeys[J]. J Toxicol Sci, 2008, 33（5）：657-666.

[5] 何小玲, 彭万福. 脉君安片治疗原发性高血压病临床疗效观察[J]. 湖南师范大学自然科学学报, 1998, 21（3）：86-88.

[6] 吴琼. 脉君安片治疗颈性高血压的临床疗效观察[J]. 世界最新医学信息文摘, 2018, 18（54）：118-112.

（浙江中医药大学　吕圭源、颜美秋，浙江工业大学　陈素红）

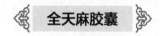

全天麻胶囊

【**药物组成**】　天麻。

【**处方来源**】　研制方。《中国药典》（2015 年版）。

【**功能与主治**】　平肝，息风，止痉。用于肝风上扰所致的眩晕、头痛、肢体麻木、癫痫抽搐。

【**药效**】　主要药效作用如下：

1. 保护内皮细胞[1-2]　内皮细胞具有调节血管舒缩功能、血流稳定和血管重建的重要作用。内皮细胞可产生血管舒张因子，如前列环素（PGI_2）、一氧化氮（NO）；也可产生血管收缩因子，如内皮素（ET）、血栓素 A_2（TXA_2），故内皮细胞生成的活性物质对血管的舒缩具有调节作用。当内皮细胞受损时，调节血管舒缩功能失调可导致高血压。研究证实天麻可促进人体自身血管内皮舒张因子和血管内皮收缩因子的拮抗作用平衡，促进内源性舒张血管物质释放，如前列环素等，抑制内源性收缩血管物质排出，如血管紧张素 II 等。研究表明天麻可提高内皮细胞的活性及生存率，保持完整性，减轻缺氧时内皮细胞的受损程度及内皮功能的紊乱。

2. 抑制交感神经[3-5]　长期精神紧张、焦虑、压抑、烦躁及各种内外环境的不良刺激都会导致大脑皮质的兴奋与抑制过程失调，导致血管舒缩中枢功能失调，引起交感神经活动增强，儿茶酚胺类介质释放增多，使小动脉收缩，促使高血压形成。天麻具有抗焦虑、镇静催眠作用。天麻的镇静作用可能与降低体内多巴胺有关。天麻能够抑制中枢多巴胺能神经末梢对其递质的重摄取和储存功能，减少多巴胺的分泌，从而降低血压。天麻还能对抗儿茶酚胺类介质的缩血管效应，非竞争性地拮抗受体依赖型钙通道（ROC）和电位依赖型钙通道（PDC），阻止 Ca^{2+} 的内流和释放，降低胞质中 Ca^{2+} 浓度引起血管舒张，降低血压。

3. 改善血流动力学[6]　王正荣等采用改良风箱模型通过记录血压、心排血量、外周血管阻力和中央外周血管顺应性等证实，天麻对血管力学和血流动力学的影响。天麻能有效降低血压和外周血管阻力，降低收缩压比舒张压和平均动脉压更明显，除此之外还能增加中央和外周血管顺应性，效果优于其他扩血管药物，从而降低血压。

4. 抗血栓形成[7]　天麻能拮抗大鼠肾上腺素（AD）的缩血管效应，显示对微循环障碍有预防作用，阻止血栓形成，天麻有防御由花生四烯酸诱发血小板聚集所致的小鼠急性肺血栓致死的效果。

【**临床应用**】　主要用于高血压。

1. 高血压[8-12]　全天麻胶囊用于治疗肝风上扰所致的眩晕、头痛之高血压。全天麻胶囊联合缬沙坦片治疗原发性轻、中度高血压，能有效降低患者血压，进一步改善血液流变学，降低总胆固醇、三酰甘油、低密度脂蛋白、超敏 C 反应蛋白水平。全天麻胶囊联合氨氯地平在缓解临床症状方面明显优于单用氨氯地平，能改善高血压性头痛。

此外，全天麻胶囊尚能改善单硝酸异山梨酯所致头痛。

2. 椎基底动脉供血不足[13] 全天麻胶囊联合尼莫地平可用于治疗椎基底动脉供血不足，能改善临床症状，改善脑血流，未出现不良反应。

【不良反应】 尚未见到报道。

【使用注意】 本品用于中风、癫痫时宜配合其他药物治疗。

【用法与用量】 口服，一次 2～6 粒，一日 3 次。

参 考 文 献

[1] 缪化春，沈业寿. 天麻多糖的降血压作用[J]. 高血压杂志，2006，4（7）：1-4.

[2] 胡京红，司银楚，洪庆涛，等. 天麻素对体外模拟脑缺血损伤大鼠脑微血管内皮细胞的保护作用[J]. 中华中医药杂志，2007，22（2）：124-126.

[3] 龚其海，石京山，杨莉丹，等. 天麻素在中枢神经系统的药理作用及其机制[J]. 中国新药与临床杂志，2011，30（3）：176-179.

[4] 黄彬，石京山. 天麻对大鼠脑内多巴胺含量及释放的影响[J]. 贵州医药，1993，17（1）：14-15.

[5] 张团笑，敬华娥，牛彩琴，等. 天麻水煎剂对家兔离体主动脉血管舒张作用的研究[J]. 四川中医，2007，25（9）：20-22.

[6] 王正荣，罗红琳，肖静，等. 天麻素对动脉血管顺应性以及血流动力学的影响[J]. 生物医学工程学杂志，1994，11（3）：197-201.

[7] 孟保华，李文军，淤泽溥，等. 天麻素对家兔体外血小板聚集的影响[J]. 中药药理与临床，2006，22（3）：46-47.

[8] 刘英，刘小军，廖贻刚，等. 全天麻胶囊联合缬沙坦治疗原发性高血压的临床观察[J]. 现代生物医学进展，2012，12（32）：6331-6334.

[9] 谈正军. 硝苯地平缓释片联合全天麻胶囊对原发性高血压血流动力学的影响[J]. 中国初级卫生保健，2018，32（9）：68-69.

[10] 李永哲，秦孝智. 全天麻胶囊对冠心病患者使用单硝酸异山梨酯所致头痛的影响[J]. 当代医学，2010，16（1）：129-130.

[11] 吕金胜，高全杰，封永勇，等. 复方天麻口服液对偏头痛小鼠的作用[J]. 医药导报，2004，23（3）：137-139.

[12] 李雄根，廖习清，赖真. 全天麻胶囊治疗高血压头痛 36 例临床研究[J]. 中国民康医学，2007，19（2）：146-147.

[13] 吴卫，卢理英. 全天麻胶囊治疗椎基底动脉供血不足经颅多普勒超声观察其临床疗效[J]. 海峡药学，2010，22（5）：112-114.

（浙江工业大学 陈素红、李 波）

心 脑 静 片

【药物组成】 钩藤、夏枯草、珍珠母、龙胆、槐米、黄芩、黄柏、莲子心、淡竹叶、牛黄、冰片、天南星（制）、朱砂、铁丝威灵仙、木香、甘草。

【处方来源】 研制方。《中国药典》（2015 年版）。

【功能与主治】 平肝潜阳，清心安神。用于肝阳上亢所致的眩晕及中风，症见头晕目眩、烦躁不宁、言语不清、手足不遂。也可用于高血压肝阳上亢证。

【药效】 主要药效作用如下：

1. 降血压[1-2] 本品灌胃给药能明显降低肾动脉狭窄高血压大鼠的血压，灌胃可使自发性高血压大鼠的收缩压下降，降压时对心率无明显影响。

2. 镇静、抗惊厥[2] 本品灌胃给药能减少小鼠自主活动次数、延长戊巴比妥钠睡眠时间；对士的宁和电刺激所引起的惊厥有对抗作用。

3. 抗脑缺血[1] 本品灌胃给药能延长断头小鼠的张口呼吸时间，能减少结扎双侧颈总动脉造成的大鼠急性不完全性脑缺血模型的脑含水量和脑指数。

【临床应用】 主要用于高血压。

高血压眩晕 心脑静片用于治疗肝阳上亢所致的头晕目眩之高血压。用于高血压肝阳上亢所致的眩晕，症见头晕目眩，烦躁不宁，心悸易惊，少寐多梦，胸闷痰多，口苦口干，舌质红苔黄腻。

【不良反应】　尚未见到报道。

【使用注意】　①气血不足眩晕者不宜使用本品。②孕妇忌服。③本品含有朱砂，不宜过量或长期使用。

【用法与用量】　口服，一次4片，一日1～3次。

参 考 文 献

[1] 马杰，王普民，胡丽萍，等. 心脑静片对实验性脑缺血及高血压的作用研究[J]. 中草药，2000，31（1）：39.

[2] 王玉芬，鲁新，韩双红，等. 心脑静片降压镇静作用的实验研究[J]. 中成药，2002，24（6）：474.

（浙江工业大学　陈素红、李　波）

清脑降压片

【药物组成】　黄芩、夏枯草、决明子、槐米、钩藤、磁石（煅）、珍珠母、牛膝、地黄、当归、丹参、地龙、水蛭。

【处方来源】　研制方。《中国药典》（2015年版）。

【功能与主治】　平肝潜阳。用于肝阳上亢所致的眩晕，症见头晕、头痛、项强、血压偏高。

【药效】　主要药效作用如下：

1. 降血压[1-2]　本品灌胃给药，单次给药或连续给药14日能降低自发性高血压大鼠的血压。

2. 镇静　本品对中枢神经系统有镇静作用。

【临床应用】　主要用于高血压。

高血压[3]　清脑降压片用于治疗肝阳上亢所致的头晕、头痛、项强之高血压。清脑降压片联合非洛地平缓释片治疗原发性高血压具有较好的临床疗效。

【不良反应】　尚未见到报道。

【使用注意】　①气血不足头晕、头痛者慎用。②本方含有破血药，孕妇忌服；有出血倾向者慎用。③血压明显升高，或药后血压不降时，应配合其他降压药使用。④饮食宜清淡，低盐，低脂。忌油腻、烟酒。⑤保持心情舒畅。忌过度思虑、避免恼怒、抑郁等不良情绪。

【用法与用量】　口服，一次4～6片，一日3次。

参 考 文 献

[1] 李晶，时卓，赵丽娟，等. 芥子碱硫酸氢盐对自发性高血压大鼠血压和心率的影响[J]. 吉林中医药，2002，22（6）：55.

[2] 周远鹏，胡晓敏，赵专有，等. 醒脑清眩胶囊的降压作用研究[J]. 中国中药杂志，1999，24（8）：483.

[3] 夏卫，黄静静，王瑞东，等. 清脑降压片联合非洛地平缓释片治疗原发性高血压的临床研究[J]. 现代药物与临床，2016，31（5）：628-631.

（浙江工业大学　陈素红、李　波）

山菊降压片

【药物组成】 山楂、菊花、盐泽泻、夏枯草、小蓟、炒决明子。

【处方来源】 研制方。《中国药典》（2015 年版）。

【功能与主治】 平肝潜阳。用于阴虚阳亢所致的头痛眩晕、耳鸣健忘、腰膝酸软、五心烦热、心悸失眠；高血压见上述证候者。

【药效】 主要药效作用如下：

1. 降血压 本品有降血压作用，可改善头晕目眩等症状。

2. 镇静 本品有镇静作用。

【临床应用】 主要用于高血压。

高血压伴胰岛素抵抗[1] 山菊降压片能降低空腹胰岛素和餐后 2 小时血糖及胰岛素，升高胰岛素敏感指数，降低胆固醇、三酰甘油、低密度脂蛋白水平，升高高密度脂蛋白水平，有较好降压效应，并能改善胰岛素抵抗及调节脂质代谢。

【不良反应】 偶见胃脘部不适，一般可自行缓解。

【使用注意】 ①气血两虚眩晕者慎用。②服药期间忌食辛辣、油腻食物。③孕妇禁用。

【用法与用量】 口服，一次 5 片（每片重 0.3g），一次 3 片（每片重 0.5g）。

参 考 文 献

[1] 李俊宽. 山楂降压丸改善高血压病胰岛素抵抗疗效观察[J]. 海军医学杂志，2010，31（4）：340-341.

（浙江中医药大学 吕圭源、何 茂）

强力定眩片

【药物组成】 天麻、杜仲、野菊花、杜仲叶、川芎。

【处方来源】 研制方。国药准字 Z61020139。

【功能与主治】 降压、降脂、定眩。用于高血压、动脉硬化、高脂血症，以及上述诸病引起的头痛、头晕、目眩、耳鸣、失眠等症。

【药效】 主要药效作用如下：

1. 降血压[1] 本品有降压作用，能有效降低高血压。

2. 降血脂[1] 本品能降低高脂血症大鼠血清胆固醇、三酰甘油和低密度脂蛋白水平，并使其高密度脂蛋白有增加的趋势。

3. 改善血液流变学[1] 强力定眩片能改善急性血瘀症模型大鼠血液流变学，抑制血栓形成，可显著降低血瘀大鼠的血液黏度并使纤维蛋白原含量减少，使血瘀大鼠的血栓长度、湿重及血栓指数降低。

【临床应用】 主要用于高血压、眩晕等。

1. 高血压[2] 强力定眩片可增加高血压性眩晕症患者动脉顺应性，降低动脉阻力，从而达到降压效果；能够舒张高血压性眩晕症患者的颈动脉，扩张心脑血管的周围血管，改善脑循环；还具有降低机体血黏度，血液中胆固醇、三酰甘油和磷酸酯的含量而改变血液流变学。

2. 眩晕[3-6]　椎基底动脉供血不足性眩晕属于临床常见的缺血性脑血管病。椎基底动脉供血不足所致眩晕可导致小脑、脑干或周围循环血流的短暂性缺血，从而出现以眩晕为主，合并恶心、呕吐、乏力等临床综合征。强力定眩片能有效降低患者的血液黏度，改善及恢复脑组织细胞。

【不良反应】　尚未见到报道。

【使用注意】　孕妇慎用。

【用法与用量】　口服，一次 4～6 片，一日 3 次。

参 考 文 献

[1] 林晓茵, 张联合, 吉金燕. 强力定眩片对大鼠血液流变学及体外血栓形成的影响[J]. 西北药学杂志, 2009, 24（3）: 195-197.

[2] 王禹, 高超, 杨丹凤. 强力定眩片对高血压性眩晕症的疗效观察[J]. 中国实用医药, 2019, 14（31）: 98-99.

[3] 杨小珍. 强力定眩片联合丁咯地尔在椎-基底动脉供血不足眩晕治疗中的应用[J]. 亚太传统医药, 2015, 11（19）: 121-122.

[4] 郑延红, 高从军. 强力定眩片治疗椎基底动脉供血不足性眩晕 38 例疗效观察[J]. 中国医药指南, 2014, 12（14）: 272-273.

[5] 常维芳. 强力定眩片治疗中枢性眩晕疗效观察[J]. 哈尔滨医药, 2011, 31（6）: 431-432.

[6] 马建功. 强力定眩片治疗眩晕 62 例临床观察[J]. 中外医疗, 2009, 28（20）: 114.

（浙江中医药大学　吕圭源，浙江工业大学　陈素红）

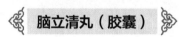

脑立清丸（胶囊）

【药物组成】　磁石、赭石、珍珠母、清半夏、酒曲、酒曲（炒）、牛膝、薄荷脑、冰片、猪胆汁（或猪胆粉）。

【处方来源】　研制方。《中国药典》（2015 年版）。

【功能与主治】　平肝潜阳，醒脑安神。用于肝阳上亢，头晕目眩，耳鸣口苦，心烦难寐；高血压见上述证候者。

【药效】　主要药效作用如下：

1. 降血压[1]　血栓素 A_2（TXA_2）能引起血小板聚集，而 PGI_2 能抑制血小板聚集，其为血管扩张剂，两者能调控动脉血栓和血管舒张。脑立清丸可降低自发性高血压大鼠血浆中 TXA_2 含量，提高血浆 PGI_2 水平，从而调节血压。

2. 改善微循环障碍[2]　微循环包括细动脉、毛细血管和细静脉，是人体循环系统最细小的分支，对维持组织器官的功能和内环境平衡起着重要作用。微血管功能和结构改变引发的微循环障碍是高血压及其并发症的重要发病机制之一，改善微循环障碍是防治高血压及其并发症的有效策略。采用体外滴加去甲肾上腺素（NE）的方法诱导分离金黄地鼠颊囊模拟肝阳上亢微血管病变，脑立清丸可使微血管扩张，血流加速，预防和拮抗 NE 所造成的微循环障碍，明显改善微循环。

3. 镇静[3]　脑立清丸可延长戊巴比妥钠睡眠时间，增加戊巴比妥钠阈下催眠剂量的睡眠百分数，并拮抗咖啡因的兴奋作用。

【临床应用】　主要用于高血压。

1. 高血压[4]　脑立清胶囊能显著降低高血压患者舒张压和收缩压，能有效改善患者的负面情绪，且能降低高血压并发症的发生率。

2. 眩晕头痛[5-7]　脑立清丸可改善肝阳上亢高血压患者的头痛眩晕症状，能治疗发作性紧张型头痛，显著减少患者头痛程度、发作次数和发作时间。

3. 失眠[8]　脑立清丸可治疗高血压患者失眠症状，改善睡眠时间和睡眠质量。

【不良反应】　个别患者服用本品可致慢性皮肤过敏、轻微发热、皮疹、胃部不适[9-10]。

【使用注意】　①孕妇及体弱虚寒者忌服。②忌生冷及油腻难消化的食物。

【用法与用量】　丸：口服，一次 10 粒，一日 2 次。胶囊：口服，一次 3 粒，一日 2 次。

参 考 文 献

[1] 孔祥英，左萍萍，李志猛，等. 久强脑立清对自发性高血压大鼠血浆血栓素 A_2 和前列环素水平的影响[J]. 中国康复理论与实践，2004，10（9）：10-11.

[2] 徐海峰，吴云清，杨楠，等. 久强脑立清对金黄地鼠颊囊微循环的影响[J]. 中国康复理论与实践，2004，10（9）：7-9.

[3] 徐海峰，李志猛，杨楠，等. 久强脑立清对昆明种小鼠行为的影响[J]. 中国康复理论与实践，2004，10（9）：16-17.

[4] 朱梅，臧永发，马彩虹. 参芍胶囊和脑立清胶囊治疗高血压的近期疗效比较[J]. 时珍国医国药，2013，24（5）：1184-1185.

[5] 杨秋君. 硝苯地平合脑立清治疗原发性高血压 52 例[J]. 河南中医，2005，25（7）：58-59.

[6] 王长建，马秀明. 清脑安神汤治疗肝阳头痛临床观察[J]. 中医临床研究，2019，11（13）：76-78.

[7] 陈春富，郭述苏，韩守峰，等. 五种天麻类中成药治疗发作性紧张型头痛的比较[J]. 中国疼痛医学杂志，2002，8（3）：138-141.

[8] 符云，马财芝. 黄连阿胶汤联合五冬散治疗老年高血压失眠的临床观察[J]. 中西医结合心血管病电子杂志，2015，3（20）：30-31.

[9] 蒋晓琴，史桂云. 服脑立清出现慢性皮肤过敏 1 例[J]. 中国中药杂志，1998，23（9）：56.

[10] 张凤霞. 脑立清胶囊引起胃部不适 1 例[J]. 中国药师，2005，8（10）：878.

（浙江中医药大学　吕圭源、徐　洁）

二、清热泻火类

牛黄降压丸（片、胶囊）

【药物组成】　羚羊角、珍珠、水牛角浓缩粉、人工牛黄、冰片、白芍、党参、黄芪、决明子、川芎、黄芩提取物、甘松、薄荷、郁金。

【处方来源】　研制方。《中国药典》（2015 年版）。

【功能与主治】　清心化痰，平肝安神。用于心肝火旺、痰热壅盛所致的头晕目眩、头痛失眠、烦躁不安；高血压见上述证候者。

【药效】　主要药效作用如下：

1. 降血压[1-3]　牛黄降压丸能显著降低 14 周龄自发性高血压大鼠（SHR）的血压。含人工牛黄的人工黄牛黄降压丸（CBA-1）及工程牛黄代替人工牛黄的工程黄（ICCB）牛黄降压丸（CBA-2）单次给药均有降低 SHR 血压作用，在给药后 1 小时收缩压开始下降，以 80% ICCB 含量降压效果最明显，持续至 5 小时，且降低收缩压作用强于降低舒张压作用。SHR 连续灌胃给予 CBA-1 及 CBA-2 14 天，分别测定给药 0 小时、5 小时、6 天、10 天、14 天，停药后 3 天、7 天的血压情况；在给药 5 小时后，80% ICCB 能明显降低收缩压，80% 及 60%ICCB 于给药 6 天表现出明显的降血压作用，且停药后以 80%ICCB 降压效果最佳，降压作用优于人工黄牛黄降压丸。

2. 保护肾小动脉[1]　肾动脉内皮细胞在血管内压升高的影响下，通透性增高，血浆成分渗入间隙，内膜下平滑肌细胞肥大，数目增多及弥散性单个平滑肌细胞坏死，并发生纤维增生，致使肾动脉硬化。牛黄降压丸能明显降低 SHR 的血压，且能使 SHR 肾小动脉的病变血管数量减少，病变程度减轻，维持了正常的血管通透性，使血浆成分不能渗入，阻断了刺激平滑肌细胞和纤维组织增生。说明牛黄降压丸在降低血压的同时，对肾小动脉硬化具有一定的保护作用。

3. 抗血小板聚集[4]　高血压时血流呈湍流状态、血管所受切应力改变导致血小板膜受损，引起血小板粘连、聚集并释放腺苷二磷酸（ADP）。牛黄降压丸可以抑制 SD 大鼠血小板黏附及 ADP 诱导的血小板聚集，降低血小板中钙调蛋白含量及血栓素 A_2 的释放。

【临床应用】　主要用于高血压。

1. 原发性高血压[5-13,14-16]　牛黄降压丸（片、胶囊）用于治疗心肝火旺、痰热壅盛所致的头晕目眩、头痛失眠、烦躁不安之高血压。牛黄降压丸对肝火亢盛型、肝火旺盛兼夹痰浊证型等原发性高血压均有治疗作用，能显著降低收缩压和舒张压。牛黄降压丸能治疗伴有焦虑的高血压患者，其降压作用快且时间长，并能改善患者的焦虑状态；牛黄降压丸可用于治疗高血压合并心电图检测 ST 段、T 段改变者。

2. 老年高血压[17-19]　牛黄降压丸能治疗老年单纯性收缩期高血压，不会加快患者心率，改善头晕、烦躁、便秘、失眠等症状优于尼群地平；替米沙坦片配合牛黄降压丸可显著降低老年高血压；苯磺酸氨氯地平联合牛黄降压丸可治疗老年高血压。

还有研究报道[20]，牛黄降压丸用于治疗高血压合并高脂血症患者，能稳定降低患者血压，并能降低血脂水平。

【不良反应】　尚未见到报道。

【使用注意】　腹泻者忌用。气血不足所致的晕眩、失眠患者慎用；服药期间忌寒凉、油腻食物；体弱、便溏者慎用。

【用法与用量】　丸：口服，水蜜丸一次 20～40 丸，大蜜丸一次 1～2 丸，一日 1 次；片：口服，一次 2 片，一日 2 次；胶囊：口服，一次 2～4 粒，一日 1 次。

参 考 文 献

[1] 柳占彪, 马涛, 贾晓旭, 等. 牛黄降压方对自发性高血压大鼠肾小动脉影响的病理形态观察[J]. 中国实验方剂学杂志, 2010, 16（17）: 122-124.

[2] 王蕾, 孙宝珍, 吕楠, 等. 工程黄与人工黄之牛黄降压丸单次给药对自发性高血压大鼠降压作用比较观察[J]. 中成药, 2010, 32（9）: 1597-1599.

[3] 李旭, 王蕾, 种影, 等. 工程牛黄组方牛黄降压丸与原方剂对 SHR 血压影响的比较研究[J]. 中国实验方剂学杂志, 2013, 19（15）: 265-268.

[4] 任廷勋, 林成仁, 王敏, 等. 牛黄降压丸对正常大鼠血小板功能的影响与作用机制的实验研究[J]. 中国实验方剂学杂志, 2007, 13（11）: 34-36.

[5] 于首元. 牛黄降压丸的降压疗效及其对交感神经活性的影响[J]. 中国中药杂志, 2007, 32（2）: 172-175.

[6] 周端求, 周海燕, 杨铮铮, 等. 牛黄降压丸治疗原发性高血压的临床研究[J]. 中国中药杂志, 2006, 31（7）: 612-614.

[7] 蔡秉惠. 牛黄降压丸联合卡托普利治疗原发性高血压疗效观察[J]. 天津药学, 2009, 21（4）: 36-37.

[8] 黄继汉, 郑青山, 高蕊, 等. 牛黄降压片治疗原发性高血压病（肝火亢盛证）的临床等效性试验[J]. 中国循证医学杂志, 2004, 4（4）: 249-254.

[9] 刘遂心, 孙明, 罗由夫, 等. 牛黄降压胶囊治疗原发性高血压病的临床研究[J]. 中国中西医结合杂志, 2004, 24（6）: 553-555.

[10] 苍伟, 王颖, 唐巍. 牛黄降压片治疗高血压病 50 例疗效观察[J]. 中外医疗, 2011, 30（4）: 129-129.

[11] 毛雷. 赖诺普利联合牛黄降压胶囊治疗轻中度原发性高血压病[J]. 安徽医药, 2004, 8（3）: 189-190.

[12] 殷明亮. 中成药牛黄降压丸治疗原发性高血压的临床效果分析[J]. 内蒙古中医药，2018，37（2）：20-21.

[13] 宋云兰. 牛黄降压丸治疗原发性高血压患者的临床疗效研究[J]. 海峡药学，2017，29（7）：171-172.

[14] 戴伦，王拥军. 牛黄降压丸对伴有焦虑的高血压病患者的疗效观察[J]. 中国中药杂志，2006，31（20）：1743-1744.

[15] 马惠娟，周春芬. 牛黄降压丸改善心功能的临床疗效观察[J]. 中草药，2001，32（4）：343-345.

[16] 于首元，于兆安. 牛黄降压胶囊改善男性高血压病患者血压及阴茎勃起功能的疗效观察[J]. 中国中药杂志，2006，31（9）：781-782.

[17] 王艳霞. 牛黄降压丸治疗老年单纯性收缩期高血压病疗效观察[J]. 中西医结合心血管病电子杂志，2014，2（8）：149.

[18] 里震，岳蕴青. 替米沙坦片配合牛黄降压丸治疗老年高血压疗效观察[J]. 中外医学研究，2015，13（16）：127-128.

[19] 张建竹. 苯磺酸氨氯地平联合牛黄降压丸治疗老年高血压的临床效果观察[J]. 内蒙古中医药，2017，36（12）：74-75.

[20] 杜伟. 牛黄降压丸的临床应用[J]. 北京中医药，2007，26（9）：612-613.

（浙江中医药大学　吕圭源、王　婷，江西中医药大学　胡慧明）

镇脑宁胶囊

【药物组成】　川芎、藁本、细辛、天麻、水牛角等。

【处方来源】　研制方。国药准字 Z10920037。

【功能与主治】　息风通络。用于内伤头痛，伴有恶心、呕吐、视物不清、肢体麻木、头晕、耳鸣等症，以及高血压、动脉硬化、神经血管性头痛。

【药效】　主要药效作用如下：

1. 镇静与降血压　本品有镇静与降血压作用。

2. 镇痛[1]　偏头痛是一种伴随血管收缩功能障碍而见多种神经系统和非神经系统表现的反复发作性头痛综合征。镇脑宁胶囊适应证较宽泛，与现代医学的偏头痛、高血压、脑缺血等疾病密切相关。镇脑宁胶囊可改善利血平化伴局部脑血管痉挛所致小鼠模型的偏头痛症状，提高痛阈值，提高脑内单胺类神经递质去甲肾上腺素、多巴胺等。

【临床应用】　主要用于高血压、脑动脉硬化症等。

1. 高血压[2]　镇脑宁胶囊用于治疗恶心、呕吐、肢体麻木、头晕、耳鸣之高血压及偏头痛。镇脑宁胶囊可用于治疗高血压性头痛属风邪上扰证，症见头痛、眩晕、五心烦热、烦躁易怒、失眠、耳鸣、舌红少苔、脉弦细。

2. 脑动脉硬化症[3-4]　镇脑宁胶囊可用于治疗脑动脉硬化症，能改善患者的临床症状和中医证候。

【不良反应】　尚未见报道。

【使用注意】　①本品含细辛有毒性，要控制用量。②外感头痛者忌用。

【用法与用量】　口服，每粒 0.3g，一次 4～5 粒，一日 3 次。

参 考 文 献

[1] 董世芬，陈红，柴玉晶，等. 镇脑宁胶囊治疗偏头痛作用研究[J]. 世界科学技术–中医药现代化，2012，14（5）：2050-2053.

[2] 张洪峰，魏亚超，要跟东，等. 镇脑宁胶囊治疗高血压性头痛的临床疗效及经济学分析[J]. 现代药物与临床，2013，28（6）：915-918.

[3] 魏亚超，张洪峰，王乐，等. 镇脑宁胶囊治疗脑动脉硬化症的临床疗效及经济效益学分析[J]. 中国中药杂志，2013，38（8）：1247-1250.

[4] 崔秀芬. 镇脑宁胶囊治疗脑动脉硬化症的临床疗效及经济效益学分析[J]. 中国医药指南，2015，13（17）：202.

（浙江中医药大学　吕圭源、王　婷，江西中医药大学　胡慧明）

安脑丸

【**药物组成**】　人工牛黄、猪胆粉、朱砂、冰片、水牛角浓缩粉、珍珠、黄芩、黄连、栀子、雄黄、郁金、石膏、煅赭石、珍珠母、薄荷脑。

【**处方来源**】　研制方.《中国药典》(2015 年版)。

【**功能与主治**】　清热解毒，醒脑安神，豁痰开窍，镇惊息风。用于高热神昏，烦躁谵语，抽搐惊厥，中风窍闭，头痛眩晕；高血压、脑中风见上述证候者。

【**药效**】　主要药效作用如下：

1. **降血压**[1]　丙酸睾丸素为雄性激素，皮下注射能使动物内分泌紊乱，体内醛固酮增多，水钠潴留，血压升高。雄性 Wistar 大鼠皮下注射丙酸睾丸素造成内分泌型高血压动物模型，给予本品可使大鼠血压明显升高且保持稳定状态。安脑丸连续灌胃给药 10 天，能显著降低大鼠血压。

2. **修复中枢神经**[2-3]　动脉血压的神经调节主要是通过压力感受器反射实现的。当动脉血压升高时，压力感受器受到牵张刺激，其传入冲动增加，通过抑制交感中枢及兴奋迷走中枢的活动，反射性地使心率减慢，心排血量和外周血管阻力都减小，从而使血压下降到正常水平。而小胶质细胞是中枢神经系统的免疫细胞，突触素是一种膜蛋白，与神经生长、修复再生及突触重塑有密切关系。安脑丸可以通过减少小胶质细胞的活化程度和数量来增加突触素表达量，减轻炎性反应，减少受损神经元的死亡，促进受损神经元的再生和分化，促进突触的可塑性，修复受损中枢神经。

【**临床应用**】　主要用于高血压。

1. **高血压**[4-6]　安脑丸用于治疗高热神昏、烦躁谵语、抽搐惊厥、头痛眩晕之高血压，治疗肝火亢盛型高血压的临床疗效显著。安脑丸对收缩压及舒张压均有降低作用，降低收缩压的作用尤为明显，且对高血压患者的血脂和血糖水平具有明显的降低作用[7]；在西医治疗基础上[8]，安脑片治疗肝火亢盛型原发性高血压可改善患者眩晕症状，提高临床疗效。

2. **中风**[9]　安脑丸可降低心肝火旺型中风先兆患者的继发中风发生率，减少颈总动脉内膜中层厚度，缩小颈总动脉易损斑块横截面积，改善患者临床症状。

【**不良反应**】　尚未见到报道。

【**使用注意**】　按医嘱服用。

【**用法与用量**】　口服，小蜜丸一次 3～6g，大蜜丸一次 1～2 丸，一日 2 次。

参 考 文 献

[1] 崔巍，王新波，徐世杰，等. 安脑丸的药效学研究[J]. 中国中医药信息杂志，1999，6（8）：26-27.

[2] 金观源，张荣宝. 高血压和中枢神经系统[J]. 浙江医学，1984，6（6）：39-42.

[3] 梁慧，梅元武. 安脑丸对急性脑出血大鼠 OX42、脑源性神经营养因子及突触素表达的影响[J]. 神经损伤与功能重建，2012，7（6）：395-399.

[4] 王素秋，李恬，宋时伟，等. 安脑丸的临床应用及观察分析—附 60 例临床报告[J]. 中国中医急症，1993，2（4）：153-154.

[5] 曹长江，林启光. 安脑丸治疗高血压疗效的观察[J]. 中成药，1994，（1）：54.

[6] 温灵武，陈逸敏. 安脑丸联合西医常规治疗肝火亢盛型原发性高血压 45 例临床观察[J]. 云南中医中药杂志，2018，39（4）：53-54.

[7] 简航宇，温灵武，杨世映. 分析安脑丸结合西医治疗原发性高血压的临床治疗效果[J]. 黑龙江中医药，2018，47（1）：36-37.

[8] 许建平. 安脑片治疗肝火亢盛型原发性高血压眩晕临床观察[J]. 新中医，2016，48（6）：36-38.

[9] 叶映月. 安脑丸对心肝火旺型中风先兆证患者继发中风的预防效果观察[J]. 实用心脑肺血管病杂志，2014，22（9）：94-96.

（浙江中医药大学 吕圭源、王 婷，江西中医药大学 胡慧明）

山绿茶降压片

【药物组成】 山绿茶。

【处方来源】 研制方。《中国药典》（2015年版）。

【功能与主治】 清热泻火，平肝潜阳。用于眩晕耳鸣，头痛头胀，心烦易怒，少寐多梦；高血压、高脂血症见上述证候者。

【药效】 主要药效作用如下：

1. 降血压[1] 山绿茶降压片具有降压的作用。将大鼠用巴比妥钠麻醉，测量大鼠颈总动脉的平均血压，然后十二指肠给药。结果发现，山绿茶降压片对正常大鼠血压有显著的降压作用。

2. 降血脂[1] 山绿茶降压片能够降低血清总胆固醇、三酰甘油水平。给 Wistar 大鼠喂养高脂饲料，给药6周后山绿茶降压片能明显降低高脂血症大鼠血清总胆固醇和三酰甘油含量。

【临床应用】 主要用于高血压。

原发性高血压[2] 山绿茶降压片用于治疗眩晕耳鸣、头痛头胀、心烦易怒之高血压。山绿茶降压片对肝火内盛、阴虚阳亢证1级、2级高血压均有较好疗效，对眩晕、头痛等伴随症状也有改善作用。此外，山绿茶降压片对老年高血压[3]、高血压合并肾功能异常[4]、H型高血压[5]（指伴有血同型半胱氨酸升高的原发性高血压）也有一定程度改善作用。

【不良反应】 尚未见到报道。

【使用注意】 虚证高血压患者慎用。

【用法与用量】 口服，一次2～4片，一日3次。

参 考 文 献

[1] 刘元，韦焕英，龙杰超，等. 山绿茶降压片治疗高血压药效学研究[J]. 中国实验方剂学杂志，2010，16（1）：86-88.

[2] 臧吾，马明彦. 山绿茶降压片治疗原发性高血压的疗效观察[J]. 中成药，1997，19（12）：21-22.

[3] 毛晓刚. 山绿茶降压片治疗老年高血压病56例临床观察[J]. 浙江中西医结合杂志，2002，12（12）：38.

[4] 赵宾. 山绿茶降压片在治疗高血压良性肾动脉硬化症中的应用[J]. 中国现代药物应用，2008，2（17）：26-27.

[5] 姬洪涛. 山绿茶降压片联合依那普利叶酸治疗H型高血压的临床研究[J]. 现代药物与临床，2018，33（7）：1613-1616.

（浙江中医药大学 吕圭源，浙江工业大学 陈素红）

杜仲降压片

【药物组成】 杜仲、益母草、夏枯草、黄芩、钩藤。

【处方来源】 研制方。国药准字 Z20043496。

【功能与主治】 补肾，平肝，清热。用于肾虚肝旺之高血压。

【药效】 主要药效作用如下：

1. 舒张血管，降血压[1] 一氧化氮（NO）具有舒张血管、调节血压、抑制平滑肌细胞增殖等作用；内皮素（ET）是一种由血管内皮细胞分泌的生物活性肽，是已知最强的缩血管物质。血管内皮细胞功能受损，导致合成分泌的 NO 降低，NO 与 ET 比例平衡失调是高血压发病机制之一。杜仲降压片能够明显增加血清 NO 含量，降低 ET 含量，从而舒张血管，降低外周阻力，减少回心血量，降低血压，且对心率没有明显影响。

2. 抗自由基，减轻血管内皮细胞损伤[1]　机体在正常代谢过程中产生氧自由基，引起脂质过氧化。超氧化物歧化酶（SOD）能有效地清除自由基，维持体内自由基的动态平衡，以避免损伤机体的组织细胞；丙二醛（MDA）是自由基代谢的终产物，血清中的量直接反映机体的脂质过氧化速率和强度。自发性高血压大鼠经杜仲降压片治疗后，血清 SOD 活性明显升高，血清 MDA 含量降低，表明杜仲降压片具有一定的抗氧化、减少自由基损伤的作用，有助于保护血管内皮细胞，提升 NO 水平。

3. 改善肾功能[2]　高血压患者出现尿微量白蛋白主要是由于肾小球毛细血管压力增高，肾小球毛细血管基底膜通透性增加，肾小管对滤过的白蛋白重吸收减少所造成的。杜仲降压片可以减少高血压对肾小球毛细血管的进一步损伤，具有改善肾功能及保护血管内膜的作用，修复病变的肾小球毛细血管基底膜，降低毛细血管通透性，增加肾小管对滤过白蛋白的吸收率。

【临床应用】　主要用于高血压。

高血压[3-4]　杜仲降压片用于治疗肾虚肝旺之高血压。杜仲降压片具有一定的降压效果，能改善头痛、眩晕等临床症状，对总胆固醇、三酰甘油、ET、NO 等有调节作用；杜仲降压片能降低尿微量白蛋白含量，改善高血压患者肾功能。

【不良反应】　尚未见到报道。

【使用注意】　适用于肾虚肝旺之高血压。

【用法与用量】　口服，一次 5 片，一日 3 次。

参 考 文 献

[1] 李利生，余丽梅，黄燮南，等. 杜仲降压片对自发性高血压大鼠血压的影响及机制研究[J]. 中成药，2011，33（7）：1236-1238.

[2] 周艳芳，方会龙，贾蕾，等. 杜仲降压片对高血压病患者血压及微量白蛋白尿的影响[J]. 时珍国医国药，2011，22（11）：2713-2714.

[3] 李武明，何玉香，谭元生. 复方杜仲降压片治疗高血压病 45 例分析[J]. 中医药学刊，2004，22（2）：331-332.

[4] 张树江. 杜仲降压片联合氯沙坦钾氢氯噻嗪治疗高血压的临床研究[J]. 现代药物与临床，2018，33（12）：3167-3170.

（浙江中医药大学　吕圭源，浙江工业大学　陈素红）

清肝降压胶囊

【药物组成】　制何首乌、夏枯草、槐花（炒）、桑寄生、丹参、葛根、泽泻（盐炒）、小蓟、远志（去心）、川牛膝。

【处方来源】　研制方。国药准字 Z20093712。

【功能与主治】　清热平肝，补益肝肾。用于高血压肝火亢盛，肝肾阴虚证。症见眩晕，头痛，面红耳赤，急躁易怒，口干口苦，腰膝酸软，心悸不寐，耳鸣健忘，便秘溲黄。

【药效】　主要药效作用如下：

1. 降血压[1]　本品一次性灌胃给药对自发性高血压大鼠及肾性高血压犬均有降压作用，连续 14 天给药，对自发性高血压大鼠及肾性高血压犬也均有降压作用。麻醉开胸犬十二指肠给予本品后血压下降，总外周阻力减少，心率无明显变化，左室压上升/下降最大速率无明显改变，左室做功减少，心脏泵血功能无明显变化。

2. 镇静　本品有镇静作用。

【临床应用】　主要用于高血压。

1. 高血压[2-9]　清肝降压胶囊用于治疗肝火上炎所致的眩晕、耳鸣、口苦咽干、烦躁易怒之高血压。清肝降压胶囊能有效降低血压，尤其是舒张压，改善中医症状，联合厄贝沙坦疗效更好。

2. 老年性高血压[10-12]　清肝降压胶囊联合硝苯地平缓释片或氨氯地平治疗老年性高血压患者，疗效更佳，能改善头痛、头晕、面红、失眠、心悸等临床症状和睡眠障碍情况。

【不良反应】　尚未见到报道。

【使用注意】　①气血不足之眩晕患者忌服；②服药期间宜用清淡易消化之品，忌食辛辣油腻食物。

【用法与用量】　胶囊：0.5g；口服，一次3粒，一日3次。或遵医嘱。

参 考 文 献

[1] 清肝降压胶囊新药申报资料.

[2] 戴勤芳，马丽红. 清肝降压胶囊治疗高血压临床疗效观察[J]. 中国全科医学，2011，14（29）：3410-3411，3414.

[3] 朱玉梅，彭淑莲，鲁卫星，等. 清肝降压胶囊治疗高血压病临床观察[J]. 中国中医基础医学杂志，2003，9（4）：61-62.

[4] 刘校杰. 观察清肝降压胶囊治疗高血压的临床疗效[J]. 中外医学研究，2013，11（17）：113.

[5] 吴玉兰，何小红. 清肝降压胶囊治疗高血压的临床疗效及安全性观察[J]. 中国实用医药，2012，7（33）：136-137.

[6] 葛彩英，雷英. 清肝降压胶囊治疗舒张压升高疗效观察[J]. 中西医结合心脑血管病杂志，2010，8（12）：1520-1521.

[7] 刘燕坡. 厄贝沙坦联合清肝降压胶囊治疗原发性高血压疗效观察[J]. 现代中西医结合杂志，2015，24（3）：278-280.

[8] 胡颖. 清肝降压胶囊联合厄贝沙坦治疗原发性高血压效果观察[J]. 中医临床研究，2018，10（16）：93-94.

[9] 王夏云，陈民，全守霞，等. 清肝降压胶囊联合厄贝沙坦对原发性高血压患者血清脂联素，VEGF及Hcy水平的影响[J]. 现代生物医学进展，2017，17（11）：2068-2071.

[10] 赵玉艳. 硝苯地平缓释片（Ⅰ）联合清肝降压胶囊治疗老年性高血压疗效观察[J]. 实用心脑肺血管病杂志，2012，20（4）：645-646.

[11] 陈菁. 清肝降压胶囊联合硝苯地平缓释片治疗老年性高血压临床研究[J]. 现代中西医结合杂志，2013，22（25）：2835-2836.

[12] 张晶，张华，刘芳勋，等. 清肝降压胶囊联合氨氯地平治疗中老年人高血压合并睡眠障碍患者的临床观察[J]. 中国生化药物杂志，2016，36（1）：47-49，52.

（浙江中医药大学　吕圭源，浙江工业大学　陈素红）

醒脑降压丸

【药物组成】　黄芩、黄连、栀子、郁金、玄精石、冰片、朱砂、珍珠母、辛夷、零陵香、雄黄。

【处方来源】　研制方。国药准字Z12020533。

【功能与主治】　通窍醒脑，清心镇静。用于火热上扰阻窍所致的眩晕头痛、言语不利、痰涎壅盛；高血压见上述证候者。

【药效】　主要药效作用如下：

1. 解痉作用　体外试验证明醒脑降压丸1mg（生药）/ml对氯化钾（KCl）、去甲肾上腺素（NA）、组胺（HA）、5-羟色胺（5-HT）等所诱发的兔离体主动脉条收缩反应均具有明显的拮抗作用[1]。

2. 镇静与降血压　本品有镇静与降血压作用。

【临床应用】　主要用于高血压。

高血压[2-3]　醒脑降压丸可有效降低血压，使高血压患者头晕目眩、头痛、面红耳赤等症状消失，改善血脂；尤其可用于治疗火热上扰阻窍所致的眩晕头痛、言语不利等，联合替米沙坦治疗高血压具有较好疗效；也能有效调节血浆黏度，降低外周血管阻力，改善微循环[4]。

【不良反应】　尚未见到报道。

【使用注意】　①本品为火热上攻眩晕、头痛所设，阴虚阳亢者慎用；②本品清热重镇之品较多，孕妇忌用；③胃肠溃烂者忌服；④体虚者慎用；⑤方中含有朱砂、雄黄，中病即止，不宜过量、久服。

【用法与用量】　口服，一次 10～15 粒，一日 1～2 次。

参 考 文 献

[1] 周连发. 醒脑降压丸对兔主动脉条收缩反应的作用[J]. 中国药理学会通讯，2001，18（2）：40-41.

[2] 高建林. 醒脑降压丸联合替米沙坦治疗高血压病 86 例[J]. 医学理论与实践，2013，26（11）：1447-1448.

[3] 乐人. 使用醒脑降压丸的用药体会[J]. 开卷有益：求医问药. 1998（1）：12.

[4] 蒙占权，钟栩. 钟栩主任医师之醒脑降压胶囊治疗高血压临床效果分析[J]. 医学信息，2014（18）：253-254.

（浙江中医药大学　吕圭源，浙江工业大学　陈素红）

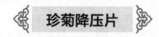

珍菊降压片

【药物组成】　野菊花膏粉、珍珠层粉、盐酸可乐定、氢氯噻嗪、芦丁。

【处方来源】　研制方。国药准字 Z20055390。

【功能与主治】　降压。用于高血压。

【药效】　主要药效作用如下：

1. 降血压[1-2]　珍菊降压片具有降压作用。口服给药，可使正常 Beagle 犬收缩压下降，其程度与剂量呈正相关；珍菊降压片与氨氯地平片联合使用时，能使两肾一夹型肾血管性高血压大鼠血压明显降低，降压效果优于氨氯地平片单独治疗。

2. 镇静催眠　睡眠紊乱与高血压的发病存在一定相关性，其机制可能与激活下丘脑-垂体轴或诱导血管功能障碍，从而增加交感神经系统兴奋有关[3]。珍菊降压片可使动物自发活动下降，与戊巴比妥钠阈下催眠剂量有协同催眠作用，可缩短睡眠潜伏期，延长睡眠时间[1]。

3. 保护血管内皮功能[2-4]　血管内皮功能障碍尤其是一氧化氮（NO）和内皮素-1（ET-1）失衡，是高血压诸多病因之一。NO 是目前所知作用最强的舒血管物质，ET-1 是内皮细胞合成、分泌的生物活性肽，具有强收缩血管作用。而 ET-1 的释放增加进一步损伤血管内皮，减少 NO 释放，加重 NO 和 ET-1 失衡，促使血压升高。有研究报道，珍菊降压片联合氨氯地平片较单用氨氯地平片能更多地释放 NO，下降 ET-1 水平，更好地控制血压水平。珍菊降压片联合氨氯地平片可有效降低肾性高血压大鼠血压，并降低左室重量，其作用机制可能与平衡 NO 和 ET-1 有关。

【临床应用】　主要用于高血压。

高血压[5-10]　珍菊降压片具有明显降压效果，可显著改善心率，联合坎地沙坦酯片治疗高血压，可有效降低患者血压，促进血管内皮功能改善，降低机体炎症反应；联合卡托普利能够使原发性高血压患者血压稳定降低；联合丹参片治疗老年原发性高血压患者，在降压的同时还可改善患者预后及患者生存质量。

【不良反应】　①消化系统：恶心、呕吐、厌食、腹痛、腹泻或便秘、黄疸、肝功能异常、药物性肝炎、胆囊炎等。②精神及神经系统：头晕、头痛、失眠、嗜睡、抑郁、精神紧张、焦虑、烦躁不安、暂时性精神狂乱及其他行为变化、多梦或噩梦、幻视幻听等。③皮肤及其附件：皮疹、皮炎、瘙痒、多汗、血管神经性水肿、脱发等，严重者可出现剥脱性皮炎。④全身性：口干、乏力、过敏样反应、水肿、发热、疼痛、可乐定撤药反应、体重增加、酒精过敏等。⑤代谢和营养：低钾血症、低钠血症、高尿酸血症、血糖升高、血清肌酸激酶浓度升高、低氯性碱中毒或低氯低钾性碱中毒等。⑥泌尿系统：尿频、尿急、排尿困难、尿潴留、夜尿增多、血尿、肾功能异常等。⑦呼吸系统：咳嗽、憋气、呼吸困难等。⑧心血管系统：体位性低血压、血压过低、晕厥、胸闷、心悸、心动过速、心动过缓、心电图异常（如窦房结阻滞、交界性心动过缓、房室传导阻滞等）、心力衰竭等。⑨血液系统：紫癜、牙龈出血、白细胞减少、血小板减少、Coombs 试验弱阳性。⑩生殖系统：男性性功能降低、男性乳腺发育。⑪骨骼肌肉系统：肌肉或关节疼痛、下肢痉挛。⑫视觉：眼睛干燥、眼睛灼痛、视物模糊和色觉障碍。⑬其他：胰腺炎、腮腺炎、光敏感等。

【使用注意】　①本品含有氢氯噻嗪，因氢氯噻嗪能通过胎盘屏障，对高血压综合征无预防作用，故孕妇使用应慎重。因噻嗪类药可使血胆红素升高，慎用于有黄疸的婴儿；老年人应用噻嗪类药物较易发生低血压、电解质紊乱和肾功能损害。②因本品含有盐酸可乐定，动物研究发现盐酸可乐定对胎儿有害，人体研究尚不充分，盐酸可乐定只有必要时方可应用于妊娠妇女。老年人对降压作用较敏感，肾功能随年龄的增长而降低，应用时须减量，并注意防止体位性低血压。

【用法与用量】　口服，一次 1 片，一日 3 次。

参 考 文 献

[1] 谢家骏, 乔正东, 成苗, 等. 珍菊降压片及其中西药配伍的一般药理学比较研究[J]. 中国实验方剂学杂志, 2015, 21（23）: 110-116.

[2] 尹广利, 冯子南, 王植荣. 珍菊降压片联合氨氯地平片对肾性高血压大鼠血压、心肌重构和内皮功能的影响[J]. 中国医药导刊, 2013, 15（7）: 1249-1250.

[3] 郭潇繁, 张晓宇, 王军, 等. 睡眠时间与高血压关系的荟萃分析[J]. 中华高血压杂志, 2013, 21（9）: 748-754.

[4] 尹广利, 冯子南, 王植荣, 等. 珍菊降压片联合氨氯地平片对肾性高血压大鼠血压和内皮功能的影响[J]. 中国医药导刊, 2012, 14（2）: 286-287.

[5] 倪春梅, 余小虎, 陶丽芬. 珍菊降压片对高血压患者血糖及胰岛素敏感性的影响[J]. 中国初级卫生保健, 2018, 32（8）: 66-67.

[6] 郝燕生, 曹守冬. 珍菊降压片治疗高血压病 134 例[J]. 中国药业, 2014, 23（14）: 90-92.

[7] 张小聪. 中西药剂复方珍菊降压片剂治疗高血压临床分析[J]. 当代医学, 2015, 21（29）: 151-152.

[8] 邢钰，吕业，刘宇宙，等. 珍菊降压片联合坎地沙坦酯治疗高血压的临床研究[J]. 现代药物与临床，2019（4）：1012-1015.

[9] 宫长玲. 研究卡托普利与珍菊降压片联合应用治疗原发性高血压的效果[J]. 中国卫生标准管理，2018，9（1）：96-97.

[10] 黄志诚. 珍菊降压片联合丹参片治疗老年原发性高血压临床分析[J]. 深圳中西医结合杂志，2018，28（2）：38-40.

（浙江中医药大学　吕圭源，浙江工业大学　陈素红）

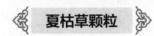

夏枯草颗粒

【药物组成】　夏枯草。

【处方来源】　研制方。国药准字 Z20050519。

【功能与主治】　清火，明目，散结，消肿。用于头痛眩晕，瘰疬，瘿瘤，乳痈肿痛，甲状腺肿大，淋巴结结核，乳腺增生症，高血压。

【药效】　主要药效作用如下：

1. 降血压[1]　本品有降血压作用，有效降低高血压患者血压及减轻伴随症状。

2. 调节激素水平，抗乳腺增生[2]　夏枯草颗粒能明显减少气滞血瘀证乳腺增生大鼠模型乳腺腺泡数量、腺泡横径及导管内径，降低血清中 P 含量和 5-HT 含量，抑制乳腺组织的增生，其机制可能与调节大鼠体内雌激素、孕激素水平的平衡有关。

【临床应用】　主要用于高血压。

1. 高血压[1]　对原发性高血压、症状性高血压、更年期高血压疗效显著，对肾性高血压有一定的降压作用，对自发性高血压有明显的降压作用。

2. 桥本甲状腺炎[3-4]　是一种以慢性淋巴细胞浸润为主的自身免疫性疾病，夏枯草颗粒联合左甲状腺素治疗能明显降低桥本甲状腺炎患者血清自身抗体抗甲状腺过氧化物酶自身抗体（TPOAb）、抗甲状腺球蛋白抗体（TGAb）滴度，改善甲状腺功能，调节桥本甲状腺炎患者体内免疫状态，并有效抑制淋巴细胞浸润及淋巴滤泡增殖。

3. 甲亢[5-6]　夏枯草颗粒联合甲巯咪唑片能显著提高甲亢患者免疫力且能在一定程度上清除长期服用甲巯咪唑片所致毒副作用，改善甲状腺功能。联合丙硫氧嘧啶片能改善甲状腺功能和骨代谢水平。

4. 其他　还有研究报道[7]夏枯草颗粒可显著降低 TNF-α 和 IL-1β 水平，改善更年期妇女干眼症。

【不良反应】　尚未见到报道。

【使用注意】　孕妇慎用。

【用法与用量】　开水冲服，一次 1 袋（2g），一日 2 次。

参 考 文 献

[1] 于海艳，任吉祥，贾朝旭，等. 夏枯草治疗高血压的最新进展及评析[J]. 中国中医药现代远程教育，2017，15（1）：144-145.

[2] 郭娜. 夏枯草颗粒对气滞血瘀证乳腺增生模型大鼠下丘脑-垂体-性腺相关激素分泌和单胺类神经递质含量的影响[J]. 中医临床研究，2017，9（36）：97-100.

[3] 杨余朋，叶迎新. 夏枯草颗粒辅助治疗桥本氏甲减 28 例[J]. 中国民间疗法，2013，21（3）：31-32.

[4] 杨云梅，刘家斌，侯宁. 夏枯草颗粒对桥本甲状腺炎相关神经系统损害患者氧化应激的影响研究[J]. 中国卫生标准管理，2018，9（20）：100-102.

[5] 赵红梅，依丽米热·努尔麦麦提，古再努·艾力亚斯. 夏枯草颗粒联合丙硫氧嘧啶治疗甲状腺功能亢进症的临床研究[J]. 现代药物与临床，2019，34（9）：2752-2755.

[6] 殷智晔. 夏枯草颗粒联合甲巯咪唑片治疗弥漫性甲状腺肿伴甲状腺功能亢进的疗效观察[J]. 现代药物与临床, 2016, 31(1): 70-74.

[7] 袁建树, 王鹏赟, 王骥, 等. 夏枯草颗粒治疗更年期妇女干眼症的疗效及对结膜白介素-1β、肿瘤坏死因子-α、胞间黏附分子-1 表达的影响[J]. 中国妇幼保健, 2017, 32（12）: 2675-2678.

（浙江中医药大学　吕圭源，浙江工业大学　陈素红）

菊明降压丸

【药物组成】 野菊花、决明子（炒）。

【处方来源】 研制方。国药准字 Z11020495。

【功能与主治】 降低血压。用于高血压及其引起的头痛、目眩。

【药效】 主要药效作用如下：

1. 降血压 本品具有降血压作用，能改善头晕目眩。

2. 镇静镇痛 本品清热解毒，具有镇痛作用。

【临床应用】 主要用于高血压。

高血压[1-3] 菊明降压丸联合苯磺酸氨氯地平或阿替洛尔对高血压患者具有很好的治疗效果。早、中两次投药降压效果理想，可防止夜间靶器官缺血。

【不良反应】 尚未见到报道。

【使用注意】 孕妇慎服。

【用法与用量】 口服，一次 1 袋（6g），一日 3 次。

参 考 文 献

[1] 张静, 田晓玲, 许保海. 菊明降压丸联合苯磺酸氨氯地平治疗原发性高血压的临床研究[J]. 中国生化药物杂志, 2017,（7）: 101-103.

[2] 李甫款. 用菊明降压片联合阿替洛尔治疗老年高血压的效果分析[J]. 当代医药论丛, 2015,（19）: 268.

[3] 孙锦贤, 余静珠. 珍菊降压片早、中二次投药的降压效果[J]. 临床合理用药杂志, 2009, 2（14）: 5-7.

（浙江中医药大学　吕圭源）

复方羚角降压片

【药物组成】 羚羊角、夏枯草、槲寄生、黄芩。

【处方来源】 研制方。《中国药典》（2015 年版）。

【功能与主治】 平肝泄热。用于肝火上炎、肝阳上亢所致的头晕、头涨、头痛、耳鸣；高血压见上述证候者。

【药效】 主要药效作用如下：

1. 降血压[1] 复方羚羊角降压片能缓解高血压肝阳上亢证大鼠易怒、尖叫等"狂躁易怒"的表现，增加大鼠抓力从而改善肝阳上亢证之"腰膝酸软"，并可显著降低收缩压。

2. 抑制肾素-血管紧张素-醛固酮（RAAS）系统[2] RAAS 系统在调节血容量、血管张力和血压方面具有重要作用。肾素是一种水解蛋白酶，可以直接作用于血管紧张素原，使血管紧张素原转变为 Ang I，Ang I 在血管紧张素转化酶的作用下形成 Ang II。Ang II 具有强烈的收缩血管作用，而且可以促使 ALD 分泌，刺激交感神经节增加 NE 分泌，增加交感神经递质和提高特异性受体的活性，使血压升高。正常情况下，RAAS 系统处于动态平衡状态。高血压状态下，RAAS 系统失调，AngⅡ及 ALD 升高。复方羚角降压片可降低血浆中 AngⅡ和 ALD 水平，抑制 RAAS 系统从而降低血压。

【临床应用】 主要用于高血压。

1. 高血压[3-4] 复方羚角降压片用于治疗肝阳上亢、肝风内扰所致的眩晕、头痛、急躁易怒、面红、目赤等，且能降低原发性高血压的舒张压和收缩压。

2. 动脉硬化[3] 复方羚角降压片可改善小动脉弹性，保护靶器官，预防动脉粥样硬化的发生，从而降低心脑血管发病率和病死率。

【不良反应】 尚未见到相关报道。

【使用注意】 谨遵医嘱。

【用法与用量】 口服，一次 4 片，一日 2～3 次。

参 考 文 献

[1] 陈素红，吕圭源，陈宁，等. 羚角降压方、天麻钩藤方与高血压肝阳上亢证的方证相应性研究[J]. 中国实验方剂学杂志，2010，16（11）：128-131.
[2] 陈宁，吕圭源，陈素红，等. 羚角降压方及其拆方对血管调节因子的影响[J]. 中药药理与临床，2010，26（2）：64-66.
[3] 袁国强，李彦霞，张鑫月，等. 复方珍珠降压胶囊对原发性高血压患者血压及动脉弹性的影响[J]. 疑难病杂志，2013，12（7）：535-537.
[4] 刘洪波. 从肝肾论治原发性高血压 114 例[J]. 中医临床研究，2014，6（29）：21-23.

（浙江中医药大学　吕圭源、徐　洁）

速效牛黄丸

【药物组成】 人工牛黄、水牛角浓缩粉、黄连、冰片、栀子、黄芩、朱砂、珍珠母、郁金、雄黄、石菖蒲。

【处方来源】 研制方。《中国药典》（2015 年版）。

【功能与主治】 清热解毒，开窍镇惊。用于痰火内盛所致烦躁不安、神志昏迷及高血压引起的头目眩晕。

【药效】 主要药效作用如下：

1. 降血压 本品有降血压作用，减轻高血压引起的头痛眩晕等症状。

2. 镇静及镇痛 本品能解热、镇静、抗炎，对中枢神经系统具有明显的镇静作用。

【临床应用】 主要用于高血压。

高血压[1] 速效牛黄丸用于治疗高血压引起的头目眩晕，中医辨证为痰热腑实型和风火上扰型患者疗效确切，能明显改善这类患者的体温和血压。

【不良反应】 尚未见到相关报道。

【使用注意】 ①孕妇慎用。②本品含朱砂、雄黄为有毒中药，不可久服、过量。

【用法与用量】 口服，一次 1 丸，一日 2 次，小儿酌减。

参 考 文 献

[1] 王位辰. 速效牛黄丸临床应用举隅[J]. 河北中医，1989，（4）：30.

（浙江中医药大学　吕圭源、笈文娜）

三、活血化瘀类

心 脉 通 片

【药物组成】　丹参、当归、葛根、钩藤、槐花、决明子、毛冬青、牛膝、三七、夏枯草。

【处方来源】　研制方。国药准字 Z44022028。

【功能与主治】　活血化瘀，通脉养心，降压降脂。用于高血压、高脂血症等。

【药效】　主要药效作用如下：

1. 升高一氧化氮（NO）水平，降血压　在心血管系统中 NO 结合一氧化氮合酶（cNOS）而发挥作用，通过提高环鸟苷酸（cGMP）水平调节血压和局部血流。NO 具有舒张血管，调节血管张力和血压等作用。心脉通胶囊能够明显增加心肌缺血小鼠 cNOS mRNA 表达，提高 NO 水平，NO 与细胞膜上的 cGMP 结合，激活该酶而生成 cGMP，再激活 cGMP 依赖的蛋白酶而发挥其调节血压的作用。

2. 扩张冠状动脉，抗心肌缺血[1-3]　垂体后叶激素能使冠状血管收缩，引起急性心肌缺血。心脉通胶囊能够减轻静脉注射垂体后叶激素诱发的大鼠心电图 T 波及 ST 段的变化，说明心脉通胶囊对垂体后叶激素诱发的心肌缺血有明显保护作用。采用异丙肾上腺素诱导心肌缺血模型大鼠，心脉通片能降低血清肌酸激酶、肌酸激酶同工酶、乳酸脱氢酶活力，升高血清超氧化物歧化酶活力，降低丙二醛水平，说明心脉通片可改善由异丙肾上腺素诱导的心肌缺血。

3. 抗动脉粥样硬化[4]　采用高脂饲料与维生素 D_3 造成动脉粥样硬化（AS）模型大鼠。心脉通胶囊能显著降低大鼠血清中胆固醇、三酰甘油、一氧化氮、内皮素-1 含量及主动脉粥样斑块面积、内膜厚度。说明心脉通片对 AS 有一定的防治作用。

4. 抗血栓[5]　采用兔颈动脉血栓模型，心脉通片给药后，模型兔血栓湿重明显减轻，表明心脉通片具有抗血栓作用。

【临床应用】　主要用于高血压。

高血压[6-7]　心脉通片（胶囊）用于治疗气滞血瘀所致的头晕头痛之高血压。心脉通片与福辛普利联合治疗原发性高血压具有更好的降压效果，同时能显著改善高血压患者的血脂代谢及心肌缺血情况，且毒副作用小；与厄贝沙坦氢氯噻嗪片联合使用，可有效控制血压，且安全性高[8]。心脉通胶囊[9-10]治疗高血压患者可降低血脂水平，降低全血黏度、血浆黏度、全血还原黏度，改善血液流变学。

【不良反应】　偶有患者服药后感觉口干、腹胀、纳差，此乃处方偏寒所致，饭后服用可避免。

【使用注意】　①月经期及有出血倾向者禁用；②脾胃虚寒便溏者慎用；③孕妇慎用；④忌食生冷、辛辣、油腻食物，忌烟酒、浓茶。

【用法与用量】　口服，一次 4 片，一日 3 次。

参 考 文 献

[1] 陈家树，孙素兰，许华. 心脉通片对兔颈动脉血栓形成及凝血时间影响的实验研究[J]. 血栓与止血学杂志，1998，5（2）：76-77.

[2] 冯慧娟，敖杰男，刘革修. 心脉通对大鼠异丙肾上腺素性缺血心肌的保护作用[J]. 中国临床康复，2006，10（15）：91-93.

[3] 严群超，熊爱华，杨钦河，等. 心脉通胶囊对急性心肌缺血大鼠心肌 cNOSmRNA 表达的影响[J]. 中国中西医结合急救杂志，2001，8（4）：243-245.

[4] 李宗铎，董玉秀，武天坤. 心脉通胶囊抗心肌缺血的研究[J]. 中医学报，2005，20（6）：24-26.

[5] 曹杰，王巧黎，赵宏等. 心脉通片对动脉粥样硬化模型大鼠的防治作用及其机制研究[J]. 中国药房，2016，27（25）：3499-3501.

[6] 梁碧伟. 心脉通片治疗高血压病的疗效观察[J]. 中药材，2005，28（7）：634-636.

[7] 罗显云，姚震，张云波，等. 心脉通胶囊联合福辛普利治疗原发性高血压随机平行对照研究[J]. 实用中医内科杂志，2013，27（2）：11-13.

[8] 黄良棕. 厄贝沙坦氢氯噻嗪片联合心脉通片治疗高血压[J]. 北方药学，2017，14（6）：7-8.

[9] 李雄根，龙益连，李秋云. 心脉通对高血压病患者血脂及血液流变学的影响[J]. 中国中医急症，2006，15（11）：1204-1222.

[10] 郭静，代晓晓. 心脉通胶囊治疗原发性高血压的疗效及对血液流变学、血脂的影响研究[J]. 实用心脑肺血管病杂志，2015，23（8）：127-129.

（浙江中医药大学　吕圭源、颜美秋，浙江工业大学　陈素红）

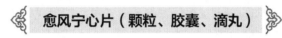

愈风宁心片（颗粒、胶囊、滴丸）

【药物组成】　葛根黄酮。

【处方来源】　研制方。《中国药典》（2015 年版）。

【功能与主治】　解痉止痛，增强脑及冠脉血流量。用于高血压头晕，头痛，颈项疼痛，冠心病，心绞痛，神经性头痛，早期突发性耳聋。

【药效】　主要药效作用如下：

1. 舒张血管，降血压[1-3]　愈风宁心片中的药物组成葛根能显著降低肾性高血压大鼠的血压，升高血清 NO 水平。愈风宁心片主要成分葛根素对高钾或血栓素 A_2 类似物 U46619 预收缩的冠脉血管环均有浓度依赖性的舒张作用，且钙激活的钾通道抑制剂四乙胺（TEA）或一氧化氮合酶抑制剂（L-NAME）能抑制此舒张作用，表明葛根素对冠脉的舒张作用可能与钙激活的钾通道或内皮释放一氧化氮有关；长期葛根素喂养可显著降低自发性高血压大鼠高脂饮食喂养后致肥胖型高血压模型大鼠血压，并能改善其血管舒张功能。

2. 保护心肌组织[4-6]　葛根对乌头碱、氯化钡、氯化钙、氯仿-肾上腺素和急性心肌缺血所致的心律失常有明显对抗作用，葛根素可显著对抗豚鼠哇巴因中毒引起的室性期前收缩及室性心动过速。葛根素具有抗心肌缺血、抗再灌注损伤的保护作用，其作用机制与上调 PKCε 蛋白表达水平有关；葛根素能通过提高大鼠心肌组织中的细胞凋亡抑制基因 Bcl-2、凋亡效应分子 Caspase-3 等蛋白质的表达，以及降低促凋亡基因 Bax 的 mRNA 表达起到调控心肌组织细胞凋亡的作用，保护心肌组织。

3. 降血糖和血脂[7-9]　葛根具有明显的降血糖作用，其机制是通过调节脂肪、骨骼肌组织的 GLUT4 基因表达及 TNF-α 水平，从而促使胰岛素分泌或改善胰岛素的抵抗。此外还能够减少尿白蛋白和运铁蛋白水平，扩张肾脏微动脉，改善肾小球缺血缺氧状态，对于治疗糖尿病肾病具有积极作用。葛根对高脂血症大鼠血清中的总胆固醇、三酰甘油、丙二醛和肝脏丙二醛水平等均有改善作用。葛根素可有效提高糖尿病小鼠胰岛素敏感性、抑制胰岛素抵抗，降低血糖水平及改善糖耐量，此外还可以降低小鼠总胆固醇、低密度脂蛋白胆固醇及极低密度脂蛋白胆固醇等含量，升高高密度脂蛋白胆固醇含量，有效降低血脂。

【临床应用】　主要用于高血压。

高血压[10]　愈风宁心片（颗粒、胶囊、滴丸）用于治疗头晕、头痛、颈项疼痛之高血压。愈风宁心片治疗高血压伴头痛者，能降低血压并改善其头痛症状。

【不良反应】　尚未见到报道。

【使用注意】　①寒凝血瘀，气虚血瘀，阴虚血瘀，痰瘀互阻之胸痹心痛慎用；②孕妇慎用，月经期及有出血倾向者忌用；③饮食宜清淡、低盐、低脂，食勿过饱；④保持心情舒畅；⑤在治疗期间，心绞痛持续发作，宜加用硝酸酯类药。

【用法与用量】　片：口服，一次 5 片，一日 3 次；颗粒：开水冲服，一次 5g，一日 3 次；胶囊：一次 4 粒，一日 3 次；滴丸：口服，一次 15 丸，一日 3 次，4 周为一个疗程。

参 考 文 献

[1] 聂玲. 葛根提取物对肾性高血压大鼠血压的影响[J]. 安徽中医学院学报，2009，28（4）：66-68.

[2] 侯晓敏，秦小江. 葛根素对大鼠离体冠状动脉血管环的舒张作用及其机制研究[J]. 中国药物与临床，2014，14（1）：36-37.

[3] 刘剑，段素萍，乔着意，等. 葛根素对肥胖型高血压大鼠血压和血管功能影响的实验研究[J]. 现代生物医学进展，2012，12（10）：1858-1861.

[4] 何惟胜. 葛根及其提取物治疗心脑血管疾病药理和临床研究进展[J]. 时珍国医国药，2001，12（5）：470-471.

[5] 汤蕾，胥甜甜，易小清，等. PKCε 信号通路介导的葛根素抗心肌细胞缺氧/复氧损伤作用[J]. 中国药理学通报，2014，30（1）：77-81.

[6] 李军，石博，黄可欣，等. 葛根素对心肌缺血再灌注大鼠心肌组织 Bcl-2、Bax 和 Caspase-3 表达水平的影响[J]. 中国实验诊断学，2013（4）：631-633.

[7] 杨人泽，曾靖，刘春棋，等. 葛根素对小鼠血脂作用的影响[J]. 时珍国医国药，2007，18（10）：24-26.

[8] 代永霞，马记平，王君明. 浅论葛根素对肥胖型高血压大鼠血压、血糖及血脂水平的影响[J]. 当代医药论丛，2015，13（11）：250-251.

[9] 吴伟，朱章志，李红，等. 葛根素治疗早期 2 型糖尿病肾病的 Meta 分析[J]. 中成药，2013，35（7）：1399-1406.

[10] 贺采芳. 愈风宁心片治疗高血压伴头痛 42 例[J]. 大家健康（学术版），2014，8（10）：152.

（浙江中医药大学　吕圭源、苏　洁）

复方天麻蜜环糖肽片

【药物组成】　天麻蜜环菌、黄芪、当归。

【处方来源】　研制方。国药准字 H14022944。

【功能与主治】　止眩晕，补气血，通血脉，舒筋活血。可用于高血压，脑血栓，脑动脉硬化引起的头晕，头胀，头痛，目眩，肢体麻木，以及心脑血管疾病引起的偏瘫等病症。

【药效】　主要药效作用如下：

1. 降血压　本品有降血压作用，改善头晕目眩等症状。

2. 保护神经细胞[1]　凋亡诱导因子（AIF）是一种凋亡效应分子，当有凋亡信号刺激时，AIF 从线粒体释放到细胞质，再转位到细胞核引起染色体凝集和 DNA 呈大片段断裂，导致细胞凋亡。脑缺血再灌注损伤可引起神经细胞过量的谷氨酸受体激活、细胞内钙超载、活性氧生成增加、线粒体和 DNA 损伤，从而激活 Caspase 级联反应，促使 AIF 从线粒体释放，因而促进细胞凋亡。复方天麻蜜环糖肽片可降低 Caspase-3 蛋白和 AIF 的表达，从而抑制神经细胞凋亡。

3. 抗脑缺血[2]　复方天麻蜜环糖肽片可降低血小板聚集及血液黏度，减少血栓形成，降低脑血管阻力，增加脑血流量，改善血液循环，提高神经系统耐缺氧能力，对缺血脑组织有保护作用。

【临床应用】 主要用于高血压及脑血栓。

1. 高血压[3-6] 复方天麻蜜环糖肽片治疗高血压具有显著疗效，可改善高血压患者头痛、头晕、心悸、胸闷、肢体麻木等临床症状。复方天麻蜜环糖肽片联合非洛地平缓释片可有效降压，同时改善患者的冠脉血流量及靶器官功能。复方天麻蜜环糖肽片与替米沙坦联用，可产生协同降压作用，且能进一步降低老年高血压患者心脑血管疾病的发生率。

2. 脑血栓[7] 复方天麻蜜环糖肽片可有效治疗脑血栓形成，对脑血栓形成患者的意识障碍、视力及视野障碍、肢体瘫痪和言语障碍等有治疗作用，且能明显改善血浆黏度、血细胞比容、纤维蛋白原等。

此外[2,8-10]，复方天麻蜜环糖肽片还可用于治疗脑动脉硬化、短暂性脑缺血、椎-基底动脉供血不足性眩晕和缺血性脑卒中等。

【不良反应】 少数患者服用后，有口干、舌燥等反应，故临床热象明显者不宜使用。

【使用注意】 ①儿童应在医师指导下使用。②对本品过敏者禁用，过敏体质者慎用。

【用法与用量】 口服，一次4片，一日3次，4～6周为一个疗程。

参 考 文 献

[1] 刘振华,冯建利,杜怡峰. 复方天麻蜜环菌糖肽片对大鼠脑缺血再灌注后神经细胞凋亡的影响[J]. 中华老年医学杂志,2008, 27（2）: 140-143.

[2] 赵金芬. 复方天麻蜜环糖肽片治疗心脑血管疾病的药理与临床应用进展[J]. 临床和实验医学杂志, 2009, 8（8）: 146-147.

[3] 方长庚, 潘伟, 陈云辉, 等. 复方天麻蜜环糖肽片治疗高血压临床症状的疗效观察[J]. 中国临床保健杂志, 2009, 12（2）: 160-161.

[4] 张承军. 复方天麻蜜环糖肽片治疗高血压疾病的疗效[J]. 中西医结合心血管病电子杂志, 2015, 3（3）: 123-124.

[5] 张小娟, 王炳华, 王文英, 等. 高血压患者应用复方天麻蜜环糖肽片辅助治疗的临床分析[J]. 现代诊断与治疗, 2015, 26 （24）: 5545-5546.

[6] 赵金芬. 复方天麻蜜环糖肽片的临床应用[J]. 湖南中医药大学学报, 2009, 29（8）: 33-34, 76.

[7] 伍雪英, 龙泉伊. 复方天麻蜜环糖肽片治疗脑血栓形成的临床观察[J]. 中国神经免疫学和神经病学杂志, 2007, 14（6）: 370-370, 373.

[8] 成戎川, 赵士福, 何涛, 等. 复方天麻蜜环糖肽片治疗脑动脉硬化症的疗效观察[J]. 中华老年医学杂志, 2007, 26（6）: 451-452.

[9] 雷婷. 复方天麻蜜环糖肽片治疗缺血性脑卒中81例[J]. 中国药业, 2015, 24（2）: 83-83, 84.

[10] 梁军. 复方天麻蜜环糖肽片治疗椎基底动脉供血不足效果观察[J]. 河北医药, 2008, 30（6）: 907.

（浙江中医药大学 吕圭源、王娅君）

四、滋补肝肾类

杞菊地黄丸（浓缩丸、口服液、片、胶囊）

【药物组成】 枸杞子、菊花、熟地黄、酒萸肉、牡丹皮、山药、茯苓、泽泻。

【处方来源】 清·董西园《医级》。《中国药典》（2015年版）。

【功能与主治】 滋肾养肝。用于肝肾阴亏，眩晕耳鸣，羞明畏光，迎风流泪，视物昏花。

【药效】　主要药效作用如下：

1. 保护血管内皮细胞[1]　　血管内皮细胞受损在高血压的发生发展中起重要作用，高血压患者的内皮功能损伤均存在不同程度的异常。采用血管紧张素Ⅱ（AngⅡ）诱导人脐静脉内皮细胞损伤细胞模型，发现杞菊地黄丸能明显改善AngⅡ引起的血管内皮细胞超微结构损伤，且具有明显的内皮细胞损伤保护作用。

2. 调血脂[2]　　杞菊地黄丸能降低实验性高脂血症家兔血清三酰甘油、胆固醇、低密度脂蛋白和极低密度脂蛋白含量，促进主动脉粥样硬化斑块的消退。

【临床应用】　主要用于高血压。

1. 高血压[3-6]　　杞菊地黄丸用于治疗肝肾阴亏、眩晕耳鸣之高血压。杞菊地黄丸可改善老年单纯性收缩期高血压患者的舒张压、收缩压，提高患者的生活质量；在予卡托普利治疗的基础上，给予杞菊地黄丸治疗，治疗效果更佳。杞菊地黄丸可以改善阴虚阳亢型原发性高血压患者免疫功能失衡状态及临床症状，升高淋巴细胞转化率值、降低免疫球蛋白及补体C3。

2. 其他　　还有研究报道[7]，杞菊地黄丸对慢性肾盂肾炎患者疗效确切，能够提高临床治疗效果，减少复发率，改善肾功能，增强机体免疫力。

【不良反应】　尚未见到报道。

【使用注意】　①心脏病、肝病、糖尿病、肾病等慢性病严重者应在医师指导下服用。②对杞菊地黄丸过敏者禁用，过敏体质者慎用。③服药4周症状无缓解，应去医院就诊。

【用法与用量】　丸：口服，水蜜丸一次6g，小蜜丸一次9g，大蜜丸一次1丸，一日2次；浓缩丸：口服，一次8丸，一日3次；口服液：口服，一次1支，一日2次；片：口服，一次3~4片，一日3次；胶囊：口服，一次5~6粒，一日3次。

参 考 文 献

[1] 多芳芳，邹志东，王文娟，等. 杞菊地黄丸对血管紧张素Ⅱ诱导损伤的血管内皮细胞超微结构的影响[J]. 中国医药导刊，2010，12（10）：1751-1752.

[2] 何剑平，李俊，李小敏，等. 杞菊地黄丸对家兔实验性高脂血症及动脉粥样硬化的影响[J]. 深圳中西医结合杂志，2002，12（6）：332-334.

[3] 苏庆侦. 杞菊地黄丸治疗老年单纯收缩期高血压疗效观察[J]. 临床合理用药杂志，2018，11（13）：17-18.

[4] 蒋伟. 杞菊地黄丸治疗老年单纯收缩期高血压的临床疗效观察[J]. 心血管病防治知识（学术版），2015，（4）：17-18.

[5] 梁涛. 杞菊地黄丸用于肝肾阴虚型高血压的临床研究[J]. 医药论坛杂志，2013，34（1）：122-123.

[6] 张柱权. 杞菊地黄丸治疗阴虚阳亢型原发性高血压病临床观察[J]. 新中医，1999，31（3）：13-15.

[7] 刘婷. 杞菊地黄丸治疗慢性肾盂肾炎的临床研究[J]. 时珍国医国药，2013，24（9）：2199-2200.

（浙江中医药大学　吕圭源、方　萍）

六味地黄丸（胶囊、颗粒、口服液、片）

【药物组成】　熟地黄、酒萸肉、牡丹皮、山药、茯苓、泽泻。

【处方来源】　宋·钱乙《小儿药证直诀》。《中国药典》（2015年版）。

【功能与主治】　滋阴补肾。用于肾阴亏损，头晕耳鸣，腰膝酸软，骨蒸潮热，盗汗遗精，消渴。

【药效】　主要药效作用如下：

1. **降血压[1]**　六味地黄丸通过扩张外周血管，降低外周阻力达到降低血压的作用。大鼠经十二指肠给药，给药后 15 分钟血压明显下降，对心率、Ⅱ导联心电图和心肌收缩力均无明显影响。

2. **保护心血管系统[2-3]**　六味地黄丸可调节血脂代谢，改善血管内皮功能，对高脂血症大鼠主动脉具有保护作用。其作用机制与提高血清脂连蛋白受体的表达有关，进而起到保护血管的作用。研究发现给服六味地黄丸煎剂可降低高脂血症大鼠总胆固醇和肝中脂肪含量，升高高密度脂蛋白水平。

3. **抗心律失常[4]**　六味地黄汤能显著对抗大鼠心脏低灌注再灌注诱发的心律失常，降低心室颤动发生率及持续时间，且能明显抑制甲状腺素引起的心脏肥厚，并降低心脏对心律失常易损性的增加。

【临床应用】　主要用于高血压。

1. **高血压[5]**　六味地黄丸（胶囊、颗粒、口服液、片）用于治疗肾阴亏损、头晕耳鸣、腰膝酸软之高血压。六味地黄丸对各期、各种程度的原发性高血压均有一定的治疗作用。

2. **糖尿病**　还有研究报道[6-8]，六味地黄丸应用于糖尿病治疗，可有效控制饮食，降低空腹血糖与餐后血糖，改善糖化血红蛋白水平。服用六味地黄丸可显著降低糖尿病肾阴虚证患者尿白蛋白排泄量，提高治疗有效率，消除临床症状。六味地黄丸应用于慢性肾炎治疗中，可增强肾脏的免疫功能，增加肾血流量，改善尿蛋白水平，加快肾小管的分泌，改善肾代谢系统。

【不良反应】　尚未见到报道。

【使用注意】　①本品的主要功效是滋阴补肾，不宜一年四季长期服用，应选择在秋冬两季服用。②本品具有滋补肾阴的作用，适用于肾阴虚的中老年人，而具有肾阳虚证所致的畏寒肢冷、面色苍白、神疲乏力者不宜服用。③各种生理功能均基本正常的健康人群不宜服用。④脾胃虚弱便溏者不宜服用。⑤服用利福平时禁服该药。

【用法与用量】　丸：口服，水丸一次 5g，水蜜丸一次 6g，小蜜丸一次 9g，大蜜丸一次 1 丸，一日 2 次；胶囊：口服，一次 1 粒，一日 2 次；颗粒：开水冲服，一次 5g，一日 2 次；口服液：口服，一次 10ml，一日 2 次，儿童酌减或遵医嘱；片：口服，一次 8 片，一日 2 次。

参 考 文 献

[1] 杨林, 孙静, 郝璐. 六味地黄丸组方的临床应用及研究[J]. 浙江中医药大学学报, 2010, 34（5）: 796-798.

[2] 严璐佳. 六味地黄丸对高血脂模型大鼠的血管保护作用及其机制研究[D]. 福州: 福建中医药大学, 2013.

[3] 王秋娟, 后德辉, 季惠芳, 等. 六味地黄煎剂研究Ⅰ. 全方及拆方对小鼠耐缺氧与降血脂的作用[J]. 中国药科大学学报, 1990, 21（4）: 241-243.

[4] 刘福君. 地黄及六味地黄汤（丸）的免疫药理及抗肿瘤作用[J]. 中草药, 1996, 27（2）: 116.

[5] 刘巍, 熊兴江, 王阶. 论六味地黄丸在高血压病治疗中的运用[J]. 中华中医药杂志, 2013, 28（11）: 3329-3333.

[6] 卢楠. 六味地黄丸药理作用及临床应用效果分析[J]. 中国中医药现代远程教育, 2016, 14（5）: 82-83.

[7] 亓铸刚. 六味地黄丸治疗糖尿病肾阴虚证的临床分析[J]. 糖尿病新世界, 2019, 22（6）: 93-94.

[8] 李娟. 六味地黄丸治疗糖尿病肾阴虚证的临床分析[J]. 糖尿病新世界, 2019, 22（7）: 77-78.

（浙江中医药大学　吕圭源、方　萍）

天麻首乌片

【药物组成】　天麻、白芷、何首乌、熟地黄、丹参、川芎、当归、炒蒺藜、桑叶、墨旱莲、女贞子、白芍、黄精、甘草。

【处方来源】　研制方。《中国药典》（2015 年版）。

【功能与主治】　滋阴补肾，养血息风。用于肝肾阴虚所致的头晕目眩、头痛耳鸣、口苦咽干、腰膝酸软、脱发、白发；脑动脉硬化、早期高血压、血管神经性头痛、脂溢性脱发见上述证候者。

【药效】　主要药效作用如下：

1. 高血压[1]　天麻首乌片具有降血压作用。

2. 改善血液流变学[2]　天麻首乌片能明显改善阴虚血瘀模型大鼠血液流变学状态，能降低不同切变率下的全血黏度、血浆黏度及血细胞比容。

【临床应用】　主要用于高血压。

1. 高血压[3]　天麻首乌片用于治疗肝肾阴虚所致的头晕目眩、头痛耳鸣等。天麻首乌片对降低收缩压与舒张压均有疗效，能改善高血压（肝肾阴虚）患者的主要临床症状，如眩晕、头痛、腰酸、膝软、五心烦热、烦躁易怒、失眠多梦、健忘等。

2. 脑动脉粥样硬化症[4-5]　天麻首乌片治疗肝肾阴虚型脑动脉粥样硬化症患者，可降低患者血清胆固醇及三酰甘油水平，改善大脑血液循环。

3. 血管性头痛[6]　天麻首乌片可缓解血管性头痛患者头痛程度，减少发作频率，缩短发作时间，明显改善患者的临床症状。

【不良反应】　尚未见到报道。

【使用注意】　①服药期间忌油腻食物。②脾胃虚弱，呕吐泄泻，腹胀便溏，咳嗽痰多者及由低血压引起的头晕、目眩等症状者慎用。③感冒患者不宜服用。④本品宜饭后服用。

【用法与用量】　口服，一次 6 片，一日 3 次。

参 考 文 献

[1] 肖德华, 郑兵. 天麻首乌片药效学研究[J]. 湖南中医杂志, 2001,（2）: 61-62.

[2] 邱赛红, 蔡颖, 孙必强, 等. 天麻首乌片对阴虚血瘀模型大鼠血液流变学的影响[J]. 湖南中医杂志, 2006, 22（5）: 82-83.

[3] 肖德华, 谭达全. 天麻首乌片治疗高血压病 120 例总结[J]. 湖南中医杂志, 2012, 28（6）3-5.

[4] 肖德华, 张尚华. 天麻首乌片治疗脑动脉硬化症 120 例临床观察[J]. 湖南中医杂志, 2015（9）: 47-49.

[5] 肖德华, 张尚华. 天麻首乌片治疗脑动脉硬化症 120 例临床观察[J]. 湖南中医杂志, 2015, 31（9）: 41-43.

[6] 肖德华, 谭达全. 天麻首乌片治疗血管性头痛 60 例临床观察[J]. 湖南中医杂志, 2013, 29（12）: 50-51.

（浙江中医药大学　吕圭源、方　萍）

养阴降压胶囊

【药物组成】　龟甲（沙烫）、白芍、天麻、钩藤、珍珠层粉、赭石（煅醋淬）、夏枯草、槐米、牛黄、冰片、人参、五味子（醋炙）、大黄（醋炙）、石膏、土木香、吴茱萸（醋炙）。

【处方来源】　研制方。国药准字 Z19993050。

【功能与主治】　滋阴潜阳，平肝安神。用于肝肾阴虚、肝阳上亢所致的眩晕，症见头晕、头痛颈项不适、目眩、耳鸣、烦躁易怒、失眠多梦；高血压见上述证候者。

【药效】　主要药效作用如下：

1. 降血压　本品具有降血压作用，能改善头痛头晕。

2. 改善肾功能　本品滋阴潜阳，具有改善肾功能的作用。

【临床应用】　主要用于高血压。

1. 高血压[1-5]　养阴降压胶囊用于治疗肝肾阴虚所致的眩晕、头痛、颈项不适之高血压。养阴降压胶囊对阴虚型高血压有一定疗效，可一定程度降低舒张压和收缩压。

2. 其他　此外，养阴降压胶囊还能调节血糖、血脂，可明显降低患者的尿白蛋白水平，从而实现对肾脏的保护作用；还可以减轻患者的炎症反应，改善血管内皮功能。

【不良反应】　尚未见到报道。

【使用注意】　①痰湿阻滞、肾虚所致的头痛、眩晕者忌用。②服药期间忌食辛辣、厚味食物。③脾虚便溏者慎用。

【用法与用量】　口服，一次4～6粒，一日2～3次。

参 考 文 献

[1] 蒋振亭，翟栋，刘真. 养阴降压胶囊治疗高血压病49例临床观察[J]. 中国社区医师，2006，22（11）：40.

[2] 张化春，翟栋，张秀芝. 养阴降压胶囊治疗高血压病49例临床观察[J]. 中国中医急症，2006，15（3）：245.

[3] 李运柱，孙光亮，袁录江. 养阴降压胶囊治疗高血压病临床观察[J]. 浙江中西医结合杂志，2002，12（7）：409.

[4] 张国荣，易小红，周裔忠，等. 养阴降压胶囊联合降浊祛瘀颗粒治疗高血压合并代谢综合征的临床分析[J]. 中国实验方剂学杂志，2016，22（23）：214-218.

[5] 张国荣，易小红，尹礼烘，等. 养阴降压胶囊和降浊祛瘀颗粒对高血压合并代谢综合征患者肾功能改善的研究[J]. 当代医学，2019，25（9）：73-75.

（浙江中医药大学　吕圭源、何　茂）

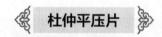

杜仲平压片

【药物组成】　杜仲叶。

【处方来源】　研制方。国药准字Z20044493。

【功能与主治】　降血压，强筋健骨。适用于高血压，头晕目眩，腰膝酸痛，筋骨痿软。

【药效】　主要药效作用如下：

1. 降血压[1-3]　杜仲降压片具有降压作用，降压机制主要包括调节激素水平、辅助神经调节、改善内皮功能、调节钙离子通道等。杜仲平压片中所含的黄酮类物质具有抗氧化、抗菌、降血压和降血脂等作用，槲皮素是一种黄酮类物质可通过抑制ACE干扰RAAS系统，抑制血管紧张素Ⅱ合成，从而起到降血压的作用。

2. 调节心血管功能　杜仲平压片对心血管功能起调节作用，并能增加冠脉血流量。

3. 镇静及镇痛　杜仲平压片能增强对外界刺激的耐受力；减少自主活动次数，有明显镇静镇痛作用。

【临床应用】　主要用于高血压。

高血压[4]　杜仲平压片能有效降低高血压患者激素水平，调节钙离子通道，对自发性高血压及肾性高血压有显著的治疗效果。杜仲平压片在治疗高血压方面具有标本兼治、药效持久、副作用小等特点。

【不良反应】 尚未见到报道。

【使用注意】 孕妇慎用。

【用法与用量】 口服，一次 2 片，一日 2～3 次，或遵医嘱。

参 考 文 献

[1] 何艳，张辉. 杜仲平压片指纹图谱及 3 种成分含量测定[J]. 中药新药与临床药理，2019，30（10）：1246-1250.

[2] 刘宇辉，何艳. HPLC 法测定杜仲平压片中槲皮素的含量[J]. 湘南学院学报（医学版），2019，21（1）：5-7.

[3] 曾桥，韦承伯. 杜仲叶药理作用及临床应用研究进展[J]. 药学研究，2018，37（8）：482-486，489.

[4] 刘永生. 内皮型一氧化氮合酶基因多态性与原发性高血压发病相关性的研究[D]. 长春：吉林大学，2014.

（浙江中医药大学 吕圭源，浙江工业大学 陈素红）

杜 仲 颗 粒

【药物组成】 杜仲、杜仲叶。

【处方来源】 研制方。国药准字 Z52020412。

【功能与主治】 补肝肾，强筋骨，安胎，降血压。用于肾虚腰痛，腰膝无力，胎动不安，先兆流产，高血压。

【药效】 主要药效作用如下：

1. 降血压[1-3] 杜仲颗粒由杜仲和杜仲叶组成，研究显示杜仲能显著降低肾性高血压大鼠收缩压，且降压作用随剂量加大而增强，其作用机制可能是通过降低血浆中 ET 水平，升高血浆中 NO 水平，进而降低血压；杜仲叶能明显降低高盐诱导的高血压大鼠收缩压和舒张压，并能降低自发性高血压大鼠收缩压。表明杜仲颗粒具有降血压作用。

2. 安胎[4] 杜仲颗粒具有改善妊娠期高血压女性胎儿结局的作用。

【临床应用】 主要用于高血压。

1. 妊娠期高血压[4-5] 妊娠期高血压患者在发病早期，心肌力能参数（心脏总功率、左室总泵力、左室喷血压、左室有效泵力、平均收缩压）有升高趋势，伴或不伴有血管阻抗指标（左室喷血阻抗、平均舒张压、总阻抗、动脉特性阻抗）的升高，经杜仲颗粒治疗后这些指标均有所改善。且与常规疗法联用后可有效控制血压水平，改善妊娠结局。

2. 先兆流产[6] 杜仲颗粒常用于先兆流产、胎动不安等病症。相比于单用黄体酮治疗，黄体酮联合杜仲颗粒治疗先兆流产患者的总有效率显著增加，且不良反应发生率显著降低，起到了增效减毒的效果。

3. 原发性骨质疏松性腰背痛[7] 杜仲颗粒剂对骨代谢失衡有纠正作用，既能抑制骨吸收，又能促进骨形成，对防治原发性骨质疏松性腰背痛有明显作用。

【不良反应】 尚未见到相关报道。

【使用注意】 按医嘱服用。

【用法与用量】 开水冲服，一次 5g，一日 2 次。

参 考 文 献

[1] 潘龙, 支娟娟, 许春国, 等. 杜仲糖苷对肾性高血压大鼠血压及血浆 ET、NO 的影响[J]. 现代中医药, 2010, 30（2）: 54-56.

[2] 李旭, 刘停, 陈时建, 等. 杜仲叶绿原酸提取工艺优化及对自发性高血压大鼠的降压作用[J]. 食品科学, 2013, 34（14）: 30-34.

[3] 雷燕妮, 张小斌. 杜仲叶总黄酮降血压作用的研究[J]. 陕西农业科学, 2016, 62（5）: 6-8.

[4] 路慧娟. 中西医结合治疗妊娠期高血压对血压及母婴结局的影响[J]. 实用中医药杂志, 2018, 34（5）: 569-570.

[5] 彭红梅, 李小姝, 杨亚培. 杜仲颗粒结合常规疗法治疗妊娠期高血压疾病的临床疗效[J]. 重庆医学, 2012, 41（31）: 3262-3264.

[6] 刘敏, 何叶. 黄体酮联合杜仲颗粒治疗妊娠期黄体不足致先兆流产的疗效研究[J]. 陕西中医, 2017, 38（2）: 226-227.

[7] 张贤, 蔡建平, 汤建华, 等. 杜仲颗粒剂治疗原发性骨质疏松性腰背痛临床观察[J]. 中国中医药信息杂志, 2009, 16（10）: 8-9.

（浙江中医药大学　吕圭源、黄启迪）

益 龄 精

【药物组成】　制何首乌、金樱子肉、桑葚、女贞子（酒蒸）、豨莶草（蜜酒蒸）、川牛膝（酒蒸）、菟丝子（酒蒸）。

【处方来源】　研制方。国药准字 Z43020935。

【功能与主治】　补肝肾，益精髓。用于头昏目眩，耳鸣心悸，乏力，咽干失眠，高血压见上述症状者亦可使用。

【药效】　主要药效作用如下：

1. 降血压　本品具有降血压作用，可改善头痛、头晕症状。

2. 抗衰老[1-2]　益龄精对改善衰老症状及生理功能均有良好效果，具有改善肺功能、血流状态、微循环灌注等作用，可延缓机体重要器官老化的进程。

【临床应用】　主要用于高血压。

高血压[3]　益龄精治疗 1 级、2 级高血压效果较好，降压缓和、稳定，可明显改善高血压患者头晕、失眠、心悸、胸闷痛、夜尿增多等症状。

此外[4-6]，益龄精可改善衰老症状，具有降血脂作用，对冠心病、糖尿病、更年期综合征等老年性疾病均有良好的辅助治疗效果。

【不良反应】　尚未见到相关报道。

【使用注意】　糖尿病患者慎用。

【用法与用量】　口服，一次 10～15ml，一日 2～3 次，2 个月为一个疗程，症状较重者可增至一次 15～20ml，或遵医嘱。

参 考 文 献

[1] 朱志明, 周丽红, 邹宪, 等. 益龄精抗衰老的综合研究[J]. 湖南医学, 1987, 4（1）: 1-3.

[2] 邹宪, 刘庆伟, 曹菁, 等. 益龄精冲剂与水剂的抗衰老实验对比研究[J]. 湖南医学, 1988, 5（6）: 349.

[3] 钟树林, 缪时金, 朱志明, 等. 益龄精治疗老年人高血压病 100 例疗效观察[J]. 老年学杂志, 1993, 13（5）: 288-289.

[4] 朱志明, 朱伟光. 益龄精冲服剂抗衰老临床观察报告[J]. 湖南中医杂志, 1993, 9（5）: 46-47.

[5] 欧阳锜. 保健良方益龄精保持肾的阴阳平衡才是健康的可靠保证[J]. 湖南中医杂志, 1993, 9（6）: 64.

[6] 谭立武. 抗衰老新药—益龄精[J]. 中成药研究, 1987（7）: 47.

（浙江中医药大学　吕圭源、王娅君）

五、除痰化浊类

眩晕宁颗粒（片）

【药物组成】 泽泻、菊花、陈皮、白术、茯苓、半夏（制）、女贞子、墨旱莲、牛膝、甘草。

【处方来源】 研制方。国药准字 Z45020604。

【功能与主治】 利湿化痰，补益肝肾。用于痰湿中阻、肝肾不足所致的眩晕，症见头晕目眩、胸脘痞闷、腰膝酸软。

【药效】 主要药效作用如下：

1. 降血压[1-4] 眩晕宁片能明显降低肾性高血压大鼠血压，表明具有良好的抗肾性高血压作用，并能明显降低自发性高血压大鼠（SHR）的血压。

2. 抗眩晕[4] 眩晕宁片能明显延长由氯仿引起的豚鼠眼球震颤潜伏期、缩短其持续时间，缓解眩晕。

3. 抑制肠肌收缩[2] 眩晕宁可使麻醉犬在体肠肌紧张度下降，肠蠕动减弱甚至消失；抑制家兔、豚鼠离体肠肌收缩；对乙酰胆碱引起的家兔肠肌兴奋有对抗作用。

此外[2]，眩晕宁可减轻大鼠蛋清性足肿胀程度。

【临床应用】 主要用于高血压。

1. 高血压[5-6] 眩晕宁颗粒用于治疗痰湿中阻所致的头晕目眩、胸脘痞闷之高血压。眩晕宁颗粒对痰浊中阻、清阳不升、浊阴不降、清窍蒙蔽引起的痰浊内阻型高血压患者具有较好疗效，改善头晕和睡眠等。

2. 梅尼埃病所致眩晕[7-8] 眩晕宁颗粒对梅尼埃病所致眩晕具有良好疗效。

3. 头痛 眩晕宁颗粒对痰湿中阻、风阳上扰引起的头痛具有良好疗效。

【不良反应】 尚未见到报道。

【使用注意】 ①服药期间忌食辛辣、寒凉食物。②平素大便干燥者慎服。

【用法与用量】 颗粒：开水冲服，一次 8g，一日 3～4 次。片：口服，一次 4～6 片，一日 3～4 次。

参 考 文 献

[1] 梁纪文，黄淑芳. 降压中成药的临床应用[J]. 中国临床医生，2006，34（10）：11-12.

[2] 张家铨，唐祖年，杨苹. 中药复方眩晕宁的药理研究[J]. 新药与临床，1989，8（1）：15-20.

[3] 刘文娜，张允岭，孟繁兴，等. 眩晕宁片治疗高血压病眩晕的疗效观察[J]. 中国医药导刊，2009，11（10）：1697-1698.

[4] 常华，何胜旭，张陆勇，等. 眩晕宁片的降压和抗眩晕作用研究[J]. 中国中医基础医学杂志，2014，20（3）：316-318.

[5] 庞浩龙，张晨曦，贡联兵. 治疗高血压病中成药的合理应用[J]. 人民军医，2013，56（5）：596-597.

[6] 周纤. 眩晕宁颗粒治疗痰浊内阻型眩晕 54 例[J]. 实用心脑肺血管病杂志，2008，16（2）：136-138.

[7] 黄倪. 眩晕宁颗粒治疗脑缺血性眩晕 78 例疗效观察[J]. 中国临床实用医学，2008，2（11）：64-65.

[8] 张洪，周敏，章军建. 眩晕宁治疗椎-基底动脉供血不足的疗效观察[J]. 中华中医药杂志，2007，22（10）：710-712.

（浙江中医药大学 吕圭源、何 茂）

六、其　他

七十味珍珠丸

【药物组成】　珍珠、檀香、降香、九眼石、西红花、牛黄、麝香等七十味药。

【处方来源】　藏药。《中国药典》（2015年版）。

【功能与主治】　安神，镇静，通经活络，调和气血，醒脑开窍。用于中风、瘫痪、半身不遂、癫痫、脑出血、脑震荡、心脏病、高血压及神经性障碍。

【药效】　主要药效作用如下：

1. 降血压、防治脑卒中[1-3]　七十味珍珠丸对正常大鼠血压及心率没有影响，但对急性肾性高血压大鼠有显著降压作用。对卒中型自发性高血压大鼠（SHRsp）有防治作用，能显著抑制SHRsp血压增高，缓解体重减轻，有效防治脑卒中的发作及提高SHRsp存活率，还可明显延迟SHRsp脑卒中的首次发作时间。

2. 改善微循环，抗血栓[4-7]　七十味珍珠丸能通过改善微循环，增加动脉血流量，明显降低平均动脉压。抑制大鼠实验性血栓的形成，减轻血栓湿重，改善"血瘀"模型大鼠的高凝状态，使全血比黏度（ηb）、全血还原比黏度（ηr）、血细胞比容（Hct）及红细胞聚集指数（AI）降低，但对正常大鼠凝血酶原及出血时间和"血瘀"模型大鼠血小板无影响。本品能明显增加软脑膜微动脉管径及毛细血管开放条数，且呈良好量效关系，显著改善肠系膜微循环血液流态；能明显降低实验性心肌缺血大鼠血清乳酸脱氢酶和肌酸激酶的释放，提高心肌组织超氧化物歧化酶活性，降低丙二醛含量，促进心肌缺血后功能性侧支循环的建立。能明显增加兔脑血流量，很明显地降低脑血管阻力，且呈量效关系。能改善局部滴注肾上腺素造成的兔眼球结膜及软脑膜微循环障碍，延缓微循环异变的开始时间，扩张毛细血管管径，增加网点，改善血液流态。

3. 抗惊厥[8]　可防止小鼠惊厥，对惊厥小鼠脑内Glu/GABA值有明显的降低作用。

【临床应用】　主要用于高血压和冠心病心绞痛。

1. 高血压[3]　七十味珍珠丸用于治疗气滞血瘀所致的头痛头晕、中风、瘫痪、高血压。七十味珍珠丸具有较好降压作用，对前期中西药效果不佳的高血压患者具有一定的治疗效果。

2. 心绞痛[9-10]　七十味珍珠丸可用于治疗冠心病心绞痛。

3. 脑出血、脑梗死[11-13]　七十味珍珠丸对脑出血、脑梗死患者有一定疗效。

【不良反应】　尚未见到报道。

【使用注意】　禁用陈旧、酸性食物。

【用法与用量】　研碎后开水送服。重症患者一日1g，每隔3～7日1g。

参 考 文 献

[1] 杜俊蓉，邢茂，林治荣. 珍珠七十丸对SHRsp脑卒中及高血压防治作用的研究[J]. 中国中药杂志，2003，28（6）：80-82.

[2] 陈秋红，海平，都渝，等. 藏药七十味珍珠丸对急性实验性肾型高血压的影响[J]. 中国民族医药杂志，1999，5（3）：39.

[3] 兰科. 藏药70味珍珠丸治疗神经及心血管疾病102例疗效观察[J]. 中国民族医药杂志，1996，2（3）：20-21.

[4] 杜俊蓉, 林治荣, 汤志宇. 珍珠七十丸对实验性脑缺血的保护作用[J]. 中国民族医药杂志, 2003, 11（3）: 25-26.

[5] 杜俊蓉, 刘卫健, 边巴次仁, 等. 珍珠七十丸对微循环的影响[J]. 中药药理与临床, 1996, 12（6）: 2-5.

[6] 万玛草. 藏药七十味珍珠丸对大鼠血液流变学及血脂的影响[D]. 上海: 第二军医大学, 2009.

[7] 吴穹, 马祁生, 刘永年. 藏药七十味珍珠丸对实验性心肌缺血大鼠的保护作用[J]. 中成药, 2012, 34（2）: 358-359.

[8] 海平. 藏药七十味珍珠丸对惊厥小鼠脑内氨基酸含量的影响[J]. 中国现代应用药学, 2003, 20（1）: 3-5.

[9] 周生祥, 尚鸿, 海平, 等. 藏药七十味珍珠丸对动物出血和凝血时间的影响[J]. 青海医学院学报, 1999, 20（4）: 4-5.

[10] 陈惠新, 陈秋红. 藏药 70 味珍珠丸对心绞痛疗效微循环等的影响[J]. 辽宁中医杂志, 2000, 27（3）: 63-64.

[11] 李月亚, 邹旋. 藏药珍珠七十治疗脑梗死 60 例[J]. 陕西中医, 2008, 29（10）: 1368.

[12] 巴桑卓玛, 次拉珍. 藏成药治疗脑溢血[J]. 中国民族医药杂志, 2002, 8（1）: 9.

[13] 加永泽培, 杜元灏. 藏药七十味珍珠丸对大鼠脑缺血梗死面积的影响[J]. 西藏医药杂志, 2012, 33（3）: 56-57.

（浙江中医药大学 吕圭源、金凯祎）

二十五味余甘子丸

【**药物组成**】 余甘子、巴夏嘎、甘青青兰、芫荽、兔耳草、渣驯膏、绿绒蒿、翼首草、红花、降香、藏茜草、木香马兜铃、紫草茸、石斛、藏紫草、力嘎都、小伞虎耳草、诃子、毛诃子、波棱瓜子、木香、藏木香、悬钩木、宽筋藤、沙棘膏、人工牛黄。

【**处方来源**】 藏药。国药准字 Z63020252。

【**功能与主治**】 凉血降压。用于高血压, 肝胆疼痛, 声哑目赤, 口渴, 口唇发绀, 月经不调。

【**药效**】 主要药效作用如下:

1. **降血压** 本品具有降血压作用, 并能改善高血压引起的头晕、头痛等症状。

2. **降血脂**[1-2] 高血压患者常伴有高脂血症, 二十五味余甘子丸可显著降低血隆病大鼠的总胆固醇和三酰甘油水平, 且具有降血脂作用。

3. **抗氧化**[2] 超氧化物歧化酶（SOD）是氧自由基的清除酶, 谷胱甘肽过氧化物酶（GSH-Px）是还原脂质过氧化物的主要酶, 既可清除 H_2O_2, 又可阻断脂质过氧化连锁反应。二十五味余甘子丸能明显增加高脂血症大鼠 GSH-Px 和 SOD 活性, 表明二十五味余甘子丸能增强机体抗氧化能力。

【**临床应用**】 主要用于高血压。

1. **高血压**[3-5] 二十五味余甘子丸能纠正血压、调控物质失衡的情况, 使血管平滑肌的痉挛情况得到有效解除, 促进小动脉血管扩张, 使血管外周阻力降低, 有效改善血液循环, 促使机体的调控血压机制得到根本恢复, 自然平稳地降低血压。

2. **中风**[6] 二十五味余甘子丸具有凉血活血、散瘀血的作用, 可以消除由瘀血引起的血液黏度增大, 血流阻力增加, 降低血液黏度, 改善脏腑组织器官机械性堵塞微循环通道, 增加组织器官供氧供血量, 能够防治脑梗死导致的中风。

【**不良反应**】 尚未见到相关报道。

【**使用注意**】 按医嘱服用。

【**用法与用量**】 泡服或嚼服, 一次 2～3 丸, 一日 2～3 次。

参 考 文 献

[1] 童丽，吴萍，张广梅，等. 二十五味余甘子丸对血隆病大鼠肝肾功能及血脂的影响[J]. 甘肃中医，2008，21（12）：9-10.

[2] 仲玉强，王清. 二十五味余甘子丸对高脂血症大鼠血脂及脂质过氧化的影响[J]. 青海医药杂志，2008，38（4）：10-12.

[3] 才让措. 藏药配合放血疗法治疗原发性高血压的临床效果[J]. 世界最新医学信息文摘，2019，19（62）：247-248.

[4] 太平. 蒙药结合放血疗法治疗中老年人原发性高血压病的临床观察[J]. 中国民族医药杂志，2017，23（4）：20-21.

[5] 米玛卓嘎，扎西琼达. 藏药察门赞丹久喜治疗查隆病（原发性高血压）临床有效性和安全性评价[J]. 中国民族医药杂志，2018，24（4）：8-9.

[6] 杨全富. 藏药余甘子二十五味的高原用药探讨[C]. 第四届全国民族医药学术交流暨中国民族医药杂志创刊 10 周年庆典大会论文集. 2005.

（浙江中医药大学　吕圭源、黄启迪）

第三章

病毒性心肌炎中成药名方

第一节 概 述[1-5]

一、概 念

病毒性心肌炎（viral myocarditis）是指由病毒感染所引起的心肌急性或慢性炎症。近些年发病率呈逐渐上升的趋势，已成为心血管临床较常见的疾病之一。且由于病毒性心肌炎表现的多样性及对于心肌活检病理学的过度依赖，其实际发生率常高于现今临床所确诊的数量。该病多见于儿童及青壮年，但老年人也不少见。

病变主要为心肌非特异性的间质性炎症。如病变呈弥漫性炎症时，临床表现较重；呈现局限性炎症时，临床表现较轻。本病大多预后良好，少数病例易复发，病程迁延，可发展为慢性心肌炎。

二、病因及发病机制

（一）病因

病毒性心肌炎主要是由嗜心性病毒引起的，目前已经证实能引起心肌炎的病毒有肠道病毒——一类单链的 RNA 病毒，包括柯萨奇病毒、埃可病毒等；虫媒病毒——如黄热病毒、流行性出血热病毒等；肝炎病毒——如甲、乙型肝炎病毒，丙型肝炎病毒在亚洲范围内更为流行；腺病毒——为一类 DNA 病毒，感染人的黏膜层，特别易侵犯小儿人群；细小病毒——是一类单链 DNA 的细小病毒 B19 家族，易导致儿童感染；副粘病毒——如流行性腮腺炎病毒、呼吸道合胞病毒等；疱疹病毒——如单纯疱疹、水痘带状疱疹等；还有 HIV 病毒、狂犬病病毒、流感病毒、风疹病毒、天花病毒、呼吸道肠道病毒、脑心肌炎病毒、淋巴细胞脉络丛脑膜炎病毒及混合型病毒等。其中以柯萨奇 B 组病毒最为常见，其感染过程主要是病毒与细胞表面特异受体蛋白柯萨奇-腺病毒受体（CAR）结合，病毒内吞并脱壳，病毒入侵的同时也通过其相关的酪氨酸激酶触发并激活了宿主的免疫系统，导致炎症反应。现在已经证明病毒能通过多种受体感染心肌细胞。

（二）发病机制

病毒性心肌炎的发病机制主要包括病毒的感染和复制直接导致的心肌损伤、免疫应答、生化机制及最后的心肌重塑阶段。

1. 病毒的直接作用　当病毒吸附到细胞表面，病毒受体与补体促衰变因子联合作用，形成受体复合物，使病毒入侵靶细胞。由于补体促衰变因子减少，补体被大量激活，导致补体介导的溶解细胞损伤。缺乏适当免疫防御的易感宿主体内的大量病毒复制可导致急性心肌损伤或过早死亡。

2. 免疫反应　病毒性心肌炎临床表现一般都在急性病毒感染后出现，所以认为心肌的损伤主要是免疫介导损伤而不是病毒直接损伤。病毒性心肌炎急性期病毒有特异性免疫应答可以去除感染的心肌细胞，促进心肌炎恢复。感染后期以细胞免疫、自身免疫及体液免疫介导的心肌细胞损害为主，表现为更广泛的心肌坏死和单核细胞浸润。

3. 生化机制　病毒性心肌炎感染心肌后中性粒细胞吞噬病毒且免疫反应产生的抗体复合物、补体等均可产生大量超氧阴离子而损伤心肌；另外，一氧化氮合成酶产生一氧化氮增加，在自身免疫反应中过量产生的一氧化氮可损伤心肌细胞并抑制心肌收缩力；同时感染后会引起钙超载，诱导心肌细胞凋亡。

4. 心肌重塑　病毒借以细胞内宿主蛋白合成及信号通路直接进入内皮细胞与心肌细胞，除了导致细胞的死亡或肥大外，也可以修饰心肌细胞骨架，显著影响心脏结构及功能。

病毒性心肌炎的发病过程包括两个阶段：第一阶段是病毒经血流直接侵犯心肌，是发病早期病毒在心肌细胞内主动复制并直接作用心肌，出现损伤和功能障碍的阶段。第二阶段主要为免疫变态反应期，本期内病毒可能已不存在，但仍有持续性心肌损害。因此通常也将病毒性心肌炎分为局限性或弥漫性的急性期和慢性炎性病变的慢性期。急性心肌炎患者易发生心脏电通路的功能异常而发生猝死；慢性心肌炎有一小部分患者最后发展为扩张型心肌病。病毒感染可能只是导致心肌病的诱因，而自身免疫反应的持续存在是心肌炎向心肌纤维化发展，进一步向心肌病转化的关键。

三、临床表现

（一）症状

多数患者发病前 1～3 周多有发热、全身酸痛、咽痛、腹泻等症状，也有部分患者原发病症状轻而不显著。患者常诉胸闷、心前区隐痛、心悸、乏力、恶心、头晕等症状。临床上诊断的心肌炎中，90%左右以心律失常为主诉或为首见症状，其中少数患者可由此而发生昏厥或阿-斯综合征，极少数患者发病后进展迅速，出现心力衰竭、心源性休克。

（二）体征

（1）心脏扩大：轻者心脏可不扩大，一般有暂时性扩大，不久即可恢复。心脏扩大反映心肌炎广泛而严重。

（2）心率改变：心率增速，与体温不相称，或心率异常缓慢，均为病毒性心肌炎的可疑征象。

（3）心音改变：心尖区第一音减低或分裂，心音呈胎心样。心包摩擦音的出现表示存在心包炎。

（4）杂音：心尖区可能有收缩期吹风样杂音或舒张期杂音，杂音强度都不超过三级，心肌炎好转后消失。

（5）心律失常：极常见，各种心律失常都可出现，以房性或室性期前收缩常见，其次为房室传导阻滞，心律失常是造成猝死的原因之一。

（6）心力衰竭：重症弥漫性心肌炎患者可出现急性心力衰竭，属于心肌泵血功能衰竭，左右心同时发生衰竭，引起心排血量过低。

（7）心源性休克：危重病例出现面色灰白、大汗淋漓、四肢湿冷、脉搏细速、血压下降等心源性休克表现。

四、诊　　断

病毒性心肌炎可通过实验室血清酶学及免疫学检查、病毒中和抗体测定、心电图、X线检查、心脏超声等手段进行诊断，还可以通过放射性核素、心内膜心肌活检、病毒基因组分子监测技术等方法进行诊断。其治疗，现代医学主要采用抗病毒、免疫调节、营养心肌、抗氧化及基因治疗等方法。一般在临床多通过卧床休息及药物综合治疗，以减轻心脏负担，使其尽快恢复。

五、治　　疗

（一）常用化学药物及现代技术

1. 抗病毒药物　如利巴韦林、干扰素（INF-α 与 INF-β）等，应在心肌炎发病初期尽快应用，以抑制病毒的进一步复制，缩短病程，促进恢复。

2. 营养心肌及抗氧化药物　如维生素 C、维生素 E、卡托普利、肌酐等，病毒致心肌炎症过程能产生大量活性氧，其形成的脂质过氧化反应可对心肌损伤产生重要作用。该类药物可抑制过氧化反应的发生，对心肌具有良好的保护作用。

3. 免疫抑制剂及免疫调节剂　如肾上腺皮质激素、免疫球蛋白、细胞因子 IL-2 等，抑制淋巴细胞增生，降低淋巴细胞活性。

（二）中成药名方治疗

中医药防治病毒性心肌炎不仅在于抗病毒作用，还在于调整机体免疫功能，发挥抗炎免疫作用，同时其对心功能也具有较好的改善作用。中医药治疗病毒性心肌炎主要按照辨证分型进行治疗。如阳气虚脱证病毒性心肌炎，多采用回阳救逆的治法；气阴两虚型病毒性心肌炎，多采用益气养阴、宁心复脉的治法等。

第二节　中成药名方的辨证分类与药效

中医学无"病毒性心肌炎"病名，国家标准《中医临床诊疗术语》中将其定名为"心痹"。一般而言，以心悸为主者，当属"心悸"、"怔忡"范畴。一般认为，该病的发生与先天禀赋不足、正气虚弱、外感邪毒等因素有关，可因情志、疲劳、食滞、外感等因素而诱发。病位主要在心，亦可涉及脾、肺、肾等其他脏腑。其病机转化过程非常复杂，发病初期主要表现为邪毒侵心、邪正交争的病理变化，病程后期的病变特点是机体气血阴阳的偏盛偏衰，以及由此而产生的瘀血、痰湿等病理产物相互影响，形成虚中有实、实中有虚的虚实夹杂之证。

中药治疗病毒性心肌炎是辨证用药，在辨证分型的基础上，从益气扶正、宁心安神、补益脾肾、补益气血的角度治疗病毒性心肌炎，具有明显的效果与优势。中成药名方的常见辨证分类及其主要药效作用如下：

一、益气养阴类

气阴两虚证病毒性心肌炎患者的主要症状是心悸怔忡，气短乏力，胸闷或痛，失眠心烦，舌红或淡红，舌体胖或有齿痕，苔薄或少苔或花剥，脉细数无力或促结代。

气阴两虚证病毒性心肌炎的主要病理改变是免疫炎症反应，心肌损伤，心律失常，心功能异常等。

益气养阴类中成药可以抗病毒，抑制免疫炎症反应，增强机体免疫功能，保护心肌，改善心律失常，改善心功能等。

常用中成药：芪冬颐心口服液、参龙宁心胶囊、荣心丸、生脉注射液等。

二、补益心肺类

心肺气虚证病毒性心肌炎患者的临床表现为气短乏力，胸闷隐痛，自汗恶风，咳嗽，反复感冒，舌淡红，苔薄白，脉细无力。

心肺气虚证病毒性心肌炎的主要病理改变是病毒感染心肌损伤，免疫炎症反应，心肌细胞凋亡，心律失常等。

补益心肺类中成药可以抗病毒，抗炎，调节免疫功能，保护心肌，改善心律失常等。

常用中成药：黄芪注射液等。

三、补益心脾类

心脾两虚证病毒性心肌炎患者的临床表现为心悸怔忡，肢体倦怠，自汗短气，面色无华，舌淡，苔薄，脉细数。

心脾两虚证病毒性心肌炎的主要病理改变是炎症反应，心肌损伤，心律失常等。

补益心脾类中成药可以抗病毒，抗炎，保护心肌，改善心律失常等。

常用中成药：天王补心丸等。

参 考 文 献

[1] 陈奇. 中成药名方药理与临床. 北京：人民卫生出版社，1998：530.
[2] 陈奇，张伯礼. 中药药效研究方法学. 北京：人民卫生出版社，2016：79-80.
[3] 崔宏，胡思源. 中成药治疗病毒性心肌炎的临床研究进展[J]. 天津药学，2018，30（2）：72-75.
[4] 金信垚，刘强. 中医药治疗病毒性心肌炎的研究进展[J]. 中国中医急症，2019，28（11）：2050-2053.
[5] 符佳美，周亚滨，孙静. 病毒性心肌炎中医辨证论治近况纂要[J]. 中国中医急症，2017，26（8）：1423-1426.

（中国中医科学院西苑医院　刘建勋、陈进成）

第三节　中成药名方

一、益气养阴类

 芪冬颐心口服液

【药物组成】　人参、黄芪、麦冬、茯苓、地黄、龟甲（烫）、丹参、郁金、桂枝、紫石英（煅）、淫羊藿、金银花、枳壳（炒）。

【处方来源】　研制方。《中国药典》（2015 年版）。

【功能与主治】　益气养心，安神止悸。用于气阴两虚所致的心悸、胸闷、胸痛、气短乏力、失眠多梦、自汗、盗汗、心烦；病毒性心肌炎、冠心病、心绞痛见上述证候者。

【药效】　主要药效作用如下：

1. 改善病毒性心肌病变[1]　芪冬颐心口服液可在体外减轻柯萨奇 B 病毒感染的乳鼠心肌细胞病变，保持其自发搏动，减少乳酸脱氢酶（LDH）、谷丙转氨酶（GPT）的逸出。

2. 抗心肌缺血[2-4]　本品可降低冠脉阻力，增加冠脉血流量。降低心肌耗氧量及氧利用率，缩小急性心肌梗死犬的心肌梗死面积，减轻心肌细胞超微结构的损伤程度，降低血清肌酸激酶（CK）、LDH 活性，增加超氧化物歧化酶（SOD）和谷胱甘肽过氧化物酶（GSH-Px）活性，降低脂肪酸（FFA）和丙二醛（MDA）的含量。

3. 其他[5]　本品可延长常压及减压缺氧条件下小鼠的存活时间，可使氯仿诱发的小鼠心室颤动率下降，并可降低血浆黏度和高切比黏度。

【临床应用】　主要用于病毒性心肌炎、冠心病等。

1. 病毒性心肌炎[6]　采用芪冬颐心口服液治疗病毒性心肌炎患者，可明显改善中医证候、心电图，降低病毒抗体和心肌酶谱指标，提高心功能，可显著降低其血清中的 IL-2、IL-10、TNF-α 水平，提高患者自身免疫功能，促进血压和心率的恢复，临床不良反应少，值得临床推广应用。

2. 冠心病[6]　芪冬颐心口服液可明显缓解冠心病患者的心绞痛症状，对于心力衰竭患者，NYHA 心功能分级、左室舒张末内径（LVED）和左室射血分数（LVEF）等反映心脏左室结构变化指标可有改善，血浆脑钠肽（NT-proBNP）及 IL-6 亦有明显变化。

3. 呼吸道感染的心肌损伤[7-9]　本品可应用于小儿下呼吸道感染所导致的心肌细胞损伤及心力衰竭。芪冬颐心口服液联合西药可明显改善小儿下呼吸道感染患者 CK、CKMB、LDH、AST 等心肌酶指标。芪冬颐心口服液联合西医治疗小儿重症肺炎合并心力衰竭显示，联合芪冬颐心口服液组在患儿肺啰音消失时间、心力衰竭纠正时间、喘憋消失时间、平均住院时间方面均显著优于单纯西药组；客观检测指标方面，左室射血分数、左室缩短分数、心脏舒张早期心室充盈速度/舒张晚期心室充盈速度、NT-proBNP、CK、CK-MB、LDH 的改善情况均显著优于单纯西药组。

【不良反应】　尚未见报道。

【使用注意】　①孕妇及月经期女性慎用。②本品含人参，不宜与含有藜芦、五灵脂成分的药同用。③在治疗期间，心绞痛加重持续发作，宜加用硝酸酯类药。若出现剧烈心绞痛、心肌梗死，或见气促、汗出、面色苍白者，应及时救治。④服药期间饮食宜清淡。

【用法与用量】　口服，一次 20ml，一日 3 次，饭后服用，或遵医嘱。

参 考 文 献

[1] 王冰梅，侯宜，赵一晖. 芪冬颐心口服液对柯萨奇 B₃ 病毒感染的乳鼠心肌细胞的保护作用研究[J]. 中医药学刊，2004，（6）：1078-1079.

[2] 路航，王秋静，崔新明，等. 芪冬颐心口服液对急性心肌梗死犬的实验研究[J]. 中国现代医学杂志，2007，（20）：2466-2468.

[3] 王秋静，吕文伟，路航，等. 芪冬颐心口服液对麻醉犬血流动力学及心肌缺血的影响[J]. 吉林大学学报（医学版），2004，（5）：738-741.

[4] 王秋静，吕文伟，路航，等. 芪冬颐心口服液对麻醉犬急性心肌梗死的保护作用[J]. 中国中药杂志，2003，（5）：69-72.

[5] 杜雪荣，李红，刘芬，等. 芪冬颐心口服液抗缺氧实验研究[J]. 白求恩医科大学学报，1999，（5）：597-598.

[6] 孟祥莉，杨亮. 芪冬颐心口服液对病毒性心肌炎患者免疫功能、心功能及炎性因子的影响[J]. 临床医学研究与实践，2020，5（2）：153-155.

[7] 陈辉. 芪冬颐心口服液在小儿下呼吸道感染心肌损伤中的治疗效果[J]. 临床医药文献电子杂志，2018，5（33）：147-148.

[8] 何南，王亚龙. 芪冬颐心口服液在小儿下呼吸道感染心肌损伤中的治疗作用探讨[J]. 中国实用医药，2014，9（16）：156-157.

[9] 王晓红，穆莉芳. 芪冬颐心口服液在小儿下呼吸道感染心肌损伤中的治疗作用研究[J]. 齐齐哈尔医学院学报，2008，（18）：2196-2197.

（中国中医科学院西苑医院　刘建勋、陈进成）

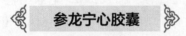

参龙宁心胶囊

【药物组成】　人参、麦冬、地黄、葛根、黄连、莲子心、羌活、地龙、甘草（蜜炙）。

【处方来源】　研制方。国药准字 Z20030009。

【功能与主治】　益气养阴，宁心复脉。用于气阴两虚，心火亢盛所致的胸痹、心悸，症见胸闷心悸，气短乏力，口干汗出，少寐多梦，脉结代；冠心病和成年人恢复期病毒型心肌炎出现的轻度或中度室性期前收缩见上述证候者。

【药效】　主要药效作用如下：

1. 改善心律失常[1]　本品对心肌缺血再灌注损伤所致大鼠心律失常模型有稳定 QRS 间期、PR 间期的作用，对抬高的 ST 段有降低作用，还能显著提高线粒体膜 Na⁺、K⁺-ATP 酶、Ca²⁺，Mg²⁺-ATP 酶活性，显著降低缺血再灌注心律失常的发生率及病死率。通过保持缺血再灌注心肌细胞膜稳定性，改善缺血心肌能量代谢障碍以发挥其抗心律失常作用。

2. 抗心肌缺血[1]　本品可减轻心肌缺血再灌注损伤所致大鼠心肌缺血水肿，且具有一定的抗心肌缺血作用。

【临床应用】　主要用于心律失常、冠心病等。

1. 心律失常[2-5]　当出现冠心病心律失常时，应在冠心病二级预防治疗基础上联用参龙宁心胶囊治疗，可以有效改善患者临床症状及减少心律失常的发生。在常规综合治疗的基础上给予缺血性心肌病并发室性期前收缩患者参龙宁心胶囊治疗可显著提高治疗效果，且不良反应少，临床价值显著，可推广应用。本品也可辅助治疗冠心病窦性心律失常，疗效明确，作用强且安全性高。

2. 冠心病[6-7]　参龙宁心胶囊治疗冠心病疗效确切，可明显改善冠心病心绞痛（气阴两虚证）患者的心电图损伤变化，显著降低血脂、TNF-α、IL-6 水平。

【不良反应】　尚未见报道。

【使用注意】　孕妇忌服。过敏体质者慎服或遵医嘱等。请在医生指导下使用，对中度和重度室性期前收缩，应配合西药使用。

【用法与用量】　口服，一次 4 粒，一日 3 次。

参 考 文 献

[1] 卫培峰，王杰. 参龙宁心胶囊对大鼠心肌缺血再灌注心律失常的影响[J]. 现代中西医结合杂志，2010，34：4399-4400，4403.
[2] 廖贵红，赵婕. 冠心病二级预防联合参龙宁心胶囊治疗心律失常疗效观察[J]. 心血管病防治知识（学术版），2016，12：55-57.
[3] 官慧明，朱丽萍，杨旺华. 参龙宁心对缺血性心肌病并发室性早搏的临床研究[J]. 当代医学，2016，20：137-139.
[4] 陈瑶，赵明君. 参龙宁心胶囊联合比索洛尔治疗室性早搏疗效观察[J]. 现代中医药，2014，1：14，23.
[5] 刘锦森，王慧，郭佳. 参龙宁心胶囊治疗冠心病窦性心律失常临床观察[J]. 临床和实验医学杂志，2011，17：1373，1376.
[6] 刘东平. 参龙宁心胶囊对冠心病心绞痛（气阴两虚证）血脂的影响[J]. 实用心脑肺血管杂志，2010，3：364-365.
[7] 李瑞. 参龙宁心胶囊对冠心病心绞痛患者肿瘤坏死因子-α 及白细胞介素-6 影响[J]. 实用心脑肺血管病杂志，2010，3：362-363.

（中国中医科学院西苑医院　刘建勋、任钧国）

荣 心 丸

【药物组成】　玉竹、炙甘草、丹参、降香、辽五味子、山楂、蓼大青叶、苦参。

【处方来源】　研制方。国药准字 Z10970095。

【功能与主治】　益气养阴，活血化瘀，清热解毒，强心复脉。用于病毒性心肌炎、心肌损伤。

【药效】　主要药效作用如下：

1. 改善病毒感染心肌组织[1-3]　荣心丸可显著减轻小鼠心肌病变，降低心肌病理积分、心肌病毒滴度及血清肌钙蛋白水平，具有明显保护并改善病毒感染损伤的心肌组织的作用，提高心肌细胞耐缺氧能力，扩张冠状动脉和增强心脏供血，改善心电图缺血样改变和减少心律失常的发生，减轻病毒感染后所致的自身免疫反应。

2. 抗心肌细胞凋亡[1]　荣心丸可改善小鼠心肌损伤病灶局部供血供氧，促进心肌细胞代偿修复，调节机体免疫功能，降低外周血抗心磷脂抗体和升高 CD4、CD8 水平，消除氧自由基，提高心肌缺氧耐受性，降低凋亡基因表达，使 Bcl-2 蛋白表达上调，使过度表达的 Bax 基因表达下调，从而减轻心肌细胞凋亡。

【临床应用】　主要用于冠心病、心绞痛、病毒性心肌炎等。

1. 病毒性心肌炎[4-6]　荣心丸可保护受病毒感染的心肌细胞，恢复受损的心肌组织，提高心肌细胞耐缺氧能力，帮助病毒性心肌炎患者改善临床症状，改善患者的心电图异常、心肌酶 CK-MB 异常，提高射血分数、减少 Holter 期前收缩次数，提高心肌炎的疾病痊愈率。

2. 扩张型心肌病[7]　荣心丸具有修复心肌、改善心脏功能的作用，可显著减轻实验小鼠心肌病变，降低心肌病理积分、心肌病毒滴度及血清肌钙蛋白水平。荣心丸能够调节机体免疫力、减少氧自由基、改善细胞内离子通道电流，较扩张型心肌病常规治疗有改善心脏功能、延缓病情进一步加重的优势。

3. 冠心病、心绞痛[8-9]　荣心丸治疗气虚血瘀型冠心病、心绞痛疗效确切，无毒副作用，安全性高，患者依从性好。本品能明显改善患者的临床症状，改善患者心电图与血脂水平。

【不良反应】　尚未见报道。

【使用注意】　①病情较重者注意配合综合治疗。②详情请咨询医师或药师。

【用法与用量】　口服。儿童 1～3 岁一次 2 丸，3～6 岁一次 3 丸，6 岁以上一次 4 丸，一日 3 次；成人一次 6 丸，一日 3 次，或遵医嘱。

参 考 文 献

[1] 赵晶，张中海，刘剑，等. 玉丹荣心丸抗急性病毒性心肌炎的实验研究[J]. 齐齐哈尔医学院学报，2007，28（5）：521-524.

[2] 马沛然，黄磊，姜宏磊，等. 玉丹荣心丸对改善小鼠病毒性心肌炎心肌病理改变的实验研究[J]. 山东医药，2004，44（22）：22-23.

[3] 孙晓敏. 玉丹荣心丸1，6-二磷酸果糖治疗儿童心肌炎[J]. 医药论坛杂志，2005，26（19）：81-82.

[4] 刘玲玲，皱浩. 玉丹荣心丸治疗病毒性心肌炎 180 例[J]. 湖南中医杂志，2003，19（4）：26.

[5] 范帅，崔宏，胡思源，等. 荣心丸治疗儿童病毒性心肌炎（气阴两虚或兼心脉瘀阻证）的多中心临床研究[J]. 药物评价研究，2017，40（1）：68-74.

[6] 刘大为. 玉丹荣心丸治疗儿童病毒性心肌炎临床疗效观察[J]. 中国现代药物应用，2018，12（15）：112-114.

[7] 王君. 荣心丸治疗扩张型心肌病临床疗效观察[J]. 临床合理用药杂志，2016，9（16）：8-9.

[8] 李晶瑶，王吉佳，徐华，等. 玉丹荣心丸治疗急性心肌梗死的疗效及可能机制[J]. 中国生化药物杂志，2016，36（6）：145-147.

[9] 高萍. 荣心丸治疗气虚血瘀型冠心病心绞痛 50 例临床观察[J]. 中西医结合心脑血管病杂志，2013，11（5）：539-540.

（江西中医药大学　黄丽萍、严斐霞）

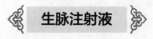

生脉注射液

【药物组成】　红参、麦冬、五味子。

【处方来源】　金·张元素《医学启源》。《中国药典》（2015 年版）。

【功能与主治】　益气养阴，复脉固脱。用于心悸怔忡，胸闷气短，面色不华或面色潮红，头晕，自汗或盗汗，舌红，苔少、脉细数或至数不匀或结代，气阴两亏，脉虚欲脱之冠心病、心绞痛、心肌梗死、休克、心肌炎。

【药效】　主要药效作用如下：

1. 改善心肌缺血[1-4]　生脉注射液腹腔注射可降低垂体后叶激素诱发的大鼠冠脉痉挛所致急性心肌缺血发生率，并对异丙肾上腺素引起的大鼠心肌缺血缺氧具有拮抗作用。本品能缩小结扎冠脉左前降支致大鼠心肌梗死面积，降低血清天冬氨酸氨基转移酶（AST）、乳酸脱氢酶（LDH）、磷酸肌酸激酶（CK）活性及丙二醛（MDA）含量，增强超氧化物歧化酶（SOD）及谷胱甘肽过氧化物酶（GSH-Px）活性。

2. 改善心功能[5]　本品可增加戊巴比妥所致急性心功能不全模型犬的心排血量（CO）、动脉血压（MBP）和左室做功指数（LVWI），降低肺动脉压（SPAP、DPAP）、肺毛细血管楔压（PCWP）、总肺血管阻力（TPVR）和总外周阻力（TPR）。本品腹腔注射对腹主动脉缩窄致慢性心力衰竭大鼠心室重构、血流动力学状况有改善作用。

3. 抗休克[6-11]　本品静脉注射可升高失血性休克复苏家兔的 MBP 和 CO，降低外周血管阻力，能通过改善心功能而改善脓血性休克绵羊的血流动力学效应，同时通过升高 PO$_2$ 和组织利用氧的能力而改善组织氧代谢；亦可降低麻醉犬正常血压，静脉滴注可降低高血压患者血压水平。

4. 其他[12]　此外，本品还具有抗组织缺血再灌注损伤，提高免疫功能等作用。

【临床应用】　主要用于病毒性心肌炎，冠心病心绞痛，休克等。

1. 病毒性心肌炎[13-15]　生脉注射液治疗病毒性心肌炎，临床疗效确切，临床症状大多消失，心肌酶谱大多能降至正常，改善心电图缺血改变；在常规西医治疗基础上加用生脉注射液，可使患者心悸、乏力、胸闷胸痛等临床症状明显改善，且 LD、HCK 及 CK-MB 水平明显改善。因此，生脉注射液治疗病毒性心肌炎不仅用药安全，疗效更加良好，更适用于病毒性心肌炎的治疗。

2. 冠心病心绞痛[16]　在常规治疗的基础上，应用生脉注射液治疗冠心病心绞痛的临床疗效总有效率高，可有效降低高敏 C 反应蛋白水平，降低血浆黏度。联合丹参注射液、生脉注射液治疗急性心肌梗死有较好的疗效，可改善患者血清 SOD 及 MDA 的水平，对抗氧自由基和脂质过氧化，对心肌梗死所致的缺血心肌起到一定的保护作用。

3. 休克[17-21]　生脉注射液具强心作用，可增加心排血量，升高血压，改善微循环，对心源性休克、感染性休克等具有肯定疗效。生脉注射液辅助治疗急性心肌梗死并发心源性休克，溶栓后患者收缩血压、肺毛细血管楔压、心脏指数、尿量明显改善。生脉注射液对感染性休克在早期的复苏帮助较大，可以增加心脏指数、胸腔内血容量指数、体循环阻力指数，降低血管外肺水水平，同时减少感染性休克患者血管活性药的用量，并在更短的时间内纠正休克和组织缺氧状态，减少血管活性药物用量及用药时间，降低病死率。

【不良反应】　文献报道主要有过敏反应，包括过敏性休克、全身过敏反应和皮疹[22]。

【使用注意】　①不宜与含有藜芦、五灵脂的药物同用，一般不得与其他注射剂混合使用。②过敏体质者慎用。使用者应接受过过敏性体克抢救治疗培训，应在有抢救条件的医疗机构使用。一旦出现严重反应，应立即停用本药并进行抢救。③在治疗期间，心绞痛危重者应及时救治。④发现浑浊、沉淀、变色、漏气或瓶身细微破裂，均不得使用。

【用法与用量】　注射液：肌内注射，一次 2～4ml，一日 1～2 次。静脉滴注，一次 20～60ml，用 5% 葡萄糖注射液 250～500ml 稀释后使用。或遵医嘱。

参 考 文 献

[1] 章毅，王志平，郝一彬，等. 生脉注射液对大鼠心肌缺血的保护作用[J]. 中医药研究. 1999, 15（13）: 42.

[2] 眭诚. 生脉注射液对大鼠实验性心肌梗死的保护作用[J]. 人参研究, 2007, (3): 7.

[3] 俞国华, 汤圣兴, 彭玉珍, 等. 生脉注射液在阿霉素诱导大鼠心肌损伤中的抗氧化作用[J]. 中国中西医结合急救杂志, 2000, 7 (2): 94.

[4] 张亚臣, 陈捷, 吕宝经, 等. 生脉注射液对肥厚心肌超微结构和钙泵功能的影响[J]. 上海第二医科大学学报, 2005, 25 (10): 1022.

[5] 陈威, 沈洪, 刘刚. 生脉注射液对心衰犬心脏功能影响作用的研究[J]. 中国急救医学, 2002, 22 (2): 81.

[6] 张兴平, 陈庆伟. 生脉注射液对慢性心力衰竭大鼠心室重构的影响[J]. 中药药理与临床, 2007, 23 (4): 8.

[7] 张兴平, 陈庆伟. 生脉注射液对慢性心力衰竭大鼠血流动力学的影响[J]. 中西医结合心脑血管病杂志, 2007, 5 (11): 1086.

[8] 夏中元, 郑利民, 熊桂先. 生脉、参附注射液对家兔休克复苏时血流动力学影响的对比研究[J]. 中国中医急症, 1999, 8 (6): 271.

[9] 李书清, 杨毅, 邱海波, 等. 生脉注射液对脓毒性休克绵羊血流动力学及氧代谢的影响[J]. 中国中西医结合急救杂志, 2008, 15 (1): 48.

[10] 陈威, 孟庆义, 沈洪, 等. 生脉注射液静注对麻醉犬血压影响的实验研究[J]. 中国中西医结合急救杂志, 2000, 7 (4): 229.

[11] 董延芬, 庄红, 周仪洁, 等. 生脉注射液对血压的影响[J]. 辽宁中医杂志, 2004, 31 (9): 753.

[12] 张瀚心. 生脉注射液药效学研究进展[J]. 中国中医急症, 2007, 16 (3): 342-344.

[13] 魏洪伟, 赵序云. 生脉注射液治疗病毒性心肌炎临床疗效分析[J]. 世界中西医结合杂志, 2010, 5 (1): 64-65.

[14] 金丽杰, 谢敬东. 生脉注射液治疗病毒性心肌炎 188 例临床观察[J]. 中国当代医药, 2012, 19 (7): 80-81.

[15] 蔡银河, 温俊茂, 鲁可, 等. 生脉注射液治疗病毒性心肌炎有效性与安全性的 Meta 分析[J]. 中国循证心血管医学杂志, 2017, 6: 644-649, 654.

[16] 吴嘉瑞, 杨树谊, 张晓朦, 等. 基于 Meta 分析的生脉注射液治疗冠心病心绞痛系统评价[J]. 中国实验方剂学杂志, 2015, 21 (22): 221-224.

[17] 李雁, 陈立新, 刘清泉. 生脉注射液与复方丹参注射液合用治疗急性心肌梗死 99 例. 中医杂志, 2004, 5 (1): 45.

[18] 丁凌, 许敏慧. 生脉注射液辅助治疗急性心肌梗死并发心源性休克临床观察[J]. 甘肃中医, 2006, 19 (8): 11.

[19] 李永波, 梅啸, 黄远京, 等. 生脉注射液对感染性休克患者血流动力学的影响[J]. 中国中医急症, 2011, 20 (2): 196-197.

[20] 郭楠, 刘清泉, 江其敏, 等. 生脉、参附注射液治疗脓毒症休克的临床疗效观察[J]. 北京中医药, 2011, 30 (5): 329-333.

[21] 张晓明, 刘亚. 生脉注射液的药理作用机制及临床应用[J]. 医学综述, 2013, 19 (15): 2813-2816.

[22] 李廷谦, 刘雪梅, 冯敏, 等. 生脉注射液临床应用及不良反应的系统评价[J]. 中国中西医结合杂志, 2009, 29 (11): 965-969.

（中国中医科学院西苑医院　刘建勋、陈进成）

二、补益心肺类

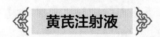

黄芪注射液

【药物组成】　黄芪。

【处方来源】　研制方。《中国药典》（2015 年版）。

【功能与主治】　益气养元，养心通脉，扶正祛邪，健脾利湿。用于心悸怔忡，胸闷气短，面色不华之心气虚损、血脉瘀阻之心力衰竭、心功能不全、病毒性心肌炎及糖尿病肾病等。

【药效】　主要药效作用如下：

1. 抗病毒性心肌炎[1]　本品可以降低病毒性心肌炎小鼠血清 CK-MB、cTnI 值，改变心肌病理积分；通过下调心肌细胞 Caspase-3 活性减少病毒性心肌炎小鼠心肌细胞凋亡，减轻心肌细胞损伤。

2. 抗心肌肥厚[2-4]　本品可抑制压力过载性心肌肥厚大鼠左室组织胶原蛋白Ⅰ、Ⅲ的表达，减轻大鼠心肌细胞外基质过多沉积，改善心肌细胞受压萎缩或空泡变性的程度；可有效维护多柔比星所致的心肌损伤大鼠的心肌纤维及膜系统的稳定性；能抑制 AngⅡ引起的心肌细胞蛋白质合成增加和细胞直径增大，改善线粒体外膜损伤和内膜膜电位及 COX、MAO 活性，增加 ATP、ADP 含量，降低 AMP 含量，从而起到保护心肌细胞线粒体结构和功能的作用，逆转心肌细胞肥大、纠正心肌重构。

3. 抗心肌缺血[5-6]　对于心脏的缺血再灌注损伤，黄芪注射液可以上调 Smad7 的表达，下调 Smad3 的表达，降低 NF-κB p65 表达水平及血清 IL-1β、IL-6、IL-18 水平，减轻大鼠心肌缺血再灌注炎症损伤，同时通过调节 MDA、SOD、GSH-Px 和 CAT 含量减少氧化应激损伤。本品可阻断血管平滑肌细胞内质网上的三磷酸肌醇敏感的钙离子通道，抑制内钙的释放及细胞膜 Kv 通道的开放，从而对高脂血症大鼠冠状小动脉平滑肌产生舒张作用。

4. 抗脑缺血[7-8]　黄芪注射液对脑缺血再灌注大鼠海马组织凋亡蛋白酶激活因子 1（Apaf-1）、JNK3 蛋白表达有明显得抑制作用，从而抑制脑缺血再灌注大鼠海马神经元的凋亡，缩小脑梗死面积，改善动物的神经行为功能。

5. 其他[9-12]　黄芪注射液可以减少慢性阻塞性肺疾病（COPD）大鼠肺 ICAM-1 的表达，改善肺通气和肺换气，对呼吸功能具有保护作用。黄芪注射液能提高重症急性胰腺炎大鼠外周血 GSH-PX、SOD 活性，降低 ROS 活性和 MDA 浓度，发挥抗胰腺炎的作用。

【临床应用】　主要用于病毒性心肌炎、心力衰竭等。

1. 病毒性心肌炎[13-15]　黄芪注射液的辅助应用可提高病毒性心肌炎患儿的临床治愈率、总有效率，且未见严重不良反应发生。其作用机制与降低患者血清 cTnⅠ、肌酸激酶（CK）、肌酸激酶同工酶（CK-MB）、肿瘤坏死因子 α（TNF-α）、IL-6 水平及提高 IL-10 水平有关；同时也可调节心肌酶指标及 cTnI 水平。

2. 心力衰竭[16-18]　对于慢性心力衰竭的治疗，黄芪注射液可明显改善患者的左室舒张末期（LVED）、左室射血分数（LVEF）及每搏输出量（SV），并显著降低慢性心力衰竭患者外周血清 BNP 水平，改善患者心功能。黄芪注射液可用于辅助治疗老年退行性心脏瓣膜病心功能不全，可改善心率、心电图及心排血量（CO）、心脏指数（CI）、射血分数（EF）等血流动力学指标。

3. 慢性肾病　黄芪注射液联用对早期糖尿病肾病（EDN）尿白蛋白排泄率（UAER）、血肌酐（SCr）、尿素氮（BUN）、24 小时尿蛋白定量、尿 β2-微球蛋白（β2-MG）、尿 N-乙酰-β-D-氨基葡萄糖苷酶（NAG）、尿视黄醇结合蛋白（RBP）和血脂有明显的调节作用，减轻肾损害，改善肾功能。同时黄芪注射液对慢性肾衰竭患者浮肿、腰酸乏力、尿量、夜尿等症状有明显的改善作用[19-21]。

4. 癌症化疗的辅助治疗　黄芪注射液可降低癌症化疗患者的白细胞及血小板下降发生率，提高患者近期疗效有效率和生活质量评分稳定率[22]。

【不良反应】　文献报道本品不良反应主要有过敏反应，包括过敏性休克、全身过敏反应、热源反应和皮疹等[23]。

【使用注意】　①过敏体质者慎用。②本品为温养之品，心肝热盛，脾胃湿热者禁用。③发现药液浑浊、沉淀、变色、漏气或瓶身细微破裂，均不得使用。④对孕妇、哺乳期妇女的安全性尚未确立，应谨慎使用。⑤儿童用药应严格按公斤体重计算。

【用法与用量】　注射液：肌内注射，一次 2～4ml，一日 1～2 次。静脉滴注，一次 10～20ml，用 0.9%氯化钠注射液 250～500ml 稀释后使用。或遵医嘱。

参 考 文 献

[1] 张芸娟, 苟弘萍, 牛少敏, 等. 不同剂量黄芪注射液对病毒性心肌炎小鼠 Caspase-3 活性的影响[J]. 中国中西医结合儿科学, 2017, 4: 283-286, 369.

[2] 苏丹, 严浩然, 戴亚蕾, 等. 黄芪注射液对压力过载性左心室肥厚大鼠心肌胶原蛋白Ⅰ、Ⅲ表达的影响[J]. 中国药房, 2009, 20 (3): 163-165.

[3] 魏征人, 陈智嘉, 张春璐, 等. 黄芪注射液对阿霉素所致心肌病理改变和超微结构的影响[J]. 中国应用生理学杂志, 2013, 29 (5): 404-405.

[4] 于妍, 王硕仁, 聂波, 等. 黄芪注射液在逆转心肌细胞肥大过程中对心肌细胞线粒体结构和功能的影响[J]. 中国中药杂志, 2012, 37 (7): 979-984.

[5] 马速佳, 周志强, 李祥波, 等. 黄芪注射液对 SD 大鼠心肌缺血再灌注损伤中 Smad3、Smad7 表达的影响[J]. 重庆医学, 2014, 43 (13): 1597-1599.

[6] 张自珍, 罗欣, 于小华. 黄芪注射液抑制压疮缺血再灌注损伤大鼠的炎症反应并增强其抗氧化损伤能力[J]. 细胞与分子免疫学杂志, 2015, 31 (4): 507-510.

[7] 刘瑞, 高维娟, 钱涛, 等. 黄芪注射液抑制脑缺血再灌注大鼠海马组织 Apaf-1 表达[J]. 中国病理生理杂志, 2013, 29 (5): 872-877.

[8] 王婷婷, 滕蕾, 黄惠, 李艳, 等. 黄芪注射液拮抗大鼠脑缺血再灌注损伤的保护作用和机制[J]. 解剖学报, 2014, 3: 310-315.

[9] 张必祺, 孙坚, 胡申江, 等. 黄芪的内皮依赖性血管舒缩作用及其机制[J]. 中国药理学与毒理学杂志, 2005, 19 (1): 44.

[10] 杨振宇, 郭薇. 黄芪注射液对高脂血症模型大鼠冠状小动脉平滑肌的作用及机制[J]. 中国临床药学杂志, 2009, 18 (2): 69-74.

[11] 杨世贤. 黄芪注射液对香烟烟雾暴露 COPD 大鼠肺 ICAM-1 表达的影响[J]. 新乡: 新乡医学院, 2015.

[12] 王少言, 初巍巍, 霍阳, 等. 黄芪注射液对重症急性胰腺炎大鼠外周血清氧化相关物质的影响[J]. 解放军医药杂志, 2014, 12: 5-7.

[13] 张少卿, 杨冠琦, 丁晓欢, 等. 黄芪注射液辅助治疗小儿病毒性心肌炎的临床疗效分析[J]. 现代生物医学进展, 2017, 17 (10): 1863-1865.

[14] 马军, 曾东汉, 樊光辉. 黄芪注射液治疗病毒性心肌炎随机对照试验的系统评价[J]. 世界中西医结合杂志, 2018, 12: 1653-1657.

[15] 王纯. 探讨心宁汤配合黄芪注射液治疗病毒性心肌炎的临床疗效[J]. 中西医结合心血管病杂志, 2016, 4 (32): 145-146.

[16] 滕钒. 黄芪注射液足三里穴位注射治疗慢性心力衰竭的临床疗效[J]. 内蒙古中医药, 2016 (9): 91.

[17] 李季泓. 黄芪注射液对慢性心力衰竭患者外周血清 BNP 水平与心衰程度的相关性研究[J]. 辽宁中医药大学学报, 2016, 18 (2): 61-63.

[18] 程杭, 贾连旺. 黄芪注射液治疗老年退行性心脏瓣膜病心功能不全[J]. 浙江中西医结合杂志, 2004, 14 (6): 347-348.

[19] 高兆录, 常娟. 阿魏酸钠和黄芪注射液联用对早期糖尿病肾病血液流变学和肾功能的影响[J]. 中国中西医结合急救杂志, 2006, 13 (1): 41-43.

[20] 邹赟, 何立群, 蒋宇峰, 等. 黄芪注射液联合还原型谷胱甘肽注射液对糖尿病肾病Ⅳ期肾小管标志蛋白的影响[J]. 上海中医药杂志, 2013, 47 (6): 41-43.

[21] 刘爱珍, 陈荣鸾. 黄芪注射液治疗慢性肾衰竭的临床观察[J]. 中国中西医结合肾病杂志, 2002, 3 (3): 172.

[22] 荣震, 陈羽娜, 王同彪, 等. 黄芪注射液联合化疗对癌症治疗的 Meta 分析[J]. 辽宁中医药大学学报, 2015, 17 (12): 12-15.

[23] 付姝菲, 张俊华, 商洪才, 等. 黄芪注射液不良反应病例报告文献分析[J]. 药物评价研, 2009, 32 (1): 54-61.

（中国中医科学院西苑医院　刘建勋、陈进成）

三、补益心脾类

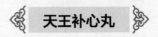

天王补心丸

【药物组成】　丹参、当归、石菖蒲、党参、茯苓、五味子、麦冬、天冬、地黄、玄参、远志、炒酸枣仁、柏子仁、桔梗、甘草、朱砂。

【处方来源】　明·薛己《校注妇人良方》。《中国药典》（2015 年版）。

【功能与主治】　养心安神，滋阴养血。用于心阴不足，心悸健忘，失眠多梦，大便干燥等症。

【药效】　主要药效作用如下：

1. 对心脑血管系统的影响[1]　本品可通过改善冠脉循环对抗急性心肌缺血，也可通过增加脑缺血小鼠迟发性低灌注期的区域性脑血流，从而改善其迟发性脑损伤状况。

2. 改善记忆力[1-3]　应用东莨菪碱、亚硝酸钠、乙醇建立小鼠记忆获得障碍、巩固障碍和再现障碍模型试验发现，本品对小鼠记忆获得性障碍、巩固障碍、再现障碍均有明显改善作用。对阿尔茨海默病大鼠给予本品，发现大鼠海马区神经元 β-淀粉样蛋白光密度、阳性细胞数减少，蛋白激酶 C 光密度值、阳性细胞增多，证明其对记忆有改善功能。本品有改善衰老小鼠记忆力、提高超氧化物歧化酶（SOD）活性、降低丙二醛（MDA）含量的作用。

3. 镇静催眠[4]　本品对小鼠自主活动数、睡眠率、睡眠潜伏期、维持睡眠时间与戊巴比妥钠有一定的协同作用，可缩短小鼠睡眠潜伏期，延长小鼠睡眠时间；其作用机制可能与降低脑内儿茶酚胺类递质去甲肾上腺素和多巴胺的含量有关。

4. 升高白细胞[5,6]　本品可降低 γ 射线致贫血小鼠外周血白细胞（WBC）、血小板（PLT）、骨髓有核细胞数，亦可升高放血及环磷酰胺造成的血虚模型小鼠的血红蛋白（HB）含量、红细胞（RBC）数量，说明本品具有一定的补血作用。

5. 对内分泌系统的影响[1]　本品能够升高去势雌性大鼠血清雌二醇（E_2）、高密度脂蛋白胆固醇（HDL-C）水平，降低血清促黄体生成素（LH）、卵泡刺激素（FSH）、胆固醇（TC）、低密度脂蛋白胆固醇（LDL-C）水平，从而减少主动脉壁脂纹、脂质斑块、泡沫细胞、钙化灶的形成。

【临床应用】　主要用于病毒性心肌炎、失眠、冠心病、心绞痛等。

1. 病毒性心肌炎[7]　本品对病毒性心肌炎有较好的疗效，可改善临床症状、心肌酶谱表达，调节天冬氨酸氨基转移酶、乳酸脱氢酶、肌酸激酶、肌酸激酶同工酶水平。

2. 心律失常[1]　本品可以用于室性期前收缩、冠心病心律失常、窦性心动过速等多种心律失常的治疗，均具有一定的疗效。

3. 失眠[8-10]　本品对脑卒中、糖尿病等所致的失眠均有较好的疗效,值得临床推广应用。

4. 其他[11-12]　本品也可用于焦虑、糖尿病性心肌病、眩晕、老年性痴呆等疾病的治疗。

【不良反应】　尚未见报道。

【使用注意】　①本品处方中含朱砂，不宜过量久服，肝肾功能不全者慎用。②宜餐后服。③儿童必须在成人监护下使用。④糖尿病者慎用。

【用法与用量】　口服，一次 10 丸，一日 2 次。或遵医嘱。

参 考 文 献

[1] 张泰，杨楠，康琳，等. 天王补心丹的临床和药理研究进展[J]. 中西医结合心脑血管病杂志，2019，17（18）：2765-2769.

[2] 李东腾，叶明远，孙晓明. 天王补心丹对记忆能力影响的实验研究[J]. 中成药，2001，23（4）：296-297.

[3] 李雪梅，金翠英，周建平，等. 天王补心丸对记忆障碍动物行为学的作用和脑内儿茶酚胺类递质含量的研究[J]. 中药药理与临床，2012，28（5）：7-9.

[4] 李雪梅，金翠英，周建平，等. 天王补心丸镇静安神作用的研究[J]. 中国实验方剂学杂志，2011，17（19）：213-215.

[5] 刘渊，闫颖，杨溯，等. 补心方剂治疗致死量 60 Coγ 射线致小鼠贫血模型的作用研究[J]. 成都中医药大学学报，2010，33（3）：45-47.

[6] 李雪梅，胡宇驰，曹春然. 天王补心丸对血虚小鼠的补血作用[J]. 中药药理与临床，2014，30（4）：14-15.

[7] 刁恩英，高明莉，王冬梅. 天王补心丹加减治疗病毒性心肌炎 60 例临床观察[J]. 黑龙江医学，1999，（1）：43.

[8] 王峰，陈延军，杨立波. 天王补心丸不同服药方法对失眠症患者疗效的影响[J]. 中国医药科学，2014，4（1）：114-116.

[9] 韩永强，顾莉君，刘锦. 天王补心丸治疗脑卒中后失眠症 60 例疗效观察[J]. 中国实用医药，2011，6（21）：185.

[10] 周冰峰，钟启腾，孙惠华. 天王补心丸治疗 2 型糖尿病（阴虚型）失眠症的疗效[J]. 中国医药导报，2006，（35）：100-101.

[11] 刘燕. 天王补心丹治疗冠心病心绞痛 26 例临床观察[J]. 湖北中医杂志，2002，24（5）：16-17.

[12] 张文丽，耿福，王啸. 天王补心丹加味对糖尿病性心肌病 35 例疗效影响的临床观察[J]. 江苏中医药，2008，40（8）：36-37.

（中国中医科学院西苑医院　刘建勋、陈进成）

第四章

心力衰竭中成药名方

第一节 概 述[1-7]

一、概 念

心力衰竭（heart failure）是各种心脏结构或功能异常导致静息或活动时心排血量降低和（或）心内压力升高的一组临床综合征。由于心室收缩功能下降射血功能受损，心排血量绝对或相对减少，不能满足机体代谢的需要，导致器官、组织、血液灌注不足，出现肺循环和（或）体循环瘀血，临床主要表现为呼吸困难和乏力（活动耐量受限），以及液体潴留（肺瘀血和外周血肿）（图 4-1）。

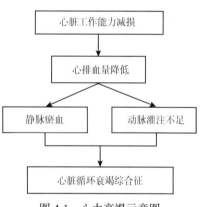

图 4-1 心力衰竭示意图

心力衰竭是一种复杂的临床症候群，是各种心脏疾病发展的终末阶段，其中绝大多数的心力衰竭都是以左心衰竭开始的，即首先表现为肺循环瘀血。根据心力衰竭发生的缓急，临床可分为急性心力衰竭（acute heart failure，AHF）和慢性心力衰竭（chronic heart failure，CHF），以慢性居多，急性者以左心衰竭较常见，主要表现为急性肺水肿。

急性心力衰竭是指由于急性心脏病变引起心排血量短期内急剧下降甚至丧失排血功能，导致组织器官灌注不足和急性瘀血的综合征。临床上以急性左心衰竭较为常见，主要表现为急性肺水肿，重者伴心源性休克；急性右心衰竭少见，可发生于急性右心室心肌梗死及大面积肺栓塞等。

慢性心力衰竭亦称充血性心力衰竭或慢性心功能不全，是不同病因心脏疾病发展到一定严重程度时出现的一种临床病理综合征，是由于心脏长期处于压力和（或）容量负荷过重状态，造成心脏储备力耗竭，代偿功能丧失，心排血量不能满足机体组织代谢需要，临床表现为肺循环瘀和（或）体循环瘀血，器官、组织血液灌注不足为主要表现的一种疾病。

心力衰竭属于中医学"心痹"、"心水"的范畴，同时与"喘"、"心悸"、"心胀"、"心咳"、"水肿"、"痰饮"等关系密切。

二、病因及发病机制

（一）病因

几乎所有的心血管疾病最终都会导致心力衰竭的发生，由冠心病、心肌梗死、心肌病、心肌炎、血流动力学负荷过重、炎症等任何原因引起的心肌损伤，均可造成心肌结构和功能的变化，心室发生扩张和（或）肥厚性重塑，最后导致心室泵血功能和（或）充盈功能低下。从病理生理的角度来看，总结为原发性心肌损害和由于心脏负荷过重，导致心肌功能障碍失代偿。在基础性心脏病的基础上，一些因素可诱发心力衰竭。首先是感染，其中呼吸道感染是最重要的诱因。其次是严重心律失常，特别是快速性心律失常如心房颤动、阵发性心动过速等；还有妊娠、分娩、过多过快输液、过多摄入钠盐等导致心脏负荷增加；过度的体力活动和情绪激动等不当活动及情绪；如肺栓塞、贫血、乳头肌功能不全等其他疾病，也都可能诱发心力衰竭。根据我国心力衰竭病因谱显示，高血压、冠心病与风心病是主要病因。

（二）发病机制

心力衰竭是一种不断发展的疾病，当基础心脏病损及心功能时，机体首先出现多种代偿机制，可使心功能在一定时间内维持在相对正常水平，但这些代偿机制也都有其负性效应，当代偿失效而出现心力衰竭时病理生理变化则更为复杂（图 4-2）。

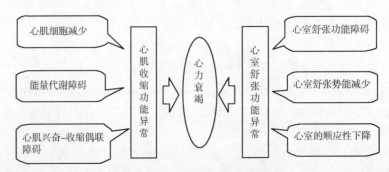

图 4-2　心力衰竭发病机制示意图

当心肌收缩力减弱时，为了保证正常的心排血量，机体通过 Frank-Starling 机制增加心脏的前负荷；在心脏局部通过心腔扩张、心肌肥厚和心率增加的方式进行代偿，当心腔压力升高时，多个神经内分泌系统被激活，全面启动神经体液机制进行代偿，其中较重要的有交感神经系统和肾素-血管紧张素系统，以及抗利尿因子的释放。

导致心力衰竭发生发展的基本机制是心室重构。原发性心肌损害和心脏负荷过重使室壁应力增加，导致心脏功能受损、心室反应性肥大和扩张，进而使心肌细胞能量利用障碍，细胞外基质-胶原纤维网形成，而引起心肌细胞坏死和基质的纤维化，这就是心室重构过程。当心肌肥厚不足以克服室壁压力时，左心室进行性扩大伴功能减退，最后发展至不可逆性心肌损害的终末阶段。

三、临 床 表 现

心力衰竭的临床表现取决于多种因素，包括患者的年龄、心功能受损程度、病变发展速度及受累的心室状况等。

（一）急性心力衰竭

急性心力衰竭主要表现为急性肺水肿，起病急，病情可迅速发展至危重状态。突发的严重呼吸困难、端坐呼吸、喘息不止、烦躁不安并有恐惧感，呼吸频率可达 30～50 次/分；强迫端坐位、频繁咳嗽、咯出大量粉红色泡沫样痰；心率快，心尖区第一心音减弱，舒张早期可闻及奔马律；两肺满布湿啰音和哮鸣音。急性肺水肿如不及时纠正，可出现心源性休克或窒息。

（二）慢性心力衰竭

1. **左心衰竭**　在临床上最为常见，表现为肺循环瘀血和心排血量降低。呼吸困难是左心衰竭最主要的症状，可表现为劳力性呼吸困难、端坐呼吸、夜间阵发性呼吸困难等多种形式；出现咳嗽、咳痰、咯血的情况；还可能伴有乏力、疲倦、头昏、心慌等，由于心排血量减少，器官、组织灌注不足及代偿性心率加快所致。严重心力衰竭患者可出现陈-施呼吸，提示预后不良。查体除原有的心脏病体征外，还可发现左室增大、心率加快，心尖区闻及舒张期奔马律、收缩期杂音、交替脉等，肺部闻及双肺底湿啰音、哮鸣音等。

2. **右心衰竭**　以体循环瘀血表现为主。临床出现食欲不振、恶心、呕吐、腹胀、腹泻、肝区痛、黄疸、夜尿增多、少尿、蛋白尿、浮肿、呼吸困难等表现。颈静脉充盈或怒张、肝颈静脉回流征阳性、肝大、压痛、下垂部位凹陷性水肿、胸腔积液、腹水、周围性发绀。除原有心脏病体征外，还发现右室显著扩大，胸骨左缘 3、4 肋间舒张期奔马律，功能性三尖瓣关闭不全，收缩期杂音。

3. **全心衰竭**　是指左心衰竭、右心衰竭均存在，临床表现同时存在。右心衰竭时，由于右心排血量减少，可减轻左心衰竭肺瘀血表现。

四、诊　　断

有明确的器质性心脏病的诊断，结合症状、体征、实验室及其他检查可作出诊断。疲乏、无力等由于心排血量减少的症状无特异性，诊断价值不大，而左心衰竭的肺瘀血引起不同程度的呼吸困难、右心衰竭，体循环瘀血引起的颈静脉怒张、肝大、水肿等是诊断心力衰竭的重要依据（图 4-3）。

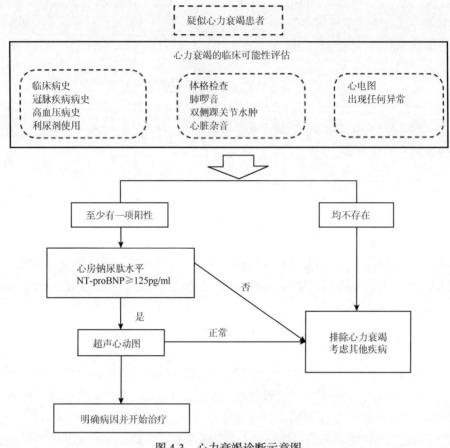

图 4-3　心力衰竭诊断示意图

五、治　疗

（一）常用化学药物及现代技术

治疗手段根据急、慢性心力衰竭不同情况采用相应的药物处理。要控制病因，关注高血压、糖尿病等危险因素，使用抗血小板药物和他汀类调脂药物进行冠心病二级预防。消除心力衰竭诱因，控制感染，及时治疗心律失常，纠正贫血、电解质紊乱。目前药物治疗从过去注重利尿、强心、扩血管，改善短期血流动力学措施，转变为以神经内分泌抑制剂为主的长期的、修复性的策略，目的是改变衰竭心脏的生物学性质。常用的治疗药物如下。

1. 利尿剂（如噻嗪类、袢利尿剂）　可使体内潴留的钠盐和水分排出，减少有效循环血量，减轻心脏前负荷，缓解机体瘀血现象，消除组织间隙水肿或肺水肿。

2. 血管紧张素转换酶抑制剂（如卡托普利、依拉普利）　可以扩张血管，抑制神经内分泌过度激活，抑制交感神经兴奋性，改善心肌及血管的重塑。

3. 醛固酮拮抗剂（螺内酯）　对抑制心血管的重构，改善心力衰竭的远期预后有很好的作用。

4. β 受体阻滞剂（美托洛尔、比索洛尔等）　对抗交感神经激活，长期使用可改善血流动力学，改善心功能。

5. 正性肌力药（洋地黄类）　能直接加强心肌收缩力，增加心脏每搏血量，从而使心脏收缩末期残余血量减少，舒张末期压力下降，有利于缓解各器官瘀血、水肿。存在电生理作用，能够减慢心率，减慢房室传导，缩短心肌细胞的复极过程，使周围血管收缩，能够利尿。

除药物治疗外，还可以采用心脏移植、细胞移植、基因治疗等方法。

（二）中成药名方治疗

中药治疗心力衰竭，主要是减轻心肌损伤，抑制细胞凋亡，改善心肌代谢，增加心排血量，扩张冠脉，减轻心脏负荷，阻断神经内分泌的过度激活，增加心肌收缩力、抗心室重塑、减轻心肌损伤、抑制细胞凋亡、抑制炎性反应、扩张血管减轻负荷的研究，改善心功能。中药还可通过多靶点、多环节、多途径的药效作用特点，发挥整体协同调节作用实现抗心力衰竭的目的。益气中药中往往含有多糖成分，如党参多糖、枸杞多糖、氨基酸、皂苷类等，机体代谢后可产生不同的单糖，而单糖又可能作为心脏能量代谢底物，同时具有保护心肌线粒体结构、提高与生物氧化相关的多种酶的活性、减少乳酸脱氢酶外漏等作用。温阳中药对交感神经具有双向的调节作用，对体液因子的分泌有影响，改善神经体液调节。化痰药物抑制 MMP-9 的产生，缓解心肌纤维胶原结构的破坏，改善心室重构，阻止恶化。利水药物改善水钠潴留状态，可利尿、降脂。中药对抗心力衰竭的多环节作用，是中药治疗心力衰竭疗效机制的重要特点。

第二节　中成药名方的辨证分类与药效[1-7]

心力衰竭按中医辨证可分为气阴两虚、阳气亏虚、阴竭阳脱等证型。中医药目前多以益气、活血、利水为基本治法，配合养阴、温阳等治法，急救时回阳固脱。

一、益气养阴类

心力衰竭气阴两虚证主要症状：在气虚血瘀证的基础上伴有口渴、咽干、盗汗、手足心热等症状；舌体瘦，少苔，或无苔，或剥苔，或有裂纹；脉细数无力或结代。

心力衰竭气阴两虚证的主要病理变化是心肌组织能量代谢异常，导致心肌损伤，心肌细胞发生凋亡，引发心室重构。

益气养阴类中成药具有改善心肌组织能量代谢，保护心肌细胞，抑制心肌细胞损伤和凋亡，改善心力衰竭心室重构等作用。

常用中成药有补益强心片、注射用益气复脉（益气复脉注射液）、参麦注射液（见第三章）、益心舒胶囊（见第一章）、稳心颗粒（见第五章）、参松养心胶囊（见第五章）等。

二、温阳活血类

心力衰竭阳气亏虚证主要症状：在气虚血瘀证的基础上伴有怕冷，喜温，胃脘、腹、腰、肢体冷感，冷汗，口唇紫暗、舌质紫暗（或有瘀斑、瘀点或舌下脉络迂曲青紫），舌体胖大，或有齿痕，脉细、沉、迟无力。

心力衰竭阳气亏虚证的主要病理变化是心肌细胞离子通道异常，心肌氧化过程异常，心肌组织中炎症反应发生，导致心肌线粒体及血管内皮氧化损伤，心肌功能异常。

益气温阳类中成药具有增强左室心肌收缩力（LVMCF），增加心排血量（CO），预防心肌线粒体过氧化损伤，抑制血管内皮过氧化损伤，降低心肌组织中炎症反应，调节离子通道等作用。

常用中成药有芪苈强心胶囊、参附强心丸、心宝丸等。

三、回阳固脱类

心力衰竭阴竭阳脱证的主要症状：心悸喘憋不得卧，呼吸气促，张口抬肩，大汗淋漓，四肢厥冷，尿少或无尿，舌淡胖而紫，脉沉细欲绝或脉浮大无根。

心力衰竭阴竭阳脱证的主要病理变化是微血管循环障碍，同时存在心肌能量代谢障碍，使心肌细胞缺血缺氧，导致心肌细胞凋亡。

回阳固脱类中成药具有增加血管灌流量，改善微循环，保护心肌细胞，抑制心肌细胞凋亡，改善心肌能量代谢等作用。

常用中成药有参附注射液（见第七章）、生脉注射液（见第三章）等（图4-4）。

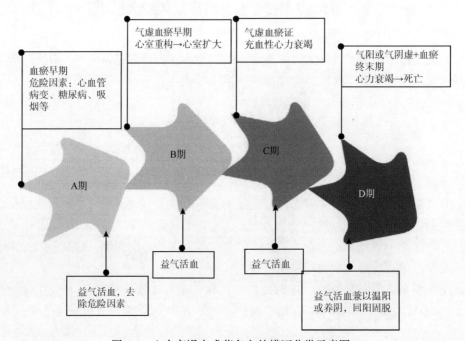

图4-4　心力衰竭中成药名方的辨证分类示意图

参 考 文 献

[1] 陈奇，张伯礼. 中药药效研究方法学[M]. 北京：人民卫生出版社，2016：44-46.

[2] 侍煜景，钱卫东. 治未病思想指导心力衰竭防治策略探讨[J]. 新中医，2019，51（10）：320-322.

[3] 胡莹，杨传华，张鑫. 中医药治疗心力衰竭的临床研究新进展[J]. 中西医结合心脑血管病杂志，2019，17（2）：206-208.

[4] 金晓，吴焕林. 中医药治疗心力衰竭的优势及存在的问题[J]. 辽宁中医杂志，2018，45（12）：2519-2521.

[5] 潘光明，邹旭，姚耿圳. 慢性心力衰竭中医证候回顾性调查研究[J]. 新中医，2018，50（8）：43-45.

[6] 董肖，盛儒丹，刘斌，等. 慢性心力衰竭中医病因病机及治疗进展[J]. 中医临床研究，2018，10（20）：144-146.

[7] 侍煜景，钱卫东. 心力衰竭中医证的规范化研究进展[J]. 贵州中医药大学学报，2020，42（1）：95-98.

（天津中医药大学第一附属医院　张军平）

第三节　中成药名方

一、益气养阴类

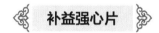

补益强心片

【药物组成】　人参、黄芪、香加皮、丹参、麦冬、葶苈子。

【处方来源】　研制方。《中国药典》（2015 年版）。

【功能与主治】　益气养阴、活血利水。用于冠心病、高血压性心脏病所致慢性充血性心力衰竭（心功能分级Ⅱ～Ⅲ级），中医辨证属气阴两虚兼血瘀水停证者。症见心悸、气短、乏力、胸闷、胸痛、面色苍白、汗出、口干、浮肿、口唇青紫等。

【药效】　主要药效作用如下：

1. 强心[1-3]　补益强心片中的黄芪、麦冬、葶苈子、香加皮四味中药均具增强心肌收缩力作用，能够提高心肌收缩的最高张力和最大缩短速率，增大左室压力最大上升速率，缩短达到最高张力所需时间。抑制和调整钠钾泵的活性，尤其是调整了钠-钙交换过程，使心肌内钙离子浓度增高、活性增强，具有较强的正性肌力作用，从而增强了心肌收缩力。例如，香加皮成分之一的杠柳苷具有类洋地黄样强心作用，1mg 杠柳苷相当于 0.587mg 毒毛旋花苷。

2. 增加心肌 β 受体数量和活性　心肌细胞膜上的钠钾泵被认为是强心苷的受体，慢性心力衰竭时受体酶活性常受到抑制，阻滞心肌细胞的钠钾泵，离子交换数量减少，胞内外钙离子数量平衡失调，使心脏收缩功能下降。补益强心片可使心肌 β 受体数量增多，受体酶活性增强，升高心肌细胞内钙离子浓度，促进心肌收缩激动性增加，进而发挥正性肌力作用。

3. 保护心肌细胞[4-6]　补益强心片的药物有效成分中，黄芪皂苷具有稳定缺血心肌细胞膜的作用，能够保护线粒体与溶酶体，减少心肌细胞膜的损伤；人参皂苷 Rg2 能够增强心肌收缩性，升高血压，增加冠脉血流量和心排血量，对缺血心肌具有保护作用；丹参素能够抑制血小板聚集，改善心肌细胞的顺应性，抑制心肌重塑及心肌细胞异常凋亡，并具有清除氧自由基、保护缺血心肌细胞膜的作用。上述成分在保护心肌细胞的同时，还能使已经受损的心肌细胞得以较快修复，促进受损心肌细胞愈合，明显减少心肌细胞坏死率。

4. 利尿[7]　补益强心片的利尿作用主要通过以下两种途径，一是提高心肌的正性肌力后，肾脏血流量增加而激发尿量增多；二是葶苈子、丹参等药物成分在增加冠脉灌注量，降低氧耗，提高心肌收缩力的同时，还具有明显的利尿作用。此外，补益强心片能够促进心房钠尿肽的分泌，提高受体对心房钠尿肽的敏感性，从而也增加利尿作用。

【临床应用】

充血性心力衰竭[8-10]　临床试验证明补益强心片对治疗充血性心力衰竭（气阴两虚兼血瘀水停证）有确切的疗效。其能够明显改善心悸、气短、乏力、胸闷（痛）、面色苍白、汗出、口干、颈静脉怒张、浮肿等中医气阴两虚兼血瘀水停证的相关症状及体征，并且可以明显降低心力衰竭患者的心率、血压，增加心排血量、射血分数及每搏输出量，在检验指标上可明显降低 NT-proBNP 水平，改善心功能分级，提高患者生活质量。

【不良反应】　尚未见报道。

【使用注意】　①服用洋地黄制剂、β 受体阻滞剂者，急性心肌梗死、甲亢性心脏病导致心力衰竭者，房室传导阻滞、心动过缓、低钾血症、阳亢患者慎用，二度以上房室传导阻滞者禁用。②对本品过敏者禁用。

【用法与用量】　口服，一次 4 片，一日 3 次，2 周为一个疗程。

参 考 文 献

[1] 刘嵋松，于德洵，于作盈，等. 补益强心片治疗充血性心力衰竭临床疗效评价[J]. 中国医药科学，2014，4（16）：19-22.

[2] 张敏，毛静远，刘春香，等. 补益强心片治疗心力衰竭的理论基础及应用概述[J]. 辽宁中医杂志，2010，37（8）：1620-1621.

[3] 付正良，孔增科，靳文军，等. 五加皮与香加皮的鉴别与合理应用[J]. 河北中医，2007，（2）：158-180.

[4] 吴曼，刘铁楠，吴春涛，等. 黄芪联合替米沙坦治疗心力衰竭的临床疗效及作用机制[J]. 河北联合大学学报（医学版），2016，18（1）：22-24.

[5] 许云，陈协辉，麻华武，等. 人参皂苷 Rg2 对大鼠心肌缺血再灌注后 SOD、MDA 影响[J]. 吉林医学，2016，37（7）：1575-1576.

[6] 董宠凯，马丙祥，王怡珍. 丹参注射液改善血流变学及凝血功能的实验研究进展[J]. 河南中医，2016，36（2）：355-357.

[7] 贺新荣，李妮妮. 补益强心片联合左卡尼汀治疗慢性心力衰竭的临床研究[J]. 现代药物与临床，2016，31（10）：1571-1574.

[8] 王雪，金朗，王炳强. 补益强心片治疗心力衰竭的疗效及肾脏毒性观察[J]. 中药药理与临床，2016，32（3）：154-156.

[9] 刘嵋松，于德洵，于作盈，等. 补益强心片治疗充血性心力衰竭临床疗效评价[J]. 中国医药科学，2014，4（16）：19-22.

[10] 张艳. 补益强心片治疗慢性心力衰竭的临床观察研究[J]. 中国处方药，2014，12（2）：75-77.

（天津中医药大学第一附属医院　张军平，天津中医药大学　谢盈彧）

注射用益气复脉（益气复脉注射液）

【药物组成】　红参、麦冬、五味子。

【处方来源】　金·张元素《医学启源》之生脉散。国药准字 Z10983088。

【功能与主治】　益气复脉，养阴生津；能改善冠脉循环，降低心肌耗氧量，用于气阴两亏，心悸气短，脉微自汗，冠心病、心绞痛和衰老等症。

【药效】　主要药效作用如下：

1. 改善心室重构[1-2]　EMC 重构为慢性心力衰竭心室重构发生发展的重要环节。基质金属蛋白酶（MMP）及其组织抑制因子（TIMP）在 EMC 降解和胶原网络重构过程中起重要作用。降低 MMP-2、MMP-3、MMP-9 的含量，升高 TIMP-1、TIMP-2 的含量，维持

MMP-2/TIMP-2 动态平衡，抑制了基质金属蛋白酶的活性。益气复脉方能降低心力衰竭大鼠 LVIDs，增加 LVPWs，进而改善心室重塑；提高 LVEF、LVFS 水平，改善大鼠心功能。

2. 抗心肌缺血再灌注[3]　本品可以改善心肌缺血再灌注，使心肌缺血后 CK 及 LDH 活力均显著下降，且在不同给药时间点对心脏再灌注损伤都具有一定保护作用，可改善 ATP 代谢，保护心肌细胞，从而减少 CK 的释放。

【临床应用】　主要用于心力衰竭。

1. 心力衰竭[4]　本品可降低心力衰竭患者 NT-proBNP 水平，使射血分数升高，能够改善心功能，抑制心脏重塑，提高运动耐力。本品可使心力衰竭患者心功能分级显著降低，使左室舒张末期内径明显缩小，增加左室射血分数。

2. 梗阻性肥厚型心肌病[5-7]　注射用益气复脉临床使用过程中，不但能够改善心肌舒张顺应性与加大心肌正性肌力和泵血功能，且在温和强心方面有突出作用，能够减轻冠脉与周边的血管阻滞力，加大冠脉血流量，改善心脏缺血与心脏功能。

【不良反应】　①临床研究期间偶见女性患者用药过程中月经量明显增多。②临床研究期间偶见输液过程中出现针刺部位胀，减慢静脉滴注速度后好转。③使用本品罕见皮疹、寒战、发热。若出现以上情况，请即刻停药并对症处理。

【使用注意】　①该药在静脉滴注过程中，液体应经过过滤器；若发现有气泡，应减慢滴速。②使用【用法与用量】项下指定的溶剂充分溶解。使用稀释液稀释后，若发生浑浊、沉淀时请勿使用。③本品不得与其他药物混合注射使用。联合使用其他药品时，应谨慎考虑与本品的时间间隔及药物相互作用等。④若出现过敏反应性休克，应立刻停药，并进行抢救。

【用法与用量】　静脉滴注。一日 1 次，一次 8 瓶，用 250～500ml 5% 葡萄糖注射液或生理盐水稀释后静脉滴注。每分钟约 40 滴。疗程 2 周。

参 考 文 献

[1] 张秋月，王保和，刘伟爽，等. 益气复脉方对慢性心衰大鼠基质金属蛋白酶活性调节作用的实验研究[J]. 中西医结合心脑血管杂志，2016，14（8）：825-829.

[2] 张秋月，王保和，刘伟爽，等. 益气复脉方对慢性心衰大鼠心功能及心衰标志物的影响[J]. 辽宁中医杂志，2015，42（11）：2233-2235.

[3] 郑显杰，庞力智，韩玉潇，等. 注射用益气复脉（冻干）改善小鼠心肌缺血再灌注损伤的作用[J]. 中成药，2016，38（3）：473-480.

[4] 翟小菊，惠学志. 益气复脉注射液治疗心力衰竭临床疗效观察[J]. 中西医结合心脑血管杂志，2011，9（8）：899-900.

[5] 张宾，田福利. 益气复脉注射液对肥厚型梗阻性心肌病的临床疗效[J]. 中国循证心血管医学杂志，2014，6（3）：314-316.

[6] 席宏巍. 益气复脉注射液治疗慢性心力衰竭临床观察. 中国实用医药，2013，8（27）：158-159.

[7] 付瑜，陈海铭，黄煜，等. 益气复脉注射液治疗急性心力衰竭临床疗效观察[J]. 实用药物与临床，2015，18（1）：112-114.

（天津中医药大学第一附属医院　张军平，天津中医药大学　谢盈彧）

二、温阳活血类

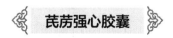

芪苈强心胶囊

【药物组成】　黄芪、人参、附子、丹参、葶苈子、泽泻、玉竹、桂枝、红花、香加皮、陈皮。

【处方来源】　研制方。《中国药典》（2015 年版）。

【功能与主治】　益气温阳，活血通络，利水消肿。用于心力衰竭证属阳气虚乏、络瘀水停者。

【药效】　主要药效作用如下：

1. 增加左室射血分数（LVEF）、心排血量（CO），增加冠脉血流量[1]　心力衰竭是由于心脏的收缩功能和（或）舒张功能发生障碍，不能将静脉回心血量充分排出心脏，动脉系统血液灌注不足，引起心脏循环障碍而导致一系列临床症候群。LVEF 和 CO 是反映心脏泵血功能的重要指标之一，芪苈强心胶囊通过降低左室舒张末期压（LVEDP），降低心脏前负荷，升高 LVEF 和 CO 水平，从而缓解心力衰竭症状。另外，心力衰竭后由于心脏泵功能减弱而致肾脏等器官血流量降低，进一步导致或加重机体多脏器衰竭，芪苈强心胶囊可增加肾血流量，增强心脏泵血功能，一方面直接缓解心力衰竭症状；另一方面可延缓或阻止机体其他器官的衰竭。

2. 调节神经内分泌系统，抑制心肌重构[2-3]　在心肌损伤早期，肾素-血管紧张素-醛固酮（RAAS）系统即被激活，释放多种内源性因子和炎症细胞因子，当病程较长时，这种慢性的激活会促进心室壁重构，进一步加重心肌损伤，如此形成恶性循环，周而复始而导致心脏功能减弱。予心力衰竭患者服用芪苈强心胶囊后，其血浆脑钠肽（BNP）水平与治疗前相比显著下降，说明芪苈强心胶囊可以抑制 RAAS 系统的激活，阻断神经内分泌的过度激活，降低交感神经兴奋性，抑制 NT-proBNP 水平，抗心肌纤维化，从而抑制心室壁重构，改善心脏功能，缓解心力衰竭症状。

3. 保护血管内皮[4-5]　心血管疾病的发生与血管内皮病变密切相关，血管内皮的损伤是在一定条件下，多种细胞因子共同作用的结果，包括血管黏附因子（ICAM）-1、内皮型一氧化氮合酶（eNOS）、血管内皮生长因子（VEGF）、缺氧诱导因子-1α（HIF-1α）等。芪苈强心胶囊可改善大鼠心肌组织中毛细血管周围水肿、基膜不完整及管腔不规则等情况，说明其具有改善血管内皮结构、保护心肌毛细血管内皮的作用。心力衰竭时血浆中 TNF-α、IL-6 均可增加，神经型一氧化氮合酶（nNOS）表达降低，予芪苈强心胶囊干预后，心力衰竭大鼠下丘脑 nNOS 表达水平升高，血浆中 TNF-α、IL-6 水平下降，说明芪苈强心胶囊可以调节细胞炎性因子，抑制炎症损伤，抑制血管内皮损伤，进而促进心脏血液循环，维持心脏供血功能，达到缓解心力衰竭症状的目的。

【临床应用】　主要用于心力衰竭、冠心病。

1. 充血性心力衰竭　芪苈强心胶囊能够增加左室心肌收缩力，增加 CO，降低 LVEDP，同时可增加肾血流量，缓解心力衰竭症状，能明显降低心脏前负荷，从而缓解心力衰竭患者的临床症状。

2. 慢性心力衰竭[6-8]　芪苈强心胶囊是目前临床用于治疗慢性心力衰竭的常见中成药之一，芪苈强心胶囊能改善心脏功能，有效缓解心力衰竭症状。

3. 冠心病　芪苈强心胶囊能够通过增加心肌收缩力、降低心脏前负荷、增加 CO，改善心脏供血能力，从而缓解冠心病发作症状。

【不良反应】　尚未见报道。

【使用注意】　临床应用时，如正在服用其他治疗心力衰竭的药物，不宜突然停用。

【用法与用量】　口服，一次4粒，一日3次，或遵医嘱。

参 考 文 献

[1] 刘春香，毛静远，王贤良. 芪苈强心胶囊的临床应用及机制研究概况[J]. 时珍国医国药，2010，21（9）：2349-2351.

[2] 杜建霖，胡蓉，陈运清，等. 芪苈强心胶囊治疗慢性心力衰竭临床疗效及其对血浆 NT-proBNP 水平的影响[J]. 疑难病杂志，2010，9（4）：250-252.

[3] 徐涛，李方江，陈立锋，李会贤. 芪苈强心胶囊对心力衰竭大鼠心室重构的作用及机制研究[J]. 山东医药，2012，52（32）：38-40.

[4] 张富赓，张瑜，傅家良，等. 芪苈强心胶囊治疗心力衰竭的作用机制研究进展[J]. 现代药物与临床，2016，31（2）：255-259.

[5] 秘红英，常丽萍，郎艳松，等. 芪苈强心胶囊对慢性心衰大鼠下丘脑细胞炎性因子的影响[J]. 中国新药杂志，2015，24（8）：924-929.

[6] 徐宁，唐海沁，张亚文. 芪苈强心胶囊治疗慢性心力衰竭疗效分析[J]. 世界中医药，2014，9（2）：237-241.

[7] 曾强. 应用芪苈强心胶囊治疗慢性心力衰竭的效果分析[J]. 当代医药论丛，2014，（17）：20-21.

[8] 张碧华，金毅，杨明，等. 芪苈强心胶囊中强心有效成分及其作用机理的计算机模拟[J]. 临床药物治疗杂志，2016，14（3）：25-32.

（天津中医药大学第一附属医院　张军平，天津中医药大学　谢盈彧）

参附强心丸

【药物组成】　红参、炙附子、猪苓、茯苓、桑白皮、葶苈子、大黄。

【处方来源】　研制方。《中国药典》（2015年版）。

【功能与主治】　益气助阳，强心利水。用于慢性心力衰竭而引起的心悸、气短、胸闷喘促、面浮肢肿等症，属于心肾阳衰者。

【药效】　主要药效作用如下：

1. 强心[1]　参附强心丸可加强心肌收缩力及增加冠脉血流量，降低心肌耗氧量，减轻心脏负荷；改善心肌能量代谢，降低舒张末期压力，改善心脏顺应性，以达到强心的目的。

2. 利尿[2-4]　参附强心丸中的茯苓、猪苓均有很强的利尿作用，其作用机制可能与醛固酮拮抗剂相似，通过竞争肾细胞表面的醛固酮受体，逆转醛固酮效应而发挥抗醛固酮的利尿活性，此外猪苓还可能利用抑制肾小管重吸收作用而产生利尿活性；葶苈子含有强心苷成分，具有强心利尿作用，可增加动物心肌收缩力和增强心排血量，利尿作用持久、温和，不易导致电解质紊乱，且具有抑制交感神经兴奋性作用。

3. 抗心肌缺血[5]　参附强心丸中的红参可使心肌缺血边缘区及缺血中心区的 ST 段抬高减轻，减少心肌缺血的范围和心肌缺血的坏死程度。人参总皂苷对心肌缺血再灌注损伤有明显的保护作用，能减低缺血心肌内 cAMP 水平，改善心肌缺血和缩小心肌梗死面积，并加强心肌收缩力，使心率减慢，心肌负荷减轻和耗氧量降低。

4. 改善肾功能[6]　试验研究证明参附强心丸可增强心肾综合征（CRS）大鼠心肾功能，通过降低心肾组织肾素原受体（PRR）mRNA 表达，抑制丝裂原活化蛋白激酶（MAPK）信号通路细胞外信号调控的蛋白激酶（ERK1/2）、氨基末端激酶（JNK）、P38 磷酸化，降低心肾细胞凋亡，对肾功能的改善作用明显。

【临床应用】　主要用于慢性心力衰竭。

慢性心力衰竭[7-10] 参附强心丸能够明显改善心功能，改善心力衰竭患者的症状、体征，改善中医证候，提高患者生活质量等。参附强心丸能显著改善心力衰竭患者心脏舒缩功能，降低血浆 N-末端脑钠肽前体（NT-proBNP）水平。临床试验证明，在西医常规治疗的基础上加服参附强心丸能使慢性心力衰竭患者 LVEF 上升，减小 LVEDD，明显改善心功能，提高患者生活质量，其作用机制可能是通过下调 BNP 和 Ang II 来实现的。还有研究证明，参附强心丸治疗后 Ang II 和醛固酮水平低于依那普利、美托洛尔等西药组，证明了参附强心丸能对慢性心力衰竭患者 RAAS 系统有一定的抑制作用，从而达到逆转心室重构，改善心功能的目的。

【不良反应】 尚未见报道。

【使用注意】 使用该药期间，忌服大量钠盐。

【用法与用量】 口服，温开水送下，一次 2 丸，一日 2~3 次或遵医嘱。

参 考 文 献

[1] 祝光礼，陈铁龙，魏丽萍，等. 参附强心合剂对心衰大鼠血流动力学的影响[J]. 中华中医药学刊，2010，28（6）：1125-1127.

[2] 赵宇辉，唐丹丹，陈丹倩，等. 利尿药茯苓、茯苓皮、猪苓和泽泻的化学成分及其利尿作用机制研究进展[J]. 中国药理学与毒理学杂志，2014，28（4）：594-599.

[3] Tian T，Chen H，Yin L，et al. Diuretic activity of aqueous and ethanol extracts from Poria cocos and Cortex Poriae and active com-ponent identification[J]. Chin J Pharmacol Toxicol（中国药理学与毒理学杂志），2014，28（1）：57-62.

[4] 李红伟，郑晓珂，弓建红，等. 独行菜和播娘蒿化学成分及药理作用研究进展[J]. 药物评价研究，2013，36（3）：235-240.

[5] 孙莹莹，刘玥，陈可冀. 人参皂苷的心血管药理效应：进展与思考[J]. 中国科学，2016，46（6）：771-778.

[6] 王蕾，王梓，袁玲，等. 参附强心丸调控肾素原受体介导 MAPK 信号通路抑制心肾细胞凋亡[J]. 中国实验方剂学杂志，2016，22（3）：121-126.

[7] 赵英强，施彩红，李建民. 参附强心丸治疗慢性充血性心力衰竭临床疗效再评价[J]. 中华实用中西医杂志，2009，22（20）：1551-1554.

[8] 王竹文，王洪光. 参附强心丸对慢性心力衰竭心功能及对脑钠素及炎性因子水平的影响[J]. 中国实验方剂学杂志，2012，18（22）：319-321.

[9] 陈申杰，朱敏，许海宾，等. 参附强心丸对慢性心力衰竭血管紧张素 II 和脑钠素影响[J]. 中华中医药学刊，2014，32（4）：891-892.

[10] 邓颖，江玉，秦佰焰. 参附强心丸对慢性心力衰竭神经内分泌及相关因子的调节作用[J]. 中国实验方剂学杂志，2014，20（15）：204-207.

（天津中医药大学第一附属医院　张军平，天津中医药大学　谢盈彧）

❧ 心 宝 丸 ❧

【药物组成】 洋金花、人参、肉桂、附子、鹿茸、冰片、麝香、三七、蟾酥。

【处方来源】 研制方。国药准字 Z44021843。

【功能与主治】 温补心肾，益气助阳，活血通脉。用于治疗心肾阳虚，心脉瘀阻引起的慢性心功能不全；窦房结功能不全引起的心动过缓、病窦综合征；缺血性心脏病引起的心绞痛、心电图缺血性改变、期外收缩。

【药效】 主要药效作用如下：

1. **改善心功能**[1-3] 本品可延长左室射血时间及缩短 PEP/LVET 值，减少 Ptf-V1 值，改善心功能，改善心力衰竭症状，调整心功能不全引起的心动过速，心宝丸是有效的强心制剂。网络药理学研究发现，心宝丸中活性成分有 29 个，作用靶点约为 11 个，共涉及通路 24 条，调节心血管炎症过程，参与心肌重塑，增强心肌收缩力，调节心肌氧化代谢和激素水平可能是心宝丸发挥抗心力衰竭作用的机制。

2. 改善心率[1,2]　本品能够提高兔病态窦房结综合征模型心率（HR），缩短窦房结恢复时间（SNRT）、校正窦房恢复时间（SNRTc）和窦房传导时间（SACT）。

【临床应用】　临床上多用于治疗慢性心力衰竭、冠心病心力衰竭。

1. 心力衰竭[4-6]　心宝丸对于治疗慢性心力衰竭患者具有较好的临床疗效，能增强心肌收缩力，增加冠脉血流量，提高机体耐缺氧能力，改善心功能。心宝丸用以治疗心脉瘀阻引起的慢性心功能不全，可起到温补心肾、益气助阳、活血通脉作用，改善临床症状，具有效果显著、毒副作用小的特点。西药治疗心力衰竭的强心剂，都同时具有减慢心率、降低传导作用，对于心力衰竭合并有心动过缓的患者不宜使用。心宝丸可提高患者心率，改善临床症状。

2. 病态窦房结综合征[7-10]　本品能够增加病态窦房结综合征患者心率，令异位期前收缩或逸搏减少或消失，但不诱发快速性心律失常；改善心肌缺血及心功能。本品联合参松养心胶囊治疗病态窦房结综合征在改善临床症状和 24 小时心电图方面效果更为显著。

【不良反应】　个别患者服用后会有口干、血压升高、过敏反应等不良反应[11]。

【使用注意】　①本品用于症见畏寒肢冷、动则喘促、心悸气短、下肢肿胀、脉结代之冠心病、心功能不全、病态窦房结综合征。②本品含有有毒中药，不宜过量、久用。③阴虚内热、肝阳上亢、痰火内盛者不宜使用。④正在服用洋地黄类药物者慎用本品。⑤孕妇、经期妇女禁用。⑥青光眼患者禁用。

【用法与用量】　口服，慢性心功能不全者按心功能分级服用：Ⅰ级，一次 120mg（2丸），一日 3 次。Ⅱ级，一次 240mg（4 丸），一日 3 次。Ⅲ级，一次 360mg（6 丸），一日3 次。一疗程为 2 个月：在心功能正常后改用为日维持剂量 60～120mg（1～2 丸）。

参 考 文 献

[1] 朱智德，韦斌，卢健棋，等. 复方扶芳藤合剂对兔病态窦房结综合征心率及窦房结电生理的影响[J]. 广西中医药，2013，36（6）：73-75.

[2] 清音. 心宝丸的药理作用和临床研究[J]. 中国处方药，2004，（10）：69-70.

[3] 李尊江，于潇潇，王冬梅，等. 基于网络药理学研究心宝丸治疗慢性心力衰竭的作用机制[J]. 中药新药与临床药理，2018，29（6）：768-774.

[4] 魏勇，周志奇，邵静. 心宝丸治疗慢性收缩性心力衰竭 60 例临床观察[J]. 中医临床研究，2014，6（13）：63-64.

[5] 李隆贵. β-受体阻滞剂治疗慢性心力衰竭临床实验启示[J]. 中华心血管病杂志，2004，2（3）：286-288.

[6] 高冶，王学磊，薛敏. 心宝丸治疗合并心动过缓的慢性心力衰竭的疗效观察[J]. 内蒙古医学杂志，2016，48（4）：471-472.

[7] 彭广操，朱明军，王永霞，等. 心宝丸治疗病态窦结综合征的系统评价[J]. 中国实验方剂学杂志，2012，7：286-289.

[8] 张岁龙，李小弟，叶莎. 心宝丸治疗病态窦房结综合征 50 例[J]. 陕西中医，2011，6：648-649.

[9] 梁田，王忠良，张庆. 心宝丸联合参松养心胶囊治疗病态窦房结综合征的临床观察[J]. 中医临床研究，2016，8（17）：102-103.

[10] 李云富，李惟国，郭文涛，等. 心宝丸治疗病态窦房结综合征临床研究[J]. 中成药，2001，23（1）：34.

[11] 缪淑霞，缪明霞，苗洪志. 心宝丸致过敏反应 1 例[J]. 黑龙江医药科学，2006，5：98.

（天津中医药大学第一附属医院　张军平，天津中医药大学　谢盈彧）

第五章

心律失常中成药名方

第一节 概　　述[1-3]

一、概　　念

心律失常（arrhythmia）是指心脏活动的起源和（或）传导障碍导致心脏搏动的频率和（或）节律异常。

心律失常可分为快速性心律失常和缓慢性心律失常。快速性心律失常，常见有窦性心动过速、阵发性心动过速、期前收缩、心室颤动、心房颤动。缓慢性心律失常，常见有窦性心动过缓、房室传导阻滞等。心律失常患者常见心慌、气短胸闷、乏力、虚弱、头晕等症状，严重者见晕厥，甚至猝死等症状。心律失常是临床常见病、多发病，严重的心律失常是心肌肥厚、心肌缺血、心肌梗死及心力衰竭等患者的最终死因之一。

心律失常属于中医学"心悸"、"惊悸"、"怔忡"、"脉结代"等范畴。

二、病因及发病机制

（一）病因

引起心律失常的原因很多，常见的有心血管疾病（如急性心肌梗死、心肌炎、心肌病、心包炎、心力衰竭、高血压等）和非心血管疾病（如贫血、低血糖、大失血、高热、气胸、肺部炎症、肺不张、胸腔积液、腹水等）。电解质紊乱（如高钾血症、低钾血症）和肾上腺素、异丙肾上腺素、氨茶碱、阿托品、洋地黄等药物作用也易导致心律失常；各种细菌或病毒感染如感冒、发热、扁桃体炎、咽炎等可伴有各种心律失常；以自主神经功能紊乱为主（如神经衰弱、更年期综合征、惊恐或过度兴奋、剧烈运动等）和各种内分泌障碍（如甲亢、甲减、肾上腺和胰腺功能障碍等）均可导致不同程度的心律失常。

（二）发病机制

心律失常发病机制主要由冲动形成异常、触发活动和冲动传导异常引起。

自律性增高、异常自律性与触发活动可导致冲动形成异常。具有自律性的心肌细胞由于自主神经系统兴奋改变或其内在的病变使其自律性增高，导致不适当的冲动发放。此外，原来无自律性的心肌细胞如心房、心室肌细胞，由于心肌缺血、药物、电解质紊乱、儿茶酚胺增多等均可导致异常自律性的形成。触发活动是由一次正常的动作电位所触发的后除极并触发一次新的动作电位而产生持续性快速性心律失常，有早期后除极和延迟后除极两种。

冲动传导异常包括单纯性传导障碍和折返激动，折返激动指冲动经传导通路折回原处而反复运行的现象，是所有快速性心律失常最常见的发生机制。

现代研究认为，心肌细胞膜 Na^+、K^+、Ca^{2+}、Cl^- 通道病变，心肌细胞 α 肾上腺素受体、β 肾上腺素受体和 M 胆碱受体异常，交感神经和副交感神经自主神经功能紊乱，心肌细胞凋亡的分子生物学机制等为心律失常病理学基础。

三、临 床 表 现

1. 窦性心律失常　窦性心律者频率过快、过慢或节律不规则时，称为窦性心律失常，可表现为以下几种。

（1）窦性心动过速：窦性心律，心率＞100 次/分，患者除心悸外无其他明显症状。心电图示窦性心律，P 波频率＞100 次/分。

（2）窦性心动过缓：窦性心律，心率＜60 次/分，轻者无明显症状，心率过慢时可引起头晕、胸闷和心悸。

（3）窦性心律不齐：窦性心律，节律不规则。心电图 P-P 间隔相差 0.12 秒以上。

（4）窦性停搏：窦房结于一个或多个心动周期中不产生冲动，轻者可无症状或仅感心悸，如停搏时间过长，可致眩晕、昏厥甚至猝死。心电图示很长一段时间无 P 波，其后可出现异位节律点的逸搏。

（5）病窦综合征：常见病因包括冠心病、心肌病及心肌炎等。临床上以脑供血不足症状为主，轻者主诉头晕和眼花等，重者可出现昏厥和抽搐，即阿-斯综合征发作。心电图表现为窦性心动过缓、窦性停搏或窦房阻滞。

2. 期前收缩　又称过早搏动（简称早搏），是提早出现的异位心搏。根据起搏部位不同可分为房性早搏、房室交界区性早搏和室性早搏。轻者可有心跳间歇和停顿感，重者引起心悸、气短、乏力和心绞痛。听诊心律不齐、第一心音增强、第二心音减弱或消失。

3. 阵发性心动过速　系阵发出现的迅速而规律的异位心律。根据起搏点位置不同分为房性阵发性心动过速、房室交界区性阵发性心动过速及室性阵发性心动过速。阵发性心动过速具有突然发作、突然终止的特点。室上性阵发性心动过速发作时多有心悸、胸闷和头晕症状，除非发作时间长、频率快或基础心脏病较严重，一般较少引起显著的血流动力学障碍。而室性阵发性心动过速由于心排血量明显降低，易出现心绞痛、心力衰竭、休克甚至阿-斯综合征等。

4. **扑动与颤动**　根据异位起搏点不同分为心房扑动与心房颤动（简称房扑、房颤）和心室扑动与心室颤动（简称室扑、室颤）。房扑或房颤可引起心悸、胸闷等，如果发作时心室率过快或原发心脏病严重者，可导致心绞痛、急性左心衰竭或休克。另外，心房栓子脱落可致体循环栓塞，以脑栓塞常见。室扑与室颤是心源性猝死的原因之一，患者突然意识丧失、抽搐，查体脉搏消失，血压下降为零，心音消失，继而呼吸停止。

5. **房室传导阻滞**　一度房室传导阻滞和二度房室传导阻滞为不完全性，三度房室传导阻滞为完全性。一度房室传导阻滞多无症状，二度房室传导阻滞在心室率慢时可引起心悸、头晕及胸闷等症状，三度房室传导阻滞轻者可无症状或感头晕、心悸、气滞等，重者可引起晕厥、抽搐，即阿-斯综合征发作。

6. **心室内传导阻滞**　一般分为左、右束支传导阻滞及左前分支、左后分支传导阻滞。心脏听诊无特异性发现。

四、诊　　断

心律失常根据临床症状，结合心电图检查（QRS 波群形态及节律、ST-T 异常变化等）常可明确诊断，必要时可行希氏束电图、心腔内电图等电生理检查等以诊断心律失常的类型。

五、治　　疗

（一）常用化学药物及现代技术

心律失常的治疗常采用药物治疗和非药物方式。外科治疗、人工心脏起搏、心脏电复律、心导管消融治疗等其他非药物治疗方法在治疗心律失常中取得了重大进展，但是还存在疗效不确切等问题，如恶性室性心律失常的植入型心律转复除颤器（ICD）治疗成功率低，或即使接受了 ICD 治疗也需长期服药等。因此，抗心律失常药物仍然是治疗心律失常的主要方法。

抗心律失常药物的基本电生理作用是降低自律性；减少后除极和触发活动；改变传导性，终止或取消折返活动。目前药物治疗主要通过选择性作用于心肌细胞的离子通道，影响离子流，改变细胞的电生理特性，从而减少异位起搏活动、调节折返环路的传导性或有效不应期以消除折返。

常用药物分为四大类：Ⅰ类——钠通道阻滞药，如奎尼丁、普鲁卡因胺、利多卡因、苯妥英钠、普罗帕酮、氟卡尼等。Ⅱ类——β 肾上腺素受体拮抗药，如普萘洛尔等。Ⅲ类——延长动作电位时程药，如胺碘酮等。Ⅳ类——钙通道阻滞药，如维拉帕米、地尔硫䓬等。此外，一些新型的抗心律失常药，如血管紧张素转换酶抑制剂/血管紧张素受体拮抗剂、他汀类药物、多聚不饱和脂肪酸和醛固酮受体拮抗剂等。

（二）中成药名方治疗

中药治疗心律失常，主要体现在具有影响自主神经功能、心肌细胞受体功能或离子通道功能，进而改善心肌电生理特性，达到减少心脏异常电活动的作用。抗心律失常中药还可通过多靶点、多环节、多途径的药效作用特点，发挥整体协同调节作用。许多抗心律失常中药不仅具有影响心肌细胞受体功能，抑制 Na^+、Ca^{2+} 通道，延长动作电位时程和有效不应期等作用，还有改善心肌供血及心肌代谢、抑制血小板聚集等多环节药效。中药对抗心律失常的多环节作用，是中药治疗心律失常疗效机制的一个重要特点。

第二节　中成药名方的辨证分类与药效[1-3]

本病多由外感六淫、内伤七情、病后虚损等因素而引发，皆可归于气血阴阳亏损、血瘀饮停之变其内。本病病变主脏在心，与肝、脾、肾关系密切。病机分为虚实两证，多为虚实夹杂，以虚为主。实证多为痰湿阻滞、肝经郁火；虚证多为气阴两虚、阳气虚衰、阴血不足等。

心律失常按中医辨证可分为心神不宁、气血不足、气阴两虚、痰火扰心、心脉瘀阻、心阳不振等。中医药目前多以益气养阴、活血化瘀、清热化痰、宁心安神、益气养血、温补心阳等辨证论治。

一、益气养阴类

心律失常气阴两虚证患者，其主要症状为心悸短气，头晕乏力，胸痛胸闷，少气懒言，五心烦热，失眠多梦；舌质红，少苔，脉虚数。

心律失常气阴两虚证者主要的病理变化：心气虚患者存在潜在的心功能不全，心肌肥厚、心肌收缩力下降是心气虚的内在改变；心阴虚患者则虚不养心，阴虚阳亢，而导致心交感神经功能亢进，心律失常发生率较高，尤其是快速性心律失常。

益气养阴药可能减少室性期前收缩及室性心动过速发生率，降低自律性和兴奋性，减少触发活动早期后除极、延迟后除极发生率，延长动作电位时程和有效不应期等。

常用中成药：稳心颗粒、复脉定颗粒、参松养心胶囊、参龙宁心胶囊等。

二、活血化瘀类

心律失常心脉瘀阻患者，其主要症状为心悸不安，胸闷不舒，心痛时作，或见唇甲青紫，或有瘀斑；脉涩或结代。

心律失常心脉瘀阻者主要的病理变化：血液流变学异常，微循环障碍，冠脉供血不足等。

活血化瘀类药具有增加冠脉血流量，抗脂质过氧化，调节多离子通道（Na^+、K^+、Ca^{2+}），延长动作电位时程和有效不应期，抑制 0 相上升速度及幅度，减慢传导速度，调节心率等药效。

常用中成药：复方丹参片（见第一章）、心可舒胶囊等。

三、清热化痰类

心律失常痰火扰心证患者，其主要症状为心悸时发时止，胸闷烦躁，失眠多梦，口干口苦，大便秘结，小便黄赤；舌苔黄腻，脉弦滑。

心律失常痰火扰心证最突出的特点是神志异常的病理变化，主要表现为中枢神经系统功能紊乱，痰热扰心、心脉不续是快速性心律失常的重要病机。

清热化痰类中药不仅能有效治疗快速性心律失常，而且能明显纠正患者"痰热扰心"的病理状态，提高患者的生存质量，减少痛苦及不适感觉。

常用中成药：复方心速宁（心速宁胶囊）等。

四、益气养血类

心律失常气血不足证患者，其主要症状为心悸气短、活动尤甚，眩晕乏力，面色无华；舌质淡，苔薄白，脉细弱。

心律失常气血不足证的病理特征可表现为异常心电、心功能减退和血液流变学异常等，症见心悸气短、活动尤甚，眩晕乏力，面色无华等。

益气养血类中药复方具有抑制心肌细胞 Na^+、Ca^{2+}通道，降低心肌自律性和兴奋性，延长有效不应期，改善传导，抑制触发活动的产生等作用，可对抗多种原因诱导的心律失常。此外，尚有改善心肌供血、减轻心肌组织损伤，增强心肌收缩力，抑制 TNF-α 等炎症因子的表达等作用。

常用中成药：炙甘草汤（颗粒）、通脉养心丸。

五、温补心阳类

心律失常心阳不振证患者，其主要症状为心悸不安，胸闷气短，面色苍白，形寒肢冷；舌质淡白，脉虚弱或细数。

心律失常心阳不振证的病理特征可表现为缓慢性心律失常或心功能不全，临床可见心悸不安，胸闷气短，面色苍白，形寒肢冷等。

温补心阳类中药有增加心肌收缩力、心功能作用，主要用于缓慢性心律失常。

常用中成药：参附注射液、心宝丸、宁心宝胶囊等。

参 考 文 献

[1] 陈奇. 中成药名方药理与临床[M]. 北京：人民卫生出版社，1998：377-617.

[2] 陈奇. 中药药效研究思路与方法[M]. 北京：人民卫生出版社，2005：125-133.

[3] 陈奇，张伯礼. 中药药效研究方法学[M]. 北京：人民卫生出版社，2016：52-61.

（江西中医药大学　黄丽萍、李文宏）

第三节　中成药名方

一、益气养阴类

稳 心 颗 粒

【药物组成】　党参、黄精、三七、琥珀、甘松。

【处方来源】　研制方。《中国药典》（2015 年版）。

【功能与主治】　益气养阴，活血化瘀。用于气阴两虚、心脉瘀阻所致的心悸不宁，气短乏力，胸闷胸痛；室性期前收缩、房性期前收缩见上述证候者。

【药效】　主要药效作用如下：

1. 改善传导，稳定细胞膜[1-3]　稳心颗粒保护心肌细胞膜，对由乌头碱、肾上腺素等因素引发的心律失常具有显著抑制和改善效果。稳心颗粒可稳定心肌细胞的兴奋性和传导性，抑制了心肌细胞的异位激动起搏，改善心肌细胞电兴奋的钠离子和钙离子通道或者改变离子梯度浓度从而发挥作用，或者是重新改善了心肌细胞的动作电位时程，使紊乱的心律趋于协调正常。稳心颗粒的改善传导、稳定细胞膜机制可能是通过离子通道的调节完成的。稳心颗粒可有效抑制过度钠内流，同时还可以增加心肌细胞膜的钾离子外流，具有 I、III、IV 类抗心律失常药物的作用。稳心颗粒对 L 型钙通道电流具有浓度依赖性抑制作用，通过改变钙通道的激活及失活后恢复动力学，减慢钙通道的激活及延长通道失活后恢复的时间，从而影响心室肌细胞钙离子的内流。

2. 消除折返，改善心功能[4-5]　稳心颗粒中具有细胞膜稳定作用，能延长心肌细胞的动作电位时程，打断心肌细胞内的折返激动，延长折返形成与维持，对氯仿诱发的心房颤动及氯化钡、乌头碱诱发的大鼠心律失常有治疗作用，并能提高家兔的心室颤动阈值，预防心室颤动发生，且具有明显的抗心律失常作用；稳心颗粒中的党参有增加心肌收缩力，提高心室排血量，改善左室功能的作用。

3. 抑制心肌肥厚，改善心肌细胞活力[6-7]　稳心颗粒能够明显抑制去甲肾上腺素（NE）诱导的心肌细胞肥大，改善心肌细胞活力；同时可逆转 NE 诱导的心肌细胞 Cx43 mRNA 表达下降。认为稳心颗粒抑制心肌细胞肥大并促进 Cx43 表达可能是其抗心律失常的作用机制之一。

【临床应用】　主要用于室性期前收缩、房性期前收缩。

1. 室性期前收缩[8]　稳心颗粒可显著改善室性期前收缩患者心悸、心慌、胸闷症状，对睡眠有改善作用，长期服用安全可靠，不会引发新的心律失常，对肝、肾、血功能无不良影响，依从性良好。

2. 房性期前收缩[9]　在常规治疗加用稳心颗粒的基础上，稳心颗粒可明显缓解房性期前收缩患者心悸等症状，对于心电图有良好的改善作用，尤其适用于气阴两虚兼心脉瘀阻型。

3. 室性心律失常[10]　稳心颗粒对室性心律失常疗效与普罗帕酮相似，但稳心颗粒组在改善临床症状方面优于普罗帕酮组，且无明显的毒副作用，稳心颗粒主要适用于病情平稳、病情较长的非恶性室性心律失常的治疗。

4. 心房颤动[11]　稳心颗粒可应用于各种类型心房颤动患者的治疗,减少了西药在抗心律失常使用中的不良反应。

【不良反应】　偶见轻度头晕、恶心,一般不影响用药。

【使用注意】　①孕妇慎用。②缓慢性心律失常者禁用。③用前请将药液充分搅匀,勿将杯底药粉丢弃。

【用法与用量】　开水冲服,一次 1 袋,一日 3 次,或遵医嘱。

参 考 文 献

[1] 刘瑞清. 稳心颗粒治疗血液透析合并室性早搏的疗效观察[J]. 现代中西医结合杂志, 2016, 25 (13): 1434-1436.

[2] 马文春, 斯拉甫. 稳心颗粒治疗 60 例慢性心律失常研究观察[J]. 世界最新医学信息文摘, 2016, 15: 68.

[3] 王晞, 王鑫, 唐艳, 等. 稳心颗粒对大鼠心室肌细胞 L 型钙电流的影响[J]. 岭南心血管病杂志, 2011, 17 (1): 60-63.

[4] 程冰洁. 稳心颗粒治疗无症状性心力衰竭患者观察[J]. 中西医结合心脑血管病杂志, 2016, 14 (3): 326-327.

[5] 侯明桥. 稳心颗粒治疗快速性心律失常的临床研究[J]. 中国煤炭工业医学杂志, 2015, 18 (6): 905-907.

[6] 王国钦, 金伟, 漆满英, 等. 稳心颗粒对大鼠心肌肥厚的影响及作用机制研究[J]. 中西医结合心脑血管病杂志, 2011, 9 (4): 462-463.

[7] 杨军, 邓彪, 丁赛良, 等. 稳心颗粒对去甲肾上腺素诱导的心肌细胞 H9C2 增殖及其 Cx43m RNA 表达的影响[J]. 山东医药, 2012, 5 (42): 31-33.

[8] 王友杰. 步长稳心颗粒治疗室性早搏 60 例[J]. 中国实用医药, 2011, 6 (16): 158-159.

[9] 苗鹏伟, 张明妍, 张莉, 等. 稳心颗粒治疗成人房性早搏的 Meta 分析[J]. 天津中医药大学学报, 2016, 35 (3): 160-166.

[10] 高建辉. 步长稳心颗粒治疗室性心律失常疗效观察[J]. 实用中医内科杂志, 2011, 25 (2): 46-47.

[11] 赵涛, 赵步长, 伍海勤, 等. 稳心颗粒应用于治疗房颤的研究进展[J]. 中医临床研究, 2014, 6 (9): 24-26.

（江西中医药大学　黄丽萍、殷玉婷）

复脉定颗粒

【药物组成】　黄芪、党参、远志、川芎、桑椹。

【处方来源】　研制方。《中国药典》(2015 年版)。

【功能与主治】　补气活血,宁心安神。用于气虚血瘀所致的怔忡、心悸、脉结代;轻、中度房性期前收缩或室性期前收缩见上述证候者。

【药效】　主要药效作用如下:

1. 抗心律失常[1-2]　复脉定颗粒对氯化钡和肾上腺素引起的心律失常有明显的对抗作用,对氯仿和氯化钙致小鼠心室颤动有保护作用;亦能推迟乌头碱性心律失常的发生时间和降低死亡率。

2. 其他　复脉定颗粒有明显的抗缺氧能力,可增加心肌营养性血流量。复脉定颗粒具有镇静、镇痛、抗惊厥作用,能明显延长戊巴比妥钠对小鼠的睡眠时间;抑制乙酸引起小鼠的扭体反应;对戊四氮引起小鼠惊厥的出现时间和死亡时间有一定延长作用。

【临床应用】　主要用于室性期前收缩、房性期前收缩、室性心律失常及室上性心律失常。

1. 期前收缩[3]　复脉定颗粒可显著改善患者心悸、气短、乏力、口渴的临床症状,减少室性期前收缩、房性期前收缩的发生。

2. 心律失常[4]　复脉定颗粒可产生与美西律、维拉帕米相似的疗效,治疗室性心律失常和室上性心律失常患者,在症状改善和纠正心律失常方面均有较好的近期疗效。

【不良反应】　尚未见报道。

【使用注意】　①多源性室性期前收缩、R 波落在 T 波上的室性期前收缩及其他严重心律失常者非本品适应证。②长期应用西药而不能停药者，非本品的适应证。

【用法与用量】　口服，一次 1 袋，一日 3 次。

参 考 文 献

[1] 黄良月，雷玉兰，刘常五，等. 复律定对实验性心律失常的作用. 中药药理与临床观察[J]. 中药药理与临床，1989，6（4）：8-10.

[2] 黄良月，刘常五，李吉珍. 复脉定对中枢神经系统和免疫功能的影响[J]. 中药药理与临床，1990，6（4）：38-39.

[3] 陈光远，张瑞明，李廷谦，等. 复脉定胶囊治疗心悸（心律失常）100 例临床观察[J]. 湖南中医药导报，2002，8（5）：238-239.

[4] 陈定坤，谢同玉，廖震，等. 复脉定治疗心律失常疗效观察[J]. 中药药理与临床，1990，6（4）：40-42.

（江西中医药大学　黄丽萍、殷玉婷）

参松养心胶囊

【药物组成】　人参、麦冬、山茱萸、丹参、炒酸枣仁、桑寄生、赤芍、土鳖虫、甘松、黄连、南五味子、龙骨。

【处方来源】　研制方。《中国药典》（2015 年版）。

【功能与主治】　益气养阴，活血通络，清心安神。用于治疗冠心病室性期前收缩属气阴两虚、心络瘀阻证，症见心悸不安，气短乏力，动则加剧，胸部闷痛，失眠多梦，盗汗，神倦懒言。

【药效】　主要药效作用如下：

1. 抗心律失常[1-4]　参松养心胶囊可抑制心肌多种离子通道，改变动作电位时程，抗心律失常。参松养心胶囊可加速 Kv1.4ΔN 钾通道电流的失活过程，同时可使 Kv1.4ΔN 通道失活后的恢复减慢，能显著抑制 Kv1.4ΔN 钾通道电流，是其抗心律失常的机制之一。参松养心胶囊能改善模型大鼠室间隔舒张末期厚度（IVSd）、左室舒张末期内径（LVd）、收缩末期左室内径（LVs）和左室射血分数（EF）水平，延长动作电位时程（APD），降低心脏不同部位 APD90 的离散度，从而有利于在心室重构和电生理两个方面消除折返，减少心肌梗死后心律失常的发生。参松养心胶囊有显著的抗心律失常作用，其不仅可以抑制心肌细胞自律性，改善心肌细胞代谢，改善心脏传导系统功能，调节自主神经系统，发挥抗心律失常的协调作用，还对缺血再灌注所致的心律失常有明显的保护作用。

2. 抗心肌缺血[5]　参松养心胶囊有降压、降脂、抗动脉硬化、增加冠脉血流量的作用，可抑制由腺苷二磷酸诱导引起的血小板聚集，也具有活血化瘀、镇静的作用。参松养心胶囊可抑制心肌细胞 IGF-1、Chemerin 表达，降低细胞 ROS 水平与平衡细胞周期，提高心肌细胞存活率，发挥对心肌缺血再灌注损伤的保护作用。

【临床应用】　主要用于心律失常等。

1. 心律失常[6-8]　参松养心胶囊能对缓慢性心律失常患者的窦房结内 P 细胞兴奋性起到强化作用，使窦性频率明显增加，有助于改善患者心脏功能且可提高整体疗效。参松养心胶囊应用于心律失常的常规治疗中，具有提高临床疗效，进一步缓解患者相关症状，缩短 PR 间期、QT 间期，改善患者心肌缺血的功效，并且与西药联合应用时能够使中西药物优势互补。参松养心胶囊可显著减少室性期前收缩的发生，缓解心律失常相关症状，对心烦失眠的各种期前收缩疗效更为显著。

2. 慢性充血性心力衰竭[9]　参松养心胶囊治疗不同级别的慢性充血性心力衰竭患者室性期前收缩均有明显疗效，对心脏自主神经功能活动有明显改善，还可改善慢性充血性心力衰竭患者的预后。

【不良反应】　尚不明确。

【使用注意】　①应注意配合原发性疾病的治疗。②个别患者服药期间可出现胃胀。③详情请咨询医师或药师。

【用法与用量】　口服，一次 2～4 粒，一日 3 次。

参 考 文 献

[1] 李宁, 马克娟, 吴相峰, 等. 参松养心对心肌细胞多离子通道的作用[C]//中华中医药学会. 第十届国际络病学大会论文集. 北京：第十届国际络病学大会, 2014, 2：16-17.
[2] 王智泉, 蒋学俊. 参松养心胶囊对 Kv1.4 钾电流特性的影响[C]//中华中医药学会. 第五届国际络病学大会论文集. 北京：军事医学科学出版社, 2010：314-318.
[3] 柴松波, 王硕仁. 参松养心胶囊对大鼠心肌梗死后心室重构及其离体心脏动作电位影响的研究[C]//中华中医药学会. 第五届国际络病学大会论文集. 北京：军事医学科学出版社, 2010：308-313.
[4] 彭火亮. 参松养心胶囊防治心肌梗死后室性心律失常观察[C]//中华中医药学会. 第五届国际络病学大会论文集. 北京：军事医学科学出版社, 2010：532-533.
[5] 肖金平, 付景秋, 李小雷, 等. 参松养心胶囊对缺血再灌注心肌细胞 IGF-1、chemerin 表达的影响[J]. 中国动脉硬化杂志, 2020, 28（1）：20-24.
[6] 朱金才. 参松养心胶囊治疗缓慢型心律失常的效果[J]. 医学信息, 2020, 33（2）：155-156, 162.
[7] 葛志强. 参松养心胶囊治疗心律失常临床观察[J]. 光明中医, 2019, 34（14）：2118-2121.
[8] 李猛. 加味炙甘草汤合参松养心胶囊治疗老年气阴两虚型心律失常 60 例[J]. 中国中医药现代远程教育, 2019, 17（2）：77-78.
[9] 郭志强. 参松养心胶囊对慢性充血性心力衰竭患者窦性心率震荡的影响[C]//中华中医药学会. 第五届国际络病学大会论文集. 北京：军事医学科学出版社, 2010：484-486.

（江西中医药大学　黄丽萍、严斐霞）

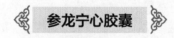

参龙宁心胶囊

【药物组成】　人参、麦冬、地黄、葛根。

【处方来源】　研制方。国药准字 Z20030009。

【功能与主治】　益气养阴，宁心复脉。用于气阴两虚，心火亢盛所致的胸痹、心悸，症见胸闷心悸，气短乏力，口干汗出，少寐多梦，脉结代；冠心病和成年人恢复期病毒性心肌炎出现的轻度或中度室性期前收缩见上述证候者。

【药效】　主要药效作用如下：

1. 抗心律失常[1]　参龙宁心胶囊有稳定 QRS 间期、PR 间期的作用，对抬高的 ST 段有降低作用；能显著提高线粒体膜 Na^+、K^+-ATP 酶、Ca^{2+}，Mg^{2+}-ATP 酶活性，显著降低缺血再灌注心律失常的发生率及病死率，减轻心肌缺血水肿。参龙宁心胶囊可能是通过保持缺血再灌注心肌细胞膜稳定性，改善缺血心肌能量代谢障碍以发挥其抗心律失常作用。

2. 其他[2]　参龙宁心胶囊可显著降低 TNF-α、IL-6 水平，治疗冠心病、心绞痛疗效确切，其机制可能与抑制炎症反应有关。

【临床应用】　主要用于心律失常、冠心病、心绞痛。

1. 缺血性心肌病并发室性期前收缩[3]　在常规综合治疗的基础上联用参龙宁心胶囊治疗缺血性心肌病并发室性期前收缩患者可显著提高治疗效果，改善患者的临床症状，且不良反应少。

2. 心律失常[4-5]　参龙宁心胶囊治疗心律失常疗效显著，可改善患者临床症状，安全性好，值得临床推广。在冠心病二级预防治疗基础上联用参龙宁心胶囊治疗，可改善患者的心电图缺血改变，有效改善患者临床症状并减少心律失常的发生。

3. 冠心病、心绞痛[6-7]　参龙宁心胶囊治疗冠心病，可显著降低患者血脂水平，能够有效改善患者心电图缺血改变，同时其止痛效果显著且持久稳定。

【不良反应】　尚不明确。

【使用注意】　详情请咨询医师或药师。

【用法与用量】　温开水冲服，宜饭后服，一次 4 粒，一日 3 次，4 周为一个疗程。

参 考 文 献

[1] 卫培峰，王杰. 参龙宁心胶囊对大鼠心肌缺血再灌注心律失常的影响[J]. 现代中西医结合杂志, 2010, 19（34）: 4399-4400, 4403.

[2] 李瑞. 参龙宁心胶囊对冠心病心绞痛患者肿瘤坏死因子-α 及白细胞介素-6 影响[J]. 实用心脑肺血管病杂志, 2010, 18（3）: 362-363.

[3] 官慧明，朱丽萍，杨旺华. 参龙宁心对缺血性心肌病并发室性早搏的临床研究[J]. 当代医学, 2016, 22（20）: 137-139.

[4] 赵洪涛. 参龙宁心胶囊治疗心律失常 126 例的临床分析[J]. 贵阳中医学院学报, 2013, 35（5）: 220-222.

[5] 廖贵红，赵婕. 冠心病二级预防联合参龙宁心胶囊治疗心律失常疗效观察[J]. 心血管病防治知识（学术版）, 2016,（12）: 55-57.

[6] 刘兴盛. 参龙宁心胶囊治疗冠心病的疗效观察[J]. 中国处方药, 2014, 12（8）: 114.

[7] 刘东平. 参龙宁心胶囊对冠心病心绞痛（气阴两虚证）血脂的影响[J]. 实用心脑肺血管病杂志, 2010, 18（3）: 364-365.

（江西中医药大学　黄丽萍、严斐霞）

二、活血化瘀类

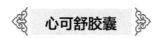

心可舒胶囊

【药物组成】　丹参、葛根、三七、山楂、木香。

【处方来源】　研制方。国药准字 Z20003250。

【功能与主治】　活血化瘀，行气止痛。用于气滞血瘀型冠心病引起的胸闷、心绞痛、高血压、头晕、头痛、颈项疼痛及心律失常、高血脂等症。

【药效】　主要药效作用如下：

1. 抗心律失常[1]　心可舒胶囊主要是通过活血、化瘀、行气等功能，扩张冠状血管，增加冠脉血流量，改善微循环，保护心肌缺血性损伤，减低心肌氧耗量，增加心肌的血供，达到其消除期前收缩的作用。

2. 其他作用[2-3]　心可舒胶囊可能通过缩短收缩期、延长心舒期、降低心脏前负荷、抑制心肌收缩力而显示治疗冠心病等缺血性心脏病的药理效应。心可舒胶囊可显著抑制家兔动脉粥样硬化模型全血黏度、血浆黏度、全血还原黏度、红细胞聚集指数、血沉、血沉方程 K 值、红细胞刚性指数、红细胞流动系数 TK 值的异常升高，从而改善动脉粥样硬化家兔血液流变学，可能是其治疗缺血性心血管疾病的药理机制。

【临床应用】　主要用于冠心病心绞痛、心律失常等。

1. 冠心病心绞痛[4-6]　心可舒胶囊治疗不稳定型心绞痛疗效显著，可以改善患者血管内皮细胞功能，改善患者的心电图缺血改变。心可舒胶囊治疗冠心病心绞痛疗效显著，可改善患者血液流变学各项指标，改善患者的临床症状。

2. 心律失常[7]　心可舒胶囊是一种广谱抗心律失常药，对各类期前收缩有效，而且运用了中医扶正固本理论，从增强患者整体功能着手，全面改善自觉症状，对改善精神疲乏、四肢麻木、头晕、胸闷等症状疗效明显。本品具有服用简便、安全可靠、复发率低的特点，值得推广使用。

【不良反应】　尚不明确。

【使用注意】　①心阳虚患者不宜用。②详情请咨询医师或药师。

【用法与用量】　口服，一次 4 粒，一日 3 次，或遵医嘱。

参 考 文 献

[1] 贺华，谈华运. 心可舒胶囊治疗各类早搏临床观察[J]. 中国社区医师（医学专业半月刊），2009，11（24）：147.

[2] 王艳，赵自明，肖顺汉. 心可舒胶囊对犬心血流动力学及心肌耗氧量的影响[J]. 中医药学刊，2005，（5）：854-856.

[3] 赵自明，赵玮玮. 心可舒胶囊对食饵性动脉粥样硬化家兔血液流变学的影响[J]. 中药新药与临床药理，2005，（2）：106-108.

[4] 程亚玲. 心可舒胶囊对不稳定型心绞痛患者血管内皮功能的影响[J]. 河北医学，2015，21（7）：1113-1116.

[5] 谢建华. 中西医结合治疗冠心病心绞痛临床观察[J]. 实用中医内科杂志，2009，23（11）：84-85.

[6] 龚致平. 心可舒胶囊治疗冠心病 35 例临床观察[J]. 中国现代药物应用，2008，（12）：43.

[7] 刘剑，顾立，张红，等. 心可舒胶囊对实验性心肌缺血、心律失常的影响[J]. 泸州医学院学报，2008，（2）：160-161.

（江西中医药大学　黄丽萍、严斐霞）

三、清热化痰类

复方心速宁（心速宁胶囊）

【药物组成】　黄连、半夏、苦参、青蒿、常山、枳实、人参、麦冬、莲子心、茯苓、甘草。

【处方来源】　研制方.《中国药典》（2015 年版）。

【功能与主治】　清热化痰，宁心定悸。主治痰热扰心所致的心悸，胸闷，心烦，易惊，口干口苦，失眠多梦，眩晕，脉结代等症。适用于冠心病、病毒性心肌炎引起的轻、中度室性期前收缩见上述证候者。

【药效】　主要药效作用如下[1]：

1. 改善心肌缺血缺氧，缩小心肌梗死面积　心肌缺血缺氧达到一定程度时，心肌细胞膜磷酸酶被激活，产生大量具有膜活性的游离脂肪酸，游离脂肪酸在破坏细胞膜的同时，释放大量的自由基，导致细胞膜损伤和通透性增加，促使肌酸激酶（CK）、乳酸脱氢酶（LDH）和天冬氨酸氨基转移酶（AST）释放入血，导致血液中 CK、LDH 和 AST 含量升高。临床上常以血清心肌酶含量作为心肌缺血损伤程度的诊断标准。心速宁胶囊可减少心肌缺血再灌注损伤大鼠血清中的 CK、LDH 和 AST 含量，降低缺血心肌心电图 ST 段抬高程度，缩小大鼠心肌梗死面积，对缺血缺氧心肌具有保护作用。

2. 抗氧化 心肌缺血时脂质过氧化物丙二醛（MDA）含量显著增加，体内清除氧自由基的主要酶类超氧化物歧化酶（SOD）活力会明显降低。心速宁胶囊能降低心肌缺血再灌注损伤大鼠血清升高的 MDA 水平，具有抗氧化、清除氧自由基作用。

【临床应用】 主要用于冠心病、病毒性心肌炎引起的轻、中度室性期前收缩。

1. 快速性心律失常[2] 心速宁胶囊治疗房性期前收缩和室性期前收缩，可有效缓解患者临床症状。以口服心速宁胶囊和口服普罗帕酮或阿替洛尔治疗观察，在治疗房性期前收缩、室性期前收缩方面，心速宁胶囊优于普罗帕酮或阿替洛尔，对期前收缩合并冠心病患者的冠脉缺血状态有改善作用。

2. 病毒性心肌炎室性心律失常[3] 心速宁胶囊在治疗病毒性心肌炎引起的室性期前收缩时，可明显改善心肌炎的临床症状，改善心功能，减少室性期前收缩次数，且不导致新的心律失常发生，缩短病程。

3. 频发室性期前收缩[4] 心速宁胶囊在治疗中老年频发室性期前收缩时，明显改善患者胸闷、心悸和头晕等症状，减少室性期前收缩次数。

【不良反应】 个别患者在服药后可能出现轻度恶心等消化道反应。未发现肝肾功能异常。

【使用注意】 ①有胃病者宜饭后服用。②服药中出现恶心等反应时，可减量服用或暂停服药。③本品组方中常山有催吐等作用，应用时应注意其不良反应。

【用法与用量】 口服，一次 4 粒，一日 3 次。

参 考 文 献

[1] 刘家稳，刘新义，李健和，等. 益心舒胶囊对大鼠心肌缺血再灌注损伤的保护作用[J]. 中国中药杂志，2013，38（12）：2005-2008.

[2] 苑嗣文，周次清. 心速宁胶囊治疗快速性心律失常 60 例观察[J]. 山东中医药大学学报，2000，24（4）：290-293.

[3] 崇恒，路娟. 心速宁胶囊治疗病毒性心肌炎 30 例[J]. 陕西中医，2008，29（10）：1362.

[4] 林磊，刘玉忠，林宏岳. 心速宁胶囊治疗频发室性期前收缩 26 例[J]. 人民军医，2011，54（6）：512.

（江西中医药大学 黄丽萍、殷玉婷）

四、益气养血类

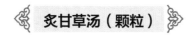

炙甘草汤（颗粒）

【药物组成】 炙甘草、生姜、人参、生地黄、桂枝、阿胶、麦冬、麻仁、大枣。

【处方来源】 东汉·张仲景《伤寒论》。国药准字 Z20050432。

【功能与主治】 益气滋阴，通阳复脉。主治阴血阳气虚弱，心脉失养证。脉结代，心动悸，虚羸少气，舌光少苔，或质干而瘦小者；虚劳肺痿。干咳无痰，或咳吐涎沫，量少，形瘦短气，虚烦不眠，自汗盗汗，咽干舌燥，大便干结，脉虚数。

【药效】 主要药效作用如下[1-9]：

1. 抗心律失常 心律失常是指心脏冲动的起源部位、心搏频率和节律及冲动传导的任何一项或多项异常。炙甘草汤可影响心肌的电生理活动，改善窦房结功能，并对心律失常有双向调节作用。炙甘草汤可延长慢反应自律细胞及心室乳头肌细胞复极 50%、90%时间（APD_{50}、APD_{90}）和动作电位时程（APD），加快 4 相自动除极速度（VDD）及自发电活动频率（RPF）。另外，炙甘草汤还可延长心室肌 ADP，缩小 T 波终末间期（T_{p-e}）/QT，从而发挥抗心律失常作用。拆方研究表明，炙甘草汤中甘草酸、人参总皂苷和麦冬总皂苷合用能明显降低大鼠离体右心房肌自律性和左心房肌心奋性，明显延长大鼠离体左心房肌功能不应期，明显抑制肾上腺素诱发的大鼠离体乳头状肌自律性和心律失常。

炙甘草汤可改善气血两虚型心律失常大鼠心功能指标，升高气血两虚型心律失常大鼠的白介素-2（IL-2）、肿瘤坏死因子-α（TNF-α）水平，同时升高促机体造血功能的白介素-6（IL-6）水平，提示炙甘草汤抗心律失常作用可能与其改善心功能指标和免疫功能有关。

2. 抗心肌缺血再灌注损伤 缺血再灌注（I/R）损伤是指组织器官缺血后恢复血流而引起的进一步损伤。病理学研究表明，I/R 损伤与氧自由基密切相关。再灌注过程明显增加氧自由基含量，过量的氧自由基可破坏心肌细胞膜，影响心肌细胞内蛋白质、核酸、线粒体等的结构与功能，从而引发 I/R 损伤。炙甘草汤抑制心肌 I/R 诱发的心律失常，减少 I/R 引起的心肌活性氧自由基（ROS）和丙二醛（MDA）的生成，并抑制肌酸激酶（CK）和乳酸脱氢酶（LDH）的释放，增强超氧化物歧化酶（SOD）活力，并增强左心室的功能。提示炙甘草汤可以增强心肌的抗氧化能力，减少膜脂质过氧化，从而保护心肌 I/R 损伤。

【临床应用】 主要用于心律失常、病毒性心肌炎、扩张型心肌病和窦房综合征。

1. 心律失常[10-12] 属于中医学"心悸"、"怔忡"范畴，轻度心律失常无明显症状，较严重的心律失常可表现为心悸、胸闷、头晕、低血压、出汗，更严重者可出现晕厥、阿-斯综合征，甚至猝死。炙甘草汤诸药配合共奏益气滋阴、补血通阳复脉之功效，是治疗"脉结代、心动悸"之经典名方。炙甘草汤可影响心肌电生理活动，改善窦房结传导功能，并提高心肌抗氧化能力，保护缺血性心肌损伤，主要用于气血两虚、气阴两虚型心律失常，包括期前收缩、冠心病合并心律失常、心房颤动及缓慢性心律失常。在西药治疗室性期前收缩或心动过缓的基础上联合应用炙甘草汤，较单纯使用西药能更显著减少 T 波、ST 段及 QRS 波等心电图异常例数，并改善患者临床症状。

2. 病毒性心肌炎[13-14] 是指病毒感染引起的心肌局限性或弥漫性的急性或慢性炎症病变，属中医学"心悸"、"怔忡"、"胸痹"等范畴，表现为心悸、胸闷、胸痛、气短乏力、脉细弱或结代。炙甘草汤中含甘草酸，具有抗感染、消炎解毒、增强免疫功能、诱生干扰素等多种生物活性，同时与人参皂苷、麦冬总皂苷等配伍能有效防治病毒性心肌炎及因病毒性心肌炎引起的心律失常。炙甘草汤配合辅酶 Q_{10} 治疗病毒性心肌炎，可明显提高疗效。

3. 扩张型心肌病[15-17] 属中医学"心悸"、"胸痹"、"水肿"等范畴，表现为不同程度的心功能不全，并常伴有心律失常，甚至出现栓塞或猝死。炙甘草汤可抑制多柔比星引起的 AngⅡ、ET 的生成，抑制 RAAS 系统的过度激活，延缓心肌重构，从而保护扩张型心肌病大鼠。炙甘草汤加味治疗可增强运动耐力，提高左室射血能力，缩小左室舒张末期内径，降低患者心胸比，降低 B 型心房钠尿肽水平，改善心肌纤维化程度，明显改善扩张型心肌病患者的临床症状。

4. **病态窦房结综合征**[18,19]　属中医学"迟脉"、"结代脉"、"心悸"、"胸痹"、"晕厥"等范畴,临床表现为心悸、胸闷、气短、头晕、头昏等,严重时出现心绞痛、心力衰竭及阿-斯综合征发作等。炙甘草汤能改善心肌供血及窦房传导功能,增强心肌收缩力,调节心律,故本品对病态窦房结综合征具有一定的治疗作用。

【不良反应】　尚不明确。

【使用注意】　①虚劳肺痿属气阴两伤者使用本方,是用其益气滋阴而补肺,但对阴伤肺燥较甚者,方中姜、桂、酒减少用量或不用,因温药毕竟有耗伤阴液之弊,故应慎用。②方中的主药炙甘草,能补益中气,生化气血,但大剂量长期使用易引起水肿、高血压或低钾血症,尤其是老年有贫血或湿热壅中者,甘草不宜多用。

【用法与用量】　口服。颗粒:一次1袋,一日2次,开水冲服。

参 考 文 献

[1] 罗成贵, 刘伟. 难病奇方系列丛书·炙甘草汤[M]. 北京: 中国医药科技出版社, 2013: 2-14.

[2] 刘晓, 荆鲁. 炙甘草汤治疗心律失常研究进展[J]. 中国中药杂志, 2007, 32 (23): 2471-2473.

[3] 张晓云, 薛淑芳, 陈立峰, 等. 炙甘草汤干预缺氧对离体豚鼠心肌细胞跨膜电位的影响[J]. 中药药理与临床, 2012, (1): 17-19.

[4] 周承志, 吴成云, 杨波, 等. 炙甘草汤对正常家兔心室肌电生理特性的影响[J]. 湖北中医药大学学报, 2015, (2): 22-23.

[5] 程志清, 龚文波, 姚立, 等. SD 大鼠心气虚证动物模型的研制[J]. 中国中医药科技, 2003, 10 (6): 361-363.

[6] 陈兰英, 罗雄, 罗颖颖, 等. 炙甘草汤对气血两虚证心律失常大鼠血清炎症因子和心肌酶的影响、炙甘草汤对气血两虚心律失常大鼠血流动力学的影响[J]. 时珍国医国药, 2010, 21 (7): 1631-1633.

[7] 陈兰英, 罗雄, 胡瑞刚, 等. 炙甘草汤对大鼠气血两虚型心律失常及免疫系统的影响[J]. 中国中医基础医学杂志, 2009, (1): 49-51.

[8] 连晓媛, 陈奇, 毕明. 炙甘草汤对心肌缺血再灌注损伤的保护作用[J]. 中药药理与临床, 1994, (5): 6-8.

[9] 袁杰. 炙甘草汤对大鼠在体心肌缺血-再灌注损伤后左心功能及抗氧化酶的影响[J]. 时珍国医国药, 2008, 19 (2): 411-412.

[10] 严庆文. 炙甘草汤加减治疗心律失常 56 例的临床观察[J]. 贵阳中医学院学报, 2012, 34 (4): 101-103.

[11] 崔俊英. 炙甘草汤加减联合西药对良性室性早搏患者心电图改善作用[J]. 中医药临床杂志, 2016, (4): 516-518.

[12] 孔剑刚. 炙甘草汤加减治疗心动过缓 64 例[J]. 中西医结合心血管病杂志: 电子版, 2016, (23): 51-52.

[13] 王利民, 宋桂叶. 炙甘草汤加减治疗病毒性心肌炎临床研究[J]. 中医学报, 2008, 23 (3): 35-36.

[14] 孙法光. 炙甘草汤联合辅酶 Q_{10} 治疗病毒性心肌炎的疗效观察[J]. 中西医结合心血管病电子杂志, 2015, (18): 34-35.

[15] 王庆高, 莫云秋, 韦斌. 炙甘草汤加味方治疗扩张型心肌病的远期疗效及对心室重构的影响[J]. 中西医结合心脑血管病杂志, 2008, 6 (5): 510-512.

[16] 肖俊会, 张茂洪, 何靖, 等. 炙甘草汤对扩张型心肌病 SD 大鼠心功能影响的实验研究[J]. 时珍国医国药, 2007, 18 (10): 2477-2478.

[17] 刘海峰, 鞠静, 杜武勋, 等. 炙甘草汤加味治疗扩张型心肌病疗效及安全性的 Meta 分析[J]. 中国循证心血管医学杂志, 2015, (5): 614-621.

[18] 介思. 炙甘草汤治疗病态窦房结综合征的体会[J]. 山西中医, 2010, 26 (11): 56.

[19] 李彩霞, 贺洁. 炙甘草汤加味治疗病态窦房结综合征 40 例[J]. 四川中医, 2008, (9): 64-65.

（江西中医药大学　李雪亮、陈兰英）

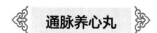

通脉养心丸

【药物组成】　地黄、鸡血藤、麦冬、甘草、制何首乌、阿胶、五味子、党参、醋龟甲、大枣、桂枝。

【处方来源】　研制方。中国药典（2015 年版）。

【功能与主治】　益气养阴，通脉止痛。用于冠心病、心绞痛及心律不齐之气阴两虚证，症见胸痛、胸闷、心悸、气短、脉结代。

【药效】　主要药效作用如下[1-6]：

1. 抗心肌缺血　缺血性心脏病的发病机制复杂，主要与氧化应激、炎症及钙离子超载等有关。通脉养心丸抑制缺血再灌注引起的猫 ST 段抬高；升高缺氧处理后心肌细胞培养基上清中超氧化物歧化酶（SOD）、谷胱甘肽（GSH）活性，降低丙二醛（MDA）含量，降低炎性因子白介素-6（IL-6）及白介素-1β（IL-1β）浓度；降低缺氧损伤后心肌细胞胞质中钙离子浓度。提示通脉养心丸可能通过抗氧化、抑制炎症及钙离子超载作用以发挥抗心肌缺血缺氧作用。

2. 抗心律失常　心律失常是指心脏冲动的起源部位、心搏频率和节律及冲动传导的任何一项或多项异常。通脉养心丸可缩短肾上腺素所致大鼠心律失常潜伏期及持续时间，降低心律失常发生率，并升高心律失常后血清 SOD 活性，降低血清 MDA 含量。提示通脉养心丸可能通过抗氧化作用阻止缺血后心肌细胞膜损伤，从而逆转心肌细胞电活动紊乱，达到抗心律失常作用。

3. 其他　通脉养心丸可明显抑制大鼠实验性血栓形成；抑制 ADP 诱导的大鼠血小板聚集；提高小鼠常压、减压缺氧耐力；保护异丙肾上腺素（ISO）诱导的大鼠心肌肥厚心肌组织。

【临床应用】　主要用于冠心病心绞痛和心律失常。

1. 冠心病心绞痛[7]　属于中医学"胸痹"、"心痛"、"真心痛"的范畴，临床表现为闷痛、压榨性疼痛或胸骨后、咽喉部紧缩感等。通脉养心丸可用于气阴两虚型冠心病心绞痛的治疗。党参、麦冬、五味子为本方君药，可益气养阴、敛汗生脉，具有扩张冠脉、增加冠脉血流量、改善心功能等功效。全方能够明显减少心绞痛发作次数，减轻发作程度，缩短持续时间，明显改善临床症状。

2. 心律失常[8-9]　属于中医学"心悸"、"怔忡"范畴，轻度心律失常无明显症状，较严重的心律失常可表现为心悸、胸闷、头晕、低血压、出汗，更严重者可出现晕厥、阿-斯综合征，甚至猝死。通脉养心丸可用于气阴两虚型冠心病室性期前收缩及窦性心动过缓的治疗。现代药理学研究表明，麦冬可明显改善心肌缺血，抗心律失常，减慢心率等；甘草、地黄可调节心律，缩短心律失常持续时间；桂枝、鸡血藤降低冠脉阻力，增加冠脉血流量，抗动脉粥样硬化和心律失常。

【不良反应】　通脉养心丸无明显不良反应。但方中因含有蜜炙甘草，其可能会引起糖尿病患者血糖持续不降[10]。

【使用注意】　①孕妇忌用。②感冒发热或有严重胃部疾病者慎用。③糖尿病患者慎用。

【用法与用量】　口服，一次 40 丸，一日 1～2 次。

参 考 文 献

[1] 国家药典委员会. 中华人民共和国药典，第一部[M]. 北京：中国医药科技出版社，2005：1451-1452.

[2] 赵树仪，陈卫平，祝君梅，等. 通脉养心口服液与通脉养心丸药理作用比较[J]. 中草药，1994，（6）：308-309.

[3] 王怡，张玲，肖扬，等. 通脉养心丸对缺氧诱导心肌细胞损伤炎症因子及氧化应激的影响[J]. 中医杂志，2011，52（4）：326-328.

[4] 肖扬，张家福，张玲，等. 从钙超载角度探讨通脉养心丸心肌保护作用的机制[J]. 中西医结合心脑血管病杂志，2011，9（5）：562-563.

[5] 蔡小军，王怡，胡利民，等. 通脉养心丸抗肾上腺素急性心律失常作用[J]. 天津中医药大学学报，2009，28（3）：133-135.

[6] 许文平，李来来，王艳艳，等. 通脉养心丸对异丙肾上腺素所致大鼠心肌肥厚的影响[J]. 天津中医药，2014，（9）：552-555.

[7] 尹倚艰，徐贵成，刘坤，等. 通脉养心丸治疗冠心病心绞痛的临床研究[J]. 中西医结合心脑血管病杂志，2016，14（2）：161-164.

[8] 朱凌华，王惠. 通脉养心丸治疗气阴两虚血瘀型冠心病室性早搏的疗效评价[J]. 中西医结合心脑血管病杂志，2014，12（3）：274-275.

[9] 周岩，孙兰军. 通脉养心丸治疗窦性心动过缓（气阴两虚型）临床观察[J]. 中西医结合心脑血管病杂志，2014，12（2）：170-171.

[10] 陈维艳. 通脉养心丸致血糖持续不降1例报告[J]. 吉林医学，2013，34（34）：7234.

（江西中医药大学　李雪亮、陈兰英）

五、温补心阳类

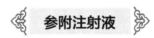

参附注射液

【**药物组成**】　红参、黑附片。

【**处方来源**】　元·危亦林《世医得效方》。国药准字 Z51021920。

【**功能与主治**】　回阳救逆，益气固脱。用于阳气暴脱所致的厥脱，症见四肢厥冷、面色苍白、冷汗不止、脉微细弱；感染性、失血性、失液性休克见上述证候者。

【**药效**】　主要药效作用如下：

1. **抗休克**[1-15]　休克是由各种致病因素引起的有效循环血量急剧减少，而导致生理功能严重障碍的一种综合征。机体有效循环血量依赖于充足的血容量、有效的心排血量和完善的周围血管张力三个因素。参附注射液内含人参皂苷、去甲乌头碱及去甲猪毛菜碱，可兴奋心脏 β_1 受体及增加胞内 Ca^{2+} 浓度而增强心肌收缩力、增加心排血量、降低外周血管阻力、恢复休克时血液流变学、改善微循环状态及阻止代谢、升高休克所致低血压及抑制休克引发的炎症反应，从而发挥抗休克作用。

2. **抗心肌缺血缺氧**[1-15]　冠状动脉供血不足或心肌耗氧量增加可引发心肌缺血损伤。参附注射液可增强心肌收缩力，增加冠脉血流量，维持心肌需氧供氧平衡，保护心肌缺血损伤。异丙肾上腺素（ISO）或冠脉结扎可诱发实验动物急性心肌缺血或梗死，参附注射液可抑制上述心肌缺血模型 ST 段的抬高、降低血清中乳酸脱氢酶（LDH）及肌酸激酶（CK）活性，增加血清中超氧化物歧化酶（SOD）活性，抑制脂质过氧化而降低丙二醛（MDA）含量，并提高心肌细胞对氧的摄取和利用，增加心肌供氧量，从而保护心肌细胞以防缺血损伤，减少心肌梗死面积。此外，参附注射液可明显增加离体兔心脏冠脉血流量，也表明其可保护心肌缺血损伤。

3. **抗心律失常**[1-15]　乌头碱可加速心肌细胞 Na^+ 内流，促细胞膜发生去极化，提高心房传导组织和房室束-浦肯野系统等快反应细胞自律性，加速起搏点自律，诱发多源性异位节律点，缩短心肌不应期，从而导致心律失常。参附注射液可推迟乌头碱引起的房性期前收缩发生时间，并有效降低室性期前收缩和室性心动过速的发作次数，从而发挥明显的抗心律失常作用。

4. **抗缺血再灌注损伤**[1-15]　缺血再灌注（I/R）后产生的大量活性氧自由基，可引起氧化应激损伤，并触发炎症及血栓形成，从而引起组织 I/R 损伤。参附注射液抑制心肌再灌注后 NF-κB 的活化，下调炎症因子肿瘤坏死因子-α（TNF-α）及白介素-6（IL-6）的释放，抑制炎症而有效抵抗 I/R 引起的心肌损伤。参附注射液上调脑组织 Nrf2 抗氧化信号通路及纠正 TXB2/6-k-PGF1a 平衡，从而抑制氧自由基损伤及血栓形成以达到保护大鼠脑 I/R 损伤的作用。参附注射液亦可降低血清中肌酐（Cr）、尿素氮（BUN）及 MDA 含量，升高血清中 SOD 活力，从而保护 I/R 引起的肾损伤。

5. 调节免疫功能[1-15]　化疗可以杀死肿瘤细胞，但同时化疗对癌症患者免疫功能影响较大而使治疗效果不佳。参附注射液可升高化疗患者体内白细胞（WBC）、血小板（PLT）、自然杀伤细胞（NK）、CD^{3+} T 细胞、$CD^{3+}CD^{4+}$ T 细胞数量及升高 CD^{4+}/CD^{8+} 值，提示参附注射液可减轻肿瘤化疗药物对骨髓的抑制，有效改善机体的免疫功能。

6. 其他[1-15]　参附注射液具有提高常压耐缺氧试验小鼠耐缺氧能力、游泳负重试验小鼠耐疲劳作用，以及提高甲状腺功能等作用。

【临床应用】　主要用于休克、心律失常和心力衰竭。

1. 休克[16-18]　属中医学"厥脱"范畴，临床表现为面色苍白、四肢湿冷、血压降低、脉搏微弱、神志模糊等。参附注射液具有回阳救逆、益气固脱作用，主治元气大亏、阳气暴脱之厥脱。现代药理研究证实，参附注射液具有增强心肌收缩、抗内毒素及抗炎、温和升压及稳压作用，并能改善微循环状态及血液流变学，其可作为抗休克的重要辅助用药。

2. 心律失常[19-20]　缓慢性心律失常属于中医学"心悸"、"厥脱"范畴，临床表现为头晕、胸闷、气短，偶有胸痛，严重时可出现黑矇、晕厥，甚至猝死。参附注射液可加速、加快房室传导从而发挥抗缓慢性心律失常作用，联合阿托品、异丙肾上腺素治疗缓慢性心律失常还可明显减少继发快速性心律失常及复发的产生。

3. 心力衰竭[21-22]　属中医学"喘证"、"心悸"、"水肿"等范畴，临床表现为休息或运动时呼吸困难、乏力、踝部水肿。参附注射液具益气温阳之功，对心力衰竭具有确切的疗效。临床研究显示，参附注射液可以显著降低心力衰竭患者血清脑钠肽（BNP）水平，增加心脏射血分数（EF），改善心功能及其预后，显著改善心力衰竭患者的临床症状。现代药理研究证实，参附注射液抗心力衰竭作用与方中去甲乌头碱及人参皂苷的强心等作用有关。

4. 其他[23]　根据文献报道参附注射液可用于治疗新生儿硬肿症、肿瘤化疗毒副作用、糖尿病及并发症等疾病。

【不良反应】　据文献报道[24-26]参附注射液的不良反应较少、程度轻，主要不良反应包括过敏反应、神经系统反应、消化系统反应、呼吸系统反应和心血管系统反应等，并以过敏反应为主。不良反应常表现为周身瘙痒、皮（药）疹、发热、寒战、过敏性休克、口干舌燥、面部潮红、头痛、头晕、腹痛、腹泻、恶心、呕吐、呼吸急促、哮喘、心悸、心律失常、血压升高等。

【使用注意】　①神昏闭证者慎用。②不宜与其他药物同时滴注。③过敏体质者慎用。④本品含附子，有小毒，过量易致心血管毒性作用，不宜长期使用。⑤治疗期间，心绞痛持续发作，宜加服硝酸酯类药物。如果出现剧烈心绞痛、心肌梗死等，应急诊救治。⑥若发现浑浊、沉淀、变色、漏气或瓶身细微破裂，均不得使用。

【用法与用量】　肌内注射，一次 2～4ml，一日 1～2 次。静脉滴注，一次 20～100ml，

（用 5%～10% 葡萄糖注射液或 0.9% 氯化钠注射液 250～500ml 稀释后使用）。静脉推注，一次 5～20ml（用 5%～10% 葡萄糖注射液 20ml 稀释后使用）或遵医嘱。

参 考 文 献

[1] 文珍，曾勇，田争. 参附注射液抗休克作用机制的研究进展[J]. 中西医结合心脑血管病杂志，2015，（14）：1626-1628.

[2] 殷文朋，李春盛. 参附注射液对心源性休克犬血流动力学及氧代谢的影响[J]. 中国中西医结合急救杂志，2008，15（1）：20-23.

[3] 柯大智，陈庆伟，李春莉. 参附注射液治疗犬心源性休克的细胞因子机制研究[J]. 中国中药杂志，2007，32（21）：2273-2277.

[4] 杨芳炬，王正荣，林代平，等. 参附注射液对心肌缺血犬血流动力学和对动物血压的影响[J]. 中国中药杂志，2003，28（3）：259-262.

[5] 徐涛，马柯. 参附注射液对大鼠心肌损伤的保护作用[J]. 宁夏医科大学学报，2008，30（6）：709-710.

[6] 梁楠，鲍玲红，江从勋，等. 参附注射液对犬急性心肌梗死的保护作用[J]. 中国医院药学杂志，2012，32（4）：292-295.

[7] 陈伟民，许少丹，陈敏东，等. 参附注射液对兔供心的保护作用[J]. 广州医药，2014，（5）：10-14.

[8] 肖勇，马增春，王宇光，等. 参附注射液配伍对乌头碱诱发心律失常的减毒研究[J]. 中药药理与临床，2013，（3）：12-15.

[9] 牟崇明，陈玉培，卓庆亮. 参附注射液对大鼠心肌缺血再灌注损伤的保护作用及与炎性介质的关系[J]. 广东医学，2012，33（3）：316-317.

[10] 江承平，吴碧华，王柏强，等. 参附注射液对脑缺血再灌注损伤大鼠 Nrf2 信号通路的影响[J]. 中国免疫学杂志，2015，（9）：1191-1194.

[11] 江承平，刘福，李毅，等. 参附注射液对脑缺血再灌注大鼠 MDA、SOD、TXB2 及 6-keto-PGF1a 的影响及意义[J]. 中国医科大学学报，2012，41（2）：124-127.

[12] 李毅，王颖，李珏，等. 参附注射液对缺血再灌注损伤肾脏组织的保护作用[J]. 四川大学学报（医学版），2011，42（1）：41-43.

[13] 兰永平，李红晨，李丽. 参附注射液对大肠癌患者化疗后免疫功能的影响[J]. 中国药房，2010，（44）：4153-4154.

[14] 陈立艺，李玉新，黄倍源，等. 参附注射液对小鼠抗缺氧抗疲劳作用的实验[J]. 中国中医急症，2015，24（6）：960-961.

[15] 张雪梅，刘彩莉. 参附注射液治疗甲状腺功能减退性心脏病临床观察[J]. 中成药，2010，32（4）：551-553.

[16] 吴冬海，吴利军. 参附注射液对感染性休克患者血流动力学的影响[J]. 浙江中医杂志，2013，48（9）：695-696.

[17] 熊利红，秦丹梅. 参附注射液治疗休克临床观察[J]. 中国中医急症，2013，22（1）：156.

[18] 陈庆华，徐武兵. 参附注射液治疗感染性休克 36 例临床报道[J]. 中药药理与临床，2014，（6）：168-169.

[19] 管健，吴彪，雷菊蕊，等. 参附注射液联合阿托品、异丙肾上腺素治疗缓慢性心律失常 52 例[J]. 中国中医急症，2011，20（1）：154-155.

[20] 吴慧颖. 参附注射液不同剂量治疗缓慢性心律失常心阳虚证疗效的临床观察[J]. 中医临床研究，2013，（18）：78-79.

[21] 黄秀峰，李宛珊，张宗耀，等. 参附注射液治疗急性心衰患者临床疗效观察[J]. 中国中医急症，2014，23（5）：935-936.

[22] 宋碧辉，余江恒. 参附注射液对 80 例急性左心衰患者血浆 BNP 的干预及其意义[J]. 四川中医，2014，（9）：142-144.

[23] 柏冬，刘丽梅，岳广欣，等. 参附注射液临床应用的文献梳理[J]. 环球中医药，2014，7（1）：68-72.

[24] 邬国花，雷招宝. 参附注射液致不良反应 26 例分析[J]. 中成药，2015，37（6）：1385-1387.

[25] 吴朝霞，付世龙. 参附注射液致不良反应 130 例文献分析[J]. 中国药房，2014，（16）：1496-1498.

[26] 付莹坤，谢雁鸣. 参附注射液临床应用及其不良反应文献分析[J]. 中国中药杂志，2012，37（18）：2796-2799.

（江西中医药大学　李雪亮、陈兰英）

❧ 心 宝 丸 ❧

【药物组成】　附子、鹿茸、人参、肉桂、洋金花、三七、麝香、蟾酥、冰片。

【处方来源】　研制方。国药准字 Z44021843。

【功能与主治】　温补心肾，活血通脉。用于心肾阳虚、心脉瘀阻所致的心悸，症见畏寒肢冷、动则喘促、心悸气短、下肢肿胀、脉结代；冠心病、心功能不全、病态窦房结综合征见上述证候者。

【药效】　主要药效作用如下[1]：

1. 强心　本品具有加快心率、增强心肌收缩力的作用。

2. 扩张冠脉　本品具有扩张冠状动脉，显著提高乌头碱诱发大鼠心脏停搏的用量的作用。

【临床应用】　主要用于病态窦房结综合征和慢性心功能不全。

1. 病态窦房结综合征[2]　可归属中医学"心悸"、"胸痹"、"眩晕"、"厥脱"、"迟脉症"、"虚劳"等范畴，临床表现为心悸、胸闷、气短、头晕、头昏等，严重时出现心绞痛、心力衰竭及阿-斯综合征等。心宝丸诸药合用可温补心肾，活血通络，可提高病态窦房结综合征患者心率，促进窦房结和房室结传导，改善心功能，缓解临床症状，也可达到推迟或者免于患者对起搏器的使用。

2. 慢性心功能不全[3]　可归属于中医学"心悸"、"喘证"、"怔忡"、"水肿"、"肺胀"等范畴，临床表现为呼吸困难、倦怠、乏力及陈-施呼吸。心宝丸主药含洋金花，其内含有东莨菪碱和莨菪碱阻断 α_1 受体及 M 受体，可舒张血管、解除迷走神经对心脏的抑制而加快心率，加强心肌收缩力及抑制异位兴奋点。心宝丸同时含有附子、人参皂苷、鹿茸、蟾蜍等强心物质，可增加左心室搏出量，提高心功能，有效治疗慢性心功能不全。

【不良反应】　有文献报道心宝丸可引起过敏反应，表现为颜面部潮红、硬肿，特别是下颚硬肿尤为明显[4]。

【使用注意】　①孕妇、经期妇女禁用。②青光眼患者禁用。③本品不宜过量、久用。④阴虚内热、肝阳上亢、痰火内盛者不宜使用。⑤正在服用洋地黄类药物者慎用。

【用法与用量】　口服。慢性心功能不全按心功能Ⅰ、Ⅱ、Ⅲ级一次分别用 120、240、360mg，一日 3 次，一个疗程为 2 个月；心功能正常后改为日维持 60～120mg。病态窦房结综合征病情严重者一次 300～600mg，一日 3 次，疗程为 3～6 个月。其他心律失常（期外收缩）及心房颤动、心肌缺血或心绞痛一次 120～240mg，一日 3 次，一个疗程为 1～2 个月。

参 考 文 献

[1] 清音. 心宝丸的药理作用和临床研究[J]. 中国处方药, 2004,（10）: 69-70.

[2] 张岁龙, 李小弟, 叶莎. 心宝丸治疗病态窦房结综合征 50 例[J]. 陕西中医, 2011, 32（6）: 648-649.

[3] 翁明翰, 陈朱. 心宝治疗慢性心功能不全 73 例报告[J]. 中药药理与临床, 1985,（1）: 34-35.

[4] 缪淑霞, 缪明霞, 苗洪志. 心宝丸致过敏反应 1 例[J]. 黑龙江医药科学, 2006, 29（5）: 98-98.

（江西中医药大学　李雪亮、陈兰英）

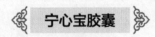

宁心宝胶囊

【药物组成】　虫草头孢菌粉。

【处方来源】　研制方。国药准字 Z20053497。

【功能与主治】　补虚损，益精气。用于心律失常。

【药效】　主要药效作用如下：

1. 抗缺氧　本品具有一定的提高耐缺氧作用。

2. 提高免疫能力　本品具有提高免疫功能的作用。

【临床应用】　主要用于心律失常。

心律失常[1-4]　　属于中医学"心悸"、"怔忡"范畴，轻度心律失常无明显症状，较严重的心律失常可表现为心悸、胸闷、头晕、低血压、出汗，更严重者可出现晕厥、阿-斯综合征，甚至猝死。目前临床常用的抗心律失常药物本身有致心律失常作用，宁心宝胶囊联用胺碘酮、曲美他嗪、维拉帕米、美托洛尔等，可更好地发挥抗不稳定型心绞痛伴发室性心律失常、老年人缓慢型心律失常、冠心病室性期前收缩、病毒性心肌炎室性期前收缩等作用。现代药理研究证实，宁心宝胶囊抑制异位搏动，提高窦房结功能，调节窦性心律，加快房室传导，改善心脏功能，可有效减轻其他抗心律失常药的致心律失常作用或增强抗心律失常作用。

【不良反应】　　据文献报道宁心宝胶囊可引起皮肤过敏反应[5]。

【使用注意】　　①心肾阳虚兼有气滞、血瘀、痰浊者，应配合其他药物治疗。②保持心情愉快，情绪稳定，劳逸适度。③忌烟酒茶等刺激性食物。

【用法与用量】　　口服，一次 2 粒，一日 3 次；或遵医嘱。

参 考 文 献

[1] 陶赟臻，赵晓秋，柳江红，等. 宁心宝胶囊联合胺碘酮在不稳定型心绞痛伴室性心律失常中的临床应用[J]. 海南医学，2014，（15）：2266-2268.

[2] 柳江红，陈丽萍，陶赟臻. 宁心宝胶囊联合曲美他嗪治疗老年人缓慢型心律失常疗效观察[J]. 现代中西医结合杂志，2014，23（2）：172-173.

[3] 李小菲，陈艳，祝茜，等. 宁心宝胶囊联合维拉帕米治疗冠心病室性早搏的疗效观察[J]. 现代中医药，2016，（1）：12-13.

[4] 王欣，康元歌，朱娅娅，等. 宁心宝配伍倍他乐克治疗病毒性心肌炎室性期前收缩 63 例[J]. 陕西中医，2010，31（2）：142-143.

[5] 侯文章. 口服宁心宝胶囊引起过敏 1 例[J]. 实用医技杂志，1995，（4）：254.

（江西中医药大学　李雪亮、陈兰英）

第六章

病态窦房结综合征中成药名方

第一节 概 述[1-6]

一、概 念

病态窦房结综合征（sick sinus syndrome，SSS）简称病窦综合征或病窦，又称窦房晕厥、惰性窦房结、心动过缓-心动过速综合征。

病态窦房结综合征属于中医学"心悸"、"怔忡"、"胸痹"等证的范畴。本病多为由冠心病、高血压心脏病、风湿性心脏病及各种心肌疾病导致窦房结或其周围组织（亦可包括心房、房室交界区等）的器质性病变，引起窦房结冲动形成障碍和冲动传出障碍而产生的心律失常，主要以窦性心动过缓、窦房传导阻滞、窦性停搏为主，也可出现心动过缓-心动过速综合征。

二、病因及发病机制

（一）病因

病态窦房结综合征常见病因为心肌病、冠心病、心肌炎，亦见于结缔组织病、代谢性或浸润性疾病，不少病例病因不明。

（二）发病机制

病态窦房结综合征由于病因的不同、病理损害部位与程度的不同，其发生机制亦不同，有以下几种：①对窦房结组织细胞的自律性、传导性和兴奋性的影响。②病态窦房结综合征的发生与窦房结自身电生理特点有关。③病态窦房结综合征的发生与窦房结的血供有关。④病态窦房结综合征由于窦房结激动传出障碍而产生窦房传导阻滞。⑤迷走神经功能亢进。

三、临 床 表 现

　　病态窦房结综合征临床表现轻重不一，可呈间歇发作性，多以心率缓慢所致脑、心、肾等脏器供血不足尤其是脑血供不足症状为主。轻者乏力、头昏、眼花、失眠、记忆力差、反应迟钝或易激动等，严重者可引起短暂黑矇、近乎晕厥或阿-斯综合征发作。部分患者合并短暂阵发性室上性快速性心律失常发作，又称慢-快综合征。快速性心律失常发作时，心率可突然加速达 100 次/分以上，持续时间长短不一，心动过速突然中止后可有心脏暂停伴或不伴晕厥发作。严重心动过缓或心动过速除引起心悸外，还可加重原有心脏病症状，引起心力衰竭或心绞痛。心排血量过低严重影响肾脏等脏器灌注还可致尿少、消化不良。慢-快综合征还可能导致血管栓塞症状。

四、诊　　断

　　（1）主要依据为窦房结的功能衰竭，表现为以下三项中的一项或几项，并可除外某些药物、神经或代谢功能紊乱等引起者。①窦房传导阻滞。②窦性停搏（停顿时间持续 2 秒以上）。③明显的、长时间的（间歇性或持续性）窦性心动过缓（心率常在 50 次/分以下），大多数同时有①和（或）②。单独窦性心动过缓者，需经阿托品试验证明心率不能正常地增快（少于 90 次/分）。

　　（2）作为次要依据的、伴发的心律失常，在主要依据基础上，可有以下表现：①阵发性心房颤动或扑动，或房性（或交界性）心动过速，发作终止时，在恢复窦性心律前易出现较长间歇。这类病例常被称为快-慢综合征。部分病例经过一个时期后变成慢性心房颤动或扑动。②交界区功能障碍。以起搏功能障碍较常见，表现为交界性（结性）逸搏发生在间歇后 2 秒以上，或交界性心律频率在 35 次/分以下；亦可出现二度、三度房室传导阻滞。这种情况有时被称为"双结性病变"。

　　（3）在少数病例中，诊断依据：①慢性心房颤动或扑动，有可靠资料说明以往有上述窦房结功能衰竭的主要依据者；或经电转复（或药物转复），恢复窦性心律后出现这种表现者。②持久的、缓慢的交界性心律，心率常在 50 次/分以下（窦房结持久的停顿），有时可间断地稍增快。

五、治　　疗

（一）常用化学药物及现代技术

　　心率缓慢显著或伴自觉症状者可试用阿托品口服。双结病变、慢-快综合征及有明显脑血供不足症状如近乎昏厥或昏厥的患者宜安置按需型人工心脏起搏器，合并快速性心律失常者，应安装起搏器后再加用药物控制快速性心律失常发作。

（二）中成药名方治疗

　　中医药防治病态窦房结综合征不同于化药。化药是单靶点的单一调节治疗。中医药是作用于多靶点、多环节。中药治疗不仅改善患者临床症状和生存质量，还大大提高患者的远期疗效及生存率。中医药治疗病态窦房结综合征是标本兼治，急当治其标，缓则治其本。

第二节　中成药名方的辨证分类与药效[1-6]

中医学没有"病态窦房结综合征"的病名，但根据其临床表现，多将其归属于"心悸"、"眩晕"、"胸痹"、"厥证"、"脉迟证"、"脉结代"等范畴。一般认为，该病病因多为体质虚弱、劳逸失度、寒邪内侵、饮食偏嗜、情志不畅。病机为五脏阳虚致运化失职为本，寒邪凝滞、气机不畅、瘀阻脉络、痰浊阻滞为标的虚实夹杂之证，初期多以气虚或气阴两虚为主，后期则往往转至阳虚，由于心气不足，心血推动乏力，故血脉瘀阻，痰浊阻脉；病久不愈则易出现阳损及阴而致阴阳两虚。病位主要在心、脾、肾。根据"虚则补之，寒则热之"、"益火之源，以消阴翳"的治则，本病多在治本的基础上兼以祛邪。病态窦房结综合征按中医辨证可分为心阳不振、心肾阳虚、心血瘀阻、痰浊阻滞等。中医药目前多以温补心阳、活血化瘀、清热化痰等辨证论治。

一、温补心阳类

病态窦房结综合征心阳不振证者的主要症状是心悸、气短、胸闷、头晕、面色白、神疲肢倦、夜寐梦多、舌质淡、脉迟或结代。

病态窦房结综合征心阳不振证的主要病理生理改变是心功能降低，窦性心动过缓，心律失常等。

温补心阳类中成药有拮抗钙离子通道，改善心率，增加心肌收缩力，改善心功能等作用。

常用中成药：参仙升脉口服液、心宝丸（见第五章）等。

二、益气活血类

病态窦房结综合征气虚血瘀证者的主要症状是症见胸闷、胸痛或心慌不适，或有憋气、短气、头晕，重则四肢厥冷、大汗淋漓、面唇发绀、身倦无力、动则加重，舌紫暗或有瘀点，脉迟缓、涩或结代。

病态窦房结综合征气虚血瘀证的主要病理生理改变有心肌缺血，心律失常，心功能降低等。

益气活血类中成药具有增加心率，增强心肌收缩力，增加冠脉血流量，降低心肌耗氧量等作用。

常用中成药：灵宝护心丹等。

参 考 文 献

[1] 陈奇. 中成药名方药理与临床[M]. 北京：人民卫生出版社，1998：377-617.

[2] 周亚滨，王岩，李姝花. 病态窦房结综合征的中医药治疗进展[J]. 中国现代医生，2007，45（2）：66，73.

[3] 曹守沛. 中医药治疗病态窦房结综合征的临床研究评析[J]. 实用中医内科杂志，2003，（1）：9-10.

[4] 耿乃志，沈艳伟，徐倩倩，等. 中医药治疗病态窦房结综合征研究进展[J]. 时珍国医国药，2018，29（3）：685-687.

[5] 王华文，吴文胜. 病态窦房结综合征的中医药治疗进展[J]. 中国医药指南，2017，15（9）：17-18.

[6] 朱智德，卢健棋. 中医药治疗病态窦房结综合征的研究进展[J]. 辽宁中医药大学学报，2009，11（9）：56-57.

（中国中医科学院西苑医院 刘建勋、孟红旭）

第三节 中成药名方

一、温补心阳类

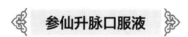

参仙升脉口服液

【**药物组成**】 红参、淫羊藿、补骨脂（盐炙）、枸杞子、麻黄、细辛、丹参、水蛭。

【**处方来源**】 研制方。国药准字 Z20080183。

【**功能与主治**】 温补心肾，活血化瘀。用于阳虚脉迟证，症见脉迟、脉结、心悸、胸闷、畏寒肢冷、腰膝酸软、气短乏力或头晕、舌质暗淡或有齿痕，或舌有瘀斑、瘀点。相当于轻、中度窦房结心动过缓（心率＞50 次/分）和轻度病态窦房结综合征不合并有室上性快速性心律失常的心肾阳虚，寒凝血脉证。

【**药效**】 主要药效作用如下：

1. 改善心率[1] 本品可以提升增龄性大鼠纤维化模型的心率，改善窦房结组织纤维化，从而改善老龄大鼠窦房结功能障碍，抑制 TGF-β1/Smad 通路是参仙升脉口服液改善窦房结组织纤维化的主要机制。本品及其有效成分能够提高普萘洛尔诱发的缓慢性心律失常大鼠心肌细胞内 cAMP 的浓度，增强钙通道电流的密度，通过 cAMP-PKA-ICa 信号通路来提升心率可能是其治疗缓慢性心律失常的作用之一。

2. 对离子通道的影响[2-3] 大鼠离体心脏灌流试验发现，本品对人源超极化激活环核苷酸门控阳离子通道基因亚型 4（HCN4）编码的离子通道 If 电流有明显提升作用，提示本品治疗窦性心动过缓可能是通过影响 If 电流发挥其药效。本品能干预老龄大鼠窦房结组织细胞钙离子通道中 Cav1.2、Cav1.3 和 Cav3.1、Cav3.2、Cav3.3 蛋白的表达，提高窦房结细胞的自律性，从而改善老龄大鼠窦房结功能障碍。

【**临床应用**】 主要用于病态窦房结综合征、缓慢性心律失常等。

1. 病态窦房结综合征[4-7] 本品用于治疗病态窦房结综合征，可明显提高窦性心动过缓临床疗效，显著提升患者动态心电图中平均心率、24 小时总心率数、最低心率；可显著缩短心电图窦房结恢复时间（SNRT）与窦房传导时间（SACT）；虽起效慢，但副作用少，易耐受。

2. 缓慢性心律失常[8-10] 本品可用于治疗冠心病、慢性心力衰竭、甲减等的缓慢性心律失常，能够有效改善患者中医证候和心电图指标，提高患者生活质量，有较好的临床疗效，安全性较好。

【不良反应】　部分患者服药后出现不同程度的口干、胃部不适。

【使用注意】　①请在医生指导下应用。②服药期间注意心率、血压的变化，如发现心率改善不明显，应加用其他治疗措施，如血压过低或过高者，应采取相应的治疗措施。③忌过食生冷。④治疗期间如发现病情加重者，应坚持中西医综合救治措施。

【用法与用量】　口服，一次2支（20ml），一日2次。或遵医嘱。

参 考 文 献

[1] 王一钧. TGF-β1/Smad 通路在参仙升脉口服液改善增龄性大鼠窦房结纤维化中的表达变化[D]. 沈阳：辽宁中医药大学，2018.

[2] 刘越，刘宁，李蒙，等. 参仙升脉口服液调控心率作用机制的研究[J]. 临床心电学杂志，2017，26（1）：23-26.

[3] 姚茜，杜群群，王泰一，等. 以 HCN4 为靶向的参仙升脉口服液治疗窦性心动过缓机制探究[J]. 中南药学，2017，15（3）：264-267.

[4] 胡宇才，王永霞，李彬，等. 参仙升脉口服液治疗心动过缓疗效及安全性系统评价[J]. 中西医结合心脑血管病杂志，2015，13（2）：137-141.

[5] 徐红娟，郭燕. 参仙升脉口服液治疗病态窦房结综合征 35 例[J]. 中医杂志，2013，54（12）：1054-1056.

[6] 叶家城. 参仙升脉口服液联合茶碱缓释片治疗病态窦房结综合征疗效观察[J]. 中西医结合心脑血管病杂志，2012，10（10）：1176-1177.

[7] 胡建华，陈世健，华小丽. 参仙升脉口服液治疗病态窦房结综合征窦性心动过缓的临床研究[J]. 中成药，2012，34（1）：7-9.

[8] 胡陈，刘红婴，杨思为. 参仙升脉口服液治疗甲减性缓慢性心律失常的疗效观察[J]. 实用中西医结合临床，2019，19（9）：66-68.

[9] 王月，侯平. 参仙升脉口服液治疗冠心病合并缓慢性心律失常的效果分析[J]. 山西医药杂志，2018，47（17）：1999-2002.

[10] 徐新松，庞莉，郭鹏飞. 参仙升脉口服液治疗老年慢性心力衰竭并缓慢心律失常的临床研究[J]. 陕西中医药大学学报，2017，40（5）：38-40，59.

（中国中医科学院西苑医院　刘建勋、任钧国）

二、益气活血类

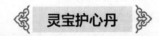

灵宝护心丹

【药物组成】　红参、人工麝香、冰片、三七、丹参、蟾酥、人工牛黄、苏合香、琥珀。

【处方来源】　研制方。《中国药典》（2015 年版）。

【功能与主治】　强心益气，通阳复脉，芳香开窍，活血镇痛。用于气虚血瘀所致的胸痹，症见胸闷气短，心前区疼痛，脉结代；心动过缓型病态窦房结综合征及冠心病心绞痛、心律失常见上述证候者。

【药效】　主要药效作用如下[1]：

1. 抗心律失常　本品具有增加心率、改善心律失常的作用。

2. 抗心肌缺血　本品具有增强心肌收缩力，增加冠脉血流量，降低心肌耗氧量的作用。

【临床应用】　主要用于病态窦房结综合征、冠心病心绞痛。

1. 病态窦房结综合征[2-4]　本品对心动过缓型病态窦房结综合征，以及部分心律失常、心功能不全等有一定疗效。

2. 冠心病心绞痛[1]　本品适用于冠心病心绞痛的治疗，能改善胸闷、胸痛、头晕、心悸、气短等症状。

【**不良反应**】　服药初期偶见轻度腹胀，口干，继续服药后自行消失，无须停药。

【**使用注意**】　①本品含有蟾酥有毒，不宜过量久用。②忌食生冷、辛辣、油腻食物，忌烟酒浓茶。③忌与洋地黄类药物同用。④治疗期间，心绞痛发作，宜加用硝酸酯类药。若出现剧烈心绞痛、心肌梗死，或见气促汗出、面色苍白者，应及时救治。

【**用法与用量**】　口服，一次 3～4 丸，一日 3～4 次，饭后服用或遵医嘱。

参 考 文 献

[1] 华根元. 新的心血管类中成药—灵宝护心丹[J]. 湖北医药导报，1987，（1）：27.

[2] 吴晔良. 护心丹治疗病态窦房结综合征疗效观察[J]. 中西医结合杂志，1987，（11）：682-683.

[3] 刘王明，丁元珍. 护心丹治疗病窦综合征的临床及电生理研究[J]. 中西医结合杂志，1987，（5）：267.

[4] 刘王明，夏春宏，丁元珍. 护心丹治疗病态窦房结综合征近期疗效观察[J]. 中西医结合杂志，1984，（10）：590-592，578.

（中国中医科学院西苑医院　刘建勋、孟红旭）

第七章

休克中成药名方

第一节 概　述[1-5]

一、概　念

休克（shock）是指在受到内在和（或）外来的各种强烈致病因素作用下，机体循环功能急剧减退，组织器官微循环灌流严重不足，以致重要生命器官功能、代谢严重障碍的全身危重病理过程。临床表现取决于休克的病因，多为面色苍白，皮肤及四肢湿冷，浅表静脉萎陷，心率快，脉搏细数，血压下降，脉压差减小，尿量减少，呼吸浅促，精神萎靡，表情淡漠或意识丧失甚至昏迷等。休克是临床各科严重疾病中常见的并发症，按原因分类可分为低血容量性（失血性、创伤性、烧伤性）休克、心源性休克、感染性休克、神经源性休克和过敏性休克五类；按发生的始动环节可分为低血容量休克、心源性休克和血管源性休克；按血流动力学可分为低排高阻型休克和高排低阻型休克。

休克在祖国医学中属"厥脱证"，病因为感受邪毒，或内伤脏气，或亡津失血，或创伤剧痛，以气血逆乱、阴阳耗脱为主要病机。因阴阳耗脱为本证临危表现，所以救阴、回阳、固脱为先，随之审因而治或证因同治。

二、病因及发病机制

（一）病因

休克与有效循环血量不足有关。休克的致病因素包括失血、失液、烧伤、感染、创伤、中毒、窒息、过敏、心脏泵血功能衰竭等。

（二）发病机制

休克病因各异，类型不一，但其病机本质相同，即休克后微循环障碍致微动脉血灌注不足，重要生命器官因缺氧而发生功能和代谢障碍。正常组织的有效血液灌流量取决于正常的有效循环血量，而有效循环血量则有赖于足够的血容量，正常的血管容积和正常的心泵功能三个基本因素的共同维持。绝大多数休克的原因均是影响以上三个环节而导致有效循环血量的减少，引起组织有效血液灌注量减少从而导致休克的发生发展。根据休克微循环变化规律，一般把休克病程分为以下三个阶段（图7-1）：

1. 微循环缺血期（休克早期，代偿期，缺血性缺氧期）　微循环变化特点是毛细血管前阻力血管（微动脉、后微动脉、毛细血管前括约肌）和毛细血管后阻力血管（微静脉）痉挛、口径变小，尤以前者明显，血液进入真毛细血管网减少，仅限于通过直接通路或开放的动-静脉吻合支回

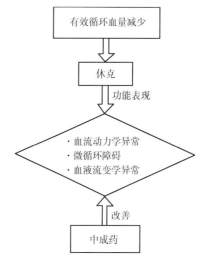

图 7-1　休克基本机制及中成药作用环节图

流。此时循环中开放的毛细血管减少，血流减少，流速减慢，微循环灌流量显著减少而呈明显的缺血状。然而，本期微循环变化除了引起组织缺血缺氧的损害作用外，也可起到一定的代偿意义，又称为代偿期。一方面，微静脉和小静脉的收缩可迅速而短暂地增加回心血量；另一方面，毛细血管前阻力因对儿茶酚胺更为敏感，故毛细血管前阻力明显增高，导致毛细血管中流体静脉压降低，可促进组织液进入毛细血管，起到"自身输液"作用。以上代偿机制使回心血量有所增加，加上血管收缩使外因阻力增高，结果使动脉血压得以维持，因此休克早期血压一般不降低。若能在此时去除病因积极进行复苏，休克比较容易得到纠正。

2. 微循环瘀血期（休克中期，失代偿期，瘀血性缺氧期）　若休克在早期未能得到控制，循环血量继续减少，微循环缺血、缺氧持续一定时间后，微动脉、后微动脉、毛细血管前括约肌由收缩转为舒张，微静脉仍然为收缩状态，毛细血管后阻力增加，微循环灌大于流，以致大量血液瘀滞在微循环血管内而发展到微循环瘀血期。

3. 微循环凝血期（休克晚期，不可逆期，微循环衰竭期）　微循环变化特点是微循环内有广泛的纤维素性血栓形成，使微循环灌流停止而凝血，即导致弥散性血管内凝血（DIC）。休克发生时，机体的血液流变学发生改变，导致红细胞聚集力增强，白细胞黏着和嵌塞，血小板黏附和聚集，血浆黏度增大等。此期由于微循环瘀血和灌流量的减少更加严重，以致组织器官长时间严重缺氧而发生损伤和功能障碍，即使采取多种抗休克治疗措施也难治愈，死亡率极高，故又称为难治期或不可逆期。

三、临 床 表 现

休克的临床表现常因病因和休克的轻重程度不同而异。按程度大致可分为早、中、晚三期（图7-2）。

1. 早期　表现为交感神经活动兴奋，如面色苍白，口唇、肢端轻度发绀，畏寒，脉速：烦躁，精神紧张等，血压正常或偏低，尿量减少。部分患者可表现为暖休克。

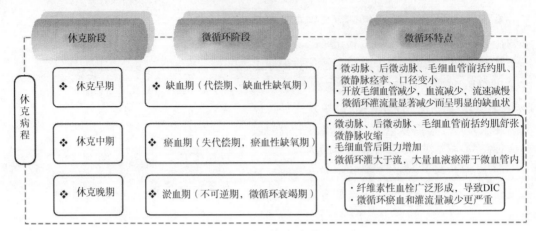

图 7-2　休克的发病病程

2. **中期**　意识尚清醒，表情淡漠，表浅静脉萎陷，口渴，心音低钝，脉细速，收缩压 8.0～10.7kPa（60～80mmHg），呼吸浅表，急促，尿量每小时小于 20ml。

3. **晚期**　意识和表现由兴奋转为抑制，甚至昏迷，面色青灰，口唇及肢端发绀，皮肤湿冷和出现花斑，脉细弱或摸不清，收缩压小于 8.0kPa（60mmHg）或测不出，脉压差显著缩小，尿闭，呼吸急促或潮式呼吸，可发生 DIC、出血倾向、酸中毒，以及心、脑、肝、肾等重要器官功能衰竭。

四、诊　　断

休克临床诊断标准如下：①有诱发休克的原因。②有意识障碍。③脉搏细速，超过 100 次/分或不能触知。④四肢湿冷，胸骨部位皮肤指压阳性（压迫后再充盈时间超过 2 秒钟），皮肤有花纹，黏膜苍白或发绀，尿量少于 30ml/h 或尿闭。⑤收缩压低于 10.7kPa（80mmHg）。⑥脉压差小于 2.7kPa（20mmHg）。⑦原有高血压者，收缩压较原水平下降 30% 以上。凡符合上述第①项及第②、③、④项中的两项和第⑤、⑥、⑦项中的一项者，可诊断为休克。除了上述一般监测之外，临床上还进行一些血流动力学监测项目，如中心静脉压（CVP）、肺毛细血管楔压（PCWP）、心排血量（CO）和心脏指数（CI）、动脉血气分析、动脉血乳酸盐测定、DIC 的检测、胃肠黏膜内 pH 监测等。

五、治　　疗

休克是临床危重病症，应抓紧休克病因治疗。尽快恢复有效循环血量、纠正酸碱失衡、恢复内环境的稳定和对原发病的控制、调节心血管功能、防治并发症。

（一）常用化学药物及现代技术

1. **血管活性药物**　临床上常分为血管收缩药和血管舒张药，大多数是肾上腺能受体药，常同时作用于心肌。

（1）血管扩张药：如 α 受体阻断药、β 受体激动药、多巴胺受体激动药，如硝普钠、酚妥拉明、硝酸甘油、山莨菪碱等。主要作用为解除血管痉挛，降低血管阻力，改善微循环，增加重要组织器官血流灌注量。在心血管扩张药的使用过程中，血管容积相对增加，可引起不同程度的血压下降，故必须先补足血容量，以免造成血压骤降，发生猝死。

（2）血管收缩药：如去甲肾上腺素、间羟胺（阿拉明）、去氧肾上腺素。使用血管收缩剂，虽可暂时升高血压，造成血液分布发生变化，使心、脑等的灌注可保持，但使其他组织缺氧加重，带来不良后果。因此，在现代抗休克治疗中，已极少应用血管收缩剂。目前外科休克中最常应用的血管活性药物是多巴胺，由于其兼有血管收缩和扩张的作用，其适应范围较广，常在治疗严重休克时应用。

2. 正性肌力药物　如强心苷、氨力农、多巴酚丁胺等，维持恒定的组织血流灌注压。

3. 调整心功能药物　如硝普钠、酚妥拉明、硝酸甘油、山莨菪碱、普鲁卡因、托卡胺、溴苄胺、利多卡因等，用于冠脉血供不足、心肌抑制物及酸中毒等因素引起的左心室功能不全。

4. 补充治疗类　如 5% 碳酸氢钠注射液，纠正代谢紊乱的药物酸中毒，改善细胞能量代谢障碍。

5. 抗血栓药物　如肝素钠、阿司匹林、尿激酶等，休克发展到晚期，防治弥散性血管内凝血，以防休克进一步恶化。

（二）中成药名方治疗

中医药防治休克不同于化药是单靶点的单一调节治疗。中医药是作用于多靶点、多环节。中药治疗可改善血液流变学，改善微循环，保护心脏功能，增加组织的血液灌流量，清除氧自由基，抑制脂质过氧化损伤。中医药防治休克的研究开发原则是，"借助现代医学进展，充分发挥中医药特色优势，重点研究能解决厥脱证关键问题的中药新剂型"。然而休克需及时抢救，故中成药只是配合治疗。

第二节　中成药名方的辨证分类与药效[4,6-10]

近年来，随着各种试验技术和手段、中药剂型研究等多方面的迅速发展，中药抗休克的研究取得了很大的进展，已经对益气固脱、回阳救逆类及益气养阴类药物等抗休克机制进行了研究。中成药名方的常见辨证分类及其主要药效作用如下：

一、益气固脱、回阳救逆类

休克气脱证者，神情淡漠，倦怠乏力，面色苍白，汗出肢冷或肢厥，心悸怔忡，脉虚无力，舌淡苔白。此证多由闭证日久，亡血失血之后，气随血脱或热病"壮火食气"，或气虚之人复感外邪，邪热伤气所致休克阳气暴脱证者，阳气脱失，急骤发生，冷汗淋漓，身凉肢厥，神情淡漠，呼吸气微，口开手撒，面色苍白，甚则神昏，二便失禁，舌淡，苔润，脉微欲绝等。

　　休克气脱证者的主要病理变化为失血性休克发展到严重微循环障碍的病理阶段，即微循环瘀滞导致消耗性凝血障碍；休克阳气暴脱证者的主要病理变化是多器官功能衰竭伴产热代谢低下的休克失代偿期，与微循环功能障碍和产热代谢低下有关。

　　益气固脱类中药可缩短缺血时间、凝血酶原时间，增加血红蛋白、血小板、纤维蛋白原含量；回阳救逆药可加强心功能、改善微循环、提高代谢、恢复体温等。

　　常用中成药：参附注射液、四逆汤（口服液、滴丸）。

二、益气养阴类

　　休克气阴亏虚证者，神情淡漠乏力，甚至神昏，面色潮红，口渴欲饮但饮不解渴，尿少，气短息微，自汗热黏，四肢欠温，舌光剥、干枯无苔，脉虚数或结代。此证多因热病伤阴耗气或气阴两虚所致。治当以益气养阴扶正。

　　休克气阴亏虚证的主要病理变化为血流量降低，血液黏度增高，冠脉血流速度减缓，心肌供血不足。

　　益气养阴类中药可改善重要脏器的营养性血流量、改变血液流变学，改善血流动力学，增加心肌血液供应。

　　常用中成药：生脉饮（冲剂、口服液、胶囊、注射液）、参麦注射液。

参 考 文 献

[1] 陈奇. 中药药效研究思路与方法[M]. 北京：人民卫生出版社，2005：90-96.

[2] 谢灿茂，胡品津. 内科疾病鉴别诊断学[M]. 北京：人民卫生出版社，2014：117-123.

[3] 梁洪亮. 临床内科常见病诊疗精粹[M]. 西安：西安交通大学出版社，2015：273-281.

[4] 陈奇，张伯礼. 中药药效研究方法学[M]. 北京：人民卫生出版社，2016：89-91.

[5] 张文武. 急诊内科学[M]. 北京：人民卫生出版社，2012：123-126.

[6] 程薇薇. 中西医结合治疗休克研究概述[C]. 兰州：国际中西医结合营养生学与康复医学学术研讨会，2000.

[7] 张诗元. 参附注射液治疗休克的研究进展[J]. 中国城乡企业卫生，2016，31（4）：36-38.

[8] 黄启福. 休克与脱厥证现代研究述评[J]. 北京中医药大学学报，1994，17（5）：2-7.

[9] 周学平，周仲瑛，金妙文，等. 休克的辨证治疗及实验研究[J]. 中国中医急症，1996，5（4）：150-152.

[10] 詹亚梅，游绍伟. 人参汤对实验性气虚血瘀证心肌缺血大鼠抗心肌缺血的实验研究[J]. 四川中医，2010，28（5）：18-19.

（江西中医药大学　徐国良、姜　丽）

第三节　中成药名方

一、益气固脱、回阳救逆类

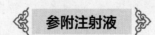

参附注射液

【药物组成】　红参、附片。

【处方来源】　元·危亦林《世医得效方》之参附汤。国药准字 Z51021920。

【功能与主治】　回阳救逆，益气固脱。主要用于阳气暴脱的厥脱证（感染性休克、失血性休克、失液性休克等）；也可用于阳虚（气虚）所致的惊悸、怔忡、喘咳、胃疼、泄泻、痹证等。

【药效】　参附注射液临床上被广泛用于休克、心肺复苏、心力衰竭等急危重症[1]，主要药效作用如下：

1. 抗休克[2-3]　失血性休克是一种失血快速、大量且得不到及时补充的休克，用参附注射液抢救失血性休克患者，有提升血压和改善微循环的作用。感染性休克是由微生物及其内毒素引起的脓毒性休克，在综合治疗基础上加用参附注射液治疗肺部、肠道、泌尿道等感染所致感染性休克，可大量缩短休克时间，每搏输出量、每分输出量、射血分数和心脏指数均较治疗前明显改善，并可改善感染性休克患者的氧输送及右心室功能变化。大量内毒素作用于机体的巨噬细胞、中性粒细胞、内皮细胞、血小板，以及补体系统和凝血系统，造成功能紊乱而导致微循环障碍，致使患者休克，这种病理反应被称为内毒素休克。参附注射液能使内毒素休克大鼠肝血窦细胞面积减少，肝组织中中性粒细胞数目显著减少。同时大鼠核左移情况有明显好转，血压的下降程度减缓，肝脏脂质过氧化损伤减轻。

2. 改善微循环[4-12]　微循环是指微动脉与微静脉之间的微细循环，微循环分布于全身各脏器和组织，在调节局部的血液供应方面发挥着重要作用。休克的中心环节为微循环障碍，而参附注射液可以改善休克患者的微循环状态从而起到治疗作用。10ml/kg 以上剂量的参附注射液可使早期心源性休克大鼠微血管管径变宽，白细胞黏附数减少；可使中期心源性休克大鼠红细胞流速加快、白细胞黏附数减少，从而改善微循环的缺血、缺氧现象。参附注射液不仅可扩大正常动物微动脉管径，增加毛细血管交叉网点数，加快血流速度，且能改善休克动物微血管病理状态，并通过强心作用使有效血液循环增加，增加微血管流动指数，增加灌注血管密度和比例，改善小微血管和大微血管中的微循环血流量，同时可以提高氧输送量、氧耗量、氧摄取率，改善组织氧代谢，降低血乳酸水平，从而改善休克症状。

3. 抗心力衰竭[13]　肺心病是一种由于支气管肺组织或者肺动脉血管病变所致的右心力衰竭，参附注射液能够增强心肌收缩力，降低血脑钠肽和血 C 反应蛋白水平，保护心肌，同时改善血流动力学。糖尿病肾病合并心力衰竭是糖尿病常见的严重并发症，影响预后。参附注射液可通过降低活性氧水平，抑制脂质过氧化水平等作用来保护心功能。同时解除微血管痉挛，改善微循环，增加脑组织的血供和氧供，降低血液黏度，减少血小板聚集，改善脑细胞对葡萄糖和氧的摄取，促进 ATP 的合成，消除自由基，提高心肌对缺氧的耐受力，改善受损心肌超微结构和能量代谢，抑制血细胞聚集，改善内皮功能。现代药理试验证实人参皂苷能减慢心率，降低心肌耗氧量；抑制 Na^+、K^+-ATP 酶活性，增强心肌收缩力，对心肌缺氧等心肌组织有良好的保护作用。

4. 抗心律失常[14,15]　心律失常是由于窦房结激动异常或激动产生于窦房结以外，激动的传导缓慢、阻滞或经异常通道传导，即心脏活动的起源和（或）传导障碍导致心脏搏动的频率和（或）节律异常。研究表明，参附注射液对心率的影响表现为双向作用。其机制主要涉及以下两个方面：①附子中所含有的去甲乌头碱具有类异丙肾上腺素作用，能提高窦房结兴奋性，对房室交界区有加速传导作用。对烟碱、麻醉剂、维拉帕米等所致的心动过缓及多种原因所致的高度房室传导阻滞均有较好疗效；②参附注射液可降低心肌氧耗、改善心肌供血、清除氧自由基，减轻心肌缺血及多柔比星化疗所致心肌细胞特别是窦房结、传导束细胞的损伤，间接发挥抗心律失常作用。

5. 抗心肌缺血[16-18]　心源性休克是心脏排血功能衰竭，不能维持其最低限度的心排血量而导致血压下降，重要脏器和组织供血严重不足，引起全身微循环功能障碍，从而出现一系列以缺血、缺氧、代谢障碍及重要脏器损害为特征的病理生理过程。参附注射液体外给药可增加正常家兔、大鼠心脏冠脉血流量，也能增加缺氧致心力衰竭大鼠心脏的冠脉血流量。参附注射液腹腔注射能对抗异丙肾上腺素引起急性心肌缺血大鼠心电图的 ST 段的抬高。参附注射液静脉注射使心肌缺血犬的心脏做功能力显著提高，在不明显增加心肌耗氧量情况下使心收缩力增强，心排血量增加；并使心肌缺血所致的血压降低出现明显的回升；而对继发性高血压和正常动物血压无明显影响。

6. 抗缺血再灌注损伤[19-22]　研究发现，参附注射液对缺血再灌注引起的各种器官（如脑、脊髓、心、肠和肺等）的损伤均有较好的保护作用。参附注射液腹腔注射，能改善局灶性脑缺血再灌注大鼠的神经行为学表现，缩小脑梗死面积。采用肾下主动脉阻断法造成雄性新西兰大白兔脊髓缺血，发现参附注射液对兔脊髓缺血性损伤有明显的保护和治疗作用。体外循环（CPB）心脏直视手术过程中尤其是体外循环期间，心肌易出现以代谢障碍和再灌注损伤为主的病理生理改变。在术前 5 天和术中使用参附注射液，检测患者超氧化物歧化酶（SOD）、丙二醛（MDA）及肌酸激酶同工酶（CK-MB）、心肌肌钙蛋白 I（cTn I）等影响缺血再灌注损伤的指标，观察到体外循环下瓣膜置换术患者参附注射液预先给药可产生一定程度的心肌保护作用。此外参附注射液能减轻兔离体肺缺血再灌注损伤，改善肺功能，对肺具有保护作用。其机制与抑制再灌注后肺组织 NF-κB 的表达，减轻过氧化物含量，抑制中性粒细胞激活与聚集，减少肺组织渗出有关。

7. 改善血液流变学[23-25]　参附注射液可通过降低血液黏度、血细胞参数、血沉时间来改善血液流变学，包括血管的流变性，血液的流动性、黏滞性、变形性及凝固性等。参附配伍不仅可改善模型动物如心源性休克早中期模型大鼠、心肌缺血血瘀证大鼠的血液"浓、黏、聚、凝"状态，也可改善休克患者的血液流变学指标，且效果优于多巴胺。

8. 增强机体非特异性抵抗力[26]　参附注射液有一定的增强机体非特异抵抗力作用，可广泛用于增强体质。该药对小鼠抗冷冻、抗高温、抗缺氧、抗炎镇痛的机体非特异性抵抗力均有一定的干预作用，但除耐缺氧外其他作用均不强，其抗炎作用依赖于肾上腺的完整存在。对疼痛反应的抑制作用，参附注射液强于参麦注射液（可能与其所含成分为附子有关）。

【临床应用】　主要用于休克、心力衰竭、病毒性心肌炎和心律失常。

1. 休克[27-33]　参附注射液广泛应用于急诊的休克抢救治疗中，包括心源性、感染性、失血性、内毒素性、过敏性等在内的各型休克。随机对照研究显示，在内科常规治疗基础上加用参附注射液治疗心源性休克，在病死率、有效率、心率、收缩压、舒张压及射血分数方面都优于基础治疗组。应用参附注射液联合主动脉内球囊反搏治疗心源性休克，能显著改善休克症状，加快血流动力学达到稳定时间，缩短 ICU 住院时间，降低住院期间病死率，减少心源性休克患者对主动脉内球囊泵的依赖并缩短病程。与常规治疗相比，加用参附注射液治疗脓毒性休克，可使平均动脉压进一步升高、心率趋于正常、血清乳酸水平降低，同时可降低病死率。

2. 心力衰竭[34-38]　近年对参附注射液治疗心力衰竭的研究主要集中在对症状和心功能的改善方面，大量研究资料表明，参附注射液配合治疗各种原因引起的心力衰竭均有很好的治疗作用。大规模随机对照 Meta 分析研究显示，加用参附注射液可明显改善患者的心率、血压和每搏输出量（SV）、心排血量（CO）、心脏指数（CI）、二尖瓣口血流速度的频谱（E/A）及左室射血分数（LVEF），且其 N-末端脑钠肽前体（NT-proBNP）的表达量明显低于对照组。此外，参附组还可以增加 6 分钟步行距离，降低病死率。在消除病因、扩张血管等常规治疗基础上加用参附注射液，发现参附组可抑制或延缓心室重构过程，改善心脏收缩功能，且能显著增加外周血 CD34$^+$细胞数量，促进骨髓干细胞动员，纽约心脏病协会（NYHA）心功能分级Ⅳ级比例降低。

3. 病毒性心肌炎[39-40]　在常规治疗的基础上，参附注射液可有效改善患者的动态心电图的 ST-T 段改变、心肌损伤标志物（CK、CK-MB、cTnT）的水平。

4. 心律失常　参附注射液与西药联合治疗心律失常比单纯使用西药及单纯使用中药治疗疗效显著。参附注射液治疗室上性心动过速，具有快速、转复成功率高、无明显毒副作用等特点；参附注射液治疗快速性心律失常的机制尚不明了，有待进一步研究。

【**不良反应**】　据文献报道临床偶有心动过速、过敏反应、皮疹、头晕头痛、呃逆、震颤、呼吸困难、恶心、视觉异常、肝功能异常、尿潴留等不良反应。一般经减慢输液速度或停止输液后，症状改善，无须特殊处理。

【**使用注意**】　①本品孕妇慎用。②本品避免直接与辅酶 A、维生素 K、氨茶碱混合配伍使用。③本品不宜与中药半夏、瓜蒌、贝母、白蔹、白及及藜芦等同时使用。④本品不宜与其他药物在同一容器内混合使用。⑤本品含有皂苷，正常情况下，摇动时可以产生泡沫现象。⑥本品是中药制剂，保存不当时可能影响产品质量。使用前必须对光检查，如发现药液出现浑浊、沉淀、变色、漏气或瓶身细微破裂者，均不能使用。⑦如出现不良反应，应立即停药并给予处理。

【**用法与用量**】　肌内注射，一次 2～4ml，一日 1～2 次。静脉滴注，一次 20～100ml（用 5%～10%葡萄糖注射液 250～500ml 稀释后使用）。静脉推注，一次 5～20ml（用 5%～10%葡萄糖注射液 20ml 稀释后使用）。或遵医嘱。

参 考 文 献

[1] 赵晓东，张新超，姚咏明，等. 参附注射液急重症临床应用专家共识[J]. 临床急诊杂志，2018，19（10）：6-12.

[2] 李文放，陈杰，吴静. 参附注射液对感染性休克的氧输送及右心室功能变化的作用[J]. 中国急救医学，2001，21（8）：43-44.

[3] 胡剑江. 参附注射液对内毒素休克大鼠肝脏的保护作用及机制研究[D]. 北京：北京中医药大学，2007.

[4] 韩建群，孙希波. 微循环：人体的第二心脏[J]. 知识就是力量，2014，（7）：64-65.

[5] 徐文卫，杨祖军，黄超岚，等. 参附注射液治疗心源性休克的疗效观察[J]. 中国中医急症，2014，23（6）：1189-1190.

[6] Zheng C D，Min S. Cardioprotection of Shenfu Injection against myocardial ichemia/reperfusion injury in open heart surgery[J]. Chinese Journal of Integrative Medicine，2008，14（1）：10.

[7] 姜丽，余兰彬，姚蓉，等. 参附注射液抗早、中期心源性休克大鼠微循环效应指标量效关系研究[J]. 中药新药与临床药理，2017，28（1）：55-60.

[8] 姜丽，余兰彬，姚蓉，等. 参附注射液对心脏结扎大鼠肠微循环的影响[J]. 中药药理与临床，2017，（1）：2-6.

[9] 杨芳炬，郑有顺，李东晓，等. 参附注射液的微循环作用研究[J]. 生物医学工程学杂志，2003，20（1）：91-94.

[10] Ji X F，Yang L，Zhang M Y，et al. Shen-fu injection attenuates postresuscitation myocardial dysfunction in a porcine model of cardiac arrest[J]. Shock，2011，35：530-536.

[11] 王正荣，杨芳炬，徐彬，等. 参附注射液对大鼠肠系膜微循环的作用[J]. 中药药理与临床，2001，17（4）：8-9.

[12] Wu J Y，Li C S，Yuan W. Effects of Shenfu injection on macrocirculation and microcirculation during cardiopulmonary resuscitation[J]. J Ethnopharmacol，2016，180：97-103.

[13] Berggren U，Meynert G. Dental fear and avoidance：causes，symptoms，and consequences[J]. J Am Dent Assoc，1984，109（2）：247-251.

[14] 杨芳炬，尹华虎，林代平，等. 参附注射液对动物心律失常的影响[J]. 华西药学杂志，2001，（5）：345-347.

[15] 刘国华，曹继伟，刘德芬，等. 参附注射液联合异丙肾上腺素抢救重度房室传导阻滞的对比分析[J]. 中国中医急症，2001，10（1）：30-31.

[16] 吴树勋，张建新，杨纯. 参附注射液对实验性心肌缺血的保护作用[J]. 中成药研究，1985，（4）：26-27.

[17] 刘齐宁，杨芳欣，丁慧. 参附注射液预处理对大鼠心肌缺血再灌注损伤的保护作用[J]. 陕西医学杂志，2008，37（10）：1290-1292.

[18] 杨芳炬，王正荣，林代平，等. 参附注射液对心肌缺血犬血流动力学和对动物血压的影响[J]. 中国中药杂志，2003，28（3）：70-73.

[19] 朱正华，熊利泽，董海龙，等. 参附注射液对大鼠短暂性局灶性脑缺血损伤的保护作用[J]. 中国中西医结合急救杂志，2001，8（2）：79-81.

[20] 朱正华，熊利泽，董海龙，等. 参附注射液对兔脊髓缺血损伤的保护作用[J]. 第四军医大学学报，2000，21（3）：278-282.

[21] 张军，徐瑞好，周宛丽，等. 心脏直视手术中参附注射液的心肌保护作用[J]. 临床麻醉学杂志，2006，22（2）：96-98.

[22] 邵丰，郑世营，赵军，等. 参附注射液对兔离体肺缺血/再灌注保护作用的实验研究[J]. 中国急救医学，2006，26（3）：195-197.

[23] 沙恩丽，刘智，鲁雨博，等. 参附药对对心肌缺血血瘀证大鼠血液流变学与心肌酶含量的影响[J]. 时珍国医国药，2014，25（2）：311-313.

[24] 丁宇栋. 参附注射液联合多巴胺对休克患者血液流变学的影响及疗效观察[J]. 山东医药，2009，49（20）：64-65.

[25] 刘智，孙大中，鲁雨博，等. 参附药对对心肌缺血大鼠血液流变学及认知能力的影响[J]. 上海中医药杂志，2015，49（1）：82-86.

[26] 陈东辉，李东晓，李兴平，等. 参附注射液增强机体非特异性抵抗力作用研究[J]. 中国中医急症，2003，12（2）：153-154.

[27] 姜丽，余兰彬，姚蓉，等. 参附注射液改善早、中期心源性休克大鼠血液黏度量效关系研究[J]. 世界科学技术-中医药现代化，2017，19（1）：154-160.

[28] 毕晓锋，刘国斌. 参附注射液治疗心源性休克的疗效观察[J]. 实用临床医学，2005，6（9）：32-34.

[29] 杨倩春，毛炜，刘旭生，等. 参附注射液治疗心源性休克有效性和安全性系统评价[J]. 中华中医药杂志，2012，27（4）：1052-1059.

[30] 张熹煜，钟敏莹. 参附注射液联合主动脉内球囊反搏术治疗心源性休克临床观察[J]. 新中医，2010，42（9）：18-19.

[31] 田继文. 参附注射液联合主动脉内球囊反搏术治疗心源性休克[J]. 长春中医药大学学报，2014，30（5）：884-886.

[32] Mou Z J，Lv Z T，Li Y，et al. Clinical effect of Shenfu injection in patients with septic shock：a meta-analysis and systematic review[J]. Evid Based Complement Alternat Med，2015：863149.

[33] Yi L，Zhang X，Lin P，et al. Effects of shenfu injection in the treatment of septic shock patients：a multicenter，controlled，randomized，open-label trial[J]. Evid Based Complement Alternat Med，2016：2565169.

[34] 邓永诚，董丽军. 参附注射液对心力衰竭患者心功能及血浆脑钠肽水平的影响[J]. 中华危重症医学杂志：电子版，2010，3（5）：17-19.

[35] Song WT，Cheng F F，Xu L，et al. Chinese medicine shenfu injection for heart failure：a systematic review and meta-analysis[J]. Evid Based Complement Alternat Med，2012：713149.

[36] 杜浩，戴小华. 参附注射液治疗心力衰竭的 Meta 分析[J]. 中华中医药杂志，2014，29（11）：3643-3646.

[37] 何志红. 参附注射液辅助治疗急性心衰的效果及对 TIMP-1、MMP-3 的影响[J]. 中国医药导报，2016，13（31）：105-108.

[38] 叶淑萍. 参附注射液治疗急性心力衰竭疗效观察[J]. 现代中西医结合杂志，2016，25（13）：1449-1451.

[39] 胡海华，陈国伟. 附射液治疗急性病毒性心肌炎的疗效观察[J]. 中西医结合心脑血管病杂志，2005，3（1）：67-68.

[40] 盛勇，李春梅. 参附注射液与维生素 C 治疗急性病毒性心肌炎的临床疗效观察[J]. 中国中西医结合杂志，2002，22（2）：138-139.

（江西中医药大学　徐国良、姜　丽）

四逆汤（口服液、滴丸）

【药物组成】　附片、干姜、炙甘草。

【处方来源】　东汉·张仲景《伤寒论》。《中国药典》（2015 年版）。

【功能与主治】　温中祛寒，回阳救逆。用于阳虚欲脱，冷汗自出，四肢厥逆，下利清谷，脉微欲绝所致心力衰竭、心绞痛等。

【药效】　主要药效作用如下：

1. 抗休克[1-2]　临床应用表明，四逆汤在冠心病、心绞痛、动脉粥样硬化及各种原因所致的休克等方面具有良好的治疗效果，能够抑制肠道菌移位，减轻肠黏膜损伤。可使感染休克大鼠平均动脉压显著下降，下降率与阳性药物地塞米松相当。其作用机制与改善下丘脑-垂体-肾上腺皮质轴，抑制大鼠肾上腺被膜皱缩，球状带细胞及束状带细胞体积缩小、数目减少，胞质内脂滴空泡增多的状况有关。对失血性休克大鼠，给予四逆汤后大鼠肠黏膜病理学改变得到显著改善，细菌培养计数、内毒素及 D-乳酸含量显著减少，血浆总一氧化氮合成酶显著减少。

2. 增强心肌收缩力[3-4]　腹膜透析是肾脏替代或者治疗中利用人体自身的腹膜作为透析膜，不断更换腹膜透析液的一种透析方式。此过程中可能会产生水负荷过重伴随心力衰竭，及时给药四逆汤可使心肌收缩力增强幅度更大，心排血量增加更多，肾功能得到良好改善。此外，有药理试验表明四逆汤含药血清能明显提高心肌收缩力，作用强度与灌流液中血清浓度呈明显的量效关系。在离体蛙心的药理试验中，含药血清能显著增强体外蛙心的心肌收缩力。其中末次给药后 90 分钟，采血分离的血清对体外蛙心的作用最强，估计此时四逆汤有效浓度最高。

3. 抗肿瘤[5]　四逆汤作为温阳法的代表方，对脾肾阳虚型恶性肿瘤有很好的治疗效果，其抗肿瘤作用主要是通过提高宿主免疫力、抑制肿瘤细胞增殖并诱导其凋亡实现的。在整体小鼠移植瘤试验中，给予四逆汤治疗并从整体及细胞水平评价四逆汤对肝癌细胞增殖的抑制作用，发现经四逆汤治疗后，肝癌荷瘤小鼠体重无明显下降，均重于单纯化疗组；四逆汤对瘤体有抑制性且该组胸腺指数高于化疗组。单纯化疗会对人体的正气造成很大程度的损伤，比如严重的胃肠道反应，体重减轻等。而四逆汤的治疗既能减轻或改善荷瘤宿主的病理情况，达到抑瘤的效果，又能改善肿瘤患者生活质量。

4. 抗动脉粥样硬化[6-7]　动脉粥样硬化会导致冠心病、脑梗死等疾病，其症状主要取决于血管病变及受累器官的缺血程度。四逆汤可显著降低动脉粥样硬化家兔斑块中基质金属蛋白酶的表达，能清除氧自由基及抑制脂质过氧化反应，明显减缓主动脉粥样硬化程度。与西药治疗抗动脉粥样硬化相比，均能稳定动脉粥样硬化斑块，显著提高血清中一氧化氮含量，降低血浆内皮素浓度。但四逆汤能显著提高家兔血浆中超氧化物歧化酶活性，对动脉粥样硬化抗血管内皮的氧化损伤、减轻主动脉脂质斑块的综合作用优于西药。

5. 抗大脑老化[8-9]　四逆汤有明显的抗大脑老化作用，对学习记忆能力的改善有着积极的作用。药理试验表明，四逆汤可降低血管性痴呆大鼠脑组织中 NOS、NO 含量，使大鼠大脑皮质及海马区谷胱甘肽过氧化物酶活性明显升高。与模型对照组比较，实验大鼠错误反应次数明显减少，全天总反应时间明显缩短，有一定的抗大脑老化作用。

6. 免疫调节[10]　四逆汤在机体处于免疫功能低下的状态有促进巨噬细胞吞噬功能和增加血清溶菌酶的调节作用。此调节作用是多方面的，对免疫活性 T 细胞免疫应答四逆汤有促进和调节的作用，而对免疫活性 B 细胞介导的免疫应答有抑制作用。

7. 抗氧化[11-14]　氧自由基反应和脂质过氧化反应在机体的新陈代谢过程中起着重要作用，正常情况下两者处于协调与动态平衡状态，维持着体内许多生理生化反应和免疫反应。一旦这种协调与动态平衡产生紊乱与失调，就会引起一系列的新陈代谢失常和免疫功能降低，形成氧自由基连锁反应，损害生物膜及其功能，以致形成细胞透明性病变、纤维化，大面积细胞损伤造成机体损伤。四逆汤提取液在体外清除超氧阴离子能力强，在体内可降低缺血心肌及血管内皮功能氧化损伤指标，降低内皮丙二醛（MDA）和内皮素-1（ET-1）含量，提高超氧化物歧化酶（SOD）活性和一氧化氮（NO）水平，表明四逆汤可保护心肌细胞和血管内皮细胞及生物膜免受自由基损伤，从而保护心血管系统。

【临床应用】　主要用于休克、冠心病心绞痛、心力衰竭、阳虚型功能性便秘等。

1. 休克　四逆汤可用于抢救休克患者，对于各种原因引起的休克，凡属亡阳型者，症见面色苍白，四肢厥冷，大汗淋漓，口唇发绀，肢端青紫，萎靡不振或见昏迷，脉微欲绝，舌质淡红等，用四逆汤救治疗效显著。

2. 冠心病心绞痛[15-16]　四逆汤治疗冠心病心绞痛时，可使患者回阳之功增强，促进心排血量（CO）增加，改善心功能，提高心肌耐缺氧能力，减少发作次数与持续时间，疗效显著。临床上与常规西药硝酸异山梨酯治疗相比，心电图改善与总有效率相差不大，但四逆汤治疗后患者不良反应少，药物依赖性低。

3. 心力衰竭[17]　临床治疗阳虚型心力衰竭采用在常规补充血容量、强心、血管活性的西药基础上，加入四逆汤治疗，对比单纯西药治疗，加入三药合方的四逆汤后强心升压效果较优。

4. 阳虚型功能性便秘[18]　对阳虚型功能性便秘采用大剂量四逆汤治疗，标本同治，温阳通便，整体调节，同时可提高患者的生活质量，复发率低，具有良好的长期疗效。

5. 膝骨关节炎[19]　临床上采用四逆汤饼灸治疗膝骨关节炎，患者经过治疗后关节疼痛、僵硬、功能障碍方面都有明显改善。另外四逆汤饼灸具有操作易、成本低、安全的特点，可广泛用于临床。

【不良反应】　尚未见报道。

【使用注意】　①热厥及阳郁厥逆之证者，禁用。②真热假寒者忌用。③服药呕吐者，可采用冷服法。

【用法与用量】　汤剂：水煎液，一次 1 剂顿服。口服液：一支 10ml，口服，一次 10～20ml，一日 3 次，或遵医嘱。滴丸：每粒滴丸重 58～61mg，每 2g 滴丸相当于药典所载四逆汤口服液 10ml。

参 考 文 献

[1] 倪建新, 林跃虹, 陈妙珠. 血清药理学方法研究四逆汤对离体蛙心心肌收缩力的影响[J]. 中国医药科学, 2012, 2（5）: 40-41.
[2] 李忱, 沙一岭. 四逆汤治疗维持性腹膜透析中水负荷过重伴慢性心力衰竭临床观察[J]. 中国中医药现代远程教育, 2013, 11（22）: 46.

[3] 代蓉,董柳慧,石安华,等. HPA轴抑制大鼠感染性休克模型的建立及四逆汤对该模型的作用[J]. 云南中医学院学报,2012, 35（6）: 1-6.

[4] 陈兰英,吴刚,陈卓,等. 四逆汤抗失血性休克大鼠肠黏膜损伤及菌群移位药效研究[J]. 中国实验方剂学杂志,2011, 17（23）: 121-124.

[5] 陈嘉璐,李湧健. 四逆汤对hepa1-6肝癌细胞的抑瘤作用和细胞周期影响的体内外实验研究[J]. 中医药临床杂志,2012, 24（12）: 1143-1147, 1265.

[6] 陈选,吕瑶,郁保生,等. 四逆汤对实验性高脂血症合并动脉粥样硬化兔MMP2、9mRNA表达的影响[J]. 中华中医药学刊,2013, 31（2）: 367-369, 451-452.

[7] 黄河清,吴伟康,罗汉川. 四逆汤与维生素E抗血管内皮功能氧化损伤及防治家兔实验性动脉粥样硬化的比较研究[J]. 中国病理生理杂志,2001, 17（2）: 59-62.

[8] 李建华,纪双泉,陈福泉,等. 四逆汤对血管性痴呆大鼠学习记忆力的影响[J]. 中国实验方剂学杂志,2011, 17（12）: 188-191.

[9] 张鹏,费洪新,纪亮,等. 四逆汤含药血清对早老性痴呆小鼠神经生长因子的影响及其作用机制[J]. 中国老年学杂志,2011, 31（6）: 993-995.

[10] 雷国奇. 四逆汤类方证治规律及临床应用研究[D]. 武汉: 湖北中医药大学,2010.

[11] 张玉萍,李锦,时一兵. 四逆汤的抗氧化作用研究[J]. 中草药,2001, 32（10）: 922-923.

[12] 吴伟康,侯灿. 四逆汤方药抗缺血心肌脂质过氧化作用及其量效时效的研究[J]. 中国中药杂志,1995, 20（4）: 235-237.

[13] 聂咏梅,吴伟康,刘颖,等. 四逆汤抗氧化应激性损伤保护心肌细胞机制的探讨[J]. 中成药,2005, 27（6）: 697-702.

[14] 赵明奇,秦鉴,吴伟康. 四逆汤抗缺血再灌注引起小鼠心肌细胞凋亡的作用观察及其机制研究[J]. 中国中西医结合杂志,2003, 23（6）: 1-4.

[15] 黄贝莉. 四逆汤在冠心病心绞痛患者中的应用观察[J]. 海峡药学,2016, 28（9）: 118-119.

[16] 雷蕊娥. 四逆汤治疗冠心病心绞痛64例疗效分析[J]. 中国实用医药,2012, （18）: 193-194.

[17] 王艳民. 四逆汤治疗阳虚之心衰72例临床观察[J]. 光明中医,2016, 31（4）: 520-521.

[18] 朱子奇. 四逆汤治疗阳虚型功能性便秘84例临床观察[J]. 海峡药学,2016, 28（11）: 106-108.

[19] 魏文元,武永利,张艳玲,等. 四逆汤饼灸治疗膝骨性关节炎的临床疗效[J]. 宁夏医科大学学报,2016, 38（3）: 340-342.

（江西中医药大学　徐国良、姜　丽）

二、益气养阴类

 生脉饮（冲剂、口服液、胶囊、注射液）

【药物组成】　红参、麦冬、五味子。

【处方来源】　金·张元素《医学启源》之生脉散。《中国药典》（2015年版）。

【功能与主治】　益气养阴,复脉固脱。用于气阴两亏、脉虚欲脱的心悸,四肢厥逆,气短,脉微欲绝造成的心肌梗死、心源性休克、感染性休克。

【药效】　主要药效作用如下:

1. 抗休克[1-4]　本品静脉注射可升高失血性休克复苏家兔的平均动脉压（MBP）和心排血量（CO）,降低外周血管阻力,能通过改善心功能而改善脓血性休克绵羊的血流动力学效应,同时通过升高PO_2和组织利用氧的能力而改善组织氧代谢;亦可降低麻醉犬正常血压,静脉滴注可降低高血压患者血压。

2. 抗心肌缺血[5]　心肌缺血再灌注损伤后,心肌收缩功能障碍,左室射血分数降低,生脉注射液可显著改善心肌缺血再灌注损伤大鼠的射血分数,抑制其心肌缺血再灌注损伤后多种炎症因子的表达。在此过程中,生脉注射液抑制了对心肌细胞的坏死性损伤,调控细胞因子,拮抗全身炎症反应而保护心肌细胞。心肌细胞内钙浓度异常性升高,可导致细胞结构损伤和功能代谢障碍。

3. 改善心功能[6-9]　本品可增加戊巴比妥所致急性心功能不全模型犬的心排血量（CO）、动脉血压（MBP）和左室做功指数（LVWI），降低肺动脉压（SPAP、DPAP）、肺毛细血管楔压（PCWP）、总肺血管阻力（TPVR）和总外周阻力（TPR）。本品腹腔注射对腹主动脉缩窄致慢性心力衰竭大鼠心室重构、血流动力学状况有改善作用。

心肌钙超载会造成心脏收缩与心脏舒张的不完全，生脉注射液能在心肌出现钙超载时减少钙离子内流，增强心脏泵血功能，有利于维持机体正常。对腹主动脉狭窄大鼠模型注射生脉注射液后大鼠左心室重量与体重明显下降，心肌组织总钙含量显著降低，心肌超微结构损伤程度明显减轻。表明生脉注射液不仅能防治心肌肥厚，而且能保护肌浆网钙泵功能，防止心肌钙超载损伤。

4. 抗肿瘤[10]　生脉注射液在抗肿瘤方面具有增效减毒的作用。针对肿瘤患者在放化疗时，体内的造血细胞产生很大毒性这一最常见的副作用，生脉注射液可在骨髓抑制期，防止患者体内白细胞和中性粒细胞的大量减少。此外生脉注射液还可缓解化疗所致恶心、呕吐、口腔炎等不良反应。

5. 免疫调节[11]　生脉注射液所含生物碱、氨基酸、苷类等化学成分都有提高机体免疫力的作用，临床上对胃癌术后化疗患者具有保护自身免疫和骨髓造血系统的作用。

【临床应用】　主要用于休克、心绞痛、肺心病等。

1. 休克[12-13]　生脉注射液具有强心作用，可增加心排血量，升高血压，改善微循环，对心源性休克、感染性休克等具有肯定疗效。生脉注射液辅助治疗急性心肌梗死并发心源性休克，溶栓后患者收缩压、肺毛细血管楔压、心脏指数、尿量明显改善。生脉注射液对感染性休克患者在早期的复苏帮助较大，可以增加心脏指数、胸腔内血容量指数（ITBVI）、体循环阻力指数（SVRI），降低血管外肺水（EVLW），同时减少感染性休克患者血管活性药的用量，并在更短的时间内纠正休克和组织缺氧状态，减少血管活性药物用量及用药时间，降低病死率。

2. 冠心病[14-15]　现已有大量临床报道称生脉注射液用于治疗冠心病心绞痛有较好的疗效，可降低心肌耗氧量，扩张血管，增加心肌收缩力、冠脉血流量。同时生脉注射液联合西医常规用药可提高临床疗效，降低高敏C反应蛋白水平，改善血液流变学等，从而减少冠心病心绞痛的发生。临床治疗不稳定型心绞痛采取在常规用药基础上加用生脉注射液，研究表明在治疗后第7天患者血浆肿瘤坏死因子-α、白介素及C反应蛋白水平显著下降，心绞痛发作次数与持续时间较常规治疗明显减少。生脉注射液可减少患者过度的炎性因子反应，保护血管内皮细胞功能，改善临床症状。

3. 病毒性心肌炎[16-17]　生脉注射液对病毒性心肌炎治疗的临床疗效确切，临床症状大多消失，心肌酶谱大多能降至正常，改善心电图表现；在常规西医治疗基础上加用生脉注射液，患者心悸、乏力、胸闷、胸痛等临床症状明显改善，且LD、HCK及CK-MB水平明显改善。因此，生脉注射液治疗病毒性心肌炎不仅用药安全，疗效更加良好，更适用于病毒性心肌炎的临床治疗。

4. 肺心病[18]　采用生脉注射液治疗肺心病急性加重期，可使患者心排血量增加，心肌耗氧量减少，血液黏度降低，且在治疗过程中不良反应少。

【不良反应】　生脉注射液的不良反应[19]主要以过敏反应为主，其中以I型变态反应最严重，包括过敏性休克、全身过敏反应、眼部过敏反应和皮疹。

【使用注意】　①对该药过敏者或有严重不良反应病史者禁用。②儿童、年老体弱者、心肺严重疾病者、肝肾功能异常者和初次使用中药注射剂的患者要加强临床监护。③该药需滴注前新鲜配制。④临床应用时，滴速不宜过快。一旦发生反应，应立即停用，并及时救治。

【用法与用量】　汤：水煎服，一日1剂。冲剂：每块15g（相当于原药材6g），口服，一次1块，一日3次。口服液：一次10ml，一日3次。胶囊：一次2～4粒，一日2次。一次2～4ml，一日1～2次，宜饭前服用。注射：每支装①2ml②10ml③20ml，肌内注射，一次2～4ml，一日1～2次。静脉滴注，一次20～60ml，用5%葡萄糖注射液250～500ml稀释后使用，或遵医嘱。

参 考 文 献

[1] 李书清，杨毅，邱海波，等. 生脉注射液对脓毒性休克绵羊血流动力学及氧代谢的影响[J]. 中国中西医结合急救杂志，2008，15（1）：48.

[2] 杨增强，蔡兰兰. 生脉注射液下调心肌肌钙蛋白 I 增强急性心肌梗死后心源性休克心脏泵功能的研究[J]. 现代中西医结合杂志，2017，26（2）：131-133，140.

[3] 赵菁华，钱小平，胡琦，等. 生脉注射液对血压双向调节的临床观察[J]. 中国中医急症，2004，13（6）：367-368.

[4] 丁永芳，沈明勤，王志刚. 生脉注射液对感染性休克大鼠血压的影响[J]. 时珍国医国药，2008，19（11）：2764-2766.

[5] 刘璇，李正，华声瑜，等. 生脉注射液抗大鼠心肌缺血再灌注损伤的药理学研究[J]. 中成药，2015，37（2）：251-255.

[6] 张亚臣，陈捷，吕宝经，等. 生脉注射液对肥厚心肌超微结构和钙泵功能的影响[J]. 上海第二医科大学学报，2005，（2510）：1022-1024.

[7] 陈威，沈洪，刘刚. 生脉注射液对心衰大鼠心功能影响作用的研究[J]. 中国急救医学，2002，22（2）：81.

[8] 张兴平，陈庆伟. 生脉注射液对慢性心力竭大鼠心室重构的影响[J]. 中药药理与临床，2007，23（4）：8.

[9] 张兴平，陈庆伟. 生脉注射液对慢性心力衰竭大鼠血流动力学的影响[J]. 中西医结合心脑血管病杂志，2007，5（11）：1086.

[10] 张迪，刘雅茹，佟永春，等. 生脉注射液抗肿瘤作用的研究进展[J]. 时珍国医国药，2015，26（12）：2996-2998.

[11] 张瀚心. 生脉注射液药效学研究进展[J]. 中国中医急症，2007，16（3）：342-344.

[12] 贾迎辉. 生脉注射液在急性心肌梗死并心源性休克中的应用[J]. 中国医药科学，2011，1（6）：52-53.

[13] 李永丽，李应东. 生脉注射液治疗急性心肌梗死并发心源性休克 18 例疗效观察[J]. 甘肃中医学院学报，2012，29（2）：15-17.

[14] 孟宪文. 生脉注射液对不稳定型心绞痛患者氧化应激与临床疗效的影响[J]. 现代中西医结合杂志，2014，23（14）：1549-1550.

[15] 吴嘉瑞，杨树谊，张晓朦，等. 基于 Meta 分析的生脉注射液治疗冠心病心绞痛系统评价[J]. 中国实验方剂学杂志，2015，21（22）：222-225.

[16] 金丽杰，谢敬东. 生脉注射液治疗病毒性心肌炎 188 例临床观察[J]. 中国当代医药，2012，19（7）：80-81.

[17] 蔡银河，温俊茂，鲁可，等. 生脉注射液治疗病毒性心肌炎有效性与安全性的 Meta 分析[J]. 中国循证心血管医学杂志，2017，9（6）：644-649，654.

[18] 陈志娟. 生脉注射液治疗慢性肺心病急性发作的疗效观察[J]. 中国临床新医学，2010，3（9）：864-865.

[19] 李廷谦，刘雪梅，冯敏，等. 生脉注射液临床应用及不良反应的系统评价[J]. 中国中西医结合杂志，2009，29（11）：965-969.

（江西中医药大学　徐国良、姜　丽）

参麦注射液

【药物组成】　红参、麦冬。

【处方来源】　明·秦景明《症因脉治》之麦冬饮。《中国药典》（2015年版）。

【功能与主治】　益气固脱，养阴生津，生脉。用于气阴两虚型之休克、冠心病、病毒性心肌炎、慢性肺心病。

【药效】　主要药效作用如下：

1. 改善心肌缺血[1-4]　心肌缺血时血压降低，左心室收缩压下降，心率变缓，参麦注射液中的有效成分人参皂苷 Re 对缺血心肌的舒缩功能有改善作用，即对血脑屏障损伤造成的局部缺血有神经保护作用。对心肌缺血再灌注损伤，参麦注射液具有保护毛细血管内皮细胞、促进内皮细胞、释放舒张因子、扩张血管、增加血流的作用，对缺血缺氧时代谢活动和超微结构微循环有保护作用。可对心肌缺血再灌注损伤后释放的氧自由基进行清除，减少膜脂质过氧化，稳定膜结构，进而抑制机体促炎性细胞因子的生成和释放，减轻炎性反应。

2. 抗疲劳，抗氧化[5-6]　参麦注射液中人参皂苷可以通过清除自由基或者抗氧化应激作用起到抗疲劳及衰老的作用。对长期给予 D-硝基精氨酸的肾脏损伤大鼠模型注射该药，通过检测大鼠血清生化指标、肾脏氧化指标和一氧化氮水平并结合病理组织学研究，可发现参麦注射液在大鼠肾脏内具有抗氧化作用。人参皂苷还可以通过缓解基因的氧化应激损伤，在大鼠下丘脑外侧区注射人参皂苷 Rb1，能通过血浆皮质醇产生明显的抗应激作用。抗氧化应激作用可以调节氧化还原平衡态增强抗氧化防御系统能力，减少自由基诱导的损伤，起到延缓衰老的作用。方中另一味药麦冬能提高皮下注射异丙肾上腺素后的小鼠在低压缺氧环境下的存活数量。小鼠游泳试验表明麦冬氨基酸和麦冬多糖具有一定的抗疲劳作用。

3. 抗肿瘤[7]　参麦注射液在肿瘤治疗中具有广泛的应用，通过检测小鼠体内肉瘤、肝癌、肺癌实体瘤细胞存活率，发现参麦注射液对癌症细胞的增殖有抑制作用，且呈剂量相关性，中、高剂量抑瘤率可达 35%。体外对癌细胞亦有增殖抑制作用，且呈浓度-时间相关性，即表明参麦注射液在体内外均有显著的抗肿瘤活性作用。

【临床应用】　主要用于休克、支气管哮喘急性发作、病毒性心肌炎和心力衰竭，辅助治疗肿瘤。

1. 休克[8]　在常规治疗方案的基础上加用参麦注射液进行治疗可以使患者的心脏功能得到显著改善，降低血清超敏 C 反应蛋白和白介素-6 水平，使血清自由基水平降低，改善血液高凝状态，预防微循环血栓形成。

2. 支气管哮喘急性发作[9-10]　参麦注射液可增强单核巨噬细胞功能，增强非特异性抗感染的作用，对免疫细胞具有调节作用，对炎性细胞起到抑制作用。参麦注射液治疗支气管哮喘患者，具有镇静的作用，患者用药后不会有失眠、潮热等不良反应的出现，有助于控制哮喘的急性发作。

3. 病毒性心肌炎[11]　采用参麦注射液加常规治疗病毒性心肌炎，与常规治疗加西药相比总有效率高，可使心肌酶降低，心电图改善率升高，且未出现不良反应。

4. 心力衰竭[12-13]　在西医常规治疗方案的基础上加用中药制剂参麦注射液可以使患者的心脏生理功能得到改善，能够显著降低心力衰竭总积分和中医证候总积分，提高 6 分钟步行测试结果，降低氨基末端前脑钠肽的水平。

5. 辅助治疗肿瘤[14-15]　临床研究表明，参麦注射液在辅助治疗肿瘤中的应用广泛，对肺癌患者，可减轻其化疗后胃肠道反应，保护骨髓红系造血功能，提高白细胞、血小板水平。对肝癌患者，可改善其症状，减轻不良反应，提高生活质量。

【不良反应】　不良反应临床表现复杂多样，以过敏反应居多。

【使用注意】　①该药是纯中药制剂，有效成分较多，保存不当会影响产品质量，使用前须对光检查，发现药液出现浑浊、沉淀、变色、漏气、变质等现象时不能使用。②对该药过敏者或有严重不良反应病史者禁用。③儿童、年老体弱者、心肺严重疾病者、肝肾功能异常者和初次使用中药注射剂的患者要加强临床监护。④该药不与其他药物在同一容器内混合使用。⑤该药需在滴注前新鲜配制。⑥临床应用时，滴速不宜过快。使用前必须对光检查，如发现药液出现浑浊、沉淀、变色、漏气或瓶身细微破裂者，均不能使用。⑦本品不宜与含有藜芦、五灵脂的药物及甘油果糖注射液、青霉素类高敏药物合并使用。

【用法与用量】　肌内注射，一次 2~4ml，一日 1 次。静脉滴注，一次 20~100ml（用 5%葡萄糖注射液 250~500ml 稀释后应用）或遵医嘱。

参 考 文 献

[1] 关力. 生脉/参麦注射液对比格犬心肌缺血模型内皮功能影响的实验研究[D]. 沈阳：辽宁中医药大学，2015.

[2] 于佳慧，刘谈，郭茂娟，等. 参麦注射液对异丙肾上腺素诱导大鼠心肌缺血的保护作用[J]. 天津中医药，2014，（3106）：353-357.

[3] 余健，辛艳飞，宣尧仙. 参麦注射液药理作用的物质基础研究进展[J]. 医药导报，2013，32（4）：497-500.

[4] 蒋鹏，赵明，刁玉晶，等. 参麦注射液对心肌缺血再灌注损伤大鼠 ICAM-1 表达的影响[J]. 现代预防医学，2011，（7）：1340-1341，1348.

[5] 张升，陈敏华，徐潘生，等. 参麦注射液保护 D-NNA 所致大鼠肾脏氧化损伤的研究[J]. 中华中医药学刊，2014，32（11）：2645-2647.

[6] 高瑛瑛，刘文丽，周炳荣，等. 人参皂苷 Rg1 对细胞光老化模型中 p53 信号转导途径的影响[J]. 中国药理学通报，2010，26（3）：383-387.

[7] 邬方宁. 参麦注射液的抗肿瘤作用研究[J]. 现代药物与临床，2013，（1）：21-24.

[8] 赵国平，吴耀建. 参麦注射液在低血容量性休克早期液体复苏中的应用[J]. 解放军医药杂志，2013，25（9）：85-88.

[9] 汤晓燕. 参麦注射液治疗支气管哮喘急性发作临床观察及护理体会[J]. 新中医，2015，47（8）：272-274.

[10] 熊素琼，郭亚平，熊希. 参麦注射液治疗支气管哮喘急性发作临床研究[J]. 当代医学，2012，18（29）：84-86.

[11] 张莉，王保和，胡晶，等. 参麦注射液治疗小儿病毒性心肌炎的系统评价[J]. 中国循证医学杂志，2010，10（6）：700-706.

[12] 尤莉. 参麦注射液对充血性心力衰竭患者微循环的影响研究[J]. 中国医药科学，2014，4（19）：70-71，128.

[13] 曹华政. 参麦注射液佐治心肌梗死临床疗效观察[J]. 吉林医学，2014，35（34）：7648-7649.

[14] 郑引水. 参麦注射液对肺癌化疗中血细胞的影响[J]. 甘肃科技，2009，25（7）：134-135.

[15] 郑培秋. 参麦注射液对肝癌介入治疗后患者生活质量的影响[J]. 广西医学，2011，33（5）：608-610.

（江西中医药大学　徐国良、姜　丽）

第八章

动脉粥样硬化中成药名方

第一节　概　述[1-6]

一、概　念

动脉粥样硬化（atherosclerosis，AS）是动脉壁变厚并失去弹性的几种疾病的统称，是动脉硬化中最常见而重要的类型。动脉粥样硬化的主要病变特征为动脉某些部位的内膜下脂质沉积，并伴有平滑肌细胞和纤维基质成分的增殖，逐步发展形成动脉粥样硬化性斑块。它是一种以中等动脉和大动脉斑片状内膜下增厚（动脉粥样化）为特征的病变，可以减少或阻断血流。斑块部位的动脉壁增厚、变硬，斑块内部组织坏死后与沉积的脂质结合，形成粥样物质，称为粥样硬化。其特点是受累动脉的内膜有类脂质的沉着，复合糖类的积聚，继而纤维组织增生和钙沉着，并有动脉中层的病变。本病主要累及大中型的肌弹力型动脉，以主动脉、冠状动脉及脑动脉为多见，常导致管腔闭塞或管壁破裂出血等严重后果。动脉粥样硬化多见于 40 岁以上的男性和绝经期后的女性。本病常伴有高血压、高胆固醇血症或糖尿病等。粥样硬化斑块通常是散在的，可以在主动脉至直径 3mm 的动脉内膜中发生，最常见于冠状动脉，是冠心病、脑梗死、外周血管病的主要发病原因。

二、病因及发病机制

（一）病因

动脉粥样硬化是多因素共同作用引起的，发病机制复杂，目前尚未完全阐明。病因主要分内因（包括遗传因素等）和外因（包括环境因素等）。从遗传因素的角度看，有些家族中有年轻动脉粥样硬化患者，近亲发病率明显增高，年龄和性别也是不可忽视的两个因素，随着年龄的增长，动脉粥样硬化形成的速度也在加快；在性别上，女性在更年期前很少发生动脉粥样硬化。虽然遗传因素、年龄和性别等原因是不可能改变的，但并不是最主要的（只占 30%），最主要的是外部环境因素，约占 70%。主要危险因素有 7 种：高血压、高血脂、吸烟、肥胖、运动太少、心理紧张不平衡及糖尿病，其中前 3 种是主要外因。

（二）发病机制

动脉粥样硬化的发病机制主要有脂质浸润假说、慢性内皮损伤假说、炎性反应假说、血栓形成假说，上述假说往往相互作用。如脂质浸润假说认为，血浆低密度脂蛋白（LDL）水平升高引起 LDL 渗入动脉壁，导致平滑肌细胞和巨噬细胞（泡沫细胞）内脂质积聚。在生长因子的作用下 LDL 也促进平滑肌细胞增生并迁移至内膜下和内膜区，在此环境下 LDL 被修饰和氧化，从而其致粥样硬化作用变得更强。密度小的 LDL 胆固醇颗粒更易于被修饰和氧化，修饰和氧化后的 LDL 对单核细胞具有趋化性，促使它们移入内膜，早期出现在脂纹中，以及转化并作为巨噬细胞滞留在内膜下间隙，巨噬细胞表面的清道夫受体有利于氧化的 LDL 进入这些细胞，使其转变成富含脂质的巨噬细胞和泡沫细胞。氧化的 LDL 对内皮细胞还具有细胞毒作用，可以引起高度损害区域的内皮细胞功能障碍或丧失。慢性内皮损伤假说认为各种机制引起的内皮损伤造成内皮的丧失，血小板黏附到内皮下组织，血小板聚集，单核细胞和 T 淋巴细胞趋化，以及血小板源、单核细胞源生长因子释放，后者引起平滑肌细胞自中层移至内膜，并在那里增殖，合成结缔组织及蛋白多糖，形成纤维斑块。其他细胞（如巨噬细胞、内皮细胞、动脉平滑肌细胞）也产生生长因子，引起平滑肌增生和产生细胞外基质。

三、临 床 表 现

动脉粥样硬化的症状主要取决于血管病变及受累器官的缺血程度。主动脉粥样硬化常无特异性症状；冠状动脉粥样硬化者，若管径狭窄达 75% 以上，则可发生心绞痛、心肌梗死、心律失常，甚至猝死；脑动脉粥样硬化可引起脑缺血、脑萎缩，或造成脑血管破裂出血；肾动脉粥样硬化常引起夜尿、顽固性高血压，严重者可有肾功能不全；肠系膜动脉粥样硬化可表现为饱餐后腹痛、消化不良、便秘等，严重时肠壁坏死可引起便血、麻痹性肠梗阻等症状；下肢动脉粥样硬化引起血管腔严重狭窄者可出现间歇性跛行、足背动脉搏动消失，严重者甚至可发生坏疽。

四、诊　　断

动脉粥样硬化发展到一定程度，尤其是出现器官病变时，诊断并不困难。如检查发现血脂异常，动脉造影显示血管有狭窄性病变，应首先考虑动脉粥样硬化。此外，患者常伴有动脉粥样硬化的易患因素，如高血压、高胆固醇血症、低高密度脂蛋白血症、糖尿病及吸烟等，如选择性地做心电图，放射性核素心、脑、肾等脏器扫描，多普勒超声检查，以及选择性血管造影等，有助于明确诊断。目前动脉粥样硬化常用的诊断方法主要有血液学检测（血脂、血液流变学）及影像学检测（超声血管检测、颈动脉彩超、血管内超声、冠脉造影等）。

五、治　疗

（一）常用化学药物及现代技术

降血脂药物，如他汀类、贝特类、烟酸、考来烯胺等；抗血小板药物，如阿司匹林、双嘧达莫、氯吡格雷；扩张血管药物，如肼屈嗪（主要作用于动脉）、硝酸甘油和硝酸异山梨酯（主要作用于静脉）、硝普钠（作用于动脉及静脉）；溶血栓和抗凝血药物，溶栓药物有尿激酶和链激酶、组织型纤维蛋白溶酶原激活剂等，抗凝血药物有肝素、依诺肝素等。

动脉粥样硬化除用药物治疗外，还可对狭窄或闭塞动脉进行再通、重建或旁路移植等外科手术，也可行血管腔内放置支架等介入治疗。

（二）中成药名方治疗

中医药防治动脉粥样硬化不同于化药，化药是单靶点的单一调节治疗，中医药是作用于多靶点、多环节，对动脉粥样硬化的各个环节进行干预治疗。中药治疗不仅改善临床症状和生存质量，还可大大提高患者的远期疗效及生存率。中医药治疗动脉粥样硬化是标本兼治，急当治其标，缓则治其本。

第二节　中成药名方的辨证分类与药效[1-6]

中药治疗动脉粥样硬化是辨证用药。中成药名方的常见辨证分类及其主要药效作用如下：

一、祛痰化浊类

动脉粥样硬化痰浊阻脉证者的主要症状有肥胖体沉，痰多气短，伴有倦怠乏力，纳呆便溏，口黏、恶心，咯吐痰涎，苔白腻或白滑，脉滑。

动脉粥样硬化痰浊阻脉证的主要病理变化由脂质代谢紊乱引起，包括血脂高，血液黏度升高，血液流变学异常，血管炎症反应明显，血管内皮损伤、血管平滑肌细胞增殖形成斑块。

祛痰化浊中成药可通过减少外源性脂质的吸收，抑制脂质合成，促进脂质的转运与清除，影响脂质的肝肠循环，加速其排泄等途径降血脂，改善动脉粥样硬化的发生与发展。

常用中成药：血脂康胶囊（片）、脂必妥片（胶囊）等。

二、活血化瘀类

动脉粥样硬化血瘀证者的主要症状是舌质暗红，或紫暗，有瘀斑，舌下瘀筋，苔薄，脉弦涩或结、代、促。

动脉粥样硬化的血瘀证者主要的病理变化是冠脉供血不足，微循环障碍，血液流变学异常等。

活血化瘀中成药可抑制过氧化反应，保护血管内皮，抑制血小板聚集，抑制血栓形成，抑制或消退斑块，抑制动脉粥样硬化的形成。

常用中成药：通脉降脂胶囊（片）、脂脉康胶囊、降脂通脉胶囊、通塞脉片等。

参 考 文 献

[1] 陈奇，张伯礼. 中药药效研究方法学[M]. 北京：人民卫生出版社，2016：125-128.

[2] 李杰. 中医药治疗动脉粥样硬化研究进展[J]. 内蒙古中医药，2019，38（12）：167-168.

[3] 白颖舜，罗艳. 动脉粥样硬化临床前期病变中医药干预性研究[J]. 辽宁中医药大学学报，2019，21（12）：187-189.

[4] 张华，倪昀，王思静，等. 动脉粥样硬化的发生机制和中医药干预研究进展[J]. 中西医结合心脑血管病杂志，2019，17（21）：3342-3347.

[5] 张强，罗毅. 动脉粥样硬化中药治疗机制的研究进展[J]. 中西医结合心血管病电子杂志，2019，7（11）：1-2，4.

[6] 胡楠，张威，于睿，等. 中药复方治疗颈动脉粥样硬化斑块临床疗效 Meta 分析[J]. 中华中医药学刊，2018，36（9）：2089-2093.

（中国中医科学院西苑医院　刘建勋、张业昊）

第三节　中成药名方

一、祛痰化浊类

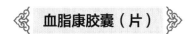

血脂康胶囊（片）

【**药物组成**】　红曲。

【**处方来源**】　研制方。《中国药典》（2015 年版）。

【**功能与主治**】　除湿祛痰，活血化瘀，健脾消食。用于脾虚痰瘀阻滞证的气短、乏力、头晕、胸闷、腹胀、食少纳呆等；高脂血症；也可用于由高脂血症及动脉粥样硬化引起的心脑血管疾病的辅助治疗。

【**药效**】　主要药效作用如下：

1. **降血脂**[1-2]　家兔、鹌鹑、大鼠、猪等多种高脂血症造模研究显示，血脂康胶囊能明显降低实验动物血清总胆固醇（TC）、三酰甘油（TG）、低密度脂蛋白胆固醇（LDL-C），提高血清高密度脂蛋白胆固醇（HDL-C）。试验研究显示，血脂康胶囊通过增强 LDL-C 受体基因表达，从而加快 LDL-C 清除，调节血脂。血脂康是 β-羟-β-甲戊二酸单酰辅酶 A（HMG-CoA）还原酶的抑制剂，从而抑制 TC 的合成。

2. **抗动脉粥样硬化**[1-2]　血脂康胶囊能够明显减小颈动脉内膜中层厚度和颈动脉斑块积分，稳定颈动脉粥样硬化斑块，阻止动脉粥样硬化的发展，甚至逆转动脉粥样硬化斑块。主要通过以下几个途径稳定抑制动脉粥样硬化斑块：①缩小斑块脂质核心，增加其坚固性。②保护血管内皮从而减少斑块内炎性细胞浸润，减轻炎症反应，使斑块内基质合成增加，降解减少。③清除自由基，抑制 LDL-C 氧化修饰，从而减少泡沫细胞的形成，减轻 LDL-C 对内皮细胞的损伤。④抑制平滑肌细胞增殖迁移，减少泡沫细胞形成。⑤显著降低高脂血症大鼠血清 MDA 水平，提高 SOD 活力。

3. **抑制脂质在肝脏的沉积**[1-2]　血脂康胶囊能明显减轻家兔脂肪肝模型的肝脏脂肪病

变，降低肝细胞脂变率，抑制胆固醇饮食所致的家兔脂肪肝的形成。其作用机制可能是通过血脂康胶囊竞争性地抑制合成胆固醇的限速酶 HMG-CoA，从而减少肝脏胆固醇的合成，同时刺激肝细胞表面 LDL-C 受体活性增加，促进血浆 LDL-C 的清除，影响 TC 和 TG 体内的代谢，从而降低血清 TC、LDL-C、TG 含量及肝脏的脂肪沉积，抑制脂肪肝的形成。

4. 改善胰岛素抵抗[1-2]　血脂康胶囊可以明显改善高脂喂养大鼠糖代谢的异常及胰岛素抵抗，明显下调高脂喂养大鼠内脏脂肪及肝脏中蛋白质酪氨酸磷酸酶-1B（PTP-1B）的表达从而改善胰岛素抵抗。

5. 降糖[1-2]　血脂康胶囊对四氧嘧啶性糖尿病小鼠有显著的降糖作用，对正常小鼠的葡萄糖耐量无增强作用，揭示血脂康胶囊的降糖作用可能是通过增加机体对糖的利用而实现的。

6. 改善心室重构[3]　血脂康胶囊早期干预可下调自发性高血压大鼠 MMP-9 水平，降低心肌组织胶原含量，改善心肌重构。

【临床应用】　主要用于高脂血症及动脉粥样硬化。

1. 动脉粥样硬化[4-6]　血脂康胶囊能使患者颈动脉粥样斑块缩小，颈动脉内膜中层变薄，延缓颈动脉硬化进程，是一种防治动脉粥样硬化的良药。血脂康胶囊能够调节颈动脉粥样硬化患者的血脂水平，减缓颈动脉内膜中层增厚的发展。血脂康胶囊可通过调节血清中 CD40、CD40L、MMP-9 的浓度，使斑块稳定，阻止颈动脉粥样硬化的发展，以降低脑缺血的发生率。血脂康胶囊能降低颈动脉粥样硬化患者的 LDL 水平，升高 HDL 水平，削弱氧化型低密度脂蛋白（OX-LDL）对内皮细胞的毒性作用，从而增加内皮细胞、巨噬细胞的一氧化氮合成酶基因表达，减少机体活性氧产生，减弱氧化作用。

血脂康胶囊能够有效改善 2 型糖尿病患者各动脉硬化指标的情况，减少患者颈动脉内膜中层的厚度，进而避免、减少各类缺血性脑病的发生。

血脂康胶囊能通过减轻不稳定型心绞痛患者炎性反应，改善血管内皮功能，逆转和稳定颈动脉粥样硬化斑块，减少心血管事件，且不增加不良反应。

2. 高脂血症[7-8]　血脂康胶囊能明显降低 TC 和 LDL-C 水平，升高 HDL-C 水平，其在常规剂量下降低 TC 和 LDL-C 水平的作用与常规剂量他汀类药物作用相当，并且升高 HDL-C 水平作用优于他汀类药物。临床研究也显示血脂康胶囊治疗耐受性和安全性更好。

3. 非酒精性脂肪肝[9]　小剂量血脂康胶囊治疗非酒精性脂肪性肝病合并高脂血症安全有效；血脂康治疗伴有高脂血症的非酒精性脂肪性肝病可显著改善血脂异常，改善胰岛素抵抗。

4. 冠心病[10]　血脂康胶囊能辅助治疗冠心病，可降低血脂正常或异常患者心血管事件的发生，缓解临床症状，改善心电图情况，降低血脂 TC 和 LDL-C 水平，且不良反应少。

5. 脑梗死[11]　血脂康胶囊可用于脑梗死患者的辅助治疗，能够有效改善患者的血脂情况，并在一定程度上逆转患者的动脉粥样硬化，从而降低再梗死的风险。

6. 高血压[12-13]　血脂康胶囊可用于高血压的辅助治疗，早期干预老年高血压患者，在改善语言能力方面具有较好的疗效，且疗效安全。血脂康胶囊也可用于治疗原发性高血压左室肥厚（LVH）合并高脂血症患者，能有效降低血脂水平，逆转心肌肥厚，改善患者预后。

【不良反应】　①一般耐受性良好，大部分副作用轻微而短暂。②本品常见不良反应为胃肠道不适，如胃痛、腹胀、胃部灼热等。③偶可引起血清氨基转移酶和肌酸激酶可逆性升高。④罕见乏力、口干、头晕、头痛、肌痛、皮疹、胆囊疼痛、浮肿、结膜充血和泌尿道刺激症状。

【使用注意】　①用药期间应定期检查血脂、血清氨基转移酶和肌酸激酶；有肝病史者服用本品尤其要注意肝功能的监测。②在本品治疗过程中，如发生血清氨基转移酶增高达到正常高限 3 倍，或血清肌酸激酶显著增高时，应停用本品。③孕妇及哺乳期妇女慎用。④饮食宜清淡。⑤儿童用药的安全性和有效性尚未确定。

【用法与用量】　胶囊：口服，一次 2 粒，一日 2 次，早晚饭后用服；轻、中度患者一日 2 粒，晚饭后服用或遵医嘱。片：口服，一次 2 片，一日 2 次，早晚饭后服用；轻中度患者一日 2 片，晚饭后服用或遵医嘱。

参 考 文 献

[1] 毛平，谢雁鸣，郭树仁，等. 血脂康胶囊的动物实验研究综述[J]. 中医杂志，2010，S1：248-250.

[2] 延君丽，刘承蔚，韩亚蓉. 血脂康胶囊对动脉粥样硬化大鼠血脂及 C 反应蛋白的影响[J]. 现代生物医学进展，2010，10（12）：2263-2265.

[3] 朱桂平，王卓，林忠伟. MMP-9/TIMP-1 在自发性高血压大鼠左室重构中的表达及血脂康胶囊的调控作用[J]. 中国老年学杂志，2015，35（11）：2946-2949.

[4] 贾佳，洪军. 中医药治疗颈动脉粥样硬化的临床进展[J]. 新疆中医药，2017，35（6）：106-108.

[5] 苏白玉，张力双，田春凤，等. 血脂康胶囊对 2 型糖尿病患者颈动脉内膜厚度的影响研究[J]. 河北医药，2016，38（16）：2453-2455.

[6] 刘红军，王丽华，魏文红. 血脂康对不稳定型心绞痛患者炎症因子、内皮功能及颈动脉粥样斑块的影响[J]. 中国实验方剂学杂志，2013，19（16）：322-327.

[7] 郑思遥，杨翠，张成英. 血脂康胶囊治疗血脂异常的 Meta 分析[J]. 中国医药导报，2019，16（14）：51-55，78.

[8] 李琨，黄建乐，程若洲. 血脂康胶囊治疗冠心病合并血脂异常的系统评价和 Meta 分析[J]. 实用心脑肺血管病杂志，2013，21（6）：25-27.

[9] 欧玫媛，徐尚华. 血脂康治疗非酒精性脂肪肝和动脉粥样硬化研究现状[J]. 中国现代医药杂志，2010，（4）：127-129.

[10] 王洋，陈智慧，刘光辉，等. 血脂康胶囊辅助治疗冠心病随机对照试验系统综述[J]. 中国中西医结合杂志，2014，34（10）：1182-1191.

[11] 张晋. 血脂康对脑梗死患者血脂与颈动脉粥样硬化的调控作用[J]. 新中医，2015，47（5）：46-48.

[12] 蔡颖颖. 中药血脂康胶囊早期介入改善老年高血压患者认知功能的临床研究[D]. 南京：南京中医药大学，2017.

[13] 郭柏华，明光福，张昭，等. 血脂康胶囊治疗原发性高血压左室肥厚合并高脂血症的效果观察[J]. 中国当代医药，2016，23（1）：38-41.

（中国中医科学院西苑医院　刘建勋、张业昊）

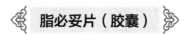

脂必妥片（胶囊）

【药物组成】　红曲、山楂、白术。

【处方来源】　研制方。国药准字 Z20028011。

【功能与主治】　健脾消食，除湿祛痰，活血化瘀。用于预防治疗和调节高脂血症；脾虚阻滞，症见气短，乏力，头晕，头痛，胸闷，腹胀，食少纳呆等；高脂血症；也可用于高脂血症及动脉粥样硬化引起的其他心脑血管疾病的辅助治疗。

【药效】　主要药效作用如下：

1. **降血脂**[1]　脂必妥片可明显降低高脂血症患者血清总胆固醇（TC）、三酰甘油（TG）、低密度脂蛋白胆固醇（LDL-C）水平，升高高密度脂蛋白胆固醇（HDL-C）水平。

2. 改善血液流变学[2]　脂必妥片可通过改善冠心病患者血细胞比容，全血高切、低切黏度，血浆比黏度等，改善血液流变学，缓解血液高黏滞状态。

【临床应用】　主要用于高脂血症及动脉粥样硬化。

1. 动脉粥样硬化[3-5]　脂必妥片具有较好的调节血脂的作用，临床安全、有效，可以延缓动脉粥样硬化的形成，具有较好的预防作用。

2. 高脂血症[3-5]　脂必妥片可用于高脂血症患者，具有较好的临床疗效，能显著改善患者的血脂异常，是一种安全、有效的血脂调节剂。

【不良反应】　尚未见报道。

【使用注意】　孕妇及哺乳期妇女禁用。服药期间及停药后应尽量避免高脂饮食，如肥肉、禽肉皮、内脏、蛋黄等。

【用法与用量】　片：口服，一次 3 片，一日 2 次。胶囊：口服，一次 3 粒，一日 2次，早晚饭后服用或遵医嘱。

参 考 文 献

[1] 戴德银. 新编简明中成药手册[M]. 4 版. 郑州：河南科学技术出版社，2017：100.
[2] 郑春霞，王淅冰，李虹. 地奥脂必妥片对冠心病心绞痛患者血液流变性的影响[J]. 微循环学杂志，2000，（1）：52-53.
[3] 宋士岩，薛丽杰. 地奥脂必妥片治疗高脂血症 56 例临床观察[J]. 沈阳部队医药，1998，（1）：87.
[4] 冯自明. 脂必妥片治疗高脂血症 66 例观察[J]. 中国社区医师（医学专业），2012，14（11）：87.
[5] 刘太安，刘勇. 地奥脂必妥片的临床应用[J]. 医药导报，1996，（6）：305.

（中国中医科学院西苑医院　刘建勋、任钧国）

二、活血化瘀类

通脉降脂胶囊（片）

【药物组成】　笔管草、三七、川芎、花椒、荷叶。

【处方来源】　研制方。国药准字 Z22024984。

【功能与主治】　降脂化浊，活血通脉。用于治疗高脂血症，防治动脉粥样硬化。

【药效】　主要药效作用如下：

1. 调血脂[1,2]　通脉降脂胶囊可明显降低高脂饮食大鼠高血脂模型的血清 TG、TC、LDL 水平，具有降低高血脂大鼠血脂的作用。

2. 抑制肝脏脂肪堆积[1,2]　通脉降脂胶囊能明显降低大鼠实验性高脂饮食脂肪肝的血清 TC、TG、LDL 水平，降低肝脏系数，减低肝组织病理学中肝脂肪性变评分值，减轻脂肪在肝细胞中的堆积。

【临床应用】　主要用于治疗高脂血症、动脉粥样硬化等。

1. 脂肪肝[3]　通脉降脂胶囊用于高脂血症合并脂肪肝患者的治疗，可降低患者血清 TC、TG 水平，同时脂肪肝明显减轻，甚至消失。提示通脉降脂胶囊具有调血脂、治疗脂肪肝的作用。

2. 脑梗死[4]　通脉降脂胶囊可用于治疗脑梗死伴高脂血症患者，能明显降低患者 TC

和 TG 水平，降低脑梗死复发率，可以预防脑梗死的复发。

【不良反应】　尚未见报道。

【使用注意】　尚不明确。

【用法与用量】　胶囊：口服，一次 2 粒，一日 3 次。片：口服，一次 4 片，一日 3 次。

参 考 文 献

[1] 王志，魏东卉. 通脉降脂软胶囊对大鼠高脂血症模型血脂的影响[J]. 中国煤炭工业医学杂志，2012，15（3）：416-418.

[2] 吉中强，魏东卉，纪文岩，等. 通脉降脂软胶囊对大鼠实验性高脂饮食脂肪肝模型的影响[J]. 世界中西医结合杂志，2008，（9）：515-517，520.

[3] 喇万英，韩淑英，张印朋，等. 通脉降脂胶囊治疗高脂血症合并脂肪肝的临床疗效观察[J]. 中国综合临床，2005，（10）：893-894.

[4] 刘英杰，赵黔鲁，藏贺川，等. 通脉降脂胶囊预防脑梗死复发效果观察[J]. 山东医药，2005，（32）：35-36.

（中国中医科学院西苑医院　刘建勋、张业昊）

脂脉康胶囊

【药物组成】　普洱茶、刺五加、山楂、莱菔子、荷叶、葛根、菊花、黄芪、黄精、何首乌、茺蔚子、杜仲、大黄（酒制）、三七、槐花、桑寄生。

【处方来源】　研制方。《中国药典》（2015 年版）。

【功能与主治】　消食，降脂，通血脉，益气血。用于瘀浊内阻、气血不足所致的动脉硬化症，高脂血症。

【药效】　主要药效作用如下：

1. 抗动脉粥样硬化[1]　脂脉康胶囊能显著抑制实验性动脉粥样硬化家兔主动脉粥样硬化程度并缩小硬化面积，降低冠状动脉粥样斑块阻塞程度，提示脂脉康胶囊对家兔实验性动脉粥样硬化具有显著的治疗作用。

2. 调血脂[1-4]　脂脉康胶囊能明显降低实验性高脂血症大鼠血清 TG、LDL-C 水平，升高 HDL-C 含量。但对 TC 含量无明显的影响；还可降低高血脂家兔血清 TG 和 LDL-C 水平，降低心脏和主动脉 TC 含量；具有明显的调血脂作用。

3. 抗血栓[4]　脂脉康胶囊能明显改善高脂血症大鼠全血黏度、血浆黏度值，缩短血栓长度，显著减小血栓湿重和干重，能明显抑制体外血栓形成。

【临床应用】　主要用于治疗动脉粥样硬化、高脂血症等。

1. 高脂血症　脂脉康胶囊具有明显的调节血脂的作用，可用于高脂血症患者的治疗。

2. 动脉粥样硬化　脂脉康胶囊不仅降血脂，还可延缓动脉粥样硬化的形成，可用于颈动脉粥样硬化患者的预防与治疗。

【不良反应】　尚未见报道。

【使用注意】　尚不明确。

【用法与用量】　口服，一次 5 粒，一日 3 次。

参 考 文 献

[1] 张轩萍，牛拴成，章毅，等. 脂脉康胶囊对家兔实验性动脉粥样硬化的影响[J]. 山西医科大学学报，2003，34（1）：3-4.

[2] 牛拴成，张轩萍，章毅，等. 脂脉康胶囊对家兔实验性高脂血症的影响[J]. 山西医科大学学报，2003，（1）：1-2.

[3] 柴秋彦，李百强，韩文兰，等. 脂脉康胶囊对高脂血症大鼠血脂的影响[J]. 中西医结合心脑血管病杂志，2004，（1）：31-32.

[4] 汪江波，刘显庆，李峰. 脂脉康胶囊对高脂血症大鼠血液黏度及体外血栓形成的影响[J]. 西北药学杂志，2013，28（4）：393-395.

（中国中医科学院西苑医院　刘建勋、赵爱梅）

降脂通脉胶囊

【药物组成】　决明子、姜黄、泽泻、三七、铁线草。

【处方来源】　研制方。国药准字 Z20026429。

【功能与主治】　彝医：乌诺衣诺亚都格。中医：降脂化浊，化痰祛湿，活血通脉。用于痰瘀阻滞所致的高脂血症。防治动脉粥样硬化。

【药效】　主要药效作用如下：

1. 降血脂[1]　降脂通脉胶囊灌胃，能明显降低实验性高脂血症家兔模型血清 TC、TG 和 LDL-C 含量。对血脂具有明显的改善作用。

2. 改善血液流变学[1]　降脂通脉胶囊能明显降低实验性高脂血症家兔模型腺苷二磷酸（ADP）诱导的血小板聚集率，亦能有效降低低切血液黏度，降低血浆纤维蛋白原含量，抑制血小板黏附性与聚集性，改变血液流变学。

【临床应用】　主要用于治疗动脉硬化症、高脂血症等。

1. 颈动脉粥样硬化[2-3]　降脂通脉胶囊对冠心病患者的颈动脉粥样硬化斑块具有延缓和稳定的作用。该药治疗冠心病颈动脉粥样硬化患者 6 个月后，TC、TG、LDL-C 及 C 反应蛋白（CRP）均较治疗前有显著降低，HDL-C 明显升高。患者颈动脉内膜中层厚度（IMT）和粥样硬化斑块积分均较治疗前明显下降。

2. 高脂血症[4]　降脂通脉胶囊治疗痰瘀互结高脂血症患者疗效显著，且不良反应小。治疗 4 周后各项血脂指标（TC、TG、HDL-C 和 LDL-C）均有显著性降低。

3. 脂肪肝[5]　降脂通脉胶囊治疗高脂血症合并脂肪肝患者，具有较好的疗效。高脂血症合并脂肪肝患者服用降脂通脉胶囊 3 个月后，血清 TC、TG 水平均明显降低，同时脂肪肝明显减轻，甚至消失。

【不良反应】　降脂通脉胶囊口服灌胃和腹腔注射急性毒性试验[6]结果显示，口服灌胃给药最大耐受量为 13.3g/kg，耐受倍数为 998 倍；腹腔注射给药半数致死量（LD_{50}）为 1.39g/kg，95%可信限为 1.30～1.48g/kg。提示降脂通脉胶囊口服给药非常安全。

【使用注意】　孕妇忌用。

【用法与用量】　口服，一次 2～4 粒，一日 3 次。

参 考 文 献

[1] 蒋人华. 降脂通脉胶囊对家兔实验性高脂血症血清脂质含量及血液流变学的影响[J]. 光明中医，2003，（3）：31-33.

[2] 陈宏. 降脂通脉胶囊对冠心病患者颈动脉粥样硬化斑块的影响[J]. 中西医结合心脑血管病杂志，2013，11（8）：935-936.

[3] 散兴忠，赵俊，戴运建. 降脂通脉胶囊治疗颈动脉硬化的疗效观察[J]. 现代中西医结合杂志，2011，20（7）：831-832.

[4] 饶春燕，张祥，胡建华. 降脂通脉胶囊对痰瘀互结型高脂血症患者的临床疗效观察[J]. 中成药，2015，37（6）：1388-1390.

[5] 喇万英，韩淑英，张印朋，等. 通脉降脂胶囊治疗高脂血症合并脂肪肝的临床疗效观察[J]. 中国综合临床，2005，（10）：

893-894.

[6] 张丽, 龚海英, 李灵芝. 通脉降脂胶囊急性毒性试验[J]. 武警医学, 2005,（1）: 23-24.

（中国中医科学院西苑医院　刘建勋、任钧国）

通 塞 脉 片

【**药物组成**】　黄芪、当归、党参、玄参、金银花、石斛、牛膝、甘草。

【**处方来源**】　研制方。国药准字 Z32020535。

【**功能与主治**】　活血通络，益气养阴。用于轻、中度动脉粥样硬化性血栓性脑梗死（缺血性中风中经络）恢复期气虚血瘀证者，症状表现为半身不遂、偏身麻木、口眼㖞斜、言语不利、肢体感觉减退或消失等，用于血栓性脉管炎的毒热证。

【**药效**】　主要药效作用如下：

1. **抗动脉粥样硬化**[1-7]　动脉粥样硬化是一个复杂且进展缓慢的病理过程，呈现主动脉扩张、硬化，弹性变差等病理特征。通塞脉片可以显著改善动脉粥样硬化（AS）大鼠动脉形态学的改变，减轻动脉病变，降低动脉硬化评分，具有明显的抗 AS 作用。高脂血症是目前公认的最重要的致 AS 的危险因素之一，通塞脉片可显著改善 AS 大鼠血清中 TC、LDL-C 含量，通过调节血脂代谢，抑制 LDL 的氧化，延缓 AS 的发展。炎症反应是 AS 形成的关键环节，通塞脉片可降低 AS 大鼠血清中炎症因子的含量，同时可抑制血管中炎症因子的表达，通过降低体内的炎症水平而达到治疗 AS 的作用。细胞外基质（ECM）降解失衡是 AS 形成的重要环节，基质金属蛋白酶（MMP）是一组几乎能降解 ECM 中各种蛋白成分的重要酶类，在加速 AS 进程并导致不稳定性斑块的形成中具有重要的作用。通塞脉片可以通过调节 MMP-9 和基质金属蛋白酶抑制剂（TIMP-1）的表达，抑制 MMP 活性，从而抑制 ECM 降解，阻碍平滑肌细胞迁移，延缓 AS 斑块的发展。通塞脉片治疗 AS 的网络药理学发现，通塞脉片中 37 个分子可能是通塞脉片治疗 AS 的主要活性成分群，主要为黄酮类和皂苷类化合物；通塞脉片主要通过与 Toll 样受体（TLR1、TLR2）、基质金属蛋白酶（MMP-1、MMP-2、MMP-3、MMP-9）、血管紧张素转化酶（ACE）、白三烯 A4 水解酶（LTA4-H）、5-脂氧酶（5-LOX）、过氧化物酶体增殖物激活受体（PPARα、PPARγ）等22 个主要靶蛋白作用，起到调节炎症、增加斑块稳定性、保护内皮细胞、参与血脂调节及抗凝等作用，从而参与对 AS 病理过程不同环节的调控，最终实现对 AS 的治疗。

2. **抗血栓形成，改善血液循环**[6-8]　通塞脉片可以降低老年大鼠体内血栓形成的质量，降低老年大鼠全血黏度和血浆黏度，具有抗血栓形成和改善血液流变学作用。通塞脉片能够改善右下肢动脉缺血大鼠模型肢体缺血症状；促进缺血组织血管内皮生长因子（VEGF）表达，并能促进侧支循环的建立及侧支血管的新生，从而改善肢体缺血对肢体的损伤。

3. **保护脑损伤**[8-9]　通塞脉片可以改善大脑中动脉栓塞（MCAO）模型大鼠 24 小时的行为学异常，缩小脑梗死面积，降低缺血脑组织的含水量，减轻脑水肿，降低血浆中内皮素（ET）、血栓素 B_2（TXB_2）含量，从而改善脑组织的缺血缺氧状态。通塞脉片对大鼠慢性低灌注脑损伤模型的潜伏时间、游泳路程、平台象限时间等水迷宫实验指标有明显的改善，对大鼠的空间认知能力和记忆力有明显的提升作用。

4. **促进糖尿病足伤口愈合**[10]　通塞脉片可以改善糖尿病足大鼠的病理形态学改变，加速伤口愈合，降低大鼠血清中 MDA、IL-6、TNF-α 的含量，升高 SOD 含量，减少 VEGF 的表达，增加毛细血管数目。其作用机制可能与抑制氧化应激损伤及炎性细胞浸润有关（图 8-1）。

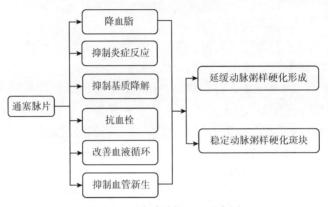

图 8-1　通塞脉片抗 AS 示意图

【临床应用】　主要用于动脉硬化症、脑缺血、血栓闭塞性脉管炎等。

1. 颈 AS 斑块[11]　通塞脉片能明显改变脑梗死颈 AS 斑块患者的血脂水平，降低颈动脉斑块积分，治疗过程中未发现有严重不良反应，因此，通塞脉片可长期安全地用于脑梗死颈 AS 斑块的治疗。

2. 脑缺血[12-13]　通塞脉片治疗缺血性中风恢复期气虚血瘀证患者确有较好疗效，使用安全，可明显增加患者的中医证候改善总有效率；患者的神经功能缺损积分、中医证候积分、Barthel 指数、病残程度治疗后均有显著改善。通塞脉片能显著改善慢性脑供血不足患者的一氧化氮（NO）、ET-1、凝血因子Ⅰ（FⅠB）、组织型纤溶酶原激活物抑制物（PAI-1）、组织型纤溶酶原激活物（tPA）、内皮依赖性血管舒张功能（EDD）、非内皮依赖性血管舒张功能（NEDD），可作为脑血栓形成的一级预防用药。

3. 冠心病[14]　通塞脉片治疗气阴两虚、热毒瘀结型冠心病不仅能改善其临床症状，并能显著降低 CRP、ET 水平，改善血脂的异常，具有较好的临床疗效。

4. 血栓闭塞性脉管炎[15]　通塞脉片用于血栓闭塞性脉管炎（简称脉管炎）的治疗，疗效明确，可明显改善脉管炎的症状，降低高位截肢率，是一种合适的治疗药物。

5. 下肢静脉血栓形成[16]　通塞脉片治疗下肢静脉血栓形成有显著疗效，可明显改善患者的临床症状，具有较高的治愈率。

6. 膝骨关节炎[17]　通塞脉片对气阴两虚型膝骨关节炎患者的疼痛、步行能力，疼痛、上下楼梯能力，屈曲角度及强直、高度挛缩，肿胀及总疗效等各项指标改善明显；血常规、尿常规、便常规、肝肾功能检查治疗前后均未见异常。通塞脉片是治疗膝骨关节炎安全且行之有效的药物。

【不良反应】　尚未见报道。

【使用注意】　①血栓脉管炎属于阴寒证者慎用。②糖尿病患者应用时应注意监测血糖的变化情况；脂肪肝患者应注意监测 GPT 情况。

【用法与用量】　口服。治疗缺血性中风恢复期气虚血瘀证，一次 5 片，一日 3 次；治疗血栓性脉管炎，一次 5～6 片，一日 3 次。

参 考 文 献

[1] 朱青，胡晨，蒋凤荣，等. 通塞脉片对动脉粥样硬化大鼠 CD40 及 CD40L 表达的影响[J]. 中华中医药杂志，2011，26（1）：160-162.

[2] 殷书梅，王宓，林新艳，等. 通塞脉片对动脉粥样硬化大鼠 NF-κB、MCP-1 表达的影响[J]. 中药药理与临床，2010，26（3）：46-47.

[3] 修媛娟，胡晨，蒋凤荣，等. 通塞脉片对动脉粥样硬化大鼠 MMP-9/TIMP-1 的影响[J]. 南京中医药大学学报，2010，26（3）：208-210.

[4] 仇锦春，卞慧敏，张启春，等. 通塞脉片对大鼠实验性高脂血症及动脉粥样硬化的影响[J]. 上海中医药杂志，2007（1）：71-73.

[5] 李娜，张新庄，王俨如，等. 基于网络药理学方法探讨通塞脉片治疗动脉粥样硬化的作用机制[J]. 中国中药杂志，2016，41（9）：1706-1712.

[6] 杜文广，许毅. 通塞脉片对老年大鼠体内血栓形成和血液流变学的影响[J]. 南京中医药大学学报，2009，25（2）：153-154.

[7] 陈荣明，卞慧敏，杨能华，等. 通塞脉片对大鼠缺血后肢侧支循环建立的作用及其机理探讨[J]. 新中医，2009，41（8）：110-111.

[8] 胡晨，卞慧敏，仇锦春，等. 通塞脉微丸对大脑中动脉栓塞模型大鼠的保护作用[J]. 中成药，2009，31（5）：685-688.

[9] 张聪，尤奋强. 通塞脉片对慢性低灌注大鼠脑损伤的保护作用探索[J]. 黑龙江中医药，2015，44（4）：64-65.

[10] 郭静，孟庆海，殷秋忆，等. 通塞脉片对实验性糖尿病足模型大鼠的作用研究[J]. 中国中药杂志，2014，39（11）：2091-2096.

[11] 伊红丽，杜志刚. 通塞脉片治疗脑梗死颈动脉粥样硬化斑块对照观察[J]. 辽宁中医杂志，2007，（11）：1595-1596.

[12] 韩景献，韩力. 通塞脉片治疗缺血性中风恢复期气虚血瘀证临床疗效观察[J]. 中西医结合心脑血管病杂志，2005，（7）：591-592.

[13] 杜志刚，李辉，赵宝伶，等. 通塞脉片对慢性脑供血不足血管内皮功能及血栓前状态的影响[J]. 山东中医药大学学报，2009，33（4）：302-303.

[14] 黄配宜. 通塞脉片治疗冠心病（气阴两虚、热毒瘀结型）60 例疗效观察[J]. 新中医，2008，40（12）：44-45.

[15] 江苏省中研所，南京中医学院附属医院，南京中医学院西基部周围血管病研究协作组，等. 通塞脉片治疗血栓闭塞性脉管炎及其他闭塞性血管病 150 例临床疗效及其作用机制[J]. 南京中医学院学报，1982，（2）：13-19.

[16] 师丙帅，郑兰东，郑坦青，等. 通塞脉片治疗下肢静脉血栓形成的临床研究[J]. 医药论坛杂志，2010，31（23）：155，157.

[17] 张德雄. 通塞脉片治疗气阴两虚型膝关节骨性关节炎 50 例[J]. 南京中医药大学学报，2014，30（5）：495-497.

（中国中医科学院西苑医院　刘建勋、任钧国）

心血管神经精神卷

神经精神册

第九章

癫痫中成药名方

第一节 概　　述

一、概　　念[1-5]

癫痫（epilepsy）俗称"羊癫疯"、"羊角风"，是一种慢性的反复发作的神经系统疾病，主要的病理表现为大脑神经元突发性异常高频放电，并向周围脑组织扩散，导致大脑出现短暂的功能障碍。异常放电的部位和扩散范围的程度不同，患者会出现短暂的注意减退，局部甚至全身肌肉痉挛、异常的行为及意识丧失等临床表现。根据癫痫发作的表现不同，主要分为局限性发作和全身性发作两大类，每类里又包含很多不同类型的表现，如局限性发作可分为单纯部分性发作、复杂部分性发作及继发全面性发作等；全身性发作包括强直-阵挛性发作（大发作）、失神性发作（小发作）等。

癫痫的发病涉及各个年龄段的人群，流行病学资料显示，0.5%～1%的人会受到癫痫的影响，儿童发病率是成人的10～15倍，且60%的患者起源于儿童期。在神经内科疾病中，癫痫的发病率仅次于头痛、脑卒中、痴呆。目前癫痫的治疗包括药物治疗、手术治疗、基因治疗、心理治疗、饮食治疗等。70%的患者通过药物治疗可以得到有效的控制。

二、病因及发病机制[5-7]

（一）病因

癫痫的病因主要有原发性和继发性两类。原发性病因是指除遗传因素外，在目前检测条件下不能找到任何致病因素。继发性病因主要有先天性脑发育异常、产前期和围生期损伤、颅脑损伤、颅内感染、脑寄生虫病、热性惊厥、脑肿瘤、脑血管疾病和全身代谢性疾病如甲状旁腺功能减退症、维生素 B_6 缺乏症等。

（二）发病机制

癫痫发病的基本机制与中枢神经系统的兴奋和抑制作用的平衡失调有关。如脑内神经细胞的兴奋性神经递质谷氨酸（Glu）介导的兴奋性神经活动过强和（或）抑制性神经递质 γ-氨基丁酸（GABA）介导的抑制性活动不足，与癫痫发作密切相关。编码电压门控性钠离子通道和钙离子通道的基因突变，导致通道过度开放而诱发癫痫。调节动作电位复极化、决定动作电位的发放频率和幅度的钾离子通道表达异常也可诱发神经元过度兴奋，出现癫痫。星形胶质细胞具有调控神经元同步化放电、离子动态平衡、神经递质吸收等作用，其功能的异常与癫痫的发生有密切关系，可作为治疗癫痫的新靶点。

此外，突触联系异常、免疫反应异常、炎症因子异常表达等也与癫痫的发生有关。

三、临 床 表 现[8]

癫痫以突然意识丧失，昏倒，口吐涎沫，肢体抽搐，移时自醒，反复发作为主要表现。不同类型的癫痫临床表现如下。

1. 全身性发作

（1）强直-阵挛性发作（大发作）：突然出现意识丧失及全身肌肉的强直性痉挛，后转为阵挛性抽搐，持续数分钟后恢复。如果癫痫连续发作之间意识未完全恢复又频繁再发，或发作持续 30 分钟以上不自行停止，则为癫痫持续状态。

（2）失神性发作（小发作）：发作不剧烈，表现为突然停止活动，出现短暂的意识丧失，两眼瞪视不动，茫然目视，无明显行为异常，对外界环境无反应，醒后继续活动，持续时间短，不易察觉。

2. 局限性发作　无意识障碍，可出现部分运动、感觉、自主神经、精神性异常发作，持续 20～60 秒。精神运动性发作有意识障碍，伴有精神及感觉运动异常，如抽动、摆头等，持续 0.5～2 分钟。先兆多在意识丧失前或即将丧失时发生。

四、诊　　断

癫痫诊断主要根据患者的临床表现，包括发作时间，发作前有无先兆，发作时头、眼、四肢表现，有无大小便失禁、青紫、意识丧失，持续时间，发作后状况以及排除其他疾病等。单次发作一般不先诊断为癫痫。可以通过检测脑电图放电证据，但脑电图正常也不排除有患癫痫的可能，因为病灶太小时可能检测不到。另外，借助影像学检查脑结构和功能的结果进行诊断。目前临床常用的有 CT、阳离子衍射断层摄影（PET）、单光子衍射断层摄影（SPECT）、磁共振成像（MRI）和磁共振波谱（MRS）。还可以应用离子特异电极和微透析探针，放置在脑内癫痫区域，测量癫痫发作前、发作时和发作后的某些生化改变。综合分析各类检测结果，可准确诊断。

五、治　　疗[9-10]

（一）常用化学药物及现代技术

目前癫痫的治疗包括药物治疗、手术治疗、基因治疗、心理治疗、饮食治疗等。70%

的患者通过药物治疗可以得到有效的控制。目前的抗癫痫药物主要通过抑制病灶神经元的异常放电，或抑制异常放电向周围正常神经细胞的扩散而产生抗癫痫作用。主要的作用机制与增强抑制性氨基酸 GABA 的功能有关。因此，大多数药物服用期间会出现困倦、嗜睡、认知功能障碍、抑郁、情感改变、肌张力障碍等毒副作用。

1. 常用抗癫痫药物

（1）苯妥英钠和苯巴比妥：降低细胞膜对 Na^+ 和 Ca^{2+} 的通透性，抑制其内流，抑制高频放电的扩散。适用于各种类型的局限性和全身性发作，但对小发作无效。

（2）氯硝西泮：作用于 GABA 受体，增加 GABA 的活化和 Cl⁻通道的开放频率，但不影响开放时间，具有广谱的抗癫痫作用。

（3）丙戊酸钠：能抑制 GABA 灭活酶，增加脑内 GABA 的含量，是广谱的抗癫痫药，适用于各种类型的癫痫发作。

（4）乙琥胺：抑制可能参与失神发作的丘脑中间神经元的放电频率的 T 型 Ca^{2+} 通道，是癫痫小发作的首选药物，对大发作无效。

（5）卡马西平：降低细胞膜对 Na^+ 和 Ca^{2+} 的通透性，降低细胞的兴奋性，增强 GABA 神经元的突触后作用，治疗精神运动性发作疗效好，也可作为大发作和单纯性局限性发作的首选药物。

2. 少数耐药癫痫或难治性癫痫的辅助药物　对少数耐药癫痫或难治性癫痫患者，可选用的辅助药物如下。

（1）氨己烯酸：不可逆抑制 GABA 氨基转移酶，提高脑内 GABA 含量而发挥作用。

（2）拉莫三嗪：作用于 Na^+ 通道和抑制兴奋性氨基酸的释放。

（3）非尔氨酯：对兴奋性氨基酸受体 N-甲基-D-天冬氨酸（NMDA）有阻断作用，仅适用于对其他药物无反应的儿童顽固性癫痫。

（4）加巴喷丁：抗惊厥药物，能减少脑内兴奋性氨基酸的生成，用于常规抗癫痫药物不能控制的局限性发作。

（5）托吡酯：抑制 Na^+ 通道，增强 GABA 介导的抑制作用，抑制谷氨酸介导的兴奋作用，作为常规药物的辅助治疗药物，尤其对儿童难治性癫痫疗效好。

（6）噻加宾：GABA 再摄取抑制剂，增加突触部分 GABA 含量，用于局限性发作，可单独也可与其他药物合用。

3. 控制癫痫持续状态的药物　首选地西泮（安定）静脉注射控制发作，也可静脉注射氯硝西泮（氯硝安定）、劳拉西泮（氯羟安定）作为一线用药。异戊巴比妥钠、苯妥英钠、丙戊酸钠、左乙拉西坦、10%水合氯醛加等量植物油保留灌肠，上述方法均不能控制发作，可用硫喷妥钠静脉注射或乙醚吸入麻醉。

合理选择和应用抗癫痫药物是治疗的关键。临床上常根据癫痫发作类型选用有效的抗癫痫药物，目前多主张用一种药物，确认单药治疗失败后，方可加用第二种药物。从小剂量开始，依据个体差异和年龄差异调整剂量，一旦找到可以完全控制发作的药物和剂量，应长期不间断地应用，同时观察不良反应。一般于发作完全控制 2～5 年或失神发作控制半年以上才可逐渐减量至停用。如有复发还需继续用药。对混合型癫痫可以根据发作类型联合用药，但以不超过 3 种药物为宜。换药宜采取加用新药及递减旧药的原则，不能骤然停药。

（二）中成药名方治疗

中医认为癫痫的发生是以风、火、痰、瘀为患，导致肝肾阴虚，阴虚则阳亢，阳亢则肝风内动，亢而热盛，热盛化火，火极生风，风火相助为患。另脾虚失运，清气不升，浊气下降则痰涎内结，痰迷心窍，心血不遂而瘀，瘀则经络不通，痰阻血瘀上扰清窍，终致癫痫发作。常以定痫息风、平肝泻火、祛痰开窍、活血化瘀为治疗方法。目前尚无与化学药物一样控制癫痫发作的中药。发作期豁痰开窍醒神以治其标，休止期祛邪补虚以治其本。中药治疗重点是在间歇期，减少发作或使病情得到控制，或与化学药物合用以提高效果，减少不良反应。

第二节　中成药名方的辨证分类与药效

中药治疗癫痫是辨证用药，中成药名方的常见辨证分类及主要药效如下[9-10]：

一、祛痰开窍类

痰阻蒙窍型癫痫患者发病时的临床表现为发作前头晕、头痛、目眩、智力低下、反应迟钝。发作突然，不省人事，口流痰涎、喉中痰鸣，双目斜视，四肢抽搐，小便失禁，多发于睡眠时或情感变化之后或有高热病史。发作后鼾睡，醒后头痛、体倦，对发作情况无记忆。有些人甚至会出现肢体偏废不用，发作后昏睡，对发作时情景不能回忆。舌淡，苔白腻，脉弦滑。

主要的病理变化是脑电图提示有棘慢波，脑电地形图提示有局部病灶。

祛痰开窍类中药具有镇静，增加脑内抑制性神经递质 GABA 含量，改善学习记忆能力等作用。

常用中成药：定痫丸、癫痫宁片、痫愈胶囊、癫痫散、琥珀抱龙丸、竹沥达痰丸、礞石滚痰片（丸）、牛黄清心丸（局方）、痫症镇心丸、癫痫平片（胶囊）。

二、镇惊息风类

惊恐型癫痫患者发病时的临床表现为发作前多数有心悸、心慌不安、头晕、耳鸣、视物不清、面青、手足不温等症状，发作后腰膝酸软，四肢无力。

病理表现为脑电图检查可见棘慢波，脑电地形图可见病灶性功率增高。

镇惊息风类药物常具有镇静催眠，抗惊厥，抗癫痫等作用。

常用中成药：五痫神应丸、磁朱丸、镇痫片（丸）、医痫丸、癫痫康胶囊、小儿抗痫胶囊、风引汤。

三、舒肝泻火类

肝火炽盛型癫痫患者表现为双目上视，四肢抽搐，突然仆倒，口吐白沫。

主要的病理表现为脑电图检查可见棘慢波，脑电地形图可见病灶性功率增高。

舒肝泻火类中成药主要具有降血脂、抗抑郁、镇静催眠、抗癫痫等作用。

常用的中成药：羚羊角胶囊、桂芍镇痫片、白金丸、青阳参片等。

四、其 他 类

常用中成药：二十五味珊瑚丸等。

参 考 文 献

[1] 陈奇. 中药药效研究思路与方法[M]. 北京：人民卫生出版社，2005：226-234.

[2] 刘吉成. 精神药理学[M]. 北京：人民卫生出版社，2009：175-193.

[3] Rang H P，Dale M M，Ritter J M，et al. 朗-戴尔药理学[M]. 林志斌 译. 北京：北京大学医学出版社，2010：612-625.

[4] Reynolds E H. ILAE/IBE/WHO global campaign "Out of the Shadows"：global and regional developments[J]. Epilepsia，2001，42（8）：1094-1100.

[5] 邱文娟，胡小伟，张正春. 癫痫发病机制及治疗的研究进展[J]. 中华临床医师杂志（电子版），2014，8（10）：1920-1924.

[6] 路蝉伊，刘立雄，张云峰. 癫痫发病机制的研究进展[J]. 解放军医学院学报，2014，35（8）：876-880.

[7] 苏艳，赵世刚，杨蕴天，等. 癫痫病因及发病机制[J]. 脑与神经疾病杂志，2016，24（4）：262-263.

[8] 王晶辉. 中医对癫痫病的认识与诊断治疗[J]. 中国民康医学杂志，2003，15（5）：309-311.

[9] 陈茂玲，张永全，刘楠茜，等. 中药治疗癫痫研究进展[J]. 实用中医药杂志，2017，33（11）：1346-1347.

[10] 朱冬雨，陆征宇，陆玲丹，等. 中西医治疗癫痫的进展[J]. 神经病学与神经康复学杂志，2017，13（4）：211-226.

（北京中医药大学　方　芳）

第三节　中成药名方

一、祛痰开窍类

定 痫 丸

【药物组成】　天麻、川贝母、胆南星、半夏、陈皮、茯苓、茯神、丹参（酒蒸）、麦冬、石菖蒲、远志、全蝎、僵蚕、琥珀、辰砂。

【处方来源】　清·程国彭《医学心悟》。

【功能与主治】　豁痰开窍，息风镇惊。用于痫症，突然发作，晕仆在地，喉中痰鸣，发出类似猪、羊叫声，甚则抽搐目斜；亦治癫狂。

【药效】　主要药效如下：

1. 抗癫痫[1-4]　癫痫是脑内神经细胞异常高频放电并向周围正常神经细胞扩散，导致中枢神经系统兴奋作用与抑制作用的平衡失调而出现的行为、感觉等异常表现。

定痫丸可对抗戊四氮致大鼠癫痫的发作，延长惊厥潜伏期，减少惊厥发生率；能明显提高电刺激杏仁核点燃鼠后放电阈值，其有效时间在用药后第4日开始，持续到第7日，部分动物停药次日后放电阈值逐渐降低，2天后恢复到原有基线；还能明显减轻青霉素的致痫作用，减少模型大鼠癫痫发作的频率。定痫丸对氯化锂-盐酸毛果芸香碱难治性癫痫也有一定的抗痫作用，且能逆转卡马西平耐药，具有协同增效作用。

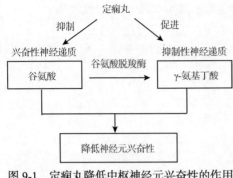

图9-1　定痫丸降低中枢神经元兴奋性的作用
环节

定痫丸抗癫痫作用机制主要与调节脑内兴奋性神经递质与抑制性神经递质平衡，降低神经元兴奋性有关。实验研究显示，定痫丸可降低癫痫大鼠脑内谷氨酸含量、升高 γ-氨基丁酸含量及阻断脑内 c-fos 蛋白的表达。定痫丸可显著升高模型大鼠脑组织中 SOD 活性、降低 MDA 含量，表明其抗癫痫的作用可能与抑制自由基引起的脂质过氧化反应、增加自由基的清除等也有关（图 9-1）。

2. 镇静[1]　定痫丸提取液动物实验中，部分动物出现动作减少、嗜睡，提示其有镇静等中枢抑制作用。

【临床应用】

1. 癫痫[5-6]　定痫丸主要用于痰浊阻滞所致的癫痫，在常规西医治疗基础上加用定痫丸治疗特发性癫痫、小儿癫痫局限性发作，能减少发作的次数，疗效显著，不良反应少，安全性高。给予脑肿瘤致癫痫患者定痫丸，1 剂/天，3 个月后疗效显著。

2. 脑梗死失眠[7-9]　失眠的发生皆因素体正气亏，化生瘀血痰浊留滞经络，蒙阻窍道，脑髓失养，阴阳失衡，而致阴气当敛而不敛，阳气当升而不升，以致夜不寐而昼不精。具有涤痰息风、化瘀开窍、镇惊宁神功效的定痫丸能改善脑梗死患者失眠的症状，延长睡眠时间。

【使用注意】　①本方用于痫证发作之时，证属痰热者为宜。以舌苔白腻微黄，或脉滑略数为证治要点。若大便秘结者，可加大黄、芒硝以泻热通便；抽搐不止者，可加钩藤、羚羊角以清热息风。②因本方着重涤痰息风先治其标，一旦痫病缓解，则须化痰息风与培本扶正兼顾，并应注意饮食，调摄精神。

【不良反应】　尚未见不良反应的报道。

【用法与用量】　用竹沥一小碗，姜汁一杯，再用甘草四两煮膏，和药为丸，如弹子大，辰砂为衣，每服一丸。

参 考 文 献

[1] 王学峰，文世全，吕洋，等. 定痫丸抗痫作用及其安全性的实验研究[J]. 中国中医急症，2004，13（4）：236-237.

[2] 周胜利，龙子江，蔡永亮，等. 定痫丸对青霉素致痫大鼠脑组织 MDA、SOD 的影响[J]. 中医药临床杂志，2012，24（3）：278-280.

[3] 朱萱萱，戴兵，殷坤，等. 定痫丸对戊四唑点燃癫痫大鼠脑内神经递质含量及海马 c-fos 表达的影响[J]. 中华中医药学刊，2011，29（3）：468-470.

[4] 程记伟，陶杰，张淑芬，等. 定痫丸对难治性癫痫大鼠抗癫痫作用及机制[J]. 中国实验方剂学杂志，2018，24（24）：108-115.

[5] 姚志浩，高觉民. 定痫丸联合丙戊酸钠片治疗癫痫病随机平行对照研究[J]. 实用中医内科杂志，2014，29（4）：104-106.

[6] 林炳胜. 浅谈定痫丸加减用于小儿癫痫局限性发作临床治疗的可行性[J]. 中医临床研究，2015，7（29）：80-82.

[7] 陈晓杰，赵智伟. 定痫丸治疗颅内肿瘤所致癫痫 52 例[J]. 中医临床研究，2015，7（13）：73-74.

[8] 吴钊. 定痫丸加减治疗脑梗死失眠 36 例[J]. 光明中医，2015，30（1）：74-75.

[9] 李炳照，陈海霞，李丽萍，等. 实用中医方剂双解与临床[M]. 北京：科学技术文献出版社，2008：615.

（北京中医药大学　方　芳，浙江大学　连晓媛）

癫痫宁片

【药物组成】　石菖蒲、钩藤、牵牛子、千金子、薄荷脑、缬草、马蹄香、甘松。

【处方来源】　研制方。《中国药典》（2015 年版）。

【功能与主治】　豁痰开窍，息风安神。用于风痰上扰所致的癫痫，症见突然昏倒、不省人事、四肢抽搐、喉中痰鸣、口吐涎沫或眼目上视、少顷清醒。

【药效】　主要药效如下：

1. 癫痫[1]　癫痫宁灌胃给药能够显著降低小鼠最大电休克的惊厥率，降低戊四氮所致小鼠癫痫小发作的发作率，能明显延长士的宁和盐酸氨基脲所致的小鼠惊厥潜伏期并降低其死亡率，对小鼠听源性惊厥发作亦有显著对抗作用；此外，能显著增加正常小鼠脑内 GABA 的含量。

2. 镇静　本品中石菖蒲、钩藤等有一定镇静作用，可协同戊巴比妥诱导的睡眠作用。

【临床应用】

癫痫[2-3]　多因风痰上扰，闭阻清窍所致，症见突然昏倒，不省人事，四肢抽搐，喉中痰鸣，口吐涎沫，两目上视，移时苏醒。平素可见头晕、头痛或头昏沉感，胸闷不舒，胃脘痞满，舌苔厚腻；原发性、继发性癫痫见上述证候者。本品与基础抗癫痫药合用，可以减少癫痫患者或脑卒中患者继发癫痫的发作频率和次数，改善西药不良反应。

【不良反应】　尚未见不良反应的报道。

【使用注意】　①本品适用于预防癫痫发作，对于发作频繁或者严重的癫痫发作或癫痫持续状态需采取其他措施。②已经服用西药的患者，不可突然停用、换用此药，需要加服后逐渐调整给药方案。③服药期间忌烟酒、羊肉及辛辣食物。④虚证患者慎用，孕妇禁用。⑤本品因含千金子有毒，不可过量、久用。

【用法与用量】　口服，一次 2～4 片，一日 3 次。

参 考 文 献

[1] 宋佩萱，李贵海. 癫痫宁治疗癫痫病的实验研究[J]. 海南医学，2001，12（10）：83-84.

[2] 王佳，张凌云. 癫痫宁片应用于脑卒中继发癫痫的临床治疗体会[J]. 中医药学报，2015，43（4）：95-97.

[3] 李昱珑，付宇，戢翰升. 癫痫宁联合单种抗癫痫西药治疗癫痫的疗效评价[J]. 中国老年保健医学，2014，12（4）：5-8.

（北京中医药大学　方　芳）

痫 愈 胶 囊

【药物组成】　黄芪、党参、丹参、柴胡、酸枣仁、远志、天麻、钩藤、石菖蒲、胆南星、当归、僵蚕、六神曲、郁金、甘草、白附子（制）。

【处方来源】　研制方。国药准字 Z20025728。

【功能与主治】　豁痰开窍，安神定惊，息风解痉。用于风痰闭阻所致的癫痫抽搐，小儿惊风，面肌痉挛。

【药效】　主要药效如下：

1. 镇静　本品具有一定的镇静作用。

2. 抗惊厥　本品有抗惊厥作用。

3. 改善血液微循环　本品有改善血液微循环的作用。

【临床应用】

癫痫[1-2]　本品主要适用于风痰闭阻所引起的癫痫抽搐，和化学药物合用，能明显减少患者的发作次数，可作为辅助药物治疗多种类型的癫痫，特别是对一些难治性癫痫也有一定的疗效，同时具有改善癫痫患者睡眠的作用。本方具有活血化瘀，息风解痉，改善大脑微循环障碍之功效，是治疗癫痫大发作的有效药物。

【不良反应】　尚未见不良反应的报道。

【使用注意】　①用于面肌痉挛等面部神经疾病时，应防寒保暖，用温水洗脸，防感冒，避免受惊，保持心情舒畅，忌生气、惊怒、激动、精神紧张，多食用含维生素 B 族类的食物。②用于小儿惊风时，用量需遵医嘱。③孕妇忌服。

【用法与用量】　口服，一次 5 粒，一日 3 次。

参 考 文 献

[1] 任鲜卉，申玉勤，康静，等. 痫愈胶囊添加治疗癫痫的临床疗效和安全性观察[J]. 医学综述，2015，21（6）：1102-1103.
[2] 张尚谦. 中药愈痫胶囊治疗癫痫大发作 100 例[J]. 陕西中医，1994，15（9）：400-401.

（北京中医药大学　方　芳）

癫 痫 散

【药物组成】　郁金、香附（醋炒）、全蝎（焙）、蜈蚣、巴豆（醋煮）。

【处方来源】　研制方。国药准字 Z21020891。

【功能与主治】　息风，豁痰，定痫。用于羊痫风及一切痰迷癫狂之症。

【药效】　主要药效如下：

1. 抗惊厥　癫痫散所含全蝎、蜈蚣等具有一定的抗惊厥作用。

2. 抗癫痫　癫痫散中全蝎所含的蝎毒和抗癫痫肽对多种类型的癫痫有一定的抗癫痫作用。

【临床应用】

癫痫[1]　癫痫散对各种类型的癫痫均有效。对全身强直-痉挛性发作（GTCS）、失神发作（AbS）和伦诺克斯-加斯托综合征（Lennox-Gastaut syndrom，LGS）疗效更佳，脑电图（EEG）有明显改善。

【不良反应】　尚未见不良反应的报道。

【使用注意】　①服后半日不可进食。②孕妇忌服。

【用法与用量】　空腹温开水送服，一次 1 瓶，一日 1 次，老弱者一次 1/2 瓶。

参 考 文 献

[1] 路辉，王炎焱. 癫痫散治疗难治性癫痫 50 例临床观察[J]. 中医杂志，2001，42（8）：492-483.

（北京中医药大学　方　芳）

琥珀抱龙丸

【药物组成】 山药（炒）、朱砂、甘草、琥珀、天竺黄、檀香、枳壳（炒）、茯苓、胆南星、枳实（炒）、红参。

【处方来源】 元·罗天益《卫生宝鉴》抱龙丸加减化裁方。《中国药典》（2015年版）。

【功能与主治】 清热化痰，镇静安神。用于饮食内伤所致的痰食型急惊风，症见发热抽搐、烦躁不安、痰喘气急、惊痫不安。

【药效】 主要药效如下：

1. 镇静 琥珀抱龙丸含琥珀酸，具有中枢抑制作用，可以减少小鼠自主活动和延长戊巴比妥诱导的睡眠时间。

2. 抗惊厥 琥珀抱龙丸含琥珀酸，对听源性和电休克引起的惊厥有明显的抑制作用。

3. 抗癫痫[1] 琥珀抱龙丸具有一定的抗癫痫作用，可能与其中枢抑制作用和选择性增强脑内多巴胺功能有关。

【临床应用】

1. 惊风[2] 琥珀抱龙丸用于温热时邪，入里化热，逆转心包，以致痰热内闭而导致的急惊风。主要表现为高热神昏，烦躁，谵语，喉中痰鸣，两目上吊，四肢抽搐，角弓反张等。主要用于惊风同时伴有感冒、咳嗽者。

2. 泄泻[3] 本品能减轻暴受惊吓和外感夹惊所致的泄泻，能减少排便次数。

【不良反应】 尚未见报道。

【使用注意】 ①慢惊风及久病、气虚者忌服。②脾胃虚弱、阴虚火旺、寒痰停饮咳嗽者慎用。③外伤瘀血型痫疾不宜单用本品。④因方中含有朱砂，不宜过量久用。

【用法与用量】 口服，小蜜丸一次1.8g（9丸），大蜜丸一次1丸，一日2次；婴儿小蜜丸一次0.6g（3丸），大蜜丸一次1/3丸，化服。

参 考 文 献

[1] 金圆, 张士善. 琥珀酸的中枢抑制作用[J]. 河北医学院学报, 1980, 1（1）: 38-41.

[2] 杨景仁. 牛黄抱龙丸与琥珀抱龙丸的辨证施治[J]. 滨州医学院学报, 1996, 19（5）: 513.

[3] 刘平阁. "琥珀抱龙丸"的止泻作用[J]. 吉林医学信息, 1994, 30（7）: 30-31.

（北京中医药大学 方 芳）

竹沥达痰丸

【药物组成】 鲜竹沥、黄芩、大黄（酒制）、甘草、半夏（制）、橘红、沉香、青礞石。

【处方来源】 明·孙一奎《赤水玄珠》。《中国药典》（2015年版）。

【功能与主治】 豁除顽痰，清火顺气。用于痰热上壅，顽痰胶结，咳喘痰多，大便干燥，烦闷癫狂。

【药效】 主要药效如下[1-2]：

1. 镇惊 本品具有镇静和抗惊作用。

2. 祛痰镇咳 本品可以提高小鼠气管酚红分泌，有祛痰作用。本品具有延长小鼠咳嗽潜伏期，减少咳嗽次数的作用。

【临床应用】

1. 癫痫[1-3]　本品可用于症见突然昏倒，四肢抽搐，口吐黏沫，气粗息高，目直上视，大便秘结，舌红苔黄厚腻，脉弦滑数者。

2. 咳嗽[1]　竹沥达痰丸可用于痰涎壅盛而无力咳出，痰黄而黏结者，可使痰液变稀易于咳出，减少咳嗽次数。

【不良反应】　尚未见报道。

【使用注意】　①风寒咳嗽、脾胃虚弱、肾虚作喘、体弱年迈者慎用。②服药期间忌食辛辣、燥热食物，忌烟酒。③孕妇禁用。

【用法与用量】　口服，一次6～9g。

参 考 文 献

[1] 庄志双. 竹沥达痰丸的临证心得[J]. 辽宁中医杂志，1980，2：12.

[2] 陈奇. 中成药名方药理与临床[M]. 北京：人民卫生出版社，1998：871-872.

[3] 蒋改苏，杨开满，马宗淑. 中药治疗癫痫61例[J]. 辽宁中医杂志，1995，22（1）：18-19.

（北京中医药大学　方　芳）

礞石滚痰片（丸）

【药物组成】　金礞石（煅）、沉香、黄芩、熟大黄（酒蒸）。

【处方来源】　元·王珪《泰定养生主论》。《中国药典》（2015年版）。

【功能与主治】　逐痰降火。用于痰火扰心所致的癫狂惊悸，或喘咳痰稠，大便秘结，舌苔黄厚，脉滑数有力。

【药效】　主要药效如下：

1. 镇静　本品有镇静作用。

2. 祛痰平喘　本品有祛痰平喘作用。

3. 抗菌、抗炎　本品有抗菌和抗炎作用。

【临床应用】

1. 癫痫[1]　礞石滚痰丸加归脾汤可以减少癫痫发作次数，停药随访1年未复发。

2. 精神分裂症[2]　礞石滚痰丸合用抗精神分裂症药物不仅可以提高治愈率，还可以对抗西药氯氮平、舒必利等所引起的不良反应，提高安全性。

3. 失眠[3]　礞石滚痰丸加减方可以有效改善痰热内扰型失眠症患者的生活质量，治疗组患者入睡时间、睡眠效率、日间功能因子分和总分均优于对照组患者。

4. 其他　用于治疗先天性胆道囊肿[4]、注意力缺陷多动症[5]、阻塞性肺不张[6]、胆囊炎、胆石症、肝功能损害伴肝细胞性和阻塞性黄疸等症。

【不良反应】　尚未见报道。

【使用注意】　①本方攻逐之力峻猛，非痰热实证者、体虚者、孕妇及小儿虚寒者忌用。②不宜久服过量。

【用法与用量】　水丸：口服，一次5～10g，一日1次。片剂：口服，一次8片，一日 1 次。空腹用温开水送服，儿童遵医嘱服用。

参 考 文 献

[1] 刘迪加. 礞石滚痰丸归脾汤治疗癫痫 38 例[J]. 陕西中医，2011，32（10）：1350.

[2] 孙建新，欧阳东先，范伟，等. 礞石滚痰丸合用中小剂量抗精神病药物与足量单用抗精神病药物治疗首发精神分裂症对照研究[J]. 现代养生，2009，25（7）：68.

[3] 尹高云. 礞石滚痰丸加减方对痰热内扰型失眠症生活质量影响研究[D]. 济南：山东中医药大学，2012.

[4] 陆家俊，沈阳. 潘舜海运用礞石滚痰丸经验[J]. 浙江中医杂志，1999，2：53.

[5] 张雯，于文静，白雪，等. 王素梅运用礞石滚痰丸加减治疗注意力缺陷多动障碍临证经验[J]. 中国中医基础医学杂志，2015，2：226-227.

[6] 金伟，宋洋，罗晓琼，等. 礞石滚痰丸结合西医治疗阻塞性肺不张[J]. 中国中医急症，2016，25（3）：555-557.

（北京中医药大学　方　芳）

牛黄清心丸（局方）

【药物组成】　牛黄、羚羊角、水牛角浓缩粉、黄芩、白蔹、大豆黄卷、炒苦杏仁、桔梗、防风、柴胡、人工麝香、冰片、朱砂、雄黄、川芎、蒲黄（炒）、人参、炒白术、茯苓、山药、甘草、大枣、当归、白芍、阿胶、麦冬、干姜、六神曲（炒）、肉桂。

【处方来源】　宋·太平惠民和剂局《太平惠民和剂局方》。《中国药典》（2015 年版）。

【功能与主治】　清心化痰，镇惊祛风。用于风痰阻窍所致的头晕目眩、痰涎壅盛、神志混乱、言语不清及惊风抽搐、癫痫。

【药效】　主要药效如下（图 9-2）：

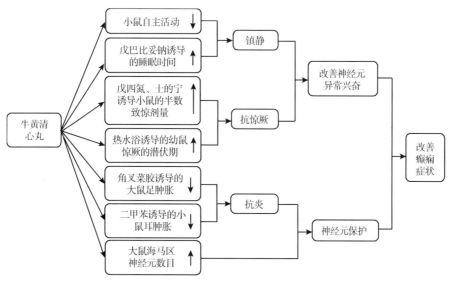

图 9-2　牛黄清心丸改善癫痫症状的药理作用环节

1. 镇静[1]　牛黄清心丸可减少小鼠自发活动，延长戊巴比妥钠诱导的睡眠时间，提高戊四氮、士的宁对小鼠的半数致惊剂量。

2. 解热[2]　牛黄清心丸对酵母所致发热大鼠的体温及内毒素引起的家兔发热有抑制

作用，能降低大鼠的正常体温。

3. 提高耐缺氧能力[1]　牛黄清心丸可减少小鼠自发活动，延长戊巴比妥钠诱导的睡眠时间，能延长小鼠缺氧存活时间。

4. 抗惊厥[3]　牛黄清心丸可以明显减轻热水浴诱导幼年 SD 大鼠高热惊厥反应，延长诱导惊厥的潜伏期，显著增加大鼠海马各区神经元数目，具有抗惊厥作用。

5. 抗炎[4]　牛黄清心丸具有减轻角叉菜胶诱导的大鼠足肿胀和二甲苯诱导的小鼠耳肿胀作用，提示其有明显的抗炎作用。

【临床应用】

1. 癫痫[5]　牛黄清心丸（局方）对癫痫发作、日久体虚者非常适合，连用 1 个月会有明显效果。

2. 小儿热性惊厥[6]　牛黄清心丸可以减少小儿热性惊厥的持续时间，减少热性惊厥的复发。

3. 高血压[7]　牛黄清心丸具有益气养血、镇静安神、化痰息风的功效，适用于气血不足、痰热上扰引起的高血压。主要表现为头目眩晕、头胀、头痛、乏力、气短、自汗、胸闷、胸中郁热、惊悸虚烦、痰涎壅盛、舌红苔黄腻、脉弦滑等症。配合降压药的同时，加用牛黄清心丸（局方），可产生协同作用，作用平稳且快速。患者睡眠状况、躯体症状得以改善，副作用小，可多环节调节机体功能，从而改善患者的生活质量。

4. 脑出血[8]　中医认为，腑气不通是急性期脑出血的关键病机，化痰通腑是首要治则。牛黄清心丸辅助治疗急性脑出血可有效改善患者的神经功能及意识状况，提高治疗效果，作用机制可能与调节体内脑损伤标志物 S-100B 蛋白（S-100B）、神经肽 Y（NPY）水平有关。

【不良反应】　有报道称，服用牛黄清心丸有出现小脑共济失调者。

【使用注意】　①对脑出血、脑梗死、惊风、癫痫急重症，应采用综合治疗方法救治。②方中含有雄黄、朱砂，不宜过量、久用。③忌烟酒及辛辣食物。④孕妇禁用。⑤运动员慎用。⑥大汗虚脱、霍乱泄泻、久吐久泻不止、大失血导致阴血亏虚型抽搐、痉厥者，不宜用。⑦牛黄清心丸（局方）属治风剂中平息内风药，功能清心化痰，镇惊祛风兼补气血，主治眩晕、癫痫、中风等。对传染病急性期、高热神昏、谵语者不宜用。⑧同仁牛黄清心丸是在局方牛黄清心丸的基础上，去掉了雄黄和朱砂这两味有毒的中药。⑨万氏牛黄清心丸源自明代万全的《痘疹世医心法》一书，因此被冠以"万氏"之名，由牛黄、朱砂、黄芩、栀子、郁金、黄连共 6 味中药组成。而万氏牛黄清心丸属清热剂中清肝脏热药，功能清热解毒，开窍安神，只为热厥、惊风、中风阳闭等轻证所设，常用于流行性乙型脑炎、流行性脑脊髓膜炎等。注意：不同处方临床用途不同。

【用法与用量】　口服，大蜜丸一次 1 丸，水丸一次 1.6g，一日 1 次。

参 考 文 献

[1] 蒋燮荣，赵树仪，陈卫平，等. 牛黄清心丸药理作用的研究[J]. 中成药研究，1986，（11）：29.

[2] 刘启莱. 两种牛黄清心药理作用的研究[J]. 药物分析学术论文汇编，1981，9：277.

[3] 陈斌，李飞艳，李福元，等. 含与不含朱砂的万氏牛黄清心丸对高热惊厥大鼠模型的影响[J]. 中草药，2011，42（11）：2502-2506.

[4] 陈斌，李飞艳，李福元. 万氏牛黄清心丸中酸枣仁替代朱砂和去朱砂的实验研究之一：抗炎作用比较研究[J]. 中南药学，

2011，9（3）：185-188.

[5] 李莉. 牛黄清心丸[J]. 开卷有益（求医问药），2016，7：57-58.

[6] 魏勇. 牛黄清心丸防治小儿热性惊厥疗效观察[J]. 四川中医，2013，7：92-94.

[7] 邓宁. 牛黄清心丸在高血压临床治疗中的增效作用分析[J]. 大家健康，2015，9（9）：152-153.

[8] 沈海平，易昌容. 牛黄清心丸辅助治疗急性脑出血临床观察[J]. 新中医，2018，50（11）：59-62.

（北京中医药大学　方　芳）

痫症镇心丸

【药物组成】　水牛角浓缩粉、珍珠、石菖蒲、黄连、麦冬（炒）、远志（制）、胆南星、牛黄、朱砂、酸枣仁（炒）、茯苓、甘草。

【处方来源】　清·凌奂《饲鹤亭集方》。国药准字 Z33020108。

【功能与主治】　镇心安神，豁痰开窍。用于痰迷心窍，癫痫痴呆。

【药效】　主要药效如下：

1. 镇静　痫症镇心丸所含石菖蒲、远志、朱砂、酸枣仁等具有一定的镇静作用。

2. 抗惊厥　痫症镇心丸所含牛黄、朱砂等具有一定的抗惊厥作用。

【临床应用】　主要临床应用如下[1-2]：

1. 癫痫　痫症镇心丸对精神性发作有效，用于大发作伴有精神症状者。症见突然跌倒，神志不清，痰声辘辘，口吐白沫，诸如猪羊叫，牙关紧闭，四肢抽搐，移时苏醒，一如常人。

2. 惊痫抽搐　本品适用于高血压脑病、肺性脑病、一氧化碳中毒及各种高热所致惊痫抽搐症。

3. 其他　本品可用于神志昏乱，心烦躁扰，痰声辘辘，大便秘结，舌红苔黄腻，脉弦滑数者，以改善临床症状。

【不良反应】　尚未见报道。

【使用注意】　①孕妇忌服。②忌食刺激性及油腻食物。③对本品过敏者禁用，过敏体质者慎用。④药品性状发生改变时禁止服用。⑤体虚者慎用。⑥寒痰阻窍之痫症勿用。

【用法与用量】　口服，一次 1～2 丸，一日 1～2 次；或遵医嘱。

参 考 文 献

[1] 陈奇. 中成药名方药理与临床[M]. 北京：人民卫生出版社，1998：877.

[2] 房定亚. 中成药临床应用指南[M]. 北京：科学技术文献出版社，1994：458.

（北京中医药大学　方　芳）

癫痫平片（胶囊）

【药物组成】　石菖蒲、僵蚕、全蝎、蜈蚣、石膏、白芍、煅磁石、煅牡蛎、猪牙皂、柴胡、硼砂。

【处方来源】　研制方。《中国药典》（2015 年版）。

【功能与主治】　豁痰开窍，平肝清热，息风定痫。用于风痰闭阻所致癫痫。

【药效】　主要药效如下：

1. 抗癫痫　癫痫平片所含石菖蒲等具有明显的抗癫痫作用，能延长诱导癫痫的潜伏期，减轻发作程度，缩短发作持续时间。

2. 抗惊厥　癫痫平片所含药物全蝎、蜈蚣等可以对抗戊四氮、士的宁引起的惊厥反应。

3. 镇静　癫痫平片中石菖蒲、僵蚕等具有一定的镇静作用，能降低小鼠的自主活动，延长戊巴比妥钠诱导的睡眠时间。

【临床应用】

1. 癫痫[1-2]　在抗癫痫治疗过程中，丙戊酸钠联合癫痫平片序贯疗法，中西药作用机制协同、时间互补、效应增强，疗效优于单用丙戊酸钠，能明显减少癫痫发作次数。癫痫平片联合拉莫三嗪治疗癫痫具有较好的临床疗效，能较好地控制癫痫发作，减轻机体炎症反应和神经细胞损伤，改善患者焦虑、抑郁状态和认知功能。

2. 精神分裂症[3]　丁二酸洛沙平联合癫痫平片与单用丁二酸洛沙平相比，两组在维持治疗 3 个月、半年、9 个月和 1 年时，临床疗效均相当，但丁二酸洛沙平联合癫痫平片患者的阴性症状改善程度显著高于单用丁二酸洛沙平的患者。丁二酸洛沙平联合癫痫平片组因为降低了丁二酸洛沙平的用量，精神活动障碍（ESP）发生率显著降低，不良反应轻微，特别是对辨证属痰气郁结证和痰火上扰证的维持治疗疗效显著。

【不良反应】　尚未见报道。

【使用注意】　孕妇禁用。

【用法与用量】　片剂：口服，一次 5～7 片，一日 2 次；小儿酌减或遵医嘱。胶囊剂：口服，一次 5～7 粒，一日 3 次；小儿酌减或遵医嘱。

参 考 文 献

[1] 李作吉，王春波，隋忠国，等. 丙戊酸钠联合癫痫平序贯治疗癫痫的临床观察[J]. 中国医药科学，2014，4（16）：58-60.

[2] 吴军，福婷，张光运. 癫痫平片联合拉莫三嗪治疗癫痫的临床研究[J]. 现代药物与临床，2018，33（10）：2491-2495.

[3] 李长远，李丽霞. 丁二酸洛沙平合并癫痫平片维持治疗精神分裂症[J]. 中国民康医学，2011，22（11）：1371-1372.

（北京中医药大学　方　芳）

二、镇惊息风类

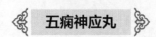

五痫神应丸

【药物组成】　天南星（炮）、乌蛇（酒浸一宿，去皮骨，焙干）、白矾、朱砂（另研）、全蝎（去毒）、半夏（汤浸七次）、雄黄（研）、蜈蚣（去头足，炙）、白僵蚕（炒去丝咀）、白附子（炮）、麝香（另研）、皂角（槌碎，用水半斤捝汁去滓）。

【处方来源】　明·张介宾《景岳全书》。

【功能与主治】　祛风化痰，定痫止搐。治诸痫时发，两目上窜，口吐涎沫，抽搐昏迷。

【药效】　主要药效如下：

1. 镇静　五痫神应丸所含天南星、朱砂、白僵蚕等具有一定的镇静作用。

2. 抗惊厥　五痫神应丸所含朱砂、全蝎、蜈蚣、白僵蚕等具有一定的抗惊厥作用。

【临床应用】

癫痫[1]　五痫神应丸能制止癫痫发作，使患者恢复神志，减少大发作的次数。一般用于慢性长期的癫痫患者，并可用于癫痫急性发作，尤其用于伴有精神性发作者更为有效。

【不良反应】　尚未见报道。

【使用注意】　服药时大便每日宜通，防铅蓄积中毒。

【用法与用量】　每服30丸，食后温生姜汤送下。

参 考 文 献

[1] 姜致康. 五痫神应丸治疗癫痫初步报告[J]. 中医杂志, 1960, 106: 30.

（北京中医药大学　方　芳）

磁 朱 丸

【药物组成】　磁石（煅）、朱砂、六神曲（炒）。

【处方来源】　唐·孙思邈《备急千金要方》。国药准字 Z13020417。

【功能与主治】　镇心，安神，明目。用于心肾阴虚，心阳偏亢，心悸失眠，耳鸣耳聋，视物昏花。

【药效】　主要药效如下[1]：

1. 改善睡眠　磁朱丸能减少失眠大鼠的觉醒时间，延长总睡眠时间，主要表现为延长慢波睡眠Ⅱ期（SWS2）和快动眼睡眠期（REMS）。

2. 镇静　本品有镇静作用。

【临床应用】

1. 癫痫[2]　磁朱丸能减少癫痫发作的次数和频率。用于治疗高热或因惊恐而得者，夹痰者效果更佳，且治疗越早，疗效越好。

2. 耳鸣[3-4]　磁朱丸对各种耳鸣和脑鸣患者，能减轻症状。结合头针、耳周针效果更好。

3. 精神分裂症[5]　磁珠丸加用小剂量阿立哌唑能改善精神分裂症患者的神经症状评分，可以减轻阿立哌唑的不良反应而不影响药效。

4. 顽固性失眠[6]　交泰丸合磁朱丸可以使阴阳调和、心肾相交，以求"阴平阳秘，精神乃治"，神明自安，能改善顽固性失眠患者的睡眠状况，减少地西泮用量至停用。

【不良反应】　尚未见报道。

【使用注意】　①磁朱丸为处方药，必须在医生指导下服用。②磁朱丸含朱砂，不宜长期服用，并避免与含汞制剂同时服用，连续服用不宜超过2周；因特殊情况需长期服用者，应检查血、尿中汞离子浓度和肝肾功能，超过规定限度者立即停用。③服用磁朱丸时应避免与茶碱、普萘洛尔类药物，以及溴化物、咖溴合剂、三溴合剂、海带、海藻等含溴、碘物质同服。

【用法与用量】　口服，一次3g，一日2次。

参 考 文 献

[1] 李尔逊, 孙春宇, 李廷利, 等. 磁朱丸对失眠大鼠睡眠时相的影响[J]. 中国医药导报, 2008, 5（2）: 20-21.
[2] 魏绪华. 磁朱丸加味治疗痫证[J]. 江西中医药, 2002, 33（3）: 24.

[3] 谌苏容, 谭旭明, 费兰波, 等. 针刺联合补中益气汤合磁朱丸治疗特发性耳鸣临床观察[J]. 中国针灸, 2018, 38（4）: 369-373.

[4] 李代均, 王新志. 王新志老中医用磁朱丸治疗耳鸣、脑鸣经验探讨总结[J]. 中医临床研究, 2017, 9（36）: 104-105.

[5] 田志林, 孙磊, 赵安全. 磁朱丸联合阿立哌唑治疗精神分裂症患者疗效观察[J]. 辽宁中医药大学学报, 2017, 19（5）: 211-213.

[6] 杨帅, 何勇, 崔显勋, 等. 张金生运用交泰丸合磁朱丸治疗顽固性失眠经验[J]. 中医药临床杂志, 2017, 29（9）: 1436-1437.

（北京中医药大学　方　芳）

镇痫片（丸）

【药物组成】　牛黄、朱砂、石菖蒲、广郁金、胆南星、红参、甘草、珍珠母、莲子心、麦冬、酸枣仁、远志（甘草水泡）、茯苓。

【处方来源】　研制方。国药准字 Z20053621。

【功能与主治】　镇心安神，豁痰通窍。用于癫狂心乱，痰迷心窍，神志昏迷，四肢抽搐，口角流涎。

【药效】　主要药效如下：

1. 镇静　镇痫片具有一定的镇静作用。

2. 抗惊厥　镇痫片具有一定的抗惊厥作用。

【临床应用】

癫痫[1]　本品对癫痫小发作和大发作均有很好的疗效，能减少发作次数。

【不良反应】　尚未见报道[2]。

【使用注意】　尚未见报道。

【用法与用量】　片剂：口服，一次 4 片，一日 3 次，饭前服用。丸剂：口服，一次 3g，一日 2～3 次；小儿酌减。

参 考 文 献

[1] 中医学教研组. 镇痫丸治疗癫痫的临床观察[J]. 西安医学院学报, 1959, 1: 17-19.

[2] 赵欣, 余明, 薛庆林, 等. 镇痫丸长期毒性动物试验及临床观察[J]. 临床合理用药杂志, 2012, 5（8B）: 14-15.

（北京中医药大学　方　芳）

医 痫 丸

【药物组成】　白附子、天南星（制）、半夏（制）、白矾、猪牙皂、乌梢蛇（制）、僵蚕（炒）、蜈蚣、全蝎、雄黄、朱砂。

【处方来源】　明·张景岳《景岳全书》。《中国药典》（2015 年版）。

【功能与主治】　祛风化痰，定痫止搐。用于痰阻脑络所致的癫痫，症见抽搐昏迷、双目上吊、口吐涎沫。

【药效】　主要药效如下[1]：

1. 镇静　医痫丸对大鼠有镇静作用。

2. 抗惊厥　医痫丸能减少士的宁所致的大鼠惊厥。

【临床应用】

癫痫[2-3]　用于肝风夹痰浊上扰清窍，神机失用，风痰阻络，症见发作性神昏抽搐，两目上视、口吐涎沫，喉中痰鸣，舌质淡，苔白腻，脉弦滑；原发性、继发性癫痫见上述证候者。对遗传性和老年且患病时间长的患者无效。颅脑外伤继发性癫痫患者，经颅磁刺激联合医痫丸辅助治疗，能延长发作潜伏期，降低发作频率，且能降低血清活性氧（ROS）、核转录因子（NF-κB）、白细胞介素-1β（IL-1β）、肿瘤细胞生长因子-α（TNF-α）水平。

【不良反应】　尚未见报道。

【使用注意】　①孕妇及合并慢性胃肠病、心血管病、肝肾功能不全者禁用。②体虚者慎用。③本品含朱砂、雄黄，不宜过量、久用，不可与蛋白酶、胰酶、多酶、淀粉酶制剂及碘化物、溴化物、硫酸铁、碳酸氢钠、巴比妥、硝酸盐、硫酸盐、亚硝酸盐、亚铁盐等西药联合应用。④服药期间忌食辛辣食物。⑤服药期间出现恶心呕吐、心率过缓症状，应及时就医。⑥重症患者应配合其他措施。

【用法与用量】　口服，一次 3g，一日 2～3 次；小儿酌减。

参 考 文 献

[1] 孙国新. 医痫丸的现代药理研究[J]. 河北中医，1978，（10）：6.
[2] 王宝成. 医痫丸治疗癫痫发作 50 例观察[J]. 陕西中医，1980，（8）：4.
[3] 林妹娜. 临床运用医痫丸体会[J]. 黑龙江中医药，1983，10（7）：18.

（北京中医药大学　方　芳）

癫痫康胶囊

【药物组成】　天麻、石菖蒲、僵蚕、胆南星、川贝母、丹参、远志、全蝎、麦冬、淡竹叶、生姜、琥珀、人参、冰片、人工牛黄。

【处方来源】　研制方。《中国药典》（2015 年版）。

【功能与主治】　镇惊息风，化痰开窍。用于癫痫风痰闭阻，痰火扰心，神昏抽搐，口吐涎沫者。

【药效】　主要药效如下[1-2]：

1. 抗癫痫　癫痫康胶囊对实验性癫痫家兔海马脑电图有影响，能改变 $ZnSO_4$ 致癫痫大鼠的行为和海马脑电图的变化。

2. 镇静　癫痫康胶囊具有一定的镇静作用。

【临床应用】

癫痫[2-5]　本品适用于各种类型的癫痫，对痰火内闭型效果最佳。癫痫康胶囊可以减少癫痫患者的发作次数，可使脑电图好转及恢复正常，且对造血系统、肝功能、肾功能无明显毒性。与单用丙戊酸钠、奥卡西平、左乙拉西坦等抗癫痫药组比较，癫痫康胶囊联合丙戊酸钠、奥卡西平、左乙拉西坦组均有良好的临床疗效，能降低血清炎症因子水平，改善患者的生活质量。

【不良反应】　尚未见报道。

【使用注意】　①服药期间忌烟、酒、浓茶、咖啡、可口可乐等，避免精神刺激。②对本品过敏者禁用，过敏体质者慎用。③日常生活中避免大喜、大悲及较大的惊险、恐惧等精神刺激。④如原服用西药，改用癫痫康胶囊治疗时，应在医师指导下平稳过渡用药。⑤服用癫痫康胶囊完全控制癫痫发作后，应在医师指导下逐渐减少用量，以巩固疗效。

【用法与用量】　口服，一次 3 粒，一日 3 次。

参 考 文 献

[1] 徐国治，尤荣云，李生洪，等. 癫痫康对实验性癫痫家兔脑海马电图影响的研究[J]. 中成药，2004，26（6）：474-476.

[2] 黄毅. 癫痫康胶囊治疗癫痫 56 例疗效分析[J]. 中医医药导报，2007，4（27）：81-82.

[3] 胡友婷. 癫痫康胶囊联合奥卡西平治疗癫痫的临床研究[J]. 现代药物与临床，2018，33（7）：1640-1643.

[4] 方友林，向勇，朱建萍. 癫痫康胶囊联合丙戊酸钠治疗癫痫的临床研究[J]. 现代药物与临床，2019，34（5）：1360-1363.

[5] 张毅斌，王静. 癫痫康胶囊联合左乙拉西坦治疗癫痫的临床研究[J]. 现代药物与临床，2019，34（5）：1713-1717.

（北京中医药大学　方　芳）

小儿抗痫胶囊

【药物组成】　胆南星、天麻、太子参、茯苓、水半夏（制）、橘红、九节菖蒲、青果、琥珀、沉香、六神曲（麸炒）、麸炒枳壳、川芎、羌活。

【处方来源】　研制方。《中国药典》（2015 年版）。

【功能与主治】　疏风镇惊，化痰导滞。用于小儿风寒感冒，停食停乳，发热鼻塞，咳嗽痰多，呕吐泄泻。

【药效】　主要药效如下：

1. 抗癫痫[1-3]　小儿抗痫胶囊对多种癫痫动物模型有拮抗作用，可以降低癫痫大鼠皮质和海马内的谷氨酸含量，增加 GABA 的含量，抑制 γ-氨基丁酸转氨酶（GABA-T）活性。

2. 抗惊厥[1]　小儿抗痫胶囊可以对抗士的宁诱导的惊厥反应，延长惊厥的潜伏期。

【临床应用】

儿童癫痫[4]　小儿抗痫胶囊常用于原发性全身性强直-阵挛发作型儿童癫痫风痰闭阻证发作时，症见四肢抽搐、口吐涎沫、两目上窜甚至昏仆等。研究表明，小儿抗痫胶囊对风痰闭阻证、痰阻气逆证效果最好，惊痫痰聚证次之，对痰瘀交阻证的疗效较差。

【不良反应】　尚未见报道。

【使用注意】　①在服药期间不可突然停药或骤减，在服用西药抗癫痫药时加服本药后，视病情逐渐递减其他抗癫痫药物用量。②用药期间不宜食用牛羊肉、无鳞鱼及辛辣刺激食物。③少数患儿服药后出现食欲不振、恶心呕吐、腹痛腹泻等消化道症状，饭后服用或继续服药 1～3 周一般可自行消失。

【用法与用量】　口服，3～6 岁一次 5 粒，7～13 岁一次 8 粒，一日 3 次。本品较大，患儿不习惯或吞服有困难者，可从胶囊中取出药粉冲服。

参 考 文 献

[1] 姚凤莉，马融，李新民. 抗痫胶囊对抗不同癫痫动物模型的实验研究[J]. 第三军医大学学报，2005，27（14）：1527-1528.

[2] 田淑霞，李新民. 小儿抗痫胶囊对癫痫大鼠脑内 γ-氨基丁酸、谷氨酸含量影响的实验研究[J]. 天津中医药，2007，24（4）：321-324.

[3] 田淑霞，李新民. 小儿抗痫胶囊对癫痫大鼠脑内 GABA-T 活性影响的实验研究[J]. 天津中医药大学学报，2009，28（1）：24-26.

[4] 马融，李新民，张德芹，等. 小儿抗痫胶囊治疗儿童癫痫及其神经生化机制的研究[J]. 天津中医药，2004，21（4）：340.

（北京中医药大学　方　芳）

风 引 汤

【药物组成】　大黄、干姜、龙骨、桂枝、甘草、牡蛎、寒水石、滑石、赤石脂、白石脂、紫石英、石膏。

【处方来源】　东汉·张仲景《金匮要略》。

【功能与主治】　清热息风，镇惊安神。主治癫痫、风瘫，突然仆卧倒地，筋脉拘急，两目上视，喉中痰鸣，神志不清，舌红苔黄腻，脉滑。

【药效】　主要药效如下：

1. 镇静　本品具有一定的镇静作用。

2. 抗惊厥　本品具有一定的抗惊厥作用。

【临床应用】

1. 癫痫　本品对大人、小儿癫痫均有治疗作用，能减少发作次数。

2. 小儿抽动症[1]　本品对阳热亢盛，风邪内动引起的小儿抽动症疗效颇佳。

【不良反应】　尚未见报道。

【使用注意】　忌海藻、菘菜、生葱。

【用法与用量】　每服 6～9g，用井花水 300ml，煮三沸，温服 100ml。

参 考 文 献

[1] 杨蕾，任勤. 风引汤加减治疗小儿抽动症临证体会[J]. 云南中医中药杂志，2013，35（1）：32.

（北京中医药大学　方　芳）

三、舒肝泻火类

羚羊角胶囊

【药物组成】　羚羊角。

【处方来源】　研制方。《中国药典》（2015 年版）。

【功能与主治】　平肝息风，清肝明目，散血解毒。用于肝风内动，肝火上扰，血热毒盛所致的高热惊痫，神昏惊厥，子痫抽搐，癫痫发狂，头痛眩晕，目赤翳障，温毒发斑。

【药效】　主要药效如下：

1. 改善血液流变学[1]　羚羊角胶囊能改善急性血瘀证模型大鼠的血液流变学异常，能缩短红细胞电泳时间，降低血浆黏度。癫痫患者血液流变学指标异常[2]，血细胞比容、全血低切及高切黏度、血浆黏度和纤维蛋白原均显著高于健康对照组。对癫痫尤其是对频繁发作和持续状态的癫痫患者，在抗癫病治疗的同时注重疏通微循环，改善血液流变学有助于提高疗效。

2. 镇静催眠[1]　羚羊角胶囊能缩短戊巴比妥钠诱导的小鼠入睡时间，延长总睡眠时间，有镇静催眠作用。

3. 抗偏头痛[1]　单胺类递质耗竭剂利血平能够诱发偏头痛，5-羟色胺（5-HT）含量的变化也是偏头痛发作的主要原因之一。前列腺素 E_2（PGE_2）是花生四烯酸的代谢产物，PGE_2 含量的变化与疼痛有关。复方羚羊角胶囊能增加利血平化的偏头痛模型小鼠脑内 5-HT 的含量，还能降低 PGE_2 的含量。

【临床应用】

1. 高热惊厥[3-4]　高热可以引起中枢神经系统过度兴奋，出现惊厥。羚羊角胶囊可以预防高热惊厥，与其他药物合用，可以延长发热的间隔时间，减少抽搐再发生率。

2. 癫痫[5-6]　中医认为，肝郁克脾，脾虚生痰，痰迷清窍，痰可化热，热盛化火，火极生风，故致痫症反复发作，缠绵难愈。抗癫痫药常规治疗的基础上加用羚羊角胶囊，可以在一定程度上降低癫痫患者的中医临床症状评分。

【不良反应】　尚未见报道。

【使用注意】　孕妇及过敏体质者慎用。

【用法与用量】　口服，一次 0.3～0.6g，一日 1 次。

参 考 文 献

[1] 杜佳林，贾冬，李显华，等. 复方羚羊角胶囊药效学研究[J]. 中国中医药信息杂志，2001，8（9）：31-33.

[2] 何正训，李飞，杭秀兰，等. 癫痫患者血液流变学研究[J]. 中国血液流变学杂志，1994，（1）：28-29.

[3] 赖盼建，李小兵. 羚羊角胶囊治疗小儿复杂性热性惊厥 62 例疗效观察[J]. 中药药理与临床，2015，（2）：196-197.

[4] 李大果. 羚羊角胶囊预防高热惊厥复发疗效观察[J]. 广西中医药，2003，26（3）：26.

[5] 李俊，张明. 羚羊角胶囊作为辅助治疗成人部分性癫痫自身对照研究[J]. 中国实验方剂学杂志，2012，18（20）：296-298.

[6] 樊永平，曹静，成赟. 羚羊角胶囊治疗癫痫中医临床症状观察[J]. 云南中医学院学报，2007，30（4）：41-44.

（北京中医药大学　方　芳）

桂芍镇痫片

【药物组成】　桂枝、白芍、党参、半夏（制）、柴胡、黄芩、甘草、生姜、大枣。

【处方来源】　研制方。《中国药典》（2015 年版）。

【功能与主治】　调和营卫，清肝胆。用于治疗各种发作类型的癫痫。

【药效】　主要药效如下：

1. 镇静　桂芍镇痫片对中枢神经系统有镇静作用，可延长环己烯巴比妥诱导的睡眠时间，对抗士的宁引起的小鼠痉挛。

2. 抗炎　桂芍镇痫片具有一定的抗炎作用，能明显减小大鼠鸡蛋清性足跖肿胀率、抑制二甲苯所致小鼠耳肿胀，具有抗炎作用。

【临床应用】

癫痫[1]　本品适用于各种类型的癫痫，尤其对全身性强直-阵挛发作和失神发作疗效更佳，对复发性部分发作、单纯性部分发作和混合型发作的作用次之。

【不良反应】　尚未见报道。

【使用注意】　①本品含党参、白芍，不宜与藜芦合用。②本品含半夏，不宜和川乌、附子、草乌合用。

【用法与用量】　口服，一次 6 片，一日 3 次。

参 考 文 献

[1] 陈俊宁，戴志仙，乐卫东，等. 桂芍镇痫片治疗癫痫的临床观察[J]. 中成药研究，1982，12：20-21.

（北京中医药大学　方　芳）

白 金 丸

【**药物组成**】　郁金、白矾。

【**处方来源**】　宋·许叔微《普济本事方》。国药准字 Z20025543。

【**功能与主治**】　清心安神，豁痰通窍。用于痰气壅塞，癫痫发狂，猝然昏倒，口吐涎沫。

【**药效**】　主要药效如下：

1. 降血脂[1]　白金丸水溶液能明显降低高脂血症小鼠体质量及肝系数，降低小鼠血清三酰甘油和低密度脂蛋白含量，提高血清高密度脂蛋白含量，降低肝脏 MDA 含量，增加肝脏 SOD 活性。

2. 保护脑组织[2]　白金丸能减轻脑组织反复缺血再灌注损伤、小鼠脑组织病理损伤。

3. 改善血液流变学[3]　高脂血症大鼠服用本药后，可使血浆比黏度和全血比黏度明显降低。

【**临床应用**】

1. 癫痫[4]　白金丸加味治疗癫痫，可以减少发作频率和次数，有一定的疗效。

2. 高脂血症[5]　白金丸能降低高脂血症患者血清胆固醇和三酰甘油的含量。

【**不良反应**】　偶有恶心、胃肠不适，停药 2～3 天可继续服用。

【**使用注意**】　①孕妇禁用。②忌辛辣食物。

【**用法与用量**】　口服，一次 3～6g，一日 2 次，饭前服用。7 岁以上儿童服用成人剂量的一半，3～7 岁儿童服用成人剂量的 1/3。

参 考 文 献

[1] 牛雯颖，刘真真，黄爱云，等. 白金丸水溶剂治疗高脂血症小鼠的实验研究[J]. 上海中医药杂志，2016，50（8）：75-78.
[2] 梅全喜. 新编中成药合理应用[M]. 北京：人民卫生出版社，2012：623.
[3] 陈玉琢，戴皓宁. 白金丸的研究与应用综述[J]. 河南中医药学刊，1996，11（5）：15-16.
[4] 陈武，张昆照. 中药白金丸治疗高脂血症 344 例效果分析[J]. 江西中医药，1981，（1）：1-4.
[5] 申海明，韩丽庭. 白金丸的临床应用研究进展[J]. 中医药信息，1997，6：42-43.

（北京中医药大学　方　芳）

青 阳 参 片

【**药物组成**】　青阳参总苷。

【**处方来源**】　研制方。国药准字 Z53021410。

【**功能与主治**】　平肝补肾，豁痰镇痉，定痫。用于癫痫，头昏头痛，眩晕，耳鸣，腰膝酸软等症。

【药效】　主要药效如下：

1. 抗癫痫[1]　青阳参片对硫酸亚铁引起的家兔慢性癫痫模型有治疗作用，并能使异常的脑电图恢复正常。

2. 抗惊厥[1]　青阳参片对大鼠听源性惊厥发作有明显的对抗作用，可增强苯巴比妥钠和苯妥英钠的抗小鼠惊厥作用，对戊四氮、士的宁引起的强直性惊厥无对抗作用。

【临床应用】

癫痫[1-2]　临床研究显示，青阳参片可用于各种类型的癫痫，特别是对大发作疗效尤佳，可作为辅助药物用于难治性癫痫。

【不良反应】　少数患者服药后有头昏、困倦、呕吐、食欲减退等轻微反应，但不影响继续治疗。

【使用注意】　①按用法用量服用，儿童必须在成人的监护下使用。②治癫痫应配合抗惊厥药同服，可部分解除抗惊厥药的副作用。③本品无毒副作用，因有蓄积，不能天天服用，应连服两日停药一日，或隔日服一次。④如正在服用其他药品，使用本品前请咨询医师或药师。

【用法与用量】　口服，一次 4～8 片（小儿减半），一日 1 次，连服两日停一日或隔日服一次。

参 考 文 献

[1] 青阳参片[J]. 药学通报，1984，（5）：22-23.

[2] 杜忠德，高学广. 青阳参片辅助治疗癫痫 30 例临床分析[J]. 中药临床医药杂志，2004，16：166.

（北京中医药大学　方　芳）

四、其 他 类

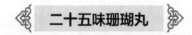

二十五味珊瑚丸

【药物组成】　珊瑚、青金石、诃子、红花、沉香、龙骨、脑石、禹粮土、葫芦、獐牙菜、榜那、甘草、人工麝香、珍珠、珍珠母、木香、丁香、朱砂、炉甘石、磁石、芝麻、紫菀花、藏菖蒲、打箭菊、西红花。

【处方来源】　藏药。《中国药典》（2010 年版）。

【功能与主治】　开窍，通络，止痛。用于"白脉病"，神志不清，身体麻木，头昏目眩，脑部疼痛，血压不调，头痛，癫痫，各种神经性疼痛。

【药效】

1. 抗癫痫[1]　二十五味珊瑚丸能延长戊四氮致痫大鼠发作性阵挛潜伏期，改善戊四氮致痫大鼠皮层与海马痫性放电的波幅及频率。

2. 局灶性脑缺血损伤的保护作用[2]　二十五味珊瑚丸与如意珍宝丸和二十味沉香丸联用可明显降低大脑中动脉栓塞大鼠全血黏度和血浆黏度、红细胞聚集指数、血沉、血细胞比容，扩张微动脉、微静脉管径，保护血管功能。

3. 抗偏头痛[3]　二十五味珊瑚丸对小鼠外周和中枢疼痛具有镇痛作用，能够降低偏头痛大鼠血浆中一氧化氮（NO）和一氧化氮合酶（NOS）的含量。

4. 抗衰老[4]　二十五味珊瑚丸能减少衰老大鼠海马锥体细胞的衰老变性和血清神经元特异性烯醇化酶（NSE）的表达。

【临床应用】

1. 癫痫[5-7]　单用及和抗癫痫药联合应用，均可改善癫痫患者的临床症状，减少癫痫发作时间。单药治疗和抗癫痫药基础上添加治疗，治疗组癫痫的发作频率明显低于对照组，可以改善患者的免疫功能，减轻炎症反应。也有临床研究显示，二十五味珊瑚丸有开窍通络的作用，能改善神经营养状况，修复神经病变，对癫痫有良好的治疗作用，且治疗期间和追踪访问均未发现明显毒副作用，临床用药安全。

2. 头痛[5-8]　二十五味珊瑚丸对紧张性头痛、偏头痛、血管神经性头痛、顽固性头痛都有明显的疗效。按国际头痛分类及诊断标准随机选取 70 例偏头痛患者给予二十五味珊瑚丸，每次 1g，每日 1 次，连续 2 周，与对照组（尼莫地平每次 40mg，双氯芬酸每次 25mg，各每日 3 次，给药 2 周）比较有效率明显增高，并且未发现二十五味珊瑚丸的毒副作用。

3. 脑梗死[5-9]　按第四届全国脑血管病学术会议诊断标准，给予脑梗死患者二十五味珊瑚丸后，临床总有效率高于对照组活血通脉片，也能减轻脑梗死患者的眩晕症状。

4. 眩晕[5-10]　临床判定眩晕的患者，服用二十五味珊瑚丸，每次 1g，每日 1 次，连续 1 个月，治疗效果明显优于对照组（服用天麻胶囊，每次 4 粒，每日 3 次，连续 1 个月），且未观察到本品对肝、肾功能及血、尿、粪常规的不良影响。

5. 高血压[5-11]　30 例临床判定高血压的患者给予二十五味珊瑚丸，每次 4 粒，每日 1 次，早晨以开水泡至晚上睡时顿服，可以改善高血压症状。

【不良反应】　尚未见报道。

【使用注意】　本品含有朱砂剧毒成分，不宜过量、不可久用。

【用法与用量】　开水泡服，一次 1g，一日 1 次。

参 考 文 献

[1] 罗远带，甄丽芳，黄雪，等. 二十五味珊瑚丸对戊四氮致痫大鼠行为学和脑电的影响[J]. 中药药理与临床，2013，29（3）：169-172.

[2] 夏青，吴莹，刘睿颖，等. 藏医名方联用对脑缺血再灌注大鼠血流变特性及急性血瘀小鼠微循环的影响[J]. 现代中药研究与实践，2017，31（4）：26-29.

[3] 杜文兵，甄丽芳，黄福开，等. 二十五味珊瑚丸对偏头痛大鼠血浆 NO 和 NOS 的影响[J]. 中药药理与临床，2013，29（2）：147-149.

[4] 杨春，李鹏，罗远带，等. 二十五味珊瑚丸对 D-半乳糖衰老大鼠神经元特异性烯醇化酶表达的影响[J]. 天然产物研究与开发，2015，（1）：45-49.

[5] 杜文兵，黄福开，罗远带，等. 二十五味珊瑚丸药理及临床研究进展[J]. 世界中西医结合杂志，2013，8（15）：537-540.

[6] 才让卓玛. 西藏金珠雅砻藏药有限责任公司二十五味珊瑚胶囊治疗癫痫 80 例临床疗效观察[J]. 中国中医药资讯，2011，3（15）：141-142.

[7] 袁富玲，吉祥，邢效如. 二十五味珊瑚丸联合左乙拉西坦治疗癫痫的临床研究[J]. 现代药物与临床，2018，33（6）：1347-1351.

[8] 王涛，王靖. 二十五味珊瑚丸治疗偏头痛病 134 例临床观察[J]. 中国临床医药研究杂志，2006，（160）：26.

[9] 王彦华. 藏药二十五味珊瑚丸治疗脑梗死 30 例[J]. 新中医，2003，35（4）：57-58.

[10] 刘翠林，田旭东，张勇. 二十五味珊瑚丸临床研究总结[J]. 卫生职业教育，2004，22（20）：107-108.

[11] 李建国. 二十五味珊瑚丸治疗高血压病 30 例[J]. 实用中医药杂志，2010，26（7）：497.

（北京中医药大学　方　芳）

第十章

帕金森病中成药名方

第一节　概　述

一、概　念

帕金森病（Parkinson's disease，PD）又名震颤麻痹，是一种常见的神经系统退行性疾病。我国 65 岁以上人群的患病率为 1700/10 万，并随年龄增长而升高[1]。PD 以运动迟缓、肌强直、静止性震颤和姿势平衡障碍的运动症状及嗅觉减退、快动眼期睡眠行为异常、便秘和抑郁等非运动症状为主要表现。本病与中医学"颤证"、"颤振"、"振掉"、"震颤"、"内风"等病证相似。

二、病因及发病机制

（一）病因

PD 的确切病因目前仍不清楚，遗传因素、环境因素、年龄老化、氧化应激等均可能参与 PD 多巴胺（DA）能神经元的变性死亡过程。PD 按遗传史分为家族性和散发性，家族性帕金森病主要是遗传基因缺陷所致，散发性帕金森病主要是遗传易感性与环境因素共同作用的结果。长期接触杀虫剂、除草剂，饮食习惯，吸烟等都是 PD 发病的危险因素[2]。

（二）发病机制

PD 最主要的病理改变为黑质致密部 DA 神经元丢失和路易小体形成，其主要生化改变为纹状体区 DA 递质降低，导致锥体外系的一系列症状。发病机制是脑干的黑质-纹状体中的多巴胺神经元抑制性递质 DA 释放减少，胆碱能神经元释放兴奋性递质乙酰胆碱相对增加，继而出现肌肉兴奋而震颤[3]。

三、临 床 表 现[4]

PD 平均发病年龄约 55 岁，多见于 60 岁以后，男性略多于女性。本病起病隐袭，进展缓慢，可以先后或同时表现有运动症状和非运动症状。首发症状通常是一侧肢体震颤或活动笨拙，进而累及对侧肢体。临床上主要表现为静止性震颤、运动迟缓、肌强直和姿势步态障碍。近年来人们越来越多地注意到抑郁、便秘和睡眠障碍等非运动症状也是 PD 患者常见的主诉，它们可先于运动症状发生，贯穿整个病程，对患者生活质量的影响甚至超过运动症状。

四、诊　　断[5-6]

2015 年国际运动障碍协会（MDS）和《中国帕金森病的诊断标准（2016 年版）》提出 PD 诊断的首要核心标准是明确帕金森综合征。帕金森综合征的核心运动症状包括运动迟缓、肌强直和静止性震颤。一旦患者被明确诊断存在帕金森综合征的表现，即可进行临床诊断。如不存在绝对排除标准，至少存在 2 条支持标准，且没有警示征象即可确诊。

五、治　　疗

（一）常用化学药物及现代技术

目前没有根治 PD 的手段，治疗原则以达到有效改善症状、提高工作能力、改善生活质量、延缓疾病进展为目标。药物治疗是 PD 主要治疗手段，作为首选。药物治疗包括疾病症状性治疗和修饰治疗。症状性治疗的药物对原发性 PD 有效，疾病修饰治疗的目的是延缓疾病的进展。

1. 左旋多巴　是目前治疗 PD 最基本的药物，对震颤、强直、运动迟缓等均有良好疗效。常用的复方制剂有多巴丝肼和信尼麦控释片。

2. 单胺氧化酶抑制剂　可以阻止脑内多巴胺降解，增加多巴胺浓度。单用可轻度改善症状，与左旋多巴合用可增强疗效，改善症状波动。主要药物有司来吉兰。

3. 抗胆碱能药物　主要适用于震颤明显且年轻的患者，对无震颤或已知有认知功能障碍的患者不推荐应用。主要药物有苯海索等。

4. 多巴胺受体（DR）激动剂　可直接刺激多巴胺受体和 5-羟色胺受体，绕过受损的黑质纹状体神经元，不需要多巴脱羧酶将左旋多巴转换成多巴胺而发挥作用。主要药物有麦角类和非麦角类两种类型。

5. 金刚烷胺　可抑制谷氨酸诱发的神经毒作用，因而可能也有疾病修饰作用。作用机制可能是促进多巴胺能神经元释放多巴胺，抑制突触前膜对多巴胺的摄取，从而增强多巴胺的效应。

（二）中成药名方治疗[7]

PD 中医辨证以虚实并重为原则。以理气活血，通络息风；清化热痰，息风潜阳；益气养血，息风通络；滋补肝肾，养阴息风为法。中药在防治 PD 方面具有多靶点、毒性相对小等潜在优势。

第二节　中成药名方的辨证分类与药效

辨证论治是中医认识疾病和治疗疾病的基本原则，但目前尚无主治本病的专用中成药。仅临床辨证使用一些中药复方及试用有关中成药，如天麻钩藤饮、人参再造丸、六味地黄丸等。按中医对颤证的辨证分型，以及对颤证病因病机的认识，常见可用于治疗帕金森病中成药的辨证分类及主要药效如下[8-10]：

一、清热化痰息风类

痰是致颤的重要因素，痰浊夹带风邪上扰脑窍或横窜经络，引动肝风致筋脉失约。症见肢体震颤，时轻时重，筋脉拘紧，动作不利；胸脘痞闷，咳痰色黄，头昏头重，口感内热，小便色黄，大便秘结。舌质暗红，舌苔黄腻，脉弦滑数。

清热化痰息风类药物具有清热化痰、平肝息风之功效。可用于痰热内蕴、扰动肝风之证。

常用中成药：天麻钩藤颗粒。

二、活血通络息风类

中医基础理论认为"肝主藏血"，肝郁日久，脏腑功能失调，气滞血瘀，瘀血阻络，或久病气血耗伤，血脉瘀阻，无以推动血液致筋脉失养发为筋脉拘急。症见肢体僵硬，语言謇涩，头晕目眩，口角流涎，下肢痿废，小便频数或遗尿不禁。舌暗苔白，脉缓。本病患者多年高体虚，气血暗耗，血液运行不利，脉络血瘀。

活血通络息风类药物具有活血益气化瘀、息风通络散结之功效，可用于气滞血瘀动风之颤证。

常用中成药：血府逐瘀口服液（胶囊、颗粒、丸）。

三、滋肝补肾止颤类

中医学认为"肝肾同源"，两者相互滋养，精血互生，若肝肾亏虚，水不涵木，致肝风内动，筋脉失于濡养。症见肢体颤动粗大，不能自制，眩晕耳鸣，面赤烦躁，易激动，心情紧张时颤动加重，伴有肢体麻木，口苦咽干，语言迟缓不清，流涎，尿赤，大便干。舌质红，苔黄，脉弦。

滋肝补肾止颤类药物具有滋补肝肾、育阴息风、舒筋止颤之功效，可用于肝肾阴虚之颤证。

常用中成药：六味地黄丸（胶囊、片、颗粒）。

参 考 文 献

[1] Zhang Z X，Roman G C，Hong Z，et al. Parkinson's disease in China：prevalence in Beijing，Xian，and Shanghai[J]. Lancet，2005，365（9459）：595-597.

[2] 陈奇. 中药药效研究思路与方法[M]. 北京：人民卫生出版社，2015：279-289.

[3] 乐卫东. 帕金森病中西医治疗[M]. 北京：科学出版社，2016：51-68.

[4] 杨文明，蔡永亮. 神经系统疾病中医临床精要[M]. 合肥：安徽科学技术出版社，2009：199-215.

[5] Postama R B，Berg D，Stern M，et al. MDS clinical diagnostic criteria for Parkinson's disease[J]. Mov Disord，2015，30（12）：1591-1601.

[6] 中华医学会神经病学分会帕金森病及运动障碍学组，中国医师协会神经内科医师分会帕金森病及运动障碍专业委员会. 中国帕金森病的诊断标准（2016 年版）[J]. 中华神经科杂志，2016，49（4）：268-271.

[7] 熊珮，陈忻，张楠. 帕金森病病理机制及中药防治帕金森病实验研究进展[J]. 中国中药杂志，2012，37（5）：686-691.

[8] 苏巧珍，梁宏风，安畅，等. 帕金森病现代中医病机探讨[J]. 中国中西医结合杂志，2016，36（12）：1515-1517.

[9] 顾超，袁灿兴. 帕金森病的中医证型分布和用药规律探析[J]. 上海中医药杂志，2013，47（7）：12-14.

[10] 黄银龙. 中医对帕金森病的辨治概述[J]. 河南中医，2011，31（11）：1336-1337.

（长春中医药大学　张大方、刘　佳）

第三节　中成药名方

一、清热化痰息风类

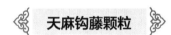

天麻钩藤颗粒

【药物组成】　天麻、钩藤、石决明、栀子、黄芩、牛膝、杜仲（盐制）、益母草、桑寄生、首乌藤、茯苓。

【处方来源】　研制方。《中国药典》（2015 年版）。

【功能与主治】　平肝息风，清热安神。用于肝阳上亢等引起的头痛、眩晕、耳鸣、眼花、震颤、失眠；高血压见上述证候者。

【药效】　主要药效作用如下：

1. 抗帕金森病　天麻钩藤饮（颗粒）可保护 6-羟基多巴胺（6-OHDA）致帕金森病及双侧颈总动脉永久性结扎脑缺血大鼠的脑神经。对帕金森病大鼠脑神经保护作用主要体现在降低帕金森病大鼠旋转圈数，减轻脑神经细胞皱缩，改善细胞体积缩小、胞浆减少的情况，升高纹状体内多巴胺含量和 α-突触核蛋白表达[1]。具体机制与抗氧化应激、抗凋亡和调节自噬等有关。天麻钩藤饮可降低帕金森病大鼠中脑黑质纹状体活性氧含量及 MDA 活性，升高中脑黑质纹状体谷胱甘肽（GSH）、谷胱甘肽过氧化物酶（GSH-Px）、SOD 水平[2]；降低帕金森病大鼠中脑凋亡细胞数，升高凋亡相关蛋白 Bcl-2 表达，降低 Bax 蛋白表达[3]；降低自噬相关蛋白 Beclin1 和 LC3B 的表达，体现出上调纹状体细胞自噬活性的作用[4]。

2. 抗脑缺血损伤　天麻钩藤颗粒对脑缺血大鼠脑神经的保护作用主要体现在提高脑缺血大鼠学习记忆能力，使海马齿状回细胞增多，血管内皮生长因子（VEGF）及其受体（VEGFR-2/FLK-1）表达增加[5-6]（图 10-1）。

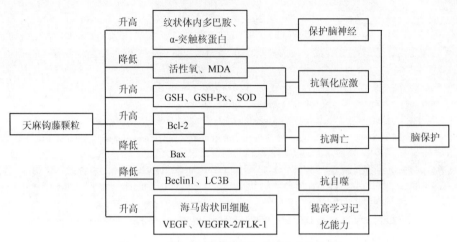

图 10-1　天麻钩藤颗粒抗癫痫和脑保护作用

3.抗炎　天麻钩藤颗粒可以有效降低二甲苯致耳肿小鼠的耳郭肿胀度和肿胀率[7]。

4.镇痛　天麻钩藤颗粒可以有效升高痛阈值，提高百分率[7]。

5.降血压　详见"高血压中成药名方"。

【临床应用】

1.帕金森病　天麻钩藤颗粒（饮）联合左旋多巴、美多巴、多巴丝肼等西药可减低帕金森病患者血清肿瘤坏死因子（TNF-α）、白介素（IL-2、IL-6）、MDA 和胱抑素 C（Cys-C）水平，升高 SOD 水平，改善帕金森病患者认知分量表、简易智力状况检查法和日常生活能力评分，明显提高患者睡眠质量及认知功能、自我生活能力和运动能力，提高总有效率，降低不良反应发生率[8-17]。

2.高血压　详见"高血压中成药名方"。

3.偏头痛　详见"偏头痛中成药名方"。

【不良反应】　尚未见报道。

【使用注意】　阴虚动风证忌用。

【用法与用量】　开水冲服，一次 1 袋（5g），一日 3 次；或遵医嘱。

参 考 文 献

[1] 张立娟, 张倩, 王康锋, 等. 天麻钩藤饮对帕金森病模型大鼠行为学及纹状体内多巴胺含量的影响[J]. 江苏中医药, 2018, 50（2）: 79-82.

[2] 王文武, 何建成, 丁宏娟. 天麻钩藤饮对帕金森病大鼠神经行为学及氧化应激反应的影响[J]. 中国老年学杂志, 2010, 6（30）: 1657-1659.

[3] 何建成, 王文武. 天麻钩藤饮对帕金森病模型大鼠多巴胺能神经元凋亡的影响[J]. 中医杂志, 2010, 51（11）: 1024-1027.

[4] 彭伟, 张立娟, 张倩, 等. 天麻钩藤饮对帕金森病模型大鼠纹状体 α-突触核蛋白含量及自噬相关蛋白 Beclin1、LC3B 表达的影响[J]. 中医杂志, 2018, 59（14）: 1228-1231.

[5] 张博爱, 刘艳茹, 李文涛, 等. 天麻钩藤饮对脑缺血后大鼠神经新生的影响[J]. 中国老年学杂志, 2008,（1）: 29-31.

[6] 刘艳茹, 张博爱, 李文涛, 等. 天麻钩藤饮对脑缺血大鼠的神经保护机制研究[J]. 中国实用神经疾病杂志, 2007,（3）: 102-104.

[7] 黄月芳, 楼招欢. 天麻钩藤颗粒对偏头痛模型小鼠的活血、抗炎、镇痛作用观察[J]. 浙江中医杂志, 2013, 48（12）: 908-909.

[8] 顾亮亮, 付国惠, 张保朝. 天麻钩藤颗粒联合左旋多巴治疗帕金森病的疗效及对血清炎性因子和 SOD、MDA、Cys-C 的影响[J]. 中西医结合心脑血管病杂志, 2018, 16（1）: 95-98.

[9] 赵亚明, 胡琦. 天麻钩藤颗粒联合左旋多巴治疗帕金森病的疗效观察[J]. 现代药物与临床, 2017, 32（3）: 403-406.

[10] 张永全, 谭文澜, 陆晖, 等. 天麻钩藤饮合美多巴治疗帕金森病 62 例[J]. 陕西中医, 2008, 29（6）: 666-667.

[11] 刘娜, 陈红梅. 天麻钩藤颗粒联合美多巴治疗帕金森病 68 例疗效观察[J]. 辽宁医学杂志, 2012, 26（6）: 314.

[12] 陈春峰, 关运祥. 天麻钩藤颗粒治疗阿尔茨海默病 40 例临床观察[J]. 河南中医, 2018, 38（8）: 1182-1184.

[13] 刘占兵. 天麻钩藤饮加减联合美多芭治疗 67 例帕金森病疗效观察[J]. 中国民间疗法, 2015, 23（7）: 69-70.

[14] 陈小兵, 张瑞, 张佳佳, 等. 天麻钩藤饮合镇肝熄风汤治疗帕金森病临床观察[J]. 新疆中医药, 2013, 31（5）: 13-16.

[15] 严志聪, 麦杞峰. 天麻钩藤饮与多巴丝肼片联合用药治疗帕金森病的疗效观察[J]. 中国医院用药评价与分析, 2016, 16（6）: 778-780.

[16] 杨凯, 邹久利, 吉永相. 天麻钩藤饮治疗帕金森病临床疗效观察[J]. 临床医学研究与实践, 2017, 2（9）: 97-98.

[17] 陈琰, 何富乐, 杨卉. 天麻钩藤饮治疗帕金森病临床疗效观察[J]. 心脑血管病防治, 2014, 14（3）: 252-253.

（长春中医药大学　刘　佳、刘　智）

二、活血通络息风类

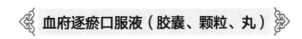

血府逐瘀口服液（胶囊、颗粒、丸）

【**药物组成**】　炒桃仁、红花、地黄、川芎、赤芍、当归、牛膝、柴胡、桔梗、麸炒枳壳、甘草。

【**处方来源**】　清·王清任《医林改错》。《中国药典》（2015 年版）。

【**功能与主治**】　活血祛瘀，行气止痛。用于瘀血内阻、胸痛或头痛、内热瞀闷、失眠多梦、心悸怔忡、急躁善怒；冠心病心绞痛、血管及外伤性头痛见上述证候者。

【**药效**】　主要药效作用如下：

1. 抗帕金森病　血府逐瘀汤可降低颈部皮下注射利血平致帕金森病大鼠的行为学异常评分，提高中脑多巴胺含量[1-2]。

2. 保护心肌　血府逐瘀口服液能降低正常小鼠心肌耗氧量，降低垂体后叶激素所致心肌缺血家兔心电图 ST 段升高[3]；减轻缺血再灌注损伤过程中的炎性反应[4]。血府逐瘀胶囊可降低自发性高血压左心室肥厚大鼠的左心室指数，增加左心室收缩功能，改善心肌组织及间质胶原纤维增生[5]。血府逐瘀胶囊可改善冠状动脉左前降支结扎致心肌梗死大鼠的心室重构，抗心肌细胞凋亡，减小心肌梗死面积[6]。

3. 改善微循环、抗血栓　血府逐瘀口服液能增加正常及急性实验性血瘀证小鼠耳郭动静脉血管管径，增加毛细血管开放数[7]。血府逐瘀胶囊可降低 ADP 诱导的大鼠血小板聚集率[8]；血府逐瘀颗粒可抑制大鼠动脉血栓形成[9]。

4. 降血脂、改变血液流变学　血府逐瘀胶囊可增加高脂血症家兔血浆高密度脂蛋白胆固醇（HDL-C）含量，降低血浆总胆固醇（TC）、三酰甘油（TG）、低密度脂蛋白胆固醇（LDL-C）含量，提高血清 SOD、GSH-Px、总抗氧化能力（T-AOC）活性，降低血清 MDA 含量。血府逐瘀口服液能降低注射高分子右旋糖酐致血瘀证家兔的全血黏度、血浆黏度、血细胞比容、红细胞沉降率和纤维蛋白原含量[10]。

5. 保肝　血府逐瘀胶囊能降低四氯化碳（CCl_4）致大鼠血清谷丙转氨酶（ALT）活性，增加肝脏的血流量[8]。

6. 抗脑缺血损伤　血府逐瘀胶囊预处理可改善大脑中动脉缺血再灌注损伤大鼠的神

经行为学症状，减小脑梗死面积，减轻脑组织病理形态改变，减少脑组织缺血半暗带凋亡细胞数目[11]。

7. 其他　血府逐瘀口服液可延长小鼠负重游泳时间[12]。

【临床应用】

1. 帕金森病　血府逐瘀汤可用于帕金森病的治疗，减轻患者双手震颤及非运动症状[13-15]。

2. 心绞痛　血府逐瘀汤可辅助西药控制心绞痛发作症状和改善心功能[16-20]。

3. 头痛　血府逐瘀汤、血府逐瘀片、血府逐瘀胶囊可协助西药治疗血管神经性头痛、脑震荡引起的头痛[21-23]。

4. 糖尿病及并发症　血府逐瘀汤、血府逐瘀胶囊或配合西药可以治疗糖尿病视网膜病变，改善糖尿病肾病患者的血液流变学指标，降低糖尿病合并蛋白尿患者 24 小时尿微量白蛋白（UMA）[24-26]。

【不良反应】　尚未见报道。

【使用注意】　①气虚血瘀者慎用。②忌食生冷、油腻食物。③孕妇禁用。

【用法与用量】　口服液：口服，一次 10ml，一日 3 次；或遵医嘱。胶囊剂：口服，一次 6 粒，一日 2 次，1 个月为一疗程。颗粒剂：口服，一次 1 袋，一日 3 次。丸：一次 1～2 袋，一日 2 次。

参 考 文 献

[1] 刘刚, 刘昭纯. 活血息风法治疗帕金森病的理论与实验研究[J]. 山东中医药大学学报, 2008, （2）: 135-138.

[2] 刘刚. "活血息风法"治疗帕金森病的理论与实验研究[D]. 济南: 山东中医药大学, 2007.

[3] 姜晓东, 陶明飞. 血府逐瘀口服液抗心肌缺血的实验研究[J]. 中国临床药理学与治疗学, 2000, （3）: 256-257.

[4] 朱陵群, 赵明镜, 王硕仁, 等. 血府逐瘀口服液对大鼠缺氧-再给氧损伤心脏微血管内皮细胞黏附分子表达的影响[J]. 中西医结合心脑血管病杂志, 2006, （8）: 692-694.

[5] 江丽娟, 任钧国, 李军梅, 等. 血府逐瘀胶囊对自发性高血压大鼠心肌纤维化的影响[J]. 中药药理与临床, 2012, 28（3）: 5-9.

[6] 陈孟倩. 血府逐瘀胶囊干预 SIRT1 与心脏干细胞改善心肌梗死预后功能的机制研究[D]. 北京: 中国中医科学院, 2017.

[7] 陶明飞, 杨卫东. 血府逐瘀口服液对小鼠耳郭微循环的影响[J]. 中国临床药理学与治疗学, 2003, （1）: 89-91.

[8] 王岩, 李萌, 王玉芬, 等. 血府逐瘀胶囊药理实验[J]. 北京中医, 1998, （2）: 64-65.

[9] 王冬妮, 王建明, 孙淑贤, 等. 血府逐瘀颗粒对心血管作用的实验研究（Ⅰ）[J]. 黑龙江中医药, 2004, （1）: 51-52.

[10] 陶明飞, 杨卫东. 血府逐瘀口服液对家兔血液流变学的影响[J]. 中国基层医药, 2004, （2）: 86-87.

[11] 杨仲红, 任峻青, 陈勇. 血府逐瘀胶囊预处理对大鼠脑缺血再灌注后病理学改变及神经细胞凋亡的影响[J]. 河北北方学院学报（自然科学版）, 2013, 29（1）: 59-62.

[12] 贺永贵, 梁仁哲, 尹明浩, 等. 血府逐瘀口服液对鼠的抗疲劳作用研究[J]. 陕西中医, 2008, （4）: 503-505.

[13] 张霞. 血府逐瘀汤临床新用[J]. 中国医药学报, 1997, （6）: 33-34.

[14] 陈阳, 陈婷婷, 杨斌. 血府逐瘀膏治疗老年颤证气滞血瘀型非运动症状 90 例疗效观察[J]. 海峡药学, 2015, 27（12）: 104-106.

[15] 陈阳, 黄琰, 杨斌. 血府逐瘀汤治疗老年颤证气滞血瘀型非运动症状 45 例疗效观察[J]. 海峡药学, 2012, 24（12）: 216-217.

[16] 皇甫广秋. 血府逐瘀汤联合曲美他嗪治疗冠心病心绞痛的有效性研究[J]. 临床医药文献电子杂志, 2018, 5（41）: 146-147.

[17] 秦超. 血府逐瘀汤联合氯吡格雷治疗冠心病心绞痛疗效观察[J]. 临床合理用药杂志, 2018, 11（16）: 74-75.

[18] 吴志军. 血府逐瘀汤治疗冠心病心绞痛 42 例临床观察[J]. 湖南中医杂志, 2018, 34（8）: 48-50.

[19] 张光宇. 血府逐瘀汤治疗冠心病心绞痛疗效观察[J]. 智慧健康, 2018, 4（27）: 110-111.

[20] 苏天生, 卢静, 陈志斌. 血府逐瘀汤治疗心血瘀阻型冠心病心绞痛临床观察[J]. 深圳中西医结合杂志, 2018, 28（23）: 42-44.

[21] 吴仁义. 血府逐瘀片联合西比灵治疗血管神经性头痛 30 例疗效观察[J]. 中国社区医师（医学专业）, 2012, 14（17）: 231.

[22] 刘爽, 王艳明, 张德兴, 等. 血府逐瘀汤治疗脑震荡引起头痛效果分析[J]. 中国卫生标准管理, 2018, 9（11）: 115-116.

[23] 刘家贵. 血府逐瘀胶囊治疗顽固性头痛临床观察[J]. 北京中医药, 2012, 31（6）: 453-454.

[24] 杨建华, 龙国忠. 血府逐瘀胶囊治疗糖尿病视网膜病变 80 例[J]. 陕西中医, 2007,（8）: 993-995.

[25] 侯卫国, 王琛, 唐英, 等. 血府逐瘀胶囊治疗糖尿病肾病的临床观察[J]. 上海中医药杂志, 2006,（6）: 35-37.

[26] 常宝成. 血府逐瘀胶囊治疗糖尿病合并蛋白尿的有效性和安全性的临床研究[J]. 北京中医药, 2010, 29（7）: 552-554.

（长春中医药大学　刘　佳、徐慧颖）

三、滋肝补肾止颤类

 六味地黄丸（胶囊、片、颗粒）

【**药物组成**】　熟地黄、酒萸肉、牡丹皮、山药、茯苓、泽泻。

【**处方来源**】　宋·钱乙《小儿药证直诀》。《中国药典》（2015 年版）。

【**功能与主治**】　滋阴补肾。用于肾阴亏损，头晕耳鸣，腰膝酸软，骨蒸潮热，盗汗遗精。

【**药效**】　主要药效作用如下：

1. **抗帕金森病**　六味地黄丸可改善 1-甲基-4-苯基-1，2，3，6-四氢吡啶（MPTP）致帕金森病小鼠的行为学改变，降低帕金森病小鼠中脑黑质部位丙二醛（MDA）含量，增加超氧化物歧化酶（SOD）、谷胱甘肽过氧化物酶（GSH-Px）活性，提高黑质酪氨酸羟化酶（TH）阳性神经元数量[1-3]。

2. **降血糖**　六味地黄丸能降低 2 型糖尿病大鼠血清游离脂肪酸（FFA）水平，提高胰岛素敏感性指数，增加胰岛 B 细胞数量，增加细胞内分泌颗粒含量，减少 α 细胞相对数量，改善胰岛结构[4-5]；提高链脲佐菌素（STZ）腹腔注射诱导的 2 型糖尿病伴胰岛素抵抗大鼠血液 SOD 活性，减少 MDA 的生成，减轻机体氧化应激损伤，并改善胰岛素抵抗，提高其坐骨神经传导速度、坐骨神经组织醛糖还原酶（AR）活性和 Na^+-K^+-ATP 酶活性[6]；并可降低 STZ 腹腔注射诱导的糖尿病肾病大鼠血糖、肌酐和尿素氮水平[7]。

3. **保肝**　六味地黄丸可降低非酒精性脂肪肝大鼠血清 ALT、天门冬氨酸氨基转移酶（AST）水平和肝脏 TG、TC、MDA 水平，升高肝脏 SOD 活力，改善肝脏病理状态[8]。

4. **抗甲状腺功能亢进**　六味地黄丸可降低肾阴虚型甲状腺功能亢进症小鼠血清 cAMP、cGMP 含量及红细胞膜和器官组织中 Na^+-K^+-ATP 酶活性，使之恢复到正常水平并延长存活时间，降低耗氧量，降低血清三碘甲状腺原氨酸（T_3）、四碘甲状腺原氨酸（T_4）、游离三碘甲状腺原氨酸（FT_3）、游离四碘甲状腺原氨酸（FT_4）含量[9]。

5. **抗肿瘤**　六味地黄口服液可增强化疗药物对 S180 荷瘤小鼠的抑制作用，保护血红蛋白、白细胞、血小板的功能，防止心、肝、肾功能损害，保护自然杀伤（NK）细胞的活性，增强 T、B 淋巴细胞的转化功能[10]；能调控黑色素瘤 B16 细胞缝隙连接蛋白的表达[11]。

6. **提高学习记忆能力**　六味地黄丸可改善自然衰老大鼠的空间学习记忆能力[12]；改善肾虚老年痴呆小鼠的自主活动、水迷宫上台潜伏期及游出率、跑步力竭时间、胸腺和脾指数、脾细胞刺激指数、血清皮质酮值等[13]。

7. **改善性功能**　六味地黄软胶囊能提高性勃起功能障碍糖尿病大鼠和雌鼠合笼后舔嗅次数、骑跨次数、插入次数等性行为，升高血清睾酮水平[14]。六味地黄丸能增加更年期综合征患者白细胞雌激素受体（ER）含量及血浆雌二醇水平；提高男性不育症患者的精子数量、精子活动率及血清中促黄体生成素（LH）和雄激素（T）水平[15]。

8. 抗炎　六味地黄丸能降低卵清白蛋白辅以氢氧化铝凝胶为佐剂注射致敏所致哮喘大鼠肺泡灌洗液中层粘连蛋白水平，单用或协同地塞米松、布地奈德可降低Ⅲ型胶原生成[16]。

9. 保护肾脏功能[17-18]　六味地黄丸能够改善肾脏功能、减轻病理损伤，促进体内代谢产物尿素的排泄，还能提高缺血肾脏中的 SOD 水平，延缓肾衰竭的进程。六味地黄汤可降低多柔比星诱导肾病综合征大鼠尿素氮、肌酐水平及 TC、TG、MDA 含量，提高总蛋白和白蛋白水平，增强 SOD 活性，提示六味地黄胶囊和六味地黄汤加味具有改善肾病综合征氮质血症、低蛋白血症和高脂血症，保护肾功能的作用。

10. 提高机体免疫功能[19-20]　六味地黄丸可提高正常机体的非特异性和特异性免疫功能，提高 IL-2 活性（IL-2 能促进淋巴细胞、NK 细胞的增殖和分化），诱导和增强杀伤性 T 细胞、NK 细胞、单核细胞、巨噬细胞的活力。此外，六味地黄丸煎剂可促进小鼠腹腔巨噬细胞的吞噬、清除细菌功能。六味地黄丸汤剂及其拆方对大鼠腹腔巨噬细胞抗体依赖细胞介导的细胞毒作用（ADCC）也有一定影响，可增强正常大鼠和阴虚大鼠巨噬细胞的ADCC 活性，这可能是本方提高机体免疫功能，增强防病、抗病能力的机制之一。

【临床应用】

1. 帕金森病[21-23]　六味地黄丸单用或与西药合用可改善帕金森病患者日常生活能力及运动功能，降低夜间盗汗和畏热的发生率，减少夜尿、尿失禁、尿频，还能明显减轻性功能障碍。

2. 糖尿病[24-26]　六味地黄丸单用或与西药合用或配合运动治疗可降低患者空腹血糖（FBG）、餐后血糖（PG）、糖化血红蛋白水平（HbA1c），并可治疗糖尿病肾病、视网膜病变等并发症。

3. 失眠症[27-28]　对比观察六味地黄丸加减与艾司唑仑治疗阴虚火旺型失眠症的临床疗效，结果发现两者在 PSG 睡眠进程参数方面及 PSG 睡眠结构参数方面疗效相同；但六味地黄丸加减治疗阴虚火旺型失眠症的不良反应少，安全性高，耐受性好。六味地黄丸合交泰丸加味治疗与安神补脑液对比治疗心肾不交型不寐患者，结果发现六味地黄丸合交泰丸能显著提高有效率、焦虑自评量表（SAS）评分、抑郁自评量表（SDS）评分，从而有效缓解患者情绪，预后良好。

4. 肿瘤[29-33]　六味地黄丸可治疗食管、胃贲门上皮细胞重度增生，降低癌变率。六味地黄汤加味治疗甲状腺腺瘤，发现其有调节机体免疫功能，缩小、消散肿块的作用。六味地黄丸联合化疗治疗晚期胃癌可以抑制肿瘤生长，提高化疗效果，改善生存质量，减少化疗引起的不良反应，起到对化疗减毒增效的作用。肾癌术后 IL-2+IFNa-2b 联合六味地黄丸治疗能改善肾癌术后患者临床症状，提高 KPS 评分及 CD3、CD4、CD4/CD8 水平，降低 CD8，降低发热、白细胞下降、乏力等不良反应的发生率，并且能增强机体免疫功能，适用于肾癌术后的治疗。

5. 高血压[34-36]　是临床最为常见的心血管疾病，是引起脑卒中、冠心病和肾衰竭的重要因素。研究表明，六味地黄丸对肝肾阴虚、阴阳俱虚、肝阳上亢等型高血压均有疗效。六味地黄丸加减与口服苯磺酸氨氯地平片（络活喜）对比治疗肝肾阴虚型高血压，结果发现六味地黄丸加减对缓解患者的血压水平及中医症状均有较好的疗效，但起效较慢。六味地黄丸加味联合非洛地平缓释片治疗高龄高血压患者，采用逐渐增量的方法，监测血压，结果发现联合西药治疗的显效率、总有效率均明显升高，且六味地黄丸加味联合非洛地平缓释片比单纯使用非洛地平缓释片的不良反应发生更少，治疗更安全。

【不良反应】　个别患者服药期间可出现腹泻、腹痛、恶心、心慌等症状。

【使用注意】　①本品主要用于治疗各病症属肝肾阴虚者。②本品中熟地黄滋腻滞脾，不利于消化，故脾虚食少便溏者慎用。③低血压患者禁服。④孕妇忌服。⑤服用本方忌食辛辣食物。

【用法与用量】　丸剂：口服，水丸一次5g，水蜜丸一次6g，小蜜丸一次9g，大蜜丸一次1丸，一日2次。浓缩丸：口服，一次8丸，一日3次。片剂：口服，一次8片，一日2次。颗粒剂：开水冲服，一次1袋，一日2次。胶囊剂：口服，一次1粒或一次2粒，一日2次。软胶囊：口服，一次3粒，一日2次。

参 考 文 献

[1] 董梦久，钱红雨，周素方，等. 六味地黄丸对帕金森小鼠氧化应激反应的影响[J]. 浙江中医药大学学报，2009，33（6）：756-757.

[2] 周素方. 六味地黄丸治疗帕金森病作用机制的实验研究[D]. 武汉：湖北中医学院，2009.

[3] 周素方，钱红雨. 六味地黄丸对MPTP帕金森病小鼠多巴胺神经元的影响[J]. 湖北中医杂志，2009，31（4）：6-7.

[4] 李佳，薛耀明，潘永华. 六味地黄丸对自发性糖尿病OLETF鼠脂代谢的影响[J]. 广东医学，2009，30（5）：696-697.

[5] 袁琳，陆雄，张永煜，等. 六味地黄丸对2型糖尿病大鼠胰岛形态的影响[J]. 辽宁中医药大学学报，2009，11（3）：186-188.

[6] 胡明财，何建华，刘剑，等. 六味地黄丸对2型糖尿病伴胰岛素抵抗并发周围神经病变大鼠的抗氧化作用[J]. 中成药，2014，36（4）：840-842.

[7] 张斌. 六味地黄丸对大鼠糖尿病肾病血糖、肌酐、尿素氮影响随机平行对照研究[J]. 实用中医内科杂志，2013，27（9）：87，160.

[8] 陈敏，严璐佳，陈晨，等. 六味地黄丸对非酒精性脂肪肝大鼠肝脏的保护作用[J]. 福建中医药大学学报，2013，23（1）：21-22.

[9] 黄江荣，李祥华，张家均，等. 六味地黄丸对甲状腺功能亢进肾阴虚型小鼠cAMP、cGMP含量和Na^+，K^+-ATP酶活性的影响[J]. 中药药理与临床，2011，27（6）：1-3.

[10] 许继平，周振鹤，杨锋，等. 六味地黄口服液抗肿瘤化疗药物毒副作用的研究[J]. 中国中西医结合杂志，1992，（12）：734-737，709-710.

[11] 杜标炎，张小贺，谭宇蕙，等. 六味地黄丸含药血清调控黑色素瘤B16细胞株缝隙连接蛋白表达的作用[J]. 广州中医药大学学报，2009，26（2）：152-156+200.

[12] 陈乔，侯吉华，李青，等. 六味地黄丸对老年大鼠行为学的影响及对海马CA1区、CA3区和S1Tr神经元的保护作用[J]. 时珍国医国药，2013，24（7）：1612-1614.

[13] 王红梅，宋彩梅，刘新民，等. 六味地黄丸对肾虚型老年痴呆动物模型的改善作用[J]. 中国实验方剂学杂志，2012，18（5）：112-116.

[14] 戴宁，吴宗传，陈乔，等. 滋阴壮阳胶囊对糖尿病性勃起功能障碍大鼠性功能、性激素的影响[J]. 中医药临床杂志，2013，25（6）：536-538.

[15] 张家庆，邹大进. 更年期综合征患者白细胞雌激素受体的变化及六味地黄丸的疗效[J]. 中西医结合杂志，1991，（9）：521-523+515.

[16] 黄小琪，陈晶，梁丽英. 六味地黄颗粒对哮喘大鼠透明质酸、层粘连蛋白、Ⅲ型胶原的影响[J]. 实用医学杂志，2010，26（18）：3306-3308.

[17] 李志杰，张悦，刘煜敏，等. 六味地黄丸防治大鼠糖尿病肾病的实验研究[J]. 中华中医药学刊，2011，29（8）：1728-1731，1929.

[18] 林洁茹，潘竞锵，肖柳英，等. 六味地黄胶囊及六味地黄汤加味对阿霉素性大鼠肾病综合征作用的实验研究[J]. 中医研究，

2005,（3）：17-19.

[19] 龚婕宁, 马健, 樊巧玲, 等. 六味地黄汤及拆方对大鼠巨噬细胞 ADCC 活性的影响[J]. 中国实验方剂学杂志, 1997,（6）: 25-27.

[20] 吴炜景, 李立平, 赵亚刚. 六味地黄丸免疫调节作用的研究进展[J]. 现代中西医结合杂志, 2011, 20（32）: 4180-4182.

[21] 李莉, 孙彦蕊, 谭静. 司来吉兰与六味地黄丸联合治疗帕金森病的疗效观察[J]. 临床合理用药杂志, 2014, 7（5）: 46-47.

[22] 钟强, 邓志, 何其胜, 等. 六味地黄丸治疗帕金森氏病 53 例[J]. 现代医药卫生, 2004, 20（8）: 661.

[23] 薛红, 虢周科, 刘璇. 六味地黄丸对帕金森患者自主神经功能的影响[J]. 中医学报, 2010, 25（2）: 283-285.

[24] 刘桂芳. 六味地黄丸治疗糖尿病疗效分析[J]. 临床医学研究与实践, 2017, 2（16）: 116-117.

[25] 邢淑萍, 张晓婧. 六味地黄丸联合硫辛酸治疗糖尿病肾病临床疗效观察[J]. 光明中医, 2016, 31（12）: 1787-1788.

[26] 安晓飞, 赵越, 余江毅. 六味地黄丸联合银杏叶片防治 2 型糖尿病早期视网膜病变临床观察[J]. 中国中西医结合杂志, 2016, 36（6）: 674-677.

[27] 王俊伟, 魏小东, 张勇. 六味地黄丸加减治疗阴虚火旺型失眠症临床疗效观察[J]. 内蒙古中医药, 2016, 35（7）: 8-10.

[28] 王春玲. 六味地黄丸合交泰丸加味治疗心肾不交型不寐观察[J]. 医药论坛杂志, 2016, 37（5）: 151-152.

[29] 段锦龙, 邓博, 贾立群. 六味地黄丸防治肿瘤的研究进展[J]. 中华中医药学刊, 2017, 35（9）: 2329-2331.

[30] 李佩文. 六味地黄丸防止食管上皮重度增生癌变效果的观察（附 211 例报告）[J]. 中日友好医院学报, 1990,（3）: 170-172.

[31] 杜希岱. 六味地黄汤加味治疗甲状腺腺瘤 48 例[J]. 陕西中医, 1995,（11）: 485.

[32] 李清华, 张静喆. 六味地黄丸联合 FOLFOX6 方案治疗晚期胃癌[J]. 新乡医学院学报, 2013, 30（5）: 387-389.

[33] 张红, 潘小平, 王艳云. 六味地黄丸联合生物制剂对肾癌术后的干预作用[J]. 中国中医药信息杂志, 2009, 16（4）: 74-75.

[34] 于潇华, 李晓. 论六味地黄丸治高血压[J]. 光明中医, 2015, 30（3）: 645-646.

[35] 谢文艳, 陈金水. 六味地黄丸加减汤治疗高血压病的疗效观察[J]. 内蒙古中医药, 2015, 34（9）: 37-38.

[36] 孙阳, 郭伟星. 六味地黄丸加味联合非洛地平缓释片治疗高血压 100 例[J]. 陕西中医, 2014, 35（1）: 47-49.

（长春中医药大学　刘　佳，江西中医药大学　张　琦，广州中医药大学　潘华峰、曾　华）

第十一章

偏头痛中成药名方

第一节 概 述

一、概 念[1-4]

偏头痛是一种常见的慢性神经血管性疾病。其特征是发作性、多为单侧、搏动样头痛，一般持续 4～72 小时，可伴有恶心、呕吐，在光、声刺激或正常活动时均可出现头痛，安静环境、休息可缓解头痛。中医学称本病为"头风"、"头痛"、"偏头风"。

二、病因及发病机制

（一）病因

本病的病因尚不明确，可能与遗传和环境等因素有关。约 60% 的偏头痛患者有家族史。本病女性多于男性。

（二）发病机制

本病的发病机制尚不明确，可能是原发性血管疾病、颅内血管收缩引起偏头痛先兆症状，随后颅外、颅内血管扩张导致搏动性的头痛产生。此外，神经功能紊乱参与偏头痛的发作过程。

三、临床表现

（一）无先兆偏头痛

无先兆偏头痛是最常见的偏头痛类型，约占 80%，为自发的发作性头痛，一侧或双侧额颞部疼痛，呈搏动性，疼痛持续时伴颈肌收缩可使症状复杂化。常伴有恶心、呕吐、畏光、畏声、出汗、全身不适、头皮触痛等症状。每次持续 4～72 小时。常与月经周期有明显的关系。

（二）有先兆偏头痛

有先兆偏头痛占偏头痛的 10%。多在青春期发病，最显著的特点就是头痛发作之前有先兆症状，先兆症状为双眼闪光幻觉，多呈一过性，感觉异常。在先兆症状消失后出现剧烈头痛，多位于头一侧，呈搏动性，伴恶心呕吐、畏光、畏声，持续 4～72 小时，经过睡眠多数患者能缓解。

四、诊　　断

根据临床的典型表现，容易做出诊断。

五、治　　疗

（一）常用化学药物及现代技术

1. 预防药物　包括 β 受体阻滞剂，如普萘洛尔、美托洛尔；钙拮抗剂，如氟桂利嗪、维拉帕米；抗癫痫药，如丙戊酸、托吡酯；抗抑郁药，如阿米替林、氟西汀；5-HT 受体拮抗剂，如苯噻啶。

2. 治疗用药　包括如非甾体抗炎药（NSAID）和阿片类药物，麦角类制剂和曲普坦类药物。

（二）中成药名方治疗

中医学认为，偏头痛是在脏腑功能失调、气血阴阳逆乱的基础上，内有痰浊、瘀血，外受风、寒、湿、热等六淫邪气引发。一般根据发作期还是缓解期，进行脏腑辨治和分经辨治。

第二节　中成药名方的辨证分类与药效

中药治疗偏头痛是辨证用药，中成药的常见辨证分类及主要药效如下[5-6]：

一、温肝散寒，理气止痛类

偏头痛寒凝肝脉证，多见于发作期，常因感受寒邪诱发。

主要表现为头痛较剧，呈掣痛，多位于巅顶，面色发青，呕吐清水痰涎，甚至四肢厥冷，或兼口唇青紫，舌质淡暗或青紫，苔薄白，脉沉细弦。

温肝散寒，理气止痛类中成药可调节脑血管舒缩功能，松弛脑血管平滑肌，调节脑血管神经功能。

常用中成药：通天口服液、六经头痛片等。

二、平肝潜阳类

偏头痛肝阳上亢证，多见于发作期，常因情志过激、劳累过度等诱发。

主要表现为头痛突然出现，一侧或两侧跳痛或胀痛，伴头晕或目眩，常波及巅顶，颜面潮红，眼目抽痛，心烦易怒，夜眠不宁；或兼胁痛，口干口苦，尿赤，便秘，舌红或绛，苔薄黄，脉弦或弦数。

平肝潜阳类中成药可扩张脑血管，减小脑血管阻力，增加脑血流量，改善脑循环。

常用中成药：全天麻胶囊、复方羊角片（颗粒、胶囊）、天麻素片（胶囊）、天麻首乌片、晕痛定片（胶囊）等。

三、健脾化痰，祛风止痛类

偏头痛风痰上扰证，多见于发作期，常因情志不遂、劳逸过度或饮食不节等诱发。

主要表现为头痛突然出现，起止无常，头部昏痛或胀痛，头重如裹，胸脘满闷，恶心，呕吐痰涎，口淡食少；或口苦、口中黏腻，大便不爽，舌胖大，苔白腻或黄腻，脉弦滑或弦滑数。

健脾化痰，祛风止痛类中成药可健脾养胃，增强胃肠消化功能，改善大脑供血供氧能力。

常用中成药：头痛宁胶囊、头风痛丸等。

四、活血通络类

偏头痛瘀血阻络证，发作期和缓解期均可见。

主要表现为头痛反复，痛如锥刺，或左或右，经久不愈，面色晦滞，妇女行经色暗或夹血块，唇紫暗或见瘀斑，舌紫暗，有瘀点或瘀斑，脉细涩。

活血通络类中成药可活血化瘀，改善血流动力学、血流灌注，减轻缺氧缺血相关血管痉挛性头痛。

常用中成药：正天丸（胶囊）、天舒胶囊、川芎清脑颗粒、治偏痛颗粒、都梁丸（软胶囊）等。

五、补气养血类

偏头痛气血不足证，见于缓解期，多以脑力劳动、饮食作息无常为诱因。

主要表现为头痛隐隐，反复发作，遇劳加重，食欲缺乏，易醒多梦，神疲乏力，自汗气短，面色苍白，舌质淡，苔薄白，脉沉细。

补气养血类中成药可扩张脑血管，降低脑血管阻力，增加脑血流量；改善大脑微循环，提高大脑供血供氧；减小阻力，降低血黏度，抗血小板聚集；具有良好的镇静镇痛作用，可以抑制神经细胞凋亡。

常用中成药：养血清脑颗粒、天麻头痛片、舒脑欣滴丸等。

六、滋补肝肾类

偏头痛肝肾亏虚证，多见于缓解期。

主要表现为头痛隐隐，眩晕，时轻时重，腰膝酸软，遗精带下，视物模糊，耳鸣少寐，烦热口干，舌红少苔，脉弦细或细数。

滋补肝肾类中成药可滋补强壮，镇静安神，改善睡眠，增强记忆力，改善大脑供血供氧能力，促进脑细胞发育。

常用中成药：天麻头风灵胶囊等。

参 考 文 献

[1] 贾建平，陈生弟. 神经病学[M]. 7 版. 北京：人民卫生出版社，2013.
[2] 程德云，陈文彬. 临床药物治疗学[M]. 4 版. 北京：人民卫生出版社，2012.
[3] 杨宝峰. 药理学[M]. 8 版. 北京：人民卫生出版社，2013.
[4] 李俊. 临床药理学[M]. 5 版. 北京：人民卫生出版社，2013.
[5] 秦燕，庞浩龙，贡联兵. 偏头痛中成药的合理应用[J]. 人民军医，2015，58（8）：961-962.
[6] 马越，顾锡镇. 偏头痛的中医分证论治及用药[J]. 长春中医药大学学报，2010，26（2）：204-205.

（陕西中医药大学　张晓双）

第三节　中成药名方

一、温肝散寒，理气止痛类

通天口服液

【药物组成】　川芎、赤芍、天麻、羌活、白芷、细辛、菊花、薄荷、防风、茶叶、甘草。

【处方来源】　研制方。《中国药典》（2015 年版）。

【功能与主治】　活血化瘀，祛风止痛。用于瘀血阻滞、风邪上扰所致的偏头痛，症见头部胀痛或刺痛、痛有定处、反复发作、头晕目眩，或恶心呕吐、恶风。

【药效】　主要药效如下[1-2]：

1. 抗脑缺血损伤　通天口服液可降低犬大脑中动脉结扎所致脑缺血时脑组织重量，减轻脑水肿，并能降低犬脑缺血所致肌酸激酶（CK）、碱性磷酸酶（ALP）升高；对阻断大鼠大脑中动脉所致脑水肿含水量有不同程度的抑制作用；并能降低阻断小鼠颈总动脉及迷走神经所致脑缺血小鼠的脑系数，显著延长小鼠死亡时间。

2. 抗炎、镇痛　通天口服液对二甲苯所致的小鼠耳郭肿胀有抑制作用，能降低乙酸所致的毛细血管通透性增高。本品还有镇痛作用。

3. 改善血液流变学 通天口服液能降低小鼠高切全血黏度,降低全血黏度,增加局部组织血液流动性,改善脑组织的血氧供应。

【临床应用】

1. 头痛[3-11] 系由瘀血阻滞,风邪上扰所致,症见头部胀痛或刺痛,痛有定处,遇风加重,反复发作;血管神经性头痛及偏头痛见上述证候者。偏头痛患者给予通天口服液治疗,1个月后所有患者头痛次数、头痛强度及头痛指数与治疗前比较均明显降低,总有效率为87.6%,均无明显不良反应。通天口服液治疗偏头痛效果好,且无不良反应,服药时间越长,疗效越明显。通天口服液能抑制血小板释放5-羟色胺,阻止颅内外血管的异常收缩,阻断血管异常收缩的恶性循环,达到治疗和预防偏头痛的目的。通天口服液联合对乙酰氨基酚、加巴喷丁、盐酸氟桂利嗪等药物治疗偏头痛具有较好的临床效果,对改善患者头痛症状及预防偏头痛复发均有一定帮助,同时能够显著改善患者临床症状与生活质量。

2. 眩晕[12-14] 系由风阳上扰所致,症见头晕目眩,恶心呕吐,遇风尤甚;原发性高血压、椎基底动脉供血不足见上述证候者。通天口服液有抗凝、抗氧化、降低脑血管阻抗、增加脑血流量等作用,治疗椎基底动脉供血不足疗效确切,有效率为90%,能明显改善患者的椎基底动脉血流速度,能够缓解脑血管痉挛,增加脑血流量,改善脑循环及脑组织缺血缺氧状态。

【不良反应】 尚未见报道。

【使用注意】 ①出血性脑血管病、阴虚阳亢患者和孕妇禁用。②本品含有细辛,为含马兜铃酸药材,马兜铃酸有肾毒性。

【用法与用量】 口服,第1日:即刻、服药1小时后、2小时后、4小时后各服10ml,以后每6小时服10ml。第2、3日:一次10ml,一日3次。3天为一疗程,或遵医嘱。

参 考 文 献

[1] 陈龙, 姚素波, 李颖, 等. 通天口服液对动物脑缺血的影响[J]. 中药药理与临床, 2009, 25(2):108-109.

[2] 罗崇彬. 通天口服液抗炎镇痛作用研究[J]. 现代食品与药品杂志, 2007, 17(4):36-38.

[3] 赵雁清. 通天口服液治疗偏头痛的疗效和不良反应的观察[J]. 哈尔滨医药, 2004, 24(4):51.

[4] 陈春富, 李人民, 王德功, 等. 通天口服液治疗不同类型紧张型头痛的疗效比较[J]. 中国新药与临床杂志, 2003, 22(5):289-292.

[5] 李小凤, 陈阳美, 唐邦富, 等. 通天口服液治疗偏头痛的临床观察[J]. 重庆医学, 2003, 32(1):100-101.

[6] 穆军山, 张敏. 通天口服液治疗偏头痛的临床研究[J]. 中国综合临床, 2005, 21(6):502-503.

[7] 杜平, 刘恩, 陈柯宇. 通天口服液联合对乙酰氨基酚治疗偏头痛的临床研究[J]. 现代药物与临床, 2019, 34(6):1697-1700.

[8] 陈少川, 刘特炯. 通天口服液联合加巴喷丁治疗偏头痛的疗效观察[J]. 中国现代药物应用, 2018, 12(4):1-2.

[9] 高佳惠. 通天口服液联合盐酸氟桂利嗪胶囊治疗前庭性偏头痛的临床疗效观察[J]. 中国综合临床, 2016, 16(90):267-271.

[10] 师磊, 王芳, 王瑞玲. 盐酸氟桂利嗪通天口服液并用治疗偏头痛120例[J]. 实用中医内科杂志, 2011, 25(1):79-80.

[11] 杨红, 朱深银, 蒙龙. 通天口服液治疗偏头痛的Meta分析[J]. 现代医药卫生, 2017, 33(17):2609-2612.

[12] 王剑威, 朱蔚文. 通天口服液治疗椎-基底动脉供血不足临床分析[J]. 临床医药实践, 2007, 16(4):253-254.

[13] 熊文中, 陈建霞, 欧阳静, 等. 通天口服液治疗椎-基底动脉供血不足32例[J]. 中医杂志, 2007, 48(8):679.

[14] 宋宇新, 谈友芬. 通天口服液治疗椎-基底动脉供血不足60例疗效观察[J]. 重庆医学, 2009, 58(2):210.

(陕西中医药大学 张晓双)

六经头痛片

【**药物组成**】　白芷、辛夷、藁本、川芎、葛根、细辛、女贞子、茺蔚子、荆芥穗油。

【**处方来源**】　宋·太平惠民和剂局《太平惠民和剂局方》川芎茶调散加减化裁方。《中国药典》(2015年版)。

【**功能与主治**】　疏风活络,止痛利窍。用于全头痛、偏头痛及局部头痛。

【**药效**】　主要药效如下[1-4]:

1. **抗偏头痛**　采用硝酸甘油致大鼠偏头痛模型,研究六经头痛片对偏头痛模型大鼠的镇痛作用及机制。模型组大鼠在硝酸甘油注射后1~3分钟即出现搔头,搔头次数频繁,六经头痛片能够明显延长大鼠搔头反应的潜伏期,减少偏头痛模型大鼠的搔头次数,显著升高大鼠血清 β 内啡肽(β-EP)、内皮素(ET)、多巴胺(DA)水平,降低降钙素基因相关肽(CGRP)、一氧化氮(NO)、一氧化氮合酶(NOS)水平。结果表明,六经头痛片对偏头痛模型大鼠具有显著的镇痛作用,其作用机制为通过调节硝酸甘油诱导的 NO、NOS和 CGRP 水平的异常升高和 β-EP、ET 水平的异常减少,使之趋于生理状态下的平衡水平,从而遏制偏头痛发病过程中一系列级联反应的恶性循环,使致痛有害物质生成减少,从而发挥止痛效果。

2. **解除血管痉挛**　采用离体大鼠胸主动脉血管平滑肌收缩模型研究六经头痛片对离体大鼠胸主动脉血管平滑肌收缩模型的影响及作用机制,结果显示,对去甲肾上腺素(NE)引起胸主动脉环的收缩,给予六经头痛片水溶液后,主动脉环的收缩程度显著降低,说明本品能减轻去甲肾上腺素引起的血管收缩,即对血管收缩有解痉作用。

3. **镇痛**　六经头痛片可提高热板法所致小鼠痛阈值,减少乙酸所致的小鼠扭体次数,减轻温热刺激和化学刺激引起的疼痛反应。

4. **改善血液流变学**　六经头痛片能够提高气滞血瘀证模型大鼠的脑血流速率,降低全血黏度和血浆黏度。

【**临床应用**】

1. **偏头痛**[5-6]　将56例偏头痛患者分为对照组和治疗组评价六经头痛片的治疗效果,疗程为1个月,停药后仍有偏头痛者15天后再用1个疗程,本品疗效显著,并且优于氟桂利嗪。

将符合偏头痛诊断标准的86例患者,按随机数字表法分为观察组和对照组各43例。对照组采用常规治疗,口服复方丹参滴丸,每次10丸,每日3次;口服化学药物氟桂利嗪,每次2~3粒,每日1次,连续治疗4周。观察组口服六经头痛片,每次2~4粒,每日3次;加针灸治疗,以强刺激泻法为主,取合谷穴、太冲穴、侠溪穴、头维穴、率谷穴、太阳穴、正营穴及百会穴,1次/日,病情较为严重者可2次/日,14次为1个疗程,治疗10次左右中间休息1日,持续进行4周治疗。六经头痛片组治疗总有效率高于对照组,焦虑、抑郁评分均明显低于对照组,表明针灸联合六经头痛片治疗偏头痛的效果优于常规方法。

2. **其他**　本品对感冒头痛、鼻炎引起的头痛、神经性头痛等有一定的治疗效果。

【**不良反应**】　尚未见报道。

【**使用注意**】　①对本品过敏者禁用。②本品有细辛,含马兜铃酸,马兜铃酸有肾毒性。高效液相色谱法测定六经头痛片中马兜铃酸Ⅰ的含量,未发现马兜铃酸Ⅰ,说明其含量很低。但服用期间仍应定期检查肾功能，且不可长期服用。

【用法与用量】 口服，一次 2～4 片，一日 3 次。

参 考 文 献

[1] 胡金芳，付合明，袁雪海，等. 六经头痛片治疗大鼠偏头痛的作用及机制研究[J]. 中草药，2017，48（20）：4187-4191.
[2] 冯玥，朱振娜，王磊，等. 六经头痛片镇痛作用特点与比较优势研究[J]. 中草药，2017，48（20）：4181-4186.
[3] 张铁军，申秀萍，王磊，等. 六经头痛片的二次开发研究[J]. 中草药，2017，48（20）：4145-4150.
[4] 董亚楠，韩彦琪，王磊，等. 基于网络药理学的六经头痛片治疗偏头痛的作用机制探讨[J]. 中草药，2017，48（20）：4174-4180.
[5] 娄肖峰. 六经头痛片治疗偏头痛的临床观察[J]. 中国医学工程，2012，20（2）：107.
[6] 刘芝芳. 针灸联合六经头痛片治疗偏头痛的临床效果观察[J]. 中国民康医学，2018，30（20）：92-93.

（陕西中医药大学 张晓双）

二、平肝潜阳类

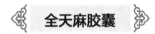

全天麻胶囊

【药物组成】 天麻。

【处方来源】 研制方。《中国药典》（2015 年版）。

【功能与主治】 平肝，息风，止痉。用于肝风上扰所致的眩晕、头痛、肢体麻、癫痫抽搐。

【药效】 主要药效如下[1-5]：

1. 改善脑血流量 临床研究表明，经颅多普勒技术检查，全天麻胶囊可使偏头痛患者大脑中动脉、颈内动脉末端、大脑前动脉内较高的脑血流速度恢复正常，减少头痛发作次数，降低头痛程度和疼痛持续时间。

2. 抑制神经细胞凋亡 采用双侧颈总动脉永久结扎法制备血管性痴呆动物模型，给予全天麻胶囊后，可以通过调节额叶 Bcl-2 及 Bax 蛋白的表达，抑制神经细胞凋亡，促进脑功能的恢复，改善学习记忆能力。

3. 增强免疫功能 采用补体致敏酵母菌血凝法，在血凝滴度为 1：16 时，口服全天麻胶囊的小鼠红细胞血凝阳性率明显高于对照组，表明全天麻胶囊能增强小鼠的免疫功能。全天麻胶囊可增强小鼠红细胞免疫吸附功能。

4. 抗癫痫 通过青霉素点燃的癫痫大鼠模型，全天麻胶囊可提高卡马西平的抗癫痫作用，大鼠神经元细胞缺血性改变、核固缩、核仁溶解、胞质空泡等随时间改善，大鼠大脑海马体 abcc1 基因表达随之增加。全天麻胶囊可通过影响癫痫大鼠脑部神经元及 abcc1 基因的表达来增强卡马西平的抗癫痫作用。通过戊四氮诱导的癫痫小鼠模型，全天麻联合卡马西平能够显著提高卡马西平的抗癫痫作用。全天麻胶囊可改善海马 CA3 区神经元损伤，逆转因多次给药引起的 mrp1 基因的高表达。全天麻胶囊可提高卡马西平的抗癫痫作用，与减轻海马神经元损伤及降低 mrp1 基因高表达相关。

【临床应用】

1. 眩晕[6-10] 因肝风上扰所致，症见头晕目眩、头痛耳鸣、肢体麻木、舌红、脉弦。本品可用于原发性高血压见上述证候者。全天麻胶囊治疗肝阳上亢型眩晕，可改善眩晕症状，对心烦意乱、口苦、面赤等症状的改善及起效时间均具有显著的优势，治疗期间未发现毒副作用及药物不良反应。全天麻胶囊联合养血清脑颗粒治疗慢性脑供血不足眩晕患者，治疗总有效率为 88.1%，治疗后血细胞比容、纤维蛋白原和红细胞沉降率较治疗前均明显降低，治疗后 MMSE 评分较治疗前显著升高，全天麻胶囊联合养血清脑颗粒治疗慢性脑供血不足可以显著改善患者的血液流变学指标和认知功能。全天麻胶囊联合尼莫地平治疗椎基底动脉供血不足型眩晕，总有效率为 94%，可使患者椎基底动脉血流速度加快、搏动指数（PI）降低。

2. 偏头痛[11-15]　因肝风上扰清空所致，症见头痛、眩晕、耳鸣、烦躁、失眠、脉弦。采用全天麻胶囊治疗偏头痛，治疗后患者脑血流速度恢复正常，头痛发作次数明显减少，头痛程度和疼痛持续时间降低。用全天麻胶囊治疗儿童偏头痛，总有效率达 85.0%，明显优于尼莫地平组。复方丹参片联合全天麻胶囊治疗偏头痛疗效显著，总有效率为 90.8%。百乐眠胶囊结合全天麻胶囊治疗偏头痛，治愈率为 88.95%。

3. 其他　本品还可用于中风、癫痫、关节炎，可改善肢体麻木、屈伸不利、关节肿痛等症状。

【不良反应】　尚未见报道。

【使用注意】　本品用于癫痫、中风时宜配合其他药物治疗。

【用法与用量】　口服，一次 2～6 粒，一日 3 次。

参 考 文 献

[1] 王林，胡传美，高家如. 全天麻胶囊治疗偏头痛的疗效判定及脑血流量的观察[J]. 江苏药学与临床，2001，9（2）：35.

[2] 董冰，马风杰，孙晓鹏，等. 全天麻胶囊治疗血管性痴呆大鼠的实验研究[J]. 现代中西医结合杂志，2012，21（6）：591-592.

[3] 闫玉仙，叶路，李浴峰，等. 全天麻胶囊对小鼠红细胞免疫黏附功能的影响[J]. 深圳中西医结合杂志，2001，11（6）：338.

[4] 党翔吉，李晓强，焦海胜，等. 基于普通病理学及 abcc1 基因研究全天麻胶囊及天麻素对卡马西平抗癫痫作用的影响[J]. 中华中医药杂志，2018，33（4）：1617-1621.

[5] 党翔吉，王艺璇，焦海胜，等. 全天麻及天麻素联合卡马西平对癫痫小鼠脑部海马体神经元及基因 mrp1 表达的影响[J]. 中国新药杂志，2017，26（13）：1556-1561.

[6] 施琦，吴祖舜. 全天麻胶囊辅助治疗椎-基底功能供血不足之眩晕症 30 例的疗效观察[J]. 江苏药学与临床研究，2001，8（4）：35-36.

[7] 王学航，翟性娥. 全天麻胶囊治疗肝阳上亢型眩晕 30 例[J]. 中国中医药现代远程教育，2012，10（15）：26.

[8] 刘艳娟，姜学钧，李军. 全天麻对眩晕患者治疗的疗效分析[J]. 中国医药指南，2014，12（31）：251-252.

[9] 秦超. 全天麻胶囊联合养血清脑颗粒治疗慢性脑供血不足患者的临床研究[J]. 中国初级卫生保健，2018，32（6）：72-73.

[10] 吴卫，卢理英. 全天麻胶囊治疗椎基底动脉供血不足经颅多谱勒超声观察其临床疗效[J]. 海峡药学，2010，22（5）：112-114.

[11] 邸树清，邸立伟，刘粹新. 全天麻胶囊治疗偏头痛 46 例分析[J]. 中国误诊学杂志，2007，7（24）：5880.

[12] 文新兰，李晋芳. 全天麻胶囊治疗偏头痛的疗效判定及脑血流的观察[J]. 中国误诊学杂志，2008，20（5）：35.

[13] 许小泰. 全天麻胶囊治疗儿童偏头痛 40 例临床观察[J]. 中国医院用药评价与分析，2015，15（4）：58.

[14] 许小泰. 复方丹参片联合全天麻胶囊治疗偏头痛临床观察[J]. 中国医院用药评价与分析，2015，15（4）：494-495.

[15] 栾小红. 百乐眠胶囊结合全天麻胶囊治疗偏头痛的疗效观察[J]. 中国实用神经疾病杂志，2014，17（24）：114-115.

（陕西中医药大学　张晓双）

复方羊角片（颗粒、胶囊）

【药物组成】　羊角、川芎、白芷、制川乌。

【处方来源】　研制方。《中国药典》（2015 年版）。

【功能与主治】　平肝,镇痛。用于偏头痛、血管性头痛、紧张性头痛及神经性头痛。

【药效】　主要药效如下[1-2]:

1. 镇痛　采用热板法、乙酸致扭体法进行镇痛实验,复方羊角颗粒能显著提高小鼠热板法痛阈值,明显减少乙酸所致的扭体次数,具有一定的镇痛作用。

2. 镇静　采用光电管法镇静实验,复方羊角颗粒能使小鼠走动时间及双前肢向上抬举次数明显减少,自发活动减少,对中枢神经系统有明显的抑制作用。

3. 增加血流量、改善血液流变学　复方羊角片可明显抑制大鼠体外血栓形成,降低全血黏度。川芎嗪能使冠脉和脑血流量增加,并使冠脉和脑血管阻力下降,通过抑制血小板聚集阻止动脉血栓形成。白芷的醚溶性成分对外周血管尚有扩张作用。

【临床应用】　主要用于头痛的治疗。

1. 各种头痛[3-6]　复方羊角片(颗粒、胶囊)治疗偏头痛、血管性头痛、紧张性头痛及神经性头痛等疗效较好。尼莫地平联合复方羊角颗粒治疗偏头痛,临床疗效好。复方羊角片联合氟桂利嗪治疗偏头痛效果显著,无明显不良反应。天麻钩藤饮加减和复方羊角颗粒联合治疗肝阳上亢型头痛,在治疗初期能更有效地改善患者的头痛症状。阿米替林片与复方羊角颗粒联合治疗紧张性头痛,效果明显,远期疗效显著。

2. 短暂性脑缺血　复方羊角胶囊可提高脉络瘀滞型短暂性脑缺血的疗效,改善血液流变学和炎症水平,且不会增加不良反应。

【不良反应】　个别过敏体质者在使用过程中有时会出现皮疹。

【使用注意】　①孕妇慎用。②忌辛辣食品。③本品含有毒药材川乌,注意不可过量及久服。

【用法与用量】　片剂:口服,一次 5 片,一日 3 次。颗粒剂:开水冲服,一次 8g,一日 2～3 次。胶囊剂:口服,一次 1.25g,一日 2～3 次。

参 考 文 献

[1] 罗少敏, 王希. 探讨复方羊角颗粒的镇痛镇静作用[J]. 广东药学, 2003, 13(3): 32-33.

[2] 康永, 李先荣, 程霞. 复方羊角片镇痛改善血流变作用的研究[J]. 中医药研究, 1995, 1(1): 50-51.

[3] 蒋旭九. 阿米替林与复方羊角颗粒联合治疗紧张型头痛临床观察[J]. 医学信息手术学分册, 2007, 20(2): 177-178.

[4] 张晓著, 钱翠英. 尼莫地平联合用复方羊角颗粒治疗偏头痛的疗效观察[J]. 上海医药, 2005, 26(2): 89-90.

[5] 辛建勋. 复方羊角片联合氟桂利嗪治疗偏头痛 92 例临床观察[J]. 吉林医学, 2001, 32(29): 6126-6127.

[6] 辛建勋. 天麻钩藤饮加减合复方羊角颗粒治疗肝阳上亢型头痛疗效观察[J]. 中国临床医生杂志, 2016, 44(4): 99-101.

(陕西中医药大学　张晓双)

天麻素片(胶囊)

【药物组成】　天麻素。

【处方来源】　研制方。《中国药典》(2015 版)。

【功能与主治】　平肝息风,祛风除湿。用于神经衰弱、头痛、偏头痛等症。

【药效】　主要药效如下[1-12]:

1. 镇静、催眠　天麻素具有较强的镇静、催眠作用。天麻素能显著减少小鼠的自主活动次数,明显增加戊巴比妥钠阈下剂量小鼠睡眠只数,显著缩短阈剂量戊巴比妥钠诱导小鼠睡眠潜伏期，延长睡眠持续时间。

2. 抗癫痫、抗惊厥　天麻素能保护神经细胞，降低脑内脂质过氧化物的产生，抑制谷氨酸的合成和释放，增加 γ-氨基丁酸（GABA）的含量，能够减轻癫痫的发作。天麻素对各种致惊厥剂诱导的惊厥反应有很好的对抗效果，天麻素注射液能降低戊四氮、印防己毒素及士的宁诱导的惊厥小鼠的死亡率。

3. 镇痛、抗炎　天麻素可有效减轻甲醛致痛小鼠疼痛，降低其血清炎性因子水平，其作用机制可能与显著下调脊髓背角组织 c-fos 基因表达相关。

4. 保护神经元　天麻素通过干预中枢神经系统内兴奋性或抑制性神经递质释放、调控 Nrf2/ERK 信号通路的表达，影响氧化应激酶类血红素加氧酶、过氧化氢酶、超氧化物歧化酶等的作用，抑制胶质细胞产生的神经炎症因子白细胞介素、肿瘤坏死因子等以达到保护神经元的目的。

5. 抗脑缺血　天麻素可显著减轻脑缺血再灌注损伤，减少神经细胞凋亡数量，降低炎症和促凋亡因子的 mRNA 和蛋白表达水平，可能是通过抑制大鼠炎症反应和细胞凋亡来改善亚急性期脑缺血再灌注损伤。天麻提取物能够降低神经功能评分、脑指数和脑梗死率，减轻脑损伤，提高 Bcl-2 的表达，减少 TUNEL 阳性细胞数量。

6. 抗抑郁　天麻素具有抗抑郁作用，其机制可能是影响星形胶质细胞活化和 BDNF 的水平。天麻素可逆转慢性不可预测应激（CUS）模型大鼠的抑郁样行为且可上调海马中 NSC 的增殖，逆转 CUS 大鼠 p-IκB、NF-κB 和 IL-1β 的表达。

【临床应用】

1. 偏头痛[13-16]　天麻素注射液联合尼莫地平片可明显提高偏头痛急性发作期的临床疗效，降低大脑前动脉和大脑中动脉的平均血流速度。尼莫地平联合天麻素胶囊治疗偏头痛可降低患者血清 CRP、NO 含量。天麻素胶囊联合盐酸洛美利嗪胶囊治疗血管神经性偏头痛可改善患者临床症状，改善脑血流速度，提高患者生活质量。天麻素注射液与盐酸氟桂利嗪胶囊治疗偏头痛可显著降低血浆 5-HT 水平，缓解患者疼痛，缩短发病时间和发病次数，从而改善患者生活质量。

2. 紧张性头痛[17-18]　天麻素胶囊治疗慢性紧张性头痛的临床疗效较好且不良反应少。天麻素胶囊能缓解慢性紧张性头痛患者头痛症状，主要与其具有抗焦虑、抗抑郁的双重作用有关。天麻素通过降低毛细血管通透性，改善脑部血液循环，调整神经系统的神经功能障碍来控制血管活性物质和致痛的产生，调整中枢神经系统的传导功能，达到镇痛效果。

3. 三叉神经痛[19-20]　天麻素胶囊联合卡马西平可明显提高原发性三叉神经痛患者的临床疗效，减轻疼痛，提高睡眠质量和生活质量，减轻炎症反应。

4. 眩晕[21-23]　天麻素可改善椎基底动脉及其分支的缺血，对内耳循环障碍导致的眩晕也有较好的治疗作用。天麻素可透过血脑屏障直接作用于脑细胞，保护神经细胞，抑制钙超载，消除各种原因引起的眩晕、眼球震颤、恶心、呕吐等症状。天麻素联合氟桂利嗪治疗眩晕症临床效果显著，可提高患者的生活质量。

【不良反应】　少数患者出现口鼻干燥、头昏、上腹不适等症状。

【使用注意】　对本品过敏者禁用，过敏体质者慎用。

【用法与用量】　片剂：口服，成人一次 2～4 片，一日 3 次。胶囊剂：口服，一次 50～

100mg（1～2粒），一日3次。

参 考 文 献

[1] 刘威良，黄艾祥. 天麻素注射液对小鼠镇静的催眠作用[J]. 热带农业科学，2019，39（9）：51-57.

[2] Chen，Wang. Gastrodin Attenuates Pentylenetetrazole-Induced Sei- zures by Modulating the Mitogen-Activated Protein Kinase-Associ- ated Inflammatory Responses in Mice[J]. Neuroscience Bulletin，2017，33（3）：1- 9.

[3] Shao H，Yang Y，Qi A P，et al. Gastrodin Reduces the Severity of Sta- tus Epilepticus in the Rat Pilocarpine Model of Temporal Lobe Epi- lepsy by Inhibiting Nav1. 6 Sodium Currents[J]. Neurochemical Research，2017，42（2）：1-15.

[4] 王金燕，于慧，徐昕. 天麻素对福尔马林致痛小鼠疼痛及血清炎性因子的影响[J]. 中国临床药理学杂志，2019，35（18）：2135-2138.

[5] 孙亚莉. 天麻素对神经系统保护作用及其机制的研究进展[J]. 中国医疗前沿，2012，7（16）：42-43.

[6] Liu B，Li F，Shi J，et al. Gastrodin ameliorates subacute phases cere- bra ischemia- reperfusion injury by inhibiting inflammation and ap- optosis in rats[J]. Molecular Medicine Reports，2016，14（5）：4144-4152.

[7] Duan XH，Xiaohua W，Wang XQ，et al. Neuroprotective effect of ethyl acetate extract from gastrodia elataagainst transient focal cerebral ischemia in rats induced by middlecerebral artery occlusion［J］. Journal of Tradi- tional Chinese Medicine，2015，35（6）：671- 678.

[8] Lee B，Sur B，Yeom M，et al. Gastrodin reversed the traumatic stres-induced depressed-like symptoms in rats[J]. Journal of Natural Medicines，2016，70（4）：1-11.

[9] Chen PJ，Hsieh CL，Su KP，et al. The antidepressant effect of Gastro-diaelata Bl. on the forced -swimming test in rats[J]. Am J Chin Med，2008，36（1）：95 -106.

[10] Chen PJ，Hsieh CL，Su KP，et al. Rhizomes of Gastrodia elata B（L）possess antidepressant-like effect via monoamine modulation in sub-chronic animal model[J]. Am J Chin Med，2009，37（6）：1113-1124.

[11] Zhang R，Peng Z，Wang H，et al. Gastrodin ameliorates depressive-like behaviors and up-regulates the expression of BDNF in the hip-pocampus and hippocampal-derived astrocyte of rats[J]. Neuro-chemical Research，2014，39（1）：172-179.

[12] Wang H，Zhang R，Qiao Y，et al. Gastrodin ameliorates depression-like behaviors and up-regulates proliferation of hippocampal-de-rived neural stem cells in rats：involvement of its anti- inflammatory action[J]. Behavioural Brain Research，2014，266（11）：153-160.

[13] 张枫弋，洪仕君，赵丽萍. 尼莫地平联合天麻素胶囊对偏头痛患者的疗效观察及血清C反应蛋白、一氧化氮的影响[J]. 河南科技大学学报（医学版），2019，37（3）：236-240.

[14] 孙亚莉. 尼莫地平联合天麻素胶囊对偏头痛患者的疗效观察及血清C反应蛋白、一氧化氮的影响[J]. 中国医疗前沿，2012，7（16）：42-43.

[15] 张亭，李伟超. 天麻素胶囊治疗偏头痛的疗效分析[J]. 现代药物与临床，2019，34（2）：327-331.

[16] 高红红，陈玉. 天麻素注射液联合盐酸氟桂利嗪[J]. 卒中与神经疾病，2019，26（5）：569-572.

[17] 裴广忠，高勇. 天麻素胶囊治疗30例紧张型头痛的疗效观察[J]. 中国社区医师，2005，7（7）：35-36.

[18] 陈勇. 天麻素胶囊治疗慢性紧张型头痛48例疗效观察[J]. 中西医结合心脑血管病杂志，2008，6（10）：1163-1164.

[19] 崔宁莉. 天麻素胶囊治疗三叉神经痛的临床研究[J]. 航空航天医学杂志，2015，26（5）：569-570.

[20] 李薇，刘庆春，王丽. 天麻素胶囊联合卡马西平治疗原发性三叉神经痛疗效观察[J]. 浙江医学，2019，41（11）：1169-1172.

[21] 董春华. 天麻素联用西比灵治疗眩晕症疗效观察[J]. 浙江医学，2019，36（6）：689.

[22] 姚杨玲. 天麻素注射液治疗眩晕症的效果研究[J]. 中西医结合心血管病电子杂志，2018，6（30）：165-166.

[23] 刘继刚. 天麻素注射液联合血栓通治疗后循环缺血性眩晕疗效观察[J]. 实用中医药杂志，2014，30（7）：651-652.

（陕西中医药大学 张晓双）

天麻首乌片

【药物组成】 天麻、白芷、何首乌、熟地黄、丹参、川芎、当归、炒蒺藜、桑叶、墨旱莲、女贞子、白芍、黄精、甘草。

【处方来源】 研制方。《中国药典》（2015年版）。

【功能与主治】 滋阴补肾，养血息风。用于肝肾阴虚所致的头晕目眩、头痛耳鸣、口苦咽干、腰膝酸软、脱发、白发；血管神经性头痛、脂溢性脱发见上述证候者。

【药效】　主要药效如下[1-4]：

1. 改善血液流变学　天麻首乌片有明显改善阴虚血瘀模型大鼠血液流变学的作用，能明显降低阴虚血瘀模型大鼠不同切变率下的全血黏度、血浆黏度及血细胞比容。

2. 改善脑循环　天麻首乌片可降低脑动脉硬化症患者脑血管收缩波和搏动指数（PI）、收缩峰圆钝和阻力指数（RI）。

3. 降血脂　天麻首乌片可降低高脂血症模型大鼠血清 TC、TG 和 LDL-C 含量，并使 HDL-C 含量升高。

4. 保护血管内皮细胞　天麻首乌片含药血清体外可下调大鼠脑微血管内皮细胞（rCMEC）iNOS mRNA、内皮素 mRNA 的表达，降低培养液中 NO 和内皮素的含量，可降低 rCMEC 的早期凋亡率。

5. 镇痛　天麻首乌片可减少乙酸致小鼠扭体次数，有一定的镇痛作用。

6. 抗氧化　小鼠皮下注射 D-半乳糖制备急性衰老模型，天麻首乌片能提高衰老模型动物血与脑组织的 SOD 活性并降低其 MDA 含量，可抑制衰老模型动物的脑和胸腺重量减轻。天麻首乌片能减轻衰老过程中脂质过氧化反应，有抗氧化作用。

【临床应用】

1. 头痛[6-8]　因肝肾阴虚，肝阳上扰所致，症见头痛、眩晕、耳鸣、心烦易怒、目赤、口苦、腰膝酸软、神疲乏力、舌红苔少，脉沉细或弦。本品可用于原发性高血压、偏头痛、紧张性头痛见上述证候者。天麻首乌片具有滋养肝肾、祛风活血的功效，具有保护血管内皮、解除血管平滑肌痉挛、抑制血小板聚集及 5-HT 释放、调节血脂、降低血液黏度、改善血液流变学、调整脑血管舒缩功能、改善脑血流及脑神经系统功能障碍等作用。天麻首乌片能明显缓解肝肾阴虚型血管性头痛，总有效率为 93.3%。

2. 眩晕[9]　因肝肾阴虚，精血不足，肝阳上扰所致，症见头晕目眩，耳鸣、少寐、口苦咽干、腰膝酸软、精神萎靡、舌红少苔、脉弦细数。本品可用于脑动脉硬化、轻度原发性高血压见上述证候者。天麻首乌片具有滋补肝肾，养血息风，定眩止痛的功能，适用于肝肾阴虚而引起的眩晕，并有祛风活血的作用。

3. 脑动脉硬化[10-11]　因年老肝肾阴虚，风阳上扰，气血阻滞于脑，脑络不通，脑髓失养所致。天麻首乌片有明显的定眩止痛、滋补肝肾的作用；具有镇静、镇痛、降血压、改善睡眠、健脑、降血脂、降低血黏度和改善微循环的作用，对脑动脉硬化有较好的治疗作用，有效率为 92.6%。天麻首乌片可降血脂、软化脑血管、增加脑组织的血液供应、改善脑组织的缺血状况、改善并缓解脑动脉硬化患者的临床症状，提高患者生存质量。

4. 脱发白发[12]　因肝肾阴虚，精血不足，发失所养所致，症见须发早白、甚或脱落、腰膝酸软、神疲乏力。本品可用于神经性脱发、脂溢性脱发见上述证候者。天麻首乌片具有滋补肝肾、养血息风、乌须黑发、定眩止痛的功效。对 86 例斑秃患者用天麻首乌片内服外搽法治疗，表明天麻首乌片对斑秃的总有效率为 97.9%，其中对肝肾阴虚型、瘀血型斑秃有效率达 100%。

【不良反应】　尚未见报道。

【使用注意】　①湿热内蕴，痰火壅盛者慎用。②忌食生冷、辛辣油腻食物，忌烟、酒、浓茶。

【用法与用量】　口服，一次 6 片，一日 3 次。

参 考 文 献

[1] 邱赛红, 蔡颖, 孙必强, 等. 天麻首乌片对阴虚血瘀模型大鼠血液流变学的影响[J]. 湖南中医杂志, 2006, 22 (5): 82-83.

[2] 喻正科, 周兵, 刘春华. 天麻首乌片治疗脑动脉硬化症 56 例临床观察[J]. 湖南中医杂志, 2002, 18 (4): 57-58.

[3] 肖德华. 天麻首乌片药效学研究[J]. 湖南中医杂志, 2001, 17 (2): 57-58.

[4] 刘朝晖, 周常权, 杨宝凡, 等. 天麻首乌片治疗偏头痛的作用机理的实验研究[J]. 中成药, 2002, 24 (12): 1163-1164.

[5] 邱赛红, 蔡颖, 孙必强, 等. 天麻首乌片对 D-半乳糖致衰老小鼠机体氧自由基的影响[J]. 中医药导报, 2006, 12 (10): 61-63.

[6] 李建国, 黄仁峰, 刘莲芳, 等. 天麻首乌片治疗偏头痛 60 例临床研究[J]. 实用中西医结合临床, 2009, 9 (1): 24-25.

[7] 王如高, 周慧宇. 国华天麻首乌片治疗偏头痛 80 例[J]. 湖南中医杂志, 2002, 18 (5): 54.

[8] 肖德华, 谭达全. 天麻首乌片治疗血管性头痛 60 例临床观察[J]. 湖南中医杂志, 2013, 29 (12): 50-51.

[9] 赵郴, 许仁楚, 陈灵兮. 国华天麻首乌片治疗眩晕 48 例[J]. 湖南中医杂志, 2002, 18 (5): 55-56.

[10] 杨晓恒, 王田华. 国华天麻首乌片治疗脑动脉硬化 108 例[J]. 湖南中医杂志, 2002, 18 (4): 61-62.

[11] 喻正科, 周兵, 刘春华. 国华天麻首乌片治疗脑动脉硬化症 56 例临床观察[J]. 湖南中医杂志, 2002, 18 (4): 57-58.

[12] 彭学军. 天麻首乌片内服外用治疗斑秃 86 例疗效观察[J]. 湖南中医杂志, 2001, 17 (6): 29.

（陕西中医药大学　张晓双）

晕痛定片（胶囊）

【药物组成】　蜜环菌粉、川芎。

【处方来源】　研制方。《中国药典》（2015 年版）。

【功能与主治】　平肝息风，活血通络。用于风阳上扰，瘀血阻络所致的头痛日久，痛有定处，头目眩晕，夜寐不安；高血压、脑血管病见上述证候者。

【药效】　主要药效如下[1]：

1. 镇痛　晕痛定片可减少酒石酸锑钾所致的小鼠扭体次数，提高热板法小鼠的痛阈值。

2. 镇静　晕痛定片与阈下剂量和阈剂量的戊巴比妥钠均有协同作用，可增加阈下剂量组动物睡眠只数，延长阈剂量组动物睡眠时间，减少小鼠自主活动次数。

3. 抗惊厥　晕痛定片能延迟惊厥发生的潜伏期。

4. 改善血液流变学　晕痛定胶囊能降低患者的全血黏度、血浆黏度、血细胞比容和血小板聚集率。

【临床应用】

1. 头痛[2-5]　因风阳上扰，瘀血阻络所致，症见头痛、头晕眩晕、心烦、神疲乏力、舌红、脉沉弦。本品可用于原发性高血压、偏头痛或紧张性头痛见上述证候者。晕痛定对偏头痛有预防作用，有效率达 90%，且无明显副作用。晕痛定胶囊联合苯噻啶片治疗偏头痛可有效改善患者临床症状，降低机体炎症反应，改善机体血管活性物质水平。晕痛定胶囊联合盐酸氟桂利嗪胶囊治疗慢性偏头痛的疗效确切，不良反应少。晕痛定胶囊联合尼莫地平能显著改善患者血液流变学指标。因此，两药合用有协同作用，具有解除血管痉挛、降低血液黏度、抗血小板聚集等作用，对偏头痛的治疗和预防都有显著疗效。

2. 眩晕[6]　因风阳上扰所致，症见头晕目眩、头胀头痛、心烦失眠或肢体麻木。本品可用于原发性高血压、脑血管病恢复期见上述证候者。晕痛定胶囊治疗梅尼埃病、颈椎病、脑动脉供血不足等引起的眩晕有显著的疗效。90 例眩晕病例中痊愈 16 例，显效 36 例，有效 25 例，无效 13 例，总有效率达 85.56%。治疗后重度、中度症状患者明显减少。90 例中仅个别患者出现口干，未见其他副作用。

【不良反应】　偶有轻微恶心、口干、思睡等，不需停药。

【使用注意】　①虚证头痛者慎用。②孕妇慎用。③服药期间忌辛辣、油腻食物。

【用法与用量】　片剂：口服，一次4片，一日3次。胶囊剂：口服，一次3粒，一日3次。

参 考 文 献

[1] 曹正柳，张志钧，熊友生，等. 晕痛定对头痛的疗效与血液流变观察[J]. 江西中医药，1996，27（4）：51.

[2] 张慧荣. 晕痛定胶囊治疗偏头痛的近期疗效观察[J]. 中外医学研究，2012，10（9）：102-103.

[3] 钱琪，冉小飞，田建娜. 晕痛定胶囊治疗偏头痛64例分析[J]. 临床医药实践，2008，7（1）：559.

[4] 张晓锋. 晕痛定胶囊联合苯噻啶治疗偏头痛的临床研究[J]. 现代药物与临床，2019，34（4）：975-978.

[5] 井延涛，程乾，鲁秀荣，等. 晕痛定胶囊联合盐酸氟桂利嗪治疗慢性偏头痛94例疗效分析[J]. 现代诊断与治疗，2017，28（14）：2616-2617.

[6] 白迎堂，吴循敏，夏翔. 晕痛定胶囊治疗90例眩晕临床报告[J]. 中国中医药信息杂志，1997，4（7）：32-33.

（陕西中医药大学　张晓双）

三、健脾化痰，祛风止痛类

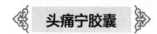

头痛宁胶囊

【药物组成】　土茯苓、天麻、制何首乌、当归、防风、全蝎。

【处方来源】　研制方。《中国药典》（2015年版）。

【功能与主治】　息风涤痰，逐瘀止痛。用于偏头痛、紧张性头痛属痰瘀阻络证，症见痛势甚剧，或攻冲作痛，或痛如锥刺，或连及目齿，伴目眩畏光，胸闷脘胀，恶心呕吐，急躁易怒，反复发作。

【药效】　主要药效如下[1-4]：

1. 抗偏头痛　皮下注射硝酸甘油制备偏头痛大鼠模型，头痛宁胶囊可以改善硝酸甘油致偏头痛模型大鼠行为症状学表现，如耳红结束时间、挠头结束时间、爬笼次数等。

2. 镇痛　头痛宁胶囊能够显著减轻热板所致小鼠疼痛反应；显著降低乙酸所致小鼠扭体次数，具有明显镇痛作用。

3. 改善血液流变学　头痛宁胶囊有明显的降低血浆黏度、全血还原黏度、红细胞聚集、血液黏度的作用，故可改善血液流变学，从而改善脑供血。

4. 抗炎　头痛宁胶囊能显著抑制二甲苯所致小鼠耳肿胀。

【临床应用】　主要用于偏头痛、紧张性头痛的治疗。

1. 偏头痛[5-9]　头痛宁胶囊在治疗和预防偏头痛方面效果良好，且安全性较高，不仅能够改善头痛症状，而且对偏头痛引起的焦虑、失眠、抑郁等症状也有明显效果，提高了患者的生活质量。头痛宁胶囊可以改善偏头痛患者的头痛程度，且不良反应少，其机制可能与降低血清中 K^+ 浓度、升高 Mg^{2+} 浓度，以及降低血浆 CGRP、ET 浓度，升高 5-HT 浓度有关。头痛宁胶囊对偏头痛的治疗效果显著，可以抑制血小板聚集，降低全血黏度，改善血液循环。

2. 紧张性头痛[10-12]　多由于肝肾不足、气滞血瘀、虚风上扰、筋脉失于濡润所致。应用头痛宁胶囊治疗后，紧张性头痛持续时间显著缩短，发作次数显著减少，且治疗过程中未发现不良反应。

【不良反应】　尚未见报道。

【使用注意】　在医生指导下使用。

【用法与用量】　口服，一次 3 粒，一日 3 次。

参 考 文 献

[1] 郭珍，李蕾，刘静，等. 头痛宁胶囊对小鼠镇痛抗炎作用的实验研究[J]. 陕西中医，2015，36（11）：1564-1565.

[2] 刘静，郭珍，李蕾，等. 头痛宁胶囊治疗偏头痛的药效学研究[J]. 陕西中医药大学学报，2018，41（4）：96-100.

[3] 何娟，陈衍斌，许刚，等. 头痛宁胶囊治疗头痛的实验研究[J]. 陕西中医，2017，38（7）：975-977.

[4] 匡德利，符艳松，刘斌. 头痛宁胶囊对偏头痛模型大鼠行为症状学的影响[J]. 中国中医药现代远程教育，2015，37（6）：819-822.

[5] 马娟，刘宁，陈军，等. 头痛宁胶囊治疗偏头痛临床观察[J]. 西部医学，2013，25（2）：259-262.

[6] 江慧，冯道娟. 头痛宁胶囊治疗偏头痛的临床分析[J]. 西部医学，2014，25（2）：284.

[7] 熊开菊，冯贵波，王慧. 头痛宁胶囊治疗头痛的临床疗效[J]. 中药材，2014，37（8）：1508-1510.

[8] 王昱花，牛争平. 头痛宁胶囊在偏头痛治疗中的研究进展[J]. 中国现代医药杂志，2017，19（11）：102-105.

[9] 李辉. 头痛宁胶囊治疗偏头痛的疗效观察[J]. 辽宁中医杂志，2012，39（6）：1111.

[10] 牛晓立，张馨，李彦彬. 头痛宁胶囊治疗紧张性头痛的临床观察[J]. 中国实用医药，2011，6（7）：150-151.

[11] 潘雪芳，邵磊. 头痛宁胶囊治疗紧张性头痛疗效观察[J]. 中国实用神经疾病杂志，2013，16（23）：95.

[12] 吕东，柳伯昌，杨波，等. 头痛宁胶囊治疗紧张性头痛疗效观察[J]. 西部医学，2011，54（2）：126-127.

（陕西中医药大学　张晓双）

头 风 痛 丸

【药物组成】　白芷、川芎、绿茶。

【处方来源】　研制方.《中国药典》（2015 年版）。

【功能与主治】　祛风止痛。用于偏头痛、眉棱骨痛、额窦炎。

【药效】　主要药效如下：

1. 镇痛　头风痛丸能够减轻热板所致小鼠疼痛反应；降低乙酸所致小鼠扭体次数，具有镇痛作用。

2. 改善血液流变学　头风痛丸能降低血浆黏度、全血还原黏度、红细胞聚集，改善血液流变学。

3. 镇静　头风痛丸有镇静作用。

【临床应用】　主要用于偏头痛的治疗。

偏头痛[1]　头风痛丸能有效改善头痛、眉棱骨痛、眩晕、心烦易怒、失眠多梦、口干口苦等中医症状，治疗偏头痛（风瘀证）安全有效。

【不良反应】　尚未见报道。

【使用注意】　尚未见报道。

【用法与用量】　口服，一次 6～9g，一日 2 次。

参 考 文 献

[1] 张太君，张玲，谯志文，等. 头风痛丸治疗偏头痛（风瘀证）的临床观察[J]. 中国医院用药评价与分析，2011，11（4）：359-361.

（陕西中医药大学　张晓双）

四、活血通络类

正天丸（胶囊）

【药物组成】　钩藤、白芍、川芎、当归、地黄、白芷、防风、羌活、桃仁、红花、细辛、独活、麻黄、附片、鸡血藤。

【处方来源】　研制方。《中国药典》（2015 年版）。

【功能与主治】　疏风活血，养血平肝，通络止痛。用于外感风邪、瘀血阻络、血虚失养、肝阳上亢引起的偏头痛、紧张性头痛、神经性头痛、颈椎病型头痛、经前头痛。

【药效】　主要药效如下[1-6]：

1. 抗偏头痛　正天丸对偏头痛大鼠模型行为学有一定改善作用，能明显减少偏头痛大鼠各时间段耳红持续时间、持续挠头时间和爬笼次数，提高脑干 5-HT 水平，调节血管活性物质 CGRP、ET 及 NO 的水平，抑制偏头痛模型大鼠三叉神经颈髓复合体中 c-fos、ERK 的表达，从而发挥缓解疼痛的作用。

2. 改善血液流变学　正天丸可改善偏头痛动物模型血液流变学指标，抑制血小板异常聚集，抑制血栓形成；正天丸能降低血瘀型偏头痛患者的全血黏度、血浆黏度，抑制血小板聚积，以及改善甲皱襞微循环异常。

3. 改善脑循环　正天丸可调节脑血管的收缩和舒张功能，改善脑循环。动物实验表明，正天丸可能通过调节机体 CGRP、ET、NO、5-HT 的释放，从而改善大鼠偏头痛发作。

4. 镇静、催眠　正天丸具有镇静、催眠作用，能显著减少小鼠的自主活动次数；增加阈下剂量睡眠只数；显著缩短阈剂量戊巴比妥钠诱导小鼠睡眠潜伏期，延长戊巴比妥钠致小鼠睡眠持续时间。

5. 镇痛　正天丸能提高热刺激小鼠的痛阈值，延长乙酸致小鼠扭体反应潜伏期，减少扭体次数，并能显著缩短甲醛致痛小鼠的 I 相和 II 相舔、咬足时间，明显降低甲醛致疼痛模型小鼠血清 PGE_2、脑组织 Glu 和 CGRP 含量，显著提高外周血清 NO 含量。正天丸具有明显的镇痛作用，其镇痛机制与抑制中枢 Glu、CGRP 释放，降低外周疼痛介质 PGE_2 含量，促进外周 NO 合成有关。

6. 耐缺氧　正天丸可提高小鼠常压缺氧的耐受能力，提高异丙肾上腺素所致缺氧的耐受力，提高小鼠存活率，延长小鼠存活时间（图 11-1）。

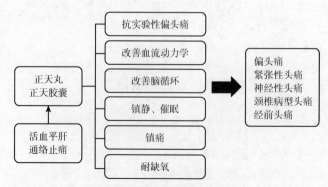

图 11-1　正天丸（胶囊）治疗偏头痛的主要作用环节

【临床应用】

1. 偏头痛[7-13]　正天丸治疗偏头痛能明显减轻偏头痛发作程度、减少发作时间、减轻部分伴随症状等。用正天丸治疗偏头痛血瘀证患者，患者甲襞和球结膜微循环均显示管襻畸形减少、管襻清晰度提高、血流速度增快、红细胞聚集减少，对偏头痛血瘀证患者的微循环有明显的改善作用，并能降低 5-HT$_{2A}$ 受体 mRNA 的表达和血小板膜黏附分子的表达，抑制血小板活化。单独应用正天丸与阿司匹林肠溶片或去痛片做对照，治疗血虚失养、肝阳上亢、外感风邪、瘀血阻络引起的偏头痛，正天丸能够彻底治疗头痛的反复发作，临床治愈率和总有效率均优于对照组。正天丸联合氟桂利嗪治疗偏头痛，表明联合用药比单独服用氟桂利嗪在减轻疼痛程度与减少疼痛持续时间方面具有显著优势，且发作次数也较治疗前明显减少，两者可能有协同治疗作用。

2. 血管神经性头痛[14-16]　外感风寒，瘀血阻络所致的头痛，症见头面疼痛经久不愈，痛处或局部跳痛，舌质紫暗或有瘀斑。本品可用于神经性头痛见上述证候者。血管神经性头痛患者予西药联合正天丸治疗后，在头痛症状缓解、脑血流动力学改善、总疗效提高等方面均表现出良好效果。

正天丸对颈椎病型头痛及经前头痛均可减轻头痛症状。

【不良反应】　文献报道，正天丸可引起皮肤过敏反应[17]。

【使用注意】　①用药期间注意血压监测。②孕妇慎用。③宜饭后服用。④有心脏病史者用药期间注意检测心律情况。

【用法与用量】　丸剂：口服，一次 6g，一日 2～3 次，15 天为一疗程。胶囊剂：口服，一次 2 粒，一日 3 次，2 周为一疗程。

参 考 文 献

[1] 李涛，曹克刚，田鹤，等. 正天丸对时相性偏头痛动物模型行为学表现及血管活性物质的影响[J]. 湖南中医药大学学报，2010，30（12）：19-20.

[2] 李慧，白方会，伍志勇，等. 正天丸对偏头痛模型大鼠三叉神经颈髓复合体 c-fos、细胞外调节蛋白激酶表达的影响[J]. 中成药，2019，27（7）：85-87.

[3] 李涛，范吉平，曹克刚，等. 正天丸对多巴胺、硝酸甘油诱导的偏头痛大鼠模型脑干神经递质影响[J]. 中华中医药杂志，2014，29（2）：444-446.

[4] 付昆，付文君，魏江平，等. 正天丸的镇痛作用及机制研究[J]. 中国中医基础医学杂志，2017，23（3）：401-404.

[5] 李慧，吴艳华，刘强，等. 正天丸对偏头痛大鼠的预防作用及对 CGRP 的影响[J]. 中西医结合心脑血管病杂志，2012，10（12）：1491-1493.

[6] 王小娟，郭建生，汪艳娟，等. 正天丸对血瘀型偏头痛血流动力学及多普勒超声（TCD）的影响[J]. 中成药，2001，23（5）：343-345.

[7] 张萍，顾锡镇. 正天丸治疗瘀血阻络型偏头痛临床药效研究[J]. 吉林中医药，2012，32（9）：875-876.

[8] 王勇，袁灿兴，商洪才. 正天丸治疗偏头痛随机对照双盲双模拟多中心临床研究[J]. 中成药，2012，34（5）：791-794.

[9] 陈健，梁伟雄，秦劭晨，等. 正天丸治疗偏头痛的有效性与安全性的系统评价[J]. 中国实验方剂学杂志，2015，21（19）：194-200.

[10] 王爽，赵建军. 正天丸治疗偏头痛（血虚阳亢挟瘀型）40 临床观察[J]. 吉林中医药，2008，28（1）：31.

[11] 陈梅莉，马友正. 正天丸治疗偏头痛临床疗效观察[J]. 海峡药学，2003，15（3）：60-61.

[12] 秦抗美. 西比灵联合正天丸治疗偏头痛的疗效观察[J]. 中国现代药物应用，2008，2（15）：65.

[13] 牛银贵，张永富. 正天丸与氟桂利嗪联合治疗偏头痛疗效观察[J]. 中国实用神经疾病杂志，2010，13（23）：65-66.

[14] 曹克刚，高颖，黄粤. 正天丸治疗头痛临床研究[J]. 天津中医药，2009，26（4）：44.

[15] 贾丽娜. 常规西药联合正天丸治疗血管神经性头痛患者症状、脑血流动力学改善效果观察[J]. 中国医学创新，2019，16（8）：136-139.

[16] 许明. 正天丸联合西比灵治疗脑血管痉挛性头痛疗效观察[J]. 中医临床研究，2018，10（12）：29-60.

[17] 高宏科. 口服正天丸引起皮肤过敏反应 2 例[J]. 中成药，1991，10（5）：44.

（陕西中医药大学　张晓双）

天 舒 胶 囊

【药物组成】　川芎、天麻。

【处方来源】　研制方。《中国药典》（2015 年版）。

【功能与主治】　活血平肝，通络止痛。用于瘀血阻络或肝阳上亢所致的头痛日久、痛有定处，或头晕胁痛、失眠烦躁、舌质暗或有瘀斑；血管神经性头痛见上述证候者。

【药效】　主要药效如下[1-4]：

1. 抗偏头痛　天舒胶囊能明显降低硝酸甘油致偏头痛模型大鼠血浆 5-HT 水平，降低脑导水管周围灰质 c-fos 表达，增高血浆 β-EP 水平，上调中脑导水管周围灰质 β-EP 的表达，增加中脑导水管周围灰质 5-HT 表达。天舒胶囊可改善偏头痛发作时血管活性物质、神经肽和神经递质水平失常，调节脑和血管的功能，从而改善偏头痛症状。天舒胶囊可明显抑制硝酸甘油致偏头痛模型大鼠和兔血浆中 NO、NOS 和 CGRP 的升高，减少三叉神经脊束核 NOS 和 CGRP 阳性细胞数，增加颈内动脉收缩期峰值流速。天舒胶囊可能通过阻滞钙通道，抑制钙依赖性 NOS 的活性，或者阻断继发于 NO、CGRP 活化后的 Ca^{2+} 内流，进而干扰下游一系列病理改变，发挥治疗偏头痛的作用。

2. 改善血液流变学　天舒胶囊可降低全血高切黏度、全血低切黏度、血浆黏度、纤维蛋白原等，从而改善血液流变学异常；通过改善甲襞微循环血流速度、流态等，从而改善微循环障碍。

3. 改善软脑膜微循环　天舒胶囊可改善由去甲肾上腺素所致的小鼠软脑膜局部微循环障碍，使微血管扩张，血流增快，每视野交织网点数增多，同时可改善血液流态，使血色明显变红。天舒胶囊能扩张脑血管，增加脑血流量，改善小鼠软脑膜微循环，从而发挥其对血管性痴呆的治疗作用。

【临床应用】

1. 偏头痛[5-23]　天舒胶囊对偏头痛的治疗效果显著，其总有效率优于氟桂利嗪等。天舒胶囊联合氟桂利嗪、托吡酯、养血清脑颗粒、尼莫地平、葛根素注射液、加味吴茱萸汤等药物及针刺、星状神经节阻滞的方法对偏头痛进行治疗，亦取得了较好的疗效。天舒胶囊主要通过对血管平滑肌的解痉作用、抑制头痛时血管活性物质的激活、影响血浆中 5-HT 的水平及镇痛递质 β-EP 的表达等多途径发挥对偏头痛的治疗作用。单独使用或联合使用在临床上得到了一定的认可，且服用安全性高，可作为临床治疗偏头痛的主要药物之一。

2. 紧张性头痛[24-27]　天舒胶囊联合用药治疗紧张性头痛的疗效较好。采用黛力新联合天舒胶囊治疗紧张性头痛伴焦虑、抑郁症状患者，有效率达 96%，明显优于单一用药组，且不良反应少。用氟哌噻吨美利曲辛联合天舒胶囊治疗紧张性头痛患者 32 例，治疗效果明显优于单一用药，消除了紧张性头痛患者的焦虑、抑郁情绪，可有效缓解头痛发作的频率，具有良好的治疗和预防作用，且不良反应少。联合应用乙哌立松与天舒胶囊治疗紧张性头痛，总有效率为 91.67%，明显优于单一用药。采用氟桂利嗪与天舒胶囊治疗紧张性头痛 120 例，总有效率达 95.5%。

3. 血管神经性头痛[28-31]　50 例血管性头痛患者应用天舒胶囊进行治疗，采用罗通定作为对照，结果显示，天舒胶囊组与罗通定组疗效比较有极显著性差异，治疗组总有效率达 92%，明显优于对照组。45 例血管性头痛患者采用天舒胶囊进行治疗，结果天舒胶囊能明显改善和缓解患者的头痛发作次数及血液流变学、血小板凝集、脑电阻图异常等，有效率为 89.1%。将 92 例血管性头痛患者随机分为治疗组和对照组，每组 46 例；治疗组口服天舒胶囊，对照组服用眩晕定，均一次 4 粒，一日 3 次，2 个月为 1 个疗程，治疗组有效率明显优于对照组；天舒胶囊可降低血浆 5-HT、血栓素，改善脑血流。将 211 例血管神经性头痛患者随机分为治疗组 150 例和对照组 61 例，结果表明，治疗组总有效率为 85.5%。

【不良反应】　偶见胃部不适、头胀、月经量过多。

【使用注意】　月经量过多者慎用。

【用法与用量】　饭后口服，一次 4 粒，一日 3 次。

参 考 文 献

[1] 杨天华，张勤，周沐科，等. 天舒胶囊对偏头痛大鼠血浆 β-内啡肽、五羟色胺含量及其脑组织 c-fos 表达的影响[J]. 临床神经病学杂志，2008，21（5）：368.

[2] 张勤，杨天华，周沐科，等. 天舒胶囊对偏头痛动物模型血浆一氧化氮、一氧化氮合酶、降钙素基因相关肽含量及血流动力学的影响[J]. 临床神经病学杂志，2008，21（4）：279.

[3] 朱连海，丁莉，董政协，等. 天舒胶囊对脑梗死者血液流变性及甲襞微循环的影响[J]. 中国交通医学杂志，2005，19（5）：463-464.

[4] 陈忠伦，段劲峰，汪艳娟，等. 天舒胶囊对小鼠软脑膜微循环影响的研究[J]. 中西医结合心脑血管病杂志，2007，5（10）：967.

[5] 乔善亮，许军，张丽华. 天舒胶囊治疗偏头痛的临床疗效观察[J]. 世界中西医结合杂志，2007，2（12）：732-733.

[6] 乔善亮，张丽华，许军，等. 天舒胶囊治疗偏头痛的疗效观察[J]. 临床神经病学杂志，2008，21（2）：141.

[7] 高焕民，柳耀泉，王少萍. 天舒胶囊治疗偏头痛 40 例[J]. 中成药，2006，28（5）：680-682.

[8] 孙晓江，赵玉武，沈洁，等. 天舒胶囊治疗偏头痛的疗效观察[J]. 临床神经病学杂志，2009，22（5）：367.

[9] 季锡林，陆跃美. 天舒胶囊合西比灵治疗偏头痛临床观察[J]. 中国中医急症，2006，15（7）：701，731.

[10] 宗翠婷. 天舒胶囊和西比灵治疗偏头痛 120 例疗效观察[J]. 中国误诊学杂志，2006，6（8）：1471-1472.

[11] 马小董，詹佩娟，奚振华. 天舒胶囊联合氟桂利嗪胶囊治疗偏头痛临床观察[J]. 海峡药学，2012，24（2）：176-177.

[12] 吴建军. 氟桂利嗪联合天舒胶囊治疗无先兆偏头痛疗效观察[J]. 浙江中西医结合杂志，2012，22（4）：262-263.

[13] 陈家冠，林秀盈，魏玉华. 天舒胶囊联合氟桂利嗪治疗偏头痛疗效观察[J]. 新中医，2011，43（12）：25-26.

[14] 陈文武，方建，姜虹. 天舒胶囊合用妥泰治疗偏头痛的疗效观察[J]. 中国实用神经疾病杂志，2007，10（4）：116-117.

[15] 马小董，詹佩娟，黄萍. 天舒胶囊联合养血清脑颗粒治疗偏头痛 50 例[J]. 中国中医急症，2011，20（12）：2042.

[16] 刘凯. 尼莫地平与天舒胶囊联合治疗偏头痛 61 例[J]. 中华临床医学研究杂志，2007，13（4）：515-516.

[17] 褚长荣. 葛根素注射液联合天舒胶囊治疗偏头痛 30 例[J]. 现代中西医结合杂志，2009，18（33）：4113.

[18] 江权生，潘彩蘋. 加味吴茱萸汤天舒胶囊治疗偏头痛 60 例疗效观察[J]. 右江医学，2000，28（5）：380.

[19] 赵蓉，石云琼，匡良洪. 天舒胶囊结合针刺治疗偏头痛 50 例临床观察[J]. 医学新知杂志，2008，18（5）：290-291.

[20] 孟岚，王德祥，金旭，等. 星状神经节阻滞配合天舒胶囊治疗偏头痛疗效观察[J]. 中国康复理论与实践，2008，14（6）：519-520.

[21] 范秀凤，郭澄. 天舒胶囊治疗偏头痛的作用机制与临床应用[J]. 中国药师，2011，14（10）：1529-1531.

[22] 谢静，范波胜，娄季宇，等. 天舒胶囊治疗偏头痛 50 例疗效分析[J]. 中国实用神经疾病杂志，2012，15（23）：64-65.

[23] 农媛，覃星悦，肖海，等. 天舒胶囊治疗偏头痛的疗效观察[J]. 吉林医学，2014，35（1）：100-101.

[24] 潘鹏克. 黛力新联合天舒胶囊治疗紧张型头痛261例疗效观察[J]. 临床合理用药, 2011, 4（1）: 40-41.

[25] 田廷臣. 氟哌噻吨美利曲辛联合天舒胶囊治疗紧张型头痛的疗效观察[J]. 实用心脑肺血管病杂志, 2010, 18（4）: 452.

[26] 章春园, 毛成洁, 温仲民. 妙纳与天舒胶囊合用治疗紧张性头痛疗效观察[J]. 中国实用神经疾病杂志, 2008, 11（4）: 42-43.

[27] 姜理云, 于均成. 西比灵与天舒胶囊合用治疗紧张性头痛的疗效观察[J]. 实用神经疾病杂志, 2004, 7（6）: 79.

[28] 张祖余. 天舒胶囊治疗血管性头痛50例观察[J]. 实用中医药杂志, 1998, 14（11）: 34.

[29] 张原莉. 天舒胶囊治疗血管性头痛的临床疗效观察[J]. 基层医学论坛, 2003, 7（7）: 623.

[30] 宋建良, 吴承龙, 孙新芳, 等. 天舒胶囊治疗血管性头痛的临床观察[J]. 中国中西医结合杂志, 2004, 24（4）: 366-367.

[31] 第五永长, 王礼凤, 严雅怡. 天舒胶囊治疗血管神经性头痛150例临床观察[J]. 中华中西医杂志, 2005, 6（17）: 2392-2393.

（陕西中医药大学　张晓双）

川芎清脑颗粒

【药物组成】　川芎、当归、防风、白芷、麦冬、细辛、羌活、独活、苍术、菊花、蔓荆子、黄芩、甘草。

【处方来源】　研制方。《中国药典》（2015年版）。

【功能与主治】　祛风胜湿, 活血止痛。用于风湿蒙蔽、瘀血阻滞引起的偏头痛。

【药效】　主要药效如下:

1. 镇痛　川芎清脑颗粒能减轻热板所致小鼠疼痛反应, 降低乙酸所致小鼠扭体次数, 具有明显镇痛作用。

2. 改善血液流变学　川芎清脑颗粒能降低血浆黏度、全血还原黏度, 抑制红细胞的聚集, 改善血液流变学。

【临床应用】　主要用于偏头痛的治疗。

偏头痛[1-5]　川芎清脑颗粒能够有效降低轻中度偏头痛患者的疼痛程度, 减少发作次数, 且无明显不良反应, 疗效持久, 安全性好, 是治疗偏头痛的有效药物。治疗风湿蒙蔽、瘀血阻滞型偏头痛, 安全有效, 能降低患者头痛发作的次数, 减轻疼痛程度。

【不良反应】　尚未见报道。

【使用注意】　哺乳期妇女慎用。

【用法与用量】　开水冲服, 一次1袋, 一日3次。

参 考 文 献

[1] 李怡帆, 李春蕊, 王泊宁, 等. 川芎清脑颗粒治疗偏头痛的多中心随机对照双盲研究[J]. 中国疼痛医学杂志, 2019, 25（10）: 739-748.

[2] 白蓉, 史银玲. 川芎清脑颗粒治疗偏头痛的疗效观察[J]. 中国药房, 2014, 25（39）: 3708-3710.

[3] 李燕梅, 王新志. 川芎清脑颗粒治疗偏头痛56例[J]. 中医杂志, 2012, 53（4）: 339-340.

[4] 王洪海, 周颖璨, 周德生, 等. 川芎清脑颗粒治疗偏头痛40例疗效观察[J]. 湖南中医杂志, 2016, 32（2）: 48-49.

[5] 黎明全, 艾春玲, 张杰文, 等. 川芎清脑颗粒治疗偏头痛（风湿蒙蔽, 瘀血阻滞证）的临床观察[J]. 世界中医药, 2017, 12（1）: 71-75.

（陕西中医药大学　张晓双）

治偏痛颗粒

【药物组成】　川芎、柴胡、白芷、香附、白芍、郁李仁、白芥子、甘草。

【处方来源】　研制方。《中国药典》（2015年版）。

【功能与主治】 行气，活血，止痛。用于血管性头痛和偏头痛。

【药效】

1. 镇痛 治偏痛颗粒能减轻热板所致小鼠疼痛反应，降低乙酸所致小鼠扭体次数，具有明显镇痛作用。

2. 改善血液流变学 治偏痛颗粒能降低血浆黏度、全血还原黏度，抑制红细胞聚集，改善血液流变学。

【临床应用】 主要用于偏头痛的治疗。

偏头痛[1-2] 治偏痛颗粒能改善脑血管的扩张和痉挛状态，有效地改善血液流变学指标，对偏头痛临床主要症状有较好的疗效，且在临床应用过程中未见明显不良反应。

【不良反应】 尚未见报道。

【使用注意】 孕妇慎用。

【用法与用量】 口服，一次 20g，一日 3 次。

参 考 文 献

[1] 张太君，张玲，谯志文，等. 治偏痛颗粒治疗偏头痛（气滞血瘀证）临床观察[J]. 中国中医急症，2010，19（10）：1671-1672.

[2] 周洁信，张强，付金霞，等. 治偏痛颗粒治疗偏头痛持续状态的临床观察[J]. 齐齐哈尔医学院学报，2004，25（1）：29.

（陕西中医药大学 张晓双）

都梁丸（软胶囊）

【药物组成】 川芎、当归、防风、白芷、麦冬、细辛、羌活、独活、苍术、菊花、蔓荆子、黄芩、甘草。

【处方来源】 明·朱橚《普济方》。《中国药典》（2015 年版）。

【功能与主治】 祛风散寒，活血通络。用于头痛属风寒、瘀血阻滞脉络证，症见头胀痛或刺痛，痛有定处，反复发作，遇风寒诱发或加重。

【药效】 主要药效如下[1-4]：

1. 镇痛 都梁软胶囊和都梁丸能降低乙酸所致小鼠扭体次数，提高小鼠热板实验的痛阈值。都梁丸软胶囊提取液能明显延长小鼠热致痛甩尾时间。

2. 抗炎 都梁软胶囊能抑制巴豆油性小鼠耳肿胀。

3. 改善微循环 都梁软胶囊可改善高分子右旋糖酐致家兔微循环障碍，增加兔球结膜循环毛细血管网、交点数，改善血液流速和流态。

4. 抗凝血 都梁丸提取液能延长完全福氏佐剂致炎模型大鼠的凝血时间。

5. 改善血液流变学 都梁软胶囊和都梁丸可降低肾上腺素加冷刺激制备的血瘀证模型大鼠全血高、中、低切黏度。都梁丸（软胶囊）提取液可降低高分子右旋糖酐致家兔全血高、中、低切黏度。

6. 抗菌 体外抑菌实验表明，本品对金黄色葡萄球菌、乙型溶血性链球菌和铜绿假单胞菌均有抑制作用。

【临床应用】

1. 头痛[5-7] 多因感受外邪所致，症见头胀痛或刺痛，痛有定处，反复发作，遇风寒诱发或加重。本品可用于神经性头痛、血管性头痛见上述症状者。都梁软胶囊治疗 107 例偏头痛患者 6 周，患者头痛发生率、持续时间、疼痛程度均明显下降，表明都梁软胶囊能有效降低偏头痛的发作次数，缩短疼痛持续时间，减轻疼痛程度，且不良反应轻微，安全性高。主要机制与其有效成分的多靶点作用及提高疼痛阈值有关。

2. 感冒　系因感受风寒所致，症见发热恶寒，鼻塞流涕，头项不适。本品可用于上呼吸道感染见上述症状者。本品以白芷祛风散寒止痛，川芎活血祛风止痛，共奏祛风散寒，活血通络功效，以减轻临床症状。

【不良反应】　个别患者用药后出现上腹不适、恶心、头痛。

【使用注意】　①阴虚阳亢、肝火上扰所致的头痛、头晕慎用。②服药期间忌食辛辣、油腻食物。

【用法与用量】　软胶囊：口服，一次 3 粒，一日 3 次。丸剂：口服，一次 1 丸，一日 3 次。

参 考 文 献

[1] 邓虹珠，陈育尧，陈江华，等. 都梁软胶囊的药效及毒性试验[J]. 第一军医大学学报，2002，22（6）：561-563.

[2] 韩笑，刘文，邱德文，等. 都梁丸提取液镇痛作用及对外周组织 c-fos 基因表达影响的实验研究[J]. 中国实验方剂学杂志，2003，94（4）：34-36.

[3] 梅学仁，许俊然，田义红，等. 川都梁软胶囊治疗偏头痛药效学实验研究[J]. 中国医药导报，2006，3（36）：157-159.

[4] 韩笑，王莉，王海燕，等. 都梁丸提取液对炎性疼痛动物模型镇痛作用研究[J]. 贵阳中医学院学报，2003，25（1）：45-47.

[5] 刘现锋. 中医辨证分型合都梁软胶囊治疗偏头痛效果观察[J]. 中医临床研究，2016，5（6）：14-15.

[6] 汪健，罗兰，时文远，等. 都梁软胶囊治疗偏头痛临床疗效及安全性观察[J]. 中医临床研究，2009，18（9）：1402-1404.

[7] 刘帮慧. 都梁软胶囊治疗偏头痛 83 例临床观察[J]. 长江大学学报，2010，7（3）：101-102.

（陕西中医药大学　张晓双，北京中医药大学　张　超）

五、补气养血类

养血清脑颗粒

【药物组成】　当归、川芎、白芍、熟地黄、钩藤、鸡血藤、夏枯草、决明子、珍珠母、延胡索、细辛。

【处方来源】　研制方。《中国药典》（2015 年版）。

【功能与主治】　养血平肝，活血通络。用于血虚肝亢所致的头痛、眩晕眼花、心烦易怒、失眠多梦等。

【药效】　主要药效如下[1-15]：

1. 改善心功能　养血清脑颗粒能够降低正常麻醉开胸犬收缩压、舒张压、平均动脉压，而对心率及 Ⅱ 导联心电图无明显影响，通过降低血压、降低心排血量及总外周阻力，扩张外周血管，减少回心血量，减轻心脏负担。本品能够降低左心室内压、左心室舒张末期压，减少左心室做功指数，降低心肌耗氧量，改善心功能。

2. 抗脑缺血　养血清脑颗粒可明显抑制 10% 高分子右旋糖酐引起的小鼠大脑皮质血流量的减少，改善脑组织血流量，改善脑组织微循环，缓解脑组织供血不足所引起的各种病证，可能是通过扩张血管、增加脑血流量、抑制血小板和白细胞的聚集黏附、改善微循环等，改善脑缺血的病理状态。

3. 保护神经元 养血清脑颗粒能选择性抑制谷氨酸、半胱氨酸天冬氨酸蛋白酶-3（Caspase-3）的表达，抑制兴奋性氨基酸谷氨酸的神经毒性作用，减少神经细胞的死亡，从而发挥神经保护作用。养血清脑颗粒对大鼠大脑中动脉缺血再灌注引起的大鼠脑微循环障碍和神经元损伤有恢复作用。

4. 抗氧化 养血清脑颗粒可提高血清 SOD 活性，降低乳酸脱氢酶的活性，提高机体抗氧化系统的功能，改善代谢，增强氧自由基的清除能力，防止脂质过氧化损伤，从而减少细胞乳酸脱氢酶的释放。

5. 其他 养血清脑颗粒可以降低血浆磷脂酸的水平，抑制血浆磷脂酸水平的升高，说明养血清脑颗粒可以干预磷脂类分子的代谢，在心脑血管疾病防治中具有一定的作用。

【临床应用】 主要用于头痛、脑供血不足、眩晕、失眠等疾病的治疗。

1. 头痛[16-23] 养血清脑颗粒适用于治疗各种类型的头痛，在治疗偏头痛、紧张性头痛、高血压性头痛、头颈部血管疾病所致头痛、外伤性头痛、颈源性头痛等方面均有一定的疗效。

120 例偏头痛患者随机分为治疗组 60 例，对照组 60 例。对照组予以麦角类药物等偏头痛常规治疗，治疗组予以偏头痛常规治疗加用养血清脑颗粒治疗，一次 1 袋，口服，一日 3 次。两组疗程均为 1 个月。治疗组显效 40 例，有效 10 例，无效 10 例，总有效率为 83%；对照组显效 30 例，有效 5 例，无效 25 例，总有效率为 58%，表明养血清脑颗粒可明显提高偏头痛的疗效，降低偏头痛患者的血液黏度、改善其血液流变学指标。对偏头痛患者进行治疗的过程中，运用养血清脑颗粒的效果要优于盐酸氟桂利嗪胶囊，能够帮助患者缓解症状，提升偏头痛治疗效果，缩短头痛持续时间。

养血清脑颗粒治疗紧张性头痛可以减少发作次数和持续时间，减弱疼痛强度，且不良反应较少。120 例紧张性头痛患者分为治疗组与对照组，治疗组用养血清脑颗粒治疗，对照组用尼莫地平。结果治疗组总有效率为 91.6%，对照组总有效率为 73.3%，治疗组不良反应少于对照组。

2. 脑供血不足[24-25] 养血清脑颗粒是治疗慢性脑供血不足的首选药物，疗效显著，并能提高患者的生活质量。养血清脑颗粒能扩张脑血管，增加脑血管流量；改善大脑微循环，提高大脑供血供氧；减少阻力，缓解血管痉挛；降低血黏度，抗血小板聚集；具有良好的镇静、镇痛作用，还能抑制神经细胞凋亡。

3. 眩晕、失眠[26-28] 养血清脑颗粒对颈性眩晕疗效确切。养血清脑颗粒配合穴敷治疗高血压伴椎基底动脉缺血性眩晕有较好的临床疗效。养血清脑颗粒治疗 2 型糖尿病患者失眠症疗效确切，且有助于降低血糖。

【不良反应】 偶见恶心、呕吐，罕见皮疹，停药后即可消失。

【使用注意】 ①本品有轻度降压作用，低血压者慎用。②孕妇忌服。

【用法与用量】 口服，一次 4g，一日 3 次。

参 考 文 献

[1] 康立源, 高秀梅, 郭志军, 等. 养血清脑颗粒对收缩压影响的实验研究[J]. 中国临床药理学杂志, 2006, 22（5）: 353-355.

[2] 侯璐. 养血清脑颗粒对自发性高血压大鼠收缩压的影响[J]. 天津药学, 2007, 19（6）: 6-7.

[3] 王怡, 高秀梅, 刘杰, 等. 养血清脑颗粒对麻醉犬心脏血流动力学的影响[J]. 辽宁中医杂志, 2005, 32（12）: 1332-1333.

[4] 李晶, 高秀梅, 张伯礼, 等. 养血清脑颗粒对肾性高血压大鼠血压及血管活性物质的影响[J]. 中药新药与临床药理, 2005, 16（1）: 20-23.

[5] 胡利民, 李晶, 高秀梅, 等. 养血清脑颗粒对肾性高血压模型大鼠降压作用及其机理探讨[J]. 上海中医药杂志, 2005, 39（4）: 47-49.

[6] 张硕峰, 沈欣, 吴金英, 等. 养血清脑颗粒的镇痛作用及对脑组织血流量的影响[J]. 中国实验方剂学杂志, 2007, 13（1）: 44-48.

[7] 凌霜, 康立源, 胡利民, 等. 养血清脑颗粒对慢性脑缺血大鼠脑血流量及认知功能的影响[J]. 中国新药与临床杂志, 2006, 25（7）: 497-500.

[8] 马琳, 王国开. 养血清脑颗粒治疗蛛网膜下腔出血后脑供血不足的实验研究[J]. 中国医院用药评价与分析, 2007, 7（4）: 308-309.

[9] 任国华, 许有乐, 李鲁杨. 养血清脑颗粒治疗慢性脑缺血衰老大鼠的实验研究[J]. 中国微循环, 2006, 10（3）: 188-201.

[10] 李建华, 周长满, 韩晶岩, 等. 养血清脑颗粒对蒙古沙鼠全脑缺血再灌注后 Glu 和 Caspase-3 表达的影响[J]. 青海医学院学报, 2007, 28（3）: 165-169.

[11] 李建华, 陈春花, 杨磊, 等. 养血清脑颗粒对蒙古沙鼠全脑缺血再灌注后的神经保护作用[J]. 解剖学报, 2007, 38（4）: 419-423.

[12] 黄娉, 胡琴, 刘育英, 等. 养血清脑颗粒后给药对大脑中动脉缺血再灌注引起的大鼠微循环障碍和神经元损伤的恢复作用[J]. 微循环学杂志, 2009, 19（4）: 105-106.

[13] 任国华, 李鲁杨, 葛剑, 等. 养血清脑颗粒对 D-半乳糖致衰老大鼠慢性脑缺血模型脑组织中 VEGF 及 HSP70 的影响[J]. 山西中医学院学报, 2008, 9（3）: 8-9.

[14] 汪健, 贺勇. 养血清脑颗粒治疗紧张性头痛及其对血小板聚集率的影响[J]. 中国医院用药评价与分析, 2006, 6（2）: 102-103.

[15] 欧阳娟, 程洁, 黄宜兰, 等. 养血清脑颗粒对小鼠糖代谢及抗氧化功能的影响[J]. 赣南医学院学报, 2008, 28（6）: 799-800.

[16] 杨军, 董为伟. 养血清脑颗粒对典型偏头痛患者 MEP 和 SPECT 的影响及临床意义[J]. 中国药房, 2002, 13（12）: 741-743.

[17] 王新德, 匡培根, 罗盛, 等. 养血清脑颗粒治疗紧张型头痛的临床研究[J]. 中国新药杂志, 2001, 10（7）: 532-534.

[18] 罗盛, 王新德, 匡培根, 等. 养血清脑颗粒预防和治疗偏头痛的临床研究[J]. 中华神经科杂志, 2001, 34（5）: 291-293.

[19] 马慧娟, 陈扬. 养血清脑颗粒治疗女性紧张性头痛 36 例[J]. 上海中医药杂志, 2003, 37（8）: 13-14.

[20] 林婵, 周晓晖. 养血清脑颗粒治疗高血压头痛 50 例[J]. 上海中医药杂志, 2004, 38（3）: 28.

[21] 王旭, 徐延斌, 吴景文, 等. 养血清脑颗粒治疗外伤性头痛的临床观察[J]. 上海中医药杂志, 2004, 38（8）: 14-15.

[22] 杨庆斌, 王如密, 王守森, 等. 养血清脑颗粒并用小脑电刺激治疗脑外伤后综合征的疗效观察[J]. 医师进修杂志, 2005, 28（2）: 38-39.

[23] De la Torre J C. Alzheimer's disease: how does it start[J]. J A lz heimers Dis, 2002, 4（6）: 497-512.

[24] 李达仁. 养血清脑颗粒治疗慢性脑供血不足的疗效观察[J]. 中药材, 2003, 26（9）: 689-691.

[25] 李光来, 张秀华, 李东方, 等. 养血清脑颗粒对慢性脑供血不足患者血管内皮功能的改善及血栓前状态的影响[J]. 中风与神经疾病杂志, 2007, 24（3）: 300-302.

[26] 赵冀伟. 养血清脑颗粒治疗颈性眩晕 30 例[J]. 上海中医药杂志, 2003, 37（11）: 18.

[27] 陈冬, 刘海涛, 金秀平, 等. 养血清脑颗粒治疗 2 型糖尿病失眠症 40 例疗效观察[J]. 新中医, 2005, 37（2）: 42-43.

[28] 刘森雄, 莫凤梅. 养血清脑颗粒配合穴敷治疗高血压病伴椎-基底动脉缺血性眩晕 50 例疗效观察[J]. 新中医, 2005, 37（4）: 37-38.

（陕西中医药大学　张晓双）

天麻头痛片

【药物组成】　天麻、白芷、川芎、荆芥、当归、乳香（醋制）。

【处方来源】　研制方。《中国药典》（2015 年版）。

【功能与主治】　养血祛风，散寒止痛。用于外感风寒、瘀血阻滞或血虚失养所致的偏正头痛、恶寒、鼻塞。

【药效】　主要药效如下:

1. 镇痛　本品有镇痛作用。

2. 改善血液流变学　本品能降低血黏度，改善微循环，降低毛细血管通透性，增加组织器官供血。

【临床应用】　主要用于头痛和眩晕的治疗。

1. 头痛[1]　因外感风寒所致，症见头痛，伴恶寒，鼻塞；或血虚、瘀血阻络所致，症见头痛绵绵，劳则加重或头痛如刺，痛处不移。本品可用于紧张性头痛、偏头痛见上述证候者。本品治疗风寒型血管性头痛患者 1 个月，患者双侧大脑前、中、后动脉的血流速度明显改善。

2. 眩晕　因肝风内动所致，伴头痛、头胀、耳鸣。本品可用于原发性高血压见上述证候者。本品联合复方罗布麻片治疗总有效率为 90.7%[2]。

【不良反应】　尚未见报道。

【使用注意】　孕妇禁用。

【用法与用量】　口服，一次 4～6 片，一日 3 次。

参 考 文 献

[1] 高建辉，冯惠莲. 天麻头痛片治疗血管性头痛 92 例[J]. 实用中医内科杂志，2010，24（10）：91-92.
[2] 石同飞，胡恩宜. 复方罗布麻片联合天麻头痛片治疗原发性高血压病 108 例的临床观察[J]. 中国医药指南，2014,12（18）：41.

（陕西中医药大学　张晓双）

舒脑欣滴丸

【药物组成】　川芎、当归。

【处方来源】　研制方。《中国药典》（2015 年版）。

【功能与主治】　理气活血，化瘀止痛。用于血虚、血瘀引起的偏头痛，症见头痛、头晕、视物昏花、健忘、失眠等。

【药效】　主要药效如下[1]：

1. 抗偏头痛　舒脑欣滴丸对偏头痛模型大鼠的治疗作用可能是通过改善硝酸甘油引起的脑膜神经性炎症、抑制脑干异常上调的 c-fos 基因表达实现的。

2. 镇痛　舒脑欣滴丸有镇痛作用。

3. 改善血液流变学　舒脑欣滴丸能降低血浆黏度、全血还原黏度，抑制红细胞聚集，改善血液流变学。

【临床应用】　主要用于偏头痛的治疗。

偏头痛　舒脑欣滴丸能够降低偏头痛患者的疼痛程度，减少发作次数。

【不良反应】　尚未见报道。

【使用注意】　①脑出血患者禁服。②孕妇禁用。

【用法与用量】　口服，一次 4 粒，一日 3 次。

参 考 文 献

[1] 李怡帆，李春蕊，王泊宁，等. 舒脑欣滴丸对偏头痛模型大鼠脑膜组织形态及脑干 c-fos 基因 mRNA 表达的影响[J]. 陕西中医，2010，31（9）：1245-1247.

（陕西中医药大学　张晓双，北京中医药大学　张　超）

六、滋补肝肾类

天麻头风灵胶囊

【药物组成】   天麻、牛膝、玄参、地黄、当归、杜仲、川芎、槲寄生、野菊花、钩藤。

【处方来源】   研制方。《中国药典》(2015年版)。

【功能与主治】   滋阴潜阳，祛风，强筋骨。用于阴虚阳亢及风湿阻络所致的头痛、手足麻木、腰腿酸痛。

【药效】   主要药效如下[1]：

1. 镇静   天麻头风灵胶囊有镇静作用。

2. 降压   天麻头风灵胶囊具有不同程度的降低偏头痛患者颅内压、降低血压作用，从而改善头痛、眩晕、耳鸣、失眠等症状。

【临床应用】   主要用于头痛和痹病的治疗。

1. 血管性头痛及偏头痛[2]   因肝肾不足，肝阳上亢所致，症见头痛而胀，反复不愈，朝轻暮重，头晕、目眩，腰膝酸软，口干口苦。本品可用于原发性高血压、血管神经性头痛见上述证候者。天麻头风灵胶囊对偏头痛也有较好的治疗作用。天麻头风灵胶囊治疗头痛患者108例，总有效率为95.4%，对中医辨证属肝阳头痛、肾虚头痛、瘀血头痛、气血亏虚头痛的患者总有效率达97.9%。

2. 痹病   因肝肾不足，风湿阻络所致，症见腰腿疼痛，感受风湿后加重，手足麻木，腰膝乏力，头晕目眩。本品长期用药可减轻症状。

【不良反应】   尚未见报道。

【使用注意】   ①外感及虚证所致头痛者慎用。②孕妇慎用。③服药期间忌辛辣、油腻食物。

【用法与用量】   口服，一次4粒，一日2次。

参 考 文 献

[1] 李来秀. 天麻头风灵胶囊治疗头痛108例[J]. 陕西中医, 2002, 23 (2): 108-109.

[2] 李来秀. 天麻头风灵胶囊治疗头风症49例疗效分析[J]. 广东医学, 1998, 17 (12): 864.

(陕西中医药大学   张晓双，北京中医药大学   张   超)

第十二章

面神经麻痹中成药名方

第一节 概　　述

一、概　　念[1-6]

面神经麻痹（facial nerve paralysis）又称贝尔麻痹（bell palsy）或面神经炎，是神经内科临床的常见病、多发病，属中医学"面瘫"范畴，是面神经受损导致面肌瘫痪的一种神经缺损症状。面神经从颅内中枢发出，最后分布在面部，支配面肌运动。面神经通路较长，其中任何一处的面神经运动神经元受损，均可导致面神经麻痹。

二、病因及发病机制

（一）病因

目前认为主要是由于局部营养神经的血管，因受风寒刺激而痉挛，导致面神经组织缺血、水肿而引起；也可能与局部感染有关。如风湿性面神经炎、潜伏性非化脓性中耳炎及滤过性病毒感染等。因面神经经过窄而曲折的骨管由茎乳孔出颅，所以不论是出血或炎症所引起的局部神经组织水肿，都可能压迫神经，引起功能障碍。引起面神经炎的病因有多种，临床上根据损害发生部位可分为中枢性面神经炎和周围性面神经炎两种。中枢性面神经炎病变位于面神经核以上至大脑皮层之间的皮质延髓束，通常由脑血管病、颅内肿瘤、脑外伤、炎症等引起。周围性面神经炎病损发生于面神经核和面神经，常见病因为感染性病变、耳源性疾病、自身免疫反应、神经源性疾病、血管机能不全等。

（二）发病机制

由于骨性面神经管只能容纳面神经通过，所以面神经一旦缺血、水肿就导致神经受压。病毒感染、自主神经功能不稳等均可导致局部神经、营养血管痉挛，神经缺血、水肿出现面瘫。面神经炎的早期病理改变为神经的水肿和脱髓鞘，严重者可有轴索变性，以茎乳孔和面神经管内部分较为显著。

中医认为本病多是由体质素虚，气血不足，或肝肾不足，风阳上扰，脉络经气虚弱，腠理不固，面部、耳部遭受风寒侵袭，气血痹阻，使局部经络瘀滞，筋脉失养所致。经气失于宣畅，产生面部麻木不仁，而致口眼㖞斜，风寒侵扰，致小动脉痉挛，面神经缺血，发生面部神经鞘水肿，位于颞骨面神经管中的一段，受骨管约束，无退让余地，水肿复又压迫面神经，加重其缺血及水肿，使神经冲动失去传递能力，出现颊肌麻痹。

三、临床表现

临床表现为一侧面部表情肌瘫痪，额纹消失，不能皱额蹙眉；眼裂变大，眼睑不能闭合或闭合不全；下眼睑外翻而泪液外溢；患侧鼻唇沟变浅，口角下垂，口涎外流；露齿时口角歪向健侧；由于口轮匝肌瘫痪使鼓腮或吹口哨时漏气，颊肌瘫痪，食物易滞留于患侧齿颊之间，并常有口水自该侧流下；泪点随下睑外翻，使泪液不能正常吸收而致外溢。

由于面神经损害部位不同可出现不同的临床症状。膝状神经节病变除表现有面神经麻痹、听觉过敏和舌前 2/3 味觉障碍外，还有乳突部疼痛、耳郭和外耳道感觉迟钝、外耳道和鼓膜上出现疱疹，系带状疱疹病毒所致。茎乳孔附近病变，则出现上述典型的周围性面瘫体征和耳后疼痛。

四、诊 断

周围性面瘫的诊断标准：国外多采用 2013 年国际耳鼻喉-头颈外科学会颁布的 *Clinical Practice Guideline: Bell's Palsy*。国内多采用中华医学会神经病学分会在 2016 年 2 月发布的《中国特发性面神经麻痹诊治指南》的诊断标准：周围性面瘫突然发病；患侧眼裂增大、眼睑闭合不能、流泪、不能皱眉、额纹消失；患侧鼻唇沟变浅甚至平坦、口角变低并牵向健侧；面神经由面神经核到面肌行程中，症状因损害部位而异，如茎乳孔以上部位损害而累及鼓索则舌前 2/3 味觉障碍，若镫骨肌神经处受损则产生听觉障碍，若膝状神经节处损伤则乳突部发生疼痛，膝状神经节以上部位病变时可出现泪液且伴唾液分泌减少。检查时可见 Bell 征及闭眼时患侧眼睑闭合不全，眼球上翻，角膜下缘露出巩膜带。

五、治 疗

（一）常用化学药物及现代技术

1. 药物治疗　发病 1~2 周尽早使用糖皮质激素（地塞米松、泼尼松等），可减轻面神经水肿，缓解神经受压。治疗中应注意有无糖尿病恶化、胃溃疡的发生、精神障碍、感染加重；神经营养剂可促进神经修复，常用的药物包括维生素 B_1、维生素 B_{12}、维生素 C、加兰他敏；局部循环改善剂，可改善神经血氧供应，如地巴唑、蜂花酸、三磷腺苷等；抗病毒药，如系带状疱疹感染引起的 Ramsay-Hunt 综合征，可口服阿昔洛韦。

2. 非药物治疗　针灸治疗是面神经麻痹疗效确切的手段，选取风池、阳白透鱼腰、攒竹透鱼腰、太阳、下关、翳风、四白、迎香、颊车透地仓、合谷等穴针刺或艾灸；超短波治疗和封闭星状神经节可改善面部神经管内血流；手术疗法，有面神经减压、缝合、移植、吻合术等。

（二）中成药名方治疗

由于面神经麻痹的病因和发病机制十分复杂，为取得更好的疗效，临床多采用多种手段综合干预。中医药作为祖国医学的瑰宝，其特点在于"辨证论治，标本兼治"，在治疗此疾病时从整体方面综合调治，发挥多环节的作用，中药治疗不仅能改善临床症状，还能提高患者的远期疗效和生存质量，具有明确的优势。

中药根据证候和发病时间窗差异，方证对应，可取得较好的疗效。风寒袭络证治法：祛风散寒，健脾化痰，温经通络；风热袭络证治法：疏风清热，活血通络。恢复期多采用祛风健脾化痰，通络止痉治法。

第二节　中成药名方的辨证分类与药效

中药治疗面神经麻痹是辨证用药，中成药名方的常见辨证分类及其主要药效如下[7]：

一、祛风化痰通络类

面神经麻痹风痰中络证主要症状是肌肤不仁，或突然口眼㖞斜，或有面部阵发性抽搐，口角流涎，平素头身困重，胸闷脘痞，舌体胖大，苔白腻，脉弦滑。

面神经麻痹风痰中络证主要病理变化主要为面神经水肿，可见炎细胞浸润，髓鞘或轴突有不同程度的变性，以在茎乳孔和面神经管内的部分尤为显著。

祛风化痰通络类中成药可加快神经传导速度，缩短诱发动作电位时程，提高诱发电位波幅度，使传导加快和兴奋性增加，改善血液循环。对病理状态下因神经损伤所致传导阻滞有明显的治疗意义。

常用中成药：牵正散、复方牵正膏、天蚕片（胶囊）、化风丹等。

二、祛寒通痹类

面神经麻痹风寒袭络者除有口眼㖞斜症状外，多伴头身酸痛，恶风寒，舌质淡，苔薄白，脉浮紧或弦，翳风穴或有压痛。

面神经麻痹风寒袭络证主要病理变化可能是由于局部营养神经的血管因受寒冷、炎症、免疫异常、病毒感染等刺激而发生痉挛，造成面神经组织损伤，甚至引起神经变性而致病。

祛寒通痹类中成药具有扩张血管，改善局部血液循环，抗病毒，提高免疫力的作用。

常用中成药：大活络丸。

三、活血化瘀类

面神经麻痹瘀血阻络者的症状主要是口眼㖞斜,眼睑闭合不全,日久不愈,面肌时有抽动,或疼痛,或见神疲倦怠及颜面肌肉萎缩,舌质紫暗,苔薄白,脉弦涩。

面神经麻痹瘀血阻络证主要病理变化可能是由于局部营养神经的血管痉挛,造成面神经组织缺血、缺氧、水肿、受压、营养缺乏,甚至引起神经变性而致病。

活血化瘀类中成药可改善微循环,增加血流量,降低血液黏稠度。

常用中成药:疏痛安涂膜剂。

参 考 文 献

[1] 中华医学会神经病学分会,中华医学会神经病学分会神经肌肉病学组,中华医学会神经病学分会肌电图与临床神经电生理学组. 中国特发性面神经麻痹诊治指南[J]. 中华神经科杂志,2016,49(2):84.
[2] 中华医学会. 临床诊疗指南-神经病学分册[M]. 北京:人民卫生出版社,2006:192-194.
[3] 郑鸿祥. 面瘫眩晕[M]. 北京:中国医药科技出版社,2003:24,141.
[4] 王之虹. 神经内科病临床诊治[M]. 北京:科学技术文献出版社,2006.
[5] 于建兰,王志斌,牛爱清. 面神经麻痹的鉴别诊断和治疗[J]. 疼痛,2000,8(4):150-153.
[6] 田丽莉. 针灸治疗周围性面瘫文献研究[D]. 济南:山东中医药大学,2010.
[7] 黄如调,梁秀玲,刘卓霖. 临床神经病学[M]. 北京:人民卫生出版社,1996:200-201.

(山东中医药大学　王海军,山东省中医药研究院　程丽芳)

第三节　中成药名方

一、祛风化痰通络类

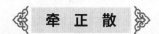

牵 正 散

【**药物组成**】　白附子、白僵蚕、全蝎。

【**处方来源**】　南宋杨倓(子靖)《杨氏家藏方》。研制方,HKP-14333(香港中成药注册编号)。

【**功能与主治**】　祛风化痰,通络止痉。主治风中头面经络,口眼㖞斜,或面肌抽动,舌淡红,苔白。临床常用于治疗颜面神经麻痹、三叉神经痛、偏头痛等属于风痰阻络者。

【**药效**】　主要药效如下[1-5]:

1. 神经保护作用　牵正散提取物能显著抑制氢溴酸槟榔碱、氧化震颤素致小鼠震颤,改善运动障碍,其作用机制可能与减轻线粒体损伤、保护神经元有关。

2. 抗帕金森病　牵正散能缩短MPTP诱导的帕金森病(PD)小鼠爬杆时间,改善PD小鼠的运动协调能力,减少黑质多巴胺能神经元丢失,减轻黑质神经元核膜、线粒体等结构的损伤,提高PD小鼠脑复合酶Ⅰ的活性和COX Ⅰ mRNA表达。牵正散与大补阴丸合方能改善PD小鼠脑线粒体复合物酶Ⅱ、Ⅲ、Ⅳ的活性,以维持正常线粒体功能,减少线粒体的碎裂,在一定程度上对MPP^+诱导的PD细胞模型线粒体有一定保护作用。

【临床应用】

1. 面瘫　中医认为面瘫属于"口僻"范畴，病机当属正气不足，经络空虚，风邪侵入面部脉络，导致局部血脉闭阻，气机不畅，经络失养，经筋功能失常，以致筋肉纵缓失于约束。临床上牵正散可与补阳还五汤[6-8]、大秦艽汤[9]、桂枝加葛根汤[10]、半夏白术天麻汤[11]、导痰汤加减[12]、桃红四物汤[13]等合用并辅以西药或联用针刺治疗，可有效改善患者面肌功能，无明显毒副作用。

2. 三叉神经痛　中医认为原发性三叉神经痛的发生，多因外风侵袭，内风引动，虚火上攻，内伤致肝气不疏，络脉阻塞，久郁不通为痛[14]。临床上采用牵正散分别和龙胆泻肝汤[15]、磨风丸[16]、川芎茶调散[17]联合使用，对三叉神经痛均有较好的疗效且治疗过程中未发现不良反应。

3. 缺血性脑卒中　牵正散合补阳还五汤治疗，可以明显改善气虚血瘀证急性脑梗死患者的神经功能，改善瘀血状态，可以显著提高临床效果[18, 19]。牵正散合化痰通络汤能提高风痰瘀血痹阻证脑梗死的临床治疗效果，降低同型半胱氨酸水平[20]。脑梗死后遗症同样属于中医学"中风"、"卒中"、"偏枯"范畴。临床上牵正散合桂枝茯苓丸治疗痰瘀阻窍型脑梗死后遗症获得良效，可改善患者的神经功能和肢体运动功能[21]。牵正散加减合涤痰汤治疗急性缺血性脑卒中恢复期，能够促进患者功能恢复，显著改善神经功能和肢体运动功能，缓解症状，提高生活独立能力，预后良好[22-24]。

4. 眩晕症　多由风、火、痰引而发之，因痰致眩，半夏白术天麻汤合牵正散能够有效改善患者的临床症状，明显提高治愈率，减少复发率，不良反应无明显增加[25]。梅尼埃病在中医学中属于"眩晕症"范畴，临床上应用牵正散联合葛根素、天麻素注射液治疗梅尼埃病有效、安全[26]。

5. 其他　临床还可用于顽固性牙痛、儿童眨眼症、小舞蹈病等。

【不良反应】　尚未见报道。

【使用注意】　若属气虚血瘀，或肝风内动之口眼㖞斜、半身不遂，不宜使用。方中白附子和全蝎有一定的毒性，用量宜谨慎。

【用法与用量】　共为细末，一次 3g，一日 2～3 次，温酒送服；亦可作汤剂，用量按原方比例酌定。

参 考 文 献

[1] 和欣，孙红梅，吴海霞，等. 大补阴丸、牵正散及合方对 MPTP 诱导帕金森小鼠的神经保护作用[J]. 辽宁中医杂志，2010，37（11）：2098-2101.

[2] 柴原，盖聪，强天遥，等. 大补阴丸、牵正散及合方对帕金森小鼠脑神经元及其线粒体复合物酶活性的保护作用[J]. 中华中医药杂志，2019，34（4）：1707-1711.

[3] 李晓秀，王俊平，汲坤，等. 牵正散提取物对帕金森病模型小鼠震颤、运动障碍、黑质神经元超微结构的影响[J]. 中国实验方剂学杂志，2015，21（21）：130-133.

[4] 和欣，高誉珊，孙红梅，等. 大补阴丸、牵正散及合方对帕金森小鼠脑线粒体酶复合物活性作用的实验研究[J]. 江苏中医药，2010，42（9）：72-73.

[5] 马凌，孙红梅，龚小钢，等. 牵正散合大补阴丸对 MPP⁺诱导的 SH-SY5Y 细胞帕金森病模型线粒体的保护作用[J]. 世界中西医结合杂志，2015，10（4）：487-492.

[6] 张洁，田园，蒋学余. 电针联用补阳还五汤合牵正散治疗周围性面瘫 33 例临床观察[J]. 湖南中医杂志，2017，33（9）：97-99.

[7] 孙启栋. 补阳还五汤合牵正散与针刺联合西药治疗面瘫随机平行对照研究[J]. 实用中医内科杂志, 2015, 29（10）: 163-164.

[8] 李萍. 补阳还五汤合牵正散治疗面瘫体会[J]. 中国农村卫生, 2014,（2）: 49.

[9] 徐善勋. 大秦艽汤合牵正散配合针灸, 穴位埋线, 小针刀治疗面神经麻痹 128 例临床观察[J]. 临床医药文献电子杂志, 2018, 5（72）: 83, 96.

[10] 张晓琴. 牵正散、桂枝加葛根汤联合西药治疗风寒型周围性面瘫的临床观察[J]. 中国民间疗法, 2020, 28（10）: 68-70.

[11] 姚建新. 牵正散合半夏白术天麻汤联合针刺治疗急性期周围性面神经麻痹疗效观察[J]. 河北中医, 2016, 38（9）: 1365-1367, 1381.

[12] 李长伟. 牵正散合导痰汤加减在面神经炎（痰血阻络证）患者中的效果观察[J]. 黑龙江中医药, 2020, 49（1）: 41-42.

[13] 练春玲. 牵正散合桃红四物汤联合西药治疗周围性面瘫随机平行对照研究[J]. 实用中医内科杂志, 2013, 27（8）: 88-89.

[14] 付勇, 章海凤, 熊俊, 等. 热敏灸治疗三叉神经痛不同灸位的临床疗效观察[J]. 南京中医药大学学报, 2013, 29（3）: 214-216.

[15] 苏钰, 朱文浩. 龙胆泻肝汤合牵正散治疗三叉神经痛 1 例[J]. 中国民间疗法, 2020, 28（12）: 102-103.

[16] 潘珊波, 张伯兴, 刘书珍. 磨风丸合牵正散治疗原发性三叉神经痛 50 例[J]. 浙江中医杂志, 2014, 49（7）: 474.

[17] 郑桂捧. 川芎茶调散配合牵正散治疗三叉神经痛 30 例[J]. 河南中医, 2014, 34（8）: 1614-1615.

[18] 郝晓博. 补阳还五汤合牵正散对气虚血瘀证急性脑梗死患者同型半胱氨酸的影响[J]. 中国民间疗法, 2017, 25（4）: 59-60.

[19] 黄月芳, 楼招欢, 陈坚翱. 补阳还五汤合牵正散调节同型半胱氨酸的疗效观察[J]. 中华全科医学, 2014, 12（5）: 812-814.

[20] 黄月芳, 楼招欢, 陈坚翱. 化痰通络汤合牵正散对风痰瘀血痹阻证急性脑梗死患者同型半胱氨酸的影响及临床疗效观察[J]. 中华中医药杂志, 2013, 28（6）: 1907-1910.

[21] 刘玉晔, 刘倩, 康璐, 等. 桂枝茯苓丸合牵正散治疗脑梗后遗症临证经验[J]. 中国民族民间医药, 2019, 28（17）: 71-73.

[22] 张丙泉. 涤痰汤合牵正散加减治疗急性缺血性脑卒中恢复期临床疗效观察[J]. 北方药学, 2018, 15（11）: 44-45.

[23] 蔡永强. 涤痰汤合牵正散加减治疗急性缺血性脑卒中恢复期 84 例[J]. 健康研究, 2015, 35（5）: 513-515.

[24] 姜飞鹏. 涤痰汤合牵正散加减治疗急性缺血性脑卒中恢复期 90 例疗效观察[J]. 浙江中医药大学学报, 2014, 38（6）: 724-726.

[25] 魏李滔. 半夏白术天麻汤合牵正散在痰浊型眩晕症中的疗效观察[J]. 深圳中西医结合杂志, 2016, 26（2）: 64-65.

[26] 龚学全, 康永. 天麻素、葛根素注射液配合牵正散治疗梅尼埃病的临床研究[J]. 中国社区医师（医学专业）, 2011, 13（16）: 173-174.

（北京中医药大学　董世芬、梁耀月）

复方牵正膏

【药物组成】　白附子、地龙、全蝎、僵蚕、白芷、防风、生姜、川芎、当归、赤芍、樟脑、冰片、薄荷脑、麝香草酚。

【处方来源】　研制方。《中国药典》（2015 年版）。

【功能与主治】　祛风活血, 舒经活络。用于风邪中络, 口眼㖞斜, 肌肉麻木, 筋骨疼痛。

【药效】　主要药效作用如下[1]:

1. 加快神经传导速度　本品在局部用药后, 可使坐骨神经传导速度明显增快。本品能缩短诱发电位动作时程, 提高诱发电位波幅高度。

2. 改善局部微循环　本品可改善局部微循环。

3. 抗炎、镇痛　本品有抗炎和镇痛作用。

【临床应用】

面神经瘫、面神经炎[2]　将本品贴敷在病侧穴位, 贴穴前洗净患部, 贴敷后早、晚各更换一次, 两次之间可间隔 10～20 小时。本品对面神经瘫、面神经炎有一定治疗作用, 有抗炎、镇痛作用, 可改善局部症状。

【不良反应】　偶有贴敷局部发红、作痒, 停药后很快恢复正常。

【使用注意】　①贴敷膏药后忌用止血、补益剂。②使用过程中如有皮肤过敏，可暂停用药。③贴敷期间防受风寒。④开放性创伤忌用。

【用法与用量】　橡胶膏剂：4cm×6.5cm，6.5cm×10cm。用法：①口眼㖞斜者：下关、颊车、太阳、阳白、迎香等穴。②肌肉麻木者：上肢取合谷、内关、外关、手三里、阿是穴等；下肢取太冲、解溪、足三里、足临泣、阳陵泉、阿是穴等。③筋骨疼痛者：阿是穴，循经取穴。面神经炎者应贴敷在病侧颊车、下关、太阳穴等，每日早、晚各一次，治疗 7 天为一疗程。

参 考 文 献

[1] 夏丽英，张素芬，邹勋，等. 复方牵正膏对家兔坐骨神经传导速度的影响[J]. 中成药，1992，（9）：47.

[2] 李玉华，刘顺普. 复方牵正膏治疗面神经炎 54 例疗效观察[J]. 山东医药，1991，31（1）：25-26.

（山东中医药大学　张建英，山东大学　韩秀珍）

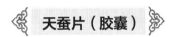

天蚕片（胶囊）

【药物组成】　僵蛹。

【处方来源】　研制方。国药准字：Z14021861。

【功能与主治】　祛风定惊，化痰散结。用于惊风抽搐，咽喉肿痛，颌下淋巴结炎，面神经麻痹，皮肤瘙痒。

【药效】　主要药效作用如下[1-2]：

1. 改善神经功能　天蚕片具有激发神经细胞活性、修复面部神经系统功能等作用。

2. 抗惊厥　小鼠灌肠给药僵蚕能降低士的宁所致惊厥的死亡只数，灌胃能对抗士的宁诱发的小鼠强直惊厥。

【临床应用】

1. 面神经麻痹[1]　将周围性面神经麻痹患者 80 例随机分为治疗组和对照组各 40 例。治疗组采用天蚕片联合透针治疗，对照组采用单一的透针疗法治疗，两组均以 10 天为 1 个疗程。结果：治疗组效果明显超过对照组，将额纹深浅、眼裂大小、鼻唇沟变浅、口角㖞斜、食留残渣五项指标自身积分差值的改善与对照组比较，差异有显著性，效果更明显。

2. 其他　本品还可用于贝尔氏麻痹、面肌萎缩、面神经炎、三叉神经痛、惊风抽搐、咽喉肿痛、颌下淋巴结炎、皮肤瘙痒等。

【不良反应】　尚未见报道。

【使用注意】　尚不明确。

【用法与用量】　片剂：口服，每片重 0.3g，一次 0.6～1.5g，一次量不得超过 3g，一日 3 次。胶囊剂：口服，一次 2～5 粒，一次量不得超过 10 粒，一日 3 次。

参 考 文 献

[1] 苗同贺，路玉，王慧. 天蚕片（面正康）联合透针治疗周围性面神经麻痹 40 例[J]. 河南中医，2015，35（1）：148-149.

[2] 王居祥，朱超林，戴虹. 僵蚕及僵蛹的药理研究与临床应用[J]. 时珍国医国药，1999，10（8）：637-638.

（山东中医药大学　张建英，山东大学　韩秀珍）

化 风 丹

【药物组成】　天麻、僵蚕、全蝎、天南星（制）、荆芥、雄黄、药母、麝香、朱砂、硼砂、巴豆霜、冰片等 15 味。

【处方来源】　研制方。国药准字 Z20026460。

【功能与主治】　息风镇痉，豁痰开窍。用于风痰闭阻，中风偏瘫，癫痫，面神经麻痹，口眼㖞斜。

【药效】　主要药效如下：

1. 抗脑缺血损伤[1]　化风丹可使脑缺血再灌注损伤大鼠的大脑梗死面积明显减少，减轻脑缺血损伤。

2. 抑制神经炎症[2]　小胶质细胞的激活被认为是神经炎症反应的关键所在，抑制小胶质细胞所介导的神经炎症反应将成为治疗神经系统疾病的重要靶点之一。化风丹能够抑制 LPS 诱导的小胶质细胞内肿瘤坏死因子-α（TNF-α）、白介素-1β（IL-1β）和诱导型一氧化氮合酶（iNOS）mRNA 的过度表达，以及降低细胞培养上清液中 TNF-α、IL-1β 和一氧化氮（NO）的含量，从而抑制小胶质细胞介导的神经炎症反应。

【临床应用】

1. 脑卒中[3-4]　中医认为，脑卒中为本虚标实之证。本虚在于肝肾不足、气血虚少，标实为火热内郁、肝风内动、瘀血内阻、痰湿壅盛；痰瘀互结、痹阻脑脉是引发脑卒中的重要病理机制。化风丹加西药治疗疗效优于单纯西药治疗，可能通过降低脑卒中高危因素同型半胱氨酸（Hcy）、血管内皮素（ET），增加 NO，逆转血管内皮功能而起效，从而促进神经功能的恢复。临床研究以简式 FuglMeyer 运动功能量表（FMA）评定运动障碍严重程度，以日常生活活动能力量表（ADL）评定日常生活能力。研究发现，化风丹可以使脑卒中患者的 FMA、ADL 明显改善，疗效显著。

2. 癫痫[5]　中医认为癫痫多因风、痰、火、瘀导致心、肝、肾、脾功能失调，或因情志不舒，肝失条达，肝气郁结，引致肝风妄动，触其痰涎，乘势上逆，阻遏经络，闭塞清窍而发。通过初步临床观察，化风丹可以有效治疗癫痫且无明显毒副作用。

【不良反应】　临床报告 2 例男性患者长期服用化风丹，出现慢性医源性砷中毒，血、尿、发砷量增加，并伴有皮肤组织病理学改变[6-7]；1 例出现白细胞减少[8]。

【使用注意】　肝肾功能不全患者、造血系统疾病患者、孕妇及哺乳期妇女禁用，儿童慎用。

【用法与用量】　口服，成人一次 8～10 丸，一日 2～3 次，18 天为一疗程；或遵医嘱。

参 考 文 献

[1] 颜俊文. 万胜化风丹的急性肝肾毒性及对脑缺血再灌注损伤的保护作用[D]. 遵义：遵义医学院，2011.

[2] 张锋，吴芹，石京山，等. 化风丹对小胶质细胞介导的神经炎症反应的抑制作用[J]. 遵义医学院学报，2012, 35（3）:185-188.

[3] 李兰，郭军，吕波. 化风丹治疗急性脑梗死效果的对比性分析[J]. 贵阳中医学院学报，2013, 35（6）: 10-13.

[4] 陈勇. 化风丹治疗脑卒中的疗效观察[J]. 中国医药指南，2013, 11（34）: 232-233.

[5] 郑曙光，缪美淑. 化风丹治疗癫痫病临床观察[J]. 贵阳中医学院学报，1996,（1）: 54-55.

[6] 金江，蔡琦，张建中. 医源性慢性砷中毒 2 例报告[J]. 中国药物应用与监测，2005, 2（5）: 46.

[7] 陈茂招. 自服某化风丹致慢性砷中毒 1 例报告[J]. 职业卫生与应急救援, 2004, 22（4）: 222.

[8] 黄海滨. 口服化风丹致白细胞减少 1 例[J]. 新医学, 2005, 36（10）: 569.

（北京中医药大学　董世芬、梁耀月）

二、祛寒通痹类

大活络丸

【药物组成】　蕲蛇、乌梢蛇、全蝎、地龙、天麻、威灵仙、制草乌、肉桂、细辛、麻黄、羌活、防风、松香、广藿香、豆蔻、僵蚕（炒）、天南星（制）、牛黄、乌药、木香、沉香、丁香、青皮、香附（醋制）、麝香、安息香、冰片、两头尖、赤芍、没药（制）、乳香（制）等。

【处方来源】　清·徐灵胎《兰台轨范》。《中国药典》（2015 年版）。

【功能与主治】　祛风除湿，理气豁痰，舒经活络。用于由中风痰厥引起的瘫痪、足痿痹痛、筋脉拘急、腰腿疼痛及跌打损伤、行走不便、小儿惊痫、妇人经闭、面神经麻痹等。

【药效】　主要药效作用如下：

1. 改善血液流变学　大活络丸能扩张兔耳外周血管，增加兔耳灌流量，延长凝血时间，抗血栓形成[1]；还可改善小鼠实验性微循环障碍，降低全血比黏度、血浆比黏度及红细胞沉降率；对抗 ADP 诱导的血小板聚集作用[2]。大活络丸改善血液流变学的作用，有助于增加器官血流量。

2. 抗炎、镇痛　大活络丸对二甲苯致小鼠耳肿胀、鸡蛋清致大鼠足肿胀有抑制作用，并可防治大鼠佐剂性关节炎[2]，降低热板法致小鼠疼痛[1]。

3. 抗脑缺血　大活络丸具有神经保护功能，能提高脑缺血再灌注大鼠脑组织超氧化物歧化酶（SOD）活性，减少脂质过氧化物生成，降低炎症因子白介素-10（IL-10）和核转录因子 NF-κB p65 水平[3]。大活络丸还具有扩张血管、降压作用，可增加犬脑血流量。此外，本品还可抑制大鼠实验性血栓形成[4]。

4. 其他　大活络丸能增加蟾蜍腓肠肌收缩力[4]。

大活络丸治疗面神经麻痹的药理学基础见图 12-1。

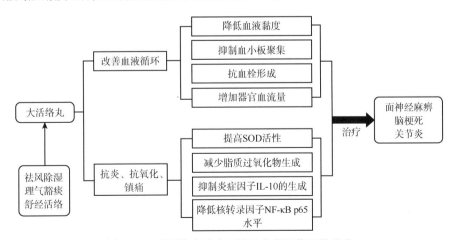

图 12-1　大活络丸治疗面神经麻痹的药理学基础

【临床应用】

1. 神经炎　面神经炎又称面神经麻痹，多因人体正气不足、络脉空虚、风邪乘虚侵入经络，气血闭阻，经脉失养，气血运行不畅所致，而大活络丸能祛风通络，温经散寒，治疗周围性面神经麻痹[5]，并能改善寒湿型多发性神经炎患者四肢远端对称性感觉、运动和自主神经障碍[6]。本品与超短波联合应用能提高周围性面神经炎治愈率，改善面部血液循环[7]。

2. 脑梗死　大活络丸可促进脑梗死患者神经功能恢复[8]，改善急性脑梗死患者血液流变学，降低血液黏度，增加脑灌注[9]，并能提高中风痉挛性瘫痪患者肢体肌张力，促进中风患者肌力恢复[10-11]。

3. 关节炎　大活络丸对类风湿关节炎的骨关节病变有较好的治疗作用，能改善关节疼痛及肿胀，降低红细胞沉降率（ESR）及 C-反应蛋白（CRP）水平[12]。

4. 其他　本品还可改善肺癌开胸术后伤口麻痹疼痛[13]；还能减少癫痫患者发作次数并减轻发作症状[14]。

【不良反应】　偶见过敏反应。

【使用注意】　①本品含有马兜铃科植物细辛，应在医生指导下使用，定期复查肾功能。②肾脏病患者、孕妇、新生儿禁用。

【用法与用量】　每丸重 3～5g，口服，一次 1 丸，一日 1～2 次，小儿酌减，黄酒送服。中风偏瘫：对病程较短的急性期患者疗效为佳。癫痫：1 个月为 1 个疗程，连服 3～4 个疗程。

参 考 文 献

[1] 许实波，项辉，卢美，等. 大活络丸的活血化瘀作用[J]. 中山大学学报论丛，1994，（6）：192-195.

[2] 许实波，项辉，卢美，等. 大活络丸的抗炎作用及对血液流变学的影响[J]. 中山大学学报论丛，1994，（6）：185-191.

[3] 刘洋，刘明，董世芬，等. 同仁大活络丸对脑缺血再灌注损伤大鼠恢复早期的神经保护作用[J]. 世界科学技术-中医药现代化，2012，14（3）：1642-1647.

[4] 何功信，张世芳，向先品，等. 大活络丸的药理作用[J]. 中成药研究，1984，（5）：20-22.

[5] 吴沛田. 面瘫的中医辨证施治应注意什么[J]. 中医杂志，2010，（5）：456.

[6] 单鹏翼. 大活络丸治疗寒湿型多发性神经炎 30 例临床观察[J]. 中国实用乡村医生杂志，2006，13（11）：47.

[7] 赵庆平. 超短波配合中药治疗周围性面瘫疗效观察[J]. 现代医药卫生，2013，29（3）：451.

[8] 黄雪峰. 大活络丸在脑梗死患者神经功能恢复中的作用研究[J]. 中医药临床杂志，2014，26（7）：677-678.

[9] 郑国祯. 大活络丸治疗脑梗塞 30 例临床观察[J]. 赣南医学院学报，2001，（2）：164-165.

[10] 谭晓琴，李文峰. 大活络口服治疗中风痉挛性瘫痪的疗效观察[J]. 医药前沿，2018，8（30）：281-282.

[11] 黄雪峰. 大活络丸对 35 例中风患者肌力恢复的疗效观察[J]. 医药前沿，2012，（34）：316.

[12] 陈晶. 大活络丸治疗类风湿性关节炎的临床观察[J]. 光明中医，2013，28（8）：1625-1626.

[13] 柳琨，高雪峰. 大活络丸治疗肺癌开胸术后伤口麻痹疼痛的疗效观察[J]. 湖北中医药大学学报，2018，20（5）：64-66.

[14] 王琦. 大活络丸治疗癫痫 26 例疗效观察[J]. 中国社区医师，1990，（4）：49.

（山东中医药大学　张建英，山东大学　韩秀珍）

三、活血化瘀类

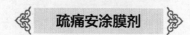

疏痛安涂膜剂

【药物组成】　透骨草、伸筋草、红花、薄荷脑。

【处方来源】　研制方。《中国药典》（2015 年版）。

【功能与主治】　舒筋活血，消肿止痛。用于中风中经络、脉络瘀滞所致的头面疼痛、口眼㖞斜，或跌打损伤所致的局部肿痛；头面部神经痛、面神经麻痹、急慢性软组织损伤见上述证候者。

【药效】　主要药效作用如下：

1. 抗炎、镇痛　疏痛安涂膜剂外用可减轻局部炎症反应和疼痛。

2. 改善血液循环　本品可改善局部血液循环。

【临床应用】

1. 面神经痛[1]　疏痛安涂膜剂外用对神经性和面神经麻痹的头面部神经痹痛有良好的疗效，能使疼痛明显减轻，临床安全性较好。

2. 软组织损伤[1]　疏痛安涂膜剂外用对各种急慢性软组织损伤可减轻局部疼痛，促进炎症消退。

3. 其他　也有报道本品外用可治疗静脉穿刺所致的静脉炎[2]。

【不良反应】　尚未见报道。

【使用注意】　①孕妇慎用。②皮肤破损处不宜使用。③偶有过敏性皮疹，停药后即可恢复。

【用法与用量】　涂患处或有关穴位，一日 2～3 次。

参 考 文 献

[1] 曾仁义，黎国君. 疏痛安治疗静脉穿刺所致的静脉炎[J]. 中国民间疗法，1996，5：41-42.

[2] 谭建华. 疏痛安涂膜剂简介[J]. 中药新药与临床药理，1993，4（1）：53.

（山东中医药大学　张建英，山东大学　韩秀珍）

第十三章

老年痴呆中成药名方

第一节 概 述

一、概 念[1]

老年痴呆（senile dementia），包括发生在老年期的一系列认知障碍，最常见的为阿尔茨海默病（Alzheimer's disease），有时它们作为同义词使用，但是老年痴呆的范围更加广泛。

老年痴呆属中医学"痴呆"、"呆痴"、"呆病"、"健忘"、"多忘"、"好忘"等病症的范畴。其是一种原因未明的中枢神经系统退行性变性疾病，以渐进性记忆障碍及认知功能丧失伴日常生活能力下降和行为改变为特征，其发病率随年龄增加而增长，至今尚无有效治疗方法。

二、病因及发病机制[2-5]

（一）病因

阿尔茨海默病可分为家族性和散发性两类。家族性阿尔茨海默病多于 65 岁前起病，呈常染色体显性遗传，最为常见的为 21 号染色体的淀粉样前体蛋白（amyloid precursor protein）基因、位于 14 号染色体的早老素（presenilin）1 基因及位于 1 号染色体的早老素 2 基因突变。散发性阿尔茨海默病，占 90%以上，尽管候选基因众多，目前肯定有关的仅载脂蛋白（apolipoprotein）E4 基因，其携带者是高危人群。阿尔茨海默病的致病危险因素包括增龄、头部外伤、性激素水平降低、家族遗传史、吸烟、抑郁症状、心理压力、血管因素、社会活动较少及病毒感染。

（二）发病机制

目前仍然不清楚本病的发病机制。现有多种学说，主要包括分子遗传和基因学说、神经血管假说、炎症学说、胆碱能学说、病毒学说、自由基学说、金属离子假说、雌激素水平降低学说、氧化应激学说、线粒体功能障碍学说。其中影响较广的有 β 淀粉样蛋白（β-amyloid，Aβ）瀑布理论（the amyloid cascade hypothesis），认为 Aβ 的生成与清除失衡是神经元变性和痴呆发生的起始事件；家族性阿尔茨海默病的三种基因突变均可导致 Aβ 的过度生成；Down 综合征患者因体内多了一个淀粉样前体蛋白基因，在早年就出现 Aβ 沉积斑块。此外，影响较广的还有 Tau 蛋白学说，认为过度磷酸化的 Tau 蛋白影响了神经元骨架微管蛋白的稳定性，从而导致神经原纤维缠结，进而破坏神经元及突触的正常功能。

三、临 床 表 现

阿尔茨海默病通常隐匿起病，症状呈持续进行性发展，主要表现为认知功能减退和非认知性神经精神症状。其临床表现包括两个阶段。

1. 痴呆前阶段　可分为轻度认知功能障碍发生前期（pre-mild cognitive impairment）和轻度认知功能障碍。

2. 痴呆阶段　表现为认知功能损害导致日常生活能力下降，根据认知损害的程度不同可分为轻、中、重三度。

四、诊　　断[6-8]

临床阿尔茨海默病的诊断可依据 1984 年美国神经病学、语言障碍、卒中-老年痴呆和相关疾病学会工作组（The National Institute of Neurological and Communicative Disorders and Stroke and Alzheimer's Disease and Related Disorders Association，NINCDS-ADRDA）标准，并在 2011 年更新的美国国家衰老研究所和阿尔茨海默病学会（National Institute of Aging-Alzheimer's Association，NIA-AA）提出的可能或很可能阿尔茨海默病诊断标准进行诊断；科研工作者或在有条件进行外周标志物检测的单位，可依据 2011 年版 NIA-AA 或 2014 年版国际工作组（International Working Group，IWG2）诊断标准进行阿尔茨海默病诊断；同时应提高对不典型阿尔茨海默病的诊断意识。

五、治　　疗[9]

（一）常用化学药物及现代技术

目前，阿尔茨海默病患者认知功能障碍治疗困难，综合治疗和护理有可能减轻病情和延缓病情发展。

1. 生活护理　包括使用某些特定的器械。有效的护理能延长患者的生命及改善患者的生活质量，并能防止摔伤、外出不归等意外的发生。

2. 非药物治疗　包括职业训练、音乐治疗等。

3. 药物治疗　主要是改善认知功能和控制精神症状。明确诊断的阿尔茨海默病患者可以选用胆碱酯酶抑制剂治疗，如多奈哌齐等，胆碱酯酶抑制剂存在量效关系；中重度阿尔茨海默病患者可选用高剂量的胆碱酯酶抑制剂作为治疗药物，但应遵循起始低剂量逐渐滴定的给药原则，并注意药物可能出现的不良反应；明确诊断为中重度阿尔茨海默病的患者可以选用美金刚与多奈哌齐、卡巴拉汀联合治疗；对出现明显精神行为症状的重度阿尔茨海默病患者，尤其推荐胆碱酯酶抑制剂与美金刚联合使用；但目前还没有确定的能有效逆转认知功能障碍的药物。

4. 支持治疗　重度患者自身生活能力严重减退，常导致营养不良、肺部感染、泌尿系感染、压疮等并发症，应加强支持治疗和对症治疗。

（二）中成药名方治疗

由于老年痴呆的病因和发病机制十分复杂，现代医学单一靶点的治疗思路已突显不足。为取得更好的疗效，多途径、多环节、多靶点综合干预已逐渐成为一种必然需求。中医药作为祖国医学的瑰宝，有着系统的理论和丰富的经验，其特点在于"整体观念，辨证论治"；在治疗此类疾病时从整体方面综合调治，发挥多环节、多靶点的作用，具有独有的优势。

中药治疗不仅能改善认知功能障碍等临床症状，还能提高患者的远期疗效和生存质量。且本病由于发病比较隐匿，进展也较缓慢，因此很难被及时发现和诊治；中医因其相对（治病）而言更强调辨证论治的特点，因此可以做到更早的发现、准确的分型诊断和及时的干预治疗，更有利于改善老年痴呆患者的病情。

第二节　中成药名方的辨证分类与药效

大多数医家认为本病与肝肾亏虚、气血不足、经脉失养、髓海不足有关联，髓减脑消，神机失用而发生痴呆。中医药治疗老年痴呆是辨证用药（方），中成药名方的常见辨证分类及主要药效如下[10]：

一、补精填髓类

老年痴呆属髓海不足者，症见头晕目眩，记忆力减退，懒惰、喜卧，牙齿枯黄，腰膝酸软，行走困难，夜眠多梦，舌苔薄，脉细沉。

老年痴呆属髓海不足者，主要病理变化是肾主骨，能生髓；脑为髓海，为元神之府；只有肾之精充沛，髓海才能充实，脑才可以尽到主神明的作用。痴呆患者由于肾之精气不充，不能生髓充脑；髓海虚空，从而导致记忆功能缺损，进一步发展为痴呆。此即为脑脉失养，髓减脑消。

补精填髓药以其填精补髓、醒神开窍之功，可充盈髓海。此外，这一类药往往还具有补养脏腑气血，加快血液流动，增强气血滋养的功能，从而使脏腑升发之气血能上行濡养脑窍，以维持正常的学习记忆能力。

常用中成药：左归丸、补肾益脑片（丸、胶囊）、抗脑衰胶囊、古汉养生精口服液（片、颗粒）。

二、健脾益肾类

老年痴呆属脾肾两虚者，症见表情呆滞，认知能力、计算能力、记忆力等均明显减退或丧失，沉默少言，表达能力减退，口齿不清，常流涎沫，四肢冰冷，舌白，苔少，脉象细沉。

老年痴呆属脾肾两虚者，主要病理变化是肾为先天之本，当肾精不充分，不仅会出现髓海不足的现象，直接影响脑府失养出现痴呆；并且，还会影响脾胃的功能。反过来说，脾是后天之本，为气血生化之源，脾气健运，才能为肾行使有关功能提供有利的气血保障。当脾气失运，导致气血生化不充分，影响肾藏精、生髓等功能时，则会引起或进一步加重老年痴呆。因此，当发现老年痴呆有脾肾两虚的情况时，一定要注意补脾与补肾的兼顾。

健脾益肾药以其健脾补肾、健脑益智之功，可充盈肾精，使脑髓得以充分濡养，从而帮助大脑生发人的精神和智慧。

常用中成药：还少丹、龟龄集（胶囊、酒剂）、健脑丸。

三、补益气血类

老年痴呆属气血亏虚者，症见表情呆滞，沉默少言，或无故嬉笑、喃喃自语，或易惊易怕，记忆障碍，失认失算，口齿含混，言不达意，失眠多梦，头晕心烦，神疲乏力，舌淡苔薄白或舌红少苔，脉细弱或数。

老年痴呆属气血亏虚者，主要病理变化是气血是神产生的物质基础，气血亏虚会引起神的不足。此外，从与老年痴呆关系较密切的五脏功能而言，心主神明、肾生髓填脑等，也有赖于充足的气血。老年人本身气血虚弱，加之老年人瞻前顾后，思虑很多，又习惯性久坐，常损伤脾的运化功能；脾的运化失司，会导致气血生化减少，从而进一步加剧气血亏虚，引起或加重老年痴呆。

补益气血药以其补益心脾、益气养血之功，可兴奋中枢神经系统，提高脑的兴奋性，消退脑水肿，改善、促进脑的代偿机能。

常用中成药：阿胶益寿晶、补脑丸、益气聪明汤（丸）。

四、化瘀通络类

老年痴呆属瘀阻脑络者，症见表情呆滞，反应迟钝，言语不利，善忘易惊，或思维异常，行为古怪，伴肌肤甲错，或肌肤粗糙、干燥、角化过度，口干不饮，双目晦暗，舌体呈暗紫色，或有瘀斑，苔少，脉细涩。

老年痴呆属瘀阻脑络者，主要病理变化是瘀血滞留脑络，经脉不通，一方面影响脑的正常生理功能，其中最主要的是主宰的精神活动能力下降或者丧失。另一方面，脑为"元神之府"，其主宰精神活动的功能有赖于气血的滋养；若瘀血阻滞脑络，则脑部气血循环变差，随之即可引起脑部滋养的不足，引起或加重老年痴呆。

化瘀通络药以其活血化瘀、开窍醒脑之功，可扩张脑血管，促进脑血液循环，同时具有分解、吸收、凝血作用，增强纤维蛋白溶血系统活性，吸收、分解、排泄血肿或坏死组织，清除脑水肿。

常用中成药：乐脉颗粒、通窍活血汤。

五、清热息风类

老年痴呆属心肝火旺者，症见头晕头痛、眩晕、耳鸣、眼花、震颤、失眠、记忆力减退、心烦不寐、咽干舌燥、尿赤便干、舌红、苔黄、脉弦数。

老年痴呆属心肝火旺者，一方面，心火上炎，导致火扰神明。另一方面，肝主疏泄，调畅气机，促进血液的正常运行，具有调畅精神情志的作用。老年人气血已虚，肝火旺则易动风，风阳上扰，上蒙清灵之府，谵妄不定，遂生呆疾。同时心肝火旺还容易导致血热，乃至阴血暗耗，使神失所养；或导致痰浊、瘀血等病理产物堆积，郁久不通，阻于心、脑等清窍，以致痴呆。

清热息风药以其泻火凉血、平肝息风、清心开窍之功，可清肝泻火，安定神明，使内风无以动，心无火则神明得养。

常用中成药：服蛮煎、天麻钩藤饮（颗粒）、石杉碱甲（片、胶囊、注射液）。

参 考 文 献

[1] Querfurth HW，LaFerla FM. Alzheimer's disease[J]. N Engl J Med，2010，362（4）：329-344.

[2] Li X，Westman E，Ståhlbom AK，et al. White matter changes in familial Alzheimer's disease[J]. J Intern Med，2015，278（2）：211-218.

[3] Han X. The pathogenic implication of abnormal interaction between apolipoprotein E isoforms，amyloid-beta peptides，and sulfatides in Alzheimer's disease[J]. Mol Neurobiol，2010，41（2-3）：97-106.

[4] Yan SD，Fu J，Soto C，et al. An intracellular protein that binds amyloid-beta peptide and mediates neurotoxicity in Alzheimer's disease[J]. Nature，1997，389（6652）：689-695.

[5] Noble W，Pooler AM，Hanger DP. Advances in tau-based drug discovery[J]. Expert Opin Drug Discov，2011，6（8）：797-810.

[6] McKhann G，Drachman D，Folstein M，et al. Clinical diagnosis of Alzheimer's disease：report of the NINCDS-ADRDA Work Group under the auspices of Department of Health and Human Services Task Force on Alzheimer's Disease[J]. Neurology，1984，34（7）：939-944.

[7] McKhann GM，Knopman DS，Chertkow H，et al. The diagnosis of dementia due to Alzheimer's disease：recommendations from the National Institute on Aging-Alzheimer's Association workgroups on diagnostic guidelines for Alzheimer's disease[J]. Alzheimers Dement，2011，7（3）：263-269.

[8] Dubois B，Feldman HH，Jacova C，et al. Advancing research diagnostic criteria for Alzheimer's disease：the IWG-2 criteria[J]. Lancet Neurol，2014，13（6）：614-629.

[9] Berk C，Paul G，Sabbagh M. Investigational drugs in Alzheimer's disease：current progress[J]. Expert Opin Investig Drugs，2014，23（6）：837-846.

[10] 孔明望. 基于心脑相关理论从心论治老年痴呆[J]. 时珍国医国药，2016，27（12）：2953-2954.

（温州医科大学附属第二医院　郑国庆，四川中医药科学院　赵军宁、戴　瑛）

第三节 中成药名方

一、补精填髓类

左归丸

【药物组成】 熟地黄、枸杞、山药、山茱萸、菟丝子、鹿角胶、龟甲胶、川牛膝。

【处方来源】 明·张介宾《景岳全书》。国药准字 Z41020696。

【功能与主治】 滋阴补肾，育阴潜阳。用于肾阴不足之头晕目眩，腰膝酸软，耳鸣耳聋，盗汗遗精，健忘，口燥咽干等症。

【药效】 主要药效如下[1-19]：

1. 抗氧化损伤 左归丸对多种病证动物模型表现出抗氧化作用：能提高体内 SOD 和过氧化氢酶的活性，抑制脂质过氧化和脂褐质生成，降低自由基诱发的过氧化反应；降低血清 cAMP 水平及血清 cAMP/cGMP，增强机体抗氧化能力；可逆转 D-半乳糖致亚急性衰老大鼠模型的总抗氧化能力和过氧化氢酶水平，抑制超氧阴离子自由基能力，提高过氧化氢含量及上调 P16 蛋白的表达水平；能明显提高 AD 大鼠脑组织过氧化氢酶（CAT）活性，抑制单胺氧化酶（MAO）活性，改善单胺类神经递质水平，同时有较好的拮抗自由基损伤作用，对 AD 大鼠起到防治作用。

2. 提高学习记忆功能 左归丸通过纠正老年大鼠海马和杏仁核脑区氨基酸类和单胺类神经递质的紊乱状态，使兴奋性和抑制性神经递质趋向平衡，改善大脑边缘系统，延缓机体衰老。左归丸还能通过保护线粒体能量代谢及其膜结构，改善大脑神经细胞功能，进而提高自然衰老大鼠学习记忆能力，这可能与促进 PGC-1α 通路的表达有关。也有研究表明，左归丸可通过提高海马组织乙酰胆碱（ACh）水平来增强学习记忆功能，从而延缓衰老。

除此之外，左归丸、益气聪明汤可通过增加老年大鼠学习记忆相关蛋白糖皮质激素受体（glucocorticoid receptor，GR），突触蛋白 1（synapsin，Syn-1）与表观遗传修饰酶 HAT1 的表达，降低组蛋白去乙酰化酶 2（HDAC2）的表达，并同时减少 HDAC2 蛋白与 MeCP2 的细胞核内共定位，以改善老年大鼠空间学习记忆能力。而左归丸合右归丸改善老年大鼠增龄性学习记忆退化的部分机制可能与提高糖皮质激素受体-脑源性神经营养因子-NMDAR、钙/钙调素依赖性蛋白激酶Ⅱ、细胞外调节蛋白激酶、CAMP 反应元件结合蛋白表达，拮抗高水平皮质酮对大脑海马区域的毒性作用有关。

3. 调节免疫 左归丸具有增加 D-半乳糖致亚急性衰老大鼠免疫器官指数，升高亚急性衰老大鼠血清总蛋白和白蛋白的作用。左归丸能通过抑制自然衰老大鼠 DNA 甲基转移酶活性，降低 CD4+T 细胞 IL-2 基因 SET1 区域甲基化水平，促进 IL-2 表达，从而起到免疫调节作用（图 13-1）。

4. 抗凋亡 左归丸可下调衰老大鼠海马 proBDNF、p75NTR、sortilin、Caspase-3 及 Bax 蛋白表达，上调 Bcl-2 蛋白表达，减少神经细胞凋亡，提高衰老大鼠的学习记忆能力，延缓衰老。左归丸可下调海马 TNF-α 蛋白含量和 Caspase-3 基因表达，使尼氏体溶解明显减少，保护海马神经细胞；抑制老年性痴呆模型鼠脑组织乙酰胆碱酯酶活性，上调热休克蛋白 70 表达，减轻蛋白变性及降解。

5. 调节神经生长因子水平，延缓衰老　神经生长因子（NGF）和成纤维细胞生长因子2（FGF-2）均是重要的神经营养因子，广泛分布于神经系统，可调节神经元存活、凋亡、突触重塑及神经递质释放，并与衰老密切相关。它们具有促进神经系统发育、修复受损神经元、促进神经元生长、增进学习记忆功能等作用。研究表明，左归丸、右归丸均可上调海马组织及齿状回 NGF、FGF-2 蛋白水平，从而延缓大鼠衰老。

6. 对内分泌系统的作用　左归丸能降低 5/6 肾大部切除模型并肾性骨病大鼠甲状旁腺素合成及血 iPTH 水平，抑制甲状旁腺增生，改善肾性骨病；左归丸可增加大鼠窦状卵泡数、成熟卵泡数及卵泡总数、大鼠子宫内膜厚度等，表明左归丸可促进大鼠卵巢卵泡和子宫发育，其作用机制可能与提高雌激素水平有关。

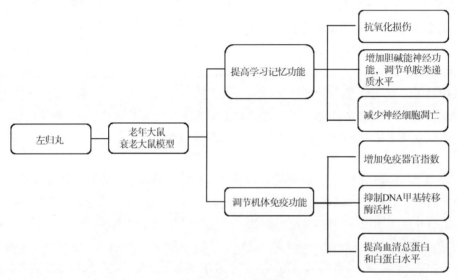

图 13-1　左归丸的主要药效作用

【临床应用】

1. 老年痴呆[20-23]　左归丸与盐酸多奈哌齐片比较治疗老年痴呆，两者疗效相当。加味左归丸治疗肝肾阴虚型老年痴呆，可减轻健忘失眠、耳鸣耳聋、视物不清、腰脊酸痛、肢体震颤麻木及眩晕头痛等肝肾阴虚症状。左归丸加味治疗肾精亏虚型老年痴呆在改善患者中医症状方面疗效显著，且有较好的安全性。穴位电针疗法配合加味左归丸治疗老年痴呆，其结果发现治疗后采用穴位电针疗法配合加味左归丸治疗的患者的简易智能状态检查量表（MMSE）和日常生活能力的评定 barthel 指数评估量表（MBI）评分明显优于口服盐酸多奈哌齐片患者，提示穴位电针疗法配合加味左归丸能显著提高患者的认知功能，提升其生活自理能力和生活质量，且疗效确切。

2. 妇科疾病[24-25]　左归丸用于治疗卵巢功能障碍、子宫发育不良、外生殖器发育幼稚的无排卵性闭经、不孕等症，伴有头晕耳鸣、腰膝酸软、盗汗遗精、口燥咽干、手足心热等肾阴虚、阴虚内热或阴阳两虚证候的妇科疾病疗效显著。例如，左归丸在联合倍美力+醋酸甲羟孕酮序贯疗法治疗卵巢早衰时，可以明显降低头晕、耳鸣、腰膝酸软、五心燥热及潮热盗汗等症状积分；显著降低血清 FSH 和 LH 含量；显著升高子宫内膜厚度、血清雌二醇（E_2）含量和抗苗勒氏管激素含量，提示左归丸联合倍美力+醋酸甲羟孕酮序贯疗法可有效调节患者性激素和抗苗勒氏管激素水平，改善患者卵巢功能。

3. 骨质疏松[26-27] 左归丸联合鲑鱼降钙素对治疗老年骨质疏松症具有较好的临床疗效。它可以显著降低各项骨质疏松症状积分及总分，显著增高跟骨、Ward 三角区、全髋骨、腰椎 $L_2 \sim L_4$ 的骨密度（BMD）值，提示老年骨质疏松症采取左归丸联合鲑鱼降钙素治疗可明显减轻患者的临床症状，增加骨密度，调控骨代谢平衡。另有研究表明，左归丸还能改善老年性骨质疏松症患者躯体疼痛、健康、精力、社会职能、情感职能及心理健康等 8 个方面的评分，显著改善患者生活质量；可以有效维持 BMD，降低骨吸收，提高骨形成，降低骨转化率。

4. 抑郁症[28-29] 左归丸与解郁丸联合治疗围绝经期妇女抑郁症，治疗后患者的汉密尔顿抑郁量表（HAMD）、匹兹堡睡眠质量指数量表（PSQI）评分明显下降，E_2 水平明显升高，FSH、LH 水平明显降低，而血清 5-羟色胺（5-HT）升高幅度小于使用盐酸度洛西汀，提示左归丸合解郁丸治疗围绝经期妇女抑郁症的临床疗效优于西药盐酸度洛西汀，且安全性更高。

5. 心脑血管疾病[30-32] 脑动脉硬化是常见的中老年性疾病，严重影响患者的生存质量，也易引发中风之变。将脑动脉硬化患者分为肝阳上亢、痰浊中阻、瘀血阻滞、肾精不足、气血亏虚 5 个证型，给予左归丸加减治疗，有较好的临床疗效。老年性高血压多有肾虚血瘀的表现，其治疗原则为补肾降压，活血化瘀，其中肾阴虚偏盛者可用左归丸加减治疗。另外，有研究表明运用左归丸治疗心阴不足型心肌缺血也有一定的疗效。左归丸能推动心气运化，提升心阴不足型患者的心肌耐氧能力，同时增强局部心肌缺血受损细胞的修复能力，从整体上促进机体阴阳平衡，改善心肌营养供给，使心肌缺血症状大大得到有效改善，从而达到以阴补血，治疗心肌缺血。

【不良反应】 尚未见报道。

【使用注意】 ①孕妇忌服。②儿童禁用。③感冒患者不宜服用。④忌油腻、辛辣食物。

【用法与用量】 口服，一次 9g，一日 2 次。

参 考 文 献

[1] 李美珍，孙必强，曾姣飞，等. 左归丸对老年性痴呆模型大鼠 SOD 活性和 MDA 含量的影响[J]. 中华中医药学刊，2010，28（12）：2583-2584.

[2] 吴国学，李玉洁，龚曼. 左归丸降低肾阴虚大鼠血清 cAMP/cGMP 比值与其抗氧化作用的关联性研究[J]. 中华中医药杂志，2018，33（7）：2831-2835.

[3] 孙琳林，卢林，王书惠，等. 左归丸与六味地黄丸对衰老大鼠抗自由基能力及 P16 蛋白表达影响的比较研究[J]. 中国临床保健杂志，2012，15（3）：274-276.

[4] 康湘萍，梁超，金国琴，等. p75NTR 介导神经细胞凋亡对老龄鼠学习记忆的影响及补肾方药的作用[J]. 中国老年学杂志，2015，35（15）：4117-4120.

[5] 田旭升，安平. 左归丸对痴呆鼠氧化反应及细胞凋亡的影响[J]. 时珍国医国药，2007，18（12）：2931-2932.

[6] 朴钟源，江新梅，罗守滨，等. 左归丸对老年性痴呆模型鼠脑神经元 HSP70 及超微结构的影响[J]. 中国老年学杂志，2009，29（2）：161-163.

[7] 戴薇薇，金国琴，张学礼，等. 左归丸、右归丸对老年大鼠海马、杏仁核氨基酸类和单胺类神经递质含量变化的影响[J]. 中国老年学杂志，2006，26（8）：1066-1069.

[8] 康湘萍，金国琴. 补肾方药对老年大鼠学习记忆退化的影响[J]. 中华中医药杂志，2012，27（4）：981-986.

[9] 李丹丹. 左归丸对 D-半乳糖致亚急性衰老大鼠免疫功能影响的实验研究[D]. 哈尔滨：黑龙江中医药大学，2009.

[10] 龚张斌，徐品初，韩志芬，等. 左归丸对老年大鼠 CD4+ T 细胞 IL-2 基因启动子区域甲基化的影响[J]. 中国老年学杂志，2015，35（3）：710-712.

[11] 朴钟源，江新梅，姚丽芬，等. 左归丸对痴呆鼠抗氧化作用及尼氏体的影响[J]. 山东医药，2008，48（37）：17-19.

[12] 赵新永，李晓婷，周飞. 左归丸改善自然衰老大鼠学习能力的中枢神经线粒体机制[J]. 中国老年学杂志，2019，39（15）：3722-3725.

[13] 姚建平，李琳，牛巧能，等. 左归丸对自然衰老大鼠海马乙酰胆碱含量及学习记忆功能的影响[J]. 中成药，2018，40（1）：181-183.

[14] 王璐，孙丽娥，康湘萍，等. 补肾益气方药左归丸和益气聪明汤对老年大鼠学习记忆能力及相关基因表达的影响[J]. 中国实验方剂学杂志，2019，25（6）：15-22.

[15] 李美珍，曾姣飞，孙必强，等. 左归丸对老年性痴呆模型大鼠海马与皮质神经细胞凋亡的影响[J]. 中国实验方剂学杂志，2010，16（14）：170-171.

[16] 姚建平，牛巧能，李琳，等. 左归丸、右归丸对自然衰老大鼠海马组织及齿状回 NGF、FGF-2 蛋白水平的影响[J]. 中成药，2018，40（8）：1836-1839.

[17] 杨振博，姚建平，封银曼，等. 左归丸治疗老年疾病的研究进展[J]. 中国中医药现代远程教育，2018，16（4）：146-149.

[18] 袁军，王小琴，马晓红，等. 左归丸对 5/6 肾大部切除模型并肾性骨病大鼠甲状旁腺的影响[J]. 中医药学报，2013，41（1）：76-79.

[19] 郝迪，刘宏，黄树明. 左归丸对卵巢切除 MCAO 模型大鼠学习记忆功能的影响[J]. 中医药学报，2014，42（1）：122-124.

[20] 徐晶. 左归丸加味治疗肾精亏虚型老年痴呆的临床观察[D]. 沈阳：辽宁中医药大学，2013.

[21] 王恩龙. "加味左归丸"治疗老年性痴呆 20 例临床观察[J]. 江苏中医药，2013，45（5）：38-39.

[22] 倪鸣宇. 穴位电针疗法配合加味左归丸治疗老年性痴呆的临床疗效观察[J]. 世界最新医学信息文摘，2017，17（47）：62-63.

[23] 蔡春华. 加味左归丸治疗肝肾阴虚型老年性痴呆 31 例[J]. 江苏中医，1994，15（11）：9-10.

[24] 杨振博，姚建平，封银曼，等. 左归丸治疗老年疾病的研究进展[J]. 中国中医药现代远程教育，2018，16（4）：146-149.

[25] 韩颖，曹阳虎，罗玥，等. 左归丸联合倍美力+醋酸甲羟孕酮序贯疗法对卵巢早衰患者抗苗勒氏管激素的影响[J]. 现代中西医结合杂志，2018，27（2）：168-171.

[26] 马腾，刘殿鹏，高笛. 左归丸联合鲑鱼降钙素治疗老年骨质疏松症的临床研究[J]. 现代药物与临床，2018，33（6）：1476-1480.

[27] 李明超，张前德. 左归丸治疗老年性骨质疏松症临床观察[J]. 河北中医，2018，40（5）：673-676.

[28] 肖文，李仓霞，薛海龙，等. 左归丸合解郁丸治疗围绝经期妇女抑郁症 45 例[J]. 中国实验方剂学杂志，2012，18（19）：278-280.

[29] 尹芳，王璐，金国琴. 左归丸的临床应用与实验研究进展[J]. 江苏中医药，2017，49（10）：82-85.

[30] 姚辉. 脑动脉硬化症的临床辨治体会[J]. 光明中医，2015，30（10）：2208-2209.

[31] 孟昭阳. 中医药治疗老年高血压体会[J]. 河南中医，2012，32（10）：1318.

[32] 唐万和. 左归丸治疗心阴不足型心肌缺血 30 例临床观察[J]. 中医杂志，2010，51（S1）：161-162.

（温州医科大学附属第二医院　郑国庆、杨文育）

❀ 补肾益脑片（丸、胶囊）❀

【**药物组成**】　酸枣仁（炒）、远志（蜜制）、朱砂、鹿茸（去毛）、红参、茯苓、山药（炒）、熟地黄、当归、川芎、补骨脂（盐制）、牛膝、枸杞、玄参、麦冬、五味子。

【**处方来源**】　研制方。国药准字 Z23021797。

【**功能与主治**】　补肾益气，养血生精。用于气血两虚，肾虚精亏所致的心悸气短，失眠健忘，盗汗，腰腿酸软，耳鸣耳聋。

【**药效**】　主要药效如下[1-6]：

1. 提高学习记忆功能　补肾益脑片可减少小鼠迷宫实验通过时间及错误次数，提高条件性刺激逃避反应，增强空间分辨能力，提高学习记忆能力。

2. 抗衰老 补肾益脑片可影响部分衰老相关基因的表达,如脑脂肪酸结合蛋白 7 cDNA、DNA 拓扑异构酶 I mRNA、小鼠 16S 核糖体 RNA 基因、小鼠细胞色素 c 氧化酶亚单位 II mRNA、小鼠磷酸甘油激酶 1 mRNA、小鼠蛋白磷酸激酶 2A 同功催化 α 亚单位、小鼠细胞色素 c、小鼠组织蛋白酶 S mRNA,涉及细胞间相互作用、细胞能量代谢、自由基产生、蛋白质合成、DNA 合成与修复等诸多过程,从分子水平上证实其以多基因、多靶点、多效应方式发挥抗衰老作用。

3. 镇静、催眠 补肾益脑片具有镇静和催眠作用,能延长戊巴比妥钠诱导的睡眠时间,减少自发活动次数。

4. 补血 补肾益脑片能缓解血虚证小鼠的症状,提高血红蛋白含量。进一步通过对血虚证小鼠骨髓多能造血干细胞(CFU-S)的实验证明,补肾益脑片的补血作用可能与骨髓 CFU-S 的增殖、分化作用有关。

【临床应用】

1. 老年痴呆[7-12] 老年人年老体弱,精血亏虚,心失所养,容易出现健忘、记忆力减退等症状。研究认为,补肾益脑片具有益气补血、滋肾生精之功效,对于气血亏损、肾精不足所致的健忘患者尤为适宜。补肾益脑胶囊对记忆功能中的指向记忆、联想学习、图像自由回忆、无意义图形再认、人像特点联系回忆五项记忆均有明显提高作用,可以改善血管性痴呆患者的简易精神状态检查量表(MMSE)评分,提高轻度认知障碍患者的记忆商、血清 SOD 活性,降低血清 MDA 含量和乙酰胆碱酯酶(AChE)水平,减少白细胞线粒体 DNA 缺失。

2. 失眠[13-15] 补肾益脑片具有补肾益气,养血生精,镇静作用,故常用于治疗失眠。地西泮片联合补肾益脑丸治疗失眠症患者,结果发现补肾益脑丸能够增强地西泮片的治疗效果,两者具有协同作用。补肾益脑丸能够改善患者的睡眠质量、入睡时间、睡眠时间、睡眠效率、睡眠困难、匹兹堡睡眠质量指数(PSQI);降低患者的日间功能障碍评分;减轻地西泮片引起的不良反应,改善患者的生活质量。

【不良反应】 连续服用超过 60 天,可能有肝功能损害[16]。

【使用注意】 ①忌辛辣、生冷、油腻食物。②本品宜饭前服用。③高血压、心脏病、肝病、糖尿病、肾病等慢性病患者应在医师指导下服用。④不宜超剂量及持续服用。⑤本品不能长期或反复服用,服药 1 周症状无缓解,应去医院就诊。⑥感冒发热者忌用。

【用法与用量】 片剂:口服,一次 4~6 片,一日 2 次。丸剂:口服,一次 8~12 丸,一日 2 次。胶囊剂:口服,一次 4~6 粒,一日 2 次。

参 考 文 献

[1] 闫兵,朴忠万. 补肾益脑片对小鼠镇静和记忆行为的动物试验研究[J]. 牡丹江师范学院学报(自然科学版),1997,23(2): 9,11.

[2] 张冲,曹靖晨,王海燕,等. 补肾益脑片对加速衰老小鼠脑组织基因表达的影响[J]. 现代中西医结合杂志,2015,24(19): 2053-2056,2077.

[3] 杨婷,张冲,何新,等. 补肾益脑片对加速衰老小鼠 P10/Ta 小鼠神经细胞衰老相关基因表达的调节[J]. 中国药学杂志,2007,42(6):427-432.

[4] 张冲,王锦刚,杨婷,等. 补肾益脑片对快速衰老小鼠生理及脑组织基因表达的影响[J]. 中国中西医结合杂志,2006,

　　　26（S1）：24-30.

[5] 闫兵. 补肾益脑片补血作用的动物实验研究[J]. 牡丹江师范学院学报（自然科学版），1996，（2）：4.

[6] 杨丹. 补肾益脑片的药理研究[J]. 黑龙江科技信息，2013，（13）：43.

[7] 古群山，王玉中，许海江，等. 补肾益脑颗粒联合吡格列酮治疗糖尿病认知障碍的效果及机制探讨[J]. 中国中医药科技，2018，25（2）：235-238，241.

[8] 黄小波，胡杰. 补肾益脑片的临床观察[J]. 首都医药，1998，（7）：43.

[9] 朱俊新，徐慧平，叶杨. 补肾益脑方治疗老年性痴呆 35 例疗效观察[J]. 海南医学，2016，27（6）：1007-1009.

[10] 曾永青，邬奇志，程小明. 补肾益脑方干预老年轻度认知障碍向痴呆转化的临床研究[J]. 中西医结合心脑血管病杂志，2015，13（4）：464-466.

[11] 冯小燕. 补肾益脑胶囊治疗轻度认知障碍的临床研究及其作用机理[C]. 广东省中医药学会中医热病专业委员会，广东省中西医结合学会危重病医学专业委员会，广东省中西医结合学会急救医学专业委员会，等. 2008 年广东省中医热病、急症、中西医结合急救、危重病、灾害医学学术会议学术论文集，2008：4.

[12] 王文超. 补肾益脑汤治疗血管性痴呆临床研究[J]. 中医学报，2012，27（8）：1014-1015.

[13] 王志忠，王晶，乔明艳. 地西泮片联合补肾益脑丸治疗失眠症效果观察[J]. 人民军医，2013，56（10）：1199-1200.

[14] 张威. 补肾益脑胶囊治疗心肾虚性失眠 20 例临床观察[J]. 吉林医学，2013，34（7）：1266-1267.

[15] 王志忠，王晶，乔明艳. 地西泮片联合补肾益脑丸治疗失眠症效果观察[J]. 人民军医，2013，56（10）：1199-1200.

[16] 张鸣，钱露，王育良，等. 补肾益脑胶囊致肝损害[J]. 药物不良反应杂志，2009，11（6）：448.

（温州医科大学附属第二医院　郑国庆、周晓丽）

抗脑衰胶囊

【药物组成】　熟地黄、制何首乌、人参、黄芪、远志、茯神、石菖蒲、酸枣仁、卵磷脂、枸杞子、葛根、维生素 E。

【处方来源】　研制方。国药准字 Z13021850。

【功能与主治】　补肾填精，益气养血，强身健脑。用于因肾精不足，肝气血亏所引起的精神疲惫，失眠多梦，头晕目眩，体乏无力，记忆力减退。

【药效】　主要药效如下[1-11]：

1. 改善学习记忆功能　抗脑衰胶囊可改善血管性痴呆动物的学习记忆功能。其作用环节包括抑制乙酰胆碱酯酶活性，提高突触素水平；上调 NF-κB、热休克蛋白 70 及下调半胱氨酸天冬氨酸蛋白酶表达，减轻神经细胞损伤；抑制海马神经元 TNF-α、IL-1α 水平，抑制小胶质细胞活化，减轻炎症损伤；增加不同脑区神经生长因子和脑源性神经营养因子水平，促进神经元损伤修复；并通过降低超敏 C 反应蛋白、同型半胱氨酸含量，减少血管内膜损伤，抗动脉硬化，促进血管内膜修复。

2. 改善血液循环　抗脑衰胶囊可抑制脑缺血后脑组织 NO 合成酶和 NMDA 受体活性，对抗由脑缺血激活的"NMDA 受体-NO-CGMP"通路，改善脑组织的血液循环，同时还具有抗凝溶栓作用，可以减轻缺血、缺氧对神经细胞的毒性作用，促进神经功能恢复。

3. 抗氧化、抗凋亡　抗脑衰胶囊能够抑制 Bax 基因及促进 Bcl 基因表达，减少海马神经元 Caspase-3 的含量，抑制细胞凋亡；减少血清 IL-1β、TNF-α 含量，减轻局部炎症反应；提升 SOD 活性，增强抗氧化性，减轻氧化应激，提高网状内皮系统吞噬功能，从而促进神经功能恢复。

【临床应用】

1. 老年痴呆[6-8]　老年人年老体弱，气血亏虚，心失所养，可见精神疲惫、乏力等症，抗脑衰胶囊具有补肾填精，益气养血的作用，常用于治疗老年痴呆。

2. 失眠[12-13] 老年人脏腑虚损、精血不足，常有神经衰弱、神疲乏力、失眠等症。抗脑衰胶囊具有补肾益气，养血生精，安神益智，活血通络，镇静和促进睡眠稳定的作用，故常用于失眠的治疗。

3. 记忆力减退[6-7] 抗脑衰胶囊能够减少体内炎性因子的含量，抑制炎性反应，抗氧化，抑制神经元凋亡，并能营养神经，促进神经功能恢复，常用于记忆力减退的治疗。

【不良反应】 尚未见报道。

【使用注意】 ①忌辛辣、生冷、油腻食物。②感冒发热患者不宜服用。③本品宜饭前服用。④高血压、心脏病、肝病、糖尿病、肾病等慢性病患者应在医师指导下服用。⑤本品不能长期或反复服用，服药2周症状无缓解，应去医院就诊。⑥对本品过敏者禁用，过敏体质者慎用。

【用法与用量】 口服，一次5～6粒，一日3次；或遵医嘱。

参 考 文 献

[1] 宋琳, 谢宁, 朴钟源, 等. 地黄引子对AD模型大鼠的学习记忆及胆碱能损害的影响[J]. 中华中医药学刊, 2007, 25（7）: 1370-1372.

[2] 谢宁, 宋琳, 姚丽芬, 等. 地黄饮子对阿尔茨海默病模型鼠脑神经元细胞凋亡及超微结构的影响[J]. 中国临床康复, 2005, 37（9）: 93-95.

[3] 宋琳, 安平, 朴钟源, 等. 地黄饮子对老年性痴呆模型大鼠的学习记忆及炎性反应的影响[J]. 时珍国医国药, 2007, 18（7）: 1654-1656.

[4] 方卓, 李爱丽, 田宇, 等. 都可喜和抗脑衰对痴呆大鼠记忆巩固能力及脑内NGF和BDNF含量的影响[J]. 白求恩医科大学学报, 2001, 27（1）: 39-40.

[5] 谈跃, 朱榆红, 殷梅, 等. 抗脑衰胶囊治疗46例血管性痴呆的疗效观察[J]. 云南医药, 1998, 19（3）: 200.

[6] 赵丽艳, 龙海霞, 赵健, 等. 抗脑衰胶囊对血管性痴呆患者HDS评分及血清hs-CRP、同型半胱氨酸的影响[J]. 中国中医药科技, 2016, 23（6）: 711-712.

[7] 方永奇, 匡忠生, 谢宇辉, 等. 石菖蒲对缺血再灌注脑损伤大鼠神经细胞凋亡的影响[J]. 现代中西医结合杂志, 2002, 11（17）: 1647-1649.

[8] 王洪财, 蒋玉萌, 赵雪, 等. 人参皂苷Rb_1对Aβ淀粉样蛋白诱导大鼠海马神经元损伤的保护作用[J]. 吉林大学学报（医学版）, 2002, 38（3）: 447-450.

[9] 何永利, 蔡志友, 晏勇, 等. 抗脑衰胶囊抑制血管性痴呆患者炎症反应[J]. 重庆医学, 2009, 38（3）: 329-330.

[10] 田芯, 李霞, 黄建军, 等. 何首乌提取物对百草枯致多巴胺神经元损伤的保护作用及其机制的研究[J]. 中国药学杂志, 2010, 45（20）: 1548-1551.

[11] 陈素青, 刘赤平, 吴树勋. 中药抗脑衰胶囊对小鼠免疫功能的影响[J]. 山西中医, 2000, 16（5）: 54-55.

[12] 郭丰义, 沈玉莲, 郭建峰. 参乌健脑胶囊治疗老年慢性失眠60例[J]. 中国实验方剂学杂志, 2014, 20（12）: 230-233.

[13] 黄远光. 抗脑衰胶囊治疗失眠症100例临床分析[J]. 实用医学杂志, 2003, 19（5）: 554-555.

（温州医科大学附属第二医院 郑国庆、杨文育）

❀ 古汉养生精口服液（片、颗粒）❀

【药物组成】 人参、炙黄芪、黄精（制）、淫羊藿、枸杞子、女贞子（制）、菟丝子、金樱子、白芍、炒麦芽、炙甘草。

【处方来源】 汉·长沙马王堆墓古方。《中国药典》（2010年版）。

【功能与主治】 补气，滋肾，益精。用于气阴亏虚、肾精不足所致的头晕、心悸、目眩、耳鸣、健忘、失眠、阳痿遗精、疲乏无力。

【药效】　主要药效如下[1-14]：

1. 改善学习记忆功能　老年大鼠麻醉手术后常出现不同程度的认知功能障碍，而大脑内海马组织的炎症反应参与了学习记忆功能障碍的形成过程。用古汉养生精口服液灌胃预处理大鼠 30 天，异氟烷麻醉下行剖腹探查术建立术后认知功能障碍（postoperative cognitive dysfunction，POCD）动物模型，术后 3 天的行为学 Y 迷宫、新颖物体识别实验的检测结果显示：古汉养生精能明显增加 POCD 大鼠的交替正确率；能明显增加 POCD 大鼠的新颖物体识别指数，表明古汉养生精对术后老年大鼠的认知功能障碍有改善作用，提示古汉养生精对脑组织具有保护作用，对中枢神经系统有一定的调节作用，可增强学习记忆能力，改善认知功能。另外，WB 实验检测结果发现古汉养生精能显著降低术后老年大鼠海马内促炎细胞因子 TNF-α 和 IL-6 的水平，表明古汉养生精可以改善术后老年大鼠海马内炎症反应。由此，古汉养生精对老年大鼠的术后认知功能障碍的改善作用，其机制可能与改善海马内炎症反应有关。

2. 抗血小板黏附、聚集，降血脂　古汉养生精能明显降低高脂血症大鼠血小板黏附率、血小板最大聚集率和大鼠血清总胆固醇、三酰甘油含量，具有一定的抗血小板黏附、聚集及降脂作用。

3. 抗脑缺血损伤　古汉养生精可减轻急性脑缺血大鼠脑指数、脑含水量，降低血清 ALT、肌酸激酶、LDH 含量，提高血清及脑组织匀浆 SOD 含量，增加脑血流量，降低脑血管阻力，抗大鼠急性脑缺血损伤。

4. 提高免疫功能　古汉养生精能提高小鼠免疫器官指数，调节小鼠体内各相关免疫因子的含量，促进细胞免疫及体液免疫；可改善因运动应激被抑制的红细胞免疫功能，增强红细胞-C3bR 的免疫黏附活性，提高机体红细胞免疫功能。

5. 抗自由基损伤　古汉养生精可增加血清中 NO 和 SOD 水平，调节性激素水平，改善自由基代谢；提高小鼠 RBC-SOD 等抗氧化酶的活性，加速氧自由基的清除，减轻脂质过氧化对红细胞膜结构的损伤。

6. 抗骨质疏松　古汉养生精能够增加骨矿含量，提高体内性激素的水平，从而延缓骨质疏松的发生。

7. 抗衰老　古汉养生精能够提高血清中一氧化氮和超氧化物歧化酶水平，调节性激素水平，改善自由基代谢状况，达到延缓衰老的作用。

8. 抗疲劳　观察古汉养生精对小鼠运动力竭后的代谢影响发现，古汉养生精可以延长小鼠力竭运动时间，减轻运动性疲劳的产生和自由基介导的脂质过氧化反应。古汉养生精还能增高小鼠肝糖原、肌糖原及血糖含量，提高糖原储备，增进运动能力的有效作用，有利于小鼠肝糖原、肌糖原等能源物质的积累及运动后的恢复。古汉养生精抗疲劳作用可能机制在于：减少血乳酸的产生，加速其清除；通过提高 SOD 活性，达到增强机体清除自由基的能力；提高糖原储备，促进运动后的恢复。

【临床应用】

1. 老年痴呆[15-17]　老年人年老体弱，气血亏虚，心失所养，可见健忘、记忆力减退等症，古汉养生精口服液具有补气滋肾益精的作用，常用于老年痴呆的治疗。古汉养生精用于治疗血管性痴呆，总有效率、长川谷智能诊断评分、血液流变学指标有不同程度的改善。

2. 骨质疏松[18-19]　肾虚者有下丘脑-垂体-性腺轴功能的减退，性腺激素分泌下降，从而导致成骨功能下降，致使单位体积内骨组织量减少，发生骨质疏松。古汉养生精治疗中老年骨质疏松症患者，可延缓骨质疏松发展，改善临床症状，同时神经系统的应激性及心脏功能也相应得到改善，提示古汉养生精对骨质疏松有较好的临床应用价值。

3. 神经衰弱[20]　现代医学认为，神经衰弱主要是以精神和躯体功能衰弱症状为主，主要表现为精神易兴奋，脑力易疲劳，常伴情绪紧张、烦恼及紧张性头痛和睡眠障碍等心理生理症状。本病发病较慢且呈阵发性，患者易产生疲劳乏力、情绪不稳定等情况，发病时可伴胸痛、胸闷、失眠、心悸、头昏多梦、容易紧张及盗汗等。采用古汉养生精治疗本病患者 72 例，治疗后患者各临床症状均有了明显的改善，与滋肾健脑液对比具有一定的优势，而且无副作用，愈后疗效稳定，提示古汉养生精可作为治疗神经衰弱的一种有效药物。

4. 失眠[21]　本病的西医治疗大多采用口服催眠镇静药物如地西泮等，具有不良反应和耐药性，极易引起药物依赖性，对肝、肾功能有一定的损害，无法长期服用。而古汉养生精具有调整阴阳平衡，养心安神的作用，研究表明古汉养生精治疗失眠症疗效与西药艾司唑仑相当，但古汉养生精的复发率较艾司唑仑低，且疗效稳定，提示古汉养生精较化学药物治疗具有明显的优势，提高了患者的远期疗效，值得临床推广应用。

5. 白细胞减少症[22-24]　古汉养生精具有提高人体多种酶活力的功效，提高人体细胞携氧能力和机体的解毒能力，所以能防治氯氮平引起的白细胞减少症。因服用氯氮平所致的白细胞减少症系机体中毒、过敏反应所引起，而古汉养生精中的人参、黄芪、枸杞等所含的多种醣体均能改善人体的血液循环，增加细胞的载氧量，激活人体内超氧化物歧化酶的活力，减少人体自由基的产生和消除人体内多余的自由基，从而增强了人体的抗缺氧能力，而起到解毒及抗过敏反应的作用。古汉养生精不仅有促进化疗药物导致的白细胞回升，同时还有升高血红蛋白、血小板和增强免疫功能的作用，且能降低化疗所引起的骨髓抑制，对 WBC、RBC、Hb 有保护作用，能减轻化疗的副作用，增加患者对化疗的耐受性和提高患者生存质量，是治疗肿瘤化疗后白细胞减少症的理想药物。

6. 生殖系统疾病[25-28]　古汉养生精对男女不孕不育、性功能障碍、前列腺疾病等均有良好的治疗效果。古汉养生精能改善性功能障碍，改善和缓解前列腺炎的症状，有效控制腺体增生，并能明显提高精子的活动力和精子数目。因此，古汉养生精在改善性功能障碍、治疗前列腺增生、提高精子质量等方面疗效显著。

【不良反应】　尚未见报道。

【使用注意】　①本品具有滋阴助阳之功，阳热体质者（体格较强健，面色潮红或红黑，有油光，目睛充血、多目眵，口唇暗红或紫红）慎用。②服药期间宜食用清淡易消化之品，忌食辛辣、油腻之品。

【用法与用量】　口服液：口服，一次 10～20ml，一日 2～3 次。片剂：口服，一次 4 片，一日 3 次。颗粒剂：开水冲服，一次 10～20g，一日 2 次。

参 考 文 献

[1] 秦裕辉，姜友平. 古汉养生精对高脂血症大鼠血小板功能的影响[J]. 中国中医药科技，2000，7（2）：102.

[2] 文质君，陈筱春. 古汉养生精对小鼠红细胞形态及自由基的影响[J]. 湛江师范学院学报，2007，28（6）：104-107.

[3] 秦裕辉，姜友平. 古汉养生精对大鼠急性脑缺血模型影响的实验研究[J]. 中国中医药科技，2000，7（2）：100-101.

[4] 秦裕辉，姜友平. 古汉养生精对家兔脑血流量及脑血管阻力的影响[J]. 中国中医药科技，2000，7（2）：101.

[5] 何方，王水莲，李文平. 古汉养生精中药渣发酵制剂对小鼠耐力及免疫力的影响[J]. 中兽医医药杂志，2015，34（6）：8-10.

[6] 文质君，陈筱春. 古汉养生精对小鼠免疫与抗氧化功能的影响[J]. 湛江师范学院学报，2005，26（6）：112-114，139.

[7] 张莹雯，涂晋文，陈友香. 古汉养生精对 20 月龄雌性大鼠血清一氧化氮、性激素、超氧化物歧化酶的影响[J]. 北京中医药大学学报，2004，27（2）：49-51.

[8] 侯娇艳. 古汉养生精改善老年大鼠术后认知功能障碍及海马内炎症反应[D]. 衡阳：南华大学，2019.

[9] 张莹雯，涂晋文，陈友香. 古汉养生精对 20 月龄雌性大鼠血清一氧化氮、性激素、超氧化物歧化酶的影响[J]. 北京中医药大学学报，2004，（2）：49-51.

[10] 陈学东，汪保和，王步标. 古汉养生精抗疲劳作用及其可能机制的研究[J]. 湖南中医药导报，1999，（11）：29-31.

[11] 文质君，陈筱春. 古汉养生精对运动小鼠乳酸、乳酸脱氢酶和运动时间的影响[J]. 中国临床康复，2006，（35）：95-97.

[12] 林东波，文质君. 古汉养生精对运动小鼠血糖、肝糖原、肌糖原含量影响的实验研究[J]. 湛江师范学院学报，2004，（6）：46-48+52.

[13] 秦裕辉，姜友平. 古汉养生精对家兔脑血流量及脑血管阻力的影响[J]. 中国中医药科技，2000，（2）：101.

[14] 秦裕辉，姜友平. 古汉养生精对大鼠急性脑缺血模型影响的实验研究[J]. 中国中医药科技，2000，（2）：100-101.

[15] 齐新宇，向黎黎，宋毓涛，等. 古汉养生精实验与临床研究文献分析[J]. 湖南中医药大学学报，2018，38（6）：719-721.

[16] 刘勇. 古汉养生精治疗老年性脑萎缩 56 例观察[J]. 湖南中医药导报，1995，1（5）：59.

[17] 于芳辰. 古汉养生精治疗血管性痴呆 42 例[J]. 北京中医，1995，24（6）：56-59.

[18] 葛长松，王素芳，刘勇. 古汉养生精治疗骨质疏松症 35 例[J]. 湖南中医药导报，1997，3（6）：9-10.

[19] 黄伟兰. 古汉养生精治疗中老年骨质疏松症 64 例临床疗效观察[C]. 中国老年学学会骨质疏松委员会，中国骨质疏松杂志社. 骨质疏松研究与防治第二卷——第四届全国骨质疏松学术研讨会论文集，1996：2.

[20] 尹天雷，陈风华，管红英，等. 古汉养生精治疗神经衰弱 72 例临床观察[J]. 湖南中医杂志，2015，31（1）：43-45.

[21] 于岩，乔志诚，雷萍，等. 古汉养生精合谷维素治疗失眠症 51 例临床观察[J]. 湖南中医杂志，2014，30（9）：41-42.

[22] 林华华，高良贵. 古汉养生精防治氯氮平引起白细胞减少的临床疗效分析[J]. 青海医药杂志，1996，（3）：29-30.

[23] 张远翠. 古汉养生精治疗肿瘤化疗后白细胞减少症 94 例[J]. 湖南中医药导报，1995，（4）：53.

[24] 陈跃宇. 古汉养生精配合化疗治疗中晚期癌症 81 例[J]. 皖南医学院学报，1997，（3）：280-281.

[25] 邬贤德，裘顺安. 古汉养生精治疗虚证前列腺炎 50 例分析[J]. 浙江中西医结合杂志，2000，（11）：17-18.

[26] 周志光，李苏. 古汉养生精对 68 例性功能障碍的临床观察[J]. 湖南中医药导报，1995，（5）：58.

[27] 张璧姿，秦裕辉. 古汉养生精片治疗前列腺增生症 60 例临床总结[J]. 湖南中医药导报，1998，（10）：20.

[28] 马维仁. 古汉养生精对性病的疗效探讨[J]. 实用医技杂志，2003，（5）：463.

（温州医科大学附属第二医院　郑国庆、周晓丽）

二、健脾益肾类

还 少 丹

【药物组成】　何首乌、牛膝、熟地黄、肉苁蓉、黄柏、补骨脂、车前子、柏子仁、山药、当归、菟丝子、人参、五味子。

【处方来源】　明·武之望《济阳纲目》。国药准字 Z20025017。

【功能与主治】　补肾阳，益精补髓。主治虚损劳伤，脾肾虚寒，心血不足，腰膝酸软，失眠健忘。

【药效】　主要药效如下[1-10]：

1. 改善学习记忆功能　　还少丹可明显改善氢溴酸东莨菪碱诱导的记忆障碍模型小鼠在 Morris 水迷宫实验中的空间参考记忆能力和工作记忆能力，对小鼠双侧颈总动脉结扎及反复再灌注小鼠学习记忆能力有改善作用，可抑制大脑皮质、海马两部位 N-甲基-D-天冬氨酸受体的激活，提高胆碱乙酸化转移酶的活性。

2. 抗氧化损伤　　还少丹能提高体内 SOD、过氧化氢酶和谷胱甘肽过氧化物酶的活性，降低 MDA 的含量，抑制过氧化脂质和脂褐质的生成，减轻自由基诱发的过氧化反应，延缓肝脏细胞 DNA 中端粒的缩短。此外，还少丹能减少 D-半乳糖诱导的衰老小鼠心肌线粒体 DNA 的氧化损伤，保护心肌线粒体 DNA 的结构完整性。

3. 抗衰老　　还少丹可通过增加 D-半乳糖致衰老模型小鼠胸腺和脾脏指数来保护免疫器官，提高 IL-2 的水平及 T 淋巴细胞的增殖活性，增加机体免疫活性，发挥抗衰老作用。

【临床应用】

1. 老年痴呆[11-19]　　老年人年老体弱，精血亏虚，心血暗耗，心失所养，可见健忘、记忆力减退等症。还少丹具有补肾阳，益精补髓作用，故可用于老年痴呆的治疗。本品可明显改善中老年肾虚患者的近视力、握力、心理状况、瞬时记忆，改善血清过氧化脂质、肾上腺皮质激素、SOD、细胞免疫功能。另外，还少丹联合常规康复治疗对脑卒中认知障碍患者具有一定的疗效。与单纯常规康复治疗相比，还少丹可以显著提高 MMSE 评分、改良 Barthel 指数及日常生活能力。

2. 围绝经期综合征[20]　　是妇女绝经前后的常见病，其主要表现为心烦易怒，潮热，烘热汗出，头昏耳鸣，失眠，或月经紊乱，情志不宁等系列临床症状，严重者影响正常的生活与工作。还少丹治疗围绝经期综合征具有一定疗效。

3. 男性不育症[21]　　少精子症、弱精子症占男性不育症的 46%。锌硒宝配合还少丹治疗少精子症、弱精子症有良好疗效，精子密度活率及活力有明显增加，且对脾肾虚损引起的精血亏耗证治疗效果较好。

【不良反应】　　尚未见报道。

【使用注意】　　①忌辛辣、生冷、油腻食物。②本品宜饭前服用。③高血压、心脏病、肝病、肾病等慢性病患者应在医师指导下服用。④本品不宜长期服用，服药 2 周症状无缓解，应去医院就诊。⑤对本品过敏者禁用，过敏体质者慎用。

【用法与用量】　　口服，一次 6～9g，一日 2 次。

参 考 文 献

[1] 龚梦鹏，邹忠杰，谢媛媛. 还少丹对记忆障碍模型小鼠空间学习记忆能力的影响[J]. 时珍国医国药，2011，22（8）：1912-1913.

[2] Ge X S，Liu Q L，Tan F，et al. Anti-free radical，anti-oxidative ability and anti-fatigue effects of Huanshaodan An experiment of aging mice[J]. Neural Regeneration Research，2007，2（10）：6-9.

[3] 程莉娟，刘群良，谭峰，等. 还少丹对 D-半乳糖致衰小鼠的抗衰老作用[J]. 湖南中医药大学学报，2012，32（12）：11-14.

[4] 吴翠芳. 还少丹对雌、雄老龄大鼠抗衰老作用的探究[D]. 重庆：重庆大学，2016.

[5] 胡梅，刘群良，舒畅，等. 还少丹对老年小鼠脂褐素含量和 DNA 分子结构稳定性的影响[J]. 湖南中医药大学学报，2011，31（3）：33-35.

[6] 谭峰，刘群良，张月娟，等. 还少丹对大鼠谷胱甘肽过氧化物酶活性及丙二醛含量影响的研究[J]. 中医药导报，2006，12（7）：1-2，15.

[7] 刘群良，张月娟，胡梅，等. 还少丹对老年小鼠清除活性氧能力及 DNA 端粒长度的影响[J]. 中国临床康复，2005，（19）：

146-147.

[8] 程莉娟, 刘群良, 谭峰, 等. 还少丹对 D-半乳糖衰老模型小鼠心肌线粒体 DNA 缺失的影响[J]. 湖南中医药大学学报, 2011, 31（5）：20-22.

[9] 左萍萍, 刘娜, 雒蓬轶, 等. 还少丹的脑保护机制研究[J]. 中国中西医结合杂志, 1997, 17（7）：420-422.

[10] 胡梅, 刘群良, 张波, 等. 还少丹对 D-半乳糖致衰老模型小鼠免疫功能的影响[J]. 中国中医药信息杂志, 2012, 19（5）：36-37.

[11] 魏洁. "精血"理论下的轻度认知功能障碍治疗的临床观察[D]. 成都：成都中医药大学, 2015.

[12] 李小黎, 侯秀娟, 扈新刚, 等. 还少汤治疗遗忘型轻度认知障碍疗效观察[J]. 中国误诊学杂志, 2010, 10（27）：6575.

[13] 陈瑞敏, 李知文. 还少丹治疗老年期痴呆 36 例[J]. 山东中医杂志, 1997, 16（6）：16.

[14] 杜辛, 杨仁旭, 陈小沁, 等. 还少丹胶囊抗衰老及治疗肾阳虚临床观察[J]. 中国中西医结合杂志, 1992, 12（1）：20-22, 4-5.

[15] 马凤友. 还少丹治疗老年性痴呆 14 例[J]. 湖南中医杂志, 1991,（2）：44.

[16] 李爱华. 加味还少丹治疗老年性痴呆 30 例[J]. 新中医, 2001, 33（3）：22.

[17] 何钱. 还少丹擅治老年性痴呆[N]. 中国中医药报, 2012-11-16（004）.

[18] 刘斯尧, 林彬, 金彩君, 等. 康复结合还少丹治疗脑卒中后认知功能障碍临床观察[J]. 浙江中西医结合杂志, 2014, 24（8）：690-692.

[19] 黎晓东, 杜忠剑. 自血疗法联合还少丹治疗血管性痴呆患者的临床研究[J]. 中外医学研究, 2019, 17（7）：1-3.

[20] 丁建伟. 还少丹治疗围绝经期综合征 126 例[J]. 河北中医药学报, 2003,（1）：20-36.

[21] 于凤娟, 王莹, 郑艳辉, 等. 还少丹配伍锌硒宝治疗男性不育症的临床观察[J]. 黑龙江医学, 2002,（7）：531.

（温州医科大学附属第二医院　郑国庆、高诗雨）

龟龄集（胶囊、酒剂）

【药物组成】　人参、鹿茸、海马、枸杞子、丁香、穿山甲、雀脑、牛膝、锁阳、熟地黄、补骨脂、菟丝子、杜仲、石燕、肉苁蓉、甘草、天冬、淫羊藿、大青盐、砂仁等。

【处方来源】　清·陈珪《集验良方》。《中国药典》（2005 年版）。

【功能与主治】　强身补脑，固肾补气，增进食欲。用于肾亏阳弱，记忆减退，夜梦精溢，腰酸腿软，气虚咳嗽，五更溏泻，食欲不振。

【药效】　主要药效如下[1-13]：

1. 抗氧化、抗衰老　龟龄集能明显抑制衰老动物血清丙二醛生成和降低衰老小鼠血清丙二醛含量，显著提高衰老小鼠血清超氧化物歧化酶含量及谷胱甘肽过氧化物酶的含量，起到抗脂质过氧化作用。由于衰老动物的消化功能减退而使老年小鼠中枢神经递质去甲肾上腺素（NE）、多巴胺（DA）的前体物质摄入减少，往往伴随有酪氨酸羟化酶活性或多巴胺脱羟酶活性降低，表现为老龄小鼠脑内的 NE、DA 含量下降。研究表明，龟龄集可以明显提高 NE、DA 含量，提示其有显著的抗衰老作用。

2. 提高学习记忆功能　龟龄集能够缩短自然衰老大鼠定位航行逃逸潜伏期，延长空间探索象限滞留时间，增加进入平台次数；改善 D-半乳糖致亚急性衰老小鼠模型及自然衰老大鼠模型在跳台实验和 Morris 水迷宫中的表现，明显改善衰老引起的学习记忆功能减退。龟龄集可使老年大鼠脑内杏仁体神经毡结构正常，杏仁体核团内线粒体结构稳定、脂褐素生成；提高老年小鼠脑内 NE、DA 的含量；增加老年大鼠大脑中 NE 水平和 3, 4-二羟基/多巴胺苯乙酸比率，降低 5-羟色胺水平和 5-羟色胺/去甲肾上腺素[3]；减少大鼠小脑皮质和脊髓前角内突触小泡蛋白丢失，提高神经丝蛋白的合成功能，维持动物正常的运动及其运动的灵活性，改善学习记忆功能。此外，龟龄集能增加睾丸、胸腺、脾脏指数，降低血清中丙氨酸转氨酶（ALT）水平，提示龟龄集可改善衰老引起的学习记忆功能减退，在提高免疫、改善生殖、保护肝脏方面也具有一定的作用（图 13-2）。

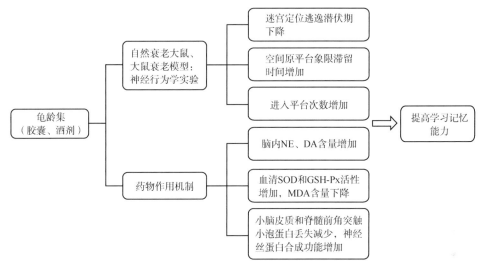

图 13-2　龟龄集（胶囊、酒剂）的药理作用和作用机制

3. 对中枢神经系统的作用　龟龄集对中枢神经系统具有双向调节作用,既可兴奋大脑皮质（增强记忆、识别能力）,又可抑制大脑皮质（镇静）。龟龄集一方面可增强小鼠的抗疲劳和耐缺氧能力,增强动物中枢神经系统活动;另一方面可增强小鼠戊巴比妥钠的催眠作用,具有明显的镇静作用。

4. 抗癫痫　龟龄集可以通过提高中脑和下丘脑超氧化酶活性,对 $FeCl_3$ 诱导的癫痫起到抗氧化作用,具有抗癫痫作用。

5. 强心　采用八木氏法灌流蟾蜍离体心脏,在灌流液中加入龟龄集酒溶液,显示有增强心肌收缩力、增加心排血量的作用。而用普萘洛尔（β 受体阻断药）后仍能增强心肌收缩力及增加心排血量,提示龟龄集可能是以直接兴奋心肌为主。

6. 抗肝损伤　小剂量龟龄集能降低大鼠急性肝损伤模型动物血清中 MAD 值,并使降低的 SOD 及 GSH-Px 值升高;增加肝受损大鼠 ATP 酶、琥珀酸脱氢酶;显著保护肝细胞。研究表明,900MHz 4 小时手机频率辐射可降低与 SD 雄性大鼠交配后雌鼠的妊娠率,增加死胎数,使肝脏组织形态学异常、血清 LDH 水平升高,而龟龄集胶囊可防治手机辐射造成的妊娠率下降和死胎数增加及肝组织形态学损伤,降低血清 LDH 水平,血清 ALT、AST 无明显变化,肝细胞核萎缩和细胞质空泡样变性明显减轻,肝组织形态基本恢复正常。

7. 增强免疫　龟龄集对非特异性免疫功能和特异性免疫功能均有增强作用。用龟龄集酒给小鼠灌胃 7 天,结果发现龟龄集酒对小鼠腹腔巨噬细胞的功能有明显增强作用,对网状内皮系统的吞噬功能也有明显的增强作用,且不同剂量都具有促进免疫功能的作用。另外,龟龄集对小鼠溶血抗体的产生,亦有显著的促进作用。

8. 调节神经内分泌功能　龟龄集可使未成年雄性小鼠前列腺-贮精囊、提肛肌-海绵球及睾丸的重量增加,可促使性器官功能趋向成熟,具有类似促性激素样的作用。龟龄集还可显著增加阳虚小鼠的肾上腺、精囊腺重量,明显提高血清睾酮含量。另外,龟龄集可保护肾上腺皮质的球状带和束状带,使其细胞不萎缩、细胞核淡染、颗粒清晰,从而对抗大剂量皮质激素造成的动物肾上腺皮质功能耗竭状态,提示龟龄集有增强肾上腺皮质功能的作用。

【临床应用】

1. 老年痴呆[14-16]　老年人年老体弱，肾气亏虚，脑失所养，则可见健忘、记忆减退等症。龟龄集具有强身补脑，固肾补气作用，可用于老年痴呆的治疗。

2. 少弱精子症[17-19]　龟龄集治疗少弱精子症导致的男性不育患者，可以明显提高精子的活力和密度。龟龄集联合育之缘可以增加精子活力，增高精子密度及前向运动率。龟龄集胶囊联合腹针对弱精症患者进行治疗，可以改善患者的前向运动精子率（PR）、精液浓度、精子活率及精子 DNA 碎片率（DFI），提示在龟龄集胶囊治疗弱精症的基础上联合腹针施治，能改善弱精症患者精浆环境，提高精子活动力。

3. 围绝经期综合征[20-22]　龟龄集合六味地黄丸对比西药倍美力合甲羟孕酮治疗围绝经期月经紊乱。结果显示，龟龄集合六味地黄丸可有效治疗围绝经期月经紊乱，调节妇女的雌激素和促性腺激素的分泌，同时具有补肾温阳，养阴生精之功效。采用龟龄集合六味地黄丸治疗围绝经期妇女月经不调 66 例，结果表明龟龄集合六味地黄丸可促进排卵，对围绝经期月经不调之肾阴阳俱虚型患者疗效显著。运用龟龄集、六味地黄丸联合身心疗法与己烯雌酚比较治疗围绝经期月经紊乱，前者可明显降低患者的黄体生成素（LH）、卵泡刺激素（FSH）水平，升高血清雌二醇（E_2）水平，提示龟龄集、六味地黄丸联合身心疗法可有效调节患者的月经量和激素水平，改善其症状，治疗效果显著。

4. 高脂血症[23]　龟龄集可以有效降低中老年男性高脂血症患者的总胆固醇（TC）、三酰甘油（TG）水平，提高高密度脂蛋白胆固醇（HDL-C）水平，具有良好的降血脂作用，同时能较好地增进食欲，改善性功能和睡眠。

5. 肾阳虚证[24-25]　就性激素水平而言，不论生理性或病理性肾阳虚，其男性血清睾酮（T）的含量和 E_2/T 均趋于上升。因此，男性 E_2/T 上升可以认为是肾虚的指标之一。研究显示，服用龟龄集胶囊 2 个月后可使 E_2/T 明显下降，能明显改善腰膝酸痛、畏寒肢冷、神疲乏力、五更泄泻等临床表现，且未发现明显不良反应。除此之外，龟龄集对肾阳虚所致泄泻、便秘能起到温肾暖脾止泻，温通启闭通便的双重治疗作用。

【不良反应】　尚未见报道。

【使用注意】　①本品含活血消癥之品，孕妇忌用。②阴虚火旺者忌用，其表现为咽干口燥、面红目赤、眩晕耳鸣、心烦易怒、舌红少苔。③感冒者慎用，以免表邪不解。④忌生冷、刺激性食物。

【用法与用量】　丸剂及胶囊剂：口服，一次 0.6g，一日 1 次，早饭前 2 小时淡盐水送服，疗程 2 周。酒剂：口服，一次 15～30ml，一日 3～4 次。

参 考 文 献

[1] 刘亚明，牛欣，冯前进，等. 龟龄集抗衰老作用研究[J]. 中药药理与临床，2003，19（2）：10-11.

[2] 梁宏，郭连魁，王树党，等. 龟龄集对老年大鼠杏仁体超微结构的影响[J]. 中国中西医结合杂志，1998，18（6）：213-215.

[3] 任占川，杨迎春，田林. 龟龄集对大鼠小脑皮质和脊髓前角内突触小泡蛋白变化的影响[J]. 解剖学研究，2014，37（6）：433-435，450.

[4] 任占川，陈一勇，田林，等. 龟龄集对大鼠海马结构内神经丝蛋白表达的影响[J]. 解剖学杂志，2007，30（1）：60-62.

[5] 徐厚谦，刘雄，刘永琦，等. 扶元补肾冲剂对小鼠中枢神经递质含量影响的实验研究[J]. 中国中医药科技，2002，（1）：36.

[6] 刘亚明，牛欣，冯前进，等. 龟龄集抗衰老作用研究[J]. 中药药理与临床，2003，（2）：10-11.

[7] J Liu, R Edamatsu, H Kabuto, et al. Antioxidant action of guilingji in the brain of rats with FeCl3-induced epilepsy[J]. Free Radic Biol Med, 1990, 9（5）: 451-454.

[8] 张崇高, 常贵生, 曾凡婷, 等. 龟令集的初步药理研究[J]. 中成药研究, 1980,（4）: 36-37.

[9] 刘亚明, 冯前进, 牛欣, 等. 龟龄集防治大鼠急性肝损伤的实验研究及机理探讨[J]. 中国医药学报, 2002,（5）: 280-282+320.

[10] 马惠荣, 李媛媛, 罗亚萍, 等. 龟龄集胶囊对 900MHz 手机频率辐射 SD 雄性大鼠生育力、肝功能和血清乳酸脱氢酶的影响[J]. 中国中西医结合杂志, 2014, 34（4）: 475-479.

[11] 许津, 马瑜, 王秀兰, 等. 龟龄集对小鼠免疫功能的影响[J]. 中国医学科学院学报, 1981,（2）: 119-122.

[12] 张志伟, 秦雪梅, 朴晋华. 龟龄集的研究现状[J]. 山西医药杂志, 2009, 38（2）: 143-145.

[13] 李先荣, 贾珍, 康永, 等. 龟龄集对内分泌功能影响的初步研究[J]. 中草药, 1992, 23（3）: 131-132+140+169.

[14] 赵思俊, 赵晓喆, 柳花兰, 等. 龟龄集对衰老引起的学习记忆功能障碍的改善作用[J]. 中草药, 2018, 49（22）: 5352-5357.

[15] 张志伟, 秦雪梅, 朴晋华. 龟龄集的研究现状[J]. 山西医药杂志, 2009, 38（2）: 143-145.

[16] 许士凯. 现代抗衰老中药复方制剂研究进展（之二）[J]. 现代中西医结合杂志, 2005,（14）: 1807-1809.

[17] 高用军, 李浩, 米庆辉, 等. 龟龄集联合育之缘治疗少弱精症的疗效观察[J]. 临床医药文献电子杂志, 2018, 5（55）: 17.

[18] 郭军, 张春影. 龟龄集胶囊治疗少弱精子症的疗效观察[J]. 中国男科学杂志, 2009, 23（7）: 48-50.

[19] 胡森安, 贾宁, 吴惠强, 等. 龟龄集胶囊联合腹针对弱精症患者精子活动力的影响[J]. 国际检验医学杂志, 2017, 38（9）: 1243-1245.

[20] 张会杰. 龟龄集和六味地黄丸治疗妇女围绝经期月经紊乱的疗效观察[J]. 实用妇科内分泌杂志（电子版）, 2016, 3（4）: 43+46.

[21] 尚春羿, 曹利萍. 龟龄集合六味地黄丸治疗围绝经期妇女月经不调 66 例[J]. 陕西中医, 2008,（7）: 798.

[22] 张丽平, 黄玲, 徐丽琴, 等. 龟龄集、六味地黄丸联合身心疗法治疗妇女围绝经期月经紊乱症状的临床效果[J]. 中国当代医药, 2019, 26（33）: 146-149.

[23] 梁显晶. 龟龄集治疗男性高脂血症 68 例疗效观察[J]. 中国中西医结合杂志, 1994,（S1）: 281.

[24] 李庭凯, 贾念民, 宋明锁, 等. 龟龄集胶囊治疗肾阳虚证的临床研究[J]. 光明中医, 2003,（3）: 27-28.

[25] 唐于群, 唐宝如. "龟龄集"治疗老年肾虚泄泻、便秘疗效观察[J]. 山西中医, 1990,（4）: 28-29.

（温州医科大学附属第二医院　郑国庆、高诗雨）

❧ 健 脑 丸 ❧

【药物组成】　当归、天竺黄、肉苁蓉（盐炙）、龙齿（煅）、山药、琥珀、五味子（酒蒸）、天麻、柏子仁（炒）、丹参、益智仁（盐炒）、人参、远志（甘草水炙）、菊花、九节菖蒲、赭石、胆南星、酸枣仁（盐炒）、枸杞子。

【处方来源】　研制方。《中国药典》（2010 年版）。

【功能与主治】　补肾健脑，养血安神。用于心肾亏虚所致的记忆减退，头晕目眩，心悸失眠，腰膝酸软；老年轻度认知障碍。

【药效】　主要药效如下[1-4]:

1. 促进学习记忆功能　健脑丸可减少大鼠迷宫实验达标前所需的反应次数，提高正确反应率和主动回避反应率。本品可拮抗东莨菪碱和脑隔区、海马破坏所致的记忆障碍，增强中枢胆碱能系统的活性，并可提高大鼠的血氧分压和血氧饱和度，提高血红蛋白含量。由此证实了其促进学习记忆功能的机制可能是增强中枢胆碱能系统的活性，改善脑隔区、海马等记忆中枢的功能，改善脑血氧的供应。

2. 抗自由基损伤、抗疲劳　动物脑疲劳后，机体代谢紊乱，自由基生成增加。健脑丸能够明显升高血清中 NO 和 SOD 水平，降低 MDA 水平，从而改善疲劳症状。健脑丸能够升高脑组织 DA 的水平，减少 5-HT 的合成与释放，可能与缓解疲劳有关。

【临床应用】

1. 老年痴呆[2-4]　属祖国医学"呆症"、"郁症"、"善忘"等病症的范畴。健脑丸具有养心健脑、镇静安眠、补肾益智的作用。方中远志、九节菖蒲、酸枣仁开窍养神，安神定志；五味子益气生精，故常用于老年痴呆的治疗。

2. 神经衰弱症[5]　健脑丸对改善衰弱症候群、紧张性疼痛症候群和睡眠症候群作用较明显，但对于兴奋症候群及情绪症候群的改善较为缓慢；能够促进脑神经细胞代谢，增加脑血流量，补充对脑神经细胞有益的微量元素，从而改善脑功能，增强思维活力。

【不良反应】　尚未见报道。

【使用注意】　①忌辛辣、生冷、油腻食物。②孕妇慎用。③感冒发热患者不宜服用。④本品宜饭后服用。⑤高血压、心脏病、肝病、糖尿病、肾病等慢性病患者应在医师指导下服用。⑥服药 2 周症状无缓解，应去医院就诊。⑦儿童应在医师指导下服用。⑧对本品过敏者禁用，过敏体质者慎用。

【用法与用量】　口服，一次 5 丸，一日 2～3 次，饭后服。

参 考 文 献

[1] 王方，岳文浩. 健脑丸对大鼠学习记忆行为影响的实验研究[J]. 山东大学学报（医学版），1994，（2）：118-122.

[2] 王方，岳文浩. 健脑丸促进大鼠学习、记忆作用[J]. 中成药，1992，14（7）：47.

[3] 王三淼. 健脑丸治疗中风后痴呆疗效观察[J]. 编辑之友，1996，（1）：26-27.

[4] 孟祥凤. 健脑丸的药理作用研究[J]. 黑龙江科技信息，2013，（33）：79.

[5] 华伦荣. 刘仕昌教授健脑丸治疗神经衰弱症候群 153 例临床总结[J]. 新中医，1994，（1）：28-30.

（温州医科大学附属第二医院　郑国庆、通　强）

三、补益气血类

阿胶益寿晶

【药物组成】　黄芪（蜜炙）、人参、阿胶、熟地黄、制何首乌、陈皮、木香、甘草。

【处方来源】　研制方。国药准字 Z21021206。

【功能与主治】　补气养血。用于气血双亏，未老先衰，四肢无力，腰膝酸软，面黄肌瘦，健忘失眠，妇女产后诸虚。

【药效】　主要药效如下[1-3]：

1. 抗氧化、抗衰老　D-半乳糖衰老模型小鼠的血清 SOD、CAT 和 GSP-Px 活力显著降低，血浆、肝匀浆及脑匀浆中 LPO 含量均显著升高。阿胶益寿颗粒可明显提高衰老小鼠血 SOD、CAT、GSH-Px 活力，降低血浆、脑及肝 LPO 水平；拮抗衰老模型小鼠胸腺及脾脏的萎缩，使皮质厚度增加，脾小节增大及淋巴细胞数增加，促进脑神经细胞的发育。

2. 耐缺氧　阿胶益寿晶可以明显延长小鼠负荷游泳时间及小鼠在密闭环境中的存活时间，提示阿胶益寿晶有良好的耐缺氧作用。

【临床应用】

1. 老年痴呆[3]　老年人年老体弱，气血亏虚，心失所养，可见健忘、记忆力减退等症，阿胶益寿颗粒具有补气养血的作用，故常用于老年痴呆的治疗。阿胶益寿颗粒具有较好的抗氧化作用，能够提高体内 SOD 和 CAT 的活性，降低自由基诱发的过氧化反应，保护海马神经元。

2. 妇女产后诸虚[3]　阿胶益寿晶可用于治疗妇女产后诸虚，可以帮助产后妇女恢复身体机能。

【不良反应】　未见不良反应报道。

【使用注意】　①忌油腻食物。②凡脾胃虚弱，呕吐泄泻、腹胀便溏、咳嗽痰多者慎用。③感冒患者不宜服用。④服用本品的同时不宜服用藜芦、五灵脂、皂荚或其制剂；不宜喝茶和吃萝卜，以免影响药效。⑤按照用法用量服用，孕妇、高血压患者、糖尿病患者应在医师指导下服用。⑥本品宜饭前服用。⑦服药 2 周或服药期间症状无改善，或症状加重，或出现新的严重症状，应立即停药并去医院就诊。⑧对本品过敏者禁用，过敏体质者慎用。

【用法与用量】　开水冲服，一次 10g，一日 1～2 次。

参 考 文 献

[1] 苗明三，顾丽亚，方晓艳，等. 阿胶益寿晶颗粒对小鼠衰老模型的影响[J]. 中国中药杂志，2004，29（8）：817-818.

[2] 刘同祥，刘群生，苗明三. 阿胶益寿晶颗粒对衰老模型小鼠抗氧化作用研究[J]. 中国中医药信息杂志，2003，10（11）：23-24.

[3] 王红林，刘同祥，张建勋，等. 阿胶益寿晶补气养血作用研究[J]. 河南中医药学刊，2002，17（1）：19-20.

（广州中医药大学　王　奇、曾　华）

补 脑 丸

【药物组成】　当归、枸杞子、酸枣仁（炒）、柏子仁（炒）、益智仁（盐炒）、龙骨（煅）、远志（制）、胆南星、天麻、石菖蒲、琥珀、肉苁蓉（蒸）、天竺黄、核桃仁、五味子（酒炖）。

【处方来源】　东汉·张仲景《金匮要略》。国药准字 Z20054202。

【功能与主治】　滋补精血，健脑益智，安神镇惊，化痰息风。用于健忘，记忆减退，头晕耳鸣，心烦失眠，心悸不宁，癫痫头痛，神烦胸闷。

【药效】　主要药效如下[1-5]：

1. 改善学习记忆功能　补脑丸能改善东莨菪碱所致记忆获得障碍小鼠的记忆功能；还可增强大鼠的学习功能。海马神经元及突触的可塑性变化是学习记忆的神经生物学基础，补脑丸能促进大鼠齿状回长时程增强（long term potentiation，LTP），可提高脑组织去甲肾上腺素、多巴胺含量，抑制胆碱酯酶活性，减少乙酰胆碱降解，升高 5-HT 水平，增强学习记忆能力。

2. 镇静、催眠、抗惊厥　补脑丸能抑制小鼠自发活动，与巴比妥有中枢协同作用，可对抗盐酸士的宁所致惊厥发生，且有明显的量效关系。本品能选择性作用于大脑皮质，通过不同途径，对神经传递机制起作用，增强大脑海马结构 LTP 的幅值和频率，改善睡眠，并可增强记忆功能。

【临床应用】

1. 老年痴呆[2,6]　老年人年老体弱，精血亏虚，心血暗耗，心失所养，可见健忘、记忆力减退等症，补脑丸具有滋补精血，健脑益智的作用，常用于老年痴呆的治疗。补脑丸能选择性作用于大脑皮质，促进脑内异常神经递质胆碱酯酶活性恢复正常，增强大脑海马结构 LTP 的幅值和频率，增强记忆力。

2. 失眠[6-7]　补脑丸可缩短入睡时间，提高睡眠质量。此外，补脑丸的安全性较好，对血、尿常规，肝、肾功能无明显影响，耐受性较强，未见明显变态反应等毒副作用。

【不良反应】　偶有过敏性皮炎发生，停药后可缓解[8]。

【使用注意】　①忌油腻食物。②凡脾胃虚弱，呕吐泄泻，腹胀便溏、咳嗽痰多者慎用。③感冒病人不宜服用。④孕妇、心脏病、糖尿病患者应在医师指导下服用。⑤本品宜饭前服用。⑥按照用法用量服用，小儿应在医师指导下服用。⑦服药二周或服药期间症状无改善，或症状加重，或出现新的严重症状，应立即停药并去医院就诊。⑧对本品过敏者禁用，过敏体质者慎用。⑨本品性状发生改变时禁止使用。⑩儿童必须在成人监护下使用。⑪请将本品放在儿童不能接触的地方。⑫如正在使用其他药品，使用本品前请咨询医师或药师。

【用法与用量】　口服，一次 2～3g，一日 2～3 次。

参 考 文 献

[1] 孟凯，谢雯，李强，等. 补脑丸对大鼠齿状回长时程增强的影响[J]. 西北药学杂志，2002，17（2）：67-68.

[2] 马志义，王秉文，刘冬平，等. 补脑丸对动物学习记忆的影响[J]. 中药新药与临床药理，1998，（1）：34-35，62.

[3] Bennett M R. The concept of long term potentiation of transmission at synapses[J]. Pro Neurobio, 2000, 60（1）：109-137.

[4] Redrman S. The hippocampus, long-term potentiation and memory[J]. Clin Exp Pharmacol Physiol, 1996, 23（3）：961-985.

[5] 马志义，王秉文. 补脑丸对小鼠的镇静催眠作用[J]. 陕西中医，1997，（12）：566.

[6] 景秀香. 补脑丸治疗失眠健忘的疗效及安全性[J]. 中国当代医药，2011，18（26）：98-99.

[7] 孙建晨. 中药补脑丸治疗 40 例失眠健忘的临床观察[J]. 世界最新医学信息文摘，2016，16（66）：191.

[8] 王维干. 安神补脑丸引起过敏 2 例[J]. 天津医药，1975，（12）：616.

（广州中医药大学　王　奇、曾　华）

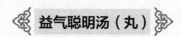

益气聪明汤（丸）

【药物组成】　黄芪、甘草、人参、升麻、葛根、蔓荆子、芍药、黄柏。

【处方来源】　明·王肯堂《证治准绳》。国药准字 Z20054871。

【功能与主治】　补中气，升清阳，散风热。善治中气不足、清阳不升而致风热上扰，头痛眩晕、内障初起、视物不清、耳鸣耳聋或齿痛等症。

【药效】　主要药效如下[1-5]：

1. 保护血管内皮细胞　血管内皮细胞为覆盖于血管内膜表面的单层扁平或多角形的细胞，保护血管内皮功能，是防治血管性疾病的关键环节。益气聪明汤及其拆方能不同程度地降低细胞氧化损伤，提高细胞生长活力并抑制其凋亡，发挥对血管内皮细胞的保护作用。

2. 改善学习记忆功能　单胺类神经递质 NE、DA 及 5-HT，在调节人类学习记忆能力、注意力和反应力方面发挥作用。加味益气聪明汤能提高皮层组织 NE、DA、5-HT 含量，提高大鼠学习记忆能力。研究发现，老年大鼠大脑海马组织表观遗传修饰酶 HAT1 表达降低而组蛋白去乙酰化酶 HDAC2 表达升高，使组蛋白去乙酰化作用增强，经过在核内 HDAC2 与 MeCP2 共定位，以增强转录抑制活性，进而降低学习记忆相关基因的表达。益气聪明汤可显著降低老年大鼠 HDAC2 的表达，同时升高突触蛋白 Syn-1 的表达，以改善老年大鼠空间学习记忆能力。

3. 增加脑血流量　血管源性眩晕气虚证患者给予加味益气聪明汤免煎颗粒，治疗 14 天后评估患者的脑血流动力学。结果发现，给药后患者的椎动脉、基底动脉的收缩期峰流速、平均流速及舒张期峰流速的平均值均较治疗前升高，且治疗后较治疗前血流速度恢复正常的血管支数增加，提示加味益气聪明汤可以增加脑动脉血流速度，改善脑部供血，增加脑血流量。

4. 抑制炎症反应　当脑处于缺血状况时，会释放 TNF-α 和 IL-1β 等炎症因子。TNF-α 是具有广泛生物学功能的多效能炎症因子，会促进神经元及少突胶质细胞的凋亡，是反映痴呆严重程度的一个重要指标；而 IL-1β 等炎症因子也会造成组织器官的损伤，从而可以诱导痴呆发生。益气聪明汤加味可抑制血管性痴呆大鼠海马区炎症反应，发挥神经保护作用。研究表明，血管性痴呆模型组大鼠 IL-6、TNF-α、IL-1β 的表达显著增高；益气聪明汤加味前后各治疗组均能降低 IL-6、TNF-α、IL-1β 表达，其中以高剂量组降低最为显著，提示益气聪明汤加味可抑制 VD 大鼠海马区炎症反应，而炎性因子的激活有可能是诱发血管性痴呆发病的原因。

5. 降血压　采用益气聪明汤加减联合安内真治疗对比单纯使用安内真治疗气虚痰浊型高血压患者，结果发现益气聪明汤加减能够明显地改善气虚痰浊型高血压患者的临床症状，并且能够良好地、平稳地控制患者血压，提示益气聪明汤是治疗气虚痰浊型高血压的有效方剂。

6. 抗自由基，延缓衰老　益气聪明汤对 D-半乳糖致衰老小鼠模型给药 42 天后，进行血清超氧化物歧化酶（SOD）的活性、丙二醛（MDA）含量测定。其结果显示，模型组与正常组比较血清 SOD 活性显著降低，而 MDA 含量显著升高；益气聪明汤三个治疗组均能不同程度升高血清 SOD 的活性、降低血清 MDA 含量，且升高与降低的幅度与其剂量呈正相关，提示益气聪明汤可提高 SOD 活性、减轻自由基损伤，有良好的抗自由基作用，从而延缓衰老。

【临床应用】

1. 痴呆症[9-12]　研究表明，益气聪明汤治疗脾肾两虚型老年痴呆有一定的临床效果，能够提高患者的生活质量，改善临床症状。益气聪明汤联合醒脑开窍针能改善血管性痴呆患者的语言能力、回忆能力、计算力和注意力、记忆力、定向力等，减轻中医证候，改善患者的痴呆状况。而益气聪明汤加味联合盐酸多奈哌齐片治疗血管性痴呆患者，能够明显改善患者 MMSE、Barthel 指数评分。而且，益气聪明汤合盐酸多奈哌齐片治疗血管性痴呆，在 MMSE 量表、ADL 量表、ADAS-cog 量表评分方面明显优于治疗前，且治疗后患者的智能减退、善忘、神疲乏力、嗜睡、咳嗽咳痰、自汗出、耳鸣耳聋、二便失禁等症状都较治疗前有好转；而单纯使用盐酸多奈哌齐片治疗前后比较，仅在智能减退、善忘、呆钝少言、反应迟钝、小便频数或失禁方面有所好转；且无明显不良反应发生，提示益气聪明汤加味治疗气虚痰瘀型血管性痴呆安全有效。

2. **重症肌无力**[13]　是一种累及神经肌肉接头的获得性自身免疫性疾病,主要由乙酰胆碱受体抗体介导,在细胞免疫和补体参与下突触后膜乙酰胆碱受体被大量破坏,导致突触后膜传递功能障碍而发生骨骼肌收缩无力。其病机主要为脾虚气陷。临床应用益气聪明汤治疗重症肌无力患者有一定疗效。

3. **椎动脉型颈椎病**[14-16]　主要是椎动脉受到压迫或刺激造成脑动脉供血不足,出现眩晕、恶心、呕吐、耳鸣和双上肢麻木等临床症状。益气聪明汤结合针灸治疗椎动脉型颈椎病可改善患者眩晕症状,改善血液流变学指标,提示益气聪明汤结合针灸能提高临床疗效,改善脑循环。

4. **眩晕症**[17-19]　对肝肾阴虚型眩晕患者使用益气聪明汤加减治疗,能显著改善其中医证候,效果显著;采用针灸联合加味益气聪明汤对气血亏虚型颈性眩晕患者进行治疗,结果显示能够显著改善椎动脉血流速度、椎动脉脉冲指数、血清纤维蛋白原和血清总胆固醇,有效减轻眩晕症状,提高临床治疗效果。另外,益气聪明汤联合西药盐酸氟桂利嗪胶囊与单纯西药比较治疗椎基底动脉供血不足性眩晕,结果表明益气聪明汤能减轻椎基底动脉供血不足性眩晕患者的临床症状,提高中医疗效,并且能改善血流速度,调节内皮素-1和血浆降钙素基因相关肽水平,提示益气聪明汤加减应用或与中西医联合应用都对眩晕症有一定治疗作用。

5. **梅核气**[20]　以痰气互结为主要矛盾,脾胃气虚为基本矛盾,因此依据患者的特征症状以益气聪明汤为基本方灵活加减,上以补脾胃之气、化痰为主,佐以行气调肝,能改善患者中医症状,确有一定疗效。

6. **慢性脑供血不足**[21-22]　主要指大脑整体水平的血液供应小于 40～60ml/L 的状态。研究显示,长期慢性脑供血不足易造成大脑皮质萎缩、脑白质疏松及脑胶质细胞增生等病变,严重者甚至出现老年痴呆。

采用益气聪明汤联合补阳还五汤与常规西药治疗脑供血不足对比研究,常规西药治疗包括肠溶阿司匹林和盐酸氟桂利嗪胶囊,结果表明补阳还五汤联合益气聪明汤治疗可明显提高慢性脑供血不足患者的临床疗效,加快脑动脉平均血流速度,且不良反应少。

7. **耳聋**[23-25]　研究表明,益气聪明汤联合高压氧治疗突发性耳聋的临床疗效优于高压氧联合常规药物治疗,可显著改善突发性耳聋患者血液流变学指标,促进听力状况及伴随症状迅速改善。益气聪明汤合葛根素注射液与西医常规治疗比较,前者能完全或明显改善突发性耳聋患者的听力,提高患者生活质量。

益气聪明汤联合甲泼尼龙鼓室内注射可以显著降低突发性耳聋患者的纯音听阈,疗效比单纯使用甲泼尼龙鼓室内注射好,因此可作为突发性耳聋的挽救性治疗方法。鼓室内注射甲泼尼龙的作用是有效阻止病毒在耳蜗内的大量滋生,可在保证内耳系统有充足的供血供氧的同时促进听细胞的有氧酵解,并维持内耳血液保持正常的浓度与流速。

8. **眼科疾病**[26-28]　益气聪明汤是五官科之要方。临床上常运用益气聪明汤治疗多种眼科疾病,如干眼症、上胞下垂、目痒症。其治疗原理是运用了中医"异病同治"的法则,对于病名不同,但病机基本都是气虚清阳不升者,均可采用益气聪明汤,补益中气,升举清阳,临床疗效优异。例如,益气聪明汤与 0.1%玻璃酸钠滴眼液联合治疗脾胃气虚型干眼症效果比单纯使用 0.1%玻璃酸钠滴眼液效果更好,且加上益气聪明汤之后能够提高泪膜质量，增加泪液分泌量，显著改善脾胃气虚型干眼症患者的全身症状，疗效显著。

　　除此之外，益气聪明汤还可用于治疗小儿弱视。研究表明，益气聪明汤合耳穴贴压治疗儿童弱视的显效率和总有效率明显优于单纯使用耳穴贴压，因而两者结合可以作为治疗儿童弱视的有效方法之一。

　　【不良反应】　未见明显不良反应报道。

　　【使用注意】　①过敏体质者慎用。②饮食宜清淡，忌食生冷、油腻、辛辣及难消化的食品。③服药期间不宜饮酒、吸烟，少喝浓茶或咖啡。④感冒发热者不宜服。

　　【用法与用量】　口服，3剂，水煎服，每日1剂，两次分服。

参 考 文 献

[1] 姚领爱，金国琴，柯晓飞，等. 益气聪明汤及其拆方对氧化型低密度脂蛋白损伤血管内皮细胞的保护作用[J]. 中药药理与临床，2009，25（6）：3-6.

[2] 文春晓，闫玉仙. 神经递质在学习记忆中的作用[J]. 武警医学院学报，2009，18（1）：65-67.

[3] 彭艳，白雪，李陶，等. 加味益气聪明汤对血管性痴呆大鼠行为学及皮层区单胺类神经递质的影响[J]. 河南中医，2018，38（12）：1829-1832.

[4] 张沁园. 益气聪明汤防治痴呆小鼠作用机制实验研究[J]. 中国中医药信息杂志，2008，（S1）：25-26.

[5] 王璐，孙丽娥，康湘萍，等. 补肾益气方药左归丸和益气聪明汤对老年大鼠学习记忆能力及相关基因表达的影响[J]. 中国实验方剂学杂志，2019，25（6）：15-22.

[6] 张帅. 加味益气聪明汤对血管源性眩晕气虚证的临床疗效及作用机制研究[D]. 北京：北京中医药大学，2015.

[7] 李王杏安，张献文，吉海杰，等. 益气聪明汤加味对 VD 大鼠海马区细胞因子的影响[J]. 中西医结合心血管病电子杂志，2019，7（21）：148-149.

[8] 肖政华，张光奇. 益气聪明汤对 D-半乳糖衰老小鼠抗自由基作用的实验研究[J]. 贵阳中医学院学报，2011，33（1）：91-93.

[9] 郭亚妮. 醒脑开窍针联合益气聪明汤治疗血管性痴呆的效果[J]. 临床医药文献电子杂志，2019，6（39）：13+15.

[10] 刘国君，张晓璐. 益气聪明汤加味联合盐酸多奈哌齐片治疗血管性痴呆的临床研究[J]. 齐齐哈尔医学院学报，2018，39（2）：160-161.

[11] 胡晔. 益气聪明汤加减治疗老年性痴呆（脾肾两虚型）的影响研究[J]. 临床医药文献电子杂志，2017，4（98）：19365+19367.

[12] 韦静. 益气聪明汤加味治疗气虚痰瘀型血管性痴呆的临床研究[D]. 南宁：广西中医药大学，2016.

[13] 彭洁，姚欣艳. 国医大师熊继柏运用益气聪明汤治疗重症肌无力经验[J]. 湖南中医药大学学报，2018，38（7）：721-724.

[14] 张晓宇，王平，王志红，等. 益气聪明汤配合针刺治疗椎动脉型颈椎病 128 例短期疗效观察[J]. 中医药临床杂志，2017，29（2）：228-230.

[15] 张莹莹. 益气聪明汤结合针灸治疗椎动脉型颈椎病 47 例疗效观察[J]. 国医论坛，2016，31（3）：34-35.

[16] 何锦添，赵自平. 益气聪明汤结合针灸治疗椎动脉型颈椎病疗效观察[J]. 新中医，2010，42（12）：35-36.

[17] 智瑜. 张琪教授利用益气聪明汤加减治疗眩晕案例的心得体会[J]. 医学食疗与健康，2019，（18）：48+50.

[18] 邱玲. 针灸联合加味益气聪明汤治疗气血亏虚型颈性眩晕的临床观察[J]. 中国处方药，2019，17（8）：126-127.

[19] 刘金榜，李筠. 益气聪明汤对椎-基底动脉供血不足性眩晕患者血流速度与 ET-1 及 CGRP 水平影响[J]. 中国中医急症，2018，27（12）：2123-2125+2128.

[20] 车志英. 王国斌教授用益气聪明汤治疗梅核气经验[C]. 中国中医药信息研究会中医药人才分会，中国医药新闻信息学会中医药临床分会，全国卫生产业企业管理协会治未病分会，等. 全国名老中医药专家经方临证学验传承研修班、全国名老中医药专家脾胃病临证学验传承研修班、全国名老中医药专家温病临证学验传承研修班、京津冀豫国医名师专病专科薪火传承工程启动仪式论文选集，2018：188-190.

[21] 王纯. 补阳还五汤合益气聪明汤治疗慢性脑供血不足临床观察[J]. 实用中医药杂志，2017，33（4）：350-352.

[22] 刘玉兵. 中西医结合治疗脑供血不足的临床疗效分析[J]. 中国处方药，2016，14（11）：99-100.

[23] 张会芳. 益气聪明汤联合高压氧治疗突发性耳聋疗效观察[J]. 现代中西医结合杂志，2017，26（18）：2025-2027+2040.

[24] 孟亚军. 益气聪明汤合葛根素注射液治疗突发性耳聋疗效观察[J]. 陕西中医，2015，36（5）：569-570.

[25] 吴琪. 益气聪明汤联合甲基强的松龙鼓室内注射对突发性耳聋的疗效观察[J]. 医学理论与实践，2016，29（6）：772-773.

[26] 黄丹，卢丙辰. 益气聪明汤在眼科的应用[J]. 生物技术世界，2015，（11）：190+193.

[27] 张凤梅，孙明星，刘莉. 益气聪明汤治疗脾胃气虚型干眼临床观察[J]. 中国中医眼科杂志，2014，24（5）：339-341.

[28] 李迎舒，马红霞. 益气聪明汤加减合耳穴贴压治疗儿童弱视86例总结[J]. 湖南中医杂志，2006，（4）：29-30.

（广州中医药大学　王　奇、曾　华）

四、化瘀通络类

乐 脉 颗 粒

【药物组成】　丹参、川芎、赤芍、红花、香附、木香、山楂。

【处方来源】　研制方。《中国药典》（2010年版）。

【功能与主治】　行气活血，化瘀通脉。用于气滞血瘀所致的头痛、眩晕、胸痛、心悸；冠心病心绞痛、多发性脑梗死见上述证候者。

【药效】　主要药效如下[1-6]：

1. 抗缺血性脑损伤　乐脉颗粒能扩张脑血管，改善脑的微循环，抗氧化损伤，保护神经元，减轻脑梗死患者脑功能障碍。

2. 保护血管内皮细胞　内皮细胞能产生多种血管活性物质来调节血管的收缩与舒张，保证组织器官的血液灌注。乐脉颗粒可以通过增加血管内皮的 NO 释放和抑制血管内皮 ET 的释放，调节内皮细胞功能，改善器官的血液灌注。病理学提示，IL-1β 与其受体结合可以促进血管平滑肌增生，参与急性炎症反应。TNF-α 可通过直接的细胞毒素作用破坏血管内皮细胞结构和功能的完整性，参与免疫复合物形成而后沉积于血管内皮导致血栓形成。乐脉颗粒可降低 IL-1β、TNF-α、CRP（C-反应蛋白）含量，通过抗炎作用保护损伤的血管内皮。

【临床应用】

1. 老年痴呆症[7-12]　乐脉颗粒治疗阿尔茨海默病和血管性痴呆，可改善临床症状。乐脉颗粒联合奥拉西坦治疗血管性痴呆，可以提高患者的 MMSE 评分，减低 ADL 评分，改善患者认知功能，提高日常生活能力。

多发脑梗死性痴呆（multi-infarct dementia，MID）是由于脑动脉硬化影响脑血液供应，出现脑血管意外而引起的皮质和皮质下混合受累的痴呆。使用乐脉颗粒治疗社区内多发脑梗死性痴呆，结果发现患者的智能状态、日常生活能力及社会适应交往能力均有所提高。

2. 脑梗死[13-14]　在脑梗死恢复期，因气虚血瘀而致血行不畅，本方能改善微循环障碍，对神经功能的恢复也有较好的促进作用。研究表明，乐脉颗粒能够改善恢复期脑梗死患者的 NHISS 评分、Barthel 指数评分及 MMSE 评分，说明乐脉颗粒可以有效促进患者认知功能、日常生活能力及神经功能的恢复。

【不良反应】　尚未见报道。

【使用注意】　①本品含丹参、赤芍，不宜与藜芦同用。②本品含有活血化瘀药，孕妇慎用。③气虚血瘀，痰瘀互阻之胸痹、心悸者（症见身倦无力，少气懒言，面色淡白或晦滞，胸胁部痛，疼痛如刺，痛处不移而拒按）不宜服用。脑卒中，眩晕，头痛者不宜。有出血倾向或出血性疾病者慎用。④饮食宜清淡、低盐、低脂，食勿过饱，忌食生冷、辛辣、油腻之品，忌烟酒、浓茶。

【用法与用量】　开水冲服，一次 1～2 袋，一日 3 次。

参 考 文 献

[1] 刘光，叶江琳，吴杰妍，等. 乐脉颗粒治疗多发脑梗死性痴呆效果观察[J]. 四川医学，2010，31（5）：670-671.

[2] 方颢文，唐贤勇，于大林. 乐脉颗粒联合鼠神经生长因子治疗脑梗死的临床研究[J]. 现代药物与临床，2017，32（8）：1421-1424.

[3] 郑俊忠. 乐脉颗粒对脑梗死患者脑功能障碍的改善作用[J]. 华西医科大学学报，1999，30（1）：1-2.

[4] Minami K，Mnnky E，Shongea G，et al. Effect of endothelin[J]. Biochem Pharmcol，1995，49（4）：1051-1056.

[5] 何金波，包财盈，叶玉柱，等. 缺氧/复氧大鼠心肌中 IL-1β 浓度的动态变化及意义[J]. 中国应用生理学杂志，2015，31（1）：27-30，98.

[6] 蔡小军，邵南齐，付金芳，等. 乐脉颗粒对心肌缺血的保护作用及其机制[J]. 南京中医药大学学报，2016，32（2）：176-180.

[7] 庄海新，于兆安. 乐脉颗粒治疗老年期痴呆临床观察及对临床电生理影响[J]. 吉林中医药，2008，28（4）：264-265.

[8] 刘光，叶江琳，郭瑞冰，等. 乐脉颗粒治疗阿尔茨海默病 63 例临床观察[J]. 四川医学，2007，28（4）：389-390.

[9] 刘光，叶江琳，吴杰妍，等. 乐脉颗粒治疗多发脑梗死性痴呆效果观察[J]. 四川医学，2010，31（5）：670-671.

[10] 曹雄彬，宫丽，戴军，等. 奥拉西坦联合乐脉颗粒辨证治疗血管性痴呆临床研究[J]. 中国实用神经疾病杂志，2015，18（3）：60-61.

[11] 万继峰，徐云燕，刘长春，等. 乐脉颗粒联合奥拉西坦治疗血管性痴呆疗效观察[J]. 中华全科医学，2012，10（1）：31，82.

[12] 刘光，叶江琳，吴杰妍，等. 乐脉颗粒治疗多发脑梗死性痴呆效果观察[J]. 四川医学，2010，31（5）：670-671.

[13] 刘伟成. 乐脉颗粒治疗脑梗死恢复期的临床观察[J]. 中西医结合研究，2017，9（6）：285-287.

[14] 胥文灵. 乐脉颗粒治疗恢复期脑梗死临床观察[C]. 北京九州启航文化交流中心. 第二届医师进修峰会暨中医药产业发展论坛学术会议论文汇编，2018：1.

（温州医科大学附属第二医院　郑国庆、周晓丽）

通窍活血汤

【药物组成】　赤芍、川芎、桃仁、红枣、红花、老葱、鲜姜、麝香。

【处方来源】　清·王清任《医林改错》。

【功能与主治】　活血化瘀，通窍活络。用于血瘀所致的斑秃、酒渣鼻、荨麻疹、白癜风、油风等，以及偏头痛，日久不愈，头面瘀血，头发脱落，眼疼白珠红，久聋，紫白癜风，牙疳，妇女干血劳，小儿疳证等。

【药效】　主要药效如下[1-8]：

1. **改善脑循环**　通窍活血汤可改善微循环，降低血液黏度，扩张血管，抑制血小板聚集，缓解脑血管痉挛等，用于治疗脑血管疾病及缓解头痛、偏头痛的症状；还可通过改善脑循环，抑制大脑异常电波的扩散，减轻神经细胞损伤，说明通窍活血汤具有较显著的脑保护作用。

2. **改善学习记忆能力**　脑缺氧、缺血时，兴奋性神经递质会过量释放，使突触后神经元处于持续去极化状态，大量 Ca^{2+} 内流，从而介导细胞内一系列依赖 Ca^{2+} 的生化反应以致神经细胞凋亡，进而造成学习记忆功能障碍。通窍活血汤可降低血管性痴呆大鼠海马神经细胞内 Ca^{2+} 浓度，减少异常升高的细胞内 Ca^{2+} 对神经细胞的损伤作用，还可提高脑组织能量供应，恢复 Na^+-K^+-ATP 酶和 Ca^{2+}-ATP 酶活性，从而改善血管性痴呆大鼠的学习记忆能力。

3. **减轻炎性反应、抗血栓形成**　高敏 C-反应蛋白（hs-CRP）是炎症标志物中最主要、最敏感的一种急性非特异性时相反应蛋白。CRP 通过单核细胞、粒细胞的 CRP 受体，促进黏附分子释放，促进单核细胞组织因子表达，激活补体系统，损伤血管内皮细胞，促使血管内皮细胞产生较高水平的纤溶酶原抑制剂（PA-1），破坏凝血、纤溶系统的平衡，激活血小板产生大量 TXA_2，破坏 TXA_2 与前列腺素 I_2（PGI_2）之间的平衡，促进血栓形成。通窍活血汤治疗后能使血清 hs-CRP 水平显著降低，从而防止血栓的形成。

【临床应用】

1. 老年痴呆症[9-11]　通窍活血汤可以通过提高外周血 BDNF 及神经生长因子（NGF）的表达，提高 AD 患者的认识水平，改善患者自理能力。

通窍活血汤联合脑蛋白水解物可以明显升高血清脂肪酸（FA）水平、日常生活能力 BI 评分及 MMSE 评分，明显降低血清同型半胱氨酸（Hcy）、CRP 水平，提示通窍活血汤联合脑蛋白水解物可缓解老年痴呆患者的炎症状态，促进认知功能的恢复，提高其日常生活能力，改善精神状态。

2. 偏头痛[12-16]　是一种长期的、常见的、易周期性反复发作的疾病，发作时伴随中重度搏动样头痛，单侧常见，或双侧交替发作或累及双侧，伴随一些自主神经症状如畏声、恶心、呕吐、畏光等，具有发病时间长、病情缠绵难愈等特点。通窍活血汤加减联合西药琥珀酸舒马曲普坦片治疗偏头痛比单纯使用西药的疗效更佳，能够明显缓解患者的头痛症状，且不良反应较少。通窍活血汤联合氟桂利嗪治疗血瘀型偏头痛有一定临床疗效。另外，通窍活血汤结合腕踝针治疗偏头痛，能够改善疼痛视觉模拟评分（VAS）、治疗前后的疼痛次数、治疗前后的疼痛发作时间。

3. 脑梗死[17-19]　是指各种原因所致脑部血液供应障碍，导致局限性脑组织缺血、缺氧性坏死或脑软化，出现相应神经支配区域功能缺损，如偏瘫、失语、吞咽困难、饮水呛咳等神经功能缺失的症状。

在西医常规治疗的基础上加用通窍活血汤，能够改善临床症状、血液流变学相关指标、NIHSS 评分、ADL 评分，提高脑梗死急性期的临床疗效。此外，通窍活血汤联合基础治疗能够减轻炎性反应，提高神经功能缺损 NIHSS 评分，且改善中医证候表现。氯吡格雷联合通窍活血汤加减治疗急性脑梗死具有协同作用，能够更有效地改善脑部血液循环，降低病残率。

【不良反应】　尚不明确。

【使用注意】　①本品含有活血化瘀药，孕妇慎用。②有出血倾向或出血性疾病者慎用。③饮食宜清淡、低盐、低脂，食勿过饱，忌食生冷、辛辣、油腻之品，忌烟酒、浓茶。

【用法与用量】　用黄酒 250ml，将前七味煎至 150ml，去滓，将麝香加入酒内，再煎二沸，临卧服。

参 考 文 献

[1] 朴鲜琼，郭海英. 通窍活血汤治疗神经系统疾病临床研究进展[J]. 实用中医内科杂志，2008，（2）：77-78.

[2] Chao-Liang G E, Wang X M, Fei-Long L I, et al. Activity of Tongqiao Huoxue decoction on the memory and learning ability and fluorescence intensity of intracellular calcium concentration of hippocampal neurons of vascular dementia rats[J]. Chinese Pharmaceutical Journal，2015，50（8）：671-675.

[3] Cai M D, Sun-Mi C, Yang E J. The effects of bee venom acupuncture on the central nervous system and muscle in an animal

hSOD1G93Amutant[J]. Toxins, 2015, 7（3）: 846-858.

[4] 王翔, 曹荣耀, 王然, 等. 中药通窍活血汤联合脑蛋白水解物对老年痴呆患者日常生活能力和血清 Hcy、CRP、FA 水平的影响[J]. 现代生物医学进展, 2018, 18（22）: 4273-4276, 4320.

[5] 汪宁, 刘青云, 彭代银, 等. 通窍活血汤对脑缺血大鼠的保护作用及机制研究[J]. 中国中医药信息杂志, 2004,（5）: 407-409.

[6] 葛朝亮, 王鑫铭, 李飞龙, 等. 通窍活血汤对血管性痴呆大鼠学习记忆功能及海马神经元细胞内钙离子浓度的影响[J]. 中国药学杂志, 2015, 50（8）: 671-675.

[7] 高路, 南佳彦, 姜保周, 等. 急性脑梗死患者 24h 内超敏-C 反应蛋白水平及相关研究[J]. 中华急诊医学杂志, 2004,（3）: 175-177.

[8] 高晓峰, 邹怡, 周德生, 等. 加减通窍活血汤治疗急性脑梗死 60 例临床观察[J]. 实用中西医结合临床, 2009, 9（4）: 13-15.

[9] 成艳丽. 通窍活血汤对老年性痴呆患者外周血 BDNF、NGF 表达的影响[J]. 内蒙古中医药, 2019, 38（6）: 53-54.

[10] 李军. 通窍活血汤治疗失眠、老年性痴呆的效果分析[J]. 中国医药指南, 2012, 10（17）: 606-607.

[11] 徐珊. 通窍活血汤加减治疗老年性痴呆临床研究[J]. 中医学报, 2014, 29（5）: 754-755.

[12] 陈名海. 探讨西药联合通窍活血汤加减方案治疗偏头疼的临床疗效[J]. 临床医药文献电子杂志, 2018, 5（44）: 178-180.

[13] 张兵帅, 李博文, 邱厚东, 等. 偏头痛研究进展[J]. 亚太传统医药, 2017, 13（22）: 43-45.

[14] 王莹, 林海. 通窍活血汤联合氟桂利嗪治疗瘀血型偏头痛随机平行对照研究[J]. 实用中医内科杂志, 2017, 31（3）: 54-56.

[15] 刘剑钢, 王蕊. 通窍活血汤加减治疗偏头痛 53 例观察[J]. 光明中医, 2015, 30（9）: 1912-1913.

[16] 高军宁, 杨飞, 魏艳. 通窍活血汤结合腕踝针治疗偏头痛疗效观察[J]. 海南医学, 2019, 30（16）: 2113-2116.

[17] 刘耀东, 孙丽萍, 马俊保, 等. 氯吡格雷联合通窍活血汤治疗急性脑梗死疗效观察[J]. 中国民族民间医药, 2010, 19（1）: 126.

[18] 姜远飞. 通窍活血汤治疗脑梗死急性期临床观察[J]. 中国中医急症, 2015, 24（3）: 549-550.

[19] 姜韫赟, 李倩, 李玲玲, 等. 通窍活血汤在神经系统疾病中的应用探讨[J]. 世界中西医结合杂志, 2011, 6（4）: 347-349.

（广州中医药大学　王　奇、曾　华）

五、清热息风类

服蛮煎

【药物组成】　生地、麦门冬、芍药、石菖蒲、石斛、川丹皮、茯神、陈皮、木通、知母。

【处方来源】　明·张介宾《景岳全书》。

【功能与主治】　清心滋水, 安神开窍。用于水不制火兼心肾微虚而狂, 郁结不遂, 疑虑惊恐, 而致痴呆, 言语颠倒, 举动失常。

【药效】　主要药效如下[1-8]:

1. 保护神经元, 减轻细胞凋亡　服蛮煎加减方（由服蛮煎去木通, 加苦参）及其有效成分可显著降低模型大鼠海马 CA1 区 Bax 基因的异常表达, 提高 Bcl-2 基因的表达, 显著降低 Caspase-3 在阿尔茨海默病小鼠海马 CA1 区的表达, 从而减少神经细胞凋亡。

2. 减少 Aβ 在脑内沉积　用杏仁核注射 $Aβ_{25-35}$ 诱导大鼠阿尔茨海默病模型, 服蛮煎加减方可缩短大鼠水迷宫测试期间第 3～5 天逃避潜伏期, 降低皮层与海马区 Aβ 及 β 淀粉样前体蛋白表达, 改善学习记忆能力。

3. 抑制胆碱酯酶活性　服蛮煎加减方能明显改善阿尔茨海默病小鼠学习记忆能力, 降低阿尔茨海默病小鼠脑组织中 NO、NOS 含量及乙酰胆碱酯酶活性。

4. 抗氧化损伤　服蛮煎加减方可使阿尔茨海默病小鼠 SOD 活性明显升高, MDA 及脂褐素含量明显下降, 升高痴呆小鼠的抗氧化能力, 降低氧自由基对机体的损伤, 阻抑脂褐素堆积。

【临床应用】

老年痴呆[9]　服蛮煎具有清心凉血、开窍清脑作用，临床运用服蛮煎治疗老年痴呆具有一定疗效。

【不良反应】　尚未见报道。

【使用注意】　孕妇及肝肾功能不全者慎用。

【用法与用量】　水煎煮，空腹服。

参 考 文 献

[1] Hu H Y, Cui Z H, Li H Q, et al. Fumanjian, a classic Chinese herbal formula, can ameliorate the impairment of spatial learning and memory through apoptotic signaling pathway in the Hippocampus of rats with Aβ$_{1-40}$ induced Alzheimer's disease[J]. Evidence-Based Complementary and Alternative Medicine, 2014, 6（1）: 942917.

[2] 杨文育, 李燕, 林坚炜, 等. 清心开窍方对 APP/PS1 双转基因小鼠海马区 AKT /GSK3α/βapp/Aβ 表达的影响[J]. 中华中医药学刊, 2018, 36（6）: 1431-1434.

[3] 谭展望, 胡海燕, 陈翔, 等. 清心开窍方皂苷对 AD 大鼠大脑皮层及海马区 Bax、Bcl-2、Aβ 及 βAPP 表达的影响[J]. 中国中西医结合杂志, 2012, 32（9）: 1258-1263.

[4] 席东泽, 徐冬梅, 胡海燕, 等. 清心开窍方对 Aβ$_{25-35}$ 所致大鼠原代神经元细胞损伤的保护作用[J]. 中华中医药学刊, 2014, 32（9）: 2148-2150.

[5] 胡海燕, 陈志裕, 徐冬梅, 等. 清心开窍方 3 种提取部位改善阿尔茨海默病大鼠学习记忆能力的机制研究[J]. 中国中西医结合杂志, 2015, 35（5）: 595-602.

[6] 朱未名, 胡海燕, 雷磊, 等. 清心开窍方有效成分对阿尔茨海默病大鼠脑组织凋亡基因 Bax、Bcl-2 mRNA 及 GFAP mRNA 表达的影响[J]. 中华中医药杂志, 2012, 27（10）: 2664-2668.

[7] 朱未名, 孟琼, 蒋哲, 等. 清心开窍方对阿尔茨海默病模型小鼠学习记忆能力及脑组织 NO AchE 含量的影响[J]. 中华中医药学刊, 2008, 26（10）: 2269-2271.

[8] 胡海燕, 朱伟, 黄丽, 等. 清心开窍方对阿尔茨海默病模型小鼠学习记忆能力及脑组织自由基代谢的影响[J]. 中国老年学杂志, 2007, 27（20）: 1961-1963.

[9] 湖北沙市市红卫医院. 加味服蛮煎（"安静"）注射液治疗精神病 554 例[J]. 新医学, 1976, 7（9）: 419-421.

（温州医科大学附属第二医院　郑国庆、许梦蓓）

天麻钩藤饮（颗粒）

【药物组成】　天麻、钩藤、石决明、山栀、黄芩、川牛膝、杜仲、益母草、桑寄生、夜交藤、茯神。

【处方来源】　胡光慈《杂病证治新义》。国药准字 Z51021084。

【功能与主治】　平肝息风，清热安神。用于治疗肝阳上亢等引起的头晕、眩晕、耳鸣、眼花、震颤、失眠；高血压见上述证候者。

【药效】　主要药效如下[1-7]:

1. 抗氧化　天麻钩藤饮可以提高机体的抗氧化能力和清除自由基的能力，并可以明显改善 6-羟基多巴胺帕金森病模型大鼠的神经行为学变化，表现为减少大鼠旋转圈数，能降低模型大鼠黑质、纹状体部位活性氧、MDA 含量，升高还原型谷胱甘肽、谷胱甘肽过氧化物酶、SOD 含量。

2. 神经保护　α-突触核蛋白是构成路易小体的主要蛋白，错误折叠和聚集是帕金森病发生发展的中心事件，天麻钩藤饮通过上调纹状体神经细胞自噬活性，清除过量 α-突触核蛋白，从而发挥神经保护作用。

3. 镇静、催眠　天麻钩藤饮有减少小鼠自主活动，减少小鼠入睡时间，延长其睡眠持续时间的作用。

4. 降血压、降血脂　天麻钩藤饮具有降压、扩张血管作用，能抑制 5-HT 所致脑基底动脉痉挛，增加脑部血流，改善大脑能量代谢，提高脑组织耐缺氧能力，提高学习记忆能力。此外，天麻钩藤饮可抗氧化应激，降低血脂及血液黏稠度，降低血浆黏稠度，阻碍血小板聚集，降低血中三酰甘油及胆固醇表达，防止动脉硬化及血栓形成。

【临床应用】

1. 老年痴呆[8-11]　天麻钩藤饮治疗肝阳上亢兼瘀血阻络型血管性痴呆有较好疗效，副作用小，可有效改善患者的日常生活能力及认知功能。在常规药物治疗的基础上，联合天麻钩藤颗粒，可以明显改善痴呆患者的阿尔茨海默病老年性痴呆评定量表-认知分量表评分（Alzheimer's disease assessment scale，ADAS-cog）、MMSE 评分及 ADL 评分。

2. 帕金森病[12-13]　属于中医学"颤证"范畴，其发病多由于年老体虚、肝肾亏损、肝风内动、气血阴阳亏虚、筋脉失养所致，治疗当以补肾平肝息风为法。天麻钩藤饮具有平肝息风、补益肝肾之效，可改善患者帕金森病症状，降低帕金森综合评分量表（UPDRS）评分，说明天麻钩藤饮对帕金森病确有疗效。详见"帕金森病中成药名方"。

3. 眩晕[14-17]　系统评价结果显示，天麻钩藤饮治疗眩晕具有更好的临床有效率，且复发率较低，采用天麻钩藤饮联合针刺疗法治疗眩晕，结果显示两者结合可以明显改善症状评分及总有效率，尤其对肝阳上亢型眩晕疗效较好，可以改善肝阳上亢型眩晕患者的症状。在甲磺酸倍他司汀治疗基础上加用天麻钩藤饮治疗后可以提高循环缺血性眩晕的总有效率，加快左椎动脉及基底动脉血流速度，降低全血低黏度、血浆黏度，表明甲磺酸倍他司汀联合天麻钩藤饮可改善血液循环，改善脑部血流及血液流变学指标。

4. 偏头痛[18-21]　以天麻钩藤饮联合盐酸氟桂利嗪胶囊配伍治疗偏头痛临床效果显著，能有效改善头痛的症状和程度，降低视觉模拟评分法（VAS）评分（评估头痛程度），提高健康调查简表（SF-36）评分（评估生活情况），还能缩短疼痛发作持续时间，减少发作频次，从而缓解头痛，改善患者的生活质量。研究比较了天麻钩藤饮与西药甲磺酸倍他司汀治疗偏头痛的效果，结果显示，天麻钩藤饮在临床治愈率、有效率方面比甲磺酸倍他司汀更加显著。

5. 高血压[22]　研究表明，天麻钩藤饮能够显著降低高血压患者的收缩压及舒张压，对高血压有确切的疗效，值得在临床中大力推荐。

【不良反应】　尚未见报道。

【使用注意】　①本品处方中含平肝息风中药天麻，与中枢兴奋药如戊四氮、洛贝林等不宜联用。②舌绛无苔的阴虚动风者（表现为手足震颤、蠕动，或肢体抽搐，头晕耳鸣，口燥咽干，形体消瘦，五心烦热，潮热颧红）不宜用。

【用法与用量】　开水冲服，一次 1 袋，一日 3 次；或遵医嘱。

参 考 文 献

[1] 王文武，何建成，丁宏娟. 天麻钩藤饮对帕金森病大鼠神经行为学及氧化应激反应的影响[J]. 中国老年学杂志，2010，30（12）：1657-1659.

[2] 彭伟，张立娟，张倩，等. 天麻钩藤饮对帕金森病模型大鼠纹状体 α-突触核蛋白含量及自噬相关蛋白 Beclin1、LC3B 表达的影响[J]. 中医杂志，2018，59（14）：1228-1231.

[3] 杨蕾，许庆文，叶少梅. 天麻钩藤饮对小鼠睡眠及自主活动的拆方研究[J]. 亚太传统医药，2010，6（5）：38-39.

[4] 赵智强，陆跃鸣，周仲瑛，等. 天麻钩藤饮等三方对高血压大鼠模型降压作用的药效动力学研究[J]. 中药药理与临床，1999，15（4）：12-13.

[5] 李春华. 天麻钩藤颗粒对颈动脉粥样硬化患者脑血流动力学的影响[J]. 吉林中医药，2004，24（5）：14.

[6] 吴含. 加味天麻钩藤饮治疗 H 型高血压左室肥厚[J]. 吉林中医药，2016，36（12）：1223-1226.

[7] 王艳旭，李世举，梁晖，等. 天麻钩藤饮治疗风阳上扰型急性脑梗死氧化应激机制临床研究[J]. 山东中医药大学学报，2016，40（2）：140-142.

[8] 赵凰宏，韩冠先，关东升，等. 天麻钩藤饮联合桃红四物汤加减治疗肝阳上亢兼瘀血阻络型血管性痴呆 60 例临床观察[J]. 时珍国医国药，2017，28（4）：906-908.

[9] 刘雪景. 天麻钩藤饮治疗血管性痴呆的临床观察[J]. 光明中医，2012，27（2）：274-275.

[10] 李根龙. 辨证分型治疗老年痴呆 120 例临床观察[J]. 实用中医内科杂志，2013，27（7）：9-10.

[11] 陈春峰，关运祥. 天麻钩藤颗粒治疗阿尔茨海默病 40 例临床观察[J]. 河南中医，2018，38（8）：1182-1184.

[12] 陈为龙，徐容富，孔令周，等. 天麻钩藤饮联合西药治疗帕金森病随机平行对照研究[J]. 实用中医内科杂志，2015，29（6）：87-88.

[13] 胡琼力，钟水生，曾昭龙，等. 加味天麻钩藤饮治疗早期帕金森病神经保护作用的临床研究[J]. 中国现代药物应用，2017，11（16）：136-137.

[14] 刘秋燕，吕光耀，张春兰，等. 天麻钩藤饮及其加减治疗眩晕的系统评价[J]. 世界科学技术-中医药现代化，2014，16（2）：239-248.

[15] 刘庆立. 天麻钩藤饮配合针刺治疗肝阳上亢型眩晕临床观察[J]. 山西中医，2019，35（7）：16-17.

[16] 杨晨光. 天麻钩藤饮联合甲磺酸倍他司汀治疗后循环缺血性眩晕临床研究[J]. 实用中医药杂志，2019，35（3）：312-314.

[17] 苏秀坚，张文敏，文龙龙. 天麻钩藤饮结合甲磺酸倍他司汀治疗后循环缺血性眩晕的临床效果观察[J]. 成都中医药大学学报，2016，39（1）：54-56，60.

[18] 王艳. 天麻钩藤饮治疗偏头痛 32 例[J]. 实用中医药杂志，2011，27（2）：97.

[19] 刘乃勤. 天麻钩藤饮加减治疗肝阳上亢型偏头痛 68 例[J]. 实用中医内科杂志，2011，25（10）：77-78.

[20] 黄秋丽. 天麻钩藤饮治疗偏头痛的临床观察[J]. 中国社区医师，2018，34（31）：88，90.

[21] 马相斌. 天麻钩藤饮联合盐酸氟桂利嗪胶囊治疗偏头痛疗效分析[J]. 实用中西医结合临床，2019，19（2）：55-57.

[22] 张良格. 天麻钩藤饮在高血压治疗中的应用与疗效评价[J]. 中西医结合心血管病电子杂志，2019，7（25）：163.

（温州医科大学附属第二医院　郑国庆、许梦蓓）

石杉碱甲（片、胶囊、注射液）

【药物组成】　石杉碱甲。

【处方来源】　蛇足石杉中分离得到的一种天然石松类生物碱有效单体。《中国药典》（2015 年版）。

【功能与主治】　一种可逆性胆碱酯酶抑制剂，对真性胆碱酯酶具有选择性抑制作用。用于各型痴呆、中老年良性记忆障碍、记忆认知功能及情绪行为障碍；尚可用于治疗重症肌无力。

【药效】　主要药效如下[1-11]：

1. 调节中枢神经递质　石杉碱甲（Huperzine-A，H-A）是一种生物活性高的胆碱酯酶抑制剂，提取自石杉科植物。石杉碱甲通过与乙酰胆碱酯酶（AChE）可逆性结合，减少神经突触间隙的乙酰胆碱（ACh）的水解，使 ACh 含量升高，兴奋胆碱能神经元，增强学习记忆相关脑区神经元的兴奋性，从而提高学习记忆能力，改善认知行为功能。石杉碱甲通过提高大鼠中前额叶皮层突触间隙的多巴胺（DA）及去甲肾上腺素（NA）水平，发挥对受损神经的保护作用。石杉碱甲选择性抑制 NMDA 诱导电流，拮抗 NMDA 受体的作用，从而减弱由谷氨酸介导的兴奋性细胞毒性。

2. 调控 APP 蛋白代谢　石杉碱甲可能通过上调老年痴呆大鼠模型体内的蛋白激酶 C（PKC）表达，改善由 Aβ 导致的人可溶性淀粉酶前体蛋白 α（sAPPα）分泌减少。石杉碱甲通过降低小鼠脑内淀粉样前体蛋白（APP）水平，增加整合素和金属蛋白酶 10（ADAM10）、α-分泌酶水解产物 sAPPα 和 C83 的表达，减少 β 位淀粉样前体蛋白裂解酶 1（BACE1）、早老素 1（PS1）、β 分泌酶水解产物 sAPPβ 和 C99 的表达，调节小鼠脑内 APP 代谢。

3. 调节神经生长因子　石杉碱甲可上调神经生长因子（NGF）mRNA 的水平和 NGF 受体 p75 的表达，从而发挥对神经细胞的保护作用。石杉碱甲能有效改善脑缺血大鼠海马及大脑皮质区的血管内皮生长因子（VEGF）、Caspase-3 表达水平，从而提高学习记忆能力。

4. 抗氧化　石杉碱甲能降低 D-半乳糖诱导衰老小鼠脑组织中 NO 含量，抑制一氧化氮合酶活性，提高谷胱甘肽过氧化物酶和琥珀酸脱氢酶活性，降低胞质 Ca^{2+} 水平，增强抗氧化能力。石杉碱甲通过提高急性低压低氧导致的大鼠海马组织中谷胱甘肽含量，增强 SOD、过氧化氢酶活力，降低 MDA 含量，抑制 LDH 活力，从而发挥抗氧化作用。

5. 抑制神经细胞凋亡　$Aβ_{1-42}$ 可抑制神经干细胞的增殖、凋亡和分化，石杉碱甲通过抑制由 $Aβ_{1-42}$ 诱导的小胶质细胞炎症反应来抑制神经细胞凋亡。石杉碱甲通过下调急性低压低氧导致的大鼠大脑、海马组织中促凋亡因子 Bax 表达，增加抗凋亡因子 Bcl-2 表达，缓解海马神经元凋亡。

【临床应用】

1. 老年痴呆[12]　石杉碱甲可以显著改善老年痴呆患者的认知功能、行为和心境障碍、日常生活活动能力和总体功能。

对比多奈哌齐片联合石杉碱甲片及单用多奈哌齐片治疗前后日常生活能力量表（ADL）、MMSE、焦虑自评量表（SAS）和抑郁自评量表（SDS）评分，结果显示多奈哌齐片联合石杉碱甲片可更有效地提高患者认知功能及日常生活能力，可缓解患者焦虑、抑郁等不良情绪，具有推广应用价值。

2. 认知功能障碍[13-15]　相关研究表明，石杉碱甲对血管性痴呆、精神分裂症、帕金森病及麻醉手术后等引起的认知功能障碍具有一定的疗效。

3. 重症肌无力[16]　重症肌无力（MG）患者予以石杉碱甲治疗，可缓解临床症状，且治疗后血清 AChE 含量显著低于治疗前，说明石杉碱甲对重症肌无力患者有一定治疗作用。

【不良反应】　无明显不良反应，剂量过大时部分患者可出现头晕、恶心、腹痛等反应，一般不需处理或减少服用剂量即可消失，严重者可用阿托品对抗。

【使用注意】　①癫痫、肾功能不全、机械性肠梗阻、尿路梗阻、心绞痛、心动过缓、低血压、支气管哮喘及对本品过敏者禁用。②慎与碱性药物配伍。③本品为可逆性胆碱酯酶抑制剂，其用量有个体差异。一般应从小剂量开始，按用法与用量使用或遵医嘱。不良反应明显时可自行减量。

【用法与用量】 片剂：口服，一次 0.1～0.2mg（2～4 片），一日 2 次，一日量最多不超过 9 片，或遵医嘱。胶囊剂：口服，一次 0.1～0.2mg（2～4 粒），一日 2 次，一日量最多不超过 0.45mg（9 粒），疗程 1～2 个月，或遵医嘱。注射液：肌内注射，治疗良性记忆障碍：一次 0.2mg，一日 1 次或遵医嘱。

参 考 文 献

[1] 黄雪萍，邵碧云，黄泓，等. 石杉碱甲对乙酰胆碱酯酶活性选择性抑制作用及促智作用[J]. 神经病学与神经康复学杂志，2006，3（2）：89-91.

[2] Liang Y Q，Tang X C. Comparative studies of huperzine A, donepezil, and rivastigmine on brain acetylcholine, dopamine, norepinephrine, and 5-hydroxytryptamine levels in freely-moving rats[J]. Acta Pharmacol Sin, 2006, 27（9）：1127-1136.

[3] Zhang J M，Hu G Y. Huperzine A, a nootropic alkaloid, inhibits N-methyl-D-aspartate-induced current in rat dissociated hippocampal neurons[J]. Neuroscience, 2001, 105（3）：663-669.

[4] Zhang H Y，Yan H，Tang X C. Huperzine A enhances the level of secretory amyloid precursor protein and protein kinase C-alpha in intracerebroventricular beta-amyloid-（1-40）infused rats and human embryonic kidney 293 Swedish mutant cells[J]. Neurosci Lett, 2004, 360（1-2）：21-24.

[5] 王春艳. 石杉碱甲通过激活 Wnt 信号通路调节 APP 代谢的分子机制研究[D]. 沈阳：中国医科大学，2011.

[6] Tang L L，Wang R，Tang X C. Effects of huperzine A on secretion of nerve growth factor in cultured rat cortical astrocytes and neurite outgrowth in rat PC12 cells[J]. Acta Pharmacol Sin, 2005, 26（6）：673-678.

[7] 薛慎伍，张建中，徐玲玲，等. 石杉碱甲、尼莫地平对脑缺血鼠学习记忆障碍与血管内皮生长因子、Caspase-3 表达的影响[J]. 中国临床神经科学，2006，14（2）：159-162.

[8] 吕俊华，唐东蕾，方文娟，等. 石杉碱甲对 D-半乳糖诱致衰老小鼠脑抗氧化能力和胞浆钙离子的影响[J]. 中国医院药学杂志，2007，27（10）：1403-1406.

[9] 史清海，伏建峰，葛迪，等. 石杉碱甲缓解急性低压低氧导致的大鼠脑组织氧化应激损伤[J]. 中国药学杂志，2012，47（17）：1378-1381.

[10] Zhu N，Lin J，Wang K，et al. Huperzine A protects neural stem cells against Aβ-induced apoptosis in a neural stem cells and microglia co-culture system[J]. Int J Clin Exp Pathol, 2015, 8（6）：6425-6433.

[11] 史清海，韩茹，伏建峰，等. 石杉碱甲对急性低压低氧模型大鼠海马神经元凋亡的影响[J]. 解放军医学杂志，2013，38（2）：103-106.

[12] 张建明，谢春梅. 石杉碱甲治疗 38 例重症阿尔茨海默病的疗效及生活质量分析[J]. 贵州医药，2016，40（9）：941-943.

[13] Xu Z Q，Liang X M，Juan-Wu，et al. Treatment with Huperzine A improves cognition in vascular dementia patients[J]. Cell Biochem Biophys, 2012, 62（1）：55-58.

[14] 陈新潮，李均林，白卫华. 石杉碱甲片合并利培酮治疗 60 例精神分裂症认知障碍的临床试验性研究[J]. 中国民康医学，2012，24（9）：1057-1058，1061.

[15] 窦志杰，李宇彤，张凤霞. 石杉碱甲治疗帕金森病患者记忆障碍的临床研究[J]. 中国老年学杂志，2009，29（16）：2106-2107.

[16] 夏强，刘群才. 石杉碱甲治疗重症肌无力临床观察[J]. 实用医药杂志，2002，（1）：31.

（温州医科大学附属第二医院　郑国庆、戎佩青）

第十四章

失眠中成药名方

第一节 概 述

一、概 念[1-2]

失眠（insomnia），又称失眠障碍（insomnia disorder），是指以频繁而持续的入睡困难和（或）睡眠维持困难并导致睡眠感不满意为特征的睡眠障碍。它包括短期失眠障碍（short-term insomnia disorder）、慢性失眠障碍（chronic insomnia disorder）和其他类型的失眠障碍（other insomnia disorder）。中医称本病为"不寐"、"目不瞑"、"不得眠"、"不得卧"。它是患者对睡眠时间和（或）质量不满足并影响日间社会功能的一种主观体验。

二、病因及发病机制[3-5]

（一）病因

失眠的病因繁多，主要由心理行为障碍、环境性失眠、精神疾病、神经系统疾病（脑器质性失眠）、躯体疾病、睡眠节律失调、药物、老年期失眠和各种睡眠疾病伴随的失眠所导致。失眠的常见致病危险因素有增龄、女性、家族遗传史、精神障碍、负性生活事件、心理应激、焦虑、抑郁等。短期失眠障碍指病程在 3 个月内，原因往往是突发的应激事件。慢性失眠障碍指病程大于 3 个月，主要原因是对应激事件的长期不良的应对模式。

（二）发病机制

失眠的发病机制尚不十分明确。现有多种学说，主要包括过度觉醒假说、3P 假说、刺激控制假说、认知假说、快速眼动睡眠不稳定假说等。其中影响较广的是过度觉醒假说和3P 假说。过度觉醒假说是指失眠患者在经历一段时间失眠后，躯体出现觉醒程度过高的现象，主要表现在两方面，一是中枢神经系统觉醒度增高，睡眠时高度显示 α 与 β 快波；二是交换神经系统觉醒度增高，如呼吸过快、体温过高等。3P 假说由 Spielman 于 1987

年提出，认为失眠是易感性因素、诱发性因素和维持性因素共同作用下的结果。易感性因素（如唤醒能力、认知风格）和诱发性因素（各类应激事件）相互作用，导致暂时的睡眠紊乱，而维持性因素（如不良睡眠习惯、错误睡眠认知等）则使得个体的失眠症状持续存在。

三、临床表现[6]

失眠以睡眠时间不足，睡眠深度不够及不能消除疲劳、恢复体力与精力为主要特征，临床上主要表现为入睡困难、睡眠维持困难、早醒、易醒、多梦、睡眠质量下降或日常睡眠晨醒后无恢复感等。

失眠按照临床特点主要可分为 3 种类型：

Ⅰ型：入睡困难型。主要是指入睡困难，短则 0.5 小时以上，长则整夜不能入睡。

Ⅱ型：睡眠易醒型。主要是指能够入睡，但睡眠时间很短，缺乏深睡眠，一般在入睡后 1 小时就可醒觉，然后再次入睡，在很短的时间内又醒觉。

Ⅲ型：睡眠短暂型。睡眠时间与同龄人的睡眠时间不相符，一般少于同龄人睡眠时间 2 小时，醒后有明显的疲劳等症状。

四、诊　　断[1,7]

失眠的诊断可依据 WHO 制定的国际疾病分类（International Classification of Diseases，ICD）第十版，或美国精神医学学会（American Psychological Association，APA）在 2013 年制定的美国精神疾病诊断与统计手册（Diagnostic and Statistical Manual of Mental Disorders，DSM）第五版，以及在 2014 年由美国睡眠学会（American Academy of Sleep Medicine，AASM）发布的睡眠障碍国际分类（International Classification of Sleep Disorders，ICSD）第三版。根据最新发布的 ICSD-3 失眠诊断标准中，短期失眠障碍和慢性失眠障碍都需满足以下条件：①有以下一种或多种症状：入睡困难；难以维持睡眠；早醒；不在规定时间入睡；在父母或照料者督促下才能入睡。②疲劳或不适感；注意力或记忆受损表现；社会行为受损；情绪障碍，易怒；白天嗜睡；行为问题（易激惹、冲动、多动）；职业困倦或精力减退；容易犯错或发生事故；过度关注睡眠满意度。③不是因缺乏睡眠时间和环境原因所致的失眠。其中短期失眠障碍另须满足：持续少于 3 个月；不能被其他睡眠障碍疾病解释。慢性失眠障碍另须满足：一周至少出现 3 次；至少持续 3 个月；不能被其他睡眠障碍疾病解释。

五、治　　疗

（一）常用化学药物及现代技术

失眠患者的治疗主要包括非药物治疗和药物治疗。非药物治疗包括：①心理治疗，如睡眠卫生教育、松弛疗法、刺激控制疗法、睡眠限制疗法、认知行为疗法等。②物理治疗，如生物反馈、超声波、电音乐、紫外线、激光等。③综合治疗，指对患者进行行为认知的调整和药物的治疗，如认知行为疗法联合非苯二氮䓬类药物的治疗。药物治疗包括苯二氮䓬类受体激动剂、褪黑素受体激动剂、具有催眠效果的抗抑郁药物、抗组胺药物（如苯海拉明）、褪黑素等。药物治疗应按照按需、间断和足量的原则，从小剂量开始，遵从个体化治疗，逐渐减药，维持有效的最低剂量。

（二）中成药名方治疗

目前现代医学对失眠的治疗虽有一定疗效，但不能根治本病，且长期使用药物治疗副作用较大，且易产生依赖性和成瘾性，停药后，患者会变得焦虑、抑郁，容易引发更为严重的精神性疾病。近年来，中医特色疗法以其独特的安全、有效、无毒副作用等优点被广泛应用于临床失眠的治疗。中医药对失眠的治疗体现了中医学的整体观和辨证论治特点，但由于失眠病因病机较为复杂，且可以出现在各种疾病、不同证候中，难以采取单一的方法进行治疗。因此，中成药名方治疗失眠，采用辨证分型论治、扶正祛邪结合的方法，能有效改善睡眠，提高患者生活质量。

第二节　中成药名方的辨证分类与药效

中药治疗失眠是辨证用药，中成药名方的主要辨证分类及药效如下[8-10]：

一、疏肝解郁安神类

失眠属肝郁化火者，症见心烦不能入睡，烦躁易怒，口渴喜饮，目赤口苦，胸胁苦满或胸膈不畅，便秘，尿黄，舌边尖略红，苔白或微黄，脉弦。

失眠属肝郁化火者，主要病理变化为阳盛不能入阴，阴阳失调。情志不遂，暴怒伤肝，或肝失疏泄，肝气郁结，郁久则化火，邪火扰动心神，神不安而不寐。近年的研究表明，肝郁化火型失眠患者与下丘脑-垂体-靶腺轴的激素水平的改变密切相关。

疏肝解郁安神药以其疏肝泻火、安神定志之功，疏肝行气，清泻心火，从而使阴阳调和，安神助眠。研究表明，这类药物可以通过调节人体的促甲状腺释放激素（TRH）、垂体促甲状腺素（TSH）、生长激素（GH）、游离甲状腺素（FT_4）及皮质醇（Cortisol）的水平，使失眠患者的激素水平恢复正常，神经内分泌功能平衡，从而恢复正常的睡眠。

常用中成药：舒眠胶囊、百乐眠胶囊、解郁安神颗粒、宁神灵颗粒、乌灵胶囊。

二、清心安神类

失眠属痰热内扰者，症见心烦不寐，多梦，胸闷脘痞，泛恶嗳气，口干苦，头重目眩，舌质偏红，苔黄腻，脉滑数。

失眠属痰热内扰者，主要病理变化一方面是由于现代人生活节奏快，工作压力大，且竞争激烈，心理负担重，易导致肝气不疏，郁而化火，炼液为痰，痰火扰动心神，引起夜不能寐；另一方面是由于现代人生活不规律，饮食不节，或暴饮暴食，或喜食肥甘厚味，导致宿食停滞，极易损伤脾胃，脾失健运则水湿内停，久则酿而生痰，痰郁则化热，壅遏于中焦，痰热内扰以致胃气失和，进而不得安寐。痰浊宿食壅遏于中，积而生热，上扰心神，出现心烦不寐、多梦眠差；痰食中阻，气机不畅，胃失和降，出现胸闷脘痞、泛恶嗳气；痰浊上扰清空，蒙蔽清窍，出现头重目眩。

清心安神药以其清热化痰、安神和中之功，能有效改善患者睡眠不安、心烦懊恼、胸闷、脘痞、头晕、痰多等症状，从而提高患者的睡眠质量。

常用中成药：温胆汤、清脑复神液、睡安胶囊、复方枣仁胶囊。

三、活血化瘀类

失眠属瘀血内阻者，症见失眠健忘，头痛头晕，烦躁心悸，伴有面色暗黑不华，或唇甲青紫，头痛、胸痛、胁痛或有身体某部位固定疼痛，舌质暗紫或有瘀斑，脉弦细涩。

失眠属瘀血内阻者，主要病理变化为患者失眠顽疾迁延，数年不愈，日久成瘀，瘀阻脉络，瘀血不去，新血不生，心脉失养，阳不入阴，神无所依而致夜不得寐。

活血化瘀药以其活血祛瘀、行气通络之功，可扩张血管，改善脑部微循环和营养状况，增加脑血管的供血及血中的含氧量，加快脑部能量代谢，有利于改善 5-HT 神经元由于供血不足所致的功能降低，抑制神经核团的高兴奋性，从而改善睡眠。

常用中成药：血府逐瘀口服液（胶囊、颗粒、丸）、养血清脑颗粒。

四、补益心脾类

失眠属心脾两虚者，症见不易入睡，多梦易醒，心悸怔忡，健忘，头晕目眩，神疲食少，四肢倦怠，腹胀便溏，面色少华，舌质淡，舌体胖，苔薄白，脉细无力。

失眠属心脾两虚者，主要病理变化为过度忧思，伤及心脾，心伤则阴血暗耗，神不守舍，脾伤则食少，纳呆，生化之源不足，营血亏虚，不能上奉于心，而致心神不安；劳倦太过则伤脾，过逸少动亦致脾虚气弱，运化不健，气血生化乏源，不能上奉于心，以致心神不安；劳倦太过则伤脾，过逸少动亦致脾虚气弱，运化不健，气血生化乏源，不能上奉于心，以致心神失养而失眠。久病血虚，年迈血少，亦可引起心血不足，心失所养，心神不安而失眠。

补益心脾药以其补益心脾、养血安神之功，养血以宁心安神，健脾以资化源，使气血有所化生，心神有所养，安定心神，调和阴阳。

常用中成药：归脾丸（浓缩丸、合剂）、参芪五味子片（胶囊）、安神补心丸（颗粒、胶囊）、安神胶囊、夜宁胶囊（糖浆、颗粒）、眠安宁口服液（颗粒）、养阴镇静片（丸）、柏子养心丸（片）、枣仁安神胶囊（颗粒、口服液）。

五、滋阴清热类

失眠属阴虚火旺者，症见心烦不寐或多梦易醒，头晕耳鸣，口干咽燥，五心烦热，心悸汗出，健忘或有腰膝酸软，遗精，月经不调，舌红，脉细数。

失眠属阴虚火旺者，主要病理变化为阴阳失调，肾阴不足，肾水不能上济于心，心阳偏亢，心火上炎，不能下交于肾水，心肾不能既济，水火失于交通以致心肾不交，阴虚火旺而致失眠。

滋阴清热药以其交通心肾、滋阴安神之功，清心火以治上实，滋阴养血以补下虚，一清一补，上清下润，交通心肾，使阴平阳秘，精神乃治。

常用中成药：黄连阿胶汤、朱砂安神丸、酸枣仁合剂（糖浆）、琥珀多寐丸、天王补心丹（丸）。

六、补肾填精类

失眠属肾精亏虚者，症见心悸气短，失眠健忘，精神不振，盗汗，腰腿酸软，耳鸣耳聋，头昏目眩，遗精滑泄，畏寒肢冷，舌淡苔薄或苔剥，脉细或沉细。

失眠属肾精亏虚者，主要病理变化首先是肾气虚，导致鼓舞无力，加快脏腑功能的衰退，导致心神衰惫，精神萎靡，无法主持睡眠活动，进而引发失眠症状；而肾气虚又会导致无法固守，以致神志散乱荡惮，进而卧寐不安。肾气虚又会导致肾阳虚衰，因此化生少火无力，元阳不能温煦，以致手足逆冷，且精神衰惫，在入夜后阳气难以入阴，从而似睡非睡，寐则易醒。年迈体弱或气虚日久会导致肾精匮乏，无法生髓充脑，导致髓海空虚，脑部的"元神之府"作用无法发挥，致使元神不得守卫，引发失眠；肾精虚衰，无以上奉于心，不济心火，不养心神，从而导致心神失养，睡卧不安。

补肾填精药以其补肾填精、宁心养神之功，调和营卫，调理阴阳，增强机体抵抗力，充盈脏腑，使其恢复各自功能，从而补养心神，改善患者睡眠质量。

常用中成药：安神补脑液、甜梦口服液（胶囊）。

参 考 文 献

[1] 周仲瑛. 中医内科学[M]. 北京：中国中医药出版社，2007：146.

[2] American Academy of Sleep Medicine. International Classification of Sleep Disorders[M]. 3rd ed. Darien，IL：American Academy of Sleep Medicine，2014.

[3] Su T P，Huang S R，Chou P. Prevalence and risk factors of insomnia in community-dwelling Chinese elderly：a Taiwanese urban area survey[J]. Australian and New Zealand Journal of Psychiatry，2004，38（9）：706-713.

[4] Mai E，Buysse D J. Insomnia：prevalence，impact，pathogenesis，differential diagnosis，and evaluation[J]. Sleep Med Clin，2008，3（2）：167-174.

[5] 钟海平，张光霁. 失眠的病因与发病机制[J]. 浙江中医药大学学报，2009，33（3）：307-308.

[6] 中医中医科学院失眠症中医临床实践指南课题组. 失眠症中医临床实践指南（WHO/WPO）[J]. 世界睡眠医学杂志，2016，3（1）：8-25.

[7] American Psychiatric Association. Diagnostic and Statistical Manual of Mental Disorders[M]. 5th ed. Arlington：American Psychiatric Association，2013.

[8] 李建霞. 中医治疗失眠症的临床研究进展[J]. 中国处方药, 2017, 15（2）: 18-19.

[9] 司富春. 失眠中医证型和方药分析[J]. 世界中西医结合杂志, 2007,（9）: 520-523.

[10] 黄俊山, 沈银河, 张娅, 等. 原发性失眠肝郁类证候分布及其诊断要素[J]. 中医杂志, 2017, 58（3）: 239-243.

（温州医科大学附属第二医院　陈先健、郑国庆, 四川省中医药科学院　戴　瑛、赵军宁）

第三节　中成药名方

一、疏肝解郁安神类

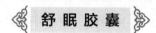

【药物组成】　柴胡（酒炒）、白芍（炒）、酸枣仁（炒）、合欢花、僵蚕（炒）、蝉蜕、灯心草。

【处方来源】　研制方。《中国药典》（2010 年版）。

【功能与主治】　疏肝解郁, 宁心安神。用于肝郁伤神所致的失眠症, 症见失眠多梦, 精神抑郁或急躁多怒, 胸胁苦满或胸膈不畅, 口苦目眩, 舌边尖略红, 苔白或微黄, 脉弦。

【药效】　主要药效如下[1-12]:

1. **镇静、催眠**　舒眠胶囊对小鼠阈下剂量戊巴比妥钠的镇静、催眠作用有明显的协同作用, 能缩短入睡时间, 改善睡眠质量, 提高睡眠效率。失眠症的发生机制与中枢神经系统内神经递质改变密切相关, 中枢神经系统内 5-HT 的含量升高可引起觉醒减少, 慢波睡眠增多, 而 5-HT 减少则会导致失眠和情绪的改变。5-HT 不仅可以通过自身的受体来发挥作用, 还可通过调节其他神经通路来发挥其对睡眠和精神活动的调节功能。舒眠胶囊中所含的酸枣仁、白芍、僵蚕等富含色氨酸, 而色氨酸是 5-HT 的前体物质。因此, 可通过服用舒眠胶囊来补充机体 5-HT 的不足, 调节 5-HT 等神经递质的含量, 镇静催眠, 改善睡眠质量。舒眠胶囊通过调节体内 5-HT 等神经递质的水平, 可有效增加慢波睡眠和快速眼动睡眠, 提高患者睡眠质量的同时还能缓解患者烦躁、焦虑等负面情绪。

2. **抗焦虑、抗抑郁**　长时间的失眠会使抑郁患者的情绪低落感加重, 使抑郁的症状更严重, 同时会降低机体免疫功能。研究表明, 中枢神经系统内 5-HT 和去甲肾上腺素等神经递质的失调与广泛性焦虑、抑郁症的发病机制有关。而舒眠胶囊可通过升高 5-HT 的含量以改善焦虑、抑郁情绪, 提高睡眠质量。在抑郁症引发的失眠症的治疗中, 一方面可以使患者的睡眠效果得到改善, 另一方面可以使抑郁的情绪得到有效的舒缓, 更有利于患者的康复。

3. **抗惊厥**　本品能延长士的宁致小鼠惊厥潜伏期及死亡时间。

【临床应用】

1. **失眠症**[13-15]　舒眠胶囊具有较好的镇静催眠、改善睡眠质量的作用, 广泛用于各种失眠症。多中心随机双盲对照研究表明, 舒眠胶囊能够快速减轻失眠症（肝郁伤神证）患者失眠症状, 改善睡眠质量, 缩短入睡时间, 延长睡眠总时间, 以及改善日间功能障碍。舒眠胶囊对中枢神经系统的副作用较小, 适用于高龄失眠症患者。

2. 神经衰弱[16-17]　舒眠胶囊能够上调中枢神经系统内 5-HT、去甲肾上腺素等神经递质的含量，改善患者焦虑、抑郁、失眠的症状。与对照药地西泮的临床观察显示，两者疗效相近，但神经衰弱经舒眠胶囊治疗后，有效率更高，且服药后作用时间 14 天为最佳。另外，舒眠胶囊对患者的神经症状筛选评分较地西泮高，且无不良反应出现，安全性更高。

【不良反应】　个别患者有轻度胃部不适并可自行缓解。

【使用注意】　避免精神刺激，酗酒，过度疲劳；睡前避免摄食过量，不参加导致过度兴奋的活动等。

【用法与用量】　口服，一次 3 粒，一日 1 次，临睡前服用。

参 考 文 献

[1] 夏路风，李六水，张琪，等. 舒眠胶囊与艾司唑仑治疗失眠症的临床疗效比较[J]. 安徽医药，2015，19（2）：367-371.

[2] 赵国勇，邱飞. 舒眠胶囊联合米氮平治疗老年睡眠障碍的疗效观察[J]. 现代药物与临床，2015，30（11）：1374-1377.

[3] 谢梅，廖名龙. 舒眠胶囊[J]. 中国新药杂志，2001，（5）：386.

[4] 孟斌. 舒眠胶囊对老年失眠症的疗效和安全性[J]. 中国老年学杂志，2014，34（4）：1113-1114.

[5] 周建波. 舒眠胶囊治疗抑郁症所引起失眠症的临床疗效和不良反应分析[J]. 海峡药学，2018，30（7）：209-210.

[6] 王彤. 舒眠胶囊合黛力新治疗抑郁性失眠 48 例[J]. 新中医，2009，41（9）：79-80.

[7] Kayama Y，Koyama Y. Brainstem neural mechanisms of sleep and wakefulness[J]. Eur Urol，1998，33（Suppl 3）：12-15.

[8] 陆爱益，潘羽飚，曹永康. 舒眠胶囊治疗失眠症对照观察[J]. 海南医学，2008，（5）：70，103.

[9] 焦歆益，杨小龙，张亚丽，等. 舒眠胶囊辅助治疗抑郁症睡眠障碍的临床研究[J]. 世界睡眠医学杂志，2014，1（6）：347-350.

[10] 李静. 舍曲林联合舒眠胶囊治疗抑郁症睡眠障碍的疗效和安全性[J]. 中西医结合研究，2016，8（2）：86-87，89.

[11] 莫祥德，潘昀，余丽霞，等. 帕罗西汀合并舒眠胶囊治疗焦虑障碍疗效分析[J]. 中国民族医学，2006，（24）：962-963.

[12] 程群，王业伟，杨秀双. 舒眠胶囊联合帕罗西汀治疗抑郁症的临床分析[J]. 中国实用医药，2012，7（15）：153-154.

[13] 梁英，汪卫东，张鸿燕，等. 舒眠胶囊与解郁安神胶囊治疗失眠症（肝郁伤神证）多中心随机双盲对照研究[J]. 中国新药杂志，2015，24（10）：1155-1159.

[14] 张红，曹晓岚，孙西庆，等. 舒眠胶囊治疗失眠症 151 例临床观察[J]. 中医杂志，2000，（7）：418-419.

[15] 宋环霞. 舒眠胶囊治疗高龄失眠症患者疗效及安全性分析[J]. 海峡药学，2019，31（3）：86-87.

[16] 宋咏霞. 舒眠胶囊治疗神经衰弱的临床疗效观察[J]. 中国初级卫生保健，2009，23（6）：133-134.

[17] 杨伟芳，陈统献，褚文浩，等. 舒眠胶囊治疗神经衰弱 320 例[J]. 中国药业，2012，21（12）：97-98.

（温州医科大学附属第二医院　郑国庆、郑　群）

百乐眠胶囊

【药物组成】　百合、刺五加（生）、首乌藤、合欢花、珍珠母、石膏、酸枣仁、茯苓、远志、玄参、地黄（生）、麦冬、五味子、灯心草、丹参。

【处方来源】　研制方。国药准字 Z20020131。

【功能与主治】　滋阴清热，养心安神。用于肝郁阴虚型失眠症，症见入睡困难、多梦易醒、醒后不眠、头晕乏力、烦躁易怒、心悸不安等。

【药效】　主要药效如下[1-4]：

1. 镇静、催眠　百乐眠胶囊对小鼠有一定的镇静作用，可延长小鼠戊巴比妥钠诱导的睡眠时间，并具有协同阈下剂量戊巴比妥钠诱导睡眠的作用。失眠主要与中枢神经系统内 5-HT 等神经递质的含量改变密切相关。百乐眠胶囊可以通过增加小鼠脑内 5-HT 和 GABA 的含量，缩短入睡潜伏期，增加睡眠时间，改善睡眠质量。

2. 抗焦虑、抑郁　百乐眠胶囊通过提高去甲肾上腺素及 5-HT 等神经递质的水平，改善焦虑、抑郁症状。

【临床应用】

1. 失眠症[5-11]　百乐眠胶囊用于治疗多种原因所致的失眠症，主要用于肝郁阴虚型失眠，可以改善失眠症状，减轻日间嗜睡，并缓解焦虑、抑郁情绪。百乐眠胶囊联合黛力新可改善患者入睡困难、多梦易醒、醒后不眠、头晕乏力、烦躁易怒、心悸不安等症状。

2. 抑郁症[12-13]　百乐眠胶囊可通过调整脑内 5-HT 和去甲肾上腺素的含量，发挥抗焦虑、抑郁作用。百乐眠胶囊联合氟西汀和利培酮治疗抑郁症，其疗效比单用氟西汀和利培酮治疗更为显著，能显著降低汉密尔顿抑郁量表评分及升高 WHO 生存质量测定量表评分。

3. 脑卒中后焦虑症[14-16]　是急性脑卒中患者较常见的并发症，其发生机制为急性脑血管病导致患者大脑损伤，影响脑内 5-HT 及去甲肾上腺素能神经传导通路异常，从而诱发焦虑和抑郁的发作。而卒中后情绪障碍会延长神经功能缺损的恢复时间。研究表明，百乐眠胶囊加穴位埋线在改善胃肠道症状、心血管系统症状、自主神经系统症状及认知功能方面较单纯使用阿普唑仑有显著的疗效，避免了长期应用苯二氮䓬类药物的副作用。

【不良反应】　有致过度镇静的报道[17]。

【使用注意】　①忌烟、酒及辛辣、油腻食物。②服药期间要保持情绪乐观，切忌生气恼怒。③有高血压、心脏病、糖尿病、肝病、肾病等慢性病严重者应在医师指导下服用。④服药 7 天症状无缓解，应去医院就诊。

【用法与用量】　口服，一次 4 粒，一日 2 次，14 天为一疗程。

参 考 文 献

[1] 卞勇, 唐向东. 百乐眠胶囊对失眠症小鼠的治疗机制[J]. 中华医学杂志, 2014, 94（46）：3671-3674.

[2] 王敏, 许春艳. 近十年失眠症的研究进展[J]. 内蒙古民族大学学报（自然科学版）, 2002,（4）：364-368.

[3] 王丹, 薛长虎. 百乐眠胶囊治疗女性冠心病合并抑郁症的疗效[J]. 临床医学研究与实践, 2018, 3（26）：129-130.

[4] 丁香, 黄作义, 杨程茹. 百乐眠胶囊治疗失眠伴焦虑症的临床观察[J]. 微量元素与健康研究, 2017, 34（4）：90-91.

[5] 百乐眠胶囊临床应用建议专家组. 百乐眠胶囊临床应用专家建议[J]. 神经疾病与精神卫生, 2016, 16（2）：142-144.

[6] 付晓, 邓丽影. 百乐眠胶囊治疗失眠症的临床疗效及安全性评价[J]. 世界睡眠医学杂志, 2016,（6）：357-362.

[7] 赵欢, 杨东东, 宁金丽, 等. 百乐眠胶囊治疗睡眠障碍疗效与安全性的系统评价[J]. 中国药房, 2016,（36）：5107-5110.

[8] 刘万枫, 薛冠华, 王珊娟. 百乐眠胶囊治疗失眠症的临床研究[J]. 中国神经免疫学和神经病学杂志, 2006, 13（3）：177-179.

[9] 邹建东, 贾云, 李如英, 等. 百乐眠胶囊治疗失眠症肝郁阴虚证的临床研究[J]. 世界中医药, 2014,（4）：460-462.

[10] 杨璐瑜, 张选国. 针刺联合百乐眠胶囊治疗肝郁阴虚型失眠疗效观察[J]. 陕西中医, 2017,（2）：256-258.

[11] 黄云珍, 王敏. 百乐眠胶囊治疗肝郁阴虚性失眠的临床疗效观察[J]. 临床合理用药, 2012, 5（3）：65-66.

[12] 王琦, 张晓林, 朱颖, 等. 百乐眠胶囊联合黛力新治疗焦虑性失眠 40 例[J]. 南京中医药大学学报, 2016, 32（5）：495-497.

[13] 舒忙巧, 罗利玲, 张婷. 百乐眠胶囊联合氟西汀和利培酮治疗抑郁症的疗效观察[J]. 现代药物与临床, 2016, 31（9）：1473-1476.

[14] 唐茂庆. 百乐眠胶囊联合劳拉西泮治疗脑卒中后焦虑的临床观察[J]. 医学信息, 2015, 7（27）：510.

[15] 李自如, 韩冰. 脑卒中后焦虑与神经功能恢复的相关性分析[J]. 内蒙古医学杂志, 2015, 47（1）：62-63.

[16] 明康文, 洪佳. 百乐眠胶囊联合穴位埋线治疗卒中后焦虑症的疗效观察[J]. 实用临床医药杂志, 2016, 20（9）：145-146.

[17] 顾克胜, 鱼爱和. 百乐眠胶囊致过度镇静[J]. 药物不良反应杂志, 2006, 8（6）：436, 466.

（温州医科大学附属第二医院　郑国庆、郑　群）

解郁安神颗粒

【药物组成】 柴胡、郁金、龙齿、炒酸枣仁、制远志、百合、炒白术、茯苓、炒栀子、石菖蒲、胆南星、姜半夏、当归、炙甘草、大枣、浮小麦。

【处方来源】 研制方。《中国药典》（2010年版）。

【功能与主治】 疏肝解郁，安神定志。用于情志不畅、肝郁气滞所致的失眠、心烦、焦虑、健忘；神经官能症、更年期综合征见上述证候者。

【药效】 主要药效如下[1-3]：

1. 镇静、催眠 解郁安神颗粒能够调整 5-HT、去甲肾上腺素和脑源性神经营养因子的含量，抑制促炎细胞因子 TNF-α 和 IL-1β 的产生，进而改善抑郁情绪及失眠症状。

2. 抗抑郁 本品能缩短抑郁模型大鼠游泳绝望时间，使多种不良刺激引起的抑郁大鼠对奖赏的反应增加；抑制利血平致大鼠眼睑下垂和体温下降；使电击诱导的小鼠获得性无助行为得到改善；增强阿扑吗啡所致的小鼠强迫嗜咬行为。

【临床应用】

1. 失眠症[4-7] 解郁安神颗粒主要用于治疗肝郁脾虚型失眠，用于情志不舒、肝郁气滞等精神刺激所致的心烦焦虑、失眠、健忘等。

2. 抑郁症[8-9] 临床应用解郁安神颗粒治疗抑郁症，可改善各种不良因素刺激后产生的抑郁症状，并能调节内分泌系统，在对精神分裂症后抑郁患者的治疗中，能显著改善患者的阴性症状和抑郁症状，促进患者的精神康复。

3. 卒中后抑郁（post-stroke depression）[10-12] 是最常见的脑血管疾病并发症，是卒中后出现的以思维缓慢、情感低落、语言动作迟滞为主要表现的情感障碍性疾病。经典的单胺递质假说认为卒中后抑郁的发生与 NE、DA 及 5-HT 等单胺递质的水平降低密切相关。解郁安神颗粒能够明显上调卒中后抑郁小鼠海马 5-HT1AR 表达，提高海马 NE、DA 及 5-HT 水平，对抑郁样行为具有明显的改善作用。

【不良反应】 尚未见报道。

【使用注意】 ①睡前不宜饮用咖啡、浓茶等兴奋性饮品；少吃生冷及油腻难消化的食品。②服药期间要保持情绪乐观，切忌生气恼怒。③火郁证者不适用，主要表现为口苦咽干、面色红赤、心中烦热、胁胀不眠、大便秘结。④阴虚火旺者不宜用。⑤有高血压、心脏病、糖尿病、肝病、肾病等慢性病严重者应在医师指导下服用。

【用法与用量】 开水冲服，一次 5g，一日 2 次。

参 考 文 献

[1] 夏俊博. 解郁安神颗粒对脑卒中后抑郁患者的影响及机制研究[D]. 郑州：郑州大学，2013.

[2] 郑高利，张信岳，孙丽文，等. 疏肝解郁颗粒抗抑郁作用的研究[J]. 中国中医药科技，2004，11（4）：205-207.

[3] Gerli S，Sami C，Susanna M，et al. Post-stroke depression and depression-executive dysfunction syndrome are associated with recurrence of ischaemic stroke[J]. Cerebrovasc Dis，2013，36：336-343.

[4] 任君霞，杨立波，王保群，等. 解郁安神颗粒不同服药方法对失眠症患者疗效的影响[J]. 现代预防医学，2015，42（6）：1141-1143.

[5] 杨璐璐. 解郁安神汤治疗失眠（肝郁脾虚证）的临床研究[D]. 长春：长春中医药大学，2014.

[6] 陈平亚，李树珍. 解郁安神颗粒及抗抑郁药治疗抑郁症失眠 30 例疗效观察[J]. 中国民康医学，2006，（20）：788.

[7] 任君霞，杨立波，王保群，等. 解郁安神颗粒不同服药方法对失眠症患者疗效的影响[J]. 现代预防医学，2015，42（6）：1141-1143.

[8] 吴华，秦爱萍，李丽. 解郁安神颗粒治疗更年期抑郁症 30 例[J]. 陕西中医，2006，27（4）：442-443.

[9] 李真，邓方渝，杨梅. 解郁安神颗粒对精神分裂症后抑郁的临床疗效观察[J]. 北方药学，2014，（1）：16-17.

[10] 邹巍，杜源，傅风华. 解郁安神颗粒对卒中后抑郁小鼠模型的抗抑郁作用[J]. 医药导报，2019，38（1）：22-26.

[11] Ayerbe L，Ayis S，Wolfe C D A，et al. Natural history，predictors and outcomes of depression after stroke：systematic review and meta-analysis[J]. The British Journal of Psychiatry，2013，202（1）：14-21.

[12] 朱瑾，胡春梅，郭思思，等. 乌灵胶囊辅助治疗对卒中后抑郁一级预防作用的临床观察[J]. 中国中西医结合杂志，2014，34（6）：676-679.

（温州医科大学附属第二医院　郑国庆、张柯建）

宁神灵颗粒

【**药物组成**】　柴胡、半夏、龙骨、黄芩、桂枝、牡蛎、大黄、甘草。

【**处方来源**】　研制方。国药准字 Z20054477。

【**功能与主治**】　舒肝开郁，镇惊安神。用于头昏头痛，心烦易怒，心悸不宁，胸闷少气，少寐多梦。

【**药效**】　主要药效如下[1-10]：

1. **镇静、催眠**　宁神灵颗粒能显著减少小鼠自主活动和 CNB 诱发小鼠的兴奋活动，延长异戊巴比妥钠诱导小鼠的睡眠时间，与阈下催眠剂量异戊巴比妥钠有协同作用。此外，在小鼠"激怒"实验中，本品可抑制小鼠激怒反应；能显著抑制乙酸（HAC）引起的扭体反应；在电刺激鼠尾实验中也表现出一定的镇痛效力。结果提示，本品有镇静、抗焦虑、镇痛作用。

2. **抗抑郁**　抑郁症属于情感性精神障碍，是一种以持久而显著的情感低落为主要症状的精神疾病。研究发现，主要分布于中脑边缘多巴胺系统的多巴胺 D2 受体与抑郁症密切相关，抑郁症患者多巴胺分泌减少，多巴胺 D2 受体功能受损。宁神灵颗粒可上调多巴胺 D2 mRNA 表达，从而达到抗抑郁的效果。钙调素依赖性蛋白激酶 2a（CaMK2a）是钙依赖性蛋白激酶的一种，在神经可塑性及学习记忆功能中的作用均十分重要。宁神灵颗粒可能是通过上调 CaMK2a 的表达，提高海马神经元突触可塑性。

3. **抗惊厥**　宁神灵颗粒可减少小白鼠自主活动和安钠咖诱发小鼠的兴奋活动，对抗戊四氮所致小鼠的惊厥作用，显著延长异戊巴比妥钠诱导小鼠的睡眠时间，与阈下催眠剂量的异戊巴比妥钠有协同作用，可诱导入睡，但遇刺激仍有完善的觉醒反应。

【**临床应用**】

1. **失眠症**[11]　本品可提高顽固性失眠患者的治疗效果。研究发现，当人体脑内的生物活性成分神经递质营养素（XK-2）含量过低时，神经系统营养不足，神经因过度疲劳而出现功能紊乱，这是导致抑郁、焦虑、失眠的重要原因。宁神灵颗粒富含神经递质营养素，可促进神经系统的信息传递，保护神经元，缓解各种失眠、焦虑、抑郁等神经症状。

2. **更年期综合征**[12]　是更年期妇女常见病，主要是由于性腺功能衰退所引起生理和心理上的改变，从而出现一系列症状。研究发现，宁神灵冲剂与知柏地黄丸合用治疗女性更年期综合征有明显疗效。

3. 神经官能症[13]　目前尚无较理想的治疗方法。本症属于祖国医学"七情"、"神志"之病。宁神灵冲剂可以调整脏腑功能，消除各种精神、神经症状。

【不良反应】　尚未见报道。

【使用注意】　①有心血管疾病的患者及年老体弱者，应在医师的指导下服用。②孕妇及糖尿病患者慎用。③服药 3 天后症状无改善，或病情加重者，应向医生咨询。

【用法与用量】　开水冲服，一次 14g，一日 2 次。

参 考 文 献

[1] 吴秉纯，杜英. "宁神灵"药理作用的实验观察[J]. 中药药理与临床，1985，1（1）：43-44.

[2] Zhang X，Dong Y L，Yang N，et al. Effects of Ning Shen Ling granule（宁神灵冲剂）and dehydroepiandrosterone on cognitive function in mice undergoing chronic mild stress[J]. Chinese Journal of Integrative Medicine，2007，13（1）：46-49.

[3] Dunlop B W，Nemeroff C B. The role of dopamine in the pathophysiology of depression[J]. Arch Gen Psychiatry，2007，64（3）：327-337.

[4] May H T，Horne B D，Knight S，et al. The association of depression at any time to the risk of death following coronary artery disease diagnosis[J]. Eur Heart J Qual Care Clin Outcomes，2017，（4）：296-302.

[5] Gabriel F，Nils G，Theo R. The FKBP51glucocorticoid receptor co-chaperone：regulation，function，and implications in health and disease[J]. International Journal of Molecular Sciences，2017，18（12）：2614.

[6] 刘世钰，何丹，赵亮，等. 养心氏片抗抑郁作用的蛋白组学研究[J]. 中南药学，2018，16（5）：599-600.

[7] 蔡萧君，頡彦鹏，陆振华，等. 宁神灵颗粒抗抑郁作用机制研究[J]. 海南医学院学报，2019，25（3）：165-168.

[8] 张佩青. 安神新药——"宁神灵"冲剂[J]. 中国中医药科技，1994，（1）：39.

[9] 杨楠，高瑞丰，左萍萍. 宁神灵冲剂和脱氢表雄酮对慢性轻度应激小鼠认知功能的影响[J]. 中国康复理论与实践，2004，10（5）：268-270.

[10] 孙元莹，郭茂松，王暴魁，等. 宁神灵治疗顽固性失眠 45 例疗效观察[J]. 湖南中医杂志，2006，22（6）：14-15.

[11] 蔡萧君，王磊，吴超全，等. 宁神灵对卒中后抑郁血浆 IL-1β、IL-2、IL-6 和 TNF-α 影响的研究[J]. 黑龙江中医药，2017，46（4）：2-5.

[12] 王信杰. 宁神灵冲剂与知柏地黄丸合用治疗女性更年期综合征 144 例[J]. 中国实用医药，2009，4（9）：175.

[13] 马龙侪，张琪. 宁神灵治疗神经官能症 307 例临床疗效观察[J]. 中医杂志，1984，（12）：28.

（温州医科大学附属第二医院　郑国庆、许梦蓓）

乌 灵 胶 囊

【药物组成】　乌灵菌粉。

【处方来源】　研制方。《中国药典》（2015 年版）。

【功能与主治】　补肾健脑，养心安神。用于心肾不交所致的失眠、健忘、心悸心烦、神疲乏力、腰膝酸软、头晕耳鸣、少气懒言、脉细或沉无力；神经衰弱见上述证候者。

【药效】　主要药效如下[1-11]：

1. 促进神经损伤修复　乌灵胶囊中含有大量的 γ-氨基丁酸，作为脑内主要的抑制性神经递质可与脑源性神经营养因子相互作用，从而促进神经损伤修复，还可以对星形胶质细胞也起到保护作用，从而进一步改善脑内神经元生长环境，改善记忆功能。

2. 镇静、催眠　乌灵菌中含有丰富的谷氨酸，谷氨酸经谷氨酸脱羧酶作用脱羧后，形成的 γ-氨基丁酸是一种抑制性神经递质，具有镇静作用。乌灵胶囊可能影响脑组织对谷氨酸与 γ-氨基丁酸的摄取，并增强谷氨酸脱羧酶的活性，促进 γ-氨基丁酸的合成，因而具有镇静安神的作用。

3. 抗焦虑、抗抑郁　乌灵菌粉协同戊巴比妥钠能缩短小鼠睡眠诱导时间，延长小鼠的睡眠持续时间，减少小鼠自主活动次数，且能拮抗脑内多巴胺神经系统的异常兴奋。在抗焦虑抑郁研究中发现，乌灵菌粉能提高小鼠在高架十字迷宫中停留时间；能使小鼠爬梯次数不变，站立次数明显减少；可增加慢性轻度应激小鼠的蔗糖水饮用量，增加其自发运动量，减少强迫游泳绝望反应时间和寻找平台的时间，升高小鼠体温。

4. 改善学习记忆功能　乌灵菌中含有丰富的谷氨酸，谷氨酸参与神经突触间兴奋性信息传导，与长时程突触增强现象密切相关，能促进学习记忆形成。另外还有试验表明，乌灵胶囊是通过增加 Cx43 蛋白的分泌，从而促进胶质细胞与神经元的反应性而改善小鼠记忆。

5. 提高机体免疫力　乌灵菌的粗多糖能够激活正常及带瘤小鼠腹腔的巨噬细胞，促进巨噬细胞的吞噬功能，使胸腺细胞增殖，提高机体免疫力。

6. 抗疲劳　在失血性贫血的情况下，乌灵菌粉能显著提高红细胞和血红蛋白水平，从而发挥耐缺氧和抗疲劳的作用。

【临床应用】

1. 失眠症[12-17]　乌灵胶囊具有较好的镇静催眠、改善睡眠质量的作用，对心肾不交型失眠的治疗效果较好。与单纯使用盐酸帕罗西汀片治疗比较，乌灵胶囊治疗焦虑性失眠症能明显改善患者的睡眠质量及焦虑症状，且不良反应较少，值得推广应用。乌灵胶囊联合阿普唑仑片治疗 2 型糖尿病失眠症，可更加有效地降低患者空腹血糖水平，改善患者睡眠时间与质量，增加总疗效，且不增加不良反应，疗效肯定。乌灵胶囊还能改善肝郁瘀阻型失眠症伴记忆力减退患者的睡眠情况，改善患者的认知障碍。

2. 焦虑、抑郁症[18-25]　乌灵胶囊能缓解焦虑障碍及抑郁症状。乌灵胶囊能提高老年抑郁障碍患者对西酞普兰的耐受性，不良反应少，是适合治疗老年期抑郁障碍的药物。乌灵胶囊也可用于多种疾病并发的焦虑抑郁，如脑卒中后焦虑、抑郁，女性更年期伴发焦虑、抑郁，帕金森病伴发抑郁，高血压伴发焦虑、抑郁等。

3. 老年痴呆[9]　乌灵胶囊含有腺苷、多糖及以 γ-氨基丁酸为主的 19 种氨基酸，能够促进神经的发育与损伤修复，改善记忆障碍，具有脑保护作用及益智健脑功能。乌灵胶囊能改善肝郁瘀阻型失眠症伴记忆力减退患者的睡眠情况，改善 P300 认知电位潜伏期与波幅。

4. 慢性疲劳综合征[26]　乌灵胶囊具有健脑安神的功效，可以增强中枢镇静作用，改善记忆障碍、焦虑不安和抑郁症状，从而消除慢性疲劳综合征的有关症状。

5. 偏头痛[27-28]　乌灵胶囊联合阿司匹林治疗慢性紧张性头痛可取得良好效果。乌灵胶囊加尼莫地平治疗偏头痛可预防和控制偏头痛的发作。

6. 肠易激综合征[29]　乌灵胶囊可用于肠易激综合征的治疗，不仅能缓解胃肠道症状，而且能改善全身状况，如头昏、失眠、乏力、心情抑郁等。乌灵胶囊联合奥替溴铵治疗肠易激综合征较单一疗法为优。

7. 糖尿病[30]　糖尿病患者服乌灵胶囊 1 个月后早期胰岛素分泌峰值前移，提示乌灵胶囊对糖尿病有促进胰岛 B 细胞功能恢复的作用。

【不良反应】　常见有腹泻、恶心、呕吐、上腹部不适等消化系统症状。偶见过敏性皮疹、头痛、头晕、口干。

【使用注意】　①忌烟、酒及辛辣、油腻食物。②服药期间要保持情绪乐观，切忌生气恼怒。③有高血压、心脏病、糖尿病、肝病、肾病等慢性病严重者应在医师指导下服用。④孕妇慎用。儿童及年老体弱者应在医师指导下服用。⑤服药 7 天症状无缓解，应去医院就诊。⑥对本品过敏者禁用，过敏体质者慎用。⑦本品性状发生改变时禁止使用。⑧如正在使用其他药品，使用本品前请咨询医师或药师。

【用法与用量】 口服，一次 3 粒，一日 3 次。

参 考 文 献

[1] 王嘉麟，郭蓉娟，王玉来. 乌灵菌粉的镇静作用及其机理研究[J]. 环球中医药，2010，3（2）：150-152.

[2] 李中春，李德强. 乌灵胶囊对卒中后抑郁大鼠学习记忆障碍的影响[J]. 解放军医学杂志，2011，36（6）：629.

[3] 杨楠. 慢性应激小鼠脑内蛋白表达动态变化及乌灵菌粉抗焦虑抗抑郁研究[D]. 北京：北京协和医学院，2011.

[4] 左萍萍，马志章，陈宛如，等. 乌灵菌粉的镇静作用及其机理研究[J]. 中国药学杂志，1999，34（6）：14-17.

[5] 李冬梅. 乌灵菌粉抗抑郁作用及机制研究[D]. 北京：北京协和医学院，2016.

[6] 蒋慧，林海. 乌灵胶囊合盐酸帕罗西汀治疗抑郁症失眠 30 例[J]. 现代中医药，2011，31（5）：32-33.

[7] 王蓓芸，钟远，燕虹. 乌灵胶囊治疗伴抑郁状态的老年轻度认知功能障碍患者的临床疗效观察[J]. 中成药，2012，34（11）：2082-2085.

[8] 邹小冬，张震中，程有根，等. 乌灵胶囊对小鼠认知功能的影响[J]. 中国临床药理学杂志，2018，34（20）：2421-2423.

[9] 赵国华，陈宗道，李志孝，等. 活性多糖的研究进展[J]. 食品与发酵工业，2001，27（7）：45-48.

[10] 马志章，查士隽，虞原原，等. 乌灵参对贫血大鼠造血功能的影响[J]. 科技通报，1992，8（4）：252-254.

[11] 胡元奎，沈璐，路波. 乌灵胶囊对 2 型糖尿病 B 细胞功能的影响[J]. 陕西中医，2005，26（8）：796-797.

[12] 朱华凤. 乌灵胶囊和艾司唑仑治疗失眠症对照研究[J]. 中国医药指南，2009，7（12）：81-82.

[13] 冯晓东. 乌灵胶囊治疗慢性失眠症 25 例[J]. 中医研究，2008，21（5）：34-35.

[14] 陈夏凉，范小芬. 乌灵胶囊治疗失眠症 60 例临床观察[J]. 浙江中西医结合杂志，2007，17（7）：442-443.

[15] 马爱琴，蒋毅玲，周晓娟. 乌灵胶囊治疗焦虑性失眠症临床研究[J]. 新中医，2020，52（6）：44-46.

[16] 占芬芬，丁陈权. 乌灵胶囊联合阿普唑仑片治疗 2 型糖尿病失眠临床研究[J]. 新中医，2020，52（3）：63-65.

[17] 许良，王博. 乌灵胶囊对肝郁瘀阻型失眠症伴记忆力减退的影响[J]. 河南中医，2017，37（2）：270-272.

[18] 朱毅平. 米氮平联合乌灵胶囊及单一米氮平治疗抑郁和焦虑障碍共病的疗效对照[J]. 实用中西医结合临床，2006，6（6）：5-6.

[19] 马元业，魏长礼，周东林，等. 舍曲林联合乌灵胶囊治疗焦虑抑郁共病对照研究[J]. 临床心身疾病杂志，2009，15（6）：490-491.

[20] 袁也丰，陈建云，郭明，等. 乌灵胶囊联合西酞普兰治疗老年期抑郁障碍的临床研究[J]. 江西医学院学报，2006，46（6）：128-130.

[21] 史琦，刘学源，陈玉娟. 乌灵胶囊联合氟西汀治疗脑卒中后抑郁障碍和神经功能缺损的疗效观察[J]. 中成药，2008，30（6）：804-806.

[22] 牛丽敏，邓云华，陈兴平. 心理干预联合乌灵胶囊对复发性生殖器疱疹患者抑郁与焦虑状态的影响[J]. 医学与社会，2006，19（9）：41-43.

[23] 任海春，周俐红. 围绝经期患者抑郁焦虑症状调查分析[J]. 临床心身疾病杂志，2006，12（5）：68.

[24] 张凯娜. 左旋多巴与乌灵胶囊治疗帕金森病伴发抑郁的临床研究[J]. 新医学，2005，36（3）：154.

[25] 钱健. 乌灵胶囊合拜新同治疗伴有焦虑情绪的老年原发性高血压病 90 例[J]. 浙江中医杂志，2009，44（10）：778.

[26] 刘志新. 慢性疲劳综合征的药物治疗临床观察[J]. 河北医学，2004，10（11）：1022-1024.

[27] 王芳，蔺雪梅，孟凤珠. 乌灵胶囊联合阿司匹林治疗慢性紧张性头痛 30 例的疗效比较[J]. 第四军医大学学报，2009，30（18）：1842.

[28] 于福恩，王洪星，何维友，等. 乌灵胶囊加尼莫地平治疗偏头痛的临床研究[J]. 中国综合临床，2002，18（9）：25-26.

[29] 陆雪林，徐亚，任伯良，等. 乌灵胶囊联合斯巴敏治疗肠易激综合征疗效观察[J]. 中国现代医药杂志，2008，10（4）：104-105.

[30] 胡元奎，沈璐，路波. 乌灵胶囊对 2 型糖尿病 B 细胞功能的影响[J]. 陕西中医，2005，26（8）：796-797.

（温州医科大学附属第二医院 郑国庆、林坚炜、金婷玉）

二、清心安神类

温 胆 汤

【药物组成】 半夏、麦门冬、茯苓、酸枣仁、炙甘草、桂心、远志、黄芩、萆薢、人参。

【处方来源】 宋·陈无择《三因极一病证方论》。

【功能与主治】 化痰和胃，养心安神。用治痰饮内阻，心神失养，惊恐失眠，头目眩晕。

【药效】 主要药效如下[1-19]：

1. 镇静、催眠 温胆汤可抑制小鼠自发活动，协同戊巴比妥钠缩短入睡潜伏期，延长睡眠时间。温胆汤可增加失眠大鼠脑中 γ-氨基丁酸含量，增强 γ-氨基丁酸的抑制作用，增加深慢波睡眠。温胆汤可增强失眠大鼠大脑皮质、下丘脑胆囊收缩素 8 的表达，胆囊收缩素 8 能显著促进大脑皮质突触体释放 γ-氨基丁酸，从而促进睡眠。

2. 抗抑郁 温胆汤可上调脑内海马、皮质区 5-羟色胺、去甲肾上腺素水平，降低海马血管活性肠肽的含量。加减温胆汤可影响抑郁模型动物行为学，升高脑内生长抑素含量，发挥抗抑郁作用。温胆汤可以增加孤养结合慢性不可预见性应激老年抑郁模型大鼠突触活性区长度、突触后致密物质厚度及 NeuN/BrdU 和 β-tubulinⅢ/BrdU 双标阳性细胞数，改善海马神经突触结构损伤、神经元再生，发挥抗抑郁效应。温胆汤可以增加帕金森病模型大鼠蔗糖消耗量，强迫游泳不动时间，提高内侧前额叶皮层中多巴胺、5-羟色胺、去甲肾上腺素含量可能是温胆汤抗抑郁的机制之一。

3. 抗精神病 温胆汤抗精神分裂症的作用与其调节脑内谷氨酸和多巴胺功能异常、阻滞 D2 受体、减轻海马病理损伤、增强海马细胞突触的可塑性、提高体内免疫调节功能有关。温胆汤能改善 MK-801 诱导精神分裂症模型大鼠的刻板行为、共济失调、学习记忆，其机制与降低精神分裂症易感基因组织神经调节蛋白 1（NRG1）及其受体 ErbB4 蛋白的表达，减少炎症因子产生和提高 Glu 活性等有关。

4. 改善代谢 温胆汤对代谢综合征（MS）大鼠，能够减小腹围，升高高密度脂蛋白（HDL-C）水平，降低空腹胰岛素（Fins）水平、胰岛素抵抗指数（HOMA-IR）。对 MS 大鼠肥胖指标、体内血脂及胰岛素抵抗有改善作用。研究表明，温胆汤能增加脂肪组织脂联素的表达，促进葡萄糖、脂质的代谢调节。

5. 改善学习记忆障碍 加味温胆汤可抑制维生素 B₁ 缺乏引起的记忆相关行为障碍，并对海马 CA1 区和齿状回的胆碱乙酰转移酶荧光强度的减弱有抑制作用，提示加味温胆汤对维生素 B₁ 缺乏引起的记忆相关行为障碍的改善作用可能与海马胆碱能神经活化密切相关。加味温胆汤对中枢系统胆碱能神经系统有激活效果和改善记忆保存能力。

6. 抗氧化、抗自由基损伤 温胆汤具有抗氧化能力，通过提高大鼠体内过氧化物歧化酶活力，降低脂质过氧化产物丙二醛和一氧化氮含量，抗自由基损伤。

【临床应用】

1. 失眠症[20-23] 温胆汤主要用于治疗痰热扰心型失眠症。现代人们工作压力过大，致使思虑伤脾；过食油腻，致使脾胃受损，脾虚湿停，聚而为痰，痰热内扰神明而致不寐，温胆汤具有理气化痰、清热安神功效，对不寐症疗效确切。研究表明，温胆汤可以提高治疗失眠的总有效率，改善入睡时间、睡眠时间、睡眠紊乱、睡眠效率、日间功能等，且不良反应较少，安全性较高，值得临床推广应用。

2. 精神分裂症[24-25]　温胆汤联合西药治疗精神分裂症，对阳性症状及阴性症状均有效果，且优于单用西药治疗。温胆汤联合氯氮平与单用温胆汤比较治疗精神分裂症，结果显示温胆汤在镇静、镇痛、抗惊等方面与氯氮平亦有相似的效应，但协同氯氮平对症状的改善更佳，安全性较高，并可明显减少氯氮平用量及锥体外系不良反应的发生率，提示联合用药优于单用温胆汤。

3. 抑郁症[26-27]　温胆汤能降低缺血性卒中后抑郁汉密顿抑郁量表（HAMD）评分，改善缺血性卒中后抑郁症状。温胆汤能改善精神分裂症抑郁症状，但因为温胆汤同时有抗精神分裂作用，但不能排除患者因精神分裂症病情的缓解，抑郁症状也随之改善。

4. 代谢综合征[28-29]　温胆汤联合奥氮平治疗精神分裂症与单用奥氮平治疗相比可减少代谢综合征的发生。黄连温胆汤能改善代谢综合征患者的中医证候积分、体重指数（BMI）、空腹血糖、血脂、血压等指标。

5. 心脑血管疾病[30-34]　根据"异病同治"原则，采用温胆汤能够有效治疗胆郁痰扰型的心脑血管疾病。例如，温胆汤联合替米沙坦治疗原发性高血压（痰浊中阻型）可有效降低血压水平，提高临床治疗效果；同时还可以有效控制不良反应的发生，用药安全性良好。温胆汤加减方治疗缺血性中风风痰火亢型，对患者的主要症状及次要症状均有明显的改善，且无不良反应。瓜蒌薤白半夏汤合温胆汤治疗冠心病心绞痛可显著减少患者心绞痛发作次数，缩短心绞痛发作持续时间，改善血脂水平，效果良好。加味温胆汤治疗冠心病劳力性心绞痛可大大减少心绞痛发作次数与持续时间，且可缓解疼痛程度，提高硝酸甘油停减率，临床疗效显著。

6. 脾胃系统疾病[35-37]　温胆汤还可治疗多种脾胃系统疾病，如胆囊炎、胃炎、胃溃疡等。使用温胆汤治疗慢性胆囊炎，可以明显改善中医证候，且无严重不良反应发生，临床疗效优于西药消炎利胆片。加味黄连温胆汤联合气滞胃痛颗粒治疗慢性浅表性胃炎疗效显著，可改善胃肠功能，促进胃黏膜修复，提高患者生活质量。对于多发性胃溃疡患者实施温胆汤联合三联疗法进行治疗，可显著提高患者的心理情绪评分、社会活动情况评分、身体状态评分，促进患者恢复，值得临床实施应用。

【不良反应】　尚未见报道。

【使用注意】　本方主要用于上述疾病属于痰热蕴结者。注意避免精神刺激、酗酒、过度疲劳；睡前避免摄食过量，不参加导致过度兴奋的活动等。

【用法与用量】　水煎口服，一日 1 剂，早晚分服，疗程 4 周。

参 考 文 献

[1] 张福利，马伯艳，白妍，等. 温胆汤对失眠大鼠下丘脑内单胺类递质影响的研究[J]. 中医药信息，2005，22（2）：48-49.

[2] 马伯艳. 温胆汤促眠作用及其治疗失眠症机制的实验研究[D]. 哈尔滨：黑龙江中医药大学，2005.

[3] 马伯艳，张福利，周景华，等. 温胆汤的睡眠改善作用与失眠大鼠脑中胆囊收缩素 8 表达的关系[J]. 中国临床康复，2006，

10（35）：45-47.

[4] 马伯艳, 吴晓丹, 张福利, 等. 温胆汤镇静催眠作用的实验研究[J]. 中医药信息, 2004, 21（6）：30-31.

[5] 吴卓耘. 基于 GABA 能系统探讨温胆汤对创伤后应激障碍相关神经生理异常调节机制[D]. 北京：北京中医药大学, 2016.

[6] 武丽, 张丽萍, 叶庆莲, 等. 加减温胆汤的抗抑郁功效[J]. 中国组织工程研究, 2006, 10（23）：63-64.

[7] 张彤. 老年抑郁模型大鼠神经可塑性变化及温胆汤的干预机制[J]. 中国老年学杂志, 2014, 34（13）：3660-3661.

[8] 王默然, 付雨农, 崔志伟, 等. 温胆汤对帕金森病模型大鼠抑郁样行为及脑内单胺类神经递质的影响[J]. 西安交通大学学报（医学版）, 2017, 38（4）：606-610.

[9] 贺娟, 甘贤兵, 梁怡. 四种调理脾胃药对大鼠神经肽类递质影响的差异性分析[J]. 北京中医药大学学报, 2003, 26（4）：38-40.

[10] 武丽, 张丽萍. 加减温胆汤对抑郁模型大鼠行为学和血浆生长抑素含量的影响[J]. 中国临床康复, 2005, 9（8）：115-116.

[11] 万红娇. 温胆汤对实验性大鼠精神分裂症的作用及其机制研究[D]. 长沙：湖南中医药大学, 2008.

[12] 朱金华, 田真真, 戎文娟, 等. 温胆汤对精神分裂症大鼠海马组织 NRG1、ErbB4 mRNA 表达及其行为学的影响[J]. 中药药理与临床, 2017, 33（3）：2-5.

[13] 万红娇, 何欢, 刘圣徽, 等. 温胆汤对精神分裂症模型大鼠海马组织 NRG1、ErbB4 蛋白表达的影响[J]. 中药药理与临床, 2016, 32（3）：12-16.

[14] 朱金华, 孙昊鑫, 熊秋迎, 等. 温胆汤对精神分裂症模型鼠血清 TNF-α, IL-6 及海马组织 Glu 活性表达的影响[J]. 中国实验方剂学杂志, 2014, 20（14）：160-164.

[15] 陈珍真, 康洁, 郭屿洵, 等. 温胆汤干预大鼠代谢综合征的研究[J]. 中华中医药杂志, 2018, 33（4）：1373-1376.

[16] 杨海燕, 喻松仁, 王萍. 温胆汤对食源性肥胖大鼠脂肪细胞因子水平的影响[J]. 中医临床研究, 2016, 8（22）：1-3.

[17] 白冰. 十味温胆汤对 MK-801 诱导精神分裂症模型大鼠氧化应激损伤影响的研究[D]. 哈尔滨：黑龙江省中医药科学院, 2015.

[18] 怡悦. 加味温胆汤对维生素 B_1 缺乏所致学习记忆障碍的改善作用[J]. 国外医学（中医中药分册）, 2005,（3）：175.

[19] 贺玉琢. 加味温胆汤对老龄大鼠被动回避学习试验及中枢胆碱能系统的效果[J]. 国外医学（中医中药分册）, 1995,（5）：27-28.

[20] 寇东升. 温胆汤治疗不寐证 100 例[J]. 陕西中医, 2012, 33（6）：681-682.

[21] 阿依加曼·阿布拉, 热汗古丽·米吉提, 阿米娜·伊干拜地. 温胆汤治疗失眠 150 例疗效观察[J]. 新疆中医药, 2012, 30（4）：32-33.

[22] 黎顺成, 徐雪怡. 温胆汤加减治疗失眠 60 例临床分析[J]. 内蒙古中医药, 2012, 31（10）：8-9.

[23] 冀秀萍, 张蓓, 郑清莲. 温胆汤加减治疗失眠症临床疗效观察[J]. 辽宁中医药大学学报, 2012, 14（2）：148-149.

[24] 邵辉, 杨宗儒. 温胆汤联合西药治疗精神分裂症随机平行对照研究[J]. 实用中医内科杂志, 2014, 28（1）：84-86.

[25] 谭斌. 温胆汤联合氯氮平治疗精神分裂症 30 例临床研究[J]. 中医杂志, 2006, 47（5）：361.

[26] 刘芙蓉, 郑冬冬, 李祎鋆. 温胆汤联合齐拉西酮治疗精神分裂症抑郁症状的临床疗效观察[J]. 中国健康心理学杂志, 2014, 22（8）：1158-1160.

[27] 杨冠华. 温胆汤治疗缺血性卒中后抑郁的临床分析[J]. 中国中医药现代远程教育, 2017, 15（13）：79-81.

[28] 刘赟. 温胆汤加减治疗奥氮平所致代谢综合征[J]. 吉林中医药, 2018, 38（5）：540-544.

[29] 隋艳波, 刘莉. 黄连温胆汤治疗代谢综合征的临床疗效观察[J]. 中西医结合心脑血管病杂志, 2015, 13（5）：581-582.

[30] 孙帅帅, 张立. 温胆汤联合替米沙坦治疗原发性高血压病（痰浊中阻型）临床研究[J]. 中国中医药现代远程教育, 2020, 18（2）：115-117.

[31] 吕晓蓉. 运用温胆汤治疗心脑血管病的经验[J]. 世界最新医学信息文摘, 2019, 19（56）：43.

[32] 胡秋鹤, 夏建成. 温胆汤治疗缺血性中风病风痰火亢证 30 例[J]. 中国中医药现代远程教育, 2019, 17（11）：75-77.

[33] 陈建兴. 瓜蒌薤白半夏汤合温胆汤治疗冠心病心绞痛的临床效果观察[J]. 实用中西医结合临床, 2019, 19（7）：8-9.

[34] 韩雨夏. 加味温胆汤治疗冠心病劳累性心绞痛的临床研究[J]. 中国实用医药, 2018, 13（30）：124-125.

[35] 关力, 李国信. 温胆汤治疗慢性胆囊炎随机平行对照研究[J]. 实用中医内科杂志, 2015, 29（12）：42-44.

[36] 王洪营. 加味黄连温胆汤联合气滞胃痛颗粒治疗慢性浅表性胃炎的临床研究[J]. 首都食品与医药, 2019, 26（13）：192.

[37] 荣剑. 温胆汤联合三联疗法治疗多发性胃溃疡愈合的疗效[J]. 大医生, 2019, 4（2）：70-71.

（广州中医药大学　潘华峰、曾　华）

清脑复神液

【药物组成】　人参、黄芪、当归、鹿茸（去皮）、菊花、薄荷、柴胡、决明子、荆芥穗、丹参、远志、五味子、枣仁、莲子心、麦冬、百合、竹茹、黄芩、桔梗、陈皮、茯苓、甘草、半夏、枳壳、干姜、石膏、冰片、大黄、木通、黄柏、柏子仁、莲子肉、知母、石菖蒲、川芎、赤芍、桃仁（炒）、红花、山楂、牛膝、白芷、藁本、蔓荆子、葛根、防风、羌活、钩藤、地黄。

【处方来源】　研制方。国药准字 Z51020737。

【功能与主治】　清心安神，化痰醒脑，活血通络。用于神经衰弱、失眠、顽固性头痛、脑震荡后遗症所致头痛、眩晕、健忘、失眠等症。

【药效】　主要药效如下[1-2]：

1. 镇静、催眠　清脑复神液能缩短小鼠入睡时间，延长睡眠时间；抑制小鼠的自发活动，减少小鼠双前肢抬举的次数。

2. 镇痛　小鼠镇痛试验结果表明，清脑复神液对化学因素引起的疼痛及热辐射引起的疼痛都有较好的镇痛作用。

3. 抑制血小板聚集　清脑复神液能够抑制血小板聚集，改善血液流变学，阻止血栓形成，促进血液循环。

【临床应用】

1. 失眠症[2-3]　清脑复神液能改善患者入睡难和易惊醒等症状，减轻患者的痛苦，提高睡眠质量、减少失眠频率。清脑复神液治疗失眠症患者，可增加睡眠时间、提高睡眠质量和减少失眠频率。清脑复神液可改善老年慢性阻塞性肺疾病合并睡眠障碍患者的失眠症状。

2. 脑震荡后遗症[4]　清脑复神液并小脑顶核电刺激治疗脑外伤后综合征患者 50 例，治疗组疗效明显优于单用基础治疗组及空白对照组。

3. 神经衰弱[5]　清脑复神液能改善神经衰弱症状，特别是在治疗睡眠障碍上能有效地改善入睡难、易惊醒等症状。

4. 抑郁症[6]　清脑复神液可治疗轻、中度抑郁症，疗效与疗程呈正相关。

5. 轻度认知障碍[7-8]　清脑复神液干预治疗轻度认知障碍合并失眠症患者，在提高睡眠质量的同时可改善认知功能，不良反应少。

【不良反应】　尚未见报道。

【使用注意】　孕妇及对酒精过敏者慎用。

【用法与用量】　口服，轻症一次 10ml，重症一次 20ml，一日 2 次。

参 考 文 献

[1] 吴启端，方永奇，邹衍衍. 清脑复神液主要药效学研究[J]. 中药新药与临床药理，2000，11（4）：240-241.

[2] 李智杰，陈梁，潘德祥. 清脑复神液治疗失眠症的临床与实验研究[J]. 湖北中医杂志，2001，23（5）：9.

[3] 黄鑫成，黄种杰，林福林，等. 清脑复神液治疗老年 COPD 睡眠障碍 89 例[J]. 临床肺科杂志，2013，18（3）：504-505.

[4] 庄志军，王如密，张进鹏，等. 清脑复神液并用小脑顶核电刺激治疗脑外伤后综合征的疗效观察[J]. 中国实用神经疾病杂志，2006，9（1）：62-63.

[5] 缪国斌，张健. 清脑复神液治疗神经衰弱的临床观察[J]. 中国中医药信息杂志，2000，7（7）：53-54.

[6] 汤慧明. 清脑复神液治疗抑郁症 43 例[J]. 医药导报, 2003, 22 (6): 400-401.

[7] 李斌, 葛玉霞, 伍文彬, 等. 清脑复神液治疗轻度认知障碍（肾虚痰瘀证）的疗效观察[J]. 时珍国医国药, 2013, 24 (12): 2950-2952.

[8] 黄琴. 轻度认知障碍与失眠的相关性研究及清脑复神液治疗轻度认知障碍合并失眠的疗效观察[D]. 成都: 成都中医药大学, 2013.

（温州医科大学附属第二医院　郑国庆、汪惠琳）

睡安胶囊

【药物组成】　酸枣仁（炒）、五味子、远志、首乌藤、丹参、石菖蒲、知母、甘草、茯苓。

【处方来源】　研制方。国药准字 Z45021732。

【功能与主治】　养血安神，清心除烦。用于心烦不寐，怔忡惊悸，梦多易醒或久卧不眠。

【药效】　主要药效如下[1-2]：

1. 镇静、催眠　本品能够明显减少小鼠自主活动时间、次数及强度，缩短小鼠入睡的潜伏期并延长其睡眠时间，与戊巴比妥钠有协同作用。

2. 抗惊厥　睡安胶囊能延长小鼠惊厥潜伏期，对抗中枢兴奋性。

【临床应用】

失眠症[3]　睡安胶囊主要用于治疗肝郁气滞型失眠症。具有养血安神、清热除烦之效，对心烦不寐、怔忡惊悸、梦多易醒或久卧不眠有较好的疗效。睡安胶囊治疗肝郁气滞型失眠症，可改善匹兹堡睡眠质量指数。

【不良反应】　尚未见报道。

【使用注意】　外感发热患者忌服。本品宜餐后服。

【用法与用量】　口服，一次 3 粒，一日 3 次。

参 考 文 献

[1] 项颖, 韩大庆, 周丹, 等. 睡安胶囊镇静催眠及抗惊厥作用的研究[J]. 吉林中医药, 2011, 31 (2): 171-172.

[2] 赵平, 凌玉云, 叶志文, 等. 睡安胶囊镇静催眠作用的研究[J]. 中国中医药信息杂志, 2009, 16 (S1): 24-25.

[3] 孙莉, 马琳, 项颖. 睡安胶囊治疗肝郁气滞型失眠症 64 例临床观察[J]. 中外健康文摘, 2011, 8 (20): 140-141.

（温州医科大学附属第二医院　蔡晓红、汪惠琳）

复方枣仁胶囊

【药物组成】　酸枣仁（制）、左旋延胡索乙素。

【处方来源】　研制方。国药准字 Z50020601。

【功能与主治】　养心安神。用于心神不安，失眠，多梦，惊悸。

【药效】　主要药效如下[1-2]：

1. 镇静、催眠　本品具有镇静、催眠作用。酸枣仁中三七皂苷 A 是一种阿朴啡生物碱，被证明能通过 GABA 能系统增强睡眠行为并增强戊巴比妥诱导的睡眠行为。酸枣仁皂苷 A 通过谷氨酸脱羧酶激活培养的小脑颗粒细胞，增加 Cl⁻内流和激动 GABA 能系统，延长睡眠时间。酸枣仁黄酮碳苷通过谷氨酸介导的兴奋信号途径在体内和体外抑制大鼠海马兴奋状态，影响 GABA 能和 5-HT 能系统，作用机制与增加 GABAA 受体（α_1、α_5、β_2）基因表达有关。酸枣仁水提取物中的黄酮类物质也有助于失眠的治疗。黄酮类化合物 6-羟基黄酮参与部分激动作用的 GABAA 受体的结合（图 14-1）。

2. 镇痛　复方枣仁胶囊中的左旋延胡索乙素可能通过抑制脑干网状结构上行激活系统、阻滞脑内多巴胺受体，从而达到镇痛的效果。

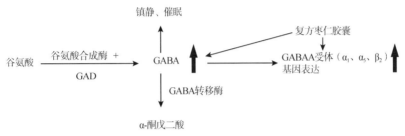

图 14-1　复方枣仁胶囊镇静、催眠作用环节

【临床应用】

1. 失眠症[3-9]　复方枣仁胶囊具有较好的镇静催眠、改善睡眠质量的作用，广泛用于各种失眠症，不仅能够改善患者的入睡困难，而且对睡眠质量和早醒状态均有改善作用，且能更好地改善患者的日间功能，减少苯二氮䓬类药物的用量。

2. 其他　复方枣仁胶囊还可以用于治疗失眠引起的其他神经精神系统疾病，如焦虑、抑郁、头痛等。

【不良反应】　偶见头晕、嗜睡、乏力。剂量过大可致嗜睡与锥体外系症状。复方枣仁胶囊还可能引起呼吸困难、迟发性锥体外系反应、高热寒战、轻度头胀及肝损害等不良反应[10-13]。

【使用注意】　①本品含左旋延胡索乙素。孕妇及哺乳期妇女慎用；锥体外系疾病（如震颤、多动、肌张力不全等）患者应在医师指导下使用。②与其他中枢神经抑制药同服，可引起嗜睡，严重者可致呼吸抑制。③本品宜餐后睡前服。④服药 1 周症状未见改善，或症状加重者，应立即停药并去医院就诊。⑤对本品过敏者禁用，过敏体质者慎用。

【用法与用量】　口服，一次 1 粒，睡前服。

参 考 文 献

[1] Zhou Q H，Zhou X L，Xu M B，et al. Suanzaoren formulae for insomnia：updated clinical evidence and possible mechanisms[J]. Frontiers in Pharmacology，2018，9（76）：1-12.

[2] 青山，高林，张力，等. 从复方枣仁胶囊的综合评价引发中药上市后临床研究的思考和启示[J]. 中国中药杂志，2013，38（21）：3790-3794.

[3] 潘博希，陈维，林亚明. 滋肾安神汤合复方枣仁胶囊治疗心肾不交型失眠临床研究[J]. 中国中医药信息杂志，2014，21（6）：21-23.

[4] 潘博希，陈维，王明红，等. 健脾疏肝汤与复方枣仁胶囊昼夜交替治疗脾虚肝郁型失眠临床观察[J]. 中国中医药信息杂志，2013，20（5）：79-80.

[5] 陈丽英，许德盛，卢锦花. 复方枣仁胶囊治疗失眠的疗效观察[J]. 辽宁中医杂志，2002，29（11）：669-670.

[6] 佘园士. 复方枣仁胶囊联合阿普唑仑治疗原发性失眠症临床疗效分析[J]. 中外医学研究，2015，13（19）：39-40.

[7] 潘博希，陈维，林亚明. 滋肾安神汤合复方枣仁胶囊治疗心肾不交型失眠临床研究[J]. 中国中医药信息杂志，2014，21（6）：21-23.

[8] 刘彦. 镇静安神药联合复方枣仁胶囊治疗失眠症37例[J]. 中医杂志，2009，50（S1）：131-132.

[9] 熊涛，夏晴，王成，等. 复方枣仁胶囊镇静催眠作用研究[J]. 中药药理与临床，2006，22（6）：67-68.

[10] 孔令廷，丁海燕. 复方枣仁胶囊致呼吸困难一例[J]. 药学服务与研究，2006，6（2）：97.

[11] 孙慧茹，邹逊，杨庆有，等. 复方枣仁胶囊过量致迟发性锥体外系反应1例[J]. 时珍国医国药，2008，19（10）：2566.

[12] 孙雅. 复方枣仁胶囊致高热寒战1例[J]. 福建医药杂志，2005，27（3）：208.

[13] 杨瑞华，李芹. 复方枣仁胶囊致肝损害1例[J]. 内蒙古中医药，2014，33（13）：83.

（温州医科大学附属第二医院　郑国庆、金婷玉）

三、活血化瘀类

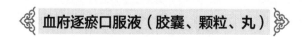

血府逐瘀口服液（胶囊、颗粒、丸）

【药物组成】　桃仁、红花、川芎、赤芍、当归、地黄、柴胡、枳壳（麸炒）、牛膝、桔梗、甘草。

【处方来源】　清·王清任《医林改错》。国药准字Z10950063。

【功能与主治】　活血祛瘀，行气止痛。用于瘀血内阻，头痛或胸痛，内热瞀闷，失眠多梦，心悸怔忡，急躁易怒，入暮潮热，唇暗或两目暗黑，舌质暗红，或舌有瘀斑、瘀点，脉涩或弦紧。

【药效】　主要药效如下[1-9]：

1. 抗血小板聚集　血府逐瘀制剂可降低血液黏稠度，抑制血小板活化分子表达，降低血小板聚集性，其机制可能是通过影响全血血小板膜黏附分子CD41和CD62P的表达。

2. 改善脑供血　血府逐瘀制剂可扩张血管，增加脑血流量，改善脑部能量代谢，提高组织携氧能力，作用机制可能与其具有抑制内皮细胞分泌内皮素，促进内皮细胞分泌前列腺素的作用有关。此外，血府逐瘀汤可以降低动脉粥样硬化大鼠血清不对称二甲基精氨酸水平，增加NO的合成和分泌，扩张动脉血管，调节血压和血流分布。

3. 调节5-HT含量　血府逐瘀汤能明显升高应激所致的5-HT浓度降低，促进5-HT 1A受体表达。这可能是血府逐瘀汤发挥抗抑郁作用的机制之一。

4. 其他　血府逐瘀汤还具有改善心功能、抗心律失常、抗缺氧、镇痛、抗炎、降血脂、增强免疫功能等多种药理作用。

【临床应用】

1. 失眠症[10-12]　血府逐瘀口服液可改善血瘀型失眠者的睡眠，增强记忆力，改善情绪。血府逐瘀口服液与艾司唑仑对照比较，都可以明显改善睡眠，但血府逐瘀口服液的副作用较少，因此用于治疗老年失眠患者更安全有效。

2. 冠心病、心绞痛[13-15]　用血府逐瘀口服液治疗冠心病和心绞痛患者，可在一定程度上改善心电图表现，降低血中胆固醇及低密度脂蛋白胆固醇水平，降低动脉硬化指数，且血府逐瘀口服液较西药没有不良反应。用氯米帕明片加血府逐瘀口服液治疗以胸痛为主要表现的抑郁症，发现血府逐瘀口服液既有改善心脑血管功能的作用，又有调节自主神经功能的作用。血府逐瘀口服液治疗冠心病心绞痛，可以提高患者的红细胞变形能力，降低红细胞、血小板聚集，下调血小板活化分子的表达。

3. 偏头痛[16-17]　原发性脑血管功能障碍，如扩张或痉挛是偏头痛的发病机制之一，血液流变学异常又是缺血性脑血管病发病的重要环节之一。血府逐瘀口服液通过改善脑血管功能，降低血黏度，而达到治疗偏头痛的目的，又有预防缺血性脑中风的作用。而加用黛安神小剂量应用时，有稳定情绪、抗焦虑、抗抑郁的作用，且起效快，能迅速缓解头痛患者的心理障碍，可以克服中药起效慢、复发率高的弱点。

4. 妇科疾病[18-21]　血府逐瘀口服液对早期妊娠药物流产的辅助治疗作用明显。药物流产后阴道出血时间长，主要与蜕膜组织残留有关。血府逐瘀口服液具有止血止痛，修复内膜的作用，并有利于抗感染。药物流产后阴道出血经过血府逐瘀口服液治疗后，出血量减少，出血时间缩短，未见明显的不良反应。血府逐瘀口服液与吲哚美辛比较治疗原发性痛经，从远期疗效来看，血府逐瘀口服液组患者的复发率更低。其治疗机制可能是通过调节卵巢激素（雌二醇下降、孕酮上升），抑制内皮素（ET）活性，促进降钙素关联基因肽（CGRP）的合成与释放，缓解子宫肌痉挛，舒张子宫血管，改善子宫血流，解除或缓解疼痛。

【不良反应】　长期大量服用，可引起咽喉干燥或类感冒症状。

【使用注意】　①服药期间忌辛辣、生冷食物。②孕妇忌服。③体质虚弱，而见气短乏力，易感冒，舌淡苔薄者不宜应用。④本品含甘草，不宜与含海藻、芫花、甘遂、京大戟的药物同用。

【用法与用量】　丸剂：一次1～2丸，一日2次，空腹用红糖水送服，或遵医嘱。口服液：每支10ml，一次10～20ml，一日3次。胶囊剂：每粒装0.4g，一次6粒，一日2次，1个月为一疗程。颗粒剂：口服，一次1袋，一日3次。

参 考 文 献

[1] 边农，耿黄宁. 血府逐瘀制剂的药理研究及其神经临床应用进展[J]. 药学与临床研究，2003，11（4）：19-20.

[2] 王奇，陈云波. 血府逐瘀汤对用血瘀证兔模型血清损伤的血管内皮细胞内分泌功能的影响[J]. 中国实验方剂学杂志，2002，8（2）：12-14.

[3] Hou X L, Li B L, Zhao L, et al. Effects of Xuefu Zhuyu Capsule on endothelin-1 release in myocardium and vascular endothelium and nitric oxide/nitric oxide synthase system of swines after acute myocardial infarction and reperfusion[J]. Journal of Chinese Integrative Medicine，2008，6（4）：381.

[4] 赵益桂，岳南，苏雅. 血府逐瘀胶囊的活血化瘀作用[C]. 中药新药研究与开发信息交流会，2005.

[5] 马月香，方鸿，窦迎春. 血府逐瘀汤对大白鼠脑缺血模型的影响[J]. 山东中医药大学学报，2001，25（4）：305-306.

[6] 赵宗刚，李传森，喻晓. 活血化瘀法是治疗老年失眠的重要法则[J]. 中国中医基础医学杂志，2003，9（7）：14-15.

[7] 雷燕，陈可冀，李中文，等. 血府逐瘀浓缩丸抗血小板活化的临床疗效与体外血清药理作用的相关性研究[J]. 中国中西医结合杂志，2002，22（4）：270-273.

[8] 刘英，徐爱军，张玉蕊. 血府逐瘀汤对抑郁症大鼠模型的治疗作用及海马5-羟色胺及5-羟色胺1A受体表达的影响[J]. 时珍国医国药，2015，26（4）：867-868.

[9] 吴剑宏，陈幸谊. 血府逐瘀汤方剂的现代药理研究进展[J]. 中成药，2013，35（5）：1054-1058.

[10] 纪涛，岳小强. 血府逐瘀汤治疗失眠的适应证及其用药规律分析[J]. 辽宁中医杂志，2010，37（4）：593-594.

[11] 李显雄，程国和. 从气血失调动态治疗失眠症的临床观察[J]. 湖北中医杂志，2009，31（9）：26-27.

[12] 李来秀，孙娟蔻，周俏龙. 血府逐瘀口服液治疗失眠80例[J]. 陕西中医，2005，26（8）：779-781.

[13] 廖周华，梁岩. 血府逐瘀口服液治疗冠心病心绞痛临床观察[J]. 医药产业资讯，2006，3（5）：17-18.

[14] 张改兰. 氯咪帕明片加血府逐瘀口服液治疗以胸痛为主要症状的隐匿性抑郁症40例[J]. 中西医结合心脑血管病杂志，2007，5（6）：556-557.

[15] 刘剑刚，徐浩，董国菊，等. 血府逐瘀口服液对冠心病心绞痛患者血小板活化分子表达的影响[J]. 长春中医药大学学报，2007，23（1）：29-31.

[16] 胡新平. 血府逐瘀口服液治疗偏头痛 30 例临床观察[J]. 吉林中医药，2001，（6）：22.

[17] 赵志英，周三权. 黛安神合用血府逐瘀口服液治疗顽固性头痛 45 例[J]. 现代中西医结合杂志，2002，11（1）：37-38.

[18] 潘碧琦，陈磊，莫璐丽. 血府逐瘀口服液辅助早期妊娠药物流产 52 例[J]. 中国中医药信息杂志，2006，13（8）：63.

[19] 王风云，李伟宏，田莉. 流产配伍血府逐瘀口服液经验方[J]. 数理医药学杂志，2011，24（3）：353.

[20] 陈磊，潘碧琦，陆强益，等. 血府逐瘀口服液治疗原发性痛经临床观察[J]. 吉林中医药，2006，26（5）：22-24.

[21] 刘册家，史权，张自然. 血府逐瘀口服液临床使用进展[J]. 中成药，2012，34（12）：2411-2414.

（温州医科大学附属第二医院　郑国庆、朱澎冲）

养血清脑颗粒

【药物组成】　当归、川芎、白芍、熟地黄、钩藤、鸡血藤、夏枯草、决明子、珍珠母、延胡索、细辛。

【处方来源】　研制方。《中国药典》（2015 年版）。

【功能与主治】　养血平肝，活血通络。用于血虚肝旺所致的头痛眩晕、心烦易怒、失眠多梦。

【药效】　主要药效如下[1-5]：

1. 改善脑微循环　慢性脑供血不足是指由于各种原因导致脑部血液供应不能满足正常需求，从而引发的以一系列脑部功能障碍为临床表现的疾病，失眠为其主要表现之一。养血清脑颗粒能够降低内皮素和提高降钙素基因相关肽及 NO 的含量，减少 Ca^{2+} 内流，增加颈内动脉和椎动脉血流量，扩张软脑膜小动脉，改善软脑膜微循环，增加脑血流量，改善因慢性脑缺血引起的失眠、头晕及记忆障碍。

2. 降低血清炎症因子　炎性反应过程通常伴有睡眠障碍的发生。研究发现，一些炎性反应因子，如 TNF-α、IL-1、IL-8、IL-12、IL-18 等与睡眠的发生相关，而另一些炎性反应因子，如 IL-4、IL-10、IL-13 可能会影响慢波睡眠，甚至引起失眠。养血清脑颗粒能降低炎症因子水平，减少睡眠障碍的发生。

3. 抗血栓形成　养血清脑颗粒能降低血液黏稠度，抗凝血，降低血小板聚集率，抗血栓形成。

4. 调节神经内分泌　养血清脑颗粒能调节神经内分泌，提高血清中雌二醇水平，降低卵泡刺激素含量，改善失眠。

5. 镇静　养血清脑颗粒能明显延长使用戊巴比妥钠后小鼠的睡眠时间，与阈下剂量戊巴比妥钠有协同作用，说明养血清脑颗粒具有一定的镇静、催眠作用。

【临床应用】

1. 失眠[6]　养血清脑颗粒能扩张脑血管，改善大脑微循环，对中枢神经系统具有良好的镇静、安神作用，可改善失眠。研究表明，口服养血清脑颗粒能够改善患者头痛、头昏症状，延长睡眠和深睡眠的总时间，缩短头痛、头昏发作时间。

2. 头痛[7-8]　养血清脑颗粒对紧张型头痛有较明显的疗效，可减少头痛的发作次数、持续时间，缩短头痛消失时间，是治疗紧张型头痛的有效药物；对高血压头痛也有显著的疗效。养血清脑颗粒治疗轻度外伤头痛疗效好于中度和重度。养血清脑颗粒还可减少偏头痛的发作次数,缩短疼痛发作时间,但对偏头痛发作过程中出现的伴随症状的作用不明显。

3. 脑供血不足[9-10]　服用养血清脑颗粒能够有效改善慢性脑供血不足患者的内皮依赖性血管舒张功能及血栓前状态,可以用作脑血栓形成的一级预防治疗。养血清脑颗粒与尼莫地平片联合使用治疗慢性脑供血不足,可以降低血液黏性,提高脑部血流速度。

【不良反应】　偶见恶心、呕吐,罕见皮疹,停药后即可消失。

【使用注意】　①忌烟、酒及辛辣、油腻食物。②低血压者慎用。③肝病、肾病、糖尿病等慢性病严重者应在医师指导下使用。④儿童、孕妇、哺乳期妇女、年老体弱者应在医师指导下使用。⑤服药3天症状无缓解,应去医院就诊。⑥严格按用法用量服用,本品不宜长期服用。⑦对本品过敏者禁用,过敏体质者慎用。⑧本品性状发生改变时禁止使用。⑨请将本品放在儿童不能接触的地方。⑩如正在使用其他药品,使用本品前请咨询医师或药师。

【用法与用量】　口服,一次1袋,一日3次。

参 考 文 献

[1] 蔡定芳, 顾喜喜, 陈依萍, 等. 养血清脑颗粒治疗慢性脑供血不足实验研究[J]. 中华老年医学杂志, 2005,(3): 62-63.

[2] 闫贵国, 郭淑红, 石晓娟, 等. 养血清脑颗粒联合阿替普酶治疗急性脑梗死的疗效及对患者炎症因子和凝血功能的影响[J]. 内科, 2018, 13(4): 574-577.

[3] 黄各宁, 陈积优. 养血清脑颗粒治疗妇女更年期失眠及其对内分泌激素影响的观察[J]. 中医药临床杂志, 2007, 19(1): 42-43.

[4] 高雅娥, 王彩娥. 养血清脑颗粒对小鼠的镇静催眠作用[J]. 郑州大学学报(医学版), 2007, 42(5): 881-882.

[5] 程国良, 钱彦方, 李静, 等. 失眠机制研究进展[J]. 世界睡眠医学杂志, 2016, 3(3): 174-179.

[6] 陈冬, 刘海涛, 金秀平, 等. 养血清脑颗粒治疗2型糖尿病失眠症40例疗效观察[J]. 新中医, 2005, 37(2): 42-43.

[7] 林婵, 周晓晖. 养血清脑颗粒治疗高血压头痛50例[J]. 上海中医药杂志, 2004, 38(3): 28.

[8] 王旭, 徐延斌, 吴景文, 等. 养血清脑颗粒治疗外伤性头痛的临床观察[J]. 上海中医药杂志, 2004, 38(8): 14.

[9] 李达仁. 养血清脑颗粒治疗慢性脑供血不足的疗效观察[J]. 中药材, 2003, 26(9): 689.

[10] 李光来, 张秀华, 李东方, 等. 养血清脑颗粒对慢性脑供血不足患者血管内皮功能的改善及血栓前状态的影响[J]. 中风与神经疾病杂志, 2007, 24(3): 300.

(温州医科大学附属第二医院　郑国庆、汪　勇)

四、补益心脾类

归脾丸（浓缩丸、合剂）

【药物组成】　党参、白术(炒)、黄芪(炙)、茯苓、远志(制)、酸枣仁(炒)、龙眼肉、当归、木香、大枣(去核)、甘草(炙)。

【处方来源】　宋·严用和《济生方》之归脾汤。《中国药典》(2015年版)。

【功能与主治】　益气健脾,养血安神。用于心脾两虚,气短心悸,失眠多梦,头昏头晕,肢倦乏力,食欲不振。

【药效】　主要药效如下[1-21]:

1. 镇静、催眠　归脾汤制剂具有镇静、催眠的作用,能够抑制小鼠自发活动次数,协同戊巴比妥钠的作用,延长小鼠睡眠时间。归脾汤对心脾两虚型失眠患者匹兹堡睡眠质量指数，以及血清 T_3、T_4、促甲状腺激素及促甲状腺激素释放激素有明显的改善作用，提示归脾汤可通过调节下丘脑-垂体-甲状腺轴的功能改善患者睡眠。

2. 促进造血功能　归脾汤制剂可促进血液循环，促进清蛋白的合成，增加失血性贫血小鼠红细胞及血红蛋白含量，从而改善贫血。归脾汤可能通过提高特发性血小板减少性紫癜（idiopathic thrombocytopenic purpura，ITP）小鼠外周血 Treg 细胞数量及 TGF-β 表达，抑制自身反应性 T 细胞、B 细胞的活化与增殖，防止抗血小板抗体的生成。归脾汤可使血虚型小白鼠红细胞和血红蛋白含量增加，提示其具有补血作用。

3. 抗氧化　归脾汤制剂可提高小鼠脑、肝中超氧化物歧化酶、过氧化氢酶的活性，抑制过氧化脂质的生成，抑制脑内脂褐素生成；且归脾汤的剂量增加，小鼠红细胞内的过氧化氢酶活性也呈增强趋势，提示归脾汤具有抗氧化作用，能够抗自由基损伤、延缓衰老。

4. 改善学习和记忆功能　归脾汤可以明显增加小鼠大脑组织中 5-羟色胺（5-HT）、多巴胺（DA）、去甲肾上腺素（NA）和 5-羟吲哚乙酸（5-HIAA）的含量，延长错误反应潜伏期，减少小鼠 10 分钟内的错误次数，有一定的改善学习记忆的作用。脾虚模型大鼠的学习记忆能力下降，归脾汤可以缩短大鼠在水迷宫实验中目标寻游的时间，减少大鼠在跳台实验中的错误次数，延长错误反应潜伏期，提高记忆期成绩；能改善大鼠的探究活动及自发活动能力，提示归脾汤对学习记忆能力有一定改善作用。

5. 抗应激　归脾汤具有抗应激能力，能延长小鼠游泳时间，提高耐缺氧、耐低温、耐高温能力。归脾汤能够对抗长期慢性应激引起的大鼠体重减轻、降低行为学得分和学习记忆能力。归脾汤能够保护海马 CA3 区神经元，使其免受长期慢性应激刺激的损伤。归脾汤还能够抑制长期慢性应激刺激引起的皮质醇分泌过多。

6. 调节免疫功能　大剂量加减归脾汤能明显降低造模后小鼠死亡率，明显提升血小板计数，使骨髓巨核细胞数恢复正常，T 淋巴细胞亚群和红细胞免疫功能改善，提示加减归脾汤对脾不统血型动物模型有明显治疗作用，其疗效机制是通过对细胞免疫和红细胞免疫功能的调节而发挥作用。

7. 其他　归脾汤还具有抗休克、抗疲劳、降压、改善脂质代谢等作用。

【临床应用】

1. 失眠症[22-28]　归脾汤可通过调节神经内分泌系统和神经递质含量，改善神经兴奋性，提高睡眠质量，主要用于治疗心脾两虚而致的失眠多梦。归脾丸治疗一失眠症，既可改善失眠、烦躁症状，又可防治疲乏、嗜睡之弊。艾司唑仑联合归脾丸治疗失眠症可提高总有效率，还能减轻艾司唑仑的副作用。归脾汤加减治疗心脾两虚型失眠，可以显著地提高治疗效果，减轻症状，改善睡眠质量。采用归脾汤加减配合耳穴压豆治疗心脾两虚型原发性失眠，可以显著改善患者的匹兹堡睡眠质量指数和中医证候积分，且不易引起不良反应，临床疗效显著，使用安全性高。

2. 抑郁症[29-31]　又称抑郁障碍，以显著而持久的心境低落为主要临床特征，是心境障碍的主要类型。现代药理学研究表明，归脾汤能提高模型大鼠脑内 5-羟色胺水平，对慢性应激性刺激大鼠有抗抑郁作用。研究发现，归脾汤联合抗抑郁药降低汉密顿抑郁量表评分（HAMD）的幅度大于抗抑郁药，总有效率明显增高。

归脾丸与西药联合同样可以发挥其有效作用。例如，西药阿米替林可以阻断去甲肾上腺素、5-羟色胺在神经末梢的再摄取，从而使突触间隙的递质浓度增高，促使突触传递功能而发挥抗抑郁作用。而把归脾丸与阿米替林合用，可以充分利用阿米替林快速作用于体内特异靶点的优势，同时发挥归脾丸益气补血、健脾养心之功效，进而改善抑郁患者的症状。归脾丸功善补心肝，养血安神，能使机体抵抗力增强，从而使氟西汀更好地发挥其抗抑郁的功能，进一步使抑郁症患者的症状得以改善。

3. 血小板减少性紫癜[32-34]　原发性血小板减少性紫癜或称特发性血小板减少性紫癜（idiopathic thrombocytopenic purpura）是一种因血小板免疫性破坏，导致外周血中血小板减少的出血性疾病。归脾丸健脾养心，益气补血，能促进人体造血功能，是传统治疗血小板减少性紫癜之要药。

研究表明，止血宝合归脾丸可以改善原发性血小板减少性紫癜的出血状况，缓解症状，且长期服用未发现副作用。同时，在儿童慢性特发性血小板减少性紫癜的治疗中采用归脾丸联合西药也具有显著效果，能够在改善其血小板计数及特异性抗血小板有关抗体指标的同时，降低不良反应的发生。

4. 甲状腺功能减退症[35-36]　是一种由于甲状腺的病变导致促甲状腺激素异常分泌的内分泌系统疾病，属于全身性代谢综合征，患者表现为轻度的认知障碍、嗜睡、疲乏及记忆力减退等。祖国医学认为，甲状腺功能减退症属于虚劳，而归脾丸能通过多种途径提高人体抗疲劳能力，增加体力，提高机体免疫功能，增强造血功能，改善微血管病变，从而缓解患者少气懒言、面色无华及头晕目眩等症状。

左甲状腺素钠联合归脾丸治疗甲状腺功能减退症患者，可以降低患者的血清 TSH、TC、TG 水平，提高血清 FT_3、FT_4 水平，临床疗效明显，且安全性高。研究表明，归脾丸配合小剂量甲状腺素治疗轻微甲状腺功能减退症，能够改善患者临床症状，并同时降低促甲状腺素水平，疗效显著。

5. 贫血[37-39]　归脾汤合速力菲胶囊及叶酸片与单纯使用速力菲胶囊及叶酸片比较治疗肿瘤相关性贫血，结果发现归脾汤合速力菲胶囊及叶酸片可以显著增高外周血中血红蛋白量、红细胞计数，提高临床疗效，纠正贫血。归脾汤用于治疗肾性贫血，可以提高患者血红蛋白、血清铁、铁蛋白含量；改善患者的生活质量 SF-36 各维度评分和 ADL 生活质量评分；且显著降低患者的焦虑自评量表（SAS）评分及抑郁自评量表（SDS）评分。提示归脾汤在肾性贫血的临床应用中有明显的纠正贫血、改善焦虑抑郁状态、提高生活质量的作用。归脾汤治疗女性缺铁性贫血的效果也很好，可提高其生活质量。

6. 慢性疲劳综合征[40-45]　归脾汤具有补益心脾，宁心安神之功效，能够有效缓解慢性疲劳综合征引起的神疲乏力、心悸、气短、失眠、腹胀等临床症状，疗效肯定。补中益气汤合归脾汤治疗慢性疲劳综合征可以显著改善患者血免疫球蛋白 IgA、IgG、IgM 水平，缓解疲劳症状，疗效显著优于单纯的康复训练。柴胡疏肝散与归脾汤合用治疗慢性疲劳综合征可达治病求本、标本同治的作用，既能调畅情志，改善睡眠，又能解除疲劳，提高记忆力，且无依赖性，副作用小。

7. 肝硬化继发脾功能亢进症[46-47]　临床主要表现为脾脏瘀血及由此导致的贫血、出血。目前多采取脾动脉栓塞术或脾切除术治疗。归脾丸补气生血而能行气生血，活血化瘀。研究表明，归脾丸能够促进新陈代谢，增强血液循环，改善贫血，从而改善肝硬化继发脾功能亢进患者的贫血及出血症状，可作为一种安全有效的对症治疗药物。

8. 其他疾病[48-53]　归脾汤还可治疗胃食管反流、特发性水肿、更年期综合征、白细胞减少症、期前收缩等疾病。

【使用注意】　①过敏体质者慎用。②饮食宜清淡，忌食生冷、油腻、辛辣及难消化的食品。③服药期间不宜饮酒、吸烟，少喝浓茶或咖啡。④感冒发热者不宜服。

【用法与用量】　丸剂：口服，大蜜丸一次 1 丸，浓缩丸一次 8～10 丸，小蜜丸一次 9g，水蜜丸一次 6g，一日 3 次，用温开水或生姜送服。合剂：口服，一次 10～20ml，一日 3 次。

参 考 文 献

[1] 黄茜，石娅萍，郑轶峰，等. 归脾汤实验室研究进展及临床应用[J]. 重庆医学，2009，38（12）：1537-1538

[2] 张泽金，王均宁. 归脾汤治疗失眠的机制[J]. 山东中医药大学学报，2009，33（1）：24-25.

[3] 陈维铭，钱湮邻，宋小平，等. 归脾汤对心脾两虚型失眠患者下丘脑-垂体-甲状腺激素水平的影响[J]. 辽宁中医杂志，2012，39（12）：2429-2431.

[4] 马有度. 医方新解[M]. 上海：上海科学技术出版社，1980：126.

[5] 崔景朝，周瑞玲，陈玉兴. 归脾汤单煎与合煎药理作用比较研究[J]. 中药药理与临床，1998，（3）：7-9.

[6] 秦葵，王起凤，钱彦丛，等. 归脾汤对小鼠抗应激作用的实验研究[J]. 中成药，1996，（12）：28-30+60.

[7] 郑智敏. 失眠症治疗药物溯源[J]. 医药经济报，2002，20（2）：3.

[8] 苗亚南，高永涛. 归脾汤治疗心脾两虚型失眠的临床效果分析[J]. 中医药临床杂志，2015，27（2）：192-194.

[9] 吴侠，侯殿东，马贤德，等. 归脾汤对 ITP 模型小鼠外周血 Treg 细胞及 TGF-β 表达的影响[J]. 中华中医药学刊：1-10.

[10] 常冬梅，张国胜. 加味归脾汤治疗慢性肾脏病患者肾性贫血的疗效及对血常规和血生化指标的影响[J]. 北方药学，2019，16（4）：104-105.

[11] 郭显椿. 炙甘草汤和归脾汤对小白鼠补血作用的试验研究[J]. 中兽医医药杂志，1997，（5）：12-13.

[12] 朱德湘. 归脾汤的抗氧化作用[J]. 湖南中医杂志，1992，（2）：53.

[13] 吴春福，于庆海，庄丽萍，等. 归脾汤的抗氧化作用[J]. 中国中药杂志，1991，（12）：752-753.

[14] 于庆海，吴春福，庄丽萍，等. 归脾汤实验药理研究[J]. 沈阳药学院学报，1992，（1）：41-45+57.

[15] 邓敏贞，黎同明. 归脾汤对失眠小鼠镇静催眠及记忆巩固性障碍的影响[J]. 中医学报，2012，27（4）：438-440.

[16] 王国琦，赵阿勐，朱双阅. 归脾汤对老年抑郁模型大鼠行为学及学习记忆能力的影响[J]. 中国老年学杂志，2013，33（20）：5051-5053.

[17] 钱会南，沈丽波，胡雪琴，等. 脾虚模型大鼠学习记忆障碍及归脾汤的改善作用[J]. 中国行为医学科学，2006，（3）：202-204.

[18] 刘立，王祖华，孙少伯，等. 归脾丸对苯中毒小鼠行为学及中枢 5-HT、NE、5-HIAA 的影响[J]. 甘肃中医学院学报，2010，27（3）：12-14.

[19] 邹艳萍. 归脾汤对抑郁模型大鼠海马形态学及皮质醇水平的影响[D]. 沈阳：辽宁中医药大学，2006.

[20] 刘宏潇，张雅丽，田维毅. 加减归脾汤对脾不统血型 ITP 模型小鼠免疫学作用机理研究[J]. 深圳中西医结合杂志，2001，（6）：332-335.

[21] 杨易灿，朱纯吾，雷其云，等. 归脾丸抗烫伤休克的实验观察[J]. 中医杂志，1963，（7）：30-34.

[22] 魏相玲，孙海俊. 归脾汤加减治疗顽固性失眠 47 例[J]. 中国中医基础医学杂志，2007，13（9）：714.

[23] 王彦青. 归脾汤加减联合地西泮对心脾两虚型失眠症患者睡眠质量的影响分析[J]. 中医临床研究，2014，（10）：31-32.

[24] 滑宏巨，王志龙，李建龙. 归脾合剂治疗失眠症 86 例[J]. 陕西中医，2010，31（2）：165-166.

[25] 田乃佳. 归脾丸内服配合推拿治疗心脾两虚型失眠的临床观察[J]. 中国中医药现代远程教育，2018，16（24）：96-97.

[26] 钟国球. 归脾丸治疗失眠症 40 例的疗效观察[J]. 中国医学创新，2013，10（11）：43-44.

[27] 孙少宣，卿星. 论医学美学与"黄金分割率"[J]. 山东医科大学学报（社会科学版），1993，（3）：26.

[28] 于华，侯喜连，孔雪萍，等. "蝴蝶效应"与脐疗机制探讨[J]. 光明中医，2007，（8）：2-4.

[29] 田景平，温泽淮，郭新峰，等. 归脾汤治疗抑郁症疗效与安全性的系统评价[J]. 中国中医药信息杂志，2016，23（4）：36-40.

[30] 杭传珍，魏绪华. 阿米替林合用归脾丸治疗抑郁症疗效观察[J]. 中医临床研究，2018，10（23）：84-85.

[31] 胡杰一，胡艺扬. 归脾丸对抑郁症的辅助治疗作用临床研究[J]. 中国民康医学，2010，22（2）：142.

[32] 张卫华，刘俊保，张振英. 归脾丸配阿胶口服液治疗特发性血小板减少性紫癜阴道出血 30 例[J]. 中医研究，2004，（6）：25.

[33] 黄培民. 止血宝合归脾丸治疗原发性血小板减少性紫癜52例[J]. 福建中医药, 2002, (1): 32.

[34] 段云雁. 归脾丸联合西药治疗儿童慢性特发性血小板减少性紫癜的效果[J]. 中国医药科学, 2019, 9 (6): 79-81+92.

[35] 滕士超. 归脾丸配合小剂量甲状腺素治疗轻微甲状腺功能减退临床疗效观察[J]. 河北中医, 2003, (12): 895-896.

[36] 王玉梅, 宋宏. 左甲状腺素钠联合归脾丸对甲状腺功能减退患者临床疗效及安全性研究[J]. 全科医学临床与教育, 2016, 14 (5): 532-534.

[37] 宋春燕, 王翠英, 沈凤梅. 归脾汤治疗肿瘤相关性贫血临床研究[J]. 中医学报, 2013, 28 (3): 320-321.

[38] 黄雄亮. 归脾汤治疗肾性贫血临床研究[J]. 新中医, 2019, 51 (1): 66-70.

[39] 马宏君. 归脾汤治疗女性缺铁性贫血疗效观察[J]. 实用中医药杂志, 2019, 35 (7): 806-807.

[40] 欧洋, 肖蕾, 李京, 等. 归脾汤加减治疗心脾两虚型慢性疲劳综合征的临床研究[J]. 中医药信息, 2018, 35 (2): 87-90.

[41] 江琪. 补中益气汤合归脾汤治疗慢性疲劳综合征疗效观察[J]. 北京中医药, 2012, 31 (2): 121-122.

[42] 宋春叶, 于友三. 柴胡疏肝散合归脾汤治疗慢性疲劳综合征50例[J]. 光明中医, 2010, 25 (1): 116.

[43] 欧洋, 肖蕾, 李京, 等. 归脾汤加减治疗心脾两虚型慢性疲劳综合征的临床研究[J]. 中医药信息, 2018, 35 (2): 87-90.

[44] 江琪. 补中益气汤合归脾汤治疗慢性疲劳综合征疗效观察[J]. 北京中医药, 2012, 31 (2): 121-122.

[45] 宋春叶, 于友三. 柴胡疏肝散合归脾汤治疗慢性疲劳综合征50例[J]. 光明中医, 2010, 25 (1): 116.

[46] 张泽波, 李学军, 张冬平. 归脾丸治疗肝硬化继发肾功能亢进症25例[J]. 中西医结合肝病杂志, 2006, (5): 298-299.

[47] 杨亮, 郭艳春. 归脾丸临床应用进展[J]. 海峡药学, 2010, 22 (5): 125-126.

[48] 勇晓, 李美香. 归脾丸佐治内镜阴性胃食管反流病30例分析[J]. 中华临床新医学, 2004, 4 (1): 86.

[49] 张娅珍, 方红. 归脾丸合六味地黄丸治疗特发性水肿31例[J]. 浙江中西医结合杂志, 2006, (1): 49.

[50] 孙冰. 知柏地黄丸、归脾丸联合行为干预治疗更年期综合征临床研究[J]. 山东中医药大学学报, 2006, (1): 55-56.

[51] 孙永明. 归脾丸参芪片并用治疗白细胞减少症31例[J]. 实用中医内科杂志, 2005, (6): 578.

[52] 高晓英. 人参归脾丸治疗室性早搏临床分析[J]. 中外医疗, 2009, 28 (14): 107.

[53] 杨亮, 郭艳春. 归脾丸临床应用进展[J]. 海峡药学, 2010, 22 (5): 125-126.

（温州医科大学附属第二医院　郑国庆、周晓丽）

参芪五味子片（胶囊）

【药物组成】　南五味子、党参、黄芪、酸枣仁（炒）。

【处方来源】　研制方。《中国药典》（2015年版）。

【功能与主治】　健脾益气，宁心安神。用于气血不足，心脾两虚所致的失眠、多梦、健忘、乏力、心悸、气短、自汗。

【药效】　主要药效如下[1-11]：

1. 镇静　参芪五味子片可降低小鼠自发活动，提高小鼠戊巴比妥钠睡眠率及延长其睡眠时间，增加戊巴比妥钠阈下睡眠剂量引起入睡的小鼠数，即对小鼠睡眠的影响与戊巴比妥钠有协同作用。参芪五味子片能够升高大鼠脑干及下丘脑内5-HT含量，降低去甲肾上腺素含量，与改善睡眠作用有关。

2. 改善心功能　参芪五味子片能够改善心脏功能，主要体现在增加心排血量和心肌能量供给，增强心肌收缩力，减少心肌损伤；舒张血管，增加冠脉血流，降低血压；改善心肌功能，降低心肌耗氧，增加心脏射血分数，扩张冠状动脉，增加心肌细胞代谢，增加心肌供氧供血作用。

3. 抗疲劳　参芪五味子片可延长小鼠游泳时间和常压耐缺氧时间，证明本品能明显提高活动能力、耐缺氧能力，具有抗疲劳作用。

4. 提高机体免疫功能　参芪五味子片能明显增强小鼠网状内皮系统巨噬细胞的吞噬功能，促进小鼠对绵羊红细胞诱导的特异性循环抗体的生成，还能使小鼠血清溶血素水平明显升高，增强小鼠分泌抗体的功能。

【临床应用】

1. 失眠症[12-16]　参芪五味子片可治疗各种类型的失眠症，能使睡眠潜伏期、入睡时间、浅睡眠时间缩短，深睡眠时间延长，提高睡眠质量，有利于躯体的休息和体力的恢复。参芪五味子胶囊联合阿普唑仑能够显著改善脑卒中后合并失眠患者的睡眠质量，延长其睡眠时间的同时提高了患者的睡眠质量，具有显著的治疗效果。参芪五味子片治疗慢性失眠患者，可有效改善其临床症状，减少头晕乏力、头痛、困倦等不良反应的发生率。失眠是更年期综合征患者常见的临床症状。更年期综合征患者在进入更年期后其卵巢分泌雌激素的量逐渐减少，其垂体分泌促性腺激素的量逐渐增多，可导致其出现内分泌失调和自主神经功能紊乱，进而可导致其发生失眠。同仁安神丸联合参芪五味子片可以缩短更年期综合征所致失眠患者的睡眠潜伏期，延长总睡眠时间，提高睡眠效率，其匹兹堡睡眠质量指数（PSQI）评分低于常规西药治疗。

2. 焦虑症[17-19]　脑卒中后焦虑（post-stroke anxiety disorder，PS-AD）是继发于脑卒中，以多种精神症状和躯体症状为主的复杂情感心理障碍疾病，不仅严重影响患者神经功能的恢复和生活质量的提高，且由于情绪波动可导致血压不稳，甚至引发再次脑卒中。一般认为 PS-AD 发病与肢体瘫痪、失语、神经递质和神经内分泌功能紊乱及家庭经济等多种因素有关。参芪五味子虽然与 5-HT 抑制剂，如黛力新、舍曲林等作用机制不同，但是两者联合应用可以更好地发挥抗焦虑作用，改善 PS-AD 的症状。

3. 冠心病[20-22]　冠心病患者晚期出现心力衰竭（HF），病死率居高不下。HF 主要由于冠状动脉缺血，心肌损伤后心肌细胞肥大、凋亡和成纤维细胞增殖，细胞外基质产生，胶原聚集，导致心室重构引起。参芪五味子片含有益气活血的党参、黄芪，可以抑制心肌细胞的凋亡，降低金属蛋白酶的表达，减少心肌损伤后胶原纤维增生，使心梗残存区心肌细胞周围胶原组织明显减少，从而阻抑心室重构。老年冠心病心衰时常并发感染，参芪五味子片对冠心病老年免疫力低下患者有明显的免疫调节作用和辅助抗感染作用。缺血性心脏病（ischemic heart disease，IHD）是常见心血管疾病之一，是在心脏冠状动脉原有或无动脉粥样硬化斑块形成的基础上，由于冠脉痉挛或血栓形成使冠脉管腔发生狭窄或闭塞，引起心绞痛发作或心肌梗死。应用西医常规治疗和复方丹参注射液的基础上，联合参芪五味子片能明显改善胸痛、胸闷、心悸、气短等症状和心肌缺血性改变。

4. 神经衰弱[23-26]　主要临床表现是情绪症状、肌肉紧张性疼痛、睡眠障碍三大方面。其多由神经功能过度紧张及负性情绪体验等诸多因素引起。参芪五味子片治疗心脾肾虚型神经衰弱疗效较好，同时发现其具有良好的抗衰老功效，可以提高机体免疫系统的作用。参芪五味子片对神经衰弱患者有改善睡眠障碍、情绪症状和兴奋症状的作用，对紧张性疼痛也有一定的疗效，且消除了西药治疗出现的毒副作用和不良反应，对治疗神经衰弱有很好的疗效。

5. 功能性消化不良[27-29]　功能性消化不良（functional dyspepsia，FD）是常见的消化系统疾病之一，发病率高，严重影响患者的生活质量。临床表现为餐后饱胀感、早饱、上腹痛或烧灼感等。参芪五味子片能够促进胃肠道蠕动，可有效治疗动力障碍性 FD，增加餐后正常慢波百分比，增强胃的蠕动能力。参芪五味子片不仅可改善 FD 患者的临床症状，还可降低其汉密顿焦虑量表（HAMA）和汉密顿抑郁量表（HAMD）症状积分。

6. 抗肿瘤　参芪五味子片联合 CHOP 方案治疗中度恶性淋巴瘤，可使白细胞计数降低、神经毒性及心脏毒性的发生率降低，从而起到减轻化疗不良反应的作用，使患者化疗依从性更好，机体免疫功能增强，患者生活质量得到改善。肿瘤患者在手术后及放疗、化疗期间口服参芪五味子片可使机体免疫功能增强，且患者的白细胞、血红蛋白较治疗前后有所改善，故参芪五味子片具有一定的免疫调节和骨髓保护作用，适用于肿瘤患者服用。

【不良反应】　报道有 1 例患者出现面色潮红、脸浮肿、胸闷等不适情况，停药 2 天后症状消失[30]。

【使用注意】　①忌辛辣、生冷、油腻食物。②凡脾胃虚弱，呕吐泄泻，腹胀便秘，咳嗽痰多者忌服。③不宜和感冒类药同时服用。服药的同时不宜服用藜芦及其制剂。④高血压、糖尿病患者或正在接受其他药物治疗的患者应在医师指导下服用。⑤本品宜饭前或进食的同时服用。⑥按照用法用量使用，小儿及孕妇应在医师指导下服用。⑦服药期间出现血压上升、面红皮疹、出血头痛、食欲不振、恶心呕吐等症状时应停药并去医院就诊。⑧痰火扰心、瘀血阻络之少寐、心悸者不宜用。⑨失眠患者睡前不宜饮用咖啡、浓茶等兴奋性饮品。⑩保持心情舒畅，避免过度思虑、避免恼怒、抑郁不良情绪。

【用法与用量】　片剂：口服，一次 3～5 片，一日 3 次。胶囊剂：口服，一次 3～5 粒，一日 3 次。

参 考 文 献

[1] 乌冬梅. 参芪五味子片对失眠大鼠脑干 5-羟色胺的影响[J]. 中医杂志，2010，51（5）：411.

[2] 徐斌. 参芪五味子片对失眠大鼠下丘脑单胺类神经递质的影响[J]. 中医杂志，2009，50（增刊 1）：235-236.

[3] 李经伦. 参芪五味子颗粒对小鼠镇静催眠作用的实验研究[J]. 中医杂志，2009，50（增刊 1）：231-233.

[4] 曹永孝，郑建普，刘静，等. 参芪五味子胶囊的镇静、抗应激和免疫调节作用[J]. 中国中药杂志，2005，30（20）：1631-1633.

[5] 韩越，孙晖，孙文军，等. 参芪五味子片的临床研究进展[J]. 甘肃中医学院学报，2013，30（5）：58-60.

[6] 尤国鹏. 参芪五味子片治疗缺血性心脏病疗效观察[J]. 中国中医药信息杂志，2010，17（12）：69-70.

[7] 李建忠. 参芪五味子片辅助治疗肿瘤患者 300 例临床观察[J]. 中医杂志，2009，50（S1）：174.

[8] 赵建生，尚振华，刘艳，等. 健脾益气中药联合 CHOP 方案治疗恶性淋巴瘤的临床研究[J]. 中医杂志，2009，50（S1）：109-110.

[9] 于兆安，于首元. 参芪五味子片治疗慢性失眠症 53 例临床观察[J]. 中医杂志，2009，50（增刊 1）：139-140.

[10] 周盛年，焉传祝，崔才三，等. 参芪五味子片治疗失眠症多中心临床研究[J]. 中医杂志，2009，50（增刊 1）：107-108.

[11] 郭庆芳，刘建强. 参芪五味子片对 32 例失眠症患者睡眠脑电图的影响[J]. 中医杂志，2010，51（4）：376.

[12] 魏雪琴. 参芪五味子胶囊联合阿普唑仑治疗脑卒中后合并失眠多梦的临床研究[J]. 世界睡眠医学杂志，2019，6（2）：155-156.

[13] 高莹，杨晓松，鲁晶，等. 佐匹克隆联合参芪五味子胶囊治疗失眠的疗效观察[J]. 临床军医杂志，2014，42（6）：576-578.

[14] 王春浩. 为更年期综合征所致失眠患者使用同仁安神丸联合参芪五味子片进行治疗的效果探究[J]. 当代医药论丛，2019，17（13）：204-205.

[15] 曾志兰，周建寅. 参芪五味子片治疗慢性失眠症临床观察[J]. 亚太传统医药，2014，10（19）：106-107.

[16] 张丽，周成文. 参芪五味子颗粒治疗慢性失眠症的有效性及安全性分析[J]. 中国医药指南，2018，16（31）：164-165.

[17] 肖佐才，余新华. 参芪五味子片治疗高考前焦虑症 113 例临床观察[J]. 中医杂志，2010，51（2）：136-138.

[18] 曾嵘，胡风云. 急性脑卒中患者卒中后抑郁与焦虑共病的临床研究[J]. 中国药物与临床，2014，14（2）：237-239.

[19] 方丽萍，肖展翅，盛瑞林，等. 参芪五味子联合黛力新治疗脑卒中后焦虑临床观察[J]. 中国实用神经疾病杂志，2016，19（15）：102-103.

[20] 郝玉明. 参芪五味子片对心肌梗死患者金属蛋白酶的影响[J]. 中国中西医结合杂志, 2004, 24（1）: 33-35.

[21] 郝玉, 邱全瑛. 黄芪多糖促进中性粒细胞与血管内皮细胞黏附及相关黏附分子表达[J]. 中国中西医结合杂志, 2004, 24（5）: 427.

[22] 闫怀忠, 杨红芳. 参芪五味子片治疗冠心病心力衰竭疗效观察[J]. 中国中医药信息杂志, 2007,（10）: 60-61.

[23] 杜柏荣. 中医药治疗神经衰弱 60 例临床疗效和安全性观察[J]. 中医杂志, 2009, 50（增刊 1）: 142-143.

[24] 刘庆顺. 中西医对照法治疗神经衰弱 52 例临床观察[J]. 中医杂志, 2009, 50（增刊 1）: 143.

[25] 范瑞明. 中药治疗神经衰弱 40 例临床观察[J]. 中医杂志, 2009, 50（增刊 1）: 153-154.

[26] 刘振亮, 田伟, 安申之. 参芪五味子片治疗神经衰弱 32 例疗效分析[J]. 中国民康医学, 2003,（11）: 694.

[27] 刘新光. 功能性消化不良与胃肠动力异常[J]. 中华消化杂志, 2002,（1）: 40-41.

[28] 王凌. 参芪五味子片治疗动力障碍型功能性消化不良 143 例[J]. 中医杂志, 2010, 51（3）: 206.

[29] 刘涛. 参芪五味子片治疗功能性消化不良 125 例临床观察[J]. 中国中医药信息杂志, 2006,（12）: 68-69.

[30] 李来秀, 林新, 苏珍, 等. 参芪五味子片致不良反应 1 例[J]. 中国医院药学杂志, 2006, 26（5）: 640.

（广州中医药大学　潘华峰、曾　华）

安神补心丸（颗粒、胶囊）

【药物组成】　丹参、五味子、石菖蒲、合欢皮、菟丝子、墨旱莲、女贞子、首乌藤、地黄、珍珠母。

【处方来源】　明·徐春甫《古今医统大全》。《中国药典》（2015 年版）。

【功能与主治】　养心安神。用于阴血不足所致的心悸、失眠、头晕、耳鸣。

【药效】　主要药效如下[1-7]:

1. 镇静、抗惊厥　安神补心丸能够抑制中枢神经系统，使大脑皮层兴奋过程和抑制过程趋于平衡，促进其神经活动正常化。安神补心丸可减少小鼠的自发活动，延长戊巴比妥钠所致小鼠睡眠时间，增加阈下剂量戊巴比妥钠所致小鼠睡眠只数，并且量效关系明显；还能延迟士的宁所致小鼠惊厥发作的潜伏期和惊厥死亡时间。

2. 抗心律失常　安神补心丸能减少氯仿所致小鼠心室颤动发生率，延迟氯化钡所致大鼠心律失常发生时间，减少心室颤动发生率。安神补心胶囊能缓解急性心肌梗死伴焦虑患者的心律失常，改善焦虑状况，减少梗死后心衰的发生。

3. 改善学习记忆能力　安神补心丸可改善记忆障碍小鼠的学习记忆能力。采用氢溴酸东莨菪碱、亚硝酸钠（$NaNO_2$）、40%乙醇分别复制小鼠记忆获得障碍、巩固障碍、再现障碍三种模型，通过跳台法及 Morris 水迷宫测定小鼠学习记忆成绩。研究结果表明，本品可以提高小鼠学习记忆能力，跳台法测试对化学药品造成的动物记忆障碍，可延长错误潜伏期、减少错误次数；Morris 水迷宫测试可使搜索隐匿平台的逃避潜伏期和游泳路径均有不同程度的缩短，说明安神补心丸可促进学习记忆功能的改善。

【临床应用】

1. 失眠症[7-12]　安神补心丸可以改善睡眠质量、入睡时间、睡眠时间、睡眠效率、睡眠障碍评分。安神补心方联合穴位按摩治疗失眠阴虚火旺型在缩短入睡时间、提高睡眠质量及日常生活质量方面优势明显。安神补心丸加耳压治疗失眠症有明显疗效，可改善中老年人群的睡眠质量，从而提高其生活质量。

2. 精神性疾病[13-16]　抑郁症是一种慢性复发性疾病，患者社会功能明显减低，自杀危险性高。西酞普兰联合安神补心丸可使西酞普兰更好地发挥其抗抑郁的功能，改善抑郁症患者的症状，提高抑郁症的治疗效果，提示安神补心丸对抑郁症有辅助治疗作用。安神补心丸联合西药帕罗西汀能显著提高抑郁症的治疗效果，表明安神补心丸能增强帕罗西汀抗抑郁症的效果。安神补心丸联合帕罗西汀治疗精神分裂症急性期伴发抑郁症状的临床疗效也优于单用帕罗西汀，同时能够降低不良反应发生率。

【不良反应】 据报道有 5 例患者用药后出现头昏、心慌、胸闷、欲吐、遍身奇痒，停药予抗过敏治疗可恢复[17]。

【使用注意】 ①忌烟、酒及辛辣、油腻食物。②保持心情舒畅，劳逸适度。③感冒发热者不宜服用。④有高血压、心脏病、肝病、糖尿病、肾病等慢性病严重者应在医师指导下服用。

【用法与用量】 丸剂：口服，一次 15 丸，一日 3 次。胶囊剂：口服，一次 4 粒，一日 3 次。颗粒剂：口服，一次 1.5g，一日 3 次。

参 考 文 献

[1] 李贵海，邵陆. 安神补心胶囊药效学实验观察[J]. 中成药，1997，（6）：31-32.

[2] 卢方浩，杜智敏，张波，等. 安神胶囊镇静催眠作用的研究[J]. 哈尔滨医科大学学报，2003，（2）：125-127.

[3] Mangialasche F, Salomon A, Winblad B, et al. Alzheimer's disease: clinical trials and drug development[J]. Lancet Neurol, 2010, 9 (7): 702-716.

[4] 曾锦旗，董为伟. 记忆障碍动物模型研究进展[J]. 中国组织工程研究，2001，5（19）：74-75.

[5] 王方，陈彦红，王春波. 安神补心丸对小鼠学习记忆功能的影响[J]. 菏泽医学专科学校学报，2018，30（3）：51-55.

[6] 王琼，王立为，刘新民，等. 常用镇静中药配伍和药理研究概况[J]. 中国中药杂志，2007，32（22）：2342-2346.

[7] 蒙淑红，高雯，李中骞，等. 安神补心胶囊对急性心肌梗死伴焦虑患者的临床疗效观察[J]. 黑龙江医药科学，2014，37（6）：105.

[8] 曲家珍，张淑云，方丽，等. 安神补心胶囊治疗心律失常 34 例[J]. 中国民间疗法，1999，（2）：41-42.

[9] 王海涛. 安神补心方联合穴位按摩治疗失眠阴虚火旺型疗效探讨[J]. 中医临床研究，2015，7（36）：11-12.

[10] 张民英，李恒，翟新梅，等. 安神补心丸辅助治疗顽固性失眠临床分析[J]. 国际精神病学杂志，2016，（4）：662-664.

[11] 刘祖贻，周慎，卜献春. 安神补心丸与颗粒剂治疗失眠症 235 例临床观察[C]. 中国中医药学会内科学会第三届学术年会论文集，1997：112-113.

[12] 韩青，吴丹. 安神补心丸配合耳压治疗中老年失眠临床观察[J]. 内蒙古中医药，2016，35（14）：33.

[13] 朱玉卿，台勇. 氟西汀治疗老年抑郁症对照研究[J]. 临床精神医学杂志，2000，10（2）：116.

[14] 韩卫军. 安神补心丸对辅助治疗抑郁症 44 例[J]. 陕西中医，2012，33（6）：665-666.

[15] 孙莉. 安神补心丸联合帕罗西汀治疗 40 例抑郁症患者的临床研究[J]. 中外医学研究，2013，11（8）：59-60.

[16] 孙莉. 利培酮联合安神补心丸治疗急性期精神分裂症伴发抑郁临床研究[J]. 现代中西医结合杂志，2013，22（18）：2007-2009.

[17] 周景利. 安神补心丸致过敏反应五例[J]. 河南中医，1984，（4）：12.

（广州中医药大学　潘华峰、曾　华）

安 神 胶 囊

【药物组成】 酸枣仁、麦冬、何首乌、茯苓、知母、五味子、丹参、川芎。

【处方来源】 研制方。《中国药典》（2015 年版）。

【功能与主治】 补血滋阴，养心安神。用于阴血不足，失眠多梦，心悸不宁，五心烦热，盗汗耳鸣。

【药效】 主要药效如下[1-3]：

1. 镇静、催眠　安神胶囊能延长戊巴比妥钠所致小鼠睡眠时间，增加戊巴比妥钠阈下催眠剂量所致睡眠动物只数。

2. 抗惊厥　安神胶囊能减少电刺激所致小鼠后腿强直惊厥的发生率。

3. 改善记忆功能　安神胶囊所含中药的主要成分可增强突触传递长时程效应,促进学习记忆;同时,可提高动物下丘脑 NE、DA、5-HT、5-羟吲哚乙酸含量,改善学习记忆,延缓脑组织衰老。

【临床应用】

1. 失眠症[4-5]　安神胶囊主要用于治疗因阴血耗伤或气血化源不足,阴血亏虚,心失所养所致的失眠症,可改善患者睡眠质量。

2. 抑郁症[6]　安神胶囊可用于轻型抑郁障碍的治疗,疗效与米氮平相当,且不良反应少。

3. 神经衰弱[7]　安神胶囊可用于神经衰弱患者的治疗。

4. 更年期综合征[8]　安神胶囊治疗阴虚内热,心火偏亢型女性更年期综合征具有较好的临床疗效。

【使用注意】　①孕妇慎用。②不宜饮用浓茶、咖啡等兴奋性饮品。③保持心情愉快,情绪稳定,劳逸适度。

【用法与用量】　口服,一次4粒,一日3次。

参 考 文 献

[1] 卢方浩,杜智敏,张波,等. 安神胶囊镇静催眠作用的研究[J]. 哈尔滨医科大学学报,2003,37(2):125-127.

[2] 付聪. 安神胶囊主要药效学实验[J]. 实验研究,2011,32(13):293.

[3] 李美娟,石洲宝,高娜,等. 安神胶囊对慢性精神分裂症患者认知和社会功能的影响[J]. 西部中医药,2015,28(9):1-5.

[4] 张旭明. 安神胶囊治疗慢性失眠症的对照研究[J]. 现代中西医结合杂志,2008,17(15):2320-2321.

[5] 吴丽敏,牟欣,王爱武,等. 安神胶囊的研制及临床疗效观察[J]. 时珍国医国药,2005,16(4):333.

[6] 石洲宝,刘敏科,申希平,等. 安神胶囊对轻性抑郁障碍疗效及依从性对照研究[C]. 中华医学会精神病学分会第九次全国学术会议论文集,2011,124(增刊2):141-142.

[7] 谢道珍,周绍华,孙怡,等. 安神胶囊治疗神经衰弱294例[J]. 陕西中医,1988,(7):298.

[8] 毛亚萍. 宁心安神胶囊治疗更年期综合征[J]. 浙江中医学院学报,2003,27(1):46.

(温州医科大学附属第二医院　郑国庆、金婷玉)

夜宁胶囊（糖浆、颗粒）

【药物组成】　甘草、浮小麦、大枣、首乌藤、合欢皮、灵芝、女贞子。

【处方来源】　清·徐彬《金匮要略论注》甘麦大枣汤之演化方。《中国药典》(2015年版)。

【功能与主治】　养血安神。用于心血不足所致的失眠、多梦、头晕、乏力;神经衰弱见上述证候者。

【药效】　主要药效如下[1-4]:

1. 镇静、催眠　夜宁胶囊(糖浆、口服液)能降低小鼠自发活动次数,延长戊巴比妥钠诱导小鼠的睡眠时间,也能缓解睡眠时异常紧张情绪,降低大脑兴奋,使易于进入睡眠状态,同时使大脑神经的异常兴奋受到抑制。

2. 抗惊厥　夜宁胶囊能减少戊四氮所致小鼠惊厥的动物只数。

3. **改善记忆障碍**　夜宁胶囊有改善记忆障碍，提高学习记忆功能的作用。

【临床应用】

1. **失眠症**[3-4]　夜宁胶囊可治疗因心血不足，心神失养所致的失眠症。夜宁胶囊对失眠症有良好的临床疗效，能明显降低阿森斯失眠量表的评分。

2. **神经衰弱**[5-6]　夜宁胶囊治疗神经衰弱（气血不足及神经衰弱虚证）有良好的临床疗效，能明显改善患者的失眠、多梦、头晕、乏力等临床症状，且临床应用安全。研究表明，夜宁胶囊较艾司唑仑能明显改善神经衰弱的症状。

3. **神经性脱发**[7]　又称斑秃（俗称鬼剃头），是由各种精神因素引起的成块状脱发，具有游走性，发病原因多数是由于外界刺激造成精神过度紧张，使自主神经的功能紊乱而致。研究表明，夜宁胶囊对神经性脱发治疗效果明显，可使斑秃部位毛发明显增多，有较好的临床应用价值。

【不良反应】　偶有嗜睡、口干不良反应报道。

【使用注意】　①睡前不宜服用咖啡、浓茶等兴奋性饮品。②忌烟、酒及辛辣、油腻食物。③服药期间要保持情绪乐观，切忌生气恼怒。④糖尿病患者不宜使用糖浆剂。⑤感冒发热者不宜服用。

【用法与用量】　胶囊：口服，一次 5 粒，一日 2 次。糖浆剂：口服，一次 40ml，一日 2 次。颗粒剂：开水冲服，一次 20g，一日 2 次。

参 考 文 献

[1] 杨士友，田军，孙备. 夜宁糖浆和口服液的药效学研究[J]. 中药药理与临床，1998，（5）：32.
[2] 丁青龙，过伟，施建安，等. 夜宁胶囊和糖浆的药效学研究[J]. 中国现代药物应用，2008，2（11）：50-51.
[3] 丁青龙，过伟，施建安，等. 夜宁胶囊治疗老年人顽固性失眠症的临床疗效分析[J]. 中国现代药物应用，2008，2（10）：15-16.
[4] 陈云，时维武，齐建新. 夜宁胶囊治疗失眠的临床观察[J]. 中草药，2017，48（22）：4731-4733.
[5] 王争平，丁青龙，李莹. 夜宁胶囊治疗神经衰弱及神经衰弱症候群的临床研究[J]. 中国现代药物应用，2010，4（6）：106-107.
[6] 丁青龙，过伟，施建安，等. 夜宁胶囊治疗神经衰弱临床观察[J]. 中国现代药物应用，2008，2（12）：48.
[7] 丁青龙，李莹，蔡春亚，等. 夜宁胶囊治疗神经性脱发临床疗效观察[J]. 中国现代药物应用，2009，3（16）：147-148.

（温州医科大学附属第二医院　郑国庆、周祁惠）

眠安宁口服液（颗粒）

【药物组成】　丹参、熟地黄、首乌藤、白术、陈皮、远志（制）、大枣。

【处方来源】　研制方。国药准字 Z21020433。

【功能与主治】　补养心脾，宁心安神。用于心脾两虚、心神不宁所致的失眠多梦、气短乏力、心悸；神经衰弱见上述证候者。

【药效】　主要药效如下[1-2]：

1. **镇静、催眠**　眠安宁口服液能够减少大、小鼠自主活动次数，增加阈下剂量戊巴妥钠诱导小鼠的入睡率，延长催眠剂量戊巴妥钠诱导小鼠的睡眠时间，降低脑内 5-HT 含量，从而发挥镇静、催眠作用。

2. **抗惊厥**　眠安宁口服液能延长士的宁所致小鼠的惊厥潜伏期和死亡时间，从而发挥抗惊厥作用。

【临床应用】

1. 失眠[3-4]　眠安宁颗粒主要用于治疗因心脾两虚，心神不宁所致的失眠。将失眠患者随机分为眠安宁颗粒组和西药组进行对照研究，结果显示眠安宁颗粒对于失眠症有效，且无明显不良反应、无依赖性。

2. 神经衰弱[5]　眠安宁颗粒与黛力新联合应用时，能明显降低神经衰弱患者的 PSQI、SDS、SAS 评分，改善失眠症状。

3. 抑郁症[6]　眠安宁颗粒联合使用盐酸帕罗西汀对于脑卒中后抑郁患者的疗效优于单纯使用盐酸帕罗西汀，可改善患者的抑郁与焦虑，提高患者生活质量。

【不良反应】　偶有日间困倦、头晕乏力、轻度头痛、恶心、便秘、记忆障碍等表现。

【使用注意】　①痰火扰心、肝胆火旺之失眠、心悸者不宜使用。②不宜服用咖啡、浓茶等兴奋性饮品。③保持心情舒畅。④孕妇慎用。

【用法与用量】　口服液：口服，一次 20ml，一日 2 次。颗粒剂：口服，一次 1 袋，一日 2 次。

参 考 文 献

[1] 宋玲，姜允申，唐玲芳，等. 眠安宁对中枢神经系统的作用及毒性实验研究[J]. 中国中医药科技，1996，3（5）：8.

[2] 张玉芝，孟庆梅，孙蓉. 寝可宁胶囊的药效学研究[J]. 中药药理与临床，2001，（3）：24-26.

[3] 侯枭，冯霞. 眠安宁颗粒治疗失眠症有效性及安全性的研究[J]. 重庆医学，2013，42（5）：513-514，517.

[4] 侯枭，冯霞. 眠安宁颗粒治疗亚健康失眠的疗效观察[J]. 中国医药指南，2013，（25）：26-27.

[5] 肖展翅，高聚，倪小红，等. 眠安宁颗粒联合氟哌噻吨美利曲辛片治疗神经衰弱失眠的临床研究[J]. 中西医结合心脑血管病杂志，2016，14（2）：121-123.

[6] 亢晓燕. 眠安宁颗粒联合盐酸帕罗西汀在治疗卒中后抑郁患者中的应用[J]. 陕西中医，2015，（10）：1318-1319.

（温州医科大学附属第二医院　郑国庆、金婷玉）

养阴镇静片（丸）

【药物组成】　茯苓、党参、夜交藤、麦冬、丹参、远志、生地、元参、当归、柏子仁、朱砂、珍珠母。

【处方来源】　研制方。国药准字 Z20023133。

【功能与主治】　滋阴养血，镇惊安神。用于心血不足，健忘，心烦不安，心悸失眠。

【药效】　主要药效如下[1-4]：

1. 镇静　养阴镇静片有镇静安神、催眠的作用，可减少正常小鼠及苯丙胺致兴奋小鼠的自主活动次数，协同戊巴比妥钠诱导的小鼠睡眠时间。养阴镇静片对大脑皮层的兴奋和抑制过程均有影响，使之趋于平衡。

2. 镇痛　养阴镇静丸可抑制小鼠热刺激和化学刺激所引起的疼痛反应，具有一定的镇痛效果。

3. 抗惊厥　养阴镇静片有抗惊厥作用，可缩短安钠咖致小鼠阵挛性惊厥的持续时间，降低惊厥率；对抗硝酸士的宁致惊厥发作的作用；延长回苏林或尼可刹米致惊厥模型组小鼠的惊厥潜伏期。

【临床应用】

1. 失眠[5-7]　养阴镇静丸主要用于因心血不足，心神失养所致的失眠，可提高睡眠质量和改善日间功能障碍。养阴镇静片在治疗更年期综合征失眠初期的疗效不如地西泮显著，但在后期（＞1月）镇静安眠的疗效逐渐突显，且临床观察、监测未发现不良反应，无地西泮长期用药后的明显耐药性。

2. 神经衰弱[8]　养阴镇静片对临床阴虚火旺型神经衰弱导致的失眠多梦、心烦意乱、全身疲劳有较好的治疗作用，且临床观察、监测未发现不良反应。

【使用注意】　①实热、痰热不寐者不宜用。②本品含朱砂，不宜久服，肝肾等疾病患者不宜服。

【用法与用量】　片剂：口服，一次 4～6 片，一日 3 次。丸剂：口服，一次 4g，一日 3 次。

参 考 文 献

[1] 区炳雄，赵益业. 暖心胶囊对小鼠镇静作用的药效研究[J]. 数理医药学杂志，2009，22（1）：77-78.
[2] 刘玉玲，陈光晖，刘喜刚，等. 养阴镇静片对中枢神经系统作用研究[J]. 承德医学院学报，2001，18（4）：279-280.
[3] 张树臣，刘雅珍，张泓岜. 养阴镇静丸的镇静、镇痛作用研究[J]. 吉林中医药，1985，7（4）：33-34.
[4] 纪莉，张馨木，陈海燕，等. 养阴镇静丸对小鼠睡眠的影响[J]. 中国老年学杂志，2011，31（7）：1214-1215.
[5] 孙海霞，郑春荣，王法林，等. 养阴镇静丸治疗老年失眠疗效观察[J]. 中国老年学杂志，2006，26（10）：1430-1431.
[6] 李伟珍，杨琪，林玉燕. 养阴镇静片治疗更年期失眠症疗效观察[J]. 中国药物经济学杂志，2013，8（2）：94-95.
[7] 田凤兰，谢秀芝，朱桂云. 养阴镇静丸治疗失眠症 100 例[J]. 吉林中医药，1986，（2）：25.
[8] 胡广林，国敏，吴崇胜. 养阴镇静片治疗神经衰弱 108 例[J]. 陕西中医，2008，29（5）：518-519.

（温州医科大学附属第二医院　郑国庆、郑　群）

柏子养心丸（片）

【药物组成】　炙黄芪、党参、当归、川芎、柏子仁、酸枣仁、制远志、醋五味子、肉桂、茯苓、半夏曲、朱砂、炙甘草。

【处方来源】　明·王肯堂《证治准绳》之养心汤加减方。《中国药典》（2015 年版）。

【功能与主治】　补气，养血，安神。用于少寐多梦，心悸健忘，头晕目眩，气短自汗，舌质淡苔白，脉细弱。

【药效】　主要药效如下[1-5]：

1. 镇静催眠　柏子养心丸具有镇静催眠作用，可延长戊巴比妥钠诱导的小鼠睡眠时间，提高戊巴比妥钠阈下剂量时的小鼠入睡率，增加阈下剂量戊巴比妥钠诱导的动物睡眠只数。

2. 对血液系统的作用　方中当归多糖与黄芪多糖可逆转环磷酰胺致小鼠血液改变，均可升高骨髓细胞增殖效率、促红细胞生成素表达及单核细胞信号转导因子和转录活化因子、非受体型酪氨酸激酶基因表达，有助于改善血象。

【临床应用】

1. 失眠症[6-9]　柏子养心汤治疗 50 例围绝经期心脾两虚型失眠症，可改善睡眠质量、入睡时间、睡眠时间、睡眠效率、日间功能评分及匹兹堡睡眠质量指数。归脾汤合柏子安神丸并用能够明显改善心脾两虚型失眠患者的睡眠质量及各项指标，改善入睡时间、睡眠时间、夜间觉醒、困倦感、精力不足、多梦或噩梦等症状，且不良反应少。其整体疗效也能显著提高，从而提高患者生活质量。

2. 神经官能症[10-13]　心脏神经官能症属于神经官能症的一种类型，临床上主要表现为心悸、心前区疼痛及短暂血压升高等，大多数患者伴随疲倦、头晕及焦虑等症状。该疾病主要是由于患者的自主神经调节失调而引发。柏子养心丸治疗心脏神经官能症，能明显改善患者心慌、胸闷、心烦、出汗、焦虑等症状。

3. 精神分裂症后抑郁[14-16]　是指患者在精神分裂症病情好转而未痊愈时出现抑郁症状，并且抑郁情绪持续2周以上，此时可残留有精神症状，一般以阴性症状多见，主要表现为整天心情低落，常感到紧张焦虑，无缘由的感觉失望、悲伤；整天无精打采，思维、行动迟缓；对身边所有事物都没有兴趣，对生活无望，甚至出现自杀倾向。柏子养心丸联合西酞普兰能改善精神分裂症后抑郁症状，降低HAMD评分及不良反应量表（TESS）评分，表明柏子养心丸联合西酞普兰可提高精神分裂症后抑郁的治疗疗效，提高患者对药物的耐受性，减轻不良反应。

4. 广泛性焦虑症[17]　是临床常见的一种精神障碍性疾病，临床主要表现为持续明显的紧张不安、自主神经兴奋、过分警觉、失眠、易紧张、头晕耳鸣、胸闷憋气等。柏子养心丸联合盐酸曲唑酮片治疗老年广泛性焦虑症，可改善患者恐惧惊惕、心烦易怒、心悸及失眠多梦等临床症状，升高血清中 IgG、IgA、IgM 水平，增强机体免疫功能，提高患者睡眠质量和生活质量。

【不良反应】　曾报道过1例患者用药后出现房室传导阻滞[18]。

【使用注意】　①保持精神舒畅，劳逸适度。②不宜饮用浓茶、咖啡等兴奋性饮品。③宜饭后服用。④本品含有朱砂，不可过量、久用，不可与溴化物、碘化物同服。⑤肝肾功能不全者禁用。

【用法与用量】　丸剂：口服，水蜜丸一次6g，小蜜丸一次9g，大蜜丸一次1丸，一日2次。片剂：口服，一次3~4片，一日2次。

参 考 文 献

[1] 李贵海, 朱建伟, 刘明霞. 柏子养心片药理、毒理学实验研究[J]. 中药新药与临床药理, 1993, 4（2）: 6-8.

[2] 齐凤琴, 李滨, 刘石磊, 等. 柏子养心丸镇静催眠作用实验研究[J]. 黑龙江医药, 2006, （2）: 95.

[3] 郭子琦. 柏子养心丸的药理作用研究[J]. 黑龙江科技信息, 2013, （36）: 13.

[4] 李贵海, 朱建伟, 刘明霞. 柏子养心片药理、毒理学实验研究[J]. 中药新药与临床药理, 1993, （2）: 6-8, 58-59.

[5] 李秀, 初杰, 李影迪, 等. 当归/黄芪多糖对腹腔注射环磷酰胺小鼠骨髓造血影响随机平行对照研究[J]. 实用中医内科杂志, 2017, 31（5）: 52-58.

[6] 杨佳澎. 柏子养心汤加味治疗围绝经期心脾两虚型失眠临床观察[J]. 河北中医, 2016, （5）: 737-740.

[7] 张军, 翟春海, 闫建玲, 等. 归脾汤合柏子养心丸治疗心脾两虚型失眠96例[J]. 世界中西医结合杂志, 2015, 10（10）: 1415-1417, 1420.

[8] 何景侠. 归脾汤合柏子养心丸治疗心脾两虚型失眠临床疗效分析[J]. 北方药学, 2016, 13（7）: 77.

[9] 应卫其, 刘灵波, 王功磊. 归脾汤联合柏子养心丸治疗心脾两虚型失眠疗效观察[J]. 实用中医药杂志, 2018, 34（1）: 34-35.

[10] 贝立民, 夏秀宏. 柏子养心片治疗心悸75例临床观察[J]. 云南中医中药杂志, 2005, （4）: 26-27.

[11] 黄广荣, 黄紫娜. 柏子养心丸治疗心脏神经官能症50例临床观察[J]. 内蒙古中医药, 2016, 35（8）: 36-37.

[12] 郭素芬. 柏子养心丸治疗心脏神经官能症24例[J]. 河南中医, 2010, 30（10）: 1029-1030.

[13] 陈锐. 柏子养心丸临床应用解析[J]. 中国社区医师, 2011, 27（4）: 15.

[14] 李桂华. 精神分裂症后抑郁的特点分析及护理对策[J]. 中国社区医师（医学专业），2011，13（8）：191.

[15] 杨晓艳. 柏子养心丸联合西酞普兰治疗精神分裂症后抑郁29例[J]. 河南中医，2015，35（7）：1592-1593.

[16] 杜剑峰，汤宜朗. 柏子养心丸联合西酞普兰治疗精神分裂症后抑郁临床分析[J]. 陕西中医，2012，33（10）：1309-1311.

[17] 张绪伟，王友培，李芬林，等. 柏子养心丸联合坦度螺酮治疗老年广泛性焦虑症的临床研究[J]. 现代药物与临床，2019，34（2）：332-336.

[18] 申显梅，徐国兴. 柏子养心丸致房室阻滞一例[J]. 佳木斯医学院学报，1993，（1）：89-90.

（温州医科大学附属第二医院　郑国庆、郑　群）

枣仁安神胶囊（颗粒、口服液）

【药物组成】　酸枣仁、五味子、丹参。

【处方来源】　研制方。《中国药典》（2015年版）。

【功能与主治】　养血安神。用于心血不足所致的失眠、健忘、心烦、头晕。

【药效】　主要药效如下[1-6]：

1. 镇静、催眠　枣仁安神胶囊具有增加总睡眠时间、缩短睡眠潜伏期、增加浅睡眠时间的效果。枣仁安神颗粒有协同戊巴比妥钠延长小鼠睡眠时间的作用，其药效物质基础主要为斯皮诺素、丹酚酸B和五味子甲素；其改善睡眠作用时效关系明显、量效关系复杂，其改善睡眠作用可能与细胞因子 IL-1β 和 TNF-α 的介导作用有关。研究证明，细胞因子 IL-1、IL-6及TNF可增加夜间睡眠时间且具有催眠作用，TNF和IL-1共同调节生理性睡眠；另外，TNF-α mRNA、IL-1β mRNA及相应的受体能在脑中表达，同时其水平呈明显的昼夜节律性。研究表明，枣仁安神颗粒连续灌胃7天，能显著降低小鼠全脑IL-1β和TNF-α含量，与改善睡眠质量有关。

2. 改善血液流变学　枣仁安神胶囊可改善失眠患者血液流变学参数：全血黏度比高切、全血黏度比低切、全血高切还原黏度，有扩张脑血管、改善大脑微循环的作用。

【临床应用】

1. 失眠[7-17]　枣仁安神胶囊可用于失眠症患者的治疗。枣仁安神胶囊联合艾司唑仑治疗失眠症时，起效快，效果好，可以更好地改善睡眠质量和睡眠结构，缩短睡眠潜伏期，延长睡眠时间，减少觉醒次数。枣仁胶囊联合奥沙西泮可提高睡眠障碍的治疗效果，改善睡眠质量。枣仁安神胶囊联合阿普唑仑可改善失眠症患者的PSQI评分。

2. 神经衰弱[18-19]　是神经科的常见病，是一类精神容易兴奋和脑力容易疲乏、常有情绪烦恼和心理生理症状的神经性障碍。研究显示，枣仁安神颗粒治疗神经衰弱，可以明显减轻精神症状和躯体症状，且未发现明显不良反应。枣仁安神颗粒结合脑安颗粒治疗老年神经衰弱，可改善视觉空间与执行、记忆、注意、语言、定向力等指标。

【不良反应】　偶有腹泻、胃胀、胃痛、轻度疲乏。

【使用注意】　①胃酸过多者慎用。②不宜服用咖啡、浓茶等兴奋性饮品。

【用法与用量】　颗粒剂：开水冲服，一次5g，临睡前服。口服液：口服，一次10～20ml，一日1次，临睡前服。胶囊剂：口服，一次5粒，一日1次，临睡前服。

参 考 文 献

[1] Zhang Y，Diao Y P，You X M，et al. Quality assessment of Zaoren-an-shen granule by High-performance liquid chromatography

fingerprinting and quantitative analysis[J]. J Med Plant Res，2010，4（16）：1628-1636.

[2] 张颖，齐越，吴怡，等. 枣仁安神颗粒改善睡眠作用的量效、时效关系及对脑内细胞因子的影响[J]. 中国药业，2015，24（2）：32-34.

[3] 张颖，吴怡，齐越，等. 枣仁安神颗粒改善睡眠作用的机制[J]. 中成药，2016，38（10）：2268-2270.

[4] 甘建光，田国强，秦国兴. 枣仁安神胶囊治疗老年性失眠症的疗效及血液流变学研究[J]. 中国中药杂志，2013，38（2）：273-275.

[5] 吴海波. 安神方治疗失眠症的疗效观察及相关机制研究[D]. 广州：南方医科大学，2009.

[6] 张颖，齐越，吴怡，等. 枣仁安神颗粒改善睡眠作用的量效、时效关系及对脑内细胞因子的影响[J]. 中国药业，2015，24（2）：32-34.

[7] 李光荣，龚细礼. 枣仁安神胶囊治疗失眠症 30 例疗效观察[J]. 中医药导报，2012，18（7）：53-54.

[8] 王忠，谢雯，阙建宇，等. 枣仁安神胶囊治疗失眠障碍研究进展[J]. 中国药物依赖性杂志，2017，26（6）：407-410.

[9] 张幼文. 枣仁安神胶囊治疗失眠症的效果观察[J]. 当代医药论丛，2019，17（16）：167-168.

[10] 严文琼，刘治，李永珍，等. 枣仁安神胶囊联合艾司唑仑治疗失眠症的效果[J]. 中国当代医药，2018，25（36）：79-82.

[11] 钟梅. 枣仁安神胶囊联合奥沙西泮在睡眠障碍治疗中的效果观察[J]. 中国继续医学，2018，10（17）：140-142.

[12] 胡坚，盛海涛. 枣仁安神颗粒联合西药对失眠症患者的临床疗效[J]. 辽宁中医杂志，2015，42（5）：1048-1050.

[13] 秦国兴. 枣仁安神胶囊与氯硝西泮治疗失眠症的对照观察[C]. 浙江省医学会精神病学分会. 2007 年浙江省精神病学学术年会论文汇编，2007：2.

[14] 刘勇，南达元. 枣仁安神胶囊治疗心理生理性失眠的临床观察[J]. 中国中药杂志，2009，34（13）：1730-1731.

[15] 张卫同，施振国，孙艳. 枣仁安神胶囊治疗心脾两虚型失眠症 32 例[J]. 中国药业，2007，（19）：58.

[16] 张美兰. 枣仁安神胶囊用于高血压伴失眠患者的疗效观察[J]. 中西医结合心脑血管病杂志，2015，13（15）：1789-1791.

[17] 高音，徐耀. 针刺配合枣仁安神液治疗失眠的临床观察[J]. 世界中西医结合杂志，2014，9（9）：965-966，969.

[18] 沈新光，江雪娟，洪卫军. 枣仁安神颗粒治疗神经衰弱疗效观察[J]. 海峡药学，2011，23（7）：128-129.

[19] 吴敏，邵敏，沈志华，等. 枣仁安神颗粒结合脑安颗粒治疗老年神经衰弱的超声评估观察[J]. 中华中医药学刊，2015，33（2）：360-361.

（广州中医药大学　潘华峰、曾　华）

五、滋阴清热类

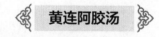

黄连阿胶汤

【**药物组成**】　黄连、黄芩、芍药、阿胶、鸡子黄。

【**处方来源**】　东汉·张仲景《伤寒论》。

【**功能与主治**】　滋阴降火安神。用于心肾不足，阴虚火旺较重的心烦失眠，舌红苔燥，脉细数者。

【**药效**】　主要药效如下[1-10]：

1. 镇静、催眠　黄连阿胶汤可提高小鼠睡眠发生率，缩短睡眠潜伏期和延长睡眠时间，提高脑内γ-氨基丁酸浓度及降低5-羟色胺（5-HT）浓度。黄连阿胶汤可拮抗氯苯丙氨酸（PCPA）致小鼠失眠作用，改善脑内神经递质 5-HT 的含量。研究表明，睡眠与免疫系统关系密切。失眠患者 Th1/Th2 细胞因子平衡向 Th2 方向漂移，而黄连阿胶汤能促进失眠大鼠 Th1 细胞因子的表达，降低 Th2 细胞因子的表达，促进 Th1/Th2 平衡向 Th1 方向偏移，从而改善睡眠。

2. 抗焦虑　黄连阿胶汤可抑制小鼠因为电刺激导致的激怒状态，有效延长悬尾不动的时间，缩短小鼠自主活动时间，提示黄连阿胶汤具有明显的抗焦虑的药理作用。

3. 抗弥散性血管内凝血　黄连阿胶汤能防治脂多糖（LPS）所引起的弥散性血管内凝血（DIC），减轻实验动物的发热程度，缩短发热时间，改善凝血机制，同时避免了纤维蛋白原的上升。

4. 降血糖、降血脂　黄连阿胶汤能降低血糖、糖化血红蛋白，降低炎性因子 CRP，改善胰岛素抵抗。黄连阿胶汤能改善 2 型糖尿病小鼠的血脂代谢，降低总胆固醇（TC）、三酰甘油（TG）、低密度脂蛋白胆固醇（LDL-C）含量，升高高密度脂蛋白胆固醇（HDL-C）和载脂蛋白 A（Apo A）含量。

【临床应用】

1. 失眠症[11-16]　黄连阿胶汤在治疗更年期失眠、顽固性失眠、脑卒中后焦虑症、围绝经期综合征方面具有显著效果，且不良反应比较少，临床疗效确切，尤其治疗阴虚火旺型失眠疗效显著。黄连阿胶汤加减联合地西泮治疗心肾不交型失眠症，可提高患者的睡眠质量，效果明显，且可以降低地西泮的不良反应。黄连阿胶汤对于阴虚火旺型失眠患者有一定的治疗效果，能够提高有效率，改善失眠患者心烦症状，提高患者的生活质量。

针灸配合黄连阿胶汤治疗围绝经期失眠症的效果显著，可改善中医证候评分，提高患者的生活质量评分，降低匹兹堡睡眠质量指数（PSQI）、焦虑量表评分（HAMA）、抑郁量表评分（HAMD），从而有效改善患者的失眠状态，提高患者的睡眠质量和生活质量，且能改善患者的不良心理状态。

2. 焦虑症[17-19]　黄连阿胶汤能有效治疗心肾不交型广泛性焦虑症，改善患者的临床焦虑症状和中医证候，短期疗效与劳拉西泮相当，具有近期疗效肯定、副作用少、复发率低等优势。

黄连阿胶汤联合盐酸帕罗西汀片治疗心肾不交型焦虑障碍，可改善患者焦虑症状。对于原发性高血压伴焦虑状态患者的血压及焦虑情绪有影响，黄连阿胶汤配合西药能有效缓解高血压伴焦虑状态患者的焦虑情绪，且可协同降压药物提高降压疗效。

3. 糖尿病[20-22]　黄连阿胶汤可用于糖尿病并发症的治疗。糖尿病患者可出现视网膜病变、高血压及皮肤病等并发症，同时也可能产生失眠、抑郁、烦躁、舌质偏红、咽干口燥、脉细数等临床表现。黄连阿胶汤能改善阴虚热盛型糖尿病患者的临床症状，降低血脂、CRP 及血糖水平。

【不良反应】　有轻度腹泻报道，无须停药和特殊处理即可恢复[23]。

【使用注意】　①在服用黄连阿胶汤的过程中要忌辛辣、生冷食品，油腻的食物也要忌口。②对阿胶或黄连过敏者禁用，过敏体质者慎用。③如果有消化不良的症状或胃部虚弱者也要慎用。

【用法与用量】　黄连 12g，黄芩 6g，芍药 6g，鸡子黄 2 枚，阿胶 9g。上五味，以水 1.2L，先煎三物，取 600ml，去滓，入阿胶烊尽，稍冷，入鸡子黄，搅匀，每次温服 200ml，日三服。

参 考 文 献

[1] 陈汉裕，陈凤丽，林赞檬，等. 黄连阿胶汤对戊巴比妥钠致小鼠催眠作用及神经递质的影响[J]. 广东医学，2016，37（21）：3165-3168.

[2] 李彦冰，耿慧春，李庭利，等. 黄连阿胶汤抗焦虑作用的药效学研究[J]. 中医药学报，2004，32（5）：21-22.

[3] 王东军，俞屹婷，顾超，等. 黄连阿胶汤方证探析与临床应用[J]. 中华中医药杂志，2016，31（10）：4061-4063.

[4] 贾利利，周宁，李凯，等. 黄连阿胶汤对氯苯丙氨酸致失眠模型小鼠神经递质的影响[J]. 中国实验方剂学杂志，2012，18

（22）：240-242.

[5] 陈建，陈敏捷. 黄连阿胶汤对失眠大鼠血清 Th1/Th2 平衡的影响[J]. 长春中医药大学学报，2014，30（5）：779-781.

[6] 胡永珍. 黄连阿胶汤治疗血证的动物实验研究[J]. 陕西中医，1999，（7）：331-333.

[7] 刘ught华. 黄连阿胶汤加减治疗阴虚热盛型糖尿病的临床研究[J]. 光明中医，2006，（4）：31-32.

[8] 陈丽，魏伟峰. 黄连阿胶汤对 2 型糖尿病小鼠血糖、血脂的影响[J]. 中医研究，2015，28（10）：65-67.

[9] 马超，柴可夫. 黄连阿胶汤临床应用及理论探析[J]. 中华中医药杂志，2015，30（4）：996-999.

[10] 王东军，俞屹婷，顾超，等. 黄连阿胶汤方证探析与临床应用[J]. 中华中医药杂志，2016，31（10）：4061-4063.

[11] 梁征洋，赵会谢，陈浩，等. 黄连阿胶汤治疗顽固性失眠验案[J]. 中医药通报，2015，14（6）：60-61.

[12] 郑永杰. 黄连阿胶汤加味治疗阴虚火旺型失眠临床疗效[J]. 临床医学研究与实践，2016，1（14）：114.

[13] 何丰华. 黄连阿胶汤治疗阴虚火旺型失眠 80 例疗效观察[J]. 云南中医中药杂志，2010，31（2）：27.

[14] 周晓波. 黄连阿胶汤加味治疗阴虚火旺型失眠证临床观察[J]. 世界中西医结合杂志，2007，（9）：524-525.

[15] 庄红艳，刘杰，尹冬青，等. 黄连阿胶汤治疗不寐症的研究进展[J]. 中国药师，2018，21（12）：2223-2226.

[16] 单醒瑜，何小妹，刘洁文. 针灸配合黄连阿胶汤治疗围绝经期失眠症的效果[J]. 中国当代医药，2017，24（6）：103-105.

[17] 梁小赤，朱克武. 黄连阿胶汤加减治疗广泛性焦虑症 30 例疗效观察[J]. 山西中医，2004，（2）：22-23.

[18] 张志伟，高玉广. 黄连阿胶汤治疗心肾不交型焦虑障碍临床研究[J]. 亚太传统医药，2018，14（8）：181-183.

[19] 张晓羽，赵海滨. 黄连阿胶汤配合西药治疗老年原发性高血压伴焦虑状态疗效观察[J]. 北京中医药，2017，36（1）：85-88.

[20] 刘成龙. 黄连阿胶汤加减治疗阴虚热盛型糖尿病的效果探讨[J]. 糖尿病新世界，2017，20（11）：89-90.

[21] 李镇江，林良佳，肖超秀，等. 黄连阿胶汤加减联合西药治疗阴虚热盛型糖尿病的疗效分析[J]. 中国医药科学，2018，8（1）：78-80.

[22] 李德元. 黄连阿胶汤加减治疗阴虚热盛型糖尿病的效果[J]. 中西医结合心血管病电子杂志，2019，7（8）：36-37.

[23] 邵珺. 黄连阿胶汤加减治疗社区心肾不交型轻中度广泛性焦虑症的临床研究[D]. 北京：北京中医药大学，2016.

（广州中医药大学　潘华峰、曾　华）

朱砂安神丸

【**药物组成**】　朱砂、黄连、当归、生地黄、炙甘草。

【**处方来源**】　元·李东垣《内外伤辨惑论》。《中国药典》（1990 年版）。

【**功能与主治**】　清心养血，镇惊安神。用于胸中烦热，心神不宁，失眠多梦。

【**药效**】　主要药效如下[1-5]：

1. **镇静、催眠**　朱砂安神丸能明显减少失眠大鼠的觉醒时间，延长失眠大鼠总睡眠时间；缩短清醒期，延长慢波睡眠，翻转对氯苯丙氨酸的睡眠剥夺效应，其作用与提高脑内 γ-氨基丁酸含量有关。腹外侧视前核（VLPO）是诱导和维持睡眠的主要功能核团，对维持正常的睡眠结构体系有至关重要的作用。单胺类神经递质如去甲肾上腺素（NE）、多巴胺（DA）、5-羟色胺（5-HT）等均参与人和动物的行为、睡眠及精神情绪活动。研究表明，朱砂安神丸能够降低 VLPO 中 NE、DA、5-HT 各时间段的含量，以及日间和夜间的总含量。而 VLPO 中的 NE 和 5-HT 含量可能与睡眠时间成反比。故朱砂安神丸对失眠患者起到安神助眠的作用。

2. **抗心律失常**　朱砂安神丸有抗心律失常作用，可对抗氯仿、肾上腺素和草乌注射液所致心律失常。其抗心律失常作用可能为其镇心安神功效的主要基础之一。

3. **抗焦虑**　朱砂安神丸能够改善神经性抑郁症患者的情感性精神障碍症状，提示朱砂安神丸具有抗焦虑的作用。

【**临床应用**】

1. **失眠症**[6-9]　朱砂安神丸治疗失眠具有一定疗效。朱砂安神丸能明显改善肾衰竭患者轻度失眠的临床症状，但对肾衰竭患者中重度失眠效果欠佳。朱砂安神丸加镇脑宁胶囊可用于顽固性失眠的治疗。

2. 心律失常[10-11]　期前收缩，属祖国医学"心悸"、"怔忡"范畴。朱砂安神丸能够有效改善期前收缩患者的心悸、头晕、心脏停搏、失眠等症状。研究表明，根据心电图对比和分析，朱砂安神丸能够减少室性期前收缩次数，但对窦性冲动的形成释放、房室结和心室内的传导及对心室肌的复极均无明显影响。

3. 抑郁症[12]　神经性抑郁症属于比较典型的情感性精神障碍，主要表现为持久的情感或心境低落，多疑多问，情绪不稳，并伴有相应的认知和行为改变。逍遥散和朱砂安神丸联合西药治疗神经性抑郁症临床疗效肯定，可缩短病程，减少自杀等不良事件的发生。

【不良反应】　朱砂的主要成分为硫化汞（HgS），其中的游离汞为重金属离子，系毒性成分，这一毒性成分被人体吸收后易造成积蓄，长期服用可使机体受低浓度汞的作用而发生慢性中毒[5]。朱砂对大鼠具有肝肾损伤作用，含有朱砂的中药复方朱砂安神丸没有表现出朱砂样的毒性作用，原因是甘草和黄连的主要成分能对朱砂引起的代谢紊乱的部分内源性代谢产物的代谢水平有调节作用，从而对朱砂引起的肝肾毒性有一定的保护作用[13]。

【使用注意】　①心气不足，心神不安者勿用。②忌食辛辣、油腻及刺激性食物，忌烟酒。③因消化不良、胃脘嘈杂而怔忡不安、不眠等不宜服用。④孕妇忌服。⑤腹部怕冷，便稀，气短乏力，面色苍白或萎黄者勿用。⑥与碘化物、溴化物不宜并用，因朱砂的主要成分为硫化汞（HgS），在胃肠道内遇到碘化物、溴化物产生刺激性碘化汞、溴化汞，会引起赤痢样大便，从而产生严重的医源性肠炎[14-15]。⑦不宜多服久服，儿童尤不宜久用。

【用法与用量】　口服，温开水送服，一次 1 丸，一日 2 次。

参 考 文 献

[1] 孙兵，郝洪谦，郑开俊，等. 朱砂安神丸药理作用的实验研究[J]. 中成药，1995，17（7）：30-31.

[2] 金阳，王广伟，李廷利. 朱砂安神丸水煎剂对失眠大鼠睡眠时相的影响[J]. 上海中医药杂志，2008，42（12）：74-76.

[3] 原铁，陈汉裕，陈凤丽. 朱砂安神丸水煎剂对小鼠睡眠时相及大脑内 γ-氨基丁酸含量的影响[J]. 广东医学，2016，37（3）：351-353.

[4] 刘斌，李廷利. 朱砂安神丸对大鼠 VLPO 脑区内单胺类递质的影响[J]. 中国药物依赖性杂志，2018，27（6）：425-430.

[5] 李钟文，董桂兰，蒋传富，等. 朱砂及朱砂安神丸镇心安神功效的研究[J]. 中国中药杂志，1993，（7）：436-437.

[6] 梁敬坤. 朱砂安神丸在治疗失眠中的临床应用[J]. 中医临床研究，2014，6（29）：117-118.

[7] 孙立波. 朱砂安神丸在治疗失眠中的临床价值分析[J]. 中国疗养医学，2015，24（12）：1315-1316.

[8] 杨普生. 朱砂安神丸加镇脑宁胶囊治疗顽固性失眠 43 例临床观察[J]. 中国社区医师，2010，26（23）：18.

[9] 郭艳艳，孙博. 朱砂安神丸治疗血液透析睡眠障碍患者临床观察[J]. 中医临床研究，2016，8（15）：61-62.

[10] 刘永生. 朱砂安神丸治疗室性心律失常 45 例疗效观察[J]. 温州医学院学报，1991，（2）：123-125.

[11] 孙国，单兴国. 以朱砂安神丸为主治疗心脏过早搏动 54 例观察[J]. 河北中医，1993，15（4）：9-10.

[12] 吴美泼. 逍遥散和朱砂安神丸联合西药治疗神经性抑郁症疗效观察[J]. 中医临床研究，2015，7（1）：127-128.

[13] 王海峰. 中药复方朱砂安神丸的代谢组学研究[C]. 中国药学会中药和天然药物专业委员会、浙江省药学会. 2013 全国中药与天然药物高峰论坛暨第十三届全国中药和天然药物学术研讨会论文集，2013：1.

[14] 王玳，中国华，李倩，等. 朱砂安神丸的药用安全性评价与控制的思考[J]. 中国药品标准，2009，10（4）：251-252.

[15] 黄振东. 朱砂安神丸等与碘、溴化物不宜并用[J]. 中成药研究，1982，（4）：45.

（温州医科大学附属第二医院　蔡晓红、杨文婷）

酸枣仁合剂（糖浆）

【药物组成】　酸枣仁、甘草、知母、茯苓、川芎。

【处方来源】　东汉·张仲景《金匮要略》之酸枣仁汤。国药准字 Z11020125。

【功能与主治】　养血安神，补肝宁心，清热除烦。主治肝血不足，虚热内扰证，症见虚烦失眠，心悸不安，头目眩晕，咽干口燥，舌红，脉弦细。

【药效】　主要药效如下[1-17]：

1. **镇静、催眠**　酸枣仁汤具有镇静、催眠作用，可减少甲亢型阴虚证模型小鼠的自发活动次数，缩短睡眠潜伏期，延长睡眠时间，可改善大鼠的失眠症状，促进因失眠所致大鼠步态行为异常的恢复，提高因 DL-4-氯苯丙氨酸抑制的 5-HT 含量，增加 Glu/GABA 的值。通过观察酸枣仁汤对快动眼（rapid eye movement，REM）睡眠剥夺导致的老年大鼠大脑皮层和海马部位神经细胞凋亡及 c-fos 基因表达 Fos 蛋白水平变化的影响，结果显示大鼠大脑皮层和海马部位神经凋亡细胞增多，Fos 蛋白表达增高；而酸枣仁汤组脑神经凋亡细胞及 Fos 蛋白表达明显下降。提示 c-fos 基因很可能参与了老年大鼠 REM 睡眠剥夺后的细胞凋亡过程，而酸枣仁汤可能是通过抑制脑组织 c-fos 基因表达上调，从而抑制神经细胞凋亡，发挥脑保护作用。

2. **抗老年痴呆**　酸枣仁汤可改善老年失眠大鼠的学习记忆能力，减轻迟发性神经元损伤，增加下丘脑 IL-1β、5-HT 含量。酸枣仁汤可提高睡眠剥夺大鼠学习记忆能力，减少海马组织阳性细胞凋亡率，升高 GABA、5-HT、DA 含量，降低 NE 含量，结果提示酸枣仁汤改善睡眠剥夺大鼠学习记忆能力可能与抑制神经细胞凋亡和调节单胺类神经递质含量有关。阿尔茨海默病（AD）是以认知功能障碍和睡眠障碍为主要临床症状的退行性神经系统疾病。老年斑沉积、神经原纤维缠结和神经元丢失是其主要病理特征。酸枣仁汤可以降低 APP/PS1 双转基因痴呆小鼠血清和海马促炎性因子 TNF-α、IL-1β 及海马 DG 区小胶质细胞和星形胶质细胞的表达水平，减轻神经元丢失。6 月龄 APP/PS1 双转基因痴呆小鼠有昼夜节律失调表现。研究表明，酸枣仁汤可以改善 6 月龄 APP/PS1 痴呆小鼠昼夜节律，调节小鼠节律基因 Per1、Cry1、Bmal1、Clock mRNA 的表达。

3. **抗焦虑**　酸枣仁汤具有抗焦虑作用，可改善焦虑大鼠的焦虑行为，降低海马 NE、5-HT 水平，升高高架十字迷宫（the elevated plus-maze test，EPM）模型大鼠血清 NO 水平，降低血清 IL-1β、TNF-α 含量。研究提示，酸枣仁汤抗焦虑的作用可能与其抑制中枢单胺神经递质的合成与释放、调节机体免疫状态有关。酸枣仁汤能改善老年血亏阴虚失眠证候模型大鼠神经元病理改变，使其皮质及海马部位 γ-氨基丁酸 A 受体 α1 和 γ2 亚单位表达明显上调，减少脑内氨基酸毒性作用。

4. **调节单胺类神经递质的含量**　酸枣仁汤可提高老年失眠大鼠脑内 NE、5-HT 及 DA 含量，通过对单胺类神经递质的调节，对神经精神系统疾病发挥调节作用。

5. **改善甲状腺功能**　酸枣仁汤有抗高代谢证候和降低血清 T_3、T_4 水平的作用，在改善甲状腺功能方面具有一定的作用。

【临床应用】

1. **失眠**[18-20]　酸枣仁汤被广泛用于治疗各种类型的失眠，主要用于治疗虚烦失眠，心悸不安，虚热内扰者。酸枣仁汤联合甘麦大枣汤治疗更年期失眠伴焦躁患者，可升高雌二醇值，降低黄体生成素、卵泡生成素值，从而明显改善患者睡眠质量，缓解患者焦躁等临床症状，调节激素水平，其疗效显著。酸枣仁汤方辨证加减治疗高血压合并睡眠障碍的疗效也非常显著。酸枣仁汤配合西药降血压治疗，可以降低患者血压，改善睡眠障碍。

2. 甲状腺功能亢进症[21-23]　是一种常见的内分泌系统疾病，是人体甲状腺合成中释放过多的甲状腺激素导致机体代谢亢进及交感神经过度兴奋，往往会出现出汗、心悸、体重降低和大便次数增多的症状。酸枣仁汤联合小柴胡汤治疗可以改善甲状腺功能亢进患者的总三碘甲状腺原氨酸（TT_3）、总三碘甲状腺原氨酸甲状腺素（TT_4）、游离三碘甲状腺原氨酸（FT_3）、游离甲状腺素（FT_4）和促甲状腺素（TSH）值，临床指标也有所改善。酸枣仁汤合小柴胡汤联合甲巯咪唑可以明显降低 TT_3、TT_4、FT_3、FT_4 水平，提高促甲状腺素（TSH）水平。

3. 焦虑症[24-26]　以广泛和持续焦虑或反复发作的惊恐不安为主要临床特征，常伴头晕、胸闷、心悸、呼吸急促、口干、尿频尿急、震颤等自主神经功能症状和运动性紧张表现。现代临床与实验研究表明，酸枣仁汤不仅具有镇静、催眠作用（镇静作用强于催眠作用），并具有抗焦虑效应，除用于治疗失眠症外，还用于以情绪或意识障碍为主要表现的神经精神疾病。酸枣仁汤化裁与氯硝西泮治疗广泛性焦虑症，HAMA 量表评分结果分析显示酸枣仁汤比氯硝西泮起效缓慢，但酸枣仁汤与氯硝西泮疗程、总疗效没有显著差异，且酸枣仁汤的不良反应明显少于氯硝西泮，无白天困倦感，因此患者的依从性更高。另外，在癌症焦虑症患者中应用酸枣仁汤加味治疗可缓解患者的心理压力，以及紧张、恐惧、绝望等负面情绪，从而提高治疗的依从性。

【不良反应】　目前尚未检索到不良反应报道。

【使用注意】　尚不明确。

【用法与用量】　合剂：口服，一次 10～15ml，一日 3 次，用时摇匀。糖浆剂：口服，一次 15～20ml，一日 3 次。

参 考 文 献

[1] Cao J X，Zhang Q Y，Cui S Y，et al. Hypnotic effect of jujubosides from Semen Ziziphi Spinosae[J]. Journal Ethnopharmacol，2010，130：163-166.

[2] 沈鸿，肖红，陈建芳，等. 酸枣仁汤对血虚阴虚小鼠的镇静催眠作用[J]. 中药药理与临床，2006，22（3）：23-24.

[3] 游秋云，王平，孔明望，等. 酸枣仁汤对老年血亏阴虚失眠证候模型大鼠脑组织谷氨酸、γ-氨基丁酸及 γ-氨基丁酸 A 受体表达的影响[J]. 中国实验方剂学杂志，2010，（14）：119-123.

[4] Wang X X，Ma G I，Xie J B，et al. Influence of JuA in evoking communicationchanges between the small intestines and brain tissues of rats and the GABAA and GABAB receptor transcription levels of hippocampal neurons[J]. Journal Ethnopharmacol，2015，159：215-223.

[5] Yi P L，Tsai C H，Chen Y C，et al. Gamma-aminobutyric acid（GABA）receptor mediates suanzaorentang，a traditional Chinese herb remedy，induced sleep alteration[J]. Biomed Sci，2007，14：285-297.

[6] 张军武，田凡，邹文信，等. 酸枣仁汤对 DL-4-氯苯基丙氨酸所致失眠的药效学研究[J]. 河南中医，2016，36（6）：985-987.

[7] 郭杰，尹晓刚. 酸枣仁汤对老年失眠模型大鼠学习记忆能力及脑内神经递质含量的影响[J]. 中国药房，2016，27（22）：3085-3087.

[8] 张晓双，孙建宁，白黎明. 酸枣仁汤对睡眠剥夺大鼠学习记忆的影响及机制研究[J]. 中药药理与临床，2014，30（4）：8-11.

[9] 杨波，岳明. 酸枣仁汤对睡眠剥夺大鼠认知功能及海马 NA，GABA，5-HT 的影响[J]. 陕西中医，2015，36（1）：123-124.

[10] 张军武, 邹文信, 田凡, 等. 酸枣仁汤对高架十字迷宫所致焦虑大鼠的影响[J]. 西部中医药, 2017, 30（4）: 13-15.

[11] 王欣, 谢鸣. 酸枣仁汤对 EPM 大鼠血清 NO 及细胞因子水平的影响[J]. 北京中医药大学学报, 2004, （1）: 49-51.

[12] 游秋云, 王平, 张舜波, 等. 酸枣仁汤对 REM 睡眠剥夺老年大鼠脑神经细胞凋亡及 c-fos 基因表达水平的影响[J]. 世界睡眠医学杂志, 2014, 1（2）: 71-74.

[13] 田旭升, 宋琳, 马伯艳, 等. 酸枣仁汤对慢性应激所致抑郁症模型大鼠脑保护作用的研究[J]. 中医药信息, 2014, 31（3）: 47-49.

[14] 郭海波, 张丛, 王慧. 酸枣仁汤中枢药理实验研究进展[J]. 河南中医, 2019, 39（2）: 307-311.

[15] Xie C L, Gu Y, Wang W W, et al. Efficacy and safety of Suanzaoren decoction for primary insomnia: a systematic review of randomized controlled trials[J]. BMC Complement Altern Med, 2013, 13: 18.

[16] 龙清华, 丁莉, 赵宾宾, 等. 酸枣仁汤通过抑制 APP/PS1 双转基因小鼠海马神经炎症发挥神经保护作用[J]. 中国实验方剂学杂志, 2019, 25（20）: 1-6.

[17] 薄文集, 龙清华, 王平. 酸枣仁汤对 6 月龄 APP/PS1 双转基因痴呆小鼠昼夜节律及视交叉上核节律基因 mRNA 表达的影响[J]. 中华中医药杂志, 2019, 34（9）: 3960-3963.

[18] 冯金星. 酸枣仁汤治疗失眠的临床观察[J]. 中国医药指南, 2011, （28）: 328.

[19] 李双. 酸枣仁汤合甘麦大枣汤治疗更年期失眠伴焦躁症患者效果观察[J]. 实用中西医结合临床, 2019, 19（9）: 37-39.

[20] 李俊兰. 酸枣仁汤方辨证加减治疗高血压合并睡眠障碍的效果观察[J]. 世界睡眠医学杂志, 2019, 6（8）: 1060-1061.

[21] 庞永芳. 酸枣仁汤合小柴胡汤在甲状腺功能亢进症中的应用效果研究[J]. 北方药学, 2019, 16（4）: 64-65.

[22] 温敬东, 谢宝强. 酸枣仁汤合小柴胡汤治疗甲状腺功能亢进 58 例[J]. 中国中医药现代远程教育, 2015, 13（18）: 20-21.

[23] 郭景丽. 酸枣仁汤合小柴胡汤治疗甲状腺功能亢进症 50 例[J]. 河南中医, 2015, 35（2）: 234-236.

[24] 单国君, 刘晓峰. 酸枣仁汤治疗广泛性焦虑症的疗效观察[J]. 中外医疗, 2009, 28（15）: 101.

[25] 李军艳, 王欣. 酸枣仁汤治疗广泛性焦虑障碍临床分析[J]. 山东中医药大学学报, 2004, （6）: 438-439.

[26] 徐宗超. 酸枣仁汤加味治疗癌症患者焦虑症的疗效[J]. 医疗装备, 2018, 31（10）: 77-78.

（温州医科大学附属第二医院　蔡晓红、杨文婷）

琥珀多寐丸

【药物组成】　琥珀、羚羊角、远志、茯苓、人参、甘草、鲜猪血。

【处方来源】　明·张景岳《景岳全书》。国药准字 Z33020281。

【功能与主治】　平肝安神。主治肝阳上亢，心神不安，惊悸怔忡，失眠。

【药效】　主要药效如下[1-3]：

1. 镇静、催眠　琥珀多寐丸有镇静、催眠的作用，可使小鼠自发活动减少、戊巴比妥钠诱导的睡眠时间延长。

2. 抗惊厥　本品有抗惊厥作用，对心悸、心慌、心神不安、惊悸怔忡等神经精神症状有一定改善作用。

3. 改善血液循环　本品有改善血液循环的作用，可改善头晕目眩、精神疲倦、形体消瘦等症状。

【临床应用】

1. 失眠症[4]　琥珀安神丸可平肝安神，主要用于肝阳上亢，心神不安所致的失眠症。研究发现，琥珀多寐丸结合针刺治疗失眠比单纯使用艾司唑仑的患者，其睡眠质量改善明显。

2. 夜游症[5]　有报道琥珀多寐丸治愈一例经期夜游症。根据"女子以肝为本"之说，辨证为经期抑郁伤肝、气火横逆所致，本品平肝清热、补血安神，使患者睡眠安稳，未见复发。

【不良反应】　尚未见报道。

【使用注意】　平素体弱虚寒者慎用。

【用法与用量】 口服，制成小蜜丸，每丸重 1g，成人一次 1～3 丸，一日 2 次；儿童酌减。

参 考 文 献

[1] 金园，张士善. 琥珀酸的中枢抑制作用[J]. 药学学报，1980，15（12）：761-763.

[2] 程德新. 琥珀多寐丸药理与临床研究近况[J]. 北京中医，1991，10（4）：42-43.

[3] 丛红群. 琥珀酸在大鼠海马 CA1 区对 GABA 能和 Glu 能神经递质系统的调制作用[D]. 青岛：青岛大学，2009.

[4] 石先响. 琥珀多寐丸结合针刺治疗失眠 40 例[J]. 光明中医，2016，31（8）：1109-1110.

[5] 郑昌雄. 琥珀多寐丸治疗经期夜游症[J]. 中成药研究，1982，（2）：46.

（温州医科大学附属第二医院　蔡晓红、郑霞薇）

天王补心丹（丸）

【药物组成】 丹参、当归、石菖蒲、党参、茯苓、五味子、麦冬、天冬、地黄、玄参、远志（制）、酸枣仁（炒）、柏子仁、桔梗、甘草、朱砂。

【处方来源】 元·危亦林《世医得效方》。《中国药典》（2015 年版）。

【功能与主治】 滋阴养血，补心安神。用于心阴不足，心悸健忘，失眠多梦，大便干燥。

【药效】 主要药效如下[1-6]：

1. 镇静、催眠　下丘脑视交叉上核（SCN）是哺乳动物最重要的昼夜节律起搏器。SCN 内含多种肽能神经元如血管活性肠肽（VIP）、精氨酸加压素（AVP）等，是调节昼夜节律的关键因子，在维持睡眠稳态中起到了重要作用。在慢性睡眠剥夺大鼠模型中，天王补心丸可延长失眠大鼠慢波睡眠 II 期（SWS2）和快动眼睡眠期（REMS），调节 VIP、AVP 在 SCN 中的表达，达到提高睡眠质量的作用。

2. 抗焦虑　下丘脑-垂体-肾上腺（HPA）轴功能异常是焦虑症发生发展的重要神经内分泌机制。焦虑大鼠存在 HPA 轴功能过度亢进，天王补心丸可下调下丘脑促肾上腺皮质激素释放激素（CRH）、血清促肾上腺皮质激素（ACTH）、血清皮质醇（CORT）浓度，同时下调 CRH 受体 I mRNA 水平，发挥抗焦虑作用。

3. 改善学习记忆能力　环磷酸腺苷（cAMP）/环磷酸腺苷效应结合蛋白（CREB）信号通路参与调控多种神经元胞内信号转导通路，在长时程记忆形成和神经保护等方面发挥重要作用。神经营养因子家族（NTFs）成员 BDNF、NGF 作为 cAMP/CREB 信号通路下游目的基因，广泛表达于中枢神经系统，在细胞增殖分化、突触形成、轴突发育等过程中有重要的调控效应。天王补心丸能够明显上调失眠大鼠海马 BDNF、NGF 的表达，缩短 Morris 水迷宫定位航行实验平台潜伏期和游泳总路程，增加穿越平台次数，改善学习记忆能力。

4. 扩张冠状动脉，抗心肌缺血缺氧　天王补心丸能扩张冠状血管并能改善心肌微循环，使心肌恢复供血供氧。天王补心丸能增加冠脉痉挛致心肌缺血模型家兔心脏的冠脉流量。垂体后叶素能使冠状血管收缩，引起急性心肌缺血。天王补心丸能对抗垂体后叶激素引起的家兔急性心肌缺血，但 α、β 受体阻滞剂酚妥拉明、普萘洛尔不能明显阻断天王补心丸的抗心肌缺血作用。

5. 补血　天王补心丹可升高失血性血虚小鼠红细胞、血红蛋白含量。

【临床应用】

1. 失眠症[7-9]　天王补心丸具有较好的镇静催眠、改善睡眠质量的作用，广泛用于各种失眠症。对于阴虚火旺型失眠（心烦不寐，心悸不安，腰酸足软，伴头晕、耳鸣、健忘、遗精、口干津少、五心烦热等症状，舌红少苔，脉细而数），天王补心丸能明显改善患者睡眠时间、日间功能。

2. 痴呆症[10]　本品可改善阿尔茨海默病患者学习记忆能力，改善 MMSE、ADL、阿尔茨海默病认知功能评价量表（ADAS-cog）评分，提高患者生活能力。

3. 冠心病[11-12]　是指因冠状动脉狭窄、供血不足而引起的心肌机能障碍和（或）器质性病变，故又称缺血性心脏病。天王补心丸可明显改善患者心悸、胸闷、气短乏力，下调 hs-CRP、TNF-α、IL-18、凋亡反应指标 Bcl-2 的表达。

4. 脓毒性心衰病[13-14]　脓毒症是指由感染引起的全身炎症反应综合征，其主要的并发症有心力衰竭、严重脓毒症、脓毒症休克、多器官功能障碍综合征（MODS）等。天王补心丹加减方联合常规西药可明显下调患者心肌肌钙蛋白值、hs-CRP 值及白细胞计数。

5. 毒性弥漫性甲状腺肿[15]　是一种自身免疫性疾病，临床表现为多系统的综合征，包括高代谢症候群、弥漫性甲状腺肿、眼征、皮损和甲状腺肢端病。天王补心丸加减治疗弥漫性毒性甲状腺肿，可显著改善患者临床症状（如心悸、烦躁、多梦、汗多、大便频等），减慢心率，降低基础代谢率，下调 TGAb、TPOAb 及 CRP 水平。

6. 甲状腺功能亢进症[16-18]　是甲状腺激素产生过多而引起的甲状腺毒症，简称"甲亢"，其临床特点是甲状腺肿大，基础代谢增加和自主神经系统失常。中医将此类病症称为"瘿"，认为其与体质、情志、饮食等有关。天王补心丸加减可明显降低 FT_3、FT_4，升高 sTSH 水平，治疗总有效率明显较单纯西药组高。

7. 习惯性便秘[19]　属于"功能性便秘"的范畴，以大便干结、排便费力、排便时间延长、排便次数减少为主要特点。研究显示，经天王补心丸治疗 2 周后，患者临床症状消失，大便恢复正常，随访无复发。

【不良反应】　个别患者有轻度胃部不适并可自行缓解。

【使用注意】　脾胃虚弱，胃纳欠佳，湿邪留滞者，不宜使用。

【用法与用量】　口服，水蜜丸一次 6g，小蜜丸一次 9g，大蜜丸一次 1 丸，一日 2 次。

参 考 文 献

[1] 谢光璟, 薄文集, 黄攀攀, 等. 天王补心丹对慢性睡眠剥夺模型大鼠心肌、下丘脑视交叉上核 VIP、AVP 表达的影响[J]. 中华中医药学刊, 2018, 36（2）: 323-326.

[2] 李廷利, 孙春宇, 黄莉莉. 天王补心丸对失眠大鼠睡眠时相的影响[J]. 中药药理与临床, 2007,（1）: 5-7.

[3] 肖青青, 高静, 贺恋词, 等. 天王补心丸对广泛性焦虑心阴亏虚证大鼠 HPA 轴相关激素及受体基因表达的影响[J]. 辽宁中医杂志, 2019, 46（6）: 1137-1142.

[4] 谢光璟, 黄攀攀, 王平. 基于 cAMP/CREB 信号通路探讨天王补心丹对复合失眠模型大鼠学习记忆水平及神经因子的影响[J]. 辽宁中医杂志, 2019, 46（9）: 1991-1994, 2016.

[5] 张景湖, 王联发, 张闻东, 等. 新加天王补心口服液抗心脑缺血的实验研究[J]. 中国中医药科技, 1998,（2）: 78-80, 6.

[6] 李雪梅, 胡宇驰, 曹春然. 天王补心丸对血虚小鼠的补血作用[J]. 中药药理与临床, 2014, 30（4）: 14-15.

[7] 李娅妮, 卢景奎. 天王补心丹治疗尿毒症失眠疗效观察[J]. 辽宁中医药大学学报, 2013, 15（5）: 174-175.

[8] 杨来福，和青松，王文彪，等. 针刺结合天王补心汤治疗老年失眠症的疗效[J]. 中国老年学杂志，2014，34（12）：3301-3303.

[9] 刘世军，张敏毕，文超，等. 天王补心片治疗阴虚火旺证不寐临床疗效观察[J]. 辽宁中医药大学学报，2017，19（9）：21-24.

[10] 刘娜. 黄连解毒汤联合天王补心丹治疗心肝阴虚型老年性痴呆疗效观察[J]. 现代中西医结合杂志，2016，25（12）：1271-1273.

[11] 张红生，李蕊，张蕾. 天王补心丹合金铃子散裁方对冠心病心律失常心肌缺血的保护作用[J]. 四川中医，2016，34（9）：74-77.

[12] 谢鲤蔚. 天王补心丹治疗冠心病心绞痛的临床疗效观察[J]. 心理医生，2016，22（18）：105-106.

[13] 周姿余. 天王补心丹加减方治疗脓毒症心衰病（气阴两虚型）的临床疗效观察[D]. 北京：中国中医科学院，2016：24-39.

[14] 胥丹，曲寿河，单爽，等. 天王补心丹的现代临床应用[J]. 中国药剂学杂志（网络版），2018，16（2）：26-34.

[15] 缪晓明. 天王补心丹加减治疗弥漫性毒性甲状腺肿（心肝阴虚证）的临床观察[D]. 武汉：湖北中医药大学，2012.

[16] 刘纳文. 中西医结合治疗甲状腺机能亢进37例疗效观察[J]. 河南中医，2003，（2）：38-39.

[17] 唐承波，陈景玲. 天王补心丹加减联合西药治疗甲状腺功能亢进症32例[J]. 中国社区医师：医学专业，2010，12（13）：132.

[18] 黄宏华. 天王补心丹加减方治疗甲状腺功能亢进阴虚火旺证的临床观察[D]. 南京：南京中医药大学，2017：10-18.

[19] 阮建生. 天王补心丹治疗习惯性便秘[J]. 河南中医，2014，34（2）：347-348.

（温州医科大学附属第二医院　蔡晓红、郑霞薇）

六、补肾填精类

安神补脑液

【药物组成】　鹿茸、制何首乌、淫羊藿、干姜、甘草、大枣、维生素 B_1。

【处方来源】　研制方。《中国药典》（2015年版）。

【功能与主治】　生精补髓，益气养血，强脑安神。用于肾精不足、气血两亏所致的头晕、乏力、健忘、失眠。

【药效】　主要药效如下[1-6]：

1. 镇静、催眠　安神补脑液可增加睡眠剥夺大鼠脑内松果体褪黑素的含量，减少小鼠的自主活动次数，并可明显增加戊巴比妥钠所致小鼠的睡眠时间。

2. 改善学习记忆功能　补脑液能减轻大鼠睡眠剥夺后的学习记忆障碍，提高海马脑源性神经营养因子含量，增加小鼠蛋白质、DNA、多巴胺和去甲肾上腺素含量，改善血液循环，增强记忆功能。

【临床应用】

1. 失眠症[7]　研究发现，安神补脑液能够明显改善失眠患者的睡眠质量，疗效显著，安全性好。安神补脑液治疗失眠的疗效与艾司唑仑相当，且不良反应更少，尤其适用于失眠轻症患者。

2. 老年痴呆[4-6]　老年人年老体弱，肾精不足，气血亏虚，心血暗耗，心失所养，可见健忘等症。安神补脑液具有生精补髓、益气养血安神功效，故可以用于老年痴呆的治疗。

3. 神经衰弱[8-12]　属于神经官能症，虽无器质性损伤，易引发脑血管痉挛，导致脑细胞功能减退。安神补脑液具有降血脂，改善血液循环、睡眠和食欲，解除肌肉疲劳，提高心脏、大脑工作效率的作用，适用于神经衰弱。

研究表明，安神补脑液联合谷维素治疗神经衰弱效果优于单用谷维素。安神补脑液可显著降低 HAMA、HAMD 和 PSQI 评分，有效改善神经衰弱患者的睡眠质量，有效缓解患者的焦虑、抑郁症状。研究也证实，通过身心疗法联合安神补脑液进行神经衰弱的治疗，可以有效地缓解神经衰弱症状，降低抑郁评分。耳穴磁疗法是用磁场作用于耳穴治病的方法。利用磁疗加安神补脑液可治疗神经衰弱。

【不良反应】 有引起过敏反应的报道[6]。

【使用注意】 ①本品性温，心火亢盛、痰热互扰、阴虚阳亢之不寐者忌用，表现为心中烦热，烦躁失眠，口舌糜烂疼痛，盗汗，视物不清，消瘦，口渴，舌红而干等。②服药期间不宜服用咖啡、浓茶等兴奋性饮品。

【用法与用量】 口服，一次 10ml，一日 2 次。

参 考 文 献

[1] 魏海峰，叶翠飞，吴燕川，等. 安神补脑液对睡眠剥夺大鼠脑内诱导型一氧化氮合酶及褪黑素的影响[J]. 中药新药与临床药理，2007，18（5）：369-371.

[2] 刘影，孙桂波，徐惠波，等. 安神补脑液去除维生素 B_1 前后对小鼠镇静、催眠作用及脑内 RNA，DNA，蛋白质合成影响的比较[J]. 中国实验方剂学杂志，2015，21（12）：86-89.

[3] 梁甜，孙桂波，孟祥宝，等. 过膜前后安神补脑液对镇静安神作用的影响[J]. 黑龙江医药，2015，28（6）：1189-1192.

[4] 邢娜，于英莉，舒尊鹏，等. 安神补脑液过膜前与过膜后对记忆障碍和方向辨别障碍的影响[J]. 中华中医药学刊，2017，35（10）：2529-2531.

[5] 魏海峰，叶翠飞，李春阳，等. 安神补脑液对睡眠剥夺模型大鼠学习记忆及脑源性神经营养因子表达的影响[J]. 中国临床药理学与治疗学，2006，（11）：1230-1233.

[6] 温富春，许家洁，王玉红，等. 安神补脑液对未成年小鼠学习记忆功能及脑内单胺类神经递质含量的影响[J]. 中国实验方剂学杂志，2007，13（2）：46-48.

[7] 何惠芳. 安神补脑液与舒乐安定治疗失眠症的疗效比较[J]. 世界中医药，2013，8（8）：909-911.

[8] 黄丽. 安神补脑液联合谷维素治疗神经衰弱的疗效分析[J]. 海峡药学，2018，30（10）：174-175.

[9] 张秋娅. 安神补脑液联合运动疗法治疗神经衰弱的疗效分析[J]. 临床医药文献电子杂志，2017，4（2）：251.

[10] 丁素云，刘德胜. 安神补脑液治疗神经衰弱 243 例[J]. 吉林中医药，1995，（5）：34.

[11] 高希言. 中国针灸词典[M]. 郑州：河南科技出版社，2002：45.

[12] 谢家驹. 磁疗加安神补脑液治疗神经衰弱 266 例疗效观察[J]. 湖北省卫生职工医学院学报，2004，（2）：34-35.

（温州医科大学附属第二医院　郑国庆、郑霞薇）

甜梦口服液（胶囊）

【药物组成】 刺五加、黄精、蚕蛾、桑椹、党参、黄芪、砂仁、枸杞子、山楂、熟地黄、淫羊藿（制）、陈皮、茯苓、马钱子（制）、法半夏、泽泻、山药。

【处方来源】 研制方。《中国药典》（2015 年版）。

【功能与主治】 益气补肾，健脾和胃，养心安神。用于治疗头晕耳鸣，视减听衰，失眠，健忘，食欲不振，腰膝酸软、心慌气短。

【药效】 主要药效如下[1-5]：

1. 镇静、催眠　甜梦胶囊可以延长戊巴比妥钠诱导小鼠的睡眠时间，缩短睡眠潜伏期。动物实验表明，中枢 5-羟色胺（5-HT）含量升高可引起觉醒减少，慢波睡眠增多；而中枢 5-HT 含量减少则导致失眠和情绪改变。5-HT 递质不仅通过其受体发挥作用，还可通过其他神经通路发挥对睡眠和精神活动的调节功能。甜梦胶囊可以通过作用于下丘脑和垂体，影响中枢 5-HT、GABA、DA 等神经递质含量，由此达到调节内分泌、调节中枢神经功能，起到镇静、催眠等作用。

2. 改善学习记忆功能　　大鼠睡眠剥夺模型可致学习记忆功能下降。与模型组比较，甜梦口服液能够使睡眠剥夺模型大鼠的空间学习记忆能力升高，缩短逃避潜伏期；同时降低血清 IL-1β 和 TNF-α 含量；减少中缝核 5-HT 含量；明显上调海马 BDNF 蛋白水平。由此可推测，甜梦口服液提高学习记忆能力可能与其提高睡眠剥夺大鼠海马 BDNF 含量有关。研究表明，甜梦口服液具有提高睡眠剥夺大鼠免疫功能，降低血液中炎症因子、中缝核的 5-HT 水平，以及升高海马的脑源性神经营养因子含量的作用，均与提高学习记忆功能有关。

3. 其他　　有关研究表明，甜梦胶囊首先作用于下丘脑和垂体，从而影响到甲状腺轴、胸腺轴、肾上腺轴及性腺轴等，调节 5-HT、GABA、DA 及 CAVP/CGVP，由此达到调节内分泌、调节中枢神经功能、增强免疫的作用。

【临床应用】

1. 失眠症[6-13]　　甜梦胶囊可有效治疗失眠障碍，改善睡眠质量，无明显不良反应。甜梦胶囊在改善更年期综合征轻度失眠症状方面具有较好的作用，治疗后匹兹堡睡眠质量指数总分值、睡眠时间、睡眠质量及日间功能障碍分值等均较治疗前明显改善。甜梦胶囊对失眠期间事件相关电位 P300 有改善，且皮肤交感反应和匹兹堡睡眠质量指数也有明显的改善。

甜梦胶囊联合黛力新治疗慢性失眠症与单纯使用黛力新比较，尽管甜梦胶囊起效较缓慢，但与黛力新联合应用时，能明显降低慢性失眠症患者匹兹堡睡眠质量量表、抑郁自评量表、焦虑自评量表评分，且不良反应轻微，故证明甜梦胶囊治疗慢性失眠症是安全有效的。

2. 老年痴呆[4]　　老年人年老体弱，气血亏虚，心血暗耗，心失所养，可见健忘等症。甜梦口服液具有益气补肾，养心安神功效，故可以用于老年痴呆的治疗。该方能提高海马脑源性神经营养因子的含量，营养神经，改善血液循环，促进中枢神经系统功能的恢复，增强记忆。

3. 神经衰弱[14-17]　　是指中枢神经系统的一种过分易衰和易兴奋状态，精神容易兴奋，脑力容易疲乏，常伴有情绪烦恼和一些心理生理症状。研究表明，甜梦胶囊治疗神经衰弱疗效较好。其治疗神经衰弱的总有效率明显提高，且对神疲乏力、腰膝酸软、失眠多梦、食欲下降等症状改善尤佳；但对记忆力减退、注意力不集中、心神不宁等脑功能减退症状疗效不显著。

神经衰弱患者常表现为失眠、易疲劳、头晕、健忘、轻度焦虑、抑郁等，严重影响患者的身心健康。研究证明，甜梦胶囊联合黛力新治疗神经衰弱型失眠能明显降低患者的 PSQI、SDS、SAS 评分，比单纯使用黛力新更有效，联合用药不良反应轻微，能够较好地改善患者的焦虑、抑郁、失眠症状。

甜梦胶囊治疗中老年神经衰弱患者，可以减少夜间睡眠Ⅰ、Ⅱ期，增加Ⅲ、Ⅳ期；减少夜间觉醒次数，明显增加总睡眠时间；从而使 SWS 睡眠结构比改变，改善 SWS 睡眠的连续性、周期性。其机制大致是通过调节睡眠-觉醒节律，改善脑-下丘脑-垂体轴调节功能，并调节大脑皮层和脑干网状结构，帮助患者在觉醒期间高度兴奋，在强兴奋之后即会产生抑制。甜梦胶囊治疗中老年功能性和非器质性神经衰弱疗效客观。

4. 焦虑症[18-19] 　帕罗西汀联合甜梦胶囊治疗更年期广泛性焦虑障碍,可以使血清 SOD 水平升高,MDA 水平降低,而对血清卵泡刺激素(FSH)、黄体生成素(LH)和雌二醇(E₂)水平则没有影响。这说明甜梦胶囊并不是通过增加体内雌激素水平发挥神经保护作用,而是通过加强机体抗氧化应激能力保护神经元,缓解患者焦虑、抑郁样症状,这可能与氧化应激反应有关。因此,甜梦胶囊可更好地逆转更年期广泛性焦虑障碍(GAD)患者的神经精神症状,并显著提高临床治疗效果。

甜梦胶囊与黛力新单独比较,结果显示甜梦胶囊能够明显改善广泛性焦虑症患者的焦虑症状,且 HAMD 量表中焦虑/躯体化因子分、阻滞因子分也有明显改善,且没有不良反应,而黛力新组产生口干、过度镇静和头痛等不良反应,患者依从性降低。

【不良反应】　有头晕、乏力、嗜睡、口干、心悸、便秘等不良反应的报道,但停药后症状消失。

【使用注意】　运动员慎用。

【用法与用量】　口服液:口服,一次 10～20ml,一日 2 次。胶囊剂:口服,一次 3 粒,一日 2 次。

参 考 文 献

[1] 敬明武,葛宇杰,刘科亮. 甜梦胶囊改善睡眠功能动物试验报告[J]. 世界最新医学信息文摘(电子版),2013,(10):49-51.

[2] Kayama Y. Brainstem neural mechanisms of sleep and wakefulness[J]. Eur Urol,1998,33(Suppl 3):12-15.

[3] 徐志南,洪倖,张建华. 黄精枸杞甘草对果蝇抗衰老作用的研究[J]. 中医研究,1993,(4):13-14,1.

[4] 李春丽,徐洋,姜静,等. 甜梦口服液对睡眠剥夺大鼠学习记忆、炎症因子及神经递质的影响[J]. 中药药理与临床,2015,31(2):147-148.

[5] 梁宏光,王淑莲,雍生满. 甜梦胶囊治疗广泛性焦虑症的疗效分析[J]. 宁夏医学杂志,2008,30(9):838-839.

[6] 王晓宇. 甜梦口服液在失眠患者中的治疗效果观察[J]. 中国现代药物应用,2016,10(5):165-166.

[7] 王尚,项春兰,何岩,等. 甜梦胶囊治疗失眠的临床观察[J]. 中国民康医学,2008,20(1):29,31.

[8] 曾永青. 甜梦胶囊治疗更年期综合征失眠的临床观察[J]. 亚太传统医药,2010,6(7):29-31.

[9] 肖展翅,江燕丽. 甜梦胶囊联合黛力新治疗慢性失眠症的疗效与安全性[J]. 中西医结合心脑血管病杂志,2017,15(5):624-626.

[10] 唐闻涛,巩新成,许东亮. 甜梦胶囊治疗失眠症的临床观察[J]. 中国药房,2013,24(24):2243-2244.

[11] 郑旭宁,张玲菊,梁辉,等. 甜梦胶囊治疗失眠症期间皮肤交感反应和事件相关电位 P300 动态研究[J]. 中国中药杂志,2004,29(8):800-802.

[12] 宋志宇,卢东. 中西医结合治疗抑郁性精神症[J]. 北京中医药大学学报,1999,22(3):21.

[13] 库宝善,庄鸿娟. 失眠与睡眠[M]. 北京:北京医科大学、中国协和医科大学联合出版社,1993:13-16.

[14] 游志,龙敏琦. 甜梦胶囊治疗神经衰弱的疗效观察[J]. 中西医结合心脑血管病杂志,2003,(7):417.

[15] 姜华,高聚,肖展翅. 甜梦胶囊联合黛力新对神经衰弱失眠的治疗研究[J]. 中风与神经疾病杂志,2015,32(11):1025-1026.

[16] 胡富清. 甜梦胶囊治疗神经衰弱 228 例疗效观察[J]. 脑与神经疾病杂志,2005,(4):309.

[17] 景莉玲,陈更业. 甜梦胶囊对神经衰弱患者慢波睡眠结构影响的研究[J]. 宁夏医学杂志,2006,(10):779-780.

[18] 李兆生. 甜梦胶囊联合帕罗西汀治疗女性更年期广泛性焦虑障碍临床疗效[J]. 中草药,2017,48(12):2498-2501.

[19] 梁宏光,王淑莲,雍生满,等. 甜梦胶囊治疗广泛性焦虑症的疗效分析[J]. 宁夏医学杂志,2008,(9):838-839.

(温州医科大学附属第二医院　郑国庆、郑霞薇)

第十五章

精神分裂症中成药名方

第一节 概 述

一、概 念[1-3]

精神分裂症（schizophrenia）属于中医学"癫狂"范畴，是多种原因引起的情感、思维、行为等异常的精神障碍性疾病。临床表现为思维过程松散，不合逻辑的联想，荒谬的妄想，情感不恰当和社会功能缺损等。

二、病因及发病机制

（一）病因

精神分裂症与遗传因素、素质因素、心理社会因素、生化因素及脑结构异常有关。精神分裂症具有一定遗传性，血缘关系越近，患病危险率越高。精神分裂症病前多表现为分裂素质。心理应激和不良的社会环境是精神分裂症发病的诱因。此外，脑内生化物质异常、脑结构的改变与精神分裂症有一定关联。

（二）发病机制

具有易感素质的人遭受各种外部不良刺激可以导致中枢神经生化异常改变，包括 DA、5-HT、Glu 及其受体，脑内某些部位多巴胺能神经活动过度、5-HT 神经与 Glu 神经失衡均与发病有关，如 D1、D2 样受体，5-HT2A 受体，NMDA 受体等。另外，大脑某些区域的病理形态变化，如边缘系统、皮质等神经细胞数量减少，也参与精神分裂症的发病（图 15-1）。

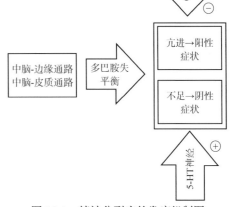

图 15-1 精神分裂症的发病机制图

三、临床表现

精神分裂症的临床表现主要有：①思维联想障碍，如思维中断、思维散漫、思维贫乏、强制性思维、内向性思维等。②情感活动障碍，如不恰当情感反应、情感淡漠、悲观抑郁、欣快感、躁狂、焦虑、恐惧。③意志行为障碍，如矛盾意向、孤独行为、紧张症状群、意向倒错等。④其他，如幻觉、妄想等。

四、诊　断

根据病史结合精神症状及病程进展可做出诊断。以幻觉、妄想为主要表现者为偏执型；青春期急性或亚急性起病，表现为不协调的精神运动兴奋状态者为青春型；以紧张症状为主者为紧张型。

五、治　疗

（一）常用化学药物及现代技术

抗精神分裂症药物治疗是精神分裂症的主导疗法，分为典型和非典型两类。前者包括吩噻嗪类，如氯丙嗪、奋乃静、三氟拉嗪、氟奋乃静、哌泊噻嗪、硫利达嗪；硫杂蒽类，如氯普噻吨、氯哌噻吨、氟哌噻吨；丁酰苯类，如氟哌啶醇；二苯氧氮平类，如氯氮平、洛沙平、阿莫沙平等；苯甲酰胺类，如舒必利；二苯丁基哌啶类，如五氟利多。后者主要包括氯氮平、奥氮平、喹硫平、左替平、利培酮、氨黄必利、齐拉西酮等。典型的抗精神分裂症药物对阳性症状疗效好，但对认知功能有不良影响，不良反应较多，如锥体外系症状、心血管症状、女性月经异常等。非典型的抗精神分裂症药物对阳性症状、阴性症状均有效，可预防复发，改善认知功能、抑郁和焦虑症状，锥体外系症状、迟发性运动障碍较轻，但也存在体重增加、直立性低血压、泌乳素水平增高、嗜睡等不良反应。

心理社会疗法在精神分裂症的治疗中有非常重要的作用，对于恢复患者社会功能、减少复发有一定帮助。电痉挛疗法（ECT）对精神分裂症有一定效果，但疗效维持时间短，仅用于急性精神分裂症的联合治疗。重复经颅磁刺激（TMS）辅助治疗精神分裂症的阳性症状、阴性症状、认知功能障碍均有效。

（二）中成药名方治疗

中成药合理配合西药治疗精神分裂症具有较好的临床疗效，能使西药减量，并能降低治疗中的不良反应。中成药不良反应较少，尤其适合于精神分裂症患者的维持治疗。

第二节　中成药名方的辨证分类与药效

精神分裂症的中药治疗首先分癫、狂论治，其中狂证多属于痰火郁结，癫证多见痰气郁结、阴虚火旺、肝脾不和。后者可参考"失眠中成药名方"、"抑郁症中成药名方"辨治[4-6]。

一、清热化痰类

急性精神分裂症多由痰火搏结，蒙蔽心窍，神机逆乱所致，临床表现为精神兴奋，动而多怒，狂躁不宁，哭笑无常，甚或喧扰打骂，登高弃衣，舌质红绛，苔黄腻或黄燥，脉弦大滑数有力等。

精神分裂症痰火郁结与中枢神经内分泌功能异常，特别是皮质激素过度分泌，兴奋性神经递质含量增高有关。

清热化痰可以降低应激引起的皮质激素过度分泌，降低兴奋性神经递质如 NA 含量，增加抑制性神经递质如 γ-氨基丁酸含量，从而产生抗精神分裂症作用。

常用中成药：礞石滚痰丸、清心滚痰丸等。

二、疏郁通窍类

气血凝滞脑气，与脏腑气不接，导致癫狂。针对精神分裂症中气滞血瘀的病机，采用行气导滞、疏瘀通窍的方药。以癫狂梦醒汤加减（桃红、赤芍、香附、柴胡、木通、桑皮、青皮、陈皮、腹皮、苏子、半夏、甘草）合并小剂量利培酮，与单用常规西药疗效相当，且不良反应少。

常用中药：癫狂梦醒汤。

三、和解安神类

肝郁化火，上扰神明，表现为悲观抑郁，躁狂、焦虑等，舌红，脉弦数。

精神分裂症肝火扰神与应激时皮质激素过度分泌，以及中枢兴奋性、抑制性递质失平衡有关。

和解安神可以通过抑制应激时下丘脑-垂体-肾上腺皮质轴亢进，调节谷氨酸、γ-氨基丁酸含量等途径产生抗精神分裂症作用。

常用中药：柴胡加龙骨牡蛎汤。

参 考 文 献

[1] 梁文石. 精神分裂症临床治疗新进展[J]. 右江医学, 2011, 39（2）: 213-215.

[2] 曹江. 精神分裂症的治疗策略进展[J]. 医学理论与实践, 2015, 28（17）: 2297-2299.

[3] 姜佐宁. 现代精神病学[M]. 北京: 科学出版社, 2001: 662-705.

[4] 李振光, 张宏耕, 张臣. 精神分裂症中医证型与证候特点分析[J]. 中医药信息, 2007, 24（6）: 24-26.

[5] 万红娇, 杨翠萍, 丁舸, 等. 中医药治疗精神分裂症的临床研究概况[J]. 江西中医学院学报, 2009, 21: 92.

[6] 侯敏, 唐茂芹, 王成美. 中医药在精神分裂症中的应用精神医学杂志[J]. 精神医学杂志, 2008, 21（6）: 468-471.

（北京中医药大学　畅洪昇，中国科学院上海药物研究所　李　扬）

第三节　中成药名方

一、清热化痰类

礞石滚痰丸

【药物组成】　金礞石（煅）、沉香、黄芩、熟大黄。

【处方来源】　元·王珪《泰定养生主论》。《中国药典》（2015年版）。

【功能与主治】　逐痰降火。用于痰火扰心所致的癫狂惊悸，或喘咳痰稠，大便秘结。

【药效】　主要药效作用如下[1-2]：

1. 安定　本药中的黄芩总黄酮能够影响大鼠脑内不同神经核团多巴胺的含量，使皮层和海马的多巴胺浓度升高，同时降低纹状体的多巴胺浓度，从而发挥安定作用。

2. 镇静　金礞石主要含有 Ca^{2+} 及 Mg^{2+}，对中枢神经具有镇静作用。

【临床应用】　主要用于精神分裂症。

1. 精神分裂症[2-9]　礞石滚痰丸用于治疗痰火郁结，狂躁不安，语无伦次，或木僵，缄默少语，舌红绛，苔黄厚，脉弦滑之精神分裂症，可改善精神症状。礞石滚痰丸联合利培酮片治疗精神分裂症，疗效优于单用利培酮片治疗，对精神分裂症阳性症状和阴性症状均有效。礞石滚痰丸能改善脑外伤躁狂型精神障碍，合用氯丙嗪对躁狂症状更为有效。

2. 中风[4]　礞石滚痰丸合承气汤对缺血性中风疗效较好。临床表现为肢体偏废不用，舌强言謇，大便秘结不通，舌苔黄燥，或腻，脉弦有力等。

3. 癫痫　临床辨证为痰火扰心、肝风内动证的癫痫患者用本品加味方经 0.5～1 年治疗，总体疗效较好[10-11]。

【不良反应】　①偶见轻度腹部痉挛、口干、皮疹、头痛、腹泻、神经过敏、倦怠、嗜睡、头晕等。②有时血清泌乳素水平会升高、溢乳、男子乳房女性化等，但停药后即可恢复正常。③罕见情况下出现闭经。④极罕见情况下出现锥体外系副作用（如流涎、手颤抖等），这些症状在停药后即可自行完全恢复。⑤偶见瞬时性、轻度腹部痉挛。

【使用注意】　①非痰热实证、体虚及小儿虚寒成惊者忌用。②癫狂重症患者，需在专业医生指导下配合其他治疗方法。③本品含金礞石、熟大黄，乃重坠泻下之品，孕妇禁用。④本品药性峻猛，易耗损气血，须病除即止，切勿久服过量。⑤忌辛辣、油腻食物。

【用法与用量】　口服，一次 6～12g（1～2 瓶），一日 1 次。

参 考 文 献

[1] 王栋，刘卉，王伯涛. 金礞石人工胃液和水溶性浸出物及其主要元素分析[J]. 中国实验方剂学杂志，2011，17，（12）：58-61.

[2] 潘振山，杜景霞. 礞石滚痰丸联合利培酮片治疗精神分裂症 40 例临床研究[J]. 河北中医，2015，37（7）：1068-1069，1097.

[3] 彭璠，陈泽奇，罗杰坤. 礞石滚痰丸治疗脑外伤并发躁狂型精神障碍疗效观察[J]. 中国中医药信息杂志，2010，17（6）：79-80.

[4] 仲玉英. 礞石滚痰丸合承气汤治疗中风 24 例[J]. 四川中医，1995，（2）：20-22.

[5] 王炳勇. 中西药联合治疗急性精神分裂症临床观察[J]. 中国中医药咨讯，2010，2（2）：190.

[6] 潘振山，杜景霞. 礞石滚痰丸联合利培酮片治疗精神分裂症 40 例临床研究[J]. 河北中医，2015，37（7）：1068-1069.

[7] 彭璠，陈泽奇，罗杰坤. 礞石滚痰丸治疗脑外伤并发躁狂型精神障碍疗效观察[J]. 中国中医药信息杂志，2010，17（6）：79-80.

[8] 时双双. 礞石滚痰丸加减方治疗痰热郁结型抑郁症的临床研究[D]. 济南：山东中医药大学，2008.

[9] 霍磊. 礞石滚痰丸加减方对痰热郁结型抑郁症疗效及生活质量影响的临床研究[D]. 济南：山东中医药大学，2010.

[10] 刘迪加. 礞石滚痰丸归脾汤治疗癫痫 38 例[J]. 陕西中医，2011，32（10）：1350.

[11] 章茜，杜念龙，高孟宇，等. 张介眉教授临证验案[J]. 吉林中医药，2015，35（7）：668-670.

（北京中医药大学　畅洪昇，中国科学院上海药物研究所　李　扬）

清心滚痰丸

【药物组成】　金礞石（煅）、大黄、沉香、黄芩、甘遂（醋炙）、牵牛子、猪牙皂、马舌子、人参、肉桂、金钱白花蛇（去头晒实）、朱砂粉、人工牛黄、冰片、羚羊角粉、水牛角浓缩粉、珍珠粉。

【处方来源】　研制方。国药准字 Z11020171。

【功能与主治】　清心涤痰，泻火通便[1-2]。用于顽痰蒙蔽心窍所致神志错乱，语无伦次，哭笑无常，疯狂打闹，羊痫风症。

【药效】　主要药效如下：

1. 镇静　清心滚痰丸所含沉香、黄芩、人工牛黄、羚羊角粉等均具有一定的镇静作用。

2. 抗惊厥　清心滚痰丸所含人工牛黄、朱砂粉、羚羊角粉等均具有一定的抗惊厥作用。

【临床应用】

1. 精神分裂症　清心滚痰丸可增强氯丙嗪治疗精神分裂症的疗效，同时能减轻氯丙嗪所致的口干、便秘不良反应[1]。清心滚痰丸与利培酮联用可明显改善患者精神症状、抑郁程度、生活质量的健康度[2]。

2. 癫痫　清心滚痰丸可与抗癫痫药合用，辅助治疗癫痫。

【不良反应】　尚未见报道。

【使用注意】　①体弱者、肝肾功能不全者慎服。②本方中含朱砂，不宜过量久服。③孕妇禁用。

【用法与用量】　口服，一次 1～2 丸，一日 1 次。

参 考 文 献

[1] 魏绪华，赵长印，哈保卫，等. 清心滚痰丸合并氯丙嗪治疗首发精神分裂症 55 例临床观察[J]. 中医杂志，2008，49（3）：237-238.

[2] 陈洁，靳红，刘宝贵，等. 清心滚痰丸联合利培酮治疗精神分裂症的临床研究[J]. 现代药物与临床，2019，34（11）：3240-3243.

（北京中医药大学　方　芳，中国科学院上海药物研究所　李　扬）

二、疏郁通窍类

癫狂梦醒汤

【药物组成】　桃仁、柴胡、香附、木通、赤芍、半夏、腹皮、青皮、陈皮、桑皮、苏子、甘草。

【处方来源】　清·王清任《医林改错》。

【功能与主治】　疏肝理气，活血除痰。用于癫狂，哭笑不休，詈骂歌唱，不避亲疏。

【药效】　主要药效作用如下：

1. 镇静、催眠[1]　癫狂梦醒汤能减少小鼠自主活动次数，增强戊巴比妥钠的催眠作用，并与氯丙嗪有协同作用。

2. 抗精神病[2]　癫狂梦醒汤可以改善精神分裂症患者阳性症状、阴性症状及思维、情感、行为等多方面的障碍，可提高 BDNF 分泌，促进脑神经元的修复和保护。

3. 抗动脉粥样硬化　癫狂梦醒汤可使家兔模型动物动脉粥样硬化病变明显减轻，增殖细胞核抗原、血小板源生长因子 B 蛋白表达明显下降，平滑肌细胞接近"收缩型"改变。癫狂梦醒汤可抑制血管平滑肌细胞增殖，延缓动脉粥样硬化发生发展，这一作用可能是通过抑制增殖细胞核抗原、血小板源生长因子 B 蛋白表达实现的[3]。

【临床应用】

1. 精神分裂症[4]　癫狂梦醒汤临床上用于治疗精神分裂症、颅脑外伤所致精神障碍、周期性精神病等精神疾病，尤对阳性症状明显的患者疗效甚佳。对于痰气上扰、肝气郁结、气滞血瘀、痰热内盛等多种证候有效，对难治性精神分裂症有效。

2. 血管性痴呆[5]　癫狂梦醒汤可用于痰瘀阻络型血管性痴呆。

3. 围绝经期综合征[6]　本方合用逍遥散可治疗气滞血瘀型围绝经期综合征。

【不良反应】　尚未见报道。

【使用注意】　尚未见报道。

【用法与用量】　水煎剂（生药量 128g/d），分早晚两次口服，疗程 8 周。

参 考 文 献

[1] 王文英，马凤英，吴茂荣，等. 癫狂梦醒汤对小鼠中枢神经系统的影响[J]. 湖北省卫生职工医学院学报，1998，（2）：6-7.

[2] 林虹，于志峰，王志凌，等. 加味癫狂梦醒汤对精神分裂症脑源性神经营养因子调节的研究[J]. 中医药学报，2014，42（4）：153-155.

[3] 韩凤丽，于铭权. 动物动脉粥样硬化模型兔平滑肌细胞增殖与癫狂梦醒汤的干预[J]. 中国组织工程研究，2012，24：4509-4513.

[4] 刘红淼，李艳玲. 癫狂梦醒汤药理作用及临床应用研究进展[J]. 中国实验方剂学杂志，2015，21（19）：230-234.

[5] 程永华，田亚振，宁静. 癫狂梦醒汤治疗痰瘀阻络型血管性痴呆临床研究[J]. 中医学报，2014，（3）：409-410.

[6] 张弦，叶璐，鲁佩佩，等. 癫狂梦醒汤合逍遥散治疗气滞血瘀型围绝经期综合征 36 例观察[J]. 浙江中医杂志，2015，50（12）：896-897.

三、和解安神类

柴胡加龙骨牡蛎汤

【药物组成】　柴胡、黄芩、半夏、人参、生姜、大枣、桂枝、茯苓、大黄、牡蛎、龙骨、铅丹。

【处方来源】　东汉·张仲景《伤寒论》。

【功能与主治】　和解清热，镇惊安神。用于胸满烦惊，小便不利，谵语，一身尽重，不可转侧。

【药效】　主要药效如下：

1. 抗精神分裂　柴胡加龙骨牡蛎汤可以改善精神分裂症的阴性症状，改善患者的抑郁及焦虑情绪；缩短慢性应激抑郁模型大鼠强迫游泳不动时间，表现出抗抑郁作用。其机制可能与抑制应激时 HPA 亢进[1]，抑制单胺氧化酶（MAO）、超氧化物歧化酶（SOD）活力，降低丙二醛（MDA）含量，抵抗皮质酮诱导的大鼠海马神经元损伤，增加存活细胞数量有关[2]。

2. 抗癫痫　柴胡龙骨牡蛎汤能延长戊四氮点燃型癫痫大鼠惊厥发作潜伏期，作用机制可能与其降低大脑谷氨酸（Glu）含量，增加大脑 γ-氨基丁酸（GABA）含量，影响 GABA 代谢有关[3]。

【临床应用】

1. 精神分裂症、抑郁症　柴胡加龙骨牡蛎汤治疗精神分裂症，以及抑郁症，包括继发性抑郁，如中风、艾滋病、肿瘤、2 型糖尿病、帕金森病继发抑郁，疗效与帕罗西汀、氟西汀相似[4]。治疗肝气郁结型帕金森病伴发抑郁，柴胡加龙骨牡蛎汤组在改善抑郁症状方面早期就能显现出临床疗效[5-8]。

2. 癫痫　柴胡加龙骨牡蛎汤对全身性强直-阵挛发作、失神发作、肌阵挛发作、复杂部分性发作等多种癫痫类型有效，可以有效控制癫痫症状，减少癫痫发作次数，疗效优于单纯西医常规治疗[3, 6]。

【不良反应】　尚未见报道。

【使用注意】　方中铅丹有毒，每剂用量一般不要超过 9g，用布包煎，以防止药粉直接入口，连续服用不能超过 9 剂。对体虚或有慢性肝肾疾患者忌用铅丹。

【用法与用量】　水煎，早晚两次口服，疗程 4 周。

参 考 文 献

[1] 王晓滨，许瑞，孔明月，等. 柴胡加龙骨牡蛎汤对慢性应激抑郁大鼠强迫游泳行为及 HPA 轴的影响[J]. 哈尔滨医科大学学报，2014，48（3）：198-201.

[2] 康大力，瞿融，朱维莉，等. 柴胡加龙骨牡蛎汤有效部位抗抑郁作用机制研究[J]. 中国实验方剂学杂志，2011，17（1）：138-141.

[3] 王倩，范文涛. 加味柴胡龙骨牡蛎汤对戊四唑点燃型癫痫大鼠脑内 γ 氨基丁酸、谷氨酸含量的影响[J]. 新中医，2011，43（10）：115-116.

[4] 李佳. 近 5 年柴胡加龙骨牡蛎汤抗抑郁作用研究进展[J]. 中医药临床杂志，2015，27（8）：1175-1178.

[5] 涂燕芬，蔡晶，郭进财. 柴胡加龙骨牡蛎汤治疗帕金森病伴发抑郁 34 例[J]. 光明中医，2017，32（4）：520-523.

[6] 范文涛，王倩. 加味柴胡加龙骨牡蛎汤治疗癫痫临床疗效分析[J]. 辽宁中医药大学学报，2011，13（4）：54-55.

[7] 豆小妮，张兆元. 柴胡加龙骨牡蛎汤在现代医学中的应用[J]. 中国当代医药，2013，20（25）：19.

[8] 王云，任明芬，张子梅. 柴胡龙骨牡蛎汤治疗精神分裂症临床观察[J]. 陕西中医，2006，27（2）：182-183.

（北京中医药大学　畅洪昇，中国科学院上海药物研究所　李　扬）

第十六章

抑郁症中成药名方

第一节 概　　述

一、概　　念[1-4]

　　抑郁症（depression）属于中医的"郁病"、"脏躁"范畴，是一类以长期心境低落、兴趣缺失为主要特点的心境障碍或情感障碍疾病。抑郁症不仅严重影响患者的生活和工作，更严重的还会使患者产生自杀念头甚至出现自杀行为。

二、病因及发病机制

（一）病因

　　抑郁症与心理社会因素、遗传因素和生化因素有关。生活事件在抑郁症的发病中发挥着主要作用。遗传也是抑郁症产生的重要因素，特定基因与抑郁症之间存在着种种联系。此外，抑郁症患者有多种生物代谢异常，特别是 5-羟色胺（5-HT）、去甲肾上腺素与抑郁症发病的关系最为密切。另外，抑郁症患者中也存在神经内分泌轴失调的情况，其中最主要的是下丘脑-垂体-肾上腺轴（HPA）。

（二）发病机制

　　刺激性的生活事件作为应激因素可以引起两种主要改变，一是直接造成脑生物学的长时间改变，导致神经递质等功能的变化；二是糖皮质激素过度分泌，通过作用于位于海马的糖皮质激素受体，造成海马神经元的损害，最终引起神经元可塑性的改变，导致抑郁症的发生。此外，炎症反应也可能与抑郁症的发生有关（图 16-1）。

三、临　床　表　现

　　抑郁症的临床表现主要有：①心境低落：抑郁悲观，具有晨重夜轻的特点，部分可能伴有焦虑激越。②兴趣减退：丧失生活、工作的热忱和乐趣。③自我评价降低：自感不如别人，自责自罪，消极自杀。④认知功能障碍：思维缓慢、反应迟钝、记忆力下降、注意障碍、适应能力下降等。⑤意志活动减退：行为缓慢、不愿外出，严重者出现木僵。⑥其他症状：睡眠障碍（早醒）、食欲减退、体重下降、疼痛、性欲减退等。

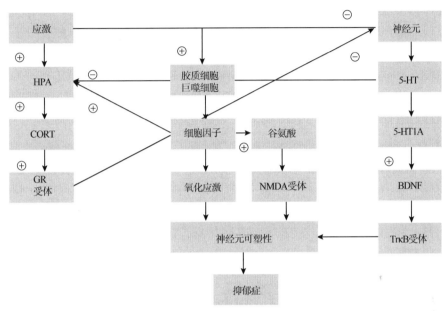

图 16-1　抑郁症可能的发生机制

细胞因子和应激增加 HPA 的功能，促肾上腺皮质激素可能影响 5-HT。5-HT 和生长因子的变化、炎症引起的氧化应激损伤、谷氨酸及其受体的激活均可以损害神经元的可塑性，最终导致抑郁症的发生。BDNF，脑源性神经营养因子。CORT，皮质醇。
图中标识的⊕、⊖节点是中药抗抑郁作用的主要环节

四、诊　　断

根据临床症状、抑郁症客观评价量表可做出诊断。其中伴精神病特征者为精神病性抑郁，与躁狂发作同时存在为双相抑郁，以显著的躯体症状与自主神经系统症状为主者为不典型抑郁。

五、治　　疗

（一）常用化学药物及现代技术

抗抑郁药物治疗是抑郁症治疗的一线疗法。常用的有三环类抗抑郁药，如阿米替林；四环类抗抑郁药，如马普替林；选择性 5-HT 再摄取抑制剂，如帕罗西汀；选择性 NA 再摄取抑制剂，如瑞波西汀；5-HT、NA 再摄取抑制剂，如文拉法辛；选择性单胺氧化酶抑制剂，如吗氯贝胺等。此外，尚有植物提取物贯叶连翘提取物（贯叶金丝桃素）、复方合剂黛力新等。其中，5-HT 再摄取抑制剂是目前临床治疗抑郁症的一线药物。

抗抑郁药物在消除症状，恢复社会功能，减少自杀率，预防复发方面均有一定作用。但仍有 20%～40% 的患者对药物治疗无效，且起效时间滞后，即使是新型药物也存在一些不良反应，如神经系统症状、胃肠道症状、体重改变、性功能障碍等。

抑郁症的治疗一般需要药物治疗和心理治疗相结合。目前有三种心理治疗用于抑郁症，包括认知疗法、人际心理治疗和行为疗法。抑郁症的物理治疗主要有电痉挛治疗和光治疗。前者一般用于药物治疗无效的患者，后者常用于治疗季节性发作抑郁症。

抑郁症的物理治疗包括电痉挛治疗（ECT）、迷走神经刺激疗法（VNS）及经颅磁刺激（TMS）等。ECT 主要用于严重抑郁症。改良电休克治疗（MECT）与 ECT 疗效相当，对记忆的影响较少。TMS 用于初始药物治疗失败的抑郁症患者。VNS 用于难治性抑郁症。

（二）中成药名方治疗

中成药不良反应较少，临床上不仅能改善患者抑郁状态，对抑郁症伴随的失眠、记忆力低下、焦虑、惊恐等也有明显的疗效，长期使用较少发生胃肠道症状、性功能减退等不良反应，且一些中成药对此类症状有一定程度的改善作用，但在有效性上尚不及西药抗抑郁药物，目前多配合西药使用。

第二节　中成药名方的辨证分类与药效

中药治疗抑郁症多基于辨证用药的治疗原则，中成药名方的常见辨证分类及其主要药效如下[5]：

一、疏肝解郁类

中医认为，五脏之中与情绪变化联系最密切的是肝。频繁的情志失调，可致肝气郁结，气机不畅，从而变生抑郁诸症。临床所见情绪低落、胸胁胀满、脉弦等，即是肝气郁结的具体表现。因此，治疗应疏肝解郁。

从目前复方药理研究看，抑郁症肝气郁结多与神经内分泌，特别是肾上腺轴分泌异常、脑组织 5-HT 功能异常有关。

疏肝解郁类中成药可以调节应激状态时皮质激素的分泌，增加脑组织 5-HT 含量，从而产生抗抑郁作用。

常用中成药：四逆散（颗粒）、越鞠丸、舒肝解郁胶囊。

二、调和肝脾类

七情所伤，导致肝失疏泄，肝木乘土，最易出现脾失健运，气血两虚，临床表现为心境低落、兴趣缺失，并见饮食减少、神疲乏力、脉弦细等，治疗当以疏通气机，健脾养血为治疗大法。

抑郁症肝脾不和者主要病理变化是中枢、外周神经功能异常。

调和肝脾类中成药可改变脑组织单胺神经递质传递，同时调节自主神经功能，改善多种躯体症状。

常用中成药：逍遥丸、解郁丸、舒眠胶囊（见"失眠中成药名方"）。

三、解郁安神类

临床很多具有焦虑症状的个体可以发展为抑郁症，而抑郁症也往往伴随着严重的焦虑症。从脏腑辨证分析，主要病位在心、肝、脾。肝气郁结，失于条达是病之根本；心神渐伤，营血暗耗是病之机转。临床表现为情志不舒，终日思虑，神思恍惚，健忘，心悸易惊，夜难入寐，或有早醒等，治疗除理气解郁外，应注重宁心安神。

抑郁症肝气郁结，心神不安证主要病理变化是脑内多种神经递质，包括单胺类神经递质、氨基酸类神经递质（如γ氨基丁酸）传递功能障碍。

解郁安神类中成药可以调节多种神经递质，调节中枢兴奋、抑制平衡。

常用中成药：解郁安神颗粒（片、胶囊）、柴胡加龙骨牡蛎汤（见"精神分裂症中成药名方"）。

四、其　他　类

脑乐静口服液、脑力静糖浆等有养肝补心、健脾安神功效，具有调节脑内神经递质，提高脑细胞供氧、能量代谢的作用。巴戟天寡糖胶囊，巴戟天具有补肾阳功效，巴戟天寡糖为一组菊淀粉型寡糖同系物，能调节 5-HT 的功能，从而改善神经可塑性。槟榔十三味丸，属于蒙药，具有调节赫依、安神止痛功效，能升高脑内单胺类神经递质含量，对下丘脑-垂体-肾上腺轴具有调节作用。温胆汤有清热化痰功效，具有促进海马神经元新生，恢复海马结构与功能的作用（见"失眠中成药名方"）。血府逐瘀汤有活血化瘀功效，有增加脑组织 5-HT 等单胺类神经递质的作用，对中风后抑郁疗效显著（见"中风中成药名方"）。

参 考 文 献

[1] 鲜慈英，凌志峰，黄斌，等. 中医药治疗抑郁症研究现状[J]. 湖北民族大学学报：医学版，2020，37（1）：75.

[2] 曹京义. 老年抑郁症患者临床特征及药物治疗状况[J]. 中华养生保健，2020，38（1）：42-43.

[3] 张玉龙，吴世伟，颜明辉，等. 探讨老年期抑郁症的中医病机和治疗原则[J]. 中国中医基础医学杂志，2020，26（3）：316-317.

[4] 丁元庆. 抑郁症病机与经方证治[J]. 山东中医杂志，2020，39（4）：323-327.

[5] 赖瑜梅，文黛薇，张庆梅，等. 中医药治疗抑郁症临床研究进展中医药治疗抑郁症临床研究进展[J]. 世界最新医学信息文摘，2019，19（18）：31-32.

（北京中医药大学　畅洪昇）

第三节　中成药名方

一、疏肝解郁类

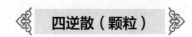

四逆散（颗粒）

【药物组成】　柴胡、白芍、枳壳、炙甘草。

【处方来源】　东汉·张仲景《伤寒论》。国药准字 Z10980157。

【功能与主治】　透解郁热，疏肝理脾。用于热厥手足不温，脘腹胁痛，泻痢下重。

【药效】　主要药效如下：

1. 抗抑郁　四逆散可以改善多种大小鼠抑郁症模型的抑郁行为，缩短小鼠强迫游泳不动时间和悬尾不动时间，有拮抗利血平降低小鼠体温、引起小鼠眼睑下垂的作用，可以增加 5-羟色氨酸（5-HTP）诱导的小鼠甩头次数，增加大鼠旷场活动，增加蔗糖水的消耗量。以上表明，四逆散具有一定的抗抑郁作用[1-3]。抑郁症与单胺类神经递质含量下降、神经元可塑性改变、HPA 轴亢进等有密切的关系。四逆散可以提高中枢 5-HT 能神经元传递，增加神经元营养和神经元发生，降低 CRH、ACTH、CORT 含量，抑制 HPA 轴[3-5]。

采用网络药理学方法和"中药作用机理辅助解析系统"研究四逆散方剂多成分-多靶点-抑郁症相互作用关系。结果显示，四逆散的 315 个化学成分中有 263 个能够作用于抑郁症的 19 个靶点，包括调控神经递质、G-蛋白偶联受体转导通路、免疫炎症反应、神经内分泌反应、钙离子等（图 16-2）[6]。

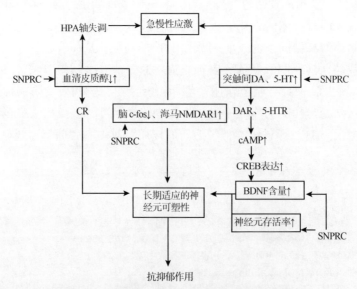

图 16-2　四逆散（SNPRC）抗抑郁的多靶点作用

四逆散可以调节应激造成的机体皮质醇紊乱状态，减轻皮质醇的中枢损害；增强脑内 5-HT 和 DA 水平，改变应激导致的神经元之间的通讯失常；提高神经营养物质 BDNF 含量，调节神经元应激时或损伤后的重塑

2. 镇静、催眠　四逆散冻干粉能明显延长阈剂量戊巴比妥钠诱导小鼠的睡眠时间，延长正常与失眠大鼠的总睡眠时间，在睡眠时相上主要表现为延长慢波睡眠第 2 期（SWS2）和快速眼球运动睡眠（REMS）[7-8]。四逆散有效组分对慢性应激大鼠具有增加睡眠时间、提高睡眠整合的作用，并能改善负性情绪（攻击行为）。TNF-α 是一种能促进睡眠的促炎性细胞因子，四逆散可以提高全脑 TNF-α 水平，可能是其催眠作用的机制之一[9]。

3. 增强胃肠运动和抗溃疡　四逆散提取物具有抗大鼠水浸应激性胃溃疡作用，能促进小鼠胃排空和小肠推进功能[10]。用 2，4，6-三硝基苯磺酸（TNBS）复制小鼠溃疡性结肠炎（UC）模型，四逆散可显著改善 UC 小鼠的一般状况、疾病活动指数（DAI）、结肠黏膜损伤指数（CMDI）、结肠组织学评分（HS），降低血清促炎因子 IL-1β、IL-6 和 TNF-α 含量。巨噬细胞移动抑制因子（MIF）在 UC 的发生发展中起重要作用。结肠上皮细胞在不良刺激下可分泌大量 MIF，导致其他促炎因子高表达和持续的炎症反应，引起不可逆的结肠黏膜异常细胞增生。NF-κB 是炎症发生发展的重要启动因子，IκB 的磷酸化是激活 NF-κB 的关键，NF-κB 可以启动靶基因转录，从而调节炎症递质的产生，进而导致结肠损伤。四逆散可降低结肠组织中 MIFmRNA 及 pIκB、NF-κB p65 蛋白表达水平，从而发挥抗炎作用[11]。

4. 保肝　对蛋氨酸-胆碱缺乏饮食诱导小鼠非酒精性脂肪肝模型，四逆散能降低血清 ALT、AST，降低肝脏 TG 含量，减少肝细胞内脂肪空泡、炎性细胞浸润；增加肝组织 SOD 活力，降低 MDA 含量，表现出抗氧化、保肝作用[12]。四逆散也能预防雷公藤多苷致肝损伤，其机制与对抗 TNF-α 肝毒性、抑制肝细胞凋亡有关[13]。

5. 降血脂　四逆散可防止高脂饮食引起的小鼠血清 TG、LDL-C 水平的升高，升高血清 HDL-C 和 ApoA1 水平，增加肝脏 ApoA1 mRNA 表达[14]。

6. 降血糖　四逆散具有降血糖，改善胰岛素抵抗作用。高糖高脂饲料喂养联合腹腔注射链脲佐菌素（STZ）建立 2 型糖尿病大鼠模型，四逆散可以抑制糖尿病大鼠体质量增长，降低空腹血糖及随机血糖、胰岛素抵抗指数。11β-羟基类固醇脱氢酶 1（11β-HSD1）能增加糖皮质激素的代谢，导致胰岛素抵抗状态及血糖变化。四逆散能降低血浆皮质酮含量，下调 11β-HSD1、GR 表达[15]。

【临床应用】　主要用于抑郁症。

1. 抑郁症　四逆散加减对各型抑郁症有效，包括抑郁症伴功能性消化不良、中风后抑郁症、产后抑郁等。四逆散、甘麦大枣汤合剂治疗抑郁症，在临床总有效率和抑郁评分方面均明显优于逍遥散[16]。

2. 失眠　四逆散对肝郁脾虚型失眠有效，能提高患者的睡眠质量[17]。

3. 高脂血症　四逆散对肝郁型高脂血症有效，对 TC、TG、LDL-C 有较显著的改善作用，效果优于血脂康[18]。

4. 消化系统疾病　四逆散对反流性食管炎、慢性胃炎、胆汁反流性胃炎、肠易激惹综合征有效[2]。

5. 肝胆疾病　四逆散可用于慢性乙肝、脂肪肝、酒精性肝病、肝纤维化、胆结石等的治疗[2]。

【不良反应】　尚未见报道。

【使用注意】　本方主要用于肝气郁结型抑郁症。

【用法与用量】　颗粒剂：开水冲泡或炖服，一次 9g，一日 2 次。散剂：开水冲泡或炖服，一次 9g，一日 2 次。

参 考 文 献

[1] 畅洪昇，梁吉春，孙建宁，等. 四逆散有效部位对小鼠行为绝望和药物抑郁模型的作用[J]. 北京中医药大学学报，2006，92（7）：451-453.

[2] 贾子尧，林瑞超，马志强，等. 四逆散药理作用和临床应用文献研究[J]. 辽宁中医药大学学报，2017，19（7）：94-97.

[3] 畅洪昇，王庆国，石任兵，等. 四逆散活性成分对抑郁症大鼠慢性应激模型行为学及脑内单胺类神经递质的影响[J]. 北京中医药大学学报，2003，26（5）：42-44.

[4] 畅洪昇，孙建宁，石任兵，等. 四逆散有效部位对嗅球损毁大鼠海马细胞发生及 CREB 基因拷贝数量的影响[J]. 中国药学杂志，2006，41（14）：1069-1071，1074.

[5] 彭淑芹，徐向东，赵海霞. 四逆散对抑郁模型大鼠 HPA 轴、海马 BDNF 及其受体 TrκB 的影响[J]. 中国实验方剂学杂志，2014，20（5）：145-148.

[6] 王慧慧，张百霞，叶小彤，等. 基于"中药作用机理辅助解析系统"的四逆散抗抑郁作用机制研究[J]. 中国中药杂志，2015，40（19）：3723-3728.

[7] 李越峰，牛江涛，曹瑞，等. 四逆散镇静催眠作用的药理学实验研究[J]. 中国临床药理学杂志，2016，32（1）：62-64.

[8] 李越峰，徐富菊，张泽国，等. 四逆散对大鼠睡眠时相影响的实验研究[J]. 中国临床药理学杂志，2014，30（10）：936-938.

[9] 叶晓楠，陈光，卞宏生，等. 四逆散有效组分对慢性情绪应激所致大鼠睡眠障碍的改善作用研究[J]. 中医药学报，2017，45（2）：6-9.

[10] 王梦，钱红美，陈玉俊，等. 四逆散提取物对胃溃疡及胃肠功能等作用研究[J]. 江苏中医药，2003，24（9）：55-57.

[11] 易文，覃慧林，石孟琼，等. 四逆散对溃疡性结肠炎小鼠 NF-κB 激活及 MIF 和细胞因子表达的影响[J]. 中药材，2015，38（7）：1476-1480.

[12] 罗闳丹，林丽美，庹勤慧，等. 四逆散对蛋氨酸-胆碱缺乏饮食诱导的小鼠非酒精性脂肪肝炎的研究[J]. 药物评价研究，2014，37（3）：231-234.

[13] 柴智，樊慧杰，王永辉. 四逆散对雷公藤多苷所致急性肝损伤的影响[J]. 世界中西医结合杂志，2012，7（2）：120-123.

[14] 吴越，朱峰，刘建平，等. 四逆散对高脂血症小鼠血脂代谢途径的影响[J]. 环球中医药，2016，9（12）：1450-1454.

[15] 梁绍满，邓小敏. 四逆散对 2 型糖尿病大鼠血糖、11βHSD1 及 GR 的影响[J]. 光明中医，2016，31（19）：2799-2803.

[16] 陈绍云，姚自强，陈梓朗，等. 甘麦大枣汤合四逆散治疗肝郁脾虚型抑郁症的临床研究[J]. 中国医学工程，2016，24（5）：107-108.

[17] 李彦欣，傅俊媚. 四逆散结合调任通督针法治疗肝郁脾虚型失眠疗效观察[J]. 四川中医，2016，34（4）：90-92.

[18] 孙敏. 四逆散治疗肝郁型高脂血症的临床研究[J]. 中外医疗，2016，（35）：160-162.

（北京中医药大学　畅洪昇）

越 鞠 丸

【药物组成】　香附、川芎、栀子、苍术、六神曲。

【处方来源】　元·朱震亨《丹溪心法》。《中国药典》（2015 年版）。

【功能与主治】　理气解郁，宽中除满。用于胸脘痞闷，腹中胀满，饮食停滞，嗳气吞酸。

【药效】　主要药效如下：

1. 抗抑郁　越鞠丸醇提物能缩短小鼠悬尾不动时间和游泳不动时间，有抗抑郁活性[1]。越鞠丸具有快速抗抑郁的药物潜力。单次给药越鞠丸石油醚部位从 30 分钟到 24 小时均能对小鼠悬尾的绝望行为产生抗抑郁作用。给予越鞠丸石油醚部位 30 分钟后小鼠海马中的 BDNF 及其受体 TrκB 的表达明显上调，且持续 24 小时[2]。越鞠丸能够改善帕金森病继发抑郁，减少帕金森病抑郁模型小鼠强迫游泳（FST）的不动时间，提高糖水偏好比率，起效时间为单次给药后的第 3 天。其作用机制与激活 CREB 信号，产生神经元保护作用有关[3]。

2. 促消化　越鞠丸能提高胃液酸度、胃蛋白酶浓度及胃蛋白酶活力[4]。

3. 调节代谢　越鞠丸能降低高脂饲料诱导的代谢综合征大鼠的血压、空腹血糖、TG、TC、LDL-C。AMPK 是调节机体糖、脂肪和蛋白质代谢的重要蛋白分子，越鞠丸能升高 pAMPK-α 蛋白表达[5]。

【临床应用】　主要用于抑郁症。

1. 抑郁症　越鞠丸可以降低抑郁症患者 HAMD 总分，增加 5-HT 含量，疗效与多塞平相近[6]。越鞠丸（23g，口服，1 次/日）具有快速治疗抑郁症作用，在服药后的第 3 天即可对抑郁症的核心症状——低落情绪有明显改善[7]。

2. 糖尿病前期　越鞠丸口服联合生活方式改变能阻止糖尿病前期患者糖尿病的发生，降低空腹血糖、餐后 2 小时血糖、HbA1c、TC、TG、VLDL，升高血浆胰岛素及 B 细胞功能指数，降低糖尿病发病率，促进血糖转归正常[8]。

3. 动脉硬化　越鞠丸可以促进动脉粥样硬化斑块的消退，同时降低 TNF-α、hs-CRP、IL-6 水平，说明越鞠丸能通过降低血清炎症标志物水平抗动脉粥样硬化[9]。

【不良反应】　尚未见报道。

【使用注意】　①本方主治之抑郁症属实证，因气血不足而致者，不宜单独使用。②越鞠丸快速缓解抑郁症是以合用氟西汀为前提，且与剂量有关，单独使用常规剂量的抗抑郁效果尚待研究。

【用法与用量】　口服，一次 6～9g，一日 2 次。

参 考 文 献

[1] 尉小慧，徐向东，沈敬山，等. 越鞠丸及各单味药醇提物对小鼠的抗抑郁作用研究[J]. 中国药房，2009, 20（3）: 166.

[2] 任荔，陶伟伟，薛文达，等. 越鞠丸石油醚部位潜在的快速抗抑郁作用与 BDNF、TrκB 蛋白表达的上调相关[J]. 中国药理学通报，2015, 31（12）: 1754-1759.

[3] 王省，唐娟娟，陈畅，等. 越鞠丸快速改善帕金森病抑郁的机制研究[J]. 世界科学技术-中医药现代化，2017, 19（2）: 289-293.

[4] 王雪，李文，唐丹，等. 越鞠丸对大鼠胃酸胃蛋白酶的影响[J]. 中药与临床，2015, 6（2）: 55-56.

[5] 杨红莲，张丽，段玉红. 越鞠丸对代谢综合征模型大鼠的治疗作用及其对肝脏 AMPK-α 表达的影响[J]. 江苏中医药，2015, 47（5）: 77-79.

[6] 李蓉. 越鞠丸对抑郁症患者体内 5 羟色胺的影响[J]. 中医临床研究，2016, 8（22）: 27-28.

[7] 朱丹丹，吴如燕，周欣，等. 越鞠丸快速治疗抑郁症初步临床随机双盲对照研究[J]. 辽宁中医杂志，2016, 43（2）: 311-313.

[8] 安良毅，韦海涛，张相珍，等. 越鞠丸口服用于糖尿病前期患者"治未病"的临床研究[J]. 中国中医基础医学杂志，2015, 21（4）: 429-431.

[9] 孙素芹，虞建华. 经方越鞠丸对颈动脉粥样硬化斑块形成患者血清炎性因子的影响[J]. 实用医药杂志，2016, 33（5）: 428-439, 443.

（北京中医药大学　畅洪昇）

舒肝解郁胶囊

【药物组成】　贯叶金丝桃、刺五加。

【处方来源】　研制方。国药准字 Z20174037。

【功能与主治】　疏肝解郁，健脾安神。适用于轻、中度单相抑郁症属肝郁脾虚证者，症见情绪低落、兴趣下降、迟滞、入睡困难、早醒、多梦、紧张不安、急躁易怒、食少纳呆、胸闷、疲乏无力、多汗、疼痛、舌苔白或腻，脉弦或细。

【药效】　主要药效作用如下：

抗抑郁　舒肝解郁胶囊对慢性不可预见性轻度应激抑郁大鼠能增加直立次数、穿格数，缩短游泳静止时间，增加糖水消耗，显著改善大鼠抑郁症状，具有抗抑郁作用。其机制可能是提高突触间隙 5-HT 浓度，进一步调节 HPA 轴功能，同时升高 BDNF 的水平，保护神经元功能[1]。

【临床应用】

1. 抑郁症　舒肝解郁胶囊可有效改善抑郁症患者抑郁情况，提高患者日常生活自理能力，治疗期间不良反应少[2]。舒肝解郁胶囊主要用于轻中度抑郁，伴发焦虑者，对双向抑郁不增加转躁风险[3]。

2. 失眠　舒肝解郁胶囊能够改善维持性血液透析失眠患者的睡眠质量，在治疗过程中，无晨起头晕及药物依赖等不良反应[4]。

3. 其他　舒肝解郁胶囊能改善功能性便秘患者的焦虑、抑郁情绪，在便秘症状缓解方面也优于单纯使用益生菌及轻泻剂[5]。舒肝解郁胶囊和西药联合，可以用于肠易激综合征、精神分裂症等疾病的治疗[3]。

【不良反应】　偶见恶心呕吐、口干、头痛、头昏或晕厥、失眠、食欲减退或厌食、腹泻、便秘、视力模糊、皮疹、心慌、ALT 轻度升高。

【使用注意】　肝功能不全的患者慎用。

【用法与用量】　口服，一次 2 粒，一日 2 次，疗程为 6 周。

参 考 文 献

[1] 王含彦，郭冬梅，唐珍，等. 舒肝解郁胶囊的抗抑郁作用及其机制[J]. 中成药，2018，40（1）：187-190.

[2] 徐伟杰，张岩，吴雷，等. 舒肝解郁胶囊治疗抑郁症临床研究[J]. 新中医，2019，51（5）：141-143.

[3] 周云飞，刘铁榜. 舒肝解郁胶囊临床研究进展[J]. 中国医药导刊，2017，19（3）：285-286.

[4] 余燕娜，汤水福. 舒肝解郁胶囊对维持性血液透析患者失眠的疗效观察[J]. 广州中医药大学学报，2017，34（6）：839-842.

[5] 李一然，魏良洲. 舒肝解郁胶囊治疗功能性便秘的临床效果[J]. 临床合理用药，2018，11（4A）：35-36.

（北京中医药大学　畅洪昇）

二、调和肝脾类

逍 遥 丸

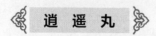

【药物组成】　柴胡、当归、白芍、炒白术、茯苓、炙甘草、薄荷。

【处方来源】　宋·太平惠民和剂局《太平惠民和剂局方》。《中国药典》（2015 年版）。

【功能与主治】　疏肝健脾，养血调经。用于肝郁脾虚所致的郁闷不舒、胸胁胀痛、头晕目眩、食欲减退、月经不调。

【药效】　主要药效如下：

1. 抗抑郁　逍遥丸可以增加强迫游泳小鼠在水中转动转笼次数，缓解小鼠行为绝望状态；也能改善慢性束缚引起的小鼠行为学异常，增加抑郁症模型小鼠的穿格次数，具有抗抑郁作用。逍遥丸可以调节脑内 5-HT、NE，以及 5-HT 代谢产物 5-HIAA 水平，对单胺类神经递质的调节作用可能是其抗抑郁作用的机制[1-2]。

2. 抗焦虑　高架十字迷宫是利用动物对新奇环境的探究特性与对高悬敞开臂的恐惧心理，形成动物的矛盾行为。逍遥丸能升高进入开放臂的百分数和在开放臂停留时间的百分数，具有抗焦虑作用[3]。

3. 促排卵　对无排卵大鼠（ASR）模型，逍遥丸可降低 T、E_2 水平，改善卵巢形态结构，改善卵巢功能。逍遥丸也可以降低孕酮含量，上调无排卵大鼠子宫内膜 ER、PR 表达，恢复卵巢和子宫内膜功能[4-5]。

FSH 是调节卵泡发育的重要因子，Smads 分子及其磷酸化程度与卵泡发育和卵母细胞质量密切相关。体外实验表明，逍遥丸可通过增加卵巢颗粒细胞 FSHR 及其 mRNA 表达，上调卵母细胞中 Smad1、Smad5、Smad8 及磷酸化，发挥促进卵泡发育、排卵的作用[6-7]。

【临床应用】　主要用于抑郁症、焦虑症。

1. 抑郁症　辨证运用逍遥丸治疗抑郁症，总体临床疗效与氟西汀相似，在改善焦虑躯体化因子和阻滞因子方面优于氟西汀。对于治疗过程中的不良反应，不良反应量表（TESS）总分和自主神经系统副作用均低于氟西汀，临床疗效总评量表（CGI）疗效指数高于氟西汀。表明逍遥丸治疗后，焦虑和躯体化症状明显改善，并且口干、便秘等自主神经系统的副作用明显减少[8]。

逍遥散对继发性抑郁也有较好疗效。对急性冠脉综合征后合并抑郁症，逍遥丸能够有效地改善抑郁情绪，减少心绞痛的发作，并能显著改善患者的生活质量[9]。2 型糖尿病合并抑郁症，加用逍遥丸治疗，与对照组比较，HAMD 评分、空腹血糖、糖化血红蛋白的降低有统计学意义[10]。对高血压合并焦虑、抑郁情绪者，联合逍遥丸治疗能更有效地降低患者的舒张压，有效缓解患者的焦虑及抑郁状态[11]。

2. 焦虑症　逍遥丸治疗广泛性焦虑障碍，能明显改善患者的焦虑状态，改善不良躯体症状，疗效与阿普唑仑相似[12]。

3. 围绝经期综合征　逍遥散治疗围绝经期综合征疗效肯定，可取代性激素治疗[13]。

4. 乳腺增生　逍遥散治疗乳腺增生疗效肯定，与乳癖散结胶囊疗效相近，强于小金丸，但长期应用不良反应较小金丸多[14]。

5. 冠心病心绞痛　逍遥丸辅助治疗冠心病心绞痛，可明显提高疗效，减少发病率，降低心脏疾病恶化率[15]。逍遥散治疗原发性高血压疗效与血塞通相近，二者合用对血压、血脂的改善作用更明显[16]。

【不良反应】　尚未见报道。

【使用注意】　本方主要用于肝郁脾虚型抑郁症的治疗，肝郁化热型可使用加味逍遥丸。

【用法与用量】　口服，一次 6～9g，一日 1～2 次。

参 考 文 献

[1] 宝丽，陈婧，黄琳，等. 逍遥丸对小鼠行为绝望和应激性抑郁的影响[J]. 中药材，2008，31（9）：1360-1363.

[2] 高珍，寇俊萍，柴程芝，等. 逍遥丸对慢性束缚应激小鼠行为学和神经递质含量的影响[J]. 中国实验方剂学杂志，2011，17（16）：174-176.

[3] 韦史利，赵学军. 逍遥丸对高架十字迷宫小鼠行为影响的实验研究[J]. 辽宁中医药大学学报，2010，12（6）：265-266.

[4] 罗亚萍，马惠荣，杜惠兰，等. 逍遥丸对雄激素致无排卵大鼠卵巢功能的影响[J]. 河北中医药学报，2009，24（3）：33-34.

[5] 徐丁洁，杜惠兰，徐洪，等. 逍遥丸对排卵障碍模型大鼠子宫内膜雌孕激素受体表达的影响[J]. 中华中医药杂志，2011，26（10）：2393-2395.

[6] 杨宏敏，宋翠森，周楠，等. 逍遥丸含药血清对人卵巢颗粒细胞内分泌功能的影响[J]. 中医杂志，2013，54（21）：1850-1853.

[7] 孙晓换，刘亚华，魏学聪，等. 逍遥丸含药血清对体外生长小鼠腔前卵泡卵母细胞中 Smads 表达的影响[J]. 中医杂志，2016，57（23）：2037-2041.

[8] 黄运坤，陈金，黄云清. 逍遥丸治疗肝气郁结型抑郁症 62 例临床观察[J]. 福建中医药，2009，40（5）：3-4.

[9] 陈东伟，李剑，吴迪. 逍遥丸治疗老年女性急性冠脉综合征后合并抑郁患者的效果观察[J]. 中外女性健康研究，2016，（19）：18-20.

[10] 黄轲. 逍遥丸治疗Ⅱ型糖尿病合并抑郁症临床研究[J]. 亚太传统医药，2014，10（13）：124-125.

[11] 叶玲玲. 逍遥丸对高血压患者血压及焦虑抑郁情绪的干预[J]. 中医临床研究，2014，6（27）：26-27.

[12] 李萍，张群如，唐远山. 逍遥丸治疗焦虑症 150 例[J]. 陕西中医，2014，35（7）：834.

[13] 黄子娇. 逍遥丸治疗围绝经期综合征临床观察[J]. 实用中医药杂志，2013，29（2）：86.

[14] 马瑞，张丹，林从尧. 小金丸、逍遥丸及乳癖散结胶囊治疗乳腺增生的临床观察[J]. 现代中西医结合杂志，2015，24（2）：140-142.

[15] 田华. 逍遥丸用于冠心病患者的临床观察[J]. 医药论坛杂志，2014，35（2）：126-127.

[16] 唐雄英. 逍遥丸合血塞通治疗原发性高血压临床疗效观察[J]. 世界最新医学信息文摘，2016，16（75）：374.

（北京中医药大学　畅洪昇）

❀ 解 郁 丸 ❀

【药物组成】　白芍、柴胡、当归、郁金、茯苓、百合、合欢皮、甘草、小麦、大枣。

【处方来源】　宋·太平惠民和剂局《太平惠民和剂局方》逍遥丸及东汉·张仲景《金匮要略》之甘麦大枣汤结合的化裁方。国药准字 B20020101。

【功能与主治】　疏肝解郁，养心安神。用于肝郁气滞，心神不安所致胸胁胀满，郁闷不舒，心烦心悸，易怒，失眠多梦。

【药效】　主要药效作用如下：

1. 抗抑郁　解郁丸可缩短强迫游泳实验、悬尾实验小鼠不动时间，对小鼠的自主活动无显著影响；能拮抗高剂量阿扑吗啡所致小鼠体温下降，增加 5-HTP 诱导甩头行为；可增加慢性应激大鼠糖水消耗量。以上表明，解郁丸有一定的抗抑郁作用。解郁丸抗抑郁作用的机制可能与调节不同脑区的 5-HT、NE 等神经递质含量有关。单次和连续 14 天给药可增加不同脑区 5-HT、NE、DA 的含量，连续 14 天给药对利血平化所致不同脑区单胺类神经递质含量下降也有不同程度的翻转效应。解郁丸也能降低应激大鼠肾上腺指数，缓解胸腺萎缩，翻转血清促肾上腺皮质激素、皮质酮、IL-1β 和 TNF-α 的水平。以上结果表明，解郁丸的抗抑郁作用可能与逆转慢性应激大鼠 HPA 轴和免疫功能紊乱也有关[1-3]。

2. 镇静、催眠　解郁丸能增加小鼠在开臂内运动时间百分率和抑制应激所致孤养小鼠的体温升高，显示出抗焦虑作用。解郁丸能提高小鼠翻正反射消失数，增加小鼠入睡率，与戊巴比妥钠协同可明显延长小鼠的睡眠时间，有一定的催眠作用[4]。

【临床应用】

1. 抑郁症　解郁丸治疗抑郁症临床疗效与马普替林相当，治疗轻、中度产后抑郁症疗效与氟西汀相当，且不良反应少于马普替林、氟西汀。解郁丸可以进一步提高米氮平治疗脑卒中后抑郁症的临床疗效，且用药安全性较高[5-7]。

2. 失眠　解郁丸对失眠有效，疗效与曲唑酮相当，不良反应少[8]。

3. 焦虑症　解郁丸治疗广泛性焦虑症，与阿普唑仑疗效相当，且不良反应少，对伴有情绪低落者尤为适宜[9]。

【不良反应】　尚未见报道。

【使用注意】　①本方适用于肝郁脾虚、心神不安型抑郁症。②孕妇禁用。

【用法与用量】　口服，一次 4g，一日 3 次。

参 考 文 献

[1] 马荣，姚海燕，库宝善，等. 解郁丸及其拆方对抑郁模型小鼠的抗抑郁作用差异比较[J]. 中国临床康复，2005，9（16）：115-117.

[2] 马荣，钱瑞琴，姚海燕，等. 解郁丸抗抑郁作用机制的初步研究[J]. 中国实验方剂学杂志，2010，16（10）：168-172.

[3] 施桂兰，库宝善，姚海燕. 解郁丸对慢性应激大鼠 HPA 轴和免疫系统的影响. 中国中药杂志，2007，32（15）：1551-1554.

[4] 马荣，姚海燕，库宝善，等. 解郁丸抗焦虑及催眠作用的实验研究[J]. 中国实验方剂学杂志，2006，12（6）：50-53.

[5] 沈振明，朱美兰，赵安全，等. 中药解郁丸与麦普替林治疗抑郁症的疗效对照观察[J]. 中国中西医结合杂志，2004，24（5）：415-417.

[6] 任素华，杨春旭. 解郁丸治疗轻、中度产后抑郁临床疗效观察[J]. 光明中医，2017，32（2）：225-226.

[7] 孟鲲鹏，韩玉会. 解郁丸在治疗脑卒中后抑郁症临床效果观察[J]. 黑龙江医学，2016，40（5）：432-433.

[8] 洪永波，罗和春，姚卫海，等. 中药解郁丸治疗失眠 31 例临床观察[J]. 中医杂志，2004，45（11）：813-815.

[9] 徐建国，于得霞，赵俊平. 解郁丸、阿普唑仑治疗广泛性焦虑症临床对照研究[J]. 神经疾病与精神卫生，2005，5（4）：297-299.

（北京中医药大学　畅洪昇）

三、解郁安神类

解郁安神颗粒（片、胶囊）

【药物组成】　柴胡、大枣、石菖蒲、半夏、白术、浮小麦、远志、炙甘草、栀子、百合、胆南星、郁金、龙齿、炒酸枣仁、茯苓、当归。

【处方来源】　研制方。国药准字 Z20090981、Z20093537、Z20090817 等。

【功能与主治】　疏肝解郁，安神定志。用于情志不舒，肝郁气滞等精神刺激所致的心烦、焦虑、失眠、健忘、更年期症候群、神经官能症等。

【药效】　主要药效作用如下：

1. 抗抑郁　对卒中后抑郁患者，解郁安神颗粒能够缓解患者的抑郁症状，促进神经功能的恢复，提高日常生活活动能力。其作用机制与上调神经递质 5-HT、NE 水平，抑制细胞因子 TNF-α、IL-1β 产生，以及增加 BDNF 水平有关[1]。

2. 镇静、催眠　本品有镇静和催眠作用。

【临床应用】

1. 抑郁症　本方可用于脑卒中后抑郁症、冠心病合并抑郁症、精神分裂症合并抑郁症、更年期抑郁症，对改善抑郁症状、失眠、精神分裂症阴性症状有较好作用[2-3]。

2. 其他　解郁安神颗粒也可用于失眠、口灼综合征的治疗[4-5]。

【不良反应】　尚未见报道。

【使用注意】　①本方适用于肝气郁结、痰火扰神型抑郁症。②孕妇、哺乳期妇女禁用。

【用法与用量】　颗粒剂：开水冲服，一次 5g，一日 2 次。片剂：口服，一次 4 片，一日 2 次。胶囊：口服，一次 2 粒，一日 2 次。

参 考 文 献

[1] 夏俊博. 解郁安神颗粒对脑卒中后抑郁患者的影响及机制研究[D]. 郑州：郑州大学第一附属医院，2013：23.

[2] 陈平亚，李树珍. 解郁安神颗粒及抗抑郁药治疗抑郁症失眠 30 例疗效观察[J]. 中国民康医学，2006，18（10）：788.

[3] 李真，邓方渝，杨梅. 解郁安神颗粒对精神分裂症后抑郁的临床疗效观察[J]. 北方药学，2014，11（1）：16-17.

[4] 任君霞，杨立波，王保群，等. 解郁安神颗粒不同服药方法对失眠症患者疗效的影响[J]. 中国现代预防医学，2015，42（6）：1141-1143.

[5] 曾娟. 解郁安神颗粒治疗口灼综合征的近期疗效观察[J]. 中国现代药物应用，2014，8（21）：110-111.

（北京中医药大学　畅洪昇）

四、其 他 类

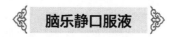

脑乐静口服液

【药物组成】　甘草、大枣、小麦麸（或小麦）。

【处方来源】　东汉·张仲景《金匮要略》之甘麦大枣汤。《中国药典》（2015 年版）。

【功能与主治】　养心，健脑，安神。用于精神忧郁，易惊失眠，烦躁，以及小儿夜不安寐。

【药效】　主要药效作用如下：

1. 抗抑郁　甘麦大枣汤能减少抑郁模型小鼠强迫游泳、悬尾不动时间，提高慢性应激抑郁模型大鼠蔗糖偏嗜度及旷场活动次数，表现出抗抑郁作用。甘麦大枣汤抗抑郁机制可能与调节应激时 HPA 轴亢进，防止海马损伤有关[1-2]。

2. 其他中枢神经系统作用　脑乐静口服液能延长戊巴比妥钠诱导的小鼠睡眠时间，对抗士的宁诱发的小鼠惊厥，抑制小鼠的自发活动。提示脑乐静口服液有一定的镇静、催眠及抗惊厥作用[3]。脑乐静口服液在小鼠热板、扭体法、电嘶叫三种模型均能提高痛阈，具有镇痛作用[4]。

【临床应用】

抑郁症　本方可用于轻、中度抑郁症，也可以用于中风后抑郁、肿瘤合并抑郁、更年期抑郁、产后抑郁，临床不良反应较少[5]。

【不良反应】　尚未见报道。

【使用注意】　对于严重抑郁症需合用其他抗抑郁药物。

【用法与用量】　口服，一次 30ml，一日 3 次；小儿酌减。

参 考 文 献

[1] 钟硕, 刘桂华, 王冉然, 等. 甘麦大枣汤对产前抑郁模型小鼠行为学的影响[J]. 内蒙古中医药, 2012, 31（22）: 39.

[2] 孟盼, 朱青, 赵洪庆, 等. 甘麦大枣汤对慢性应激抑郁大鼠 HPA 轴及海马显微结构的影响[J]. 湖南中医药大学学报, 2017, 37（6）: 581-585.

[3] 明亮, 李卫平, 张艳, 等. 脑乐静口服液的药理研究[J]. 安徽医科大学学报, 1997, 32（5）: 532-533.

[4] 张艳, 李卫平, 明亮, 等. 脑乐静口服液的镇痛作用[J]. 基层中药杂志, 1998, 12（3）: 40-41.

[5] 王庆夷, 谢鸣. 甘麦大枣汤防治抑郁症的临床和实验研究进展[J]. 中国药师, 2017, 20（10）: 1078-1800.

（北京中医药大学　畅洪昇）

巴戟天寡糖胶囊

【**药物组成**】　巴戟天寡糖。

【**处方来源**】　研制药。国药准字 Z20120013。

【**功能与主治**】　温补肾阳。用于轻中度抑郁症辨证属于肾阳虚者，症见抑郁情绪，心绪低落，失眠多梦，疲倦乏力等。

【**药效**】　主要药效作用如下：

1. 抗抑郁　巴戟天醇提物（主要成分为四、五、六聚糖和七聚糖）、巴戟天中水溶性菊淀粉型低聚糖类单体化合物均能明显缩短动物强迫游泳期间的不动时间。增强 5-HT 神经传递增强作用可能是巴戟天寡糖抗抑郁作用的机制之一[1]。巴戟天寡糖能够拮抗慢性应激所引起的大鼠抑郁样行为，其作用机制可能与提高脑源性神经营养因子、调节突触可塑性有关[2]。

2. 抗焦虑　本品有一定抗焦虑作用。

【**临床应用**】

1. 抑郁症　巴戟天寡糖胶囊对肾阳虚型轻中度抑郁症有效[3]，对抑郁症伴发的焦虑也有效[4]。

2. 其他　巴戟天寡糖胶囊能改善肠激惹综合征的临床症状[5]。

【**不良反应**】　少数患者会出现口干、失眠、便秘、乏力、困倦现象，但多数轻微，一般不影响治疗。

【**使用注意**】　本方主要用于抑郁症属肾阳虚者。

【**用法与用量**】　口服，一次 1 粒，一日 2 次；服药 2 周后如症状减轻不明显可以增加剂量为一次 2 粒，一日 2 次。总疗程为 6 周。

参 考 文 献

[1] 邹连勇, 张鸿燕. 巴戟天寡糖抗抑郁作用的研究进展[J]. 中国新药杂志, 2012, 21（16）: 1889-1891.

[2] 徐德峰, 宓为峰, 张素贞, 等. 巴戟天寡糖抗抑郁作用机制研究[J]. 中国临床药理学杂志, 2015, 31（15）: 1539-1542.

[3] 呼亚玲. 巴戟天寡糖胶囊治疗轻中度抑郁症急性发作期的临床研究[J]. 中西医结合心脑血管病杂志, 2018, 16（7）: 970-971.

[4] 孔庆梅, 舒良, 张鸿燕, 等. 巴戟天寡糖胶囊治疗抑郁症的临床疗效与安全性[J]. 中国临床药理学杂志, 2011, 27（3）: 170-173.

[5] 蔡志诚, 欧阳赣勇, 罗敬福, 等. 巴戟天寡糖胶囊和氟西汀治疗肠易激综合征的效果比较[J]. 临床医药实践, 2015, 22（31）: 39-41.

（北京中医药大学　畅洪昇）

槟榔十三味丸

【**药物组成**】　槟榔、沉香、肉豆蔻、丁香、木香、广枣、制草乌、干姜、荜茇、胡椒、紫硇砂、当归、葶苈子。

【**处方来源**】　蒙药。国药准字 Z15020412。

【**功能与主治**】　调节赫依，安神止痛。用于心悸、失眠，精神失常，游走刺痛。赫依指失眠健忘，神经衰弱，抑郁症，神经官能症，更年期综合征等。

【**药效**】　主要药效作用如下：

1. 抗抑郁　蒙药槟榔十三味丸可以增加慢性应激抑郁模型大鼠敞箱实验水平运动、垂直运动得分和蔗糖水消耗量，升高脑内单胺类神经递质含量[1]，也可以使抑郁模型大鼠肾上腺分泌的皮质酮减少，同时上调应激抑郁模型大鼠海马、下丘脑和垂体的糖皮质激素受体 mRNA 表达，下调下丘脑促肾上腺皮质激素释放激素 mRNA 的表达。表明本品可减弱糖皮质激素抵抗，抑制 HPA 轴过度活化，从而恢复糖皮质激素对 HPA 轴的负反馈调节作用[2]。

2. 镇静　本品有一定的抗焦虑镇静作用。

【**临床应用**】

抑郁症　蒙药槟榔十三味丸能有效改善抑郁症的临床症状，降低患者焦虑程度，对躯体症状、认知障碍、睡眠障碍也有显著疗效[3]。

【**不良反应**】　尚未见报道。

【**使用注意**】　孕妇忌服。

【**用法与用量**】　口服，一次 9～13 粒，一日 1～2 次。

参 考 文 献

[1] 佟海英，王旭，乌吉斯古冷，等. 蒙药槟榔十三味丸对抑郁模型大鼠行为学及不同脑区单胺类神经递质的影响[J]. 中医药学报，2014，42（4）：53-57.

[2] 包伍叶，范盎然，白亮凤，等. 慢性应激抑郁模型大鼠下丘脑-垂体-肾上腺轴负反馈功能与蒙药槟榔十三味丸的干预[J]. 中国组织工程研究，2014，18（49）：7873-7878.

[3] 白荣，苏和. 蒙药槟榔十三味丸抗抑郁作用和改善抑郁综合症状[J]. 世界最新医学信息文摘，2017，17（55）：21-22.

（北京中医药大学　畅洪昇）

第十七章

坐骨神经痛和肋间神经痛中成药名方

第一节 概　述

一、概　念

坐骨神经痛（sciatica）是指坐骨神经分布区域周围，以臀部、大腿后侧、小腿后外侧和足外侧为主的放射性疼痛、麻木为主症的疾病。坐骨神经痛常继发于椎间盘突出、椎管狭窄等腰椎退行性疾病，疼痛性质多为钝痛，亦可呈现烧灼样或者针刺样疼痛。坐骨神经痛属于中医学"痹证"、"腰痛"范畴。

肋间神经痛（intercostal neuralgia）是一组症状，是胸神经根由于不同原因的损害产生压迫、刺激而出现的胸部肋间或腹部疼痛的综合征。肋间神经痛主要为一个或者数个肋间的经常性疼痛，在咳嗽、打喷嚏时加剧，疼痛可放射至背部，有时呈带状分布。原发性肋间神经痛罕见，多为继发性肋间神经痛，常由带状疱疹、胸膜炎、肺炎、胸椎或肋骨外伤、肿瘤等引起。肋间神经痛属于中医学"胁痛"范畴。胁痛，古代又称胁肋痛、季肋痛、胸胁痛、胁下痛，以一侧或者两侧胁肋胀满、疼痛不适为主要临床表现。

二、病因及发病机制

（一）病因

1. 坐骨神经痛　在临床上分为原发性和继发性两类。原发性坐骨神经痛即坐骨神经炎，主要是坐骨神经的间质炎，原因可能为流行性感冒，牙齿、鼻窦、扁桃体等病灶感染，经血流侵及神经外衣而致坐骨神经间质炎，多和肌炎、纤维组织炎同时发生，寒冷、潮湿常为诱发因素。原发性坐骨神经痛是受损神经分布区的发作性疼痛，无神经的传导功能障碍和明显的病理形态变化。继发性坐骨神经痛临床上较常见。主要在坐骨神经通路上，其神经遭受邻近组织病变刺激、压迫或因全身性疾病如糖尿病、痛风引起。常见的病因有腰椎间盘突出症、腰骶部先天畸形、腰椎结核、脊柱炎、坐骨神经盆腔出口狭窄、盆腔疾患等。

中医学无坐骨神经痛这一病名，但本病与古代文献中"坐臀风"、"腿股风"及"腰腿痛"等疾病所见症状相似或相同，多由于感受风寒湿邪，客于经络，阻滞经气；或因外伤闪挫，致血络瘀阻，经气不通，不通则痛，迁延日久则损伤正气，致气血亏虚，肝肾不足，而呈虚实夹杂之候[1]。

2. 肋间神经痛 一般分为原发性和继发性，临床以继发性肋间神经痛常见，多由邻近的器官和组织病变引起，如胸腔器官病变（如慢性肺部炎症、主动脉瘤、胸膜炎症等）、老年性脊椎骨性关节炎、脊柱和肋骨创伤、胸椎段脊柱畸形等常可见神经根受压迫的症状出现，另一重要致病因素是带状疱疹病毒引起的后遗肋间神经痛[2]。中医理论认为胁痛的病因有寒热虚实之不同，痰积瘀血之各异，可分为外感和内伤两类，主要病因病机包括肝气郁结，肝失条达；瘀血停着，痹阻胁络；湿热蕴结，肝失疏泄；肝阴不足，络脉失养等[3]。

（二）发病机制

1. 坐骨神经痛 与神经根受到的机械性压迫损害、化学性炎症刺激和突出椎间盘诱发的自身免疫反应等因素密切相关。在神经根受到压迫损害的基础上，突出椎间盘组织诱发和产生的一系列炎性改变是导致坐骨神经痛的主要原因[4]。

2. 肋间神经痛 发病机制尚不明确。外周神经受损时邻近的神经元细胞膜上钠离子和钙离子通道相关介质释放增多，致使异常的电活动发生，以至于正常的刺激或细小的伤害刺激即引起机体大量放电，最终出现感觉异常。神经受损时，解剖学发现交感神经纤维增生，分子生物学发现大量细胞因子、炎性介质和神经活性物质参与[1]。

三、临 床 表 现

1. 坐骨神经痛 主要表现在4个方面：①疼痛部位：疼痛大多先从臀部或下腰部开始，沿大腿后面向下放射，直到脚跟。有时疼痛也可由下向上发展。②疼痛性质：疼痛呈持续性，且一阵比一阵厉害，一般发病数日内疼痛达到高峰，此后起伏不定，时轻时重。有的持续数周或数月慢慢好转，可复发。患者不愿咳嗽或大便，担心加重病情。站立时腰向痛的一侧弯，甚至不能行走或翻身。③压痛位置：沿坐骨神经存在许多压痛点，主要在臀中部、臀线中点、腘窝和小腿中部等处。④拉塞格式征：患者仰卧，伸直患侧的膝关节，再将下肢慢慢抬高到离床面30°～40°时发生疼痛[5]。

2. 肋间神经痛 临床上疼痛沿着一个或几个肋间呈持续性刺痛、灼痛，呼吸、咳嗽、打喷嚏时可加重。查体可发现相应肋间皮肤区感觉过敏和肋骨缘压痛。带状疱疹性肋间神经痛在相应肋间可见疱疹，疼痛出现于疱疹前，疱疹消失后疼痛可持续一段时间。

四、诊　　断

1. 坐骨神经痛 临床主要表现为腰痛，坐骨神经通路放射性疼痛，小腿后外侧、足部感觉障碍及肌力差。诊断要点：①疼痛自腰部、臀部及大腿后侧，向小腿后外侧及足背放射。疼痛呈闪电样、电灼样或刀割样；阵发性或持续性；常伴下肢无力；干性坐骨神经痛可伴足底麻木。②腰椎椎旁压痛，环跳穴压痛及深压时向下肢、足底的放射痛以干性坐骨神经痛最为明显，腘点及腓点、踝点有压痛。③CT、MRI 常可明确有无腰椎间盘突出[6]。

2. 肋间神经痛　属于表浅性神经炎，以发作性单侧沿肋间相引掣痛，痛如针刺或刀割，压痛拒按为主症，常伴患区感觉过敏或迟钝。因其病变部位在肋间，近处有心、肺、肝、胆等数种重大器官，需通过 X 线检查、MRI 扫描等排除其他内脏疾病的可能性，包括肋膜炎、心包膜炎、肺炎、心肌缺氧或梗死及肝、胆疾病等。若是由带状疱疹所引起，则多分布于胸椎第 5～10 节的神经分布区，以痒、痛、烧灼感为主，在一到数天之后，出现皮疹及水疱，1～2 周后结痂，但有时疼痛会持续数月到半年以上。继发性者，多由于脊髓炎、外伤或胸膜炎所致，这是由于肋间神经因为邻近的器官病变而受到刺激或压迫所致。

五、治　疗

（一）坐骨神经痛

1. 常用化学药物及现代技术　目前西医主要以保守治疗和手术治疗为主。保守治疗包括急性期卧床休息，使用腰围和解热镇痛药或止痛药，或用超短波、普鲁卡因离子透入、紫外线等物理因子疗法以缓解疼痛，也可使用肾上腺皮质激素治疗。对于局部压迫严重且用多种方法无效者，择期手术，常用介入疗法。

2. 中成药名方治疗　坐骨神经痛一般可分为气滞血瘀、肾阳亏虚、营卫失调、肝肾亏虚、风寒湿痹、湿热蕴结等类型，治则可包括活血化瘀、疏风散寒、除湿止痛、清热利湿、舒筋活络、通络止痛等。方可选用独活寄生汤、蠲痹汤等。

3. 针灸治疗及其他　辨证取穴施治，对坐骨神经痛除常规取环跳、阳陵泉、昆仑等主穴外，还要随证配穴。如寒湿留着型配风门、命门、腰阳关；瘀血阻滞型配血海、膈俞；正气不足型配肾俞、足三里等。可用电针、灸法、穴位注射和穴位植入法等[7]。

（二）肋间神经痛

1. 常用化学药物及现代技术　肋间神经痛属于神经病理性疼痛，尚未形成统一规范的治疗方案，临床多采用对症治疗方法，主要包括：①针对神经病理性疼痛的基础治疗，可采用阻滞肋间神经方法，如在受影响的肋间神经周围注射局部麻醉药或皮质激素类药物；可选用非甾体抗炎药（如布洛芬、萘普生、吲哚美辛等）、阿片类镇痛药（盐酸曲马多、美沙酮等）、抗抑郁药（帕罗西丁、度洛西汀、阿米替林等）、抗惊厥药（卡马西平、奥卡西平、普瑞巴林、加巴喷丁等）、谷氨酸受体拮抗药（金刚烷胺）、局部麻醉药（普鲁卡因、利多卡因等）、神经营养药（甲钴胺、维生素）等；②针对引起肋间神经痛的因素，如带状疱疹，可采用抗病毒药物（阿昔洛韦、泛昔洛韦等）、抗组胺药物、抗抑郁药物、辣椒素乳液和皮质激素类药物等；③物理治疗；④手术治疗：针对严重的肋间神经痛，可采用肋间神经切除术，并将切割的神经植入背阔肌或肋中等方法。

2. 中成药名方治疗　针对胁痛主要病因病机肝气郁结、气滞血瘀、湿热蕴结、络脉失养等进行辨证治疗，治疗原则包括疏肝解郁、活血化瘀、清利湿热、养阴柔肝等。方可选用血府逐瘀汤、柴胡疏肝散、逍遥散、四逆散等。

3. 针灸治疗及其他　针灸疗法可选用毫针治疗、梅花针治疗、水针疗法、电针疗法、火针疗法等；此外还可选用神经脉冲射频、超声仪下神经阻滞、封闭针疗法、刺络拔罐、红外线、紫外线、正骨推拿、超声针、中药熏蒸、心理疗法等，临床多两种或两种以上疗法相结合以提高疗效。

第二节　中成药名方的辨证分类与药效

中成药名方的常见辨证分类及其主要药效如下[6, 8]：

一、祛寒通痹类

坐骨神经痛寒邪凝滞型证候：疼痛较剧，有电掣感，疼痛呈游走性，时甚时缓，或肌肉胀痛，重着麻木，可因风寒湿邪外侵而诱发。阴虚、阳虚症状不明显。舌淡苔白，脉弦。

坐骨神经痛寒邪凝滞型主要病理变化：本病的发生与疲劳受寒、潮湿有关，上述因素刺激，由于神经根被卡压，局部会出现明显的无菌性炎症，表现为神经根组织的充血、肿胀、渗出增多。

祛寒通痹类中药可疏风散寒、除湿通络止痛。

常用中成药：风湿定片（胶囊）、腰痛宁胶囊、独活寄生丸（合剂）、野木瓜片。

二、活血化瘀类

坐骨神经痛血瘀型证候：有腰椎骨质增生、椎间盘突出等腰椎病变，有腰或患肢损伤史，常有慢性腰痛，腰痛固定不移、僵直，起卧时痛甚，患肢有电掣感、麻木感，舌紫或有瘀斑，脉沉细涩。

肋间神经痛血瘀型证候：瘀血停滞，肝络痹阻而见胁肋刺痛，痛有定处，痛处拒按，入夜痛甚，胁肋下或见有癥块，舌质紫暗，脉沉涩。治应祛瘀通络，方用血府逐瘀汤或复元活血汤加减。前方适用于因气滞血瘀，血行不畅导致的胸胁刺痛，日久不愈者。后方适用于因跌打外伤所致之胁下积瘀肿痛，痛不可忍[9]。

活血化瘀类中药可活血化瘀、通络止痛。

常用中成药：伸筋丹胶囊、安络小皮伞片等。

三、补益肝肾类

坐骨神经痛肝肾亏损型证候：患肢拘急疼痛，屈伸不利，步履艰难无力，颤动麻木，局部可有热感而切诊无热征，肌肉张力减退，腰膝酸软、腰痛，身体瘦弱，肌肤干涩，头昏眼花，咽干，盗汗，五心烦热，舌红少苔，脉细弱。

肋间神经痛肝肾阴亏型证候：肝肾阴亏，精血耗伤，肝络失养而见胁肋隐痛，悠悠不休，遇劳加重，口干咽燥，心中烦热，头晕目眩，舌红少苔，脉细弦而数。

补益肝肾类中药可补肝益肾，通络止痛。

常用中成药：舒筋健腰丸、舒肝和胃丸（口服液）。

参 考 文 献

[1] 韩易言，马铁明. 坐骨神经痛针灸疗法及其作用机制研究进展[J]. 辽宁中医药大学学报，2017，19（8）：86-89.

[2] 姜志钊，李毅中. 腰椎间盘突出所致坐骨神经痛发病机制[J]. 国际骨科学杂志，2010，31（2）：102-104.

[3] 崔山瑶. 穴位注射夹脊治疗肋间神经痛的临床疗效观察[D]. 哈尔滨：黑龙江中医药大学，2016.

[4] 董秀娟，孙文杰，高澨，等. 胁痛病因病机沿革文献研究[C]. 中华中医药学会医古文分会. 第二十三次全国医古文研究学术交流会论文集，2014：136-140.

[5] 廖子俊，朱万云. 坐骨神经痛的临床症状及蜂针疗法[J]. 中国蜂业，2008，（8）：33.

[6] 蔡光先，刘叶辉，宁泽璞，等. 坐骨神经痛[J]. 湖南中医杂志，2011，27（4）：101-103.

[7] 韩易言，马铁明. 坐骨神经痛针灸疗法及其作用机制研究进展[J]. 辽宁中医药大学学报，2017，19（8）：86-89.

[8] 彭登慧. 坐骨神经痛的中医证治[J]. 云南中医学院学报，1997，（1）：36-39.

[9] 张永丽，刘宝霞. 辨证论治胁痛[J]. 河南中医，2013，33（7）：1161-1162.

（北京中医药大学　董世芬，首都医科大学　赵　晖）

第三节　中成药名方

一、祛寒通痹类

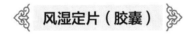

风湿定片（胶囊）

【药物组成】　八角枫、徐长卿、白芷、甘草。

【处方来源】　研制方。《中国药典》（2015 年版）。

【功能与主治】　散风除湿，通络止痛。用于风湿阻络所致的痹病，症见关节疼痛；风湿性关节炎、类风湿关节炎、肋间神经痛、坐骨神经痛见上述证候者。

【药效】　主要药效作用如下：

1. 抗炎　风湿定片能抑制二甲苯所致小鼠耳郭肿胀，抑制蛋清、5-HT 致大鼠足跖肿胀及琼脂所致肉芽组织增生[1-2]；对 Ⅱ 型胶原诱导大鼠关节炎有抑制作用[3]。

2. 镇痛　风湿定胶囊能抑制乙酸所致小鼠扭体反应，提高小鼠热刺激致痛痛阈[4]。

3. 解热　风湿定胶囊对伤寒-副伤寒三联菌苗所致家兔发热有解热作用[5]。

4. 增强免疫功能　风湿定胶囊可增强小鼠羊红细胞免疫所致凝集素抗体的生成[6]。

【临床应用】

1. 关节炎、坐骨神经痛　由风湿阻络所致。症见关节疼痛、肿胀，肢体重着，屈伸不利，筋脉拘急，腰腿沉重，行走不便，舌质淡红，舌苔薄白或腻，脉浮缓或濡缓；风湿性关节炎、类风湿关节炎、坐骨神经痛见上述证候者，本品可缓解临床症状。

2. 肋神经痛　由寒湿之邪侵袭，肝经气血瘀滞所致。症见胁痛，痛处不移，转侧不利，舌淡苔腻，脉弦；肋神经痛见上述证候者，本品可减轻疼痛。

【不良反应】　目前尚未检索到不良反应报道。

【使用注意】　①湿热瘀阻所致痹病、麻木、胁痛者慎用。②孕妇慎用。③合并心脏病者慎用。

【用法与用量】　片剂：口服，一次4片，一日2次，6天为一疗程。胶囊剂：口服，一次2粒，一日2次，6天为一疗程。

参 考 文 献

[1] 姚志凌，李明辉. 风湿定胶囊抗炎作用研究[J]. 中国药师，2002，5（12）：714.

[2] 姚志凌，李明辉，冯欣煜，等. 风湿定胶囊的药效学研究[J]. 时珍国医国药，2005，16（8）：754.

[3] 马红，王林林，刘燕，等. 复方雪莲胶囊对Ⅱ型胶原诱导大鼠关节炎的治疗作用[J]. 中国实验方剂学杂志，2013，19（22）：186.

[4] 姚志凌，孙轶梅，李明辉，等. 风湿定胶囊镇痛实验[J]. 光明中医，2004，19（6）：47.

[5] 姚志凌，孙轶梅，李明辉. 风湿定胶囊解热作用研究[J]. 时珍国医国药，2004，15（6）：326.

[6] 李明辉，姚志凌，李中亚. 风湿定胶囊对小鼠体液免疫功能的影响[J]. 中国药师，2003，6（12）：835.

（北京中医药大学　董世芬）

腰痛宁胶囊

【药物组成】　马钱子粉、土鳖虫、川牛膝、甘草、麻黄、乳香、没药、全蝎、僵蚕、苍术。

【处方来源】　研制方。国药准字 Z13020898。

【功能与主治】　消肿止痛，疏散寒邪，温经通络。用于寒湿瘀阻经络所致的腰椎间盘突出症、坐骨神经痛、腰肌劳损、腰肌纤维炎、风湿性关节炎，症见腰腿疼、关节痛及肢体活动受限。

【药效】　主要药效作用如下[1]：

1. 抗炎、镇痛　腰痛宁胶囊可减少乙酸、热板致小鼠扭体次数，抑制二甲苯致小鼠耳郭肿胀[2]；体外实验证明，本品可抑制 Ana-1 巨噬细胞中 PGE_2 产生，并促进 IL-2 分泌[3]。

2. 促进软骨细胞增殖　腰痛宁胶囊对 IL-1β 诱导的软骨细胞具有较显著的促增殖及促进葡萄糖胺聚糖蛋白合成的作用（图 17-1）[4]。

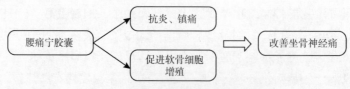

图 17-1　腰痛宁胶囊的主要作用环节

【临床应用】

1. 坐骨神经痛　本品治疗坐骨神经痛具有较好的临床疗效，可减轻疼痛程度，提高神经传导速度，降低炎症反应[5]。

2. 腰椎间盘突出症　本品能够有效改善腰椎间盘突出症患者的腰椎疼痛[6-7]。本品联合双氯芬酸钠缓释片可有效缓解腰椎间盘突出症术后下腰痛[8]。

3. **腰椎骨性关节炎**　本品能减轻腰椎骨性关节炎寒湿瘀阻型疼痛的程度，缩短疼痛时间，改善腰部功能[9]。

4. **腰椎骨质增生症**　本品治疗腰椎骨质增生症具有较好的临床疗效，可明显改善临床症状，调节血清学指标[10]。

5. **类风湿关节炎**　本品可有效改善类风湿关节炎的症状[11]。

【**不良反应**】　恶心、呕吐、胃腹胀痛、腹泻、皮疹、瘙痒、头晕、头痛、失眠、口舌麻木、心悸、血压升高、潮红等；过敏反应如发热、胸闷等。

【**使用注意**】　①如出现胃肠道不适等反应，改为晚饭后服用可减轻症状。②心脏病、高血压、脾胃虚寒者慎用；运动员慎用。③本品不可过量久服，建议 2 周为一疗程。④服药后如出现口舌麻木、肌肉抽搐等症状，多饮温开水即可缓解，或遵医嘱。⑤使用黄酒送服可以引药归经，但应注意避免与头孢类、硝咪唑类等药物同时使用；对酒精过敏者应使用温开水送服。⑥本品含马钱子粉，应避免与含马钱子的药物合并使用；本品含麻黄，应避免与麻黄及含麻黄成分的药物合并使用。

【**用法与用量**】　黄酒兑少量温开水送服，一次 4～6 粒，一日 1 次，睡前半小时服或遵医嘱。

参 考 文 献

[1] 王雪芙. 腰痛宁胶囊的药理作用和质量控制研究进展[J]. 中草药, 2019, 50（9）: 2224-2228.

[2] 倪力军, 赵雯雯, 马骏, 等. 基于腰痛宁胶囊的中药有效部位组方抗炎镇痛活性评价与筛选[J]. 中草药, 2016, 47（18）: 3255-3262.

[3] 倪力军, 徐晓玲, 史万忠, 等. 腰痛宁胶囊活性部位组合对 PGE$_2$、IL-2、NO 细胞因子的影响及其相互作用[J]. 中草药, 2014, 45（23）: 3424-3431.

[4] 张立国, 欧阳霄雯, 吴婷婷, 等. 腰痛宁胶囊药材活性部位不同组合对大鼠软骨细胞的影响[J]. 中国实验方剂学杂志, 2014, 20（10）: 151-155.

[5] 赵保华, 张东军. 腰痛宁胶囊联合曲安奈德治疗坐骨神经痛的临床研究[J]. 现代药物与临床, 2018, 33（8）: 2103-2107.

[6] 何迅, 党志雄, 司杨. 腰痛宁胶囊治疗腰椎间盘突出症疗效观察[J]. 临床合理用药杂志, 2018, 11（13）: 62-63.

[7] 孙庆, 张玮, 胡思源, 等. 腰痛宁胶囊治疗腰椎间盘突出症（寒湿瘀阻证）的有效性和安全性的随机、盲法、多中心临床对照研究[J]. 中草药, 2016, 47（22）: 4043-4048.

[8] 于新. 双氯芬酸钠缓释片联合腰痛宁胶囊治疗腰椎间盘突出症术后下腰痛的临床观察[J]. 中国药物经济学, 2019, 14（1）: 81-84.

[9] 孙庆, 钟成梁, 张玮, 等. 腰痛宁胶囊治疗腰椎骨性关节炎寒湿瘀阻证 240 例多中心随机对照临床研究[J]. 中医杂志, 2019, 60（3）: 224-228.

[10] 吴静, 吴琪, 王少英. 腰痛宁胶囊治疗腰椎骨质增生症的临床研究[J]. 现代药物与临床, 2017, 32（1）: 88-91.

[11] 丁静, 李海然, 范丽萍. 腰痛宁胶囊治疗类风湿性关节炎的疗效观察[J]. 中国药房, 2011, 22（44）: 4171-4172.

（北京中医药大学　董世芬）

独活寄生丸（合剂）

【**药物组成**】　独活、桑寄生、熟地黄、牛膝、细辛、秦艽、茯苓、肉桂、防风、川芎、党参、甘草、当归（酒制）、白芍、杜仲（盐水制）。

【**处方来源**】　唐·孙思邈《备急千金要方》的独活寄生汤。国药准字 Z20043469。

【功能与主治】　养血舒筋，祛风除湿。用于风寒湿痹，腰膝冷痛，屈伸不利。

【药效】　主要药效作用如下：

1. 抗炎　独活寄生汤可抑制佐剂性关节炎大鼠原发性和继发性足肿胀，抑制毛细血管通透性增加，减轻小鼠耳肿胀度[1]；本品可保护膝骨关节炎模型大鼠膝关节软骨形态，促进软骨生长与修复，延缓软骨退变，抑制血清及关节液中炎性因子水平和炎性细胞数量[2-3]。

2. 镇痛　独活寄生汤可抑制乙酸致小鼠扭体次数，降低血清 PGE_2 和 cAMP 水平[4]；本品对骨癌痛具有显著镇痛作用，且可抑制脊髓星形胶质细胞的活化[5]。独活寄生丸可提高慢性关节炎模型大鼠痛阈[6]。

3. 扩张血管、改善微循环　独活寄生汤可增加毛细血管管径和开放数量，对抗肾上腺素引起的毛细血管闭合；能显著增加麻醉犬、猫的脑血流量[7-8]。

4. 调节免疫功能　独活寄生汤可增加大鼠胸腺和脾脏质量，增加小鼠单核巨噬细胞对血中胶粒碳的廓清速率；可抑制 2，4-二硝基甲苯所致小鼠迟发性皮肤过敏反应[9]。

5. 其他　细胞研究显示，本品含药血清可促进大鼠腰椎间盘纤维环细胞生长[10]。

【临床应用】

1. 坐骨神经痛　以痛为主，病位在腰腿部，主要由肝肾阴虚、气血不足、风寒湿邪侵袭人体，流注经络，致气血失和、经脉不通。治宜祛风除湿、宣痹散寒、滋补肝肾、养血通络。独活寄生汤方中独活、细辛、防风、茯苓、秦艽驱风散寒、除湿；桑寄生、杜仲、牛膝补益肝肾；当归、白芍、熟地黄、甘草、党参益气养血。诸药合用，攻补兼施，标本兼顾，共奏益肝肾、补气血、祛风湿、止痹痛之功[11]。

2. 膝骨性关节炎　独活寄生丸联合塞来昔布对老年膝骨性关节炎疗效明显，且可降低炎性因子 IL-1、IL-6、IL-8 水平，改善内皮功能及膝关节功能[12]。

【不良反应】　目前尚未检索到不良反应报道。

【使用注意】　①忌生冷、油腻食物。②小儿、年老患者应在医师指导下使用。③高血压、心脏病、肝病、糖尿病、肾病等慢性病严重者应在医师指导下服用。④发热者暂停使用。⑤对本品过敏者禁用，过敏体质者慎用。⑥本品性状发生改变时禁止使用。⑦儿童必须在成人的监护下使用。⑧请将本品放在儿童不能接触的地方。⑨如正在使用其他药品，使用本品前请咨询医师或药师。

【用法与用量】　蜜丸：口服，每丸重 9g，成人一次 1 丸，一日 2 次。合剂：口服，一次 15～20ml，一日 3 次，用时摇匀。

参 考 文 献

[1] 王爱武，刘娅，雒琪，等. 独活寄生汤抗炎、镇痛作用的药效学研究[J]. 中国实验方剂学杂志，2008，14（12）：61-64.

[2] 陈俊，吴广文，黄云梅，等. 独活寄生汤对膝骨关节炎大鼠软骨形态的影响[J]. 风湿病与关节炎，2018，7（10）：5-9，30.

[3] 陈文锦. 独活寄生汤调节 NLRP3/NF-κB 信号通路治疗膝骨关节炎的机制研究[D]. 南京：南京中医药大学，2018.

[4] 车萍，季旭明，宋小莉，等. 独活寄生汤对醋酸致痛模型小鼠 PGE2、cAMP 表达影响的实验研究[J]. 时珍国医国药，2014，25（8）：2048-2049.

[5] 孙萍萍，俞忠明，余平. 独活寄生汤对骨癌痛小鼠痛行为及脊髓星形胶质细胞 GFAP 表达的影响[J]. 中华中医药学刊，2016，34（2）：387-390.

[6] 柽坤. 独活寄生丸对慢性关节炎模型大鼠的镇痛作用[J]. 国外医学（中医中药分册），2004，（3）：174-175.

[7] 朱自平. 独活寄生汤对微循环的影响[J]. 中成药，1991，（3）：26.

[8] 许青媛，谢人明，任军鹏. 独活寄生汤对麻醉动物脑循环的作用[J]. 陕西中医，1989，（9）：425，411.

[9] 段泾云. 独活寄生汤抗炎免疫药理作用研究[J]. 中成药研究，1988，（5）：28-30.

[10] 钟灼琴，李长辉，宋红梅，等. 独活寄生汤对大鼠腰椎间盘细胞活性及 CaM-CaMK-CREB 信号通路的影响[J]. 云南中医学院学报，2015，38（2）：11-14，20.

[11] 陈成然. 独活寄生汤现代药理研究及临床应用[J]. 现代中西医结合杂志，2004，（21）：2926-2928.

[12] 郑业虎. 独活寄生丸联合塞来昔布对老年膝骨关节炎患者炎性因子、内皮功能及膝关节功能的影响[J]. 中国老年学杂志，2017，37（10）：2513-2515.

（北京中医药大学　董世芬）

野 木 瓜 片

【药物组成】　野木瓜。

【处方来源】　研制方。国药准字 Z44021242。

【功能与主治】　祛风止痛，舒筋活络。用于风邪阻络型三叉神经痛、坐骨神经痛，风湿关节痛。

【药效】　主要药效作用如下：

1. 抗炎　野木瓜片可抑制小鼠二甲苯致耳郭肿胀、大鼠蛋清性足跖肿胀，降低小鼠腹腔毛细血管通透性[1]。

2. 镇痛　野木瓜片可增加小鼠热致痛阈值，减少乙酸致小鼠扭体次数，并减轻大鼠三叉神经痛模型疼痛反应[1]。

【临床应用】

1. 坐骨神经痛　临床观察，电针后拔火罐，配合内服野木瓜片，综合治疗坐骨神经痛疗效佳[2]。

2. 三叉神经痛　本品具有祛风止痛、舒筋活络的作用，治疗三叉神经痛有较满意的效果[3]。

3. 特发性急性面神经炎　中医认为本病是人体正气不足，络脉空虚，风邪乘虚侵袭头面部阳明脉络，从而引起颜面一侧营卫不和，气血痹阻，经脉失养而发病，治宜疏风祛邪、养血活络，临床在常规治疗（激素、活血化瘀、减轻水肿、营养神经细胞等）的基础上联合野木瓜片，取得很好的疗效[4]。

【不良反应】　极少数患者服用野木瓜后有恶心感，这可能与野木瓜中含有大量的皂素刺激有关，如在饭后每次服用 2~4 片，一般无此反应。

【使用注意】　服用野木瓜片一般见效时间在 3~10 日，在此时间内如未见效时不可认为无效而停药，如果用足剂量，使用时间超过 2~4 周无效果或症状改善不大，继续用药，一般可减轻症状。当症状基本消失时不应立即停药，应多使用几日，以巩固疗效。

【用法与用量】　口服，一次 4 片，一日 3 次。

参 考 文 献

[1] 张孝友，谭毓治，赵诗云. 野木瓜片镇痛抗炎作用的实验研究[J]. 广东药学院学报，1998，（3）：37-38，40.

[2] 钟图琼. 综合治疗坐骨神经痛[J]. 四川中医，1989，（7）：39-40.

[3] 任炽安. 治疗三叉神经痛新药——野木瓜片[J]. 上海化工，1977，（5）：51.

[4] 于立，马忠金. 野木瓜片治疗急性特发性面神经炎的疗效观察[J]. 中国中医药科技，2016，23（3）：365-366.

（北京中医药大学　董世芬）

二、活血化瘀类

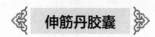

伸筋丹胶囊

【药物组成】　地龙、制马钱子、红花、乳香（醋炒）、防己、没药（醋炒）、香加皮、烫骨碎补。

【处方来源】　研制方。国药准字 Z33020230。

【功能与主治】　舒筋通络，活血祛瘀，消肿止痛。用于瘀血络阻引起的骨折后遗症、颈椎病、肥大性脊椎炎、慢性关节炎、坐骨神经痛、肩周炎。

【药效】　主要药效作用如下[1]：

1. 抗炎　伸筋丹胶囊可抑制大鼠佐剂型关节炎所致足肿胀，降低大鼠皮肤毛细血管通透性。

2. 镇痛　伸筋丹胶囊可减少乙酸致小鼠扭体次数。

3. 改善微循环　伸筋丹胶囊可改善高分子右旋糖酐致小鼠微循环障碍。

【临床应用】

1. 坐骨神经痛　临床观察本品治疗坐骨神经痛，可明显改善疼痛、压痛、活动障碍、肿胀等症状[2]。

2. 神经根型颈椎病　临床观察采取神经阻滞疗法加本品治疗神经根型颈椎病有较好疗效[3]。

3. 肩手综合征　临床观察本品联合综合康复训练可显著改善肩手综合征患者的肢体功能及临床治疗效果[4]。

【不良反应】　文献报道本品可致过敏性皮疹[5]。

【使用注意】　①不宜过量、久服。②心脏病患者慎用，运动员慎用。

【用法与用量】　口服，一次 5 粒，一日 3 次，饭后服用或遵医嘱。

参 考 文 献

[1] 朱婉萍，沈建根，聂晓敏，等. 伸筋丹胶囊治疗痹证的主要药效实验研究[J]. 浙江中医杂志，2003，（6）：40-41.

[2] 吴亚山，郭安. 伸筋丹胶囊治疗坐骨神经痛 30 例——附追风透骨丸治疗 30 例对照[J]. 浙江中医杂志，2001，（12）：40.

[3] 程宏亮，张秋坤. 神经阻滞疗法加伸筋丹胶囊治疗神经根型颈椎病 66 例[J]. 河北中医药学报，2010，25（1）：45.

[4] 王洪流，刘冬. 伸筋丹胶囊联合综合康复训练对肩手综合征患者肢体功能恢复的影响[J]. 中国生化药物杂志，2016，36（3）：138-139，142.

[5] 马东献. 颈椎康合剂、伸筋丹胶囊致过敏性皮疹 1 例[J]. 工企医刊，2004，（6）：61.

（北京中医药大学　董世芬）

安络小皮伞片

【药物组成】　安络小皮伞菌及其培养基。

【处方来源】　研制方。国药准字 Z20025099。

【功能与主治】　通经活络，活血止痛。用于坐骨神经痛、三叉神经痛、风湿性关节痛等。

【药效】　主要药效作用如下：

1. 镇痛　安络小皮伞糖蛋白可抑制乙酸致小鼠扭体反应[1]。安络小皮伞醇提取物可缓解坐骨神经慢性压迫性损伤诱导的大鼠机械学过敏及热痛学超敏；下调 CCI 大鼠脊髓 $L_4 \sim L_6$ 节段炎症因子 TNF-α 和 IL-1β 的水平，以及 p-ERK、p-p38、p-JNK 的蛋白表达[2]。

2. 抗氧化　安络小皮伞多糖对·OH、·O_2^- 均有较好的清除作用[3]。

3. 调节免疫功能　安络小皮伞多糖组分 MAP60 可以提高 IL-1、IL-2、TNF-α、IFN-γ 在外周血中和免疫细胞培养上清液中的水平，提高腹腔巨噬细胞中 IL-1mRNA、TNF-α mRNA 的表达，提高小鼠脾细胞中 IL-2 mRNA、IFN-γ mRNA 的表达[4]。

【临床应用】

膝骨性关节炎　温针灸配合安络小皮伞离子导入治疗膝骨性关节炎疗效显著，治愈率为 65.00%，总有效率为 97.50%[5]。

【不良反应】　少数患者可出现头晕、思睡。

【使用注意】　孕妇禁服。

【用法与用量】　口服，一次 0.42g，一日 2～3 次；或遵医嘱。

参 考 文 献

[1] 高阳，杨献玲，徐多多. 安络小皮伞镇痛作用糖蛋白纯化方法研究[J]. 长春中医药大学学报，2013，29（6）：961-962.

[2] 赵思思，戴文玲，刘吉华. 安络小皮伞醇提取物对神经病理性疼痛模型大鼠的镇痛作用研究[J]. 药物评价研究，2016，39（4）：553-558.

[3] 王曦，梁启明，李婷婷，等. 安络小皮伞菌丝体多糖的提取及其抗氧化性研究[J]. 食品科技，2006，（12）：80-83.

[4] 王惠国. 安络小皮伞多糖的提取及其免疫调节作用研究[D]. 沈阳：辽宁中医药大学，2008.

[5] 吴虹辉. 温针灸配合安络小皮伞离子导入治疗膝关骨性关节炎 40 例[J]. 湖南中医杂志，2014，30（8）：111-112.

（北京中医药大学　董世芬）

三、补益肝肾类

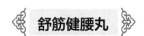

舒筋健腰丸

【药物组成】　狗脊、金樱子、鸡血藤、千斤拔、黑老虎、牛大力、女贞子（蒸）、桑寄生（蒸）、菟丝子（盐制）、延胡索（制）、两面针、乳香（制）、没药（制）。

【处方来源】　研制方。国药准字 Z44021058。

【功能与主治】　补益肝肾，强健筋骨，祛风除湿，活络止痛。用于腰膝酸痛，坐骨神经痛。

【药效】　主要药效作用如下：

1. 抗炎　舒筋健腰丸可减轻坐骨神经痛大鼠的坐骨神经组织学改变，抑制炎性因子表达[1]；并可抑制骨关节炎大鼠血清 IL-1β、TNF-α、MMP-1、MMP-13 的升高[2]。

2. 镇痛　舒筋健腰丸可提高大鼠辐射热刺激痛阈值，提高小鼠热板法痛阈值，抑制乙酸致小鼠扭体反应[3]。

【临床应用】

1. 坐骨神经痛　舒筋健腰丸能有效改善坐骨神经痛属肝肾亏虚证患者的临床症状,改善患者的功能障碍[4]。

2. 腰椎间盘突出症　舒筋健腰丸可降低腰椎间盘突出属肝肾不足,风湿瘀阻型患者中医证候评分,改善患者体征、肢体功能[5]。

3. 腰椎管狭窄症　舒筋健腰丸用于治疗腰椎管狭窄属肝肾不足,风湿瘀阻型患者中医证候疗效确切,尤其在改善中医证候总积分及中医单项腰膝酸痛及腰膝酸软症状方面具有明显优势,且具有较高的安全性[6-7]。

【不良反应】　有报道患者自行购买口服后致急性肝损伤 1 例[8]。

【使用注意】　尚不明确。

【用法与用量】　口服,一次 5g(参照瓶盖刻度),一日 3 次。

参 考 文 献

[1] 石洪超,欧慧瑜,何风雷,等. 舒筋健腰丸对坐骨神经痛大鼠坐骨神经组织及血清细胞因子的影响[J]. 中国医药导报,2017,14(22):11-15.

[2] 谢琳,吴启富,王笑丹,等. 舒筋健腰丸对骨关节炎大鼠关节软骨和血清中细胞因子的影响[J]. 今日药学,2014,24(12):862-865.

[3] 谢林. 舒筋健腰丸镇痛抗炎作用实验研究[C]. 中国中西医结合学会风湿病专业委员会. 全国第十一届中西医结合风湿病学术会议论文汇编,2013:250.

[4] 厉强,刘文东,于鹏飞. 舒筋健腰丸治疗腰椎间盘突出所致坐骨神经痛(肝肾亏虚证)的临床研究[J]. 中药材,2018,41(3):737-739.

[5] 王宝剑,高景华,高春雨,等. 舒筋健腰丸治疗腰椎管狭窄症(肝肾不足,风湿瘀阻证)的多中心随机对照试验[J]. 中国中医骨伤科杂志,2019,27(8):20-23.

[6] 高景华,王宝剑,高春雨,等. 舒筋健腰丸治疗腰椎间盘突出症(肝肾不足,风湿瘀阻证)的多中心随机对照试验[J]. 中国中医骨伤科杂志,2019,27(9):11-14.

[7] 孙学旺. 舒筋健腰丸治疗腰椎间盘突出症(肝肾不足,风湿瘀阻证)的临床研究[D]. 北京:中国中医科学院,2016.

[8] 吴庆波. 口服舒筋健腰丸致急性肝损害 1 例[J]. 中国校医,2016,30(12):911,914.

(北京中医药大学　董世芬)

舒肝和胃丸(口服液)

【药物组成】　柴胡、醋香附、佛手、郁金、木香、乌药、陈皮、焦槟榔、莱菔子、白芍、炒白术、广藿香、炙甘草。

【处方来源】　研制方。《中国药典》(2015 年版)。

【功能与主治】　疏肝解郁,和胃止痛。用于肝胃不和,两胁胀满,胃脘疼痛,食欲不振,呃逆呕吐,大便失调。

【药效】　主要药效作用如下:

1. 促进胃肠蠕动　舒肝和胃丸能降低小鼠胃内甲基橙残留量,促进胃排空,提高小鼠小肠炭末推进率;可使空肠管悬吊法家兔回肠收缩频率增强[1]。

2. 抑制胃液分泌　舒肝和胃丸能抑制大鼠胃液分泌量和总酸排出量,降低总酸度[1]。

3. 镇痛　舒肝和胃丸能减少乙酸致小鼠扭体反应次数,提高热板法致小鼠痛阈值[1]。

4. 抗炎　舒肝和胃丸能抑制蛋清及甲醛所致的大鼠足跖肿胀[1]。

【临床应用】

1. 胃痛　本品可用于肝胃不和，气机不利所致胃脘胀满疼痛，窜及两胁，嗳气呕恶，食欲不振，大便不畅，苔腻，脉沉弦者；胃炎、消化性溃疡见上述证候者。

2. 胁痛　本品可用于情志不遂，肝失条达，气阻于胁所致两胁胀痛，走窜不定，胸闷气短，纳食减少，苔薄白，脉弦者；胆囊炎、肋间神经痛见上述证候者。

【不良反应】　目前尚未检索到不良反应报道。

【使用注意】　①肝胃郁火所致胃痛、胁痛者慎用。②妇女月经期、妊娠期、哺乳期当慎用。③用药期间忌忧思恼怒，忌油腻食物。

【用法与用量】　丸剂：口服，水蜜丸一次 9g，大蜜丸一次 2 丸，一日 2 次。口服液：一次 10ml，一日 2 次；或遵医嘱。

参 考 文 献

[1] 康永，李先荣，程霞，等. 舒肝和胃丸对消化系统影响的实验研究[J]. 山西中医，1995，11（3）：38-40.

（北京中医药大学　董世芬）

第十八章

脑卒中中成药名方

第一节 概 述

一、概 念[1-2]

中风（apoplexy），又称脑卒中（stroke）、脑血管意外（cerebrovascular accident），是急性血管源性神经功能障碍，突然（数秒内）或至少迅速（数小时内）出现受累脑区的相应症状和体征。依据病理性质，脑卒中可分为缺血性卒中和出血性卒中两大类。

缺血性卒中（ischemic stroke，IS）占脑卒中总数的60%～70%，主要包括脑血栓形成和脑栓塞。脑血栓形成是由于动脉狭窄，管腔逐渐形成血栓而最终阻塞动脉所致；脑栓塞是由于血栓脱落或其他栓子进入血液中阻塞脑动脉所致。栓塞引起的神经功能障碍，取决于栓子数目、范围和部位。栓塞发生在大脑中动脉最常见，临床表现为突发的偏瘫、偏身感觉障碍和偏盲。

出血性卒中（hemorrhagic stroke，HS）占脑卒中总数的30%～40%，是指原发性非外伤性脑实质内自发性出血，病因多样，大多数为高血压小动脉硬化的血管破裂所致脑出血。常表现为剧烈头痛、呕吐、嗜睡、昏迷、中枢性偏瘫、面瘫、舌瘫、交叉瘫、失语和感觉障碍等。

二、病因及发病机制[3-4]

（一）病因

高血压、糖尿病、冠心病在脑卒中的发病过程中起着重要的作用。高血压性动脉改变、心源性栓塞及炎性感染、血液病、代谢病等导致脑部血管狭窄、闭塞，脑血液循环障碍是中风最主要的发病原因。高血压及高血压合并小动脉硬化是脑出血的最常见病因，脑动脉粥样硬化、血流动力学异常、血液成分改变是缺血性卒中的发病基础。年龄、性别、不良饮食习惯、吸烟、精神因素均和脑卒中的发生有关。

（二）发病机制

脑动脉粥样硬化、血流动力学异常、血液成分改变是缺血性卒中的发病基础。其中，脑组织缺血缺氧后所造成的能量代谢障碍、兴奋性氨基酸毒性、炎性反应、钙超载、自由基代谢障碍和血脑屏障损伤是缺血性卒中的主要发病机制。脑出血时，由于血肿的占位效应及其对周围脑组织的直接损伤，以及继发性损害如细胞凋亡、自由基损伤和炎性反应是出血性脑卒中的主要病理机制。

三、临 床 表 现

中风最主要的临床表现是神志障碍和运动、感觉、语言障碍。经过一段时间的治疗，除神志清醒外，脑损害导致的功能障碍症状会不同程度的存在。这些症状，称为后遗症。

四、诊 　 断[5-7]

采用 CT、磁共振等影像学检查，可给中风做出正确的定位、定性、定量诊断。急性缺血性脑卒中的诊断标准：①急性发病；②局灶性神经功能缺损（单侧面部或肢体无力，语言障碍等）或全面性神经功能缺损；③当影像学检查显示有缺血性病灶时，脑功能损害的体征持续时间不限；当缺乏影像学缺血性病灶时，脑功能损害的体征持续时间应在 24小时以上；④排除非血管性病因；⑤脑 CT/MRI 排除脑出血。

出血性脑卒中的诊断标准：①急性发病；②局灶性神经功能缺损（少数为全面性神经功能缺损）并伴有头痛、呕吐、血压升高及不同程度的意识障碍；③排除非血管性病因；④脑 CT/MRI 显示出血病灶。

五、治 　 疗

（一）常用化学药物及现代技术[8-11]

中风的治疗要重视 24 小时内的重点监护与全身性支持疗法，防治发热、呼吸道感染、消化道出血、高血压和高血糖等常见并发症，配合一些针对缺血或出血的特殊治疗，然后是康复治疗与预防复发的防治措施。缺血性中风是各种原因导致脑动脉血流中断，局部脑组织缺氧、缺血性坏死的产生与发展而出现相应的神经功能缺损。在急性期，主要通过溶栓治疗，尽早再灌注，阻止缺血损伤。但随之发生的缺血再灌注损伤却无法避免，因而如何干预脑缺血再灌注所触发的一系列导致神经元损害的病理性生化级联反应，进行有效的神经保护治疗是缺血性中风研究的重点。出血性中风因其出血可直接破坏脑组织，同时血肿挤压周围结构，引起脑组织水肿、颅内压增高，甚至继发脑组织缺血、坏死而导致死亡。急性期应控制脑水肿，脱水降低颅内压，控制并发症。手术治疗能够迅速解除血肿和占位效应，在减轻血肿压迫损害和挽救生命方面，起到了积极的作用，严格掌握手术适应证，及时选取手术的相应方式进行治疗，可提高临床疗效。恢复期应控制血压，预防复发。

（二）中成药名方治疗[12-14]

中风属于中医学"中风病"范畴，是以口眼㖞斜，言语謇涩，半身不遂，甚至突然昏仆，不省人事等为主症的一类疾病。中医认为年老体弱、劳倦内伤或久病正虚，气血亏损，脑脉失养，气虚则运血无力而致脑脉瘀滞不通；阴血亏虚则阴不制阳，引起阴阳失调，气血逆乱，直冲犯脑，导致脑脉痹阻或血溢脉外。病变过程中会出现风、火、痰、瘀、气、虚六类病理因素，初期以风、火、痰、瘀为主，后期以虚、瘀为主。中风急性期以祛邪为主，恢复期多为虚实夹杂，治宜扶正祛邪。

第二节　中成药名方的辨证分类与药效

中风急性期以祛邪为主，常用清热开窍、活血化瘀通络法。中成药的常见辨证分类及其主要药效如下[15-16]：

一、清热开窍类

脑卒中邪热内陷心包证者，主要症状是身热烦躁，神昏谵语，烦扰不宁，口干舌燥，喉中痰鸣，舌红或绛，脉数，以及中风神昏，半身不遂，肢体强痉拘急。

脑卒中痰热闭窍型的主要病理变化是能量代谢障碍、兴奋性氨基酸毒性、炎性级联反应、钙超载及自由基代谢障碍等。

清热开窍药可拮抗兴奋性氨基酸毒性，减轻脑水肿，阻抑自由基及炎性损伤，保护神经血管功能单元。

常用中成药：清开灵颗粒（滴丸、注射液）、安宫牛黄丸、醒脑静注射液等。

二、活血化瘀类

脑中风血瘀证者，主要症状是半身不遂，口角㖞斜，言语不利，口角流涎，小便频数或尿遗不禁，舌暗淡，苔白，脉沉细。

脑中风血瘀证的主要病理变化为脑血流动力不足，血液流变学改变，微循环障碍等。

活血化瘀药具有扩张血管，改善微循环，改善血液流变学，改善机体凝血系统及纤溶系统状态，增加缺血区脑组织血液供应等作用。

常用中成药：疏血通注射液、血栓通注射液、芪龙胶囊、灯盏生脉胶囊、灯盏花素片（滴丸、分散片、颗粒、注射液）、银杏内酯注射液、银杏二萜内酯葡胺注射液、丹红注射液、血栓通胶囊、消栓肠溶胶囊等。

参 考 文 献

[1] 董伟. 现代脑血管疾病诊疗与重症监护[M]. 长春：吉林科学技术出版社，2016.

[2] Hankey G. Stroke[J]. Lancet，2016，389（10069）：641-654.

[3] Amelia K B，Charles E，Mitchell S V E. Stroke risk factors，genetics，and prevention[J]. Circulation Research，2017，120（3）：472-495.

[4] Khoshnam S E，Winlow W，Farzaneh M，et al. Pathogenic mechanisms following ischemic stroke[J]. Neurological Sciences，2017，38（7）：1167-1186.

[5] 郭岗，李娟. 磁共振新技术在急性缺血性脑中风中的应用进展[J]. 功能与分子医学影像学，2018，7（1）：1355-1359.

[6] 秦海强. 急性缺血性脑卒中早期诊疗手册[M]. 北京：北京大学医学出版社，2018.

[7] 中华医学会神经病学分会. 2016 版中国脑血管病诊治指南与共识[M]. 北京：人民卫生出版社，2016.

[8] 王拥军. 脑卒中诊疗王拥军 2019 观点[M]. 北京：科学技术文献出版社，2019.

[9] Furie K L，Jayaraman M V. 2018 Guidelines for the Early Management of Patients With Acute Ischemic Stroke[J]. Stroke，2018，49（3）：509-510.

[10] Chamorro，ángel，Dirnagl U，Urra X，et al. Neuroprotection in acute stroke：targeting excitotoxity，oxidative and nitrosative stress，and inflammation[J]. The Lancet Neurology，2016，15（8）：869-881.

[11] 郝春华，李亚丽，孙双勇，等. 缺血性脑中风急性期溶栓药物研究进展[J]. 中国新药杂志，2015，24（23）：2687-2691.

[12] 陈孝男，杨爱琳，赵亚楠，等. 缺血性脑中风的发病机制及其常用治疗中药研究进展[J]. 中国中药杂志，2019，44（3）：422-432.

[13] 韩旭，刘黎青. 中医药治疗脑卒中的研究进展[J]. 中医药信息，2014，31（4）：193-195.

[14] 张贺，梁健芬，梁新安，等. 中医药治疗缺血性脑卒中研究进展[J]. 河南中医，2014，（6）：79-81.

[15] 石学敏. 脑卒中与醒脑开窍[M]. 2 版. 北京：科学出版社，2016.

[16] 郑蕙，林国清，付铁彦，等. 活血化瘀法对缺血性脑卒中治疗的研究进展[J]. 按摩与康复医学，2018，9（22）：84-86.

（首都医科大学　赵　晖，北京中医药大学　孙建宁）

第三节　中成药名方

一、清热开窍类

清开灵颗粒（滴丸、注射液）

【药物组成】　胆酸、猪去氧胆酸、珍珠母（粉）、水牛角（粉）、栀子、板蓝根、黄芩苷、金银花。

【处方来源】　清·吴瑭《温病条辨》之安宫牛黄丸加减化裁方。《中国药典》（2015年版）。

【功能与主治】　清热解毒，化痰通络，醒神开窍。用于热病，神昏，中风偏瘫，神志不清；急性肝炎、上呼吸道感染、肺炎、脑血栓形成、脑出血见上述证候者。

【药效】　主要药效如下：

1. 解热　清开灵注射液肌内注射能抑制细菌内毒素和内生致热原引起的家兔发热反应[1-2]；静脉注射能抑制内毒素性家兔发热，降低下丘脑和脑脊液中 cAMP 水平，减少下丘脑 IL-1β 和腹中隔区精氨酸加压素（AVP）含量[3-5]。

2. 抗脑损伤　脑卒中是一个多环节、多因素损伤的酶促级联反应，其发病机制涉及脑组织能量代谢紊乱、兴奋性氨基酸毒性、自由基损伤、钙超载等多个环节。清开灵可改善能量代谢，抗氧化，拮抗神经毒性，调节神经递质或神经肽紊乱，抑制神经细胞凋亡，促进神经功能恢复。清开灵能延长卒中易感型自发性高血压大鼠（SHRsp）生存期和卒中后的存活时间，促进脑出血灶吸收[6]，减轻脑组织水肿、神经元变性坏死，降低海马区兴奋性氨基酸水平，升高 Ca^{2+} 含量[7-8]。对自体血凝块致脑血肿家兔，清开灵可降低血脑脊液屏障通透性，促进脑组织血肿吸收[9-10]。对胶原酶诱发的急性脑出血大鼠，清开灵可提高脑组织 SOD 活性[11]；降低血浆内皮素（ET）水平及血浆肌酸激酶（CK）活性[12]；并增加脑内 P 物质（SP 神经肽）含量[13]；上调神经元内生长抑素（SOM）mRNA 表达[14]；激活脑内皮细胞和胶原细胞，促进坏死组织吸收、血管新生和脑组织修复[15]。清开灵腹腔注射能减轻双侧颈总动脉结扎致急性缺血大鼠大脑皮层神经元、毛细血管内皮细胞、神经胶质细胞超微结构损伤[16]。对谷氨酸致神经毒性脑损伤大鼠，清开灵可降低脑组织水肿及游离 Ca^{2+} 浓度；减轻皮层及海马神经细胞的损伤；增加蛋白激酶 C 表达；下调谷氨酸 NMDA 受体[17-20]。清开灵静脉注射给药可减轻大脑中动脉阻塞致缺血再灌注小鼠梗死面积，增加血清 SOD 活性[21]。对一氧化氮腹腔注射诱导的迟发性脑病大鼠，清开灵可缩短其在 Morris 水迷宫试验中定位导航平均逃避潜伏期，减轻海马神经元病变[22]。细胞实验结果显示，清开灵能减少缺氧/缺糖损伤及复氧致胎鼠海马神经细胞 LDH 释放，抑制细胞内 Ca^{2+} 超载，减轻神经细胞凋亡和坏死[23]；还可上调小鼠脑微血管内皮细胞缺氧模型内皮细胞紧密连接蛋白 claudin-5 的表达[24]。

3. 减轻肝脏损伤　清开灵能减轻 CCl_4 致肝损伤大鼠的肝细胞变性和坏死程度，增加肝细胞内 RNA 和蛋白质含量，增强肝细胞线粒体琥珀酸脱氢酶（SDH）、细胞色素氧化酶、单胺氧化酶（MAO）活性，提高亮氨酸氨肽酶（ALP）、5-核苷酸酶（5-Nase）、非特异性酯酶（n-Ease）、酸性磷酸酶（ACP）、葡萄糖-6-磷酸酶（G-6-P）、三磷腺苷酶（ATPase）等水解酶的活性[25]；降低血氨、尿素氮、乳酸含量[26]。

4. 减轻肺及心肌组织损伤　清开灵尾静脉注射可增加急性肺损伤大鼠外周血 $CD4^+T$ 细胞数目、改善 $CD4^+/CD8^+$[27]。对全身暴露动态吸入全氟异丁烯（PFIB）染毒致急性肺水肿模型小鼠，清开灵腹腔注射可提高染毒小鼠的存活率，减轻肺组织病变，降低肺含水量及肺湿/干啰音，减少支气管肺泡灌洗液蛋白含量[28]；下调心肌缺血再灌注损伤大鼠心肌细胞凋亡相关蛋白 Caspase-3、Caspase-9 的表达[29]。

5. 抗炎　清开灵可对抗脂多糖（LPS）诱导的兔弥漫性血管内凝血（DIC）低凝状态，降低 ALT、BUN 及血浆 TNF-α 含量，使凝血功能趋于正常[30]；减轻颅内接种白血病细胞致小鼠 L7212 脑膜白血病细胞浸润[31]，升高 NK 细胞活性[32]；抑制慢性复发-缓解性自身免疫性脑脊髓炎（EAE）小鼠淋巴结细胞增殖反应及 IFN-γ 分泌，改善 EAE 小鼠神经功能评分，延迟发病时间，减少 EAE 小鼠发病数和死亡数[33]。

【临床应用】

1. 脑血管病[34-37]　清开灵注射液可用于缺血性脑血管病的治疗，能改善脑出血急性期患者血液流变学及神经功能。急性脑出血患者入院时或入院 24 小时内发生全身炎性反应综合征（SIRS）在常规治疗基础上加用清开灵注射液，可改善患者心率、体温、白细胞计数，并降低病死率。轻、中度血管性痴呆患者给予清开灵注射液和西药常规治疗可提高患者的 MMSE、HDS、ADL 积分值。

2. 急性小儿上呼吸道感染、高热惊厥[38-39]　清开灵注射液静脉滴注可治疗急性小儿上呼吸道感染，常规急诊处理基础上加用清开灵注射液可治疗小儿高热惊厥。

3. 肝炎[40-43]　常规治疗的基础上加清开灵注射液，治疗乙肝重度黄疸、急性戊肝、甲肝、小儿急性黄疸型肝炎，临床疗效优于单独西药治疗。

【不良反应】　908 例清开灵注射液不良反应/不良事件（ADR/AE）病例按文献描述的情况分为轻型和重型 ADR/AE：轻型 ADR/AE 占 67.1%（609/908），重型 ADR/AE 占 32.9%（299/908）。轻型 ADR/AE 以皮肤、黏膜 ADR/AE 为主，以全身或局部多种形态的皮疹、瘙痒、发红最为多见[61.4%（374/609）]，其次依次为药物热[19.9%（121/609）]、胃肠道 ADR/AE、注射部位 ADR/AE 等。重型 ADR/AE 则以过敏性休克最多见[55.5%（166/299）]，其次为严重呼吸系统 ADR/AE[27.1%（81/299）]、心血管系统 ADR/AE、神经肌肉系统 ADR/AE 等；死亡 13 例，占重型 ADR/AE 的 4.3%（13/299）。个案报道过敏性休克病例中伴有皮疹的病例占 25.4%（29/114）[44]。

【使用注意】　①药物过敏者慎用。应用清开灵注射液时，医护人员应在给药后 30 分钟内对患者进行严密监护，特别是对有过敏史和（或）首次用药的患者，若出现皮肤瘙痒、心慌、胸闷、紫绀等反应应立即停药并给予积极治疗。②目前已确认清开灵注射液不能与硫酸庆大霉素、青霉素 G 钾、肾上腺素、间羟胺、乳糖酸红霉素、多巴胺、山梗菜碱、硫酸美芬丁胺等药物配伍使用。③清开灵注射液稀释以后，必须在 4 小时以内使用。清开灵注射液与其他药物静脉联合用药交互使用时，应间隔 6 小时以上。

【用法与用量】　颗粒剂：口服，一次 1～2 袋，一日 2～3 次。滴丸：舌下含服，一次 10～20 丸，一日 2～3 次。注射液：肌内注射，一日 2～4ml。重症患者静脉滴注，一日 20～40ml，以 10%葡萄糖注射液 200ml 或氯化钠注射液 100ml 稀释后使用。

参 考 文 献

[1] 蒋玉凤，黄启福，严京，等. 清开灵对家兔内毒素性发热和脑脊液 cAMP 含量的影响[J]. 北京中医药大学学报，1994，17（5）：66.

[2] 蒋玉凤，黄启福，严京，等. 清开灵注射液对家兔实验性发热的作用研究[J]. 中国中医基础医学杂志，2001，7（7）：33.

[3] 蒋玉凤，张丹卉，黄启福，等. 清开灵对家兔内毒素性发热的作用及机制研究[J]. 中国病理生理杂志，2003，19（8）：1103.

[4] 张丹卉，蒋玉凤，黄启福，等. 清开灵对内毒素性发热家兔下丘脑、脑脊液 cAMP 及隔区 AVP 含量的影响[J]. 北京中医药大学学报，2001，24（5）：20.

[5] 张丹卉，蒋玉凤，黄启福，等. 清开灵对 EP 性发热家兔下丘脑与脑脊液 cAMP 及腹中隔区 AVP 含量的影响[J]. 中国病理生理杂志，2001，17（8）：813.

[6] 蒋玉凤，黄启福，邹丽琰，等. 清开灵注射液治疗 SHRsp 出血性中风病的研究[J]. 北京中医药大学学报，1997，20（2）：34.

[7] 蒋玉凤，朱陵群，黄启福，等. 清开灵注射液对 SHRsp 出血性中风海马区兴奋性氨基酸含量的影响[J]. 中国中医急症，1997，6（5）：219.

[8] 蒋玉凤，朱陵群，李克玲. 醒脑健神胶囊、中风脑得平、清开灵对 SHRsp 出血性中风海马神经元的保护作用[J]. 北京中医药大学学报，1996，19（3）：60.

[9] 李克玲，黄启福，蒋玉凤，等. 清开灵注射液治疗家兔脑血肿的实验研究[J]. 中国中西医结合杂志，1997，17（2）：91.

[10] 李克玲，黄启福，严京，等. 清开灵注射液对脑血肿家兔血气变化的影响[J]. 北京中医药大学学报，2003，26（3）：21.

[11] 刘莉，钱家骏，胡加跃，等. 醒脑健神胶囊、清开灵注射液对急性脑出血大鼠脑含水量、离子含量及自由基代谢的影响[J]. 北京中医药大学学报，1997，20（1）：38.

[12] 钱家骏，刘莉，庞鹤. 醒脑健神胶囊、清开灵注射液对急性脑出血大鼠血浆 ET、CK 及 vWF 水平的影响[J]. 北京中医药大学学报，1997，20（2）：25.

[13] 白丽敏，孙红梅，朱培纯，等. 清开灵注射液对实验性脑出血大鼠脑内 P 物质的影响[J]. 北京中医药大学学报，1996，19（6）：67.

[14] 陈浩，朱培纯. 清开灵对脑出血大鼠前额皮层生长抑素 mRNA 表达影响的实验研究[J]. 神经解剖学杂志，1998，14（10）：61.

[15] 朱培纯，吴海霞，陈浩，等. 3 种方药对脑出血大鼠因子Ⅷ相关蛋白和胶质纤维酸性蛋白的影响[J]. 北京中医药大学学报，

1997, 20（1）: 34.

[16] 黄真炎, 吴玲霓, 杨冬娣, 等. 清开灵对大鼠急性脑缺血超微结构的保护作用[J]. 中医药研究, 1997, 13（5）: 57.

[17] 陶永光, 岳少杰, 俞燕, 等. 清开灵对大鼠谷氨酸神经毒性脑水肿时突触体游离钙的影响[J]. 中国当代儿科杂志, 2000, 2（5）: 326.

[18] 岳少杰, 罗自强, 冯德云, 等. 清开灵对谷氨酸神经毒性脑损伤脑组织 c-fos 基因表达的影响[J]. 北京中医药大学学报, 2002, 25（2）: 27.

[19] 岳少杰, 陈检芳, 陶永光, 等. 清开灵对脑组织谷氨酸含量及 NMDA 受体的影响[J]. 湖南医科大学学报, 2000, 25（3）: 213.

[20] 岳少杰, 曾庆善, 周建华, 等. 清开灵抗大鼠谷氨酸神经毒性脑损伤的实验研究[J]. 中国中西医结合杂志, 2000, 20（11）: 842.

[21] 程发峰, 郭少英, 钟相根, 等. 清开灵注射液不同时间给药对 MCAO 小鼠血清 SOD 的影响[J]. 中华中医药学刊, 2010, 28（10）: 2059-2061.

[22] 陈伟, 张斌, 李蔚, 等. 清开灵注射液对急性一氧化碳中毒迟发性脑病学习记忆及海马细胞形态的影响[J]. 中医药临床杂志, 2014, 26（4）: 404-406.

[23] 庞鹤, 朱陵群. 清开灵注射液对大鼠胎鼠海马神经细胞凋亡的影响[J]. 中国医药学报, 2003, 18（12）: 749.

[24] 高永红, 朱海燕, 娄利霞, 等. 清开灵注射液对小鼠脑微血管内皮细胞缺氧模型紧密加连接蛋白 claudin-5 的影响[J]. 中西医结合心脑血管病杂志, 2014, 12（11）: 1363-1365.

[25] 叶百宽, 贾长恩, 俞慧珠, 等. 清开灵 I 号对实验性肝损伤修复作用的组织学和组织化学的探讨[J]. 中华内科杂志, 1981, 20（1）: 38.

[26] 齐治家, 钱家骏, 乔亭祥, 等. 清开灵注射液对实验性肝损伤保护作用的生物化学初步研究[J]. 中医杂志, 1981, （5）: 69.

[27] 张平, 张书杰, 何平平, 等. 清开灵注射液对急性肺损伤大鼠肺组织及 CD4+ T 细胞数目的影响[J]. 南华大学学报 · 医学版, 2008, 36（1）: 22-24.

[28] 邵志华, 王和枚, 陈嘉斌, 等. 清开灵注射液对小鼠全氟异丁烯吸入性急性肺水肿的治疗作用[J]. 甘肃中医, 2006, 4（33）: 241.

[29] 赵丽红, 赵立勤, 于艳华, 等. 清开灵注射液对心肌缺血-再灌注损伤大鼠凋亡相关蛋白 Caspase 表达的影响[J]. 中国实验诊断学, 2012, 16（7）: 1171-1173.

[30] 孙浩, 王珣, 柳佳利, 等. 清开灵注射液对 LPS 诱导的兔弥漫性血管内凝血的作用[J]. 中国病理生理杂志, 2012, 28（5）: 895-900.

[31] 陈泽涛, 李芮, 陈刚, 等. 传统急救中成药对 L7212 小鼠脑膜白血病防治作用的病理观察[J]. 中国实验方剂学杂志, 1996, 2（4）: 15.

[32] 陈泽涛, 李芮, 张宏, 等. 传统急救中成药对白血病小鼠 L7212 NK 细胞活性的影响[J]. 山东中医学院学报, 1995, 19（4）: 254.

[33] 宋春兵, 尹岭, 朱克. 清开灵有效治疗实验性自身免疫性脑脊髓炎[J]. 中国神经免疫学和神经病学杂志, 2003, 10（3）: 156.

[34] 吕军, 林维勤. 清开灵注射液治疗缺血性脑血管病的疗效观察[J]. 中西医结合实用临床急救, 1998, 5（8）: 24-25.

[35] 赵耀辉, 孙彦蕊. 清开灵注射液治疗急性期脑出血的临床观察[J]. 四川医学, 2010, 31（4）: 516-517.

[36] 陈伟, 袁媛, 何龙泉, 等. 清开灵注射液对高血压脑出血全身炎性反应综合征的干预作用[J]. 中医药临床杂志, 2005, 17（5）: 463-464.

[37] 钱仁义, 赵铎, 杜玉铃. 清开灵注射液治疗血管性痴呆 50 例临床观察[J]. 中成药, 1999, 21（11）: 25-27.

[38] 郭业伟, 邢建英, 张庆河. 清开灵注射液治疗急性小儿上呼吸道感染疗效观察[J]. 中国民康医学, 2014, 26（14）: 94-95.

[39] 白海波. 清开灵注射液在小儿高热惊厥治疗中的应用效果研究[J]. 中国实用医药, 2014, 9（35）: 14-15.

[40] 胡凤兰. 清开灵注射液辅助治疗乙型肝炎重度黄疸 40 例[J]. 河南中医, 2006, 26（7）: 70.

[41] 陈皋. 清开灵注射液治疗急性戊型病毒性肝炎临床疗效观察[J]. 海南医学, 2007, 18（12）: 18, 52.

[42] 李雪梅, 吴建毅. 清开灵注射液治疗甲型肝炎临床观察[J]. 中国乡村医药, 2002, 9（10）: 16-17.

[43] 袁良胜. 清开灵注射液治疗急性黄疸型肝炎 40 例疗效分析[J]. 黔南民族医专学报, 2011, 24（4）: 259, 266.

[44] 郝园, 孔翔瑜, 吴泰相. 277 篇 1486 例清开灵注射液不良反应/不良事件系统评价[J]. 中国循证医学杂志, 2010, 10（2）: 162-175.

（北京中医药大学　董世芬，首都医科大学　赵　晖）

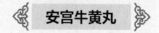

安宫牛黄丸

【药物组成】　牛黄、麝香、郁金、犀角、珍珠、栀子、黄连、黄芩、冰片、朱砂、雄黄。

【处方来源】 清·吴瑭（鞠通）《温病条辨》。《中国药典》（2015 年版）。

【功能与主治】 清热解毒，镇惊开窍。用于热病，邪入心包，高热惊厥，神昏谵语；中风昏迷及脑炎、脑膜炎、中毒性脑病、脑出血、败血症见上述证候者。

【药效】 主要药效如下：

1. 抗炎、解热 安宫牛黄丸具有一定的解热、抗感染作用，能拮抗细菌脂多糖引起的脑内炎症反应[1]。安宫牛黄丸对小鼠腹腔巨噬细胞的吞噬功能有明显的刺激作用，表现为吞噬百分率及吞噬指数增加，巨噬细胞体积明显增大，被吞噬的鸡红细胞数量增多，表明安宫牛黄丸不仅具有抗炎作用，而且对机体的免疫功能也具有增强作用[2]。安宫牛黄丸能明显降低新西兰家兔耳缘静脉注射伤寒 Vi 多糖菌苗造成的高热模型体温[3]。

2. 镇静、抗惊厥 安宫牛黄丸可显著延长小鼠睡眠时间，对睡眠潜伏期无明显影响，提示其具有一定的镇静作用[3]。另外，安宫牛黄丸可对抗苯丙胺对小鼠的兴奋作用，并能明显地延缓小鼠戊四氮阵挛性癫痫发作，降低小鼠的惊厥和死亡率[4]。

3. 改善意识障碍 安宫牛黄丸对各种昏迷都有很好的治疗作用。意识障碍包括昏迷患者脑电图的共同特点是广泛的大慢波（δ 波），脑电图的激活则表示意识障碍得到改善。安宫牛黄丸对内毒素脑损伤大鼠有明显的脑电波激活作用，以改善意识障碍[5]。

4. 抗脑损伤 安宫牛黄丸能通过减轻脑水肿、调节单胺神经递质水平、提高自噬水平等改善脑出血大鼠神经功能障碍。安宫牛黄丸能显著提高红细胞变形能力，降低脑血肿周围脑组织的含水量[6]。脑出血损伤后脑组织单胺类神经递质含量异常增高，而安宫牛黄丸可降低脑出血大鼠急性期脑组织 NO 含量、NOS 活性及单胺类神经递质含量，减轻神经功能缺损症状[7]。此外，安宫牛黄丸能够通过上调脑出血大鼠血肿周围自噬蛋白 Beclin1 及 LC3 Ⅱ/LC3 Ⅰ 水平，提高自噬水平从而对脑出血后血肿周围神经细胞起到保护作用，促进神经功能恢复[8-9]。安宫牛黄丸还能改善脑出血小鼠的神经功能，减轻脑水肿，降低血浆内毒素含量，减轻脑出血所致的肠黏膜损伤，降低肠黏膜通透性[10]。

安宫牛黄丸也能够通过调节乳酸脱氢酶、改善血液流变学、减轻水肿、抑制炎症反应和促进血管新生等发挥对大鼠脑缺血损伤的保护作用。血清中乳酸脱氢酶及其同工酶水平在一定程度上反映脑组织损伤程度，研究表明，安宫牛黄丸可降低脑梗死大鼠血清乳酸脱氢酶及其同工酶的含量，发挥对大鼠急性期脑缺血损伤的保护与修复作用[11]。安宫牛黄丸还可减轻脑缺血大鼠血液黏稠度，降低血小板聚集率、红细胞聚集性，提高红细胞变形性，从而改善脑缺血大鼠血液流变学[12]。安宫牛黄丸还能显著抑制 MMP9 mRNA、AQP4 mRNA 的表达，进而改善急性脑缺血再灌注大鼠神经功能评分、减少脑梗死体积、降低脑组织水肿程度[13]。安宫牛黄丸还能够改善大鼠行为学，下调脑组织内 TNF-α、IL-1β 和 iNOS mRNA 的表达，减轻炎症反应[14]。热休克蛋白（HSP）70 是一种内源性保护因子，具有促进细胞内糖异生和糖原合成的作用，从而提高应激能力，保护脑细胞的功能结构，安宫牛黄丸可显著上调 HSP70，进而起到保护缺血性脑组织的作用[15]。此外，安宫牛黄丸还能通过提高脑缺血大鼠 VEGF 水平促进血管新生、改善脑组织供血，进而改善预后[16-17]。

此外，安宫牛黄丸还能够显著提高内毒素致脑损伤小鼠的耐缺氧存活时间及总抗氧化能力[18]，并减轻脑外伤大鼠血脑屏障损伤及脑水肿程度、脑梗死面积及脑细胞凋亡数，有效保护血脑屏障和脑组织（图 18-1）[19]。

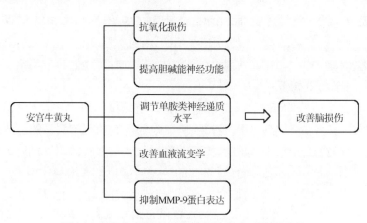

图 18-1　安宫牛黄丸保护脑损伤的主要作用环节

5. 其他作用　安宫牛黄丸对脓毒症重要器官的损伤具有保护作用[20]。

【临床应用】　主要用于高热、中风、颅脑损伤。

1. 各种原因所致的高热、昏迷　安宫牛黄丸具有抗炎、解热作用，可用于各种原因所致的高热、昏迷。对高热昏迷患者常规综合治疗基础上加用安宫牛黄丸可降低患者体温，改善意识障碍[21]。

2. 中风　安宫牛黄丸具有镇静、抗惊厥作用，能减轻脑损伤，临床上广泛应用于治疗中风。安宫牛黄丸可改善出血性中风急性期患者的神经功能缺损症状[22]，还能改善颅高压脑出血后患者临床症状及血清 s100β 蛋白水平，促进血肿吸收，减轻脑水肿，从而促进患者神志恢复[23]。安宫牛黄丸还能有效降低脑出血患者血清铁蛋白水平，减轻铁毒性对脑细胞的损伤[24]。此外，安宫牛黄丸能够提高重症脑出血患者的临床疗效，下调血清中乳酸、CRP 水平，以及降低肺部感染、肾功能损伤、便秘等不良反应发生率[25]。安宫牛黄丸还能有效抑制脑出血 48 小时内血肿扩大并促进 14 天后血肿吸收，有效降低自发性脑出血患者发热和继发性脑出血的发生率[26-27]。

在缺血性中风中，安宫牛黄丸能够改善急性脑梗死患者神经功能评分，改善凝血功能及生活质量评分，降低不良反应发生率[28]。对缺血性中风急性期患者应用安宫牛黄丸治疗能减轻自由基对脑细胞的损害，促进神经功能的恢复，并降低并发症发生率[29]。此外，安宫牛黄丸能够通过影响 ADMA/DDAH 通路，抑制血清 ADMA 生成、促进 NO 生成，有效促进急性脑梗死昏迷患者觉醒，减轻脑水肿，改善神经缺损功能[30-31]。

3. 病毒性脑炎　主要特点为脑实质损害，同时伴随着不同程度的脑膜反应及颅内压增高的症状，在西医常规治疗的基础上，安宫牛黄丸口服或鼻饲可改善病毒性脑炎患儿症状、体征，并缩短病程[32]。

4. 颅脑损伤　安宫牛黄丸结合常规西医治疗可促进重症颅脑损伤后的意识障碍恢复，减轻颅脑损伤[33]。

5. 其他治疗作用　安宫牛黄丸结合常规治疗还用于高血压性脑出血、小儿热性惊厥、婴幼儿毛细支气管炎、支原体肺炎、尿毒症、哮喘、癫痫等的治疗[34]。

【不良反应】　偶见过敏反应。

【使用注意】　①本品为热闭神昏所设，寒闭神昏者不宜使用。②本品处方中含麝香，芳香走窜，有损胎气，孕妇慎用。③服药期间饮食宜清淡，忌食辛辣、油腻之品，以免助火生痰。④本品处方中含朱砂、雄黄，不宜过量久服，肝肾功能不全者慎用。⑤在治疗过程中如出现肢寒畏冷，面色苍白，冷汗不止，脉微欲绝，由闭证变为脱证时，应立即停药。⑥高热神昏、中风昏迷等口服本品困难者，应在医生指导下鼻饲给药。⑦哺乳期妇女、儿童、老年人使用本品应遵医嘱。⑧过敏体质者慎用。⑨如正在服用其他药品，使用本品前请咨询医师。

【用法与用量】　口服，一次 1 丸，一日 1 次；小儿 3 岁以内一次 1/4 丸，4～6 岁一次 1/2 丸，一日 1 次；或遵医嘱。

参 考 文 献

[1] 张锋, 陆远富, 刘杰, 等. 雄黄是安宫牛黄丸抗细菌脂多糖诱导神经胶质细胞致炎作用的有效成分[J]. 中国中药杂志, 2010, 35 (24): 3333-3337.

[2] 王金华, 叶祖光. 安宫牛黄丸研究现状[J]. 中国中药杂志, 2004, 29 (2): 119-121.

[3] 叶祖光, 王金华, 梁爱华, 等. 安宫牛黄丸及其简化方的药效学比较研究[J]. 中国中药杂志, 2003, 28 (7): 636-639.

[4] 刘启泰. 两种安宫牛黄丸药理作用的研究[J]. 中成药研究, 1982, (5): 23-26.

[5] 朱坤杰, 孙建宁, 张硕峰, 等. 含与不含朱砂、雄黄的安宫牛黄丸对内毒素脑损伤大鼠皮层脑电图的影响[J]. 中医研究, 2007, 20 (4): 23-25.

[6] 方芳, 孙建宁, 杨莉, 等. 安宫牛黄丸全方及简方对大鼠脑出血损伤的影响[J]. 北京中医药大学学报, 2007, 30 (9): 611-614.

[7] 杨文清, 任玉录, 郭克锋, 等. 安宫牛黄丸对急性脑出血大鼠脑组织中一氧化氮合酶及单胺类神经递质的影响[J]. 中国中医急症, 2009, 18 (1): 83-84.

[8] 吴成翰, 杜建成, 石琳, 等. 大鼠脑出血血肿周围组织 Beclin1 表达及安宫牛黄丸对 Beclin1 表达的影响[C]. 中华医学会全国神经病学学术会议, 2014: 457-458.

[9] 吴成翰, 吴松鹰, 石琳, 等. 安宫牛黄丸对脑出血大鼠血肿周围神经细胞自噬蛋白 LC3 表达的影响[C]. 世界中医药学会联合会神志病专业委员会学术年会暨中华中医药学会神志病分会学术研讨会论文集, 2014: 457-458.

[10] 吴爽, 吕怀友, 王文谦. 安宫牛黄丸对脑出血后神经功能与肠粘膜屏障的影响[J]. 中药药理与临床, 2018, 34 (1): 6-10.

[11] 汤毅珊, 潘华新, 王培训, 等. 安宫牛黄丸对脑梗塞造型大鼠血清乳酸脱氢酶同工酶的影响[J]. 中药新药与临床药理, 2002, 13 (5): 296-297.

[12] 刘宗涛, 刘江, 李继斌. 安宫牛黄丸对实验性大鼠脑缺血模型的影响[J]. 中国实验方剂学杂志, 2011, 17 (23): 188-191.

[13] 李继中, 江艳, 曾艳, 等. 安宫牛黄丸对大鼠急性脑缺血再灌注 MMP9、AQP4 表达的影响[J]. 遵义医学院学报, 2019, 42 (4): 412-415.

[14] 颜俊文, 陈澜, 王艳英, 等. 安宫牛黄丸对大鼠脑缺血再灌注损伤和脑外伤的保护作用[J]. 遵义医学院学报, 2017, 40 (3): 249-253.

[15] 郑伟, 牛立健, 朱超, 等. 安宫牛黄丸对大鼠缺血性脑损伤后 HSP70 表达的影响[J]. 中国实用医药, 2014, 9 (22): 254-255.

[16] 林文东. 安宫牛黄丸对脑梗塞大鼠血清血管内皮生长因子水平的影响[J]. 大医生, 2018, 3 (7): 47-48.

[17] 柯军中. 安宫牛黄丸对脑梗塞大鼠血清血管内皮生长因子水平的影响[J]. 亚太传统医药, 2017, 13 (12): 5-6.

[18] 李佳, 张贵君, 赵晖, 等. 安宫牛黄丸药效组分对小鼠总抗氧化能力及耐缺氧存活时间的影响[J]. 辽宁中医药大学学报, 2010, 12 (2): 99-101.

[19] 郑伟, 牛立健, 朱超, 等. 安宫牛黄丸对大鼠脑外伤后血脑屏障损伤及脑水肿作用机制的实验研究[J]. 临床医学工程, 2014, 21 (10): 1246-1247.

[20] 张丹, 黄萍, 李俊, 等. 安宫牛黄丸对脓毒症大鼠重要器官损伤及死亡率的影响[J]. 广州中医药大学学报, 2009, 26 (6): 543-545+549.

[21] 魏鹏星, 谢东柏, 何愿真. 安宫牛黄丸配合治疗高热昏迷 33 例[J]. 临床和实验医学杂志, 2008, 7 (1): 120.

[22] 马丽虹, 李冬梅, 李可建. 安宫牛黄丸治疗出血性中风急性期随机对照试验系统评价研究[J]. 辽宁中医药大学学报, 2013, 15 (2): 60-61.

[23] 何均, 顾应江, 刘玉洲, 等. 安宫牛黄丸在治疗高血压脑出血的临床疗效分析及对血清中 S100β 蛋白的影响[J]. 世界最新医学信息文摘, 2019, 19（96）: 29-30.

[24] 张用华, 吴敏玲. 不同时间窗服用安宫牛黄丸对中风病（脑出血）痰热证患者血清铁蛋白水平的影响[J]. 中医临床研究, 2019, 11（11）: 83-85.

[25] 胡人匡, 彭荣华, 杨清武, 等. 安宫牛黄丸对重症脑出血的临床疗效及安全性分析[J]. 中华中医药学刊, 2014, 32（2）: 266-268.

[26] 张用华, 何小宇. 不同时间窗服用安宫牛黄丸对脑出血患者血肿体积变化的影响[J]. 中国实用医药, 2018, 13（29）: 113-114.

[27] 张用华, 吴敏玲. 观察安宫牛黄丸对脑出血患者早期发热和癫痫发作的影响[J]. 中国现代药物应用, 2018, 12（23）: 204-205.

[28] 徐晓玉, 朱亚涛, 张晓曼, 等. 安宫牛黄丸联合常规西医治疗对老年急性脑梗死患者神经功能和凝血功能的影响[J]. 实用中医内科杂志, 2020: 1-6.

[29] 郑静. 安宫牛黄丸在中风急性期的疗效分析[J]. 中国继续医学教育, 2019, 11（20）: 155-157.

[30] 张双喜, 陈锦泳. 安宫牛黄丸对急性脑梗死昏迷患者血清一氧化氮、不对称二甲基精氨酸的影响及临床疗效观察[J]. 现代中西医结合杂志, 2016, 25（17）: 1873-1875, 1884.

[31] 吴云虎. 安宫牛黄丸对大面积脑梗死急性期患者血中 ADMA 水平的影响[J]. 中医药临床杂志, 2015, 27（2）: 177-179.

[32] 喻平丽. 安宫牛黄丸佐治病毒性脑炎的临床观察[J]. 湖北中医杂志, 2006, 28（6）: 33.

[33] 宾湘义. 安宫牛黄丸对重症颅脑损伤患者意识障碍恢复作用的临床观察[J]. 深圳中西医结合杂志, 2010, 20（6）: 367-369.

[34] 崔爱瑛. 安宫牛黄丸的药理及临床研究进展[J]. 中国实验方剂学杂志, 2012, 18（20）: 341-344.

（暨南大学　聂　红，首都医科大学　赵　晖）

醒脑静注射液

【药物组成】　麝香、郁金、栀子、冰片。

【处方来源】　清·吴瑭《温病条辨》之安宫牛黄丸加减化裁方。国药准字 Z32020562。

【功能与主治】　清热解毒，凉血活血，开窍醒脑。用于气血逆乱、瘀阻脑络所致的中风、神昏、偏瘫、口舌㖞斜；外伤头痛，神志不清；酒毒攻心，头痛呕恶，抽搐；脑梗死、脑出血急性期、颅脑外伤、急性酒精中毒见上述证候者。

【药效】　主要药效如下：

1. **抗脑缺血损伤**　醒脑静注射液可阻抑局灶性脑缺血大鼠氧自由基生成，提高海马组织 SOD 活性，降低 MDA 含量，减轻海马组织神经细胞凋亡[1]。醒脑静注射液腹腔注射可减少脑缺血再灌注损伤小鼠血清 IL-6、TNF-α 含量[2]，降低双侧颈总动脉结扎大鼠血清 TNF-α、ICAM-1 水平[3]。对颈总动脉结扎致脑缺血家兔，醒脑静注射液静脉注射可降低外周血、脑组织 TNF-α、IL-1β、IL-6 水平，减轻脑组织超微结构损伤[4]。对蛛网膜下腔出血家兔，醒脑静注射液可提高基底动脉管腔横截面积，缓解痉挛[5]。此外，醒脑静注射液可上调高血氨大鼠皮层、海马组织 cAMP 应答元件结合蛋白（CREB）表达[6]，减轻谷氨酸致大鼠大脑皮层神经细胞损伤[7]，并通过抑制细胞凋亡蛋白 Caspase-3、Caspase-9 及细胞色素 C（Cyt C）表达减轻体外培养的大鼠神经细胞凋亡[8]。

2. **改善学习记忆能力**　醒脑静注射液可改善颈总动脉结扎致短暂性脑缺血小鼠的记忆功能障碍[9]，改善高血氨致大鼠空间学习记忆损害，缩短 Morris 水迷宫试验中逃避潜伏期和游泳总距离[7]。

3. **抗炎**　本品能抑制细菌内毒素致家兔体温升高，减轻二甲苯致小鼠耳郭肿胀[10]；降低内毒素血症大鼠血清 NF-κB、TNF-α 及 IL-6 水平，减轻肺脏和肝脏的病理损伤[11]。

4. **其他**　本品可降低 CCl_4 致急性肝损伤大鼠血清 AST、ALT 水平，延长戊巴比妥钠诱导的小鼠睡眠时间[10]；静脉滴注可延长急性酒精中毒大鼠的酒精耐受时间，缩短醉酒时间，同时减少血清中氧自由基含量，升高 SOD 活性[12]。

【临床应用】

1. 缺血性脑卒中[13-17]　醒脑静注射液可降低急性脑梗死血瘀证患者 NIHSS 评分，减少脑梗死体积，并可降低 γ 干扰素（IFN-γ）、超敏 C 反应蛋白（hs-CRP）水平，提高 IL-13、IL-4 水平[13]。醒脑静注射液能够改善急性缺血性脑卒中患者神经功能评分与日常生活能力评分，提高 MOCA 评分，改善认知损伤；可减少血清和肽素（Copeptin）、N 端前脑钠肽（NT-proBNP）水平，保护神经功能；并通过降低 CRP、IL-6、TNF-α 水平，减轻缺血后神经炎症反应[14-16]。醒脑静注射液能降低老年脑梗死患者梗死灶体积和 NIHSS 评分，并减少血清炎性因子可溶性血管细胞黏附分子（soluble vascular cell adhesion molecule 1，sVCAM-1）、TNF-α、IL-18、高迁移率族蛋白（high mobility group protein B1，HMGB1）的表达，提高脑梗死的治疗效果。

2. 脑出血[18-24]　醒脑静注射液可提高急性脑出血治疗有效率，降低患者炎性细胞因子、神经肽 Y、S100β 及 hs-CRP 释放，改善机体纤溶系统及凝血系统，降低出血倾向，抑制血栓形成，减轻神经细胞水肿，促进神经功能恢复。脑出血后血液的分解产物铁离子是造成继发性脑损害的重要因素。醒脑静注射液可以减少急性期血清转铁蛋白及铁蛋白水平，维持脑铁的动态平衡。醒脑静注射液可升高高血压脑出血患者血清 NO 和胰岛素样生长因子-1 水平，降低血清巨噬细胞转移抑制因子水平，减少患者术后并发症发生，促进患者病情改善。

3. 弥漫性轴索损伤[25]　醒脑静注射液可改善弥漫性轴索损伤患者 GCS 评分，升高脑内 NAA/Cr 含量，并降低 Cho/Cr 含量，具有脑保护作用。

【不良反应】　以过敏反应和循环系统反应最常见，过敏反应以皮疹、红斑、瘙痒为主，循环系统反应以心悸、胸闷憋气为主，亦可出现心跳加快、血压升高等症状；还可导致以下不良反应，如呼吸系统反应（以呼吸急促和呼吸困难为主）、神经系统反应（以畏冷、寒战、烦躁为主，亦可出现头晕、头痛、神志恍惚、谵语）[26]。

【使用注意】　①慢性酒精中毒，颅脑外伤中、后期慎用。②对本品过敏者慎用，出现过敏症状时，应立即停药，必要时给予对症处理。③本品一般不宜与其他药物混合滴注，以免发生不良反应。④饮食宜清淡，忌食生冷、辛辣、油腻食物，忌烟酒、浓茶。

【用法与用量】　肌内注射，一次 2~4ml，一日 1~2 次。静脉滴注，一次 10~20ml，用 5%~10% 葡萄糖注射液或氯化钠注射液 250~500ml 稀释后滴注，或遵医嘱。

参 考 文 献

[1] 陈庆明. 醒脑静注射液的药理基础与临床应用[J]. 中西医结合实用临床急救，1999，6（4）：191.

[2] 黄川峰. 醒脑静注射液对脑缺血再灌注损伤小鼠血清 IL-6 和 TNF-α 水平影响[J]. 中国实用医药，2012，7（35）：244-245.

[3] 高秀芬，吴玉生. 醒脑静注射液对大鼠急性脑缺血炎症损伤的保护作用[J]. 实用医药杂志，2008，7（25）：847.

[4] 陈寿权，王万铁，王明山，等. 醒脑静对家兔脑缺血再灌流时 TNF、IL-1β、IL-6 水平及脑超微结构影响的实验研究[J]. 中国急救医学，2000，20（11）：637.

[5] 梁建峰，伍健伟，何伟文. 醒脑静对家兔蛛网膜下腔出血后迟发性脑血管痉挛的保护作用研究[J]. 湖南中医药大学学报，2013，33（2）：15-17.

[6] 陈未来, 潘陈为, 郑国庆, 等. 醒脑静对高血氨大鼠脑内 CREB 表达的影响[J]. 中华中医药学刊, 2014, 32（9）: 2098-2100.

[7] 万文成, 李杰芬, 罗海燕, 等. 醒脑静对大鼠皮层神经细胞的保护作用[J]. 广州中医药大学学报, 2002, 19（2）: 125.

[8] 刘轶林, 洪缨, 王晶. CORM-2 通过激活 Caspase 依赖性线粒体途径诱导神经细胞凋亡及醒脑静对其干预作用的机制研究[J]. 世界科学技术——中医药现代化, 2013, 15（8）: 1725-1735.

[9] 周红, 胡国新. 醒脑静注射液对小鼠记忆功能的保护作用[J]. 四川生理科学杂志, 2002, 24（1）: 15.

[10] 张路晗, 向金莲, 程睿, 等. 醒脑静注射液的药效学研究[J]. 华西药学杂志, 2001, 16（6）: 429.

[11] 杨光田, 王进. 醒脑静对内毒素致大鼠全身炎症反应综合征的影响[J]. 中国药学杂志, 2006, 8（41）: 1142.

[12] 张宇, 邸智勇, 胡慧静, 等. 醒脑静注射液对急性酒精中毒大鼠抗氧化作用的干预研究[J]. 中国中医急症, 2012, 21（5）: 727-728.

[13] 卢志刚, 刘芸. 醒脑静注射液对急性脑梗死血瘀证患者疗效及相关指标的影响[J]. 中国药房, 2016, 27（21）: 2898-2900.

[14] 杨巧沛, 戚梦茵, 官最一. 醒脑静注射液对急性脑梗死患者认知功能恢复的影响[J]. 中国生化药物杂志, 2017, 37（3）: 156-158.

[15] 张立, 艾妮. 醒脑静注射液对急性脑梗患者血清 Copeptin、NT-proBNP 水平及 NIHSS 评分的影响[J]. 河北医药, 2016, 38（14）: 2149-2151.

[16] 曾琴, 赵礼彬. 醒脑静注射液治疗急性缺血性脑卒中的临床疗效及对炎性因子的影响[J]. 中国实用神经疾病杂志, 2016, 19（1）: 26-27.

[17] 吴作林, 陈健, 郭飞波, 等. 醒脑静对老年脑梗死患者神经细胞修复相关细胞因子的影响[J]. 医学综述, 2016, 22（21）: 4312-4315.

[18] 姚冬梅, 李震亮, 幺桂兰. 醒脑静注射液对急性脑出血患者血浆纤维蛋白原和 D-二聚体水平的影响[J]. 中西医结合心脑血管病杂志, 2016, 14（16）: 1923-1925.

[19] 梅琳琳. 醒脑静注射液对急性脑出血患者血清 IL-8、IL-10 水平及脑血肿的影响[J]. 中国民康医学, 2016, 28（8）: 78-80.

[20] 默海霞. 醒脑静注射液对急性脑出血患者血中细胞因子水平的影响[J]. 临床合理用药, 2016, 9（5）: 35-36.

[21] 孙丹, 张欣. 观察早期应用醒脑静注射液对脑出血患者远期康复疗效的影响[J]. 中西医结合心血管病电子杂志, 2016, 4（11）: 181.

[22] 刘颖. 醒脑静对脑出血患者 S100B、神经肽 Y 和脑水肿的影响[J]. 临床合理用药, 2015, 8（11）: 3-4.

[23] 胡蓓蕾, 邹明, 陈松芳, 等. 醒脑静对脑出血急性期神经功能的改善作用及对血清 Tf 与 Ft 的影响[C]. 浙江省神经病学学术年会, 2015.

[24] 童民锋, 刘继红, 戴海斌. 醒脑静注射液对高血压脑出血患者临床指标的影响[J]. 中国临床药理学杂志, 2016, 32（5）: 399-401.

[25] 杨光伟, 邓楠, 周杰, 等. 醒脑静注射液对弥漫性轴索损伤患者脑内 N-乙酰天冬氨酸及胆碱代谢的影响[J]. 第三军医大学学报, 2015, 37（2）: 146-149.

[26] 谢俊大. 醒脑静注射液致药物不良反应 15 例文献分析[J]. 中国药师, 2007, 10（9）: 902-904.

（首都医科大学　赵　晖, 北京中医药大学　董世芬）

二、活血化瘀类

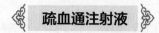

疏血通注射液

【药物组成】　水蛭、地龙。

【处方来源】　研制方。国药准字 Z20010100。

【功能与主治】　活血化瘀, 通经活络。用于瘀血阻络所致的中风中经络急性期, 症见半身不遂、口舌喎斜、语言謇涩。

【药效】　主要药效如下:

1. 抗脑缺血　疏血通注射液可明显改善局灶性脑缺血大鼠神经功能缺失症状, 缩小梗死范围, 降低脑组织含水量, 促进血栓溶解, 减轻脑组织病理变化[1]。疏血通注射液可减少自体血栓栓塞致中动脉缺血大鼠缺血边缘区神经细胞凋亡数量，促进抗凋亡蛋白 Bcl-2 表达，抑制促凋亡蛋白 Bax 及 Caspase-3 表达[2]；还可增强缺血脑组织抗氧化酶 SOD 活性，降低 MDA、NOS 及 iNOS 的含量及活性，减轻自由基介导的脑组织损伤[3]。预先给予一次或多次的亚致死性短暂缺血性损伤（缺血预处理），可以提高脑组织对再次发生的更严重的缺血性损伤的抵抗，减轻脑损伤程度。疏血通注射液与缺血预处理具有协同作用，可减轻缺血预处理大鼠再次缺血后的病理损伤，上调梗死区周围皮层和海马区神经生长因子 NGF 的表达[4]。此外，疏血通注射液可改善多梗死性血管痴呆大鼠学习记忆功能，上调 Bcl-2，下调 Bax 表达，从而抑制海马区神经细胞凋亡[5]。

2. 抗凝血、抗血栓　在脑中风的发病机制中，凝血系统异常和血栓形成起着重要作用。疏血通注射液能明显延长小鼠凝血时间，抑制 ADP、花生四烯酸及凝血酶诱导的血小板聚集，抑制大鼠体内、外血栓的形成，并能溶解已经形成的动脉血栓[6]。疏血通注射液可改善 2 型糖尿病脑梗死大鼠血浆和脑组织纤溶功能，提高血浆纤溶酶原激活物（t-PA）和脑组织 t-PA mRNA 表达，降低血浆纤溶酶原激活物抑制剂（PAI-I）含量及脑组织 PAI-I mRNA 表达[7]。疏血通注射液可促进自体血栓大脑中动脉闭塞大鼠脑组织及体外培养鼠脑微血管内皮细胞分泌 tPA，上调 tPA 基因表达，促进血栓溶解[8]。疏血通注射液可影响下肢深静脉血栓形成患者的凝血功能，延长凝血酶原时间和部分凝血活酶时间，降低纤维蛋白原含量[9]。疏血通注射液具有抗凝血作用，可明显增强华法林的抗凝作用，两药联用还可减慢华法林的代谢，产生药动学相互作用[10]。

3. 抗心肌损伤　结扎大鼠左冠状动脉前降支制成心肌缺血模型，疏血通注射液可通过下调大鼠心肌缺血再灌注后心肌凋亡蛋白 p53 表达，减少心肌细胞凋亡[11]。

4. 其他作用　疏血通注射液可明显下调食饵性动脉粥样硬化模型大鼠主动脉壁的 Ⅱa 型分泌型磷脂酶 A2（sPLA2Ⅱa）的表达，减轻动脉粥样硬化[12]。

【临床应用】

1. 脑梗死[13-22]　在常规治疗基础上加用疏血通注射液能促进脑梗死患者神经功能恢复，减少致残率，改善患者的生活质量和预后，并能降低急性脑梗死患者血清 NSE 水平。疏血通注射液具有明显抗凝、降纤及促纤溶作用，能够改善急性缺血性脑卒中患者血液流变学指标。疏血通注射液可降低脑梗死患者血小板膜蛋白颗粒（GMP-140）、D-二聚体、血小板聚集率等血小板活化指标[16]，并通过降低 TXB_2、升高 6-keto-PGF1α，调节 TXB_2/6-keto-PGF1α 的平衡，抑制血小板活化[17]。疏血通注射液可延长血浆凝血酶原时间、活化部分凝血活酶时间、凝血国际标准化比值，提高抗凝血酶Ⅲ活性；降低纤维蛋白原、纤溶酶原激活物抑制剂水平，升高组织型纤溶酶原激活物水平。疏血通注射液可改善脑梗死患者脂代谢紊乱，降低总胆固醇、三酰甘油、低密度脂蛋白胆固醇水平，升高高密度脂蛋白胆固醇水平。疏血通注射液还可降低血清 hs-CRP、氧化低密度脂蛋白和 TNF-α 的含量，增加脂联素含量（脂联素具有抗炎、抗动脉粥样硬化形成作用），提示疏血通注射液能减轻炎性损伤，防治动脉粥样硬化及血栓形成。

2. 脑出血[23]　疏血通注射液可减少出血性中风急性期患者的脑出血量，改善神经功能缺损状况，且安全性较高。

3. 冠心病[24-25]　在基础治疗的同时给予疏血通注射液静脉滴注可改善冠心病患者的

血液流变学，降低血浆内皮素、血栓素水平，升高 6-keto-PGF1α 含量[24]。疏血通注射液可减少不稳定型心绞痛发作次数、缩短心绞痛持续时间、改善心电图指标、减少硝酸甘油日耗量[25]。

【不良反应】　疏血通注射液不良反应涉及的系统或器官主要集中在循环系统、神经系统、消化系统、皮肤；不良反应类型主要以皮疹及消化系统反应为主，轻者发生皮肤瘙痒、皮疹，重者发生过敏性休克[26-27]。

【使用注意】　①用药前应详细询问患者有无用药史、过敏史或药物不良反应史，对本药有过敏史者应禁用，高敏体质、对其他药物有过敏史或不良反应史者应慎用。②用药过程中应密切观察患者反应，如发现有异常反应时应立即停药并对症处理，严防继续使用，导致严重后果。③有出血倾向者慎用；孕妇、月经期妇女慎用；过敏体质者、肝肾功能异常者、初次使用中药注射剂的患者应谨慎使用，加强监测。④应单独使用，如需要联合使用其他药品时，应谨慎考虑用药间隔及药物相互作用等问题。

【用法与用量】　静脉滴注：一日 6ml，加入 5%葡萄糖注射液（或 0.9%氯化钠注射液）250～500ml 中，缓慢滴入。

参 考 文 献

[1] 张璐，胡长林. 疏血通注射液对局灶性脑缺血大鼠的治疗作用[J]. 中国新药与临床杂志，2005，24（5）：341-344.

[2] 张璐，胡长林. 疏血通注射液对大鼠急性脑梗死神经细胞凋亡及相关基因表达的影响[J]. 江西中医药大学学报，2005，17（1）：58-60.

[3] 张璐，吴苏宁，张林亭. 疏血通注射液对局灶脑缺血自由基损伤的脑保护作用[J]. 实用心脑肺血管病杂志，2007，15（2）：94-95.

[4] 周俊英，刘柳，罗祖明. 疏血通注射液对大鼠脑缺血耐受作用及神经生长因子表达的影响[J]. 中国中药杂志，2006，31（11）：943-944.

[5] 张璐，胡长林. 疏血通注射液对多发性脑梗死痴呆大鼠学习记忆能力及海马凋亡的影响[J]. 中华行为医学与脑科学杂志，2005，14（4）：307-308.

[6] 刘晓晶，李振国，黄清梅. 疏血通注射液抗凝溶栓作用的实验研究[J]. 中医药信息，2002，19（3）：66-68.

[7] 吴英俊，武艳，韩冬梅，等. 疏血通注射液对 2 型糖尿病脑梗死大鼠血浆纤溶酶原激活物和抑制剂含量及其脑组织中 mRNA 表达的影响[J]. 中国生化药物杂志，2010，31（4）：238-240.

[8] 张璐，肖兵，胡长林. 疏血通注射液抗栓、溶栓作用机制的研究[J]. 中国中药杂志，2005，30（24）：1950-1952.

[9] 郭宏杰，张宪生. 疏血通注射液对凝血功能的影响[J]. 中国现代医学杂志，2007，17（19）：2380-2382.

[10] 赵海峰，孙佳慧，刘爽，等. 疏血通注射液对大鼠体内华法林抗凝作用的影响[J]. 中国中药杂志，2017，42（5）：982-988.

[11] 陈晓敏，丁欣，王汐. 疏血通注射液对大鼠心肌缺血再灌注后心肌细胞凋亡和 P53 的影响[J]. 广东医学院学报，2013，31（2）：121-123.

[12] 林郁，李卫华，孙常青. 疏血通注射液对 IIa 型分泌型磷脂酶 A2 在动脉粥样硬化模型大鼠主动脉表达的影响[J]. 北京中医药大学学报，2014，37（12）：816-819.

[13] 刘为民，刘保延，谢雁鸣，等. 疏血通注射液治疗脑梗死的系统评价[J]. 中国循证医学杂志，2006，6（4）：261-266.

[14] 甄君，陈涛，孔梅，等. 疏血通注射液对急性脑梗死患者血清 NSE 水平及功能恢复的影响[J]. 中国中药杂志，2011，36（18）：2584-2587.

[15] 殷旭华. 疏血通注射液对急性缺血性脑卒中患者神经功能及血液流变学的影响[J]. 中国医药导报，2011，8（28）：52-53.

[16] 王宁，顾锡镇，邓颖，等. 疏血通注射液对急性脑梗死患者血小板活化的影响[J]. 南京中医药大学学报自然科学版，2004，20（3）：178-179.

[17] 张璐，胡长林. 疏血通注射液对脑梗死患者 TXB2 及 6-keto-PGF1α 的影响[J]. 临床医药实践，2005，14（5）：336-337.

[18] 臧召霞，刘志强，刘永丹，等. 疏血通注射液对急性脑梗死患者凝血-纤溶系统及神经功能恢复的影响[J]. 中西医结合心脑血管病杂志，2014，12（2）：189-191.

[19] 刘淑芬，刘淑清. 疏血通注射液对急性脑梗死患者血脂、凝血功能及血液流变学的影响[J]. 中西医结合心脑血管病杂志，

2012, 10（7）: 831-833.

[20] 刘淑芬, 刘淑清. 疏血通注射液对急性脑梗死患者血脂、凝血功能及血液流变学的影响[J]. 中西医结合心脑血管病杂志, 2012, 10（7）: 831-833.

[21] 臧召霞, 朴钟源, 刘志强, 等. 疏血通注射液对急性脑梗死患者血脂、血浆 PAI-1、纤维蛋白原的影响[J]. 中国中医急症, 2014, 23（1）: 131-132.

[22] 郭磊, 冯东泽, 张保朝, 等. 疏血通注射液对急性脑梗死患者血脂的影响及作用机制[J]. 中国实验方剂学杂志, 2014, 20（14）: 197-200.

[23] 李可建, 马丽虹. 疏血通注射液治疗出血性中风急性期临床疗效系统评价[J]. 山东中医杂志, 2010, 21（8）: 511-513.

[24] 王与章, 刘宏伟. 疏血通注射液对冠心病患者血浆内皮素血栓素 B26-酮-前列腺素 F1α 含量和血[J]. 中国中西医结合急救杂志, 2001, 8（1）: 25-26.

[25] 王淑琴, 曹春光, 刘炳凤. 疏血通注射液治疗不稳定型心绞痛疗效观察[J]. 中国中西医结合急救杂志, 2002, 9（4）: 226-227.

[26] 邱静艳. 疏血通注射液的不良反应和注意事项[J]. 海峡药学, 2008, 20（2）: 95-96.

[27] 郭新峰, 温泽淮, 谢雁鸣, 等. 疏血通注射液临床安全性的系统分析[J]. 中国中药杂志, 2012, 37（18）: 2782-2785.

（首都医科大学　赵　晖, 北京中医药大学　董世芬）

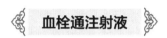

血栓通注射液

【药物组成】　三七总皂苷。

【处方来源】　研制方。国药准字 Z44023082。

【功能与主治】　活血祛瘀；扩张血管，改善血液循环。用于视网膜中央静脉阻塞、脑血管病后遗症、眼前房出血等。

【药效】　主要药效如下:

1. 抗脑缺血　血栓通粉针可减轻大脑中动脉栓塞大鼠缺血再灌注损伤，抑制炎症反应，降低细胞间黏附因子 ICAM-1 的表达[1]。血栓通注射液可以明显改善双侧颈总动脉阻断合并硝普钠降压法致脑缺血大鼠的学习记忆功能[2]，提高双侧颈总动脉结扎致血管性痴呆大鼠的空间学习记忆能力[3]。

2. 抗血栓形成，影响凝血系统　血栓通注射液具有一定的抗凝血酶活性[4]；用 $FeCl_3$ 诱导大鼠颈总动脉血栓形成，血栓通注射液可明显抑制大鼠体内血栓的形成[5]。此外，血栓通注射液可拮抗 LPS 所诱导的兔弥散性血管内凝血（DIC），减少动物死亡率，降低 ALT、BUN、TNF-α 含量；增加血小板计数；缩短活化部分凝血活酶时间（APTT）和凝血酶原时间（PT）；提高纤维蛋白原含量、蛋白 c 和抗凝血酶Ⅲ的活性[6]。体外研究结果显示，注射用血栓通可降低过氧化氢诱导的大鼠血管内皮细胞凋亡率与线粒体损伤率，并可通过下调 Caspase-3 表达，上调 Bcl-2 基因抑制氧化应激诱导的血管内皮细胞凋亡[7]。

3. 抗肝损伤　血栓通可减轻 CCl_4 致肝损伤大鼠的肝组织病理改变，降低血清 ALT、AST、TBil 水平，其机制可能与其上调某些损伤修复基因的表达和（或）下调某些损伤相关基因的表达有关[8]。

4. 减轻肾组织损伤　血栓通注射液对链脲佐菌素诱导的糖尿病大鼠早期肾脏损伤具有一定的保护作用，可减轻肾脏肥大指数，改善肾小球病理变化，降低血清和肾脏中 MDA 含量，提高 SOD 和 GSH-Px 活力，其保护肾组织作用可能与其抗氧化作用有关[9]。

【临床应用】

1. 缺血性脑卒中　血栓通注射液可提高缺血性脑卒中的疗效，联合常规西药治疗可促进患者神经功能恢复，有利于改善患者的生活质量[10-12]。血栓通注射液配合临床对症处理可有效地稳定和改善急性腔隙性脑梗死患者的生命体征，降低病死率及致残率[13]。血栓通注射液配合基础治疗可有效改善老年脑梗死后遗症患者的相关症状及体征[14]。血栓通注射液能够降低全血高切黏度、全血低切黏度、血浆比黏度、血细胞比容、纤维蛋白原含量，明显改善脑梗死患者的血液流变学状态[15]。血栓通注射液还可改善高龄缺血性脑卒中患者血液流变学指标及颅内动脉血液流变学，促进侧支循环开放[16]。脑缺血再灌注过程中，自由基的大量形成和脂质过氧化的增加是导致再灌注损伤中细胞损伤的主要病理过程之一。血栓通注射液（冻干、粉针）能够改善急性脑梗死患者神经功能缺损程度，提高 SOD 活性，抗自由基损伤[17]。炎性反应是脑梗死继发性脑损伤的重要原因，会加重神经功能损害。同型半胱氨酸是脑血管疾病的一个独立危险因素，可能通过产生氧自由基、损伤血管内皮细胞、促进血液高凝及血栓形成等途径促进脑梗死的发生。与常规治疗组相比，联合应用血栓通注射液组治疗可降低急性脑梗死患者的血炎性因子 hs-CRP、TNF-α、IL-8 的水平，减轻机体炎性反应，并降低同型半胱氨酸水平，从而有效改善患者预后[18]。在常规西医治疗基础上加用血栓通注射液可提高 2 型糖尿病合并脑梗死患者的临床疗效，改善神经功能与生活能力，减轻血清炎性因子 IL-6 及可溶性细胞间黏附分子-1 表达[19]。

2. 脑出血　血栓通注射液配合常规对症治疗可促进脑出血患者血肿吸收，改善神经功能缺损程度[20]。脑出血开颅血肿清除术后应用血栓通注射液，能明显促进患者神经功能恢复[21]。在基础治疗上加用血栓通注射液可促进脑出血合并脑梗死缓解期血肿吸收，改善血液流变学，可有效减轻神经功能损害[22]。

3. 冠心病心绞痛　血栓通注射液能减轻急性心肌梗死再灌注损伤，降低梗死面积，提高左心室射血分数[23]。常规治疗基础上加用血栓通注射液治疗不稳定型心绞痛有效性较好，安全性较高，可降低心绞痛发作频率及发作持续时间[24]。血栓通注射液治疗还可提高老年冠心病心绞痛的临床疗效，减少心绞痛发作持续时间，降低血清中 TC、TG、LDL-C 水平，提高 HDL-C 水平[25]。

【不良反应】　血栓通注射液不良反应以过敏反应为主，其中最多见的不良反应是皮疹。过敏性休克、大疱性表皮松懈型药疹及剥脱性皮炎型药疹类不良反应较少见，但很严重。其他不良反应包括关节疼痛、肌肉疼痛、皮下出血、局部红肿疼痛[26]。

【使用注意】　①应询问患者药物过敏史，用药后一旦出现过敏反应或者其他严重不良反应，应立即停药并给予适当的治疗。②血栓通注射液应单独使用，严禁与其他药品混合配伍。如需要联合使用其他药品时，应谨慎考虑用药间隔及药物相互作用等问题。③有出血倾向者慎用；孕妇、月经期妇女慎用；过敏体质者、肝肾功能异常者、初次使用中药注射剂的患者应谨慎使用，加强监测[27]。

【用法与用量】　血栓通注射液：静脉注射，一次 2～5ml，以氯化钠注射液 20～40ml 稀释后使用，一日 1～2 次。静脉滴注，一次 2～5ml，用 10%葡萄糖注射液 250～500ml 稀释后使用，一日 1～2 次。肌内注射，一次 2～5ml，一日 1～2 次。注射用血栓通（冻干）：临用前用注射用水或氯化钠注射液适量使其溶解。静脉注射，一次 150mg，用氯化钠注射液 30～40ml 稀释，一日 1～2 次，或遵医嘱。静脉滴注，一次 250～500mg，用 10%

葡萄糖注射液 250～500ml 稀释，一日 1 次，或遵医嘱。肌内注射，一次 150mg，用注射用水稀释至 40mg/ml，一日 1～2 次，或遵医嘱。理疗，一次 100mg，加入注射用水 3ml，从负极导入。

参 考 文 献

[1] 张学敏，马凤杰，李东洪，等. 血栓通粉针对大鼠脑缺血再灌注后脑组织细胞间黏附因子表达的影响[J]. 现代中西医结合杂志，2013，22（5）：477-478.

[2] 秦鸣，张莉，叶锡勇. 血栓通注射液对脑缺血再灌注模型大鼠学习记忆行为的影响[J]. 南昌大学学报医学版，2008，48（6）：42-43.

[3] 王金鑫，杨红云，郭虹，等. 血栓通注射液对血管性痴呆大鼠的行为学改善作用研究[J]. 天津中医药，2016，33（11）：682-685.

[4] 曲范娜，王一博，张丽英，等. 疏血通、血塞通、血栓通注射液的抗凝血酶活性测定及比较[J]. 药物分析杂志，2014，34（9）：1561-1564.

[5] 余瑞铭. 血栓通注射液对大鼠实验性血栓形成的影响[J]. 齐齐哈尔医学院学报，2011，32（19）：3087-3088.

[6] 黄振华，朱玮玮，林熙，等. 血栓通注射液对 LPS 诱导的兔弥散性血管内凝血的拮抗作用[J]. 中国病理生理杂志，2013，29（4）：682-687.

[7] 李响，吴振起，马雪涛，等. 注射用血栓通对大鼠血管内皮细胞凋亡机制的影响[J]. 中华中医药杂志，2010，25（7）：1137-1139.

[8] 李国力，魏红山，张剑平，等. 注射用血栓通对实验性肝损伤的防治作用及其机制[J]. 中华实验和临床感染病杂志电子版，2007，1（1）：5-9.

[9] 栗亮，高原，王卫娜，等. 血栓通注射液对糖尿病大鼠早期肾组织氧化应激的影响[J]. 中药药理与临床，2009，25（2）：66-68.

[10] 陈应南，丘锦龙，邓润杰. 血栓通注射液对 68 例缺血性脑卒中患者神经功能和生活质量的影响[J]. 上海医药，2016，37（11）：28-31.

[11] 周锦. 88 例脑梗死患者血栓通注射剂的疗效分析[J]. 中国医药指南，2014，12（30）：258-259.

[12] 李华萍. 血栓通注射液治疗脑梗死 200 例临床观察[J]. 中国医药指南，2012，10（3）：233-234.

[13] 王丽伟，李俊成. 血塞通治疗腔隙性脑梗死临床观察[J]. 医药论坛杂志，2008，29（4）：76-77.

[14] 郭胜利. 血栓通治疗老年脑梗死后遗症的综合评价[J]. 中华脑血管病杂志：电子版，2013，7（2）：16-18.

[15] 谢雪峰. 血栓通治疗脑梗死的临床疗效观察[J]. 内蒙古中医药，2015，34（11）：32.

[16] 杨保华，韦永胜. 血栓通注射液治疗高龄缺血性脑卒中患者颅内动脉血流动力学影响研究[J]. 陕西医学杂志，2015，44（11）：1526-1527.

[17] 郑合芳. 血栓通注射液治疗脑梗死急性期疗效观察[J]. 中国中医急症，2012，21（6）：996-997.

[18] 张勇，侯静，王凌云，等. 血栓通注射液对急性脑梗死患者炎性因子与同型半胱氨酸水平的影响[J]. 中国生化药物杂志，2015，35（9）：70-72.

[19] 周亚莉，韩哲娜，金道群. 血栓通注射液对糖尿病脑梗死患者血清白细胞介素 6 及可溶性细胞间黏附分子-1 水平的影响[J]. 安徽医药，2016，20（6）：1206-1207.

[20] 孔金荣. 血栓通治疗脑出血的临床疗效分析[J]. 中国实用医药，2016，11（10）：153-154.

[21] 杨磊. 血栓通注射液在高血压脑出血术后应用的临床观察[J]. 陕西中医，2015，36（1）：58-59.

[22] 赵东林，熊超. 血栓通注射液治疗脑出血合并脑梗死缓解期的疗效观察[J]. 中国医院用药评价与分析，2017，17（3）：331-333.

[23] 傅晓霞，吕健，杨帆，等. 血栓通注射液对急性心肌梗死再灌注损伤防治作用[J]. 中成药，2014，36（5）：933-936.

[24] 罗金娥. 血栓通注射液治疗不稳定型心绞痛的有效性及安全性研究[J]. 实用心脑肺血管病杂志，2014，22（9）：11-12.

[25] 周德震，程震锋，钱国权，等. 血栓通注射液治疗老年冠心病心绞痛疗效观察及对患者血脂水平的影响[J]. 中华中医药学刊，2015，33（12）：3027-3029.

[26] 台琪瑞，李红英. 血栓通注射液不良反应分析及防治探讨[C]. 中国中药杂志 2015/专集：基层医疗机构从业人员科技论文写作培训会议论文集，2016：1.

[27] 葛巍玲，乐云敏，管云飞. 血塞通注射液和血栓通注射液致不良反应差异性比较[J]. 解放军药学学报，2015，31（6）：560-562.

（首都医科大学　赵　晖）

芪 龙 胶 囊

【药物组成】　黄芪、地龙、丹参、当归、赤芍、川芎、红花、桃仁。

【处方来源】　研制方。《中国药典》（2015 年版）。

【功能与主治】　益气活血，化瘀通络。用于缺血性中风（脑梗死）中经络恢复期气虚血瘀证，症见半身不遂、口舌㖞斜、语言不清、偏身麻木、舌有瘀斑和瘀点。

【药效】　主要药效如下：

1. 抗血栓形成　芪龙胶囊可延长动静脉环路血栓大鼠模型体内血栓形成时间，缩短体外血栓长度，减轻血栓干重和湿重，呈量效关系[1]。芪龙胶囊中的地龙产生的蚓激酶通过激活脑缺血大鼠纤溶酶原产生纤溶酶而降解血栓[2]，也可直接降解纤维蛋白，还可抑制凝血途径，促进组织间其他纤溶酶原激活物的活性[3]，具有组织纤溶酶原激活物（t-PA）和抗纤溶酶原激活物抑制剂（PAI-1）样作用[4]。

2. 抗脑缺血缺氧　芪龙胶囊可增加脑缺血大鼠脑血流量，降低脑血管阻力，增加毛细血管开放数，增加交叉点数，加快流速，扩张血管，改善脑膜微循环流态、流速[5]；改善大鼠脑缺血后的神经行为障碍，缩小脑梗死体积，延长缺氧窒息死亡的时间，增加急性脑缺血后的呼吸次数，延长呼吸维持时间，提高脑组织抗缺氧能力，延长大脑存活时间[6]。

3. 改善血液流变学　芪龙胶囊可抑制脑缺血大鼠血小板活化[7]，但对血小板计数无影响[5]。本品可降低急性应激血瘀大鼠高、中、低切变率下全血黏度和血浆黏度，降低中、低切变率下全血还原黏度和血细胞比容，降低红细胞聚集性，增加红细胞变形性[8]。

4. 抗氧化　芪龙胶囊可提高局灶性脑缺血大鼠血液总超氧化物歧化酶活力，降低血清 MDA 含量，减少血浆内皮素含量[9]。

5. 抗心肌缺血　芪龙胶囊可减少急性心肌缺血犬心肌梗死面积/心室面积，减轻由心外膜电图标测的心肌缺血程度、减小其范围，增加冠脉流量，对心肌缺血及心肌梗死引起的血清肌酸磷酸激酶、乳酸脱氢酶活性升高有抑制作用[10]。

6. 抗动脉粥样硬化　芪龙胶囊可降低高脂血症患者血清 TC、TG 水平，促进动脉粥样硬化斑块缩退，抑制心率增快和体重增加[11]。

【临床应用】

1. 脑梗死　芪龙胶囊可改善中风中经络（气虚血瘀证）恢复期患者中医症状积分、中风积分与血液流变学相关指标（高切、低切、血小板聚集性三项）[12]。将进展性缺血性脑卒中患者 98 例随机分为对照组、治疗组，治疗组患者在西药治疗的基础上口服芪龙胶囊，结果显效率为 87.18%，总有效率为 93.96%；对照组显效率为 67.01%，总有效率为 84.56%[13]。将急性脑梗死患者 100 例随机分为对照组、治疗组，对照组给予常规治疗，治疗组在常规治疗基础上加用芪龙胶囊。结果发现，治疗组与对照组相比治疗后 ESS 和 ADL 评分明显升高，血浆 TXB_2（血栓素 B_2）、PAI-1 明显下降，t-PA、6-keto-PGF1α 明显升高[14]。将缺血性脑卒中患者 60 例随机分为对照组、治疗组，治疗组在对照组治疗的基础上口服芪龙胶囊，结果治疗组有效率为 96%，对照组有效率为 66.7%，治疗组优于对照组，两组血液流变学指标也有显著性差异[15]。对芪龙胶囊治疗脑梗死的临床疗效进行观察，随访 2 年发现血栓指标、临床指标和体征均有改善，复发率降低[16]。

2. 冠心病心绞痛　冠心病不稳定型心绞痛患者在降血压或降血脂治疗的基础上加用芪龙胶囊，其总有效率、血液流变学指标、心电图及心绞痛症状疗效均优于降血压或降血脂治疗的基础上加用速效救心丸[17]；在常规西药治疗的基础上加用芪龙胶囊治疗冠心病心绞痛，其心绞痛临床疗效、心电图疗效及血液流变学指标均优于常规西药治疗[18]。

3. 慢性脑供血不足　芪龙胶囊治疗慢性脑供血不足的观察性研究提示，芪龙胶囊可升高双侧 MCA、VCA、BA 及左侧 VA 平均血流速度，降低全血黏度的高切黏度、低切黏度、血浆黏度、纤维蛋白原、血细胞比容[19]。

4. 高脂血症　在低脂饮食的基础上加用芪龙胶囊治疗高脂血症，发现其降低三酰甘油的作用优于单纯低脂饮食，但对胆固醇的作用无显著性差异[20]。

5. 糖尿病肾病　芪龙胶囊联用盐酸贝那普利治疗糖尿病肾病比单纯应用盐酸贝那普利能更显著地降低三酰甘油，降低尿蛋白排泄量，降低血压，尤其是收缩压，并能改变肾功能，降低尿素氮水平[21]。

6. 其他　芪龙胶囊治疗 48 例难治性消化性溃疡患者的随机对照试验提示，与雷尼替丁相比，芪龙胶囊能提高难治性消化性溃疡的治愈率和有效率[22]。芪龙胶囊治疗 76 例精液不液化症患者的随机对照试验提示，治疗 1 个月后，口服芪龙胶囊对精子活动力、精浆 PSA 和 ACP 指标的改善优于对照组（糜蛋白酶肌内注射、维生素 C 和阿司匹林肠溶片口服）[23]。

【不良反应】　口干、恶心、皮疹、瘙痒、潮红、口鼻干燥、腹痛、腹泻、腹胀、口渴、胃部不适、便秘、心悸、头晕、出血、皮肤干燥，停药后可痊愈。

【使用注意】　①孕妇、产妇、哺乳期及月经期女性慎用。②不建议将其用于出血性疾病，如血友病、血小板减少症、月经过多及有溶血性贫血史的患者。③避免芪龙胶囊与蚓激酶制剂、尿激酶制剂、链激酶制剂及组织型纤溶酶原激活剂联合使用。④建议芪龙胶囊在与抗血小板药物（如阿司匹林、氯吡格雷）、抗凝血药（如双香豆素、肝素）及其他具有活血破血作用的中药、中成药（如水蛭、虻虫及其制剂）联合应用时监测出血情况。

【用法与用量】　口服，饭前半小时以适量温水送服。一次 2 粒，一日 3 次，4 周为一疗程；在监测凝血常规无异常且符合气虚血瘀证时可连续使用。

参 考 文 献

[1] 吴彦, 孙建宁, 吴金英, 等. 芪龙胶囊抗大鼠实验性血栓形成及溶栓作用[J]. 中成药, 2004, 26（1）: 53-56.

[2] 吴彦, 孙建宁, 王宏涛, 等. 芪龙胶囊对大鼠血浆凝血-纤溶系统的影响[J]. 中国中西医结合杂志, 2004,（S1）: 248-252.

[3] Mihara H, Sumi H, Yoneta T, et al. A novel fibrinolytic enzyme extracted from the earthworm, Lumbricus rubellus[J]. The Japanese Journal of Physiology, 1991, 41（3）: 461-472.

[4] Li G, Wang K Y, Li D, et al. Cloning, Expression and Characterization of a Gene from Earthworm Eisenia fetida Encoding a Blood-Clot Dissolving Protein[J]. PLoS ONE, 2012, 7（12）: e53110.

[5] 北京临床药学研究所. 龙心的主要药效学研究实验（新药申报资料）, 1996 年.

[6] 吴彦, 孙建宁, 张宁, 等. 芪龙胶囊对大鼠脑缺血的保护作用[J]. 中成药, 2004,（5）: 44-47.

[7] 魏瑞丽. 芪龙胶囊对缺血性中风病神经功能缺损和血小板活化状态的影响[D]. 北京: 中国中医科学院, 2019.

[8] 吴彦, 孙建宁. 芪龙胶囊对急性应激血瘀大鼠血液流变学的影响[J]. 中国中药杂志, 2004, 29（4）: 78-81.

[9] 中国中医科学院西苑医院. 龙心胶囊对大鼠局灶性脑缺血的影响（新药申报资料）, 1996 年.

[10] 李磊, 徐立, 李振, 等. 芪龙胶囊对犬急性心肌缺血的影响[J]. 世界中医药, 2018, 13 (1): 31-35, 40.

[11] 王江涛, 王祖攀. 芪龙胶囊辅治高脂血症 90 例疗效观察[J]. 临床合理用药杂志, 2010, 3 (22): 56-57.

[12] 张琼, 苗青, 王伟. 芪龙胶囊治疗中风病中经络 (气虚血瘀证) 的临床研究[J]. 中药新药与临床药理, 2001, 12 (2): 77-79, 128.

[13] 相凤兰, 张俊玲, 王馥梅. 芪龙胶囊治疗进展性缺血性脑卒中的临床观察[J]. 中华老年心脑血管杂志, 2009, 11 (7): 548.

[14] 张璇, 张林亭, 张霞. 芪龙胶囊对急性脑梗死患者的疗效观察[J]. 中华老年心脑血管病杂志, 2011, 13 (5): 435-437.

[15] 马立川. 芪龙胶囊治疗缺血性脑卒中临床疗效分析[J]. 华夏医药, 2003, (1): 44-45.

[16] 宗俊学, 马端, 孟海燕, 等. 中西药结合治疗脑梗死的对比研究——附 398 例报告[J]. 华夏医药, 2002, (6): 48-52.

[17] 孙晋营, 刘书珍, 王军强, 等. 芪龙胶囊治疗冠心病不稳定型心绞痛疗效观察[J]. 中国中医药科技, 2014, 21 (6): 663.

[18] 杨利军, 薛玲, 张天顺, 等. 芪龙胶囊治疗心绞痛的临床观察[J]. 河南职工医学院学报, 1999, 11 (3): 35-22.

[19] 高轩, 李永秋, 高海凤, 等. 芪龙胶囊对慢性脑供血不足患者脑血流速度及血液流变学的影响[J]. 中华老年心脑血管病杂志, 2008, 10 (8): 627.

[20] 王江涛, 王祖攀. 芪龙胶囊辅治高脂血症 90 例疗效观察[J]. 临床合理用药杂志, 2010, 3 (22): 56-57.

[21] 李小军, 冀孝如. 芪龙胶囊治疗老年糖尿病肾病 90 例疗效观察[J]. 中国药物与临床, 2006, 6 (12): 943-944.

[22] 张玲. 芪龙胶囊治疗难治性消化性溃疡 48 例[J]. 河南中医, 2003, 23 (7): 88.

[23] 罗日有. 芪龙胶囊治疗精液不液化症的临床研究[J]. 广西中医学院学报, 2005, 8 (2): 13-15.

（首都医科大学　赵　晖）

灯盏生脉胶囊

【药物组成】　灯盏细辛、人参、五味子、麦冬。

【处方来源】　金·张元素《医学启源》。《中国药典》（2010 年增补版）。

【功能与主治】　益气养阴，活血健脑。用于气阴两虚、瘀阻脑络引起的胸痹心痛、中风后遗症，症见痴呆、健忘、手足麻木；冠心病心绞痛、缺血性心脑血管疾病、高脂血症见上述证候者。

【药效】　主要药效如下：

1. 保护神经　灯盏生脉胶囊对缺血性脑损伤动物有明显的保护作用，能减轻大脑中动脉阻塞大鼠神经功能缺损评分，减少梗死体积，抑制缺血半暗带恶化，有效缓解因缺血导致的神经细胞损坏。其作用机制是多环节的：灯盏生脉胶囊对谷氨酰胺-谷氨酸-GABA 平衡有调节作用，能够升高具有神经保护作用的 GABA 水平，降低具有神经毒性作用的谷氨酸水平，从而影响 GABA 能突触和谷氨酸能突触代谢；本品对高血压大鼠可抑制脑 TOLL 样受体 4/核转录因子 κB 介导炎症信号通路，下调炎症因子 IL-1β 和 TNF-α，具有抗炎作用[1]；本品可以抑制缝隙连接蛋白 43 表达，下调 Caspase-3 表达量，具有抗凋亡作用[2]；本品可以促进缺血损伤大鼠脑血管内皮生长因子表达[3]，提高帕金森病大鼠黑质多巴胺能神经元 DNA 修复，从而表现出神经保护作用[4]。

2. 抗氧化　灯盏生脉胶囊可以提高脑缺血小鼠体内抗氧化系统的活性，降低脂质过氧化反应，使脑组织及血中抗氧化酶（SOD、GSH-Px）活性增加，氧化产物 MDA 含量减少，从而抑制过氧化反应导致的神经、血管内皮细胞氧化应激损伤[5]，减少自由基对脑组织的损害，具有防治大鼠脑缺血及缺血再灌注损伤的作用[6]。

3. 改善学习记忆功能　灯盏生脉胶囊可降低脑缺血小鼠模型的病死率，改善小鼠在迷宫的定位航行能力，延长小鼠跳台实验潜伏期，减少错误次数，改善认知功能障碍。本品中的有效成分黄酮可以降低脑缺血再灌注损伤，增加脑血流量，促进脑细胞对葡萄糖的利用，增强脑组织抗缺血缺氧能力，从而达到改善认知功能的作用[7]；相关研究发现，高血压能促进 AD 的发生和发展,长期高血压导致小鼠皮层及海马区等脑实质内和脑血管壁 Aβ 异常沉积和认知功能减退[8-9],本品可通过改善高血压大鼠血脑屏障通透性,调节脑 LRP-1 和 RAGE 蛋白的表达,减少高血压大鼠海马区 Aβ$_{1-42}$ 沉积[10]。

4. 抗凋亡　灯盏生脉胶囊对缺血损伤所诱导凋亡的保护作用,可能与 DNA 修复酶所依赖的线粒体功能障碍及随后的凋亡诱导因子的易位有关。

5. 其他　灯盏生脉胶囊具有抑制凝血、降低血管阻力的作用。

【临床应用】

1. 脑梗死　灯盏生脉胶囊可应用于脑梗死急性期、恢复期及后遗症期的治疗,可改善急性脑梗死患者的日常生活活动能力及神经功能评分,降低复发率;可改善恢复期及后遗症期患者的生活质量,降低其复发率[11-12]。

2. 血管性痴呆　灯盏生脉胶囊可改善轻中度血管性痴呆患者的认知障碍(MMSE 评分)[13-16]。

3. 冠心病　灯盏生脉胶囊可应用于各种类型的冠心病心绞痛患者,以缓解期更为适宜,可改善患者心绞痛临床症状、改善心电图 ST 段变化、降低心血管事件发生率[15-16]。本药更适用于具有气虚、阴虚、血瘀证候特点的冠心病心绞痛患者[17],症见胸痛,心悸,气短,头昏,乏力,失眠,面色少华,胸闷,心痛阵作,口干,舌暗红或淡暗或有紫斑,脉细或结代。

【不良反应】　尚未检索到不良反应报道。

【使用注意】　脑出血急性期患者、妊娠期妇女、有出血倾向者、对本药及主要成分过敏者禁用。

【用法与用量】　一次 2 粒,一日 3 次,2 个月为一疗程,可连续 2~3 个疗程,于餐后 30 分钟服药。

参 考 文 献

[1] Chen X, Shi X, Zhang X, et al. Scutellarin attenuates hypertension-induced expression of brain toll-like receptor 4/Nudear factor kappa B[J]. Mediators of inflammation, 2013,(Pt. 4):432623-432631.

[2] Sheng N, Zheng H, Zhang J. Chiral separation and chemical profile of Dengzhan Shengmai by integrating comprehensive with multiple heart-cutting two-dimensional liquid chromatography coupled with quadrupole time-of-flight mass spectrometry[J]. Journal of Chromatography A, 2017, 15(17):97-107.

[3] 黄一挚, 陈朝, 黄春晖, 等. 灯盏生脉胶囊对脑缺血再灌注损伤大鼠的保护作用[J]. 中国医药导报, 2011, 8(9):55-57.

[4] 麻冬梅. 2 种不同方案治疗急性脑梗死成本效果分析[J]. 中国医学工程, 2001, 19(5):67-68.

[5] 吕光耀, 蒋萍, 魏晓丽. 灯盏生脉胶囊对脑缺血再灌注大鼠神经保护作用初探[J]. 新疆中医药, 2013, 31(6):46-48.

[6] 周子懿, 高俊鹏, 卢鸿基, 等. 缝隙连接蛋白 43 参与灯盏生脉胶囊对大鼠脑缺血再灌注损伤的保护作用[J]. 实用医学杂志, 2015, 31(15):2430-2433.

[7] 李浩, 贾建平. 灯盏生脉胶囊抗大鼠局灶性脑缺血-再灌注损伤作用研究[J]. 医药导报, 2007,(8):846-850.

[8] 吴忧, 贾建平. 灯盏生脉胶囊对大鼠脑缺血及再灌注损伤的影响[J]. 药物不良反应杂志, 2006, 8(6):417-422.

[9] 程骁, 罗浩轩, 孙景波, 等. 灯盏生脉胶囊对短暂性脑缺血发作小鼠神经保护作用及其机制研究[J]. 解剖学研究, 2014, 36(5):369-374.

[10] 程骁, 李国铭, 周丽华, 等. 灯盏生脉胶囊对短暂性脑缺血发作小鼠认知及血糖和血脂水平的影响[J]. 解剖学研究, 2018, 40(3):161-164, 181.

[11] Yang X, Wang L, Wang Y, et al. Chinese herbal medicine Dengzhan Shengmai capsule as adjunctive treatment for ischemic stroke: a systematic review and meta-analysis of randomized clinical trials[J]. Complementary therapies in medicine, 2018, 36:

82-89.

[12] 李灿锥，周强，李朝晖. 灯盏生脉胶囊佐治缺血性脑卒中的 Meta 分析[J]. 中国现代应用药学，2016, 33（11）：1457-1463.

[13] 吕建华. 灯盏生脉胶囊联合奥拉西坦治疗轻中度血管性痴呆的疗效观察[J]. 现代药物与临床，2015,（11）：1345-1348.

[14] 陈伟河，朱婷娜，林贵喜. 灯盏生脉胶囊联合盐酸多奈哌齐片治疗轻至中度血管性痴呆的效果[J]. 广东医学，2014, 35（16）：2608-2610.

[15] 王兆东，黄海军，赵虹，等. 灯盏生脉胶囊治疗血管性认知功能障碍临床和电生理研究[J]. 世界中医药，2017, 12（6）：1375-1379, 1383.

[16] 赖育政，卢洁，刘吉昌，等. 轻中度血管性痴呆应用艾地苯醌片联合灯盏生脉胶囊治疗对认知功能及日常生活能力的影响[J]. 临床医学工程，2016, 23（10）：1333-1334.

[17] 申方臣，尚高岗. 灯盏生脉胶囊治疗气阴两虚型冠心病 82 例[J]. 广东医学，2013, 34（19）：3029.

（首都医科大学　赵　晖、詹　宇）

灯盏花素片（滴丸、分散片、颗粒、注射液）

【药物组成】　灯盏花素。

【处方来源】　研制方。国药准字 Z13020778。

【功能与主治】　活血化瘀，通脉止痛。用于中风后遗症，冠心病，心绞痛。

【药效】　主要药效如下：

1. 抗脑缺血再灌注损伤　灯盏花素注射液能显著减轻脑缺血再灌注大鼠神经功能缺损症状，降低脑梗死面积，减轻脑水肿，降低颅内压，促进脑缺血损伤后神经功能恢复[1]。灯盏花素注射液能够激活抗氧化途径，抑制脂质过氧化，提高脑缺血再灌注损伤大鼠 SOD、GSH-Px 和过氧化氢酶（CAT）活性，降低 MDA 含量，减轻自由基对脑组织的损伤，改善大鼠认知功能，并通过提高脑组织 Na^+-K^+-ATP 酶和 Ca^{2+}-ATP 酶活性，改善脑缺血大鼠的能量代谢[2-3]，还能降低脑含水量，减轻脑水肿，降低颅内压，降低缺血脑组织 Caspase-3 阳性细胞表达，减少缺血区神经细胞凋亡数量[4]，从而对缺血再灌注脑组织起到保护作用。游离脂肪酸（FFA）在调节氧化应激、神经递质和神经炎症等方面发挥了重要的作用，灯盏花素注射液能够降低局灶性脑缺血再灌注大鼠模型脑组织亚油酸和花生四烯酸的含量，改善脑血流量，发挥抗脑缺血作用[5]。脑缺血再灌注损伤会影响到纤溶系统的激活通路，包括促凝活性增强、抗凝活性减弱。灯盏花素注射液能上调 t-PA 活性和 PGI_2、NO、内皮型一氧化氮合酶（eNO）含量，延长凝血时间（CT）、凝血酶时间（TT）和出血时间（BT），降低 TXA_2 含量、纤溶酶原激活物抑制剂（PAI）活性、内/外源性凝血因子Ⅹa和凝血酶含量，抑制凝血酶激活途径，防止急性脑缺血再灌注后凝血功能障碍而引起脑血管内皮损伤[6]。

2. 抗心肌缺血再灌注损伤　心肌梗死会使冠脉血流量不足，使得心肌缺血、缺氧，导致心肌细胞受损，心肌顺应性下降而出现心脏血流动力学指标的病理性改变。灯盏花素注射液可改善急性心肌缺血模型犬左心室顺应性，减小左心室梗死范围，增加心排血量，并降低心肌耗氧量，改善血流动力学从而减轻缺血损伤[7]。心肌缺血再灌注会使心肌抗氧化系统受到损伤，自由基生成增多，诱发脂质过氧化，使其终末产物 MDA 与膜蛋白交联，导致膜调节功能障碍，膜流动性降低，进而影响线粒体功能，导致损伤加剧。灯盏花素注射液能减少心肌缺血再灌注损伤模型大鼠血清中 LDH 和心肌组织中 MDA 的含量，提高心肌中 SOD 活性，清除氧自由基，抑制脂质过氧化，并缩短心律失常持续时间，降低

ST 段的抬高程度，对心肌缺血再灌注大鼠心律失常具有保护作用[8]。此外，灯盏花素注射液还能通过调节糖脂代谢、改善胰岛素抵抗，减轻 2 型糖尿病并发急性心肌缺血大鼠胰腺和心脏损伤[9]。

3. 抗肺缺血再灌注损伤　肺缺血再灌注损伤具有非常复杂的病理机制，氧化应激损伤及继发性细胞凋亡是其主要的病理机制。灯盏花素注射液能够下调肺缺血再灌注损伤大鼠血清中髓过氧化物酶（MPO）活性和 MDA 含量，上调肺组织抗氧化酶如 SOD、GSH-Px、CAT 活性和血清中总抗氧化能力（T-AOC）水平，降低肺缺血再灌注损伤大鼠氧化应激损伤；还能降低肺组织湿/干重（W/D）、下调 NF-κB 蛋白表达及显著降低细胞凋亡指数（AI），减轻肺水肿，改善肺缺血再灌注损伤大鼠肺组织病变、细胞超微结构改变及细胞凋亡状况，对肺缺血再灌注损伤起到一定的保护作用[10-11]。此外，本品可通过下调卒中相关性肺炎大鼠水通道蛋白-1（AQP1）、水通道蛋白-4（AQP4）的表达，抑制 MMP-9 的表达，减轻肺水肿，减轻肺损伤[12]。

4. 其他　灯盏花素注射液能够降低视网膜的水肿程度，改善视网膜功能[13]；还能通过抑制 TLR4/NF-κB 信号通路来减弱脑外伤大鼠皮质神经元自噬和炎症损伤[14]。

【临床应用】

1. 脑梗死　灯盏花素注射液能够下调 TIA 患者血浆 α 颗粒膜蛋白（GMP-140）、血小板活化因子（PAF）及血小板聚集率，改善 TIA 患者血小板活性指标，并降低病症反复发作次数和持续时间，以及不良事件的总发生率[15]。灯盏花素注射液能够改善脑梗死患者 MMSE 和 BBS 评分，提高临床疗效，增强患者的认知水平，并改善 TC、HDL-C、LDL-C 水平，提高行为能力[16]。腔隙性脑梗死多由高血压小动脉硬化引起微梗死，灯盏花素注射液能够显著下调全血高切黏度、全血低切黏度、血浆黏度、血小板聚集率及搏动指数（PI），并上调平均血流速度（Vm），改善腔隙性脑梗死患者的血液流变学和颅内动脉血流动力学指标；还能下调血清脂质过氧化物（LPO）水平，上调 SOD 水平，抑制脂质过氧化损伤，进而减轻神经功能缺损程度[17]。灯盏花素注射液能提高新生儿缺血缺氧性脑病患儿 SOD 活性，降低 MDA 水平，从而提高氧自由基的清除能力并减少氧自由基生成，达到保护缺血后脑组织神经细胞的目的[18]。灯盏花素注射液能够改善急性脑梗死患者血液流变性及脑血流量，降低血浆黏度、全血黏度、血细胞比容、血细胞沉降率、血小板聚集率及纤维蛋白原水平，延长凝血酶原时间和部分凝血活酶时间，还能下调血清肽素（Copeptin）、N 端前脑钠肽（NT-pro BNP）、缺血修饰白蛋白（IMA）水平，改善患者神经功能[19-21]。

2. 冠心病　灯盏花素注射液能够有效缓解老年冠心病心绞痛症状[22]，改善凝血指标，下调全血高切黏度、血浆黏度值、红细胞聚集指数、红细胞变形指数，降低 ADP 诱导的血小板聚集率[23]。此外，灯盏花素注射液可明显缓解血瘀型冠心病患者的临床症状，改善心电图和临床疗效[24]。灯盏花素注射液还能改善冠心病患者的微循环状态[25]。灯盏花素注射液通过抑制血小板、抗凝血、血栓形成，扩张血管、增加血流量，改善冠心病患者血清 hs-CRP、IL-6 指标，发挥抗炎作用，提高冠心病治愈率[26]。

3. 其他　灯盏花素注射液还可减轻急性心肌梗死患者经皮冠状动脉介入治疗（PCI）术后氧化应激及炎症反应，改善患者心肌功能[27]。此外，灯盏花素注射液还能有效改善高血压肾病患者的肾功能，控制高血压[28]。

【不良反应】　灯盏花素注射液不良反应涉及人体多个系统器官，可出现皮肤、消化系统、心血管系统、中枢神经系统等多个系统的变态反应且病变程度不一；还包括全身性损害、呼吸系统损害等，其中皮肤及其附件损害所占的比例最高，临床表现主要为瘙痒、潮红、荨麻疹、水肿等[29-30]。

【使用注意】　①本品不良反应包括过敏性休克，应在有抢救条件的医疗机构使用，用药后出现过敏反应或其他严重不良反应须立即停药并及时救治。②胸痛剧烈及持续时间长者，应做心电图及心肌酶学检查，并采取相应的医疗措施。③严格按照药品说明书规定的功能主治使用，禁止超功能主治用药。④严格掌握用法用量。按照药品说明书推荐剂量、调配要求使用药品。不可超剂量、过快滴注和长期连续用药。⑤用药前、配制后及使用过程中应认真检查本品及滴注液，发现药液出现浑浊、沉淀、变色、结晶等药物性状改变，以及瓶身有漏气、裂纹等现象时，均不得使用。⑥严禁混合配伍，谨慎联合用药。本品应单独使用，禁忌与其他药品混合配伍使用。如需要联合使用其他药品时，应谨慎考虑与本品的间隔时间及药物相互作用等问题。⑦本品与 pH 低于 4.2 的溶液使用时，可使药物析出，故不得使用 pH 低于 4.2 的溶液稀释。⑧用药前应仔细询问患者情况、用药史和过敏史。过敏体质者、肝肾功能异常者、凝血机制或血小板功能障碍者、老人、哺乳期妇女、初次使用中药注射剂的患者应慎重使用，并加强监测。⑨目前尚无儿童应用本品的系统研究资料，不建议儿童使用。⑩静脉滴注时，严格控制滴注速度和用药剂量。建议滴速小于 40 滴/分，一般控制在 15～30 滴/分。首次用药，宜选用小剂量、慢速滴注。

【用法与用量】　片剂：口服，一次 2 片，一日 3 次。滴丸：口服，一次 8 丸，一日 3 次。分散片：口服，一次 2 片，一日 3 次。颗粒剂：口服，一次 1 袋，一日 3 次。注射液：肌内注射，一次 5mg，一日 2 次；静脉滴注，一次 10～20mg，用 5%～10% 葡萄糖注射液 500ml 稀释后静脉滴注，一日 1 次。

参 考 文 献

[1] 张红祥，杨和金，包广雷，等. 灯盏花素主要药效学研究进展[J]. 云南中医中药杂志，2016，37（2）：75-78.

[2] 郭瑶，王传光. 灯盏花素联合丙泊酚对脑缺血再灌注损伤大鼠的神经保护作用及 Nrf2/HO-1 通路的影响[J]. 中国药师，2019，22（9）：1639-1644.

[3] 陈小夏，何冰. 灯盏花素对大鼠脑缺血再灌注损伤的保护作用[J]. 广东药学院学报，1997，（2）：23-26.

[4] 郝丕达，吴庆建，王松梅，等. 灯盏花素对大鼠实验性脑缺血再灌注损伤的保护作用[J]. 中华老年心脑血管病杂志，2017，19（7）：749-754.

[5] 钟爱军. 灯盏花素抗大鼠脑缺血再灌注损伤的作用研究[J]. 中南药学，2019，17（4）：518-522.

[6] 朱爱萍，王丽，李清. 灯盏花素注射液对急性脑缺血/再灌注损伤模型大鼠凝血功能及脑血管内皮功能的影响[J]. 中国中医急症，2018，27（9）：1552-1555，1559.

[7] 刘如练，谭玉婷，邹春久，等. 灯盏细辛与灯盏花素对犬冠脉结扎致急性心肌缺血和心肌梗死保护作用的比较[J]. 广州医药，2009，40（3）：62-65.

[8] 刘晓健，王欣楠，马岩，等. 灯盏花素注射液对大鼠心肌缺血再灌注心律失常的影响[J]. 中药药理与临床，2008，（1）：33-34.

[9] 马倩倩. 灯盏花素对 2 型糖尿病大鼠急性心肌缺血模型的影响及作用机制[D]. 太原：山西医科大学，2014.

[10] 毛哲哲，胡彦峰，郭佳佳，等. 灯盏花素对肺缺血再灌注损伤大鼠保护作用的研究[J]. 中国中医急症，2017，26（2）：255-257，267.

[11] 毛哲哲，陈奎利，冯强，等. 灯盏花素对大鼠肺缺血再灌注后氧化应激的影响及机制研究[J]. 中南药学，2017，15（1）：61-64.

[12] 王丽英, 欧阳亮, 周瑞, 等. 灯盏花素注射液对卒中相关性肺炎大鼠肺损伤及 AQP1、AQP4、MMP-9 表达的影响[J]. 临床和实验医学杂志, 2019, 18（18）: 1909-1913.

[13] 谢瞻, 梅明, 唐勇, 等. 注射用灯盏花素对兔实验性视网膜静脉阻塞的作用[J]. 临床眼科杂志, 2019, 27（1）: 78-83.

[14] 童军卫, 刘补兴, 胡小铭, 等. 灯盏花素对脑外伤大鼠皮质神经元自噬、炎症损伤及 TLR4/NF-κB 信号通路的影响[J]. 中国中医急症, 2017, 26（12）: 2104-2107.

[15] 蒋德平. 灯盏花素注射液对短暂性脑缺血发作患者血小板活性指标的影响[J]. 中国医学工程, 2017, 25（12）: 50-52.

[16] 王彦丽. 灯盏花素注射液治疗脑梗死患者的效果及对血脂水平的影响研究[J]. 中国现代药物应用, 2018, 12（5）: 102-103.

[17] 朱维强, 施兴华. 灯盏花素对 LI 患者的效果及血液流变学、血流动力学的影响[J]. 解放军预防医学杂志, 2018, 36（5）: 620-623.

[18] 张迪, 肖韵. 灯盏花素注射液治疗新生儿缺血缺氧性脑病的临床疗效以及对血清 SOD、MDA 的影响[J]. 中国民康医学, 2017, 29（13）: 15-16, 26.

[19] 刘志刚, 孙宜芬, 孟红旗. 灯盏花素注射液治疗急性脑梗死 90 例临床观察[J]. 中国民族民间医药, 2015, 24（22）: 78-79.

[20] 苏延玲, 王红丽, 张中华, 等. 灯盏花素注射液对急性脑梗死患者血液生化指标和血液流变学的影响[J]. 中国药房, 2016, 27（27）: 3802-3804.

[21] 蔡松泉, 蔡加楼. 灯盏花素、川芎嗪、血塞通联合治疗急性脑梗死的临床效果[J]. 中外医学研究, 2016, 14（8）: 138-140.

[22] 苏靖涵, 徐卉, 徐国良. 灯盏花素治疗老年冠心病心绞痛有效性及安全性的 Meta 分析[J]. 中国中医急症, 2019, 28（4）: 633-636.

[23] 蒋银送, 梁贵深, 吕惠娟. 用灯盏花素注射液治疗冠心病所致不稳定型心绞痛的效果分析[J]. 中国医学创新, 2018, 15（4）: 76-79.

[24] 刘朵, 徐敏, 顾艳, 等. 灯盏花素治疗血瘀型冠心病 56 例[J]. 西部中医药, 2019, 32（6）: 65-68.

[25] 王辛欣. 灯盏花素注射液对冠心病患者微循环的影响观察[J]. 世界最新医学信息文摘, 2017, 17（62）: 82, 85.

[26] 倪娜娜. 灯盏花素注射液对冠心病患者血清 hs-CRP、IL-6 的影响分析[J]. 北方药学, 2017, 14（3）: 83-84.

[27] 贾正培, 白原. 灯盏花素注射液对急性心肌梗死 PCI 术后心肌功能的影响[J]. 中国临床研究, 2019, 32（8）: 1105-1108.

[28] 马汉华. 灯盏花素注射液治疗高血压肾病患者的临床效果[J]. 医疗装备, 2018, 31（1）: 133-134.

[29] 耿燕娜, 武毅君, 张文鑫. 基于真实世界的注射用灯盏花素临床应用安全性分析[J]. 药物流行病学杂志, 2019, 28（12）: 810-814.

[30] 仇锦林. 灯盏花素注射液常见不良反应[J]. 临床合理用药杂志, 2017, 10（23）: 96-97.

（首都医科大学　赵　晖）

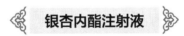

银杏内酯注射液

【药物组成】　白果内酯、银杏内酯 A、银杏内酯 B、银杏内酯 C。

【处方来源】　研制方。国药准字 Z20110035。

【功能与主治】　活血化瘀，通经活络。用于瘀血阻络所致的缺血性中风中经络，症见头晕目眩，口舌㖞斜，言语謇涩，肢体麻木，头痛，半身不遂；急性期脑梗死和恢复期脑梗死见上述表现者。

【药效】　主要药效如下：

1. 抗脑缺血损伤　银杏内酯注射液可减轻脑缺血再灌注大鼠脑水肿，缩小梗死面积，下调局灶性脑缺血大鼠梗死侧皮层细胞色素 c 和 Caspase-3 含量，降低缺血半影区 p53 蛋白及凋亡相关蛋白 Bcl-2、Bax、Caspase-3 表达水平[1-2]，抑制内质网应激、自噬、凋亡，发挥神经元保护作用，减轻脑缺血再灌注损伤。

突触后致密物蛋白 95（PSD95）是突触后致密区的支架蛋白，脑缺血损伤会降低 PSD95 蛋白的表达，影响突触结构和功能的完整性，银杏内酯注射液可上调缺血性脑卒中大鼠模型 PSD95 蛋白表达[3]。脑源性神经营养因子（BDNF）是脑内表达量最高的营养因子，在脑缺血后增加 BDNF 的表达可减少梗死体积，改善神经功能。银杏内酯注射液可通过调节脑缺血再灌注小鼠 miR-206/BDNF 信号通路，升高 BDNF，减轻脑缺血再灌注所致神经元损伤，改善急性期神经功能障碍[4]。

银杏内酯注射液还能够减轻脑缺血再灌注损伤的神经炎症反应，抑制星形胶质细胞和小胶质细胞的增殖活化，降低炎症因子 IL-1β、TNF-α、IL-6 及炎症小体 NLRP1、NLRP2、NLRP3 的异常活化，减轻血管外基质胶原蛋白Ⅳ（Collagen Ⅳ）降解[5-7]。在大鼠缺血再灌注损伤恢复期长期给药可改善其运动功能障碍及学习记忆功能障碍，减轻脑组织缺损[8-9]。

2. 抗血小板聚集　血小板的活化与动脉粥样硬化、动脉血栓及其他心脑血管疾病的发生发展密切相关。银杏内酯注射液能够通过血小板活化因子（PAF）途径发挥抗血小板聚集作用，使树突型血小板突起变少、变短，并降低血清中血小板因子-4（PF-4）和 β 血小板球蛋白（β-TG）的表达[10]。本品能与阿司匹林、氯吡格雷联用拮抗 PAF 诱导的血小板聚集[11]。

3. 降血脂、改善血液流变学　银杏内酯注射液能够降低高脂血症模型大鼠的血脂水平，降低血浆中炎症因子水平，抑制血小板活化，降低全血黏度和血浆黏度，提高红细胞变形指数；并能显著增加高脂血症大鼠红细胞膜表面巯基含量，提高红细胞膜表面 Na^+-K^+-ATP 酶和 SOD 活性，降低 MDA 水平，影响膜脂质代谢、提高红细胞膜抗氧化能力，改善高脂血症大鼠的血液流变学特性[12-13]。

【临床应用】

1. 脑梗死　急性脑梗死的发病与患者的血液黏稠度高、血小板聚集功能异常密切相关，而银杏内酯注射液能够显著提高急性脑梗死患者的临床疗效，下调全血高切黏度（HSV）、全血低切黏度（LSV）、血浆黏度（PSV）和血细胞比容（HCT），改善血液流变学指标；还能下调血小板膜糖蛋白（PAC-1）和 P 选择素（CD62P）的水平，改善血小板活化状态，防止血栓形成，降低心血管不良事件发生；并能有效调节血清血管内皮生长因子（VEGF）、血管生成素-Ⅱ（Ang-Ⅱ）和胶质纤维酸性蛋白（GFAP）的含量，下调 NSE 和同型半胱氨酸（Hcy）的水平，减轻神经功能损伤[14-16]。在治疗高危非致残性缺血性脑卒中时，银杏内酯注射液能够降低血清 IL-6、hs-CRP 及 TNF-α 水平，缓解病灶部位炎性损伤，从而保护脑神经功能，促进患者脑功能的恢复[17]。动脉粥样硬化是导致脑卒中的重要病因，而血脂异常又与动脉粥样硬化密切相关，银杏内酯注射液能够显著降低 LDL-C、TG、TC 水平，改善缺血性脑卒中患者的血脂异常[18]，提高动脉粥样硬化性缺血性脑卒中患者的脑神经功能和生活自理能力[19]。银杏内酯注射液在缺血性脑卒中恢复期也能促进神经功能缺损恢复，提高日常生活活动能力，同时能改善肝肾功能[20-21]。

2. 脑出血　银杏内酯注射液能够有效治疗出血性脑梗死，并对高血压脑出血具有良好的辅助作用，可调节患者体内炎症因子，改善患者的生存质量，促进患者神经功能恢复[22-23]，不会使出血性脑梗死患者的出血扩大，且能减轻脑水肿，改善患者神经功能缺损[24]。银杏内酯注射液联合尼莫地平可有效改善高血压脑出血患者血脑屏障和肢体功能、组织血流量，促进神经功能恢复，且安全性良好[25]。

3. 帕金森病　临床上银杏内酯注射液联合多巴丝肼和普拉克索可有效调节帕金森病患者血清软骨糖蛋白-39（YKL-40）、肝 X 受体-β（LXRβ）、人帕金森蛋白-7（PARK7）水平，并具有良好的神经保护作用，从而促进疾病恢复[26]。

4. 其他　临床上银杏内酯注射液联合注射用益气复脉（冻干）治疗经皮冠状动脉介入治疗（PCI）术后再发心绞痛具有良好的临床效果[27]。

【不良反应】　少数患者用药后可出现轻度眩晕、头痛、眼发涩发干、恶心、呕吐、胃脘胀满等。个别患者用药后可出现中度面潮红、面唇发麻等。在临床使用过程中银杏内酯注射液在消化系统方面的不良反应发生人数最多[28]，出现过严重胃绞痛并周身疼痛、恶心呕吐病例[29-30]。

【使用注意】　①用药前应仔细询问患者用药史和过敏史，过敏体质者慎用。②用药前应认真检查药品及配置后的滴注液，发现药液出现浑浊、沉淀、变色、结晶等现象时不能使用。③药品稀释应该严格按照要求配置，不得随意改变稀释浓度和稀释溶液用量，坚持即配即用，配药后不宜长期放置。④中药注射剂应单独使用，严禁混合配伍，禁止与其他注射剂混合滴注；本品尚无与其他药物联合使用的安全性和有效性信息，谨慎联合用药。⑤严格掌握用法用量及疗程。按照药品说明书推荐剂量、给药速度、疗程使用药品。不超剂量、过快滴注和长期连续用药，滴注速度不得超过每分钟 60 滴。⑥药品应在有抢救条件的医疗机构使用。⑦用药过程中，应密切观察用药反应，特别是开始 30 分钟。发现异常，立即停药，采用积极救治措施；用药结束后应该在医疗机构至少观察 30 分钟。⑧用药后出现轻度眩晕、头痛或局部疼痛者，可降低滴注速度，症状有可能减轻或缓解。⑨用药后出现过敏反应者应立即停药并及时救治。

【用法与用量】　静脉滴注，一次 5 支，临床前将药物缓慢加入 0.9% 葡萄糖注射液 250ml 或 5% 氯化钠注射液 250ml 中缓慢滴注，一日 1 次，用药期间需严格控制滴速，滴注速度不高于每分钟 40～60 滴，疗程为 14 天。

参 考 文 献

[1] 张丹丹. 银杏内酯注射液对大鼠局灶性脑缺血的保护作用研究[D]. 遵义：遵义医学院，2014.

[2] 刘科，鄢云彪，丁建花，等. 银杏内酯注射液对脑缺血再灌注损伤治疗时间窗及凋亡信号通路的影响[J]. 药物评价研究，2018，41（7）：1169-1173.

[3] 邬春久，兰新新，刘科，等. 银杏内酯注射液及其组分对大鼠缺血性脑卒中模型作用比较及对突触后致密物 95 表达的影响[J]. 药物评价研究，2019，42（6）：1110-1114，1145.

[4] 兰新新. 银杏内酯对脑缺血再灌注急性期损伤的保护作用及机制[D]. 南京：南京医科大学，2015.

[5] 曹磊，兰新新，王林晓，等. 银杏内酯注射液对大鼠急性期脑缺血再灌注损伤的保护作用[J]. 中国临床药理学与治疗学，2015，20（7）：721-726.

[6] 曹磊. 银杏内酯通过调节神经炎性反应发挥对 tMCAO 神经损伤的保护作用[D]. 南京：南京医科大学，2015.

[7] 金振东，鄢云彪，邵思宇，等. 银杏内酯注射液对脑缺血再灌注小鼠炎症水平的影响[J]. 临床医药文献电子杂志，2018，5（76）：1-5.

[8] 兰新新，曹磊，王林晓，等. 银杏内酯注射液抑制脑缺血再灌注模型大鼠内质网应激和自噬[J]. 中国临床药理学与治疗学，2015，20（6）：634-639.

[9] 鄢云彪，华骏，兰新新，等. 银杏内酯注射液对脑缺血再灌注大鼠运动认知功能的影响[J]. 中药药理与临床，2018，34（1）：66-69.

[10] 季传平，徐露，李慧琴. 银杏内酯注射液和银杏内酯 ABC 对血小板活化因子诱导的家兔血小板聚集作用比较[J]. 药物评价研究，2018，41（7）：1174-1178.

[11] 徐露，张太君. 百裕银杏内酯注射液与阿司匹林、氯吡格雷联用对家兔血小板聚集的影响[J]. 遵义医学院学报，2015，38（1）：25-28.

[12] 万国靖，霍红，李璐. 银杏内酯注射液对高脂血症大鼠血液流变学指标的改善作用及其机制的研究[C]. 国际数字医学会

数字中医药分会成立大会暨首届数字中医药学术交流会论文集，2016.

[13] 娄宏君，吴茜，郭玮，等. 银杏内酯注射液对高脂血症大鼠红细胞膜生物学特性的影响[J]. 中国中医药科技，2015，22（4）：393-394，405.

[14] 张佳洁，董瑞，刘艳芳，等. 银杏内酯注射液治疗急性脑梗死疗效及对神经功能的影响[J]. 天津中医药，2019，36（12）：1166-1170.

[15] 吴琼，林少华，傅缨. 银杏内酯注射液对急性脑梗死患者血小板活化状态的影响[J]. 中国当代医药，2020，27（1）：44-46.

[16] 廖祥明，肖小六，钟振洲，等. 银杏内酯注射液对急性缺血性脑卒中的临床疗效及其神经功能保护作用[J]. 中成药，2018，40（12）：2815-2817.

[17] 关婷，王思思. 银杏内酯注射液对高危非致残性缺血性脑卒中患者炎性因子水平及神经功能缺损的影响[J]. 现代中西医结合杂志，2019，28（16）：1784-1787.

[18] 崔爽，李向辉，刘国铎，等. 银杏内酯注射液辅助治疗缺血性脑卒中疗效及对患者血脂、细胞因子影响[J]. 世界中医药，2018，13（1）：116-118，123.

[19] 雷建明，钟雪华，华国操，等. 银杏内酯注射液联合阿司匹林治疗缺血性脑卒中的临床观察[J]. 广东医科大学学报，2017，35（3）：234-236.

[20] 王保和，黄宇虹，龙友余，等. 银杏内酯注射液治疗缺血性脑卒中及不同危险因素对疗效影响的临床研究[J]. 药物评价研究，2018，41（7）：1185-1190.

[21] 夏莉君. 银杏内酯注射液治疗缺血性脑卒中恢复期的临床观察[D]. 遵义：遵义医学院，2014.

[22] 高红英. 高血压脑出血围手术期银杏内酯注射液辅助治疗对神经功能恢复的影响[J]. 海南医学院学报，2018，24（12）：1203-1206，1211.

[23] 曾静波，王鹏，高学军，等. 银杏内酯注射液辅助治疗高血压脑出血疗效及对神经功能恢复的影响[J]. 中药药理与临床，2016，32（6）：217-220.

[24] 冯奏，毕思伟，李莉，等. 银杏内酯注射液治疗出血性脑梗死的临床安全性有效性分析[J]. 药物评价研究，2018，41（7）：1179-1184.

[25] 黄梓雄，林亨，李捷，等. 银杏内酯注射液联合尼莫地平对高血压脑出血患者的临床疗效[J]. 中成药，2019，41（12）：2913-2917.

[26] 陈媛，林尤斌，桂树虹，等. 银杏内酯注射液联合多巴丝肼和普拉克索对帕金森病患者的临床疗效[J]. 中成药，2020，（5）：1-4.

[27] 黄霞，孙琳琳，庞聪. 注射用益气复脉（冻干）联合银杏内酯注射液治疗经皮冠状动脉介入治疗术后再发心绞痛的临床观察[J]. 中国民间疗法，2019，27（15）：59-61.

[28] 冯荣伟，王文习，马影，等. 活血化瘀类中药注射剂治疗缺血性中风的临床效果及不良反应评价[J]. 解放军医药杂志，2019，31（10）：80-84.

[29] 盖晓红，刘素香，任涛，等. 银杏化学成分、制剂种类和不良反应的研究进展[J]. 药物评价研究，2017，40（6）：742-751.

[30] 刘海燕，柯巍，刘敏，等. 银杏内酯注射液致严重胃绞痛并周身疼痛1例[J]. 药学与临床研究，2017，25（1）：79.

（首都医科大学　赵　晖、李明聪）

银杏二萜内酯葡胺注射液

【药物组成】　主要成分为银杏内酯 A、银杏内酯 B、银杏内酯 K。

【处方来源】　研制方。国药准字 Z20120024。

【功能与主治】　活血通络。用于中风中经络（轻中度脑梗死）恢复期痰瘀阻络证，症见半身不遂，口舌㖞斜，言语謇涩，肢体麻木等。

【药效】　主要药效如下：

1. 抗脑缺血损伤　银杏二萜内酯葡胺注射液对大鼠脑缺血再灌注损伤具有保护作用，可降低脑缺血大鼠脑梗死率，改善脑神经功能缺损症状[1]。脑卒中是一个多环节、多因素损伤的酶促级联反应，其发病机制涉及兴奋性氨基酸毒性、自由基损伤、炎症、钙超载等多个环节。银杏二萜内酯葡胺注射液能提高脑缺血再灌注大鼠模型脑组织中抗氧化酶如 SOD、CAT 及 GSH 活性，并降低 MDA 含量，改善脑组织形态结构病变和神经元凋亡状况，抑制 Caspase-3 的表达，降低凋亡指数（apoptosis Index，AI），对大鼠脑缺血再灌注损伤发挥保护作用[1-3]。在炎症反应中，银杏二萜内酯葡胺注射液能显著下调脑缺血再灌注大鼠模型 NF-κB 蛋白表达；降低炎症细胞因子 IL-1β、IL-6、TNF-α 含量，使脑组织病理改变减轻[2]；还能显著下调脑组织中谷氨酸、天冬氨酸（Asp）含量及单胺类神经递质的释放，增加脑内抑制性神经递质的含量，改善神经递质动态平衡失调，减轻兴奋性毒性，减少细胞外游离钙内流，改善钙超载[4-6]。银杏二萜内酯葡胺注射液还能下调磷酸肌酸激酶（CK-BB）和乳酸脱氢酶（LDH）含量，改善血脑屏障通透性，降低脑含水量，改善脑水肿，减少 EB 溢出率，显著下调脑组织 MMP-9 及紧密连接蛋白的缺失，减轻脑组织损伤程度[7-9]。

2. 神经保护　银杏二萜内酯葡胺注射液对缺糖缺氧（oxygen-glucose deprivation，OGD）损伤的人神经母细胞瘤（SH-SY5Y）细胞具有保护作用，能明显提高 OGD 损伤的 SH-SY5Y 细胞的存活率，抑制 Caspase-3/7 酶活性，减少细胞核核小体和 LDH 的释放量，上调 p-Akt、p-PKA 和 p-Bad 激酶蛋白量，提高丝苏氨酸蛋白激酶（Akt）和蛋白激酶-A（PKA）活性，从而保护神经细胞；还能下调细胞内游离钙浓度、钙蛋白酶（calpain）和裂解半胱氨酸天冬氨酸蛋白酶-12（cleaved Caspase-12）蛋白量，抑制 calpain 凋亡信号通路，从而保护神经细胞[10-11]。此外，银杏二萜内酯葡胺注射液还能通过抑制细胞内 p38/p53/Bcl-2/Caspase-9/Caspase-3 凋亡信号通路减轻 OGD 损伤的 SY5Y 细胞凋亡[12]。

3. 抗心肌缺血再灌注损伤　银杏二萜内酯葡胺注射液对心肌缺血再灌注性心律失常大鼠具有一定的保护作用，能够显著降低室性心动过速（VT）、心室颤动（VF）发生率及心律失常评分，升高心肌组织 Na^+-K^+-ATP 酶、Ca^{2+}-Mg^{2+}-ATP 酶活性，并降低心肌组织 Ca^{2+} 浓度，升高抗氧化酶活性，降低 MDA 含量，减轻氧化应激损伤[13]。银杏二萜内酯葡胺注射液还能通过抑制细胞凋亡而对心肌缺血再灌注损伤起到一定的保护作用，使凋亡相关 Bcl-2 蛋白表达明显上调，Bax 和激活型 Caspase-3 蛋白明显降低，减小心肌梗死面积，使心肌组织病理性改变及细胞凋亡状况明显改善[14]。此外，银杏二萜内酯葡胺注射液还能改善心脏缺血再灌注损伤大鼠血液流变学，降低血清心肌酶、AST、LDH 和 CK-MB 活性，改善心肌组织病变情况[15]。

【临床应用】

1. 脑梗死　银杏二萜内酯葡胺注射液能够显著下调脑梗死患者血清 NSE 和 hs-CRP 水平，缓解炎性反应，保护脑组织，促进神经功能的恢复[16]。银杏二萜内酯葡胺注射液能显著降低急性脑梗死患者血清氧化型低密度脂蛋白（ox-LDL）、血凝集素样氧化型低密度脂蛋白受体-1（LOX-1）、NSE 和 hs-CRP 水平，降低机体炎性及氧化应激损伤，抑制患者颅内微栓子的形成，改善神经功能缺损症状，还能降低国立卫生研究院卒中量表（NIHSS）评分和不良反应发生率，升高 Barthel 指数（BI），改善患者神经功能[17-20]。此外，银杏二萜内酯葡胺注射液还能提高患者脑损伤修复能力，上调血清 BNDF，降低 S100B 蛋白水平，改善脑损伤程度，且对肝肾功能无严重影响[21]。脑梗死患者常在运动功能、言语功能、认知功能、感觉功能中出现不同程度的损伤，而银杏二萜内酯葡胺注射液能够显著升高患者 Fugl-Meyer 运动功能评分、功能独立性测量量表（FIM）及洛文斯顿作业疗法认知评定成套试验记录表（LOTCA）评分，配合康复训练可以显著提高患者的运动功能、认知功能及日常生活能力[22]。动脉粥样硬化所致脑血栓是造成脑梗死的重要原因之一，银杏二萜内酯葡胺注射液能够促进动脉粥样硬化性血栓性脑梗死患者血液流变学指标恢复，显著降低血浆黏度、全血还原黏度、纤维蛋白原，促进脑梗死患者病情恢复[23]；还能通过上调动脉粥样硬化性急性脑梗死患者血清总胆红素、直接胆红素、间接胆红素水平，发挥抗氧化作用，减少动脉粥样斑块的形成[24]。内皮功能受损，也可以直接加速脑动脉粥样硬化的发展，并进一步造成脑血管狭窄及脑梗死的发生，而银杏二萜内酯葡胺注射液能够显著降低痰瘀阻络型脑梗死合并多发性颅内动脉狭窄患者血浆内皮素水平，并上调NO水平，改善患者神经功能缺损，有效改善血管内皮功能，缓解动脉粥样硬化[25]。

2. 下肢深静脉血栓　银杏二萜内酯葡胺注射液对下肢深静脉血栓（DVT）有良好的治疗效果，可以改善DVT患者的凝血功能，显著降低凝血指标D-二聚体和血浆纤维蛋白原降解产物（FDP）水平，延长活化部分凝血活酶时间（APTT）、凝血酶原时间（PT），有效缓解DVT病情[26]；还可减轻DVT患者机体的应激及炎症反应，显著下调hs-CRP、TNF-α、IL-6及MDA水平，并上调GSH-Px、SOD水平，改善患者症状和下肢体征[27]。

【不良反应】　采用多中心、前瞻性、开放、非对照的临床研究设计方法，开展银杏二萜内酯葡胺注射液上市后临床安全性再评价研究。完成病例入组6300例，共观察记录到29例次不良反应，ADR发生率为0.46%，其中约86.21%（25例次）为轻度，表现为一过性，无须干预即可缓解或消失；13.79%（4例次）为中度，头痛2例次，头晕1例次，皮疹1例次；未见重度不良反应[28]。

【使用注意】　①由于本品药液的pH为碱性，临床应用过程中必须使用聚氯乙烯（PVC）材质输液器，以防药液与输液器发生反应，并密切注意用药过程中药液与输液器相互作用的观察。②用药前应仔细询问患者用药史和过敏史，过敏体质者慎用。③用药前应认真检查药品及配制后的滴注液，发现药液出现浑浊、沉淀、变色、结晶，以及瓶身细微破裂者，均不得使用。④药品稀释应该严格按照说明书的要求配制，不得随意改变稀释液的种类、稀释浓度和稀释溶液用量，不得使用葡萄糖类溶液稀释；坚持即配即用，配药后不宜长时间放置。⑤中药注射液应单独使用，禁止与其他注射剂混合滴注；本品尚无与其他药物联合使用的安全性和有效性信息，谨慎联合用药。⑥严格掌握用法用量及疗程。按照药品说明书推荐剂量、给药速度、疗程使用，不宜超剂量、过快滴注和超过疗程规定连续用药。由于临床试验结果显示部分不良反应的发生可能与药物滴注速度过快有关，因此，需要严格控制滴注速度，滴注速度不宜超过每分钟30滴。⑦药品应在有抢救条件的医疗机构使用。⑧用药过程中，应密切观察用药反应，特别是开始用药的前30分钟，发现异常，立即停药，采用积极救治措施；用药结束后应该在医疗机构至少观察30分钟。⑨用药后出现轻度头晕、头痛者，可降低滴注速度，症状有可能减轻或缓解。⑩用药后出现过敏反应或其他明显不良反应者应立即停药并及时救治。

【用法与用量】　缓慢静脉滴注，一次1支（25mg），临用前，将药物缓缓加入0.9%氯化钠注射液250ml中稀释。用药期间要严格控制滴速，首次使用时滴速应控制在每分钟10～15滴，观察30分钟无不适者，可适当增加滴注速度，但应逐渐提高滴注速度到不高于每分钟30滴，疗程为14天。

参 考 文 献

[1] 陈春苗，周军，陈健，等. 银杏二萜内酯葡胺注射液对大鼠急性脑缺血再灌注损伤的影响[J]. 中国实验方剂学杂志，2014，20（17）：133-136.

[2] 吴浩亮. 银杏二萜内酯对大鼠脑缺血再灌注后氧化应激和炎症反应抑制作用的研究[J]. 中西医结合心脑血管病杂志，2019，17（23）：3717-3721.

[3] 刘新生，王昆，李时光，等. 银杏二萜内酯葡胺注射液对大鼠脑缺血/再灌注神经保护作用的研究[J]. 中国实用神经疾病杂志，2018，21（21）：2321-2325.

[4] 李涛，袁春桃. DGMI 对缺血再灌注大鼠脑内神经递质的影响[J]. 基因组学与应用生物学，2018，37（7）：3132-3136.

[5] 罗燕平，张红，胡晗绯，等. 银杏二萜内酯葡胺注射液对大鼠局灶性脑缺血的保护作用[J]. 中国中药杂志，2017，42（24）：4733-4737.

[6] 张雯，宋俊科，何国荣，等. 银杏二萜内酯对缺血/再灌注大鼠脑组织中神经递质的影响[J]. 中国药理学通报，2016，32（12）：1648-1656.

[7] 仲崇金，华骏，陈萌，等. 银杏二萜内酯葡胺注射液对缺血性脑卒中急性期损伤的保护作用[J]. 药物评价研究，2017，40（6）：752-758.

[8] 章晨峰，曹亮，邓奕，等. 银杏二萜内酯葡胺注射液对脑缺血再灌注大鼠行为学和脑脊液成分的影响[J]. 中国实验方剂学杂志，2015，21（20）：118-122.

[9] 李卓琼，曹泽彧，曹亮，等. 银杏二萜内酯葡胺注射液的脑血管保护作用研究[J]. 中国中药杂志，2017，42（24）：4738-4743.

[10] 刘秋，许治良，金治全，等. 银杏二萜内酯葡胺注射液通过下调 calpain 信号通路抑制脑缺血神经细胞凋亡[J]. 中国药科大学学报，2015，46（6）：707-711.

[11] 刘秋，许治良，周军，等. 银杏二萜内酯葡胺注射液对缺糖缺氧损伤的 SH-SY5Y 细胞保护作用[J]. 中国药理学通报，2015，31（7）：994-999.

[12] 李雪珂，刘秋，许治良，等. 银杏二萜内酯葡胺注射液通过抑制 p38/p53 通路保护氧糖剥夺 SY5Y 细胞的机制[J]. 中国药理学通报，2016，32（12）：1699-1704.

[13] 李延珍，李忠辉，李良，等. 银杏二萜内酯葡胺注射液对心肌缺血再灌注所致心律失常模型大鼠的影响[J]. 中国中医急症，2018，27（10）：1761-1764.

[14] 李延珍，李忠辉，李良，等. 银杏二萜内酯对心肌缺血再灌注损伤大鼠细胞凋亡的影响及其机理研究[J]. 江苏中医药，2018，50（9）：71-74.

[15] 李延珍. 银杏二萜内酯葡胺注射液对离体心脏缺血再灌注损伤保护作用的实验研究[J]. 天津中医药，2018，35（8）：616-620.

[16] 朱敏真，何锦照，陈长兵. 银杏二萜内酯葡胺在脑梗死患者早期治疗中的疗效观察[J]. 江西医药，2019，54（12）：1567-1568.

[17] 帕提古丽·夏马司，王忠全. 银杏二萜内酯葡胺注射液治疗急性缺血性卒中的效果观察[J]. 中国民康医学，2019，31（21）：56-57.

[18] 孙原，崔凡凡，李冬梅，等. 银杏制剂对急性脑梗死患者 ox-LDL、LOX-1、hs-CRP 指标及神经保护作用研究[J]. 中国煤炭工业医学杂志，2019，22（5）：477-480.

[19] 曹骅，张振昶. 银杏二萜内酯葡胺注射液治疗急性脑梗死疗效观察[J]. 西部中医药，2019，32（3）：74-77.

[20] 陈蓝，顾承志，汪芳，等. 经颅多普勒动态监测银杏二萜内酯葡胺注射液对急性缺血性卒中患者颅内微栓子的干预治疗作用[J]. 河北中医，2018，40（5）：706-709.

[21] 蒋炜丽. 银杏二萜内酯葡胺注射液治疗急性缺血性脑卒中的认知功能、神经营养因子、S100B 蛋白及肝肾功能的影响[J]. 临床医药文献电子杂志，2019，6（24）：81-83.

[22] 刘继业，孟红. 银杏二萜内酯葡胺注射液配合康复训练治疗缺血性脑卒中[J]. 中医学报，2019，34（10）：2240-2244.

[23] 刘赵东. 观察银杏二萜内酯葡胺注射液对动脉粥样硬化性血栓性脑梗死恢复期患者血液流变学的影响[J]. 临床医药文献电子杂志，2019，6（74）：156-157.

[24] 曹志勇，李新玲，沈海林，等. 银杏二萜内酯葡胺治疗动脉粥样硬化性脑梗死临床观察[J]. 中国实用神经疾病杂志，2018，21（3）：279-282.

[25] 张小罗，王位，陈亨平. 银杏二萜内酯葡胺注射液对痰瘀阻络型脑梗死合并多发颅内动脉狭窄患者内皮功能的影响[J]. 中国中医药科技，2018，25（2）：242-243.

[26] 吕柏楠，赵伟，石晓明，等. 银杏二萜内酯葡胺注射液对下肢深静脉血栓形成患者凝血功能的影响[J]. 河北中医，2016，38（10）：1558-1560，1571.

[27] 吕柏楠，石晓明，吴胜春，等. 银杏二萜内酯对老年下肢深静脉血栓患者应激状态的影响及临床意义[J]. 河北医药，2019，41（8）：1221-1224.

[28] 周莉，高颖，赖新星，等. 银杏二萜内酯葡胺注射液用于 6300 例缺血性脑卒中患者的上市后临床安全性再评价研究[J]. 中国中药杂志，2017，42（24）：4744-4749.

（首都医科大学　赵　晖，北京中医药大学　董世芬）

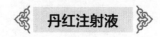

丹红注射液

【药物组成】　丹参、红花。

【处方来源】　研制方。国药准字 Z20026866。

【功能与主治】　活血化瘀，通脉舒络。用于瘀血闭阻所致的胸痹及中风，症见胸痛、胸闷、心悸、口眼㖞斜、言语謇涩、肢体麻木、活动不利等；冠心病、心绞痛、心肌梗死、瘀血型肺心病、缺血性脑病、脑血栓见上述证候者。

【药效】　主要药效如下：

1. 抗脑缺血　丹红注射液可减轻大脑急性缺血性脑卒中损伤，抑制炎症反应，降低血清 hs-GRP 的表达[1]。丹红注射液可以明显改善急性缺血性脑卒中患者的神经功能和缺血脑神经组织的血液供给[2]。丹红注射液可以有效地扩张狭窄的冠状动脉血管，降低血流阻力，增加血流量，恢复患者脑组织与心肌细胞的血流灌注，使患者的心功能与神经功能恢复[3]。丹红注射液还可以增强内源性 VEGF 表达，促进缺血后新生血管的形成，改善血流和血氧的供应，促进神经系统功能的修复[4]。炎性反应是缺血性脑卒中引发脑损伤的重要原因。丹红注射液可以降低急性脑梗死患者血清炎性因子 IL-6、IL-8、IL-10、CRP、TNF-α 水平，保护血管内皮功能，改善脑血流灌注[5-7]。

2. 改善血液流变学　丹红注射液具有增强红细胞变形能力和较强的溶栓抗凝作用。丹红注射液能够抑制冠心病心绞痛患者 hs-CRP 和 MMP-9 表达，降低血浆纤维蛋白原（Fbg）、血小板第四因子（PF_4）水平，提高活化部分凝血活酶时间（APTT）与血浆凝血酶原时间（PT），进而改善凝血功能[8]。丹红注射液可以降低临床患者全血高切黏度、全血低切黏度、血浆黏度、纤维蛋白原水平和血细胞比容，降低血液黏稠度，提高血液流动速度，从而抑制血栓生成[9]。

3. 减轻肾组织损伤　丹红注射液可以降低血小板活化依赖性颗粒表面膜蛋白（CD62p）和血小板激活复合物（PAC-1）水平，抑制血小板活化，改善糖尿病肾病患者的临床症状，缓解肾损伤[10]。此外，丹红注射液能够显著改善糖尿病肾病患者的纤维化指标（CIV、PICP 和 HA）表达情况，减轻肾组织损伤[11]。

【临床应用】

1. 缺血性脑卒中　丹红注射液可以提高缺血性脑卒中的疗效，联合常规西药治疗可促进患者神经功能恢复，改善患者的生活质量[12]。丹红注射液配合临床对症处理能提高心脑血管病患者的治疗有效率，有利于降低并发症发生率，提高患者的生活质量[13]。丹红注射液能够降低红细胞聚集指数、全血比黏度、血浆比黏度，明显改善脑卒中患者的血液流变学指标，同时减轻神经功能缺损的程度，改善肢体活动的功能，提高患者自我护理的能力，提高其生存质量[14]。血清同型半胱氨酸（Hcy）偏高是造成心脑血管疾病的独立危险因素，其导致的氨基酸代谢异常造成内皮细胞受损，血小板大量激活，低密度脂蛋白被氧化，抑制高密度脂蛋白（HDL）表达，促进血液高凝及血栓形成，诱导脑梗死的发生[15]。丹红注射液可以有效降低血清 Hcy 水平，提高 HDL 及 ApoA1 水平，调节氨基酸代谢异常，减轻内皮细胞损伤，抑制血小板活化，从而有效改善患者预后[16]。丹红注射液联合阿司匹林治疗可增强抗血小板凝聚、改善脑血流循环效果，及时改善老年短暂性脑缺血症状，减轻神经功能损害[17]。

2. 冠心病心绞痛　丹红注射液联合常规治疗可以调节炎症指标 hs-CRP、IL-6 和 MMP-9 的表达，抑制炎症反应，保护内皮功能，从而减轻心肌缺血再灌注损伤[18-19]。丹红注射液能够降低血清中 TC、TG、LDL-C 水平，提高 HDL-C 水平，降低血液黏稠度，减少红细胞聚集，保护内皮细胞，改善血脂水平和血液流变学[20]。

3. 糖尿病肾病　丹红注射液可以降低糖尿病肾病患者尿素（Urea）、肌酐（Cr）和尿微量白蛋白排泄率（UAER）水平，具有明显的辅助治疗作用，可降低血糖、血脂水平，改善肾功能[21]。丹红注射液能够显著降低糖尿病肾病患者血小板 CD62p、PAC-1 阳性表达率，抑制血小板活化，减轻肾小球和肾间质损伤[22]。

【不良反应】　丹红注射液不良反应以过敏反应为主，可见皮疹、瘙痒、头痛、头晕、心悸、寒战、发热、面部潮红、恶心、呕吐、腹泻、胸闷、呼吸困难、喉头水肿、抽搐等，停药后均能恢复正常。罕见过敏性休克。

【使用注意】　①不得与其他药物混合在同一容器内使用；谨慎联合用药，如需联合使用其他药品时，应谨慎考虑与中药注射剂的时间间隔及药物相互作用等。②本品为纯中药制剂，保存不当可能影响产品质量。发现药液出现浑浊、沉淀、变色、漏气或瓶身细微破裂等现象时不能使用。③月经期妇女慎用。④过敏体质者慎用。⑤特殊人群（特别是老年患者）用药要加强临床监护。⑥如出现不良反应，遵医嘱。

【用法与用量】　肌内注射，一次 2～4ml，一日 1～2 次；静脉注射，一次 4ml，加入 50%葡萄糖注射液 20ml 中缓慢注射，一日 1～2 次；静脉滴注，一次 20～40ml，加入 5%葡萄糖注射液 100～500ml 中缓慢滴注，一日 1～2 次；伴有糖尿病等特殊情况时，改用 0.9%的生理盐水稀释后使用；或遵医嘱。

参 考 文 献

[1] 朱华雨. 丹红注射液对急性缺血性脑卒中患者神经功能和血清炎症因子的影响[J]. 内蒙古中医药, 2019,（3）: 127-128.

[2] 樊凌云, 杨钰. 丹红注射液对急性缺血性脑卒中疗效及脑血流自动调节功能的影响[J]. 光明中医, 2019, 34（5）: 22-25.

[3] 刘彬. 丹红注射液治疗中风心脑血管的临床合理应用[J]. 中西医结合心血管病电子杂志, 2019, 7（4）: 31, 34.

[4] 郭艳丽, 许贵刚, 刘洋. 丹红注射液对急性脑梗死患者血管内皮生长因子的影响[J]. 武警后勤学院学报（医学版）, 2019, 28（2）: 50-52.

[5] 陈澎, 高茜, 陈传磊, 等. 丹红注射液对急性脑梗死患者血清炎性因子影响观察[J]. 中西医结合心血管病电子杂志, 2017, 5（22）: 129-130.

[6] 刘琼, 彭观球, 林惠昌. 丹红注射液对急性脑梗死患者中医证候积分、NIHSS 评分及炎症因子的影响[J]. 中国实用医药, 2019, 14（16）: 130-131.

[7] 陈云, 王丹, 郭珍立. 丹红注射液对急性脑梗死血清炎性标记物的影响[J]. 湖北中医杂志, 2019, 11（41）: 29-32.

[8] 邱传慧, 臧颖卓, 王清涛, 等. 丹红注射液治疗老年急性脑梗死的疗效及其对血脂、血液流变学和高敏 C 反应蛋白的影响[J]. 现代医学, 2017, 45（1）: 71-74.

[9] 王宏琴. 丹红注射液对老年不稳定性心绞痛患者血液流变学及血管内皮功能的影响[J]. 北方药学, 2017,（4）: 120-121.

[10] 李明霞, 赵铁峰, 王俊芳, 等. 丹红注射液治疗糖尿病肾病的临床效果及对血小板 CD62p、PAC-1 表达的影响[J]. 中国医药导报, 2016, 13（19）: 92-95.

[11] 连娜. 丹红注射液对糖尿病肾病患者纤维化指标的影响研究[J]. 中国医药指南, 2016, 14（33）: 176.

[12] 杨秀生. 丹红注射液治疗急性缺血性卒中 78 例疗效分析[J]. 中西医结合心脑血管病杂志，2019，17（6）：952-953.

[13] 郭晓红. 丹红注射液治疗中风心脑血管病的临床效果分析[J]. 中西医结合心血管病电子杂志，2019，7（11）：54.

[14] 郑丽丽. 丹红注射液治疗中风的应用及作用机制分析[J]. 中外医学研究，2019，17（2）：35-36.

[15] 郝若飞，温庄丽. 老年急性脑梗死与血清 Hcy 和载脂蛋白 a、血尿酸、D-二聚体、超敏 C-反应蛋白的关系研究[J]. 河北医药，2015，37（1）：19-21.

[16] 徐伟. 丹红注射液对急性缺血性脑梗死血清 Hcy 及载脂蛋白 A1 的影响观察[J]. 中国现代药物应用，2018，12（10）：109-110.

[17] 阮春云，魏立平，李文波，等. 丹红注射液治疗老年短暂性脑缺血的疗效分析[J]. 中国初级卫生保健，2019，33（5）：85-86，89.

[18] 许宏，苏俊，杨军强. 丹红注射液对冠心病心绞痛患者凝血功能及炎症因子的影响[J]. 血栓与止血学，2019，（5）：751-752，755.

[19] 杨欣宇，邢雁伟，商洪才. 丹红注射液对冠心病经皮冠状动脉介入术后炎症因子影响的荟萃分析[J]. 世界科学技术-中医药现代化，2018，20（12）：50-56.

[20] 赵国明. 丹红注射液治疗冠心病心绞痛瘀血证的临床疗效及机制分析[J]. 中国处方药，2019，17（2）：67-68.

[21] 李明霞，赵轶峰，于珮，等. 丹红注射液对糖尿病肾病患者的辅助治疗作用[J]. 中国老年学杂志，2016，36（24）：6142-6144.

[22] 李明霞，于佩，王俊芳. 丹红注射液辅助治疗对糖尿病肾病患者血小板 CD62p、血小板激活复合物-1 表达的影响[J]. 中国老年学杂志，2017，37（4）：882-883.

（首都医科大学　赵　晖，北京中医药大学　董世芬）

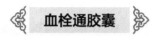

血栓通胶囊

【药物组成】　三七总皂苷。

【处方来源】　研制方。国药准字 Z20025972。

【功能与主治】　活血祛瘀，通脉活络。用于脑络瘀阻引起的中风偏瘫，心脉瘀阻引起的胸痹心痛；脑梗死、冠心病心绞痛见上述证候者。

【药效】　主要药效如下：

1. 抗血栓形成　血小板的黏附、活化和聚集是血栓性疾病的发病基础。血栓通胶囊可显著抑制凝血酶、胶原、ADP 诱导的血小板活化，防止血栓形成[1]。血流力学环境同样也是影响血栓形成的重要因素，低剪切应力会导致内皮细胞增殖，炎症基因的表达增加，NO 生成降低，白细胞黏附及渗透增加，破坏血管内皮细胞的结构与功能，而血栓通胶囊在病理低剪切应力的条件下，可显著抑制 TNF-α 诱导的血管内皮细胞损伤模型中血小板和单核巨噬细胞（THP-1）黏附，并抑制 VCAM-1 和血管内皮钙粘蛋白的表达，进而抑制血小板、单核细胞黏附于受损的内皮细胞[2-3]。血栓素 A_2（TXA_2）与 PGI_2 的平衡对于防治血栓形成具有重要的生理病理意义。血栓通胶囊能够显著抑制 TNF-α 刺激下人脐静脉内皮细胞（HUVEC）TXA_2 的分泌，显著升高 6-keto-PGF1α/TXB_2，抑制血栓形成[2-3]。

2. 保护血管内皮细胞　血管内皮细胞间紧密连接是维持血脑屏障功能的重要结构。血栓通胶囊可显著抑制氧糖剥夺（OGD）致 HUVEC 细胞损伤模型中紧密连接电阻的降低和细胞渗透性的升高，并促进 OGD 损伤后紧密连接蛋白 ZO-1 及 claudin-5 的再度融合，发挥对缺氧缺糖诱导下内皮屏障功能损伤的保护作用[4]。

3. 抗心肌缺血　血栓通胶囊能够显著降低冠脉结扎致急性心肌缺血模型大鼠心电图异常发生率，降低心肌梗死范围，并降低血清 LDH、CK 及 CK-MB 含量，抗心肌缺血损伤[5]。

【临床应用】

1. 脑梗死　血栓通胶囊能够显著降低恢复期脑梗死患者卒中量表（NIHSS）评分，上调日常生活能力量表（ADL）评分，并改善偏身麻木、头痛、头晕等症状，具有较好的临床疗效[6]。血栓通胶囊辅助治疗可显著降低脑梗死患者血清 CRP 水平，抑制炎症反应，降低患者死亡风险[7]。血栓通胶囊可以改善急性脑梗死及进展性脑梗死患者神经功能缺损程度，促进神经功能恢复[8-9]。此外，血栓通胶囊还能改善老年脑卒中后认知障碍，改善其认知功能、痴呆程度和日常生活能力[10]。

2. 心绞痛　血栓通胶囊能显著减轻瘀血阻络型稳定型心绞痛患者的临床症状，减少心绞痛发生次数，改善中医证候表现，减少其单项症状发生率，缓解患者的病痛；还能改善患者的心电图水平，升高运动平板试验 Duke 评分，减少硝酸甘油的服用量，具有较高的有效性和安全性[11]。

3. 其他　血栓通胶囊还能改善 2 型糖尿病肥胖患者血液流变学，显著降低全血黏度、血浆黏度、纤维蛋白原及血细胞比容，预防 2 型糖尿病大血管病变[12]。此外，血栓通胶囊还能改善慢性肺源性心脏病急性加重期微循环障碍，降低肺动脉压，改善右心功能，促使心肺功能恢复，并减少各种并发症，改善患者预后[13]。

【不良反应】　尚未见不良反应报道。

【使用注意】　在医生指导下使用。

【用法与用量】　口服，一次 1～2 粒，一日 3 次。

参 考 文 献

[1] 韩冰，毛鑫，韩淑娴，等. 基于抑制血小板聚集活性检测的血栓通胶囊质量控制研究[J]. 中国中药杂志，2015，40（23）：4597-4602.

[2] 韩淑娴，陈影，张倩，等. 流动条件下血栓通胶囊抗血小板黏附的分子药理学机制研究[J]. 中国中药杂志，2017，42（2）：341-346.

[3] 韩淑娴. 血栓通胶囊抑制血栓形成的生物力药理学机制研究[D]. 北京：中国中医科学院，2017.

[4] 杨爱玲，武汀，张天睿，等. 血栓通胶囊对氧糖剥夺/复氧致 HUVEC 细胞紧密连接损伤的改善作用[J]. 中国比较医学杂志，2018，28（2）：7-11，32.

[5] 武汀，张硕峰，董世芬，等. 血栓通胶囊抗急性心肌缺血和抗血栓形成的作用[J]. 中国比较医学杂志，2015，25（12）：10-14，25.

[6] 王东华，霍魁媛，李莉，等. 血栓通胶囊治疗脑梗死（瘀血阻络证）的多中心临床研究[J]. 现代药物与临床，2017，32（11）：2095-2100.

[7] 于燕. 血栓通胶囊辅助治疗大面积缺血性脑卒中的临床疗效及对患者血清 CRP 的影响[J]. 内蒙古中医药，2018，37（7）：61-62.

[8] 邵井波. 血栓通胶囊治疗急性脑梗死患者 76 例临床观察[J]. 北方药学，2015，12（6）：60-61.

[9] 王秋茹，李会仓，吕昕，等. 血栓通胶囊对进展性脑梗死患者临床疗效和神经功能的影响[J]. 中西医结合心脑血管病杂志，2017，15（24）：3199-3201.

[10] 邓志英，闫涛. 血栓通辅助治疗老年脑卒中后认知障碍疗效观察[J]. 陕西中医，2017，38（1）：26-27.

[11] 刘永豪. 血栓通胶囊治疗稳定型心绞痛瘀血阻络证的临床观察[D]. 哈尔滨：黑龙江中医药大学，2014.

[12] 刘大娜，柳杰，孙晓慧，等. 血栓通胶囊对肥胖 2 型糖尿病患者血液流变学的影响[J]. 中西医结合心脑血管病杂志，2017，15（21）：2799-2800.

[13] 陈修全，张永忠. 血栓通胶囊治疗慢性肺源性心脏病急性加重期 36 例临床观察[J]. 医学信息（上旬刊），2011，24（6）：3447.

（首都医科大学　赵　晖，北京中医药大学　董世芬）

消栓肠溶胶囊

【药物组成】　黄芪、当归、赤芍、地龙、川芎、桃仁、红花。

【处方来源】　研制方。国药准字 Z20000025。

【功能与主治】　补气，活血，通络。用于缺血性中风气虚血瘀证，症见肢麻，瘫软，晕厥，半身不遂，口舌㖞斜，语言謇涩，面色㿠白，气短乏力。

【药效】　主要药效如下：

1. 抗脑缺血损伤　消栓肠溶胶囊可促进脑缺血大鼠对新奇环境的探索能力，改善脑缺血大鼠的学习记忆功能[1]。消栓肠溶胶囊可降低脑缺血大鼠星型胶质细胞异常活化，抑制凋亡相关蛋白 Caspase-3 与 PARP 表达，保护缺血远隔脑区[2]。同时消栓肠溶胶囊可增加脑缺血大鼠丘脑神经元数，抑制 APP、Aβ42 阳性表达，降低 Aβ 形成，从而保护缺血丘脑区[3]。消栓肠溶胶囊还可增加皮层组织神经元数目，降低 MDA 表达，升高 SOD 表达，通过降低神经元损伤，改善脑组织自由基代谢，减轻慢性低灌注大鼠脑组织损伤[4]。

消栓肠溶胶囊可改善慢性低灌注大鼠侧支循环，增强海马区血流灌注和葡萄糖代谢，增加海马区神经元、突触数量，降低 APP 表达，上调 SYN 和 GAP-43 表达，并通过调节 Akt/GSK3β/CRMP2 磷酸化水平促进轴突重塑，进而改善学习记忆功能[5]。

消栓肠溶胶囊可增加氧糖剥夺 PC12 细胞的存活率，减少 MMP-9、p53、Bax、MDA 与 ROS 的表达，减轻氧化应激损伤[6]。消栓肠溶胶囊可增加脑缺血大鼠海马区 MAP-2 与 BDNF 的表达，减少神经元损伤，增强海马区神经元树突可塑性[1]。

2. 抑制血栓形成　消栓肠溶胶囊可降低高血压伴高血脂患者颈动脉血管厚度，降低血脂水平，减少血栓的形成[7]。消栓肠溶胶囊可降低进展型脑梗死患者的血小板活性，抑制血小板聚集，修复受损的内皮细胞，抑制血栓形成[8]。

3. 抗心肌损伤　消栓肠溶胶囊能降低心肌损伤大鼠心肌组织耗氧量，提高组织对缺血缺氧刺激的耐受性，抗自由基损伤，抑制炎性级联反应，降低兴奋性氨基酸毒性，减轻细胞凋亡，从而抵抗心肌损伤[9]。

【临床应用】

1. 缺血性脑卒中　消栓肠溶胶囊可增加脑缺血患者运动功能与日常生活能力评分，降低血清同型半胱氨酸水平，增加 VEGF 与 BDNF 的表达，提高治疗效果，改善症状[10]。消栓肠溶胶囊联合米氮平治疗，可显著增加脑卒中患者 NIHSS 评分、ADL 评分，改善患者脑部血流，缓解抑郁状态，提高其生活质量与预后质量，降低复发率[11-12]。消栓肠溶胶囊可增加动脉狭窄患者屏气指数，改善脑血流储备情况，降低狭窄血管的血流速度，促进侧支循环的建立，改善神经功能症状[13-14]。消栓肠溶胶囊联合奥扎格雷钠可显著改善脑缺血患者血液流变学指标（血液黏度高切、中切、低切及血浆黏度，血细胞比容，红细胞沉降率）、内皮功能指标（NO、内皮素-1、TXB2），减小脑梗死灶体积[15]。消栓肠溶胶囊联合降纤酶应用于急性脑梗死伴发颈动脉粥样硬化斑块可改善脑循环动力学参数及血脂指标，降低 CD62P、CD63 分子表达水平，抑制血小板活性[16-17]。消栓肠溶胶囊可降低脑缺血患者 TNF-α、IL-6、IL-8 炎症因子的分泌与释放，从而抑制炎症的发生与发展，改善神经功能[18]。

2. 高血压　消栓肠溶胶囊可降低高血压伴心血管危险因素患者的收缩压与舒张压[19]，降低血清 PAF 含量[20]。在常规治疗上给予消栓肠溶胶囊 12 周，可以降低高血压伴高脂血症患者总胆固醇、低密度脂蛋白胆固醇及血小板活化相关指标 P 选择素、糖蛋白Ⅱb/Ⅲa 受体复合物的表达，调节血脂水平，改善血小板活化程度[7]。

3. 冠心病　消栓肠溶胶囊可降低冠心病患者血浆 Hcy 水平及颈动脉内中膜的厚度

（IMT），延缓动脉粥样硬化进展，改善其生存质量[21]。消栓肠溶胶囊可以降低缺血性心肌病患者血浆黏度并抑制血小板聚集，同时下调血清炎症因子及氧化应激水平，提高患者生活质量[9]。

【不良反应】　个别患者服药后发生恶心、口干、胃部不适、便秘、皮肤瘙痒、头痛等。

【使用注意】　①阴虚阳亢者及出血倾向者慎用。②孕妇忌服。

【用法与用量】　口服，一次2粒，一日3次，饭前半小时服用；或遵医嘱。

参 考 文 献

[1] 赵晖，王蕾，王春雪，等. 消栓肠溶胶囊对中动脉栓塞大鼠新异性探索行为及树突重塑的影响[J]. 中国神经免疫学和神经病学杂志，2014，21（6）：401-406.

[2] 王雅丽，张宁，刘菁，等. 消栓肠溶胶囊对大脑中动脉栓塞大鼠远隔脑区星形胶质细胞活化及凋亡蛋白表达的影响[J]. 中国卒中杂志，2014，9（10）：824-830.

[3] 张宁，吴曦，王铄，等. 消栓肠溶胶囊清除β-淀粉样蛋白对大脑中动脉栓塞大鼠丘脑神经元损伤的影响[J]. 首都医科大学学报，2015，36（3）：420-425.

[4] 张建，王雅丽，李佳，等. 消栓肠溶胶囊对慢性脑低灌注大鼠皮层神经元损伤的影响[J]. 国际中医中药杂志，2016，（2）：141-144.

[5] Li M Z, Zhang Y, Zou H Y, et al. *Xiaoshuan* enteric-coated capsule alleviates cognitive impairment by enhancing hippocampal glucose metabolism, hemodynamics and neuroplasticity of rat with chronic cerebral hypoperfusion[J]. Scientific Reports, 2018, 8: 7449.

[6] 秦劭晨，马阮昕，王爱梅，等. 消栓肠溶胶囊对缺氧缺糖再灌注损伤 PC12 细胞的保护作用[J]. 中国中医药科技，2018，25（6）：803-807.

[7] 李红艳，代文健，郑召雨，等. 消栓肠溶胶囊用于高血压伴高脂血症患者的临床疗效观察[J]. 成都中医药大学学报，2018，41（4）：48-51，55.

[8] 赵文静，武俊梅，张萌，等. 消栓肠溶胶囊对进展型脑梗死患者神经功能及血小板聚集率的影响[J]. 中华高血压杂志，2015，23（2）：441.

[9] 汪凛，陈礼学，夏旭辉，等. 消栓肠溶胶囊治疗缺血性心肌病的作用机制分析[J]. 中西医结合心脑血管病杂志，2017，15（20）：2608-2610.

[10] 王云，李英毅，唐灵涛，等. 消栓肠溶胶囊治疗气虚血瘀型脑梗死恢复期的临床效果[J]. 中国医药导报，2019，16（35）：73-77.

[11] 顾亮亮. 消栓肠溶胶囊联合米氮平治疗卒中后抑郁状态的临床分析[D]. 新乡：新乡医学院，2015.

[12] 周志梅，买雷，李艳红. 消栓肠溶胶囊治疗脑梗死疗效及对患者 NIHSS 评分的影响[J]. 陕西中医，2019，40（6）：696-699.

[13] 夏天. 补阳还五汤胶囊制剂对症状性颅内大动脉狭窄患者脑血流储备影响的临床研究[D]. 太原：山西中医药大学，2017.

[14] 张良兵，黄敬，操礼琼，等. 消栓肠溶胶囊对急性脑梗死侧支循环的影响研究[J]. 中医药临床杂志，2015，27（7）：968-970.

[15] 汪小利，徐凯. 奥扎格雷钠联合消栓肠溶胶囊对缺血性脑卒中患者血液流变学及血管内皮功能的影响[J]. 沈阳医学院学报，2019，21（1）：19-22.

[16] 王文敏，周海平，周荣，等. 消栓肠溶胶囊联合大剂量降纤酶治疗急性脑梗死伴发颈动脉粥样硬化斑块临床研究[J]. 新中医，2019，51（8）：109-112.

[17] 赵文静，武俊梅，张萌，等. 消栓肠溶胶囊对脑梗死患者颈动脉硬化斑块及血小板α-颗粒膜蛋白的影响[J]. 中华高血压杂志，2015，23（2）：442.

[18] 俞建洪，查渭，叶关胜，等. 消栓肠溶胶囊对气虚血瘀症缺血性中风后炎症反应的影响及神经保护作用的研究[J]. 中华中医药学刊，2015，33（7）：1646-1649.

[19] 黄莺. 消栓肠溶胶囊在高血压伴心血管危险因素患者中应用研究[J]. 辽宁中医药大学学报，2017，19（3）：75-77.

[20] 邱晓敏. 消栓肠溶胶囊对高血压伴心血管危险因素患者 PAF 含量的影响[D]. 广州：南方医科大学，2011.

[21] 杨萃，刘彤. 消栓肠溶胶囊对冠心病患者血浆同型半胱氨酸及颈动脉内膜中层厚度的影响[J]. 黑龙江医药，2017，30（1）：93-95.

（首都医科大学　赵　晖，北京中医药大学　董世芬）

第十九章

脑卒中后遗症中成药名方

第一节 概 述

一、概 念

脑卒中（stroke），中医称为中风，是由于脑内动脉因各种诱发因素发生狭窄、闭塞或破裂而造成的一种急性脑血液循环障碍[1]。脑卒中急性期后，约有90%的患者残留不同程度的功能障碍，主要包括运动功能障碍所致偏瘫，脑神经麻痹引起的口眼㖞斜、偏盲，自主神经损伤引起的排泄障碍，以及感觉障碍、语言障碍、失认症、失用症、精神异常等。急性期过后（半年以上）某些症状或体征未消失，如半身不遂、一侧肢体活动受限、语言不利、口眼㖞斜、偏身麻木疼痛甚至感觉完全丧失、肢体瘫软无力或水肿、记忆力减退等，即为脑卒中后遗症（stroke sequel）[2-4]。

中风是在气血内虚的基础上，遇有劳倦内伤，忧思恼怒，嗜厚味、烟酒等，引起脏腑阴阳失调，气血逆乱，直冲犯脑，形成脑痹阻或血溢脑脉之外，临床以突然昏仆、半身不遂、口眼㖞斜、语言謇涩或失语，偏身麻木为主症。按病理分为出血性中风和缺血性中风[5]。中医将中风后遗症称为"偏枯"、"偏风"、"喑痱"等[6]。

二、病因及发病机制

（一）病因

中风的基本病机是脏腑阴阳严重失调，气血运行失常。对脑卒中后遗症的病因病机认识较多，一般可总结为以虚为主、以实为主、本虚标实，以气血亏虚、肝肾不足为本，风火相煽、痰湿壅盛、血瘀痰阻为标。病机转化急性期常表现为风、痰、瘀血痹阻脉络，后遗症期、恢复期则正气渐虚，多见气虚阴虚之证[6-7]。

（二）发病机制

中风（脑卒中）发生后，经过急性期和恢复期的规范治疗，多数患者的病情都能够得到有效控制并取得一定程度的恢复，但中风的发生导致严重的神经元数量减少和神经胶质破坏，使得信息联系和整合功能受损或丧失，如果影响到由脑神经控制的运动神经系统，就会出现偏瘫、肢体障碍等相应的后遗症；如果影响到脑神经控制的语言中枢神经，就会导致语言障碍其至失语等相应神经系统症状。

三、临床表现

中风最主要的临床表现是神志障碍和运动、感觉、语言障碍。经过一段时间的治疗，除神志清醒外，脑损害导致的功能障碍症状会不同程度的存在。这些症状，称为后遗症。中风常见的后遗症有患侧肢体麻木、口眼㖞斜、痉挛性瘫痪或迟缓性瘫痪。

四、诊　断

脑卒中引起的功能障碍多种多样，与病变部位、损伤程度有密切关系，以半身不遂，口舌㖞斜，舌强言謇，偏身麻木，甚则神志恍惚、迷蒙、神昏、昏愦为主症。按照证候可分为中经络、中脏腑等。中风后遗症一般出现在中风半年以后，积极的检查、治疗是减少后遗症发生的关键。

1. 定性诊断　根据中风患者发病的经过、病情特点和病变部位，分析疾病的性质，是出血性或是缺血性脑中风。两者治疗方法不同，必须辨别清楚。

2. 定位诊断　根据患者的症状和体征，分析病变的部位，CT 检查可明确病变的具体部位，MRI 检查、脑电图检查、脑血管造影检查、脑脊液检查等可以进一步确诊中风的严重程度。

3. 病因诊断　从中风患者发病的全过程，结合定位诊断和定性诊断，找出疾病的具体原因。脑血管病主要由高血压、脑动脉硬化引起。中风的病因诊断清楚以后，对这些引起中风的原发性疾病进行有效的治疗，可以加快中风患者的康复速度。

五、治　疗

（一）常用化学药物及现代技术

缺血性脑卒中后遗症期（6 个月后）在恢复期治疗的基础上，继续酌情调整改善脑血循环（丹参、川芎嗪、三七或银杏制剂、钙离子拮抗剂等）和脑保护剂（能量制剂、维生素制剂、辅酶 Q 等）的措施。出血性脑卒中后遗症期（6 个月后），重症患者多遗留有肢体运动、语言等严重的神经功能缺损，主要进行以功能锻炼为主的康复治疗。此外，注意针对病因及防止复发的治疗。蛛网膜下腔出血后遗症期（3 个月后），少数患者可能遗留偏瘫、精神障碍等，除了注意病因防治外，主要进行康复治疗[8]。

（二）中成药名方治疗

明·吴昆在《医方考》中论述"中风之久，语言謇涩、半身不遂，手足拘挛，不堪行步，麻痹不仁"，从病程、言语、运动、感觉等多个方面较完善地描述了本病的临床特征。中风后遗症期，多为虚实夹杂，邪实未清而正虚，治宜扶正祛邪，以育阴潜阳、益气活血治则。

中医治疗除中药外，常用针灸、推拿、运动疗法。针对脑卒中后遗症的主要临床表现（如半身不遂、语言不利、口眼㖞斜和排尿排便异常等）可采用不同的针灸方法[9]。研究证实，针刺可改善脑动脉弹性，降低颈内动脉血循环阻力，促进脑血管侧支循环建立，并促进血栓或血块软化，从而改善脑部血液循环，增加脑血流量，增加脑组织对氧的利用，减轻氧化应激损伤[10]。推拿可疏经通络，滑利肌肉关节，调整脏腑气血，且能增强人体抗病能力。对中风后遗症患者施以多种手法及被动活动，在保护关节、促进神经功能恢复、防止肌肉萎缩及肢体畸形等方面有重要作用[11]。此外，还可以采用综合康复疗法，如针灸结合运动疗法、针灸推拿结合运动疗法等[12]。

第二节　中成药名方的辨证分类与药效

多数医家认为"气虚血瘀、肝肾亏虚"是中风后遗症主要的病因病机，气虚则不能运血，气不能行，血不能荣，脉络瘀阻。肝肾亏损既是中风起病之源，亦是影响其发展变化，决定其预后的主要内在因素。促进肢体功能康复是脑血管意外恢复期临床治疗的关注重点。研究中药增强脑可塑性、促进脑组织修复和再生的药理作用成为临床和基础研究的热点方向（图 19-1）。

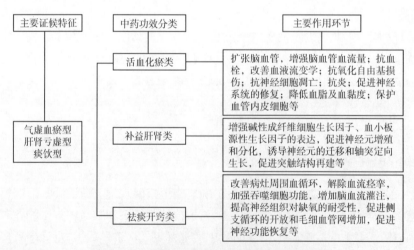

图 19-1　脑卒中后遗症的辨证分类与药效

中成药名方的常见辨证分类及其主要药效如下：

一、活血化瘀类

气虚血瘀型患者临床以半身不遂，肢体软弱，疲乏无力，舌苔薄白，舌质暗淡或舌质瘀紫，脉沉细或细涩等为主要见症。主要病理变化是瘀血。治疗以益气活血为主，祛瘀通脉，使脉道畅通，髓海气血充足而预防中风之患。益气活血能扩张脑血管，增强脑血流量；提高机体清除自由基的能力，降低脂质过氧化损伤；促进神经系统的修复；改善血液流变学，并有良好的溶栓、抗凝、降脂和抗动脉粥样硬化等作用[13]。另外还包括养血活血、温阳活血法等。

常用中成药：补阳还五汤、脑栓通胶囊、银杏叶片、脑得生丸（颗粒剂、胶囊、片）、脑脉泰胶囊、丹芪偏瘫胶囊、银丹心脑通软胶囊、心脑舒通胶囊、丹灯通脑胶囊（软胶囊）、通心络胶囊、血栓心脉宁胶囊（片）、脑安颗粒（胶囊、片、滴丸）、消栓通络胶囊（颗粒、片）、消栓再造丸、脑心通胶囊、龙血通络胶囊和心脑宁胶囊（片）等。

二、补益肝肾类

肝肾亏损是中风发病的重要病机，大多数脑血管意外后遗症期患者肝肾亏虚，气血不足。因此，对于中风后遗症的治疗，应充分注重调补肝肾以治其本。药理研究表明，补益肝肾可增强碱性成纤维细胞生长因子（bFGF）、血小板源性生长因子（PDGF）的表达，促进神经元增殖和分化，诱导神经元的迁移和轴突定向生长，并可促进神经生长相关蛋白（GAP-43）的合成而促进突触结构再建。

常用中成药：苁蓉总苷胶囊、复方苁蓉益智胶囊、天智颗粒、培元通脑胶囊等。

三、祛痰开窍类

中风后失语是中风后由于脑损害而致各种语言符号表达及认识能力受损或丧失，即在意识清晰，无严重智能障碍的前提下，出现口语、书面语的表达和理解障碍，是脑损害所致的语言障碍综合征。化痰行气活血药物可改善病灶周围血循环，解除血液痉挛，并加强吞噬细胞功能，增加脑血流灌注，提高神经组织对缺氧的耐受性，促进侧支循环的开放和毛细血管网增加，促进神经功能恢复[10]。

常用中成药：醒脑再造丸（胶囊）、豨莶通栓胶囊。

参 考 文 献

[1] 陈晓晖. 胡志强教授治疗中风后遗症用药经验总结[D]. 济南：山东中医药大学，2013：104.

[2] 武文凤，富春儒. 中医药治疗中风后遗症[J]. 实用中医内科杂志，2016，30（2）：19-20.

[3] 黄河. 穴位注射在中风后遗症中的运用体会[J]. 保健医学研究与实践，2013，10（4）：39-40.

[4] 詹静玫. 脑卒中后遗症期的养生理论与应用研究[D]. 济南：山东中医药大学，2012.

[5] 国家中医药管理局脑病急症协作组. 中风病诊断与疗效评定标准（试行）[J]. 北京中医药大学学报，1996，19（1）：55-56.

[6] 杨勤军，罗梦曦，李佩佩. 中风后遗症中医分型及治疗研究进展[J]. 江西中医药大学学报，2016，28（1）：113-117.

[7] 郑丽. 中风后遗症的虚实辨证治疗[J]. 光明中医，2009，24（11）：2186-2188.

[8] 黄如训，郭玉璞. 脑卒中的分型分期治疗建议草案[J]. 临床神经病学杂志，2001，14（1）：60-61.

[9] 庄礼兴，丁晓红. 脑卒中后遗症的针灸疗法[J]. 现代康复，2001，5（11）：14-15，23.

[10] 黄文权，唐绪刚，姜利鲲，等. 中药、针灸治疗脑卒中后遗症研究进展[J]. 中国中医急症，2008，17（1）：88-89.

[11] 武扬. 针灸推拿配合调神疗法治疗中风后遗症的体会[J]. 中国社区医师（医学专业），2012，14（3）：189-190.

[12] 王佐彬，李金波. 中风后遗症康复研究进展[J]. 中华针灸电子杂志，2014，3（5）：19-21.

[13] 费利军. 中医药治疗中风后遗症近况[J]. 云南中医中药杂志, 2006, 27（2）: 51-53.

（北京中医药大学　孙建宁、董世芬）

第三节　中成药名方

一、活血化瘀类

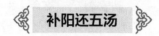

补阳还五汤

【**药物组成**】　黄芪、当归尾、赤芍、地龙、川芎、红花、桃仁。

【**处方来源**】　清·王清任《医林改错》。

【**功能与主治**】　补气，活血，通络。用于中风之气虚血瘀证，症见半身不遂，口眼㖞斜，语言謇涩，口角流涎，小便频数或遗尿失禁，舌暗淡，苔白，脉缓无力。

【**药效**】　主要药效如下：

1. 抗脑缺血　补阳还五汤可减轻脑缺血大鼠神经功能症状，降低血脑屏障通透性，减轻脑水肿，减少脑梗死体积[1]。补阳还五汤可改善脑缺血大鼠肢体感觉运动功能，促进脑缺血大鼠神经干细胞增殖[2-3]、血管新生；提高 BDNF、VEGF 等神经营养因子的表达[4]；并通过促进脑缺血再灌注大鼠患侧海马区 SYN、GAP-43 蛋白表达，提高突触可塑性[5]。本品还可降低脑缺血大鼠 TNF-α、IL-1β、NF-κB 表达，促进脑缺血大鼠损伤脑组织中 M1 型小胶质细胞向 M2 型转换，进而抑制炎症反应[6]。补阳还五汤中有效部位生物碱可抑制 IL-1β 表达，生物碱、苷与苷元类物质可抑制 Caspase-1 与 Caspase-3 的表达，抑制脑缺血再灌注大鼠的炎症反应[7]。

2. 抗血栓形成　补阳还五汤可改善气虚血瘀证大鼠血液流变学，具有一定的抗血栓作用。补阳还五汤可降低气虚血瘀证模型大鼠全血黏度、血浆黏度，改善血小板活化黏附、聚集状态，抑制血小板释放亢进的状态，促进纤溶及抑制内源性凝血途径，抑制血栓的形成[8]。补阳还五汤可抑制家兔血清血小板活化因子，抑制血小板聚集[9]。补阳还五汤还可抑制脊髓损伤大鼠血清内血小板受体的结合及氨基酸、ADP 与血小板受体的结合，抗血栓形成[10]。

3. 脑保护　补阳还五汤可通过抑制脑低灌注大鼠 NLRP3 炎性小体及其下游 Caspase-1 的表达[11]，改善中风气虚血瘀证脑缺血大鼠血脑屏障超微结构、通透性，提高脑组织紧密连接 Occludin、Claudin-5 蛋白表达，起到脑保护作用[12]。补阳还五汤能够激活 CXCR4-PI3K 自噬轴，既能够激发细胞自噬，又能够调控细胞自噬状态，实现抑制细胞凋亡的脑保护作用[13]。补阳还五汤对实验性脑出血大鼠的保护作用机制可能与其能够激活 PI3K/Akt 信号通路，调控 AQP4 的极性表达，降低血脑屏障通透性，减轻脑水肿有关[14]。

4. 抗心肌损伤　补阳还五汤能通过清除氧自由基、抑制心肌酶活性、阻断炎症途径、促进血管新生及抑制钙超载等途径改善心肌缺血再灌注大鼠心肌 MI/RI 损伤[15]。

5. 其他　补阳还五汤能够明显降低 ApoE 基因缺陷引发的高血脂小鼠的 TC、TG 及 LDL-C 水平，并且升高 HDL-C 水平；补阳还五汤能够增加 I 型胶原蛋白和 IV 型胶原蛋白表达，改善脊髓损伤后大鼠的肢体运动功能[16]。

【临床应用】

1. 缺血性脑卒中　补阳还五汤能促进脑缺血患者侧支循环的建立，增强脑血管储备功能，改善脑循环[17]。补阳还五汤煎液能有效降低血黏度，改善微循环，舒张血管，抑制血小板聚集，抗血栓与凝血，修复脑缺血患者脑损伤状态，减轻脑水肿[18]。补阳还五汤可以降低血同型半胱氨酸水平，从而降低血脂，保护血管内皮细胞，延缓动脉粥样硬化的形成，促进气虚血瘀型缺血性脑卒中患者康复，降低复发率[19]。补阳还五汤可降低急性期脑卒中患者 CRP 水平，抑制 IL-6、hs-CRP 及 PCT 等炎症因子表达，减轻炎症反应，改善神经功能缺损的症状[20]。补阳还五汤可升高 SOD 水平，降低 MDA 水平，从而减轻脑卒中患者氧化应激状态，促进神经功能恢复[21]。

2. 脑出血　补阳还五汤能下调 PI3K/Akt 信号通路，从而抑制气虚血瘀型高血压脑出血恢复期患者神经凋亡，改善血液循环，提高疗效[22]。补阳还五汤合镇肝熄风汤可显著降低高血压脑出血患者的血浆黏度、红细胞沉降率，增加血细胞比容，保护心脑血管，提高患者的生存质量。

3. 冠心病　补阳还五汤可防治冠状动脉微循环障碍和微血栓形成，改善心肌供血，保护血管内皮细胞，显著改善冠心病患者的心绞痛症状，减少使用硝酸甘油的频率。补阳还五汤治疗冠心病可改善心绞痛症状，调节 cGMP、FIB、脂蛋白 a 的表达水平，减少硝酸甘油用量[23]。补阳还五汤治疗扩张型心肌病心力衰竭水肿的疗效显著，能够改善患者的 LVESD、LVEDD、LVEF 指标，改善预后[24]。补阳还五汤可改善心肌梗死康复期患者心悸、胸闷、气短等症状。

4. 糖尿病肾病　补阳还五汤可显著降低糖尿病肾病患者 24 小时蛋白尿、尿微量蛋白、总胆固醇、三酰甘油，调节血脂[25]。补阳还五汤可显著降低早期糖尿病肾病患者血清 IL-6 及 TNF-α 的表达，减轻炎症反应，起到肾保护作用[26]。

【不良反应】　观察 50 例脑梗死后遗症患者，不良反应发生率为 4%，偶见肢痛、高血压、头痛、眩晕、烦躁、胸闷、心衰；过敏反应见红色丘疹、皮肤瘙痒[27-28]。

【使用注意】　①高血压阴虚血热者忌服。②中风正气未虚或阴虚阳亢，风、火、痰、湿等余邪未尽者，均忌用。③孕妇慎用。④饮食宜清淡，忌食生冷、辛辣、油腻食物，忌烟酒、浓茶。⑤本方要久服缓治才有明显的疗效，愈后还要继续服用一段时间以巩固疗效。

【用法与用量】　黄芪（生）120g，当归尾 6g，赤芍 4.5g，地龙（去土）3g，川芎 3g，红花 3g，桃仁 3g，水煎服，黄芪初用一二两，以后渐加至四两。至微效时，日服 2 剂，2 剂服至五六日，每日仍服 1 剂[28]。

参 考 文 献

[1] 饶晓，汤轶波，潘彦舒，等. 补阳还五汤对大鼠局灶性脑缺血损伤血脑屏障的影响[J]. 中国中医药信息杂志，2014，21（6）：49-52.

[2] 周颖，杨开令，周乐全，等. 补阳还五汤通过 Cx43 促进脑缺血后修复[J]. 中华中医药学刊，2019，37（10）：2431-2434，2570-2571.

[3] 俞天虹，储利胜，刘志婷，等. 不同黄芪剂量的补阳还五汤对大鼠脑缺血后神经干细胞增殖的影响[J]. 中国实验方剂学杂志，2013，19（7）：182-185.

[4] 李琳, 刘志婷, 储利胜, 等. 补阳还五汤诱导脑缺血后血管生成促进侧脑室下区神经母细胞迁移[J]. 中国中药杂志, 2015, 40（2）: 298-302.

[5] 杨开令, 周颖, 闫福曼, 等. 补阳还五汤对脑缺血再灌注大鼠恢复期突触可塑性的影响[J]. 中国实验方剂学杂志, 2020, 26（1）: 43-49.

[6] 甘海燕, 李琳, 杨琰, 等. 补阳还五汤调控小胶质细胞/巨噬细胞极化抑制大鼠脑缺血后炎症反应研究[J]. 浙江中医药大学学报, 2019, 43（1）: 1-6.

[7] 陈瑞芬. 补阳还五汤有效部位对大鼠脑缺血再灌注后炎症相关因子和 Capase 表达的作用[D]. 长沙: 湖南中医药大学, 2005.

[8] 牛雯颖, 袁茵, 邓思瑶, 等. 补阳还五汤对气虚血瘀模型大鼠血小板生物学指标的影响[J]. 中华中医药杂志, 2019, 34（7）: 3261-3265.

[9] 宫丽, 张继平, 李齐欢, 等. 补阳还五汤家兔含药血清对 PAF 诱导的家兔血小板聚集的影响[J]. 中国实验方剂学杂志, 2009, 15（7）: 60-61.

[10] 齐英娜. 补阳还五汤对督脉瘀阻型脊髓损伤内质网应激和血小板活化因子的影响[D]. 北京: 北京中医药大学, 2018.

[11] 董志强, 陈延, 向庆伟. 基于 NLRP3 炎性小体研究补阳还五汤对脑低灌注大鼠的脑保护作用[J]. 中医药导报, 2018, 24（24）: 26-29.

[12] 李可. 补阳还五汤对中风病气虚血瘀证脑缺血大鼠 AQP4 及相关因子影响研究[D]. 郑州: 河南中医药大学, 2018.

[13] 仇志富, 吴晓光, 丁方, 等. 补阳还五汤对脑出血大鼠脑组织海马区 CXCR4-PI3K 生物学自噬轴的作用[J]. 湖北民族学院学报（医学版）, 2016, 33（1）: 16-19.

[14] 吴玉光, 刘邵臣, 仇志富. 补阳还五汤对实验性脑出血大鼠磷脂酰肌醇 3-激酶/蛋白激酶 B 及水通道蛋白 4 表达的影响[J]. 中国医院药学杂志, 2016, 36（15）: 1248-1252.

[15] 梁艳, 张志明. 补阳还五汤防治心肌缺血再灌注损伤的研究进展[J]. 时珍国医国药, 2019, 30（11）: 2715-2717.

[16] 林晓敏, 潘伟滨, 吴玉琼, 等. 补阳还五汤对脊髓损伤后 I 型胶原蛋白和 IV 型胶原蛋白表达的影响[J]. 中国组织工程研究, 2019, 23（31）: 4986-4991.

[17] 吴玉芙, 刘晓红, 郭伟成, 等. 补阳还五汤对气虚血瘀型脑梗死患者脑血管储备功能的影响[J]. 中国实验方剂学杂志, 2017, 23（12）: 162-167.

[18] 李浩. 缺血性中风患者应用补阳还五汤治疗的临床效果及对患者不良反应的影响[J]. 中外医学研究, 2020, 18（4）: 147-149.

[19] 袁磊, 杨进平, 闻瑛, 等. 补阳还五汤治疗缺血性中风恢复期（气虚血瘀）的临床疗效及对 Hcy 影响的临床研究[J]. 中华中医药学刊, 2016, 34（1）: 195-197.

[20] 赵以恒, 张芳, 刘仁斌. 补阳还五汤对急性缺血性脑卒中 C 反应蛋白及血液流变学影响[J]. 辽宁中医杂志, 2014, 41（7）: 1438-1439.

[21] 陈荣, 曹校校. 补阳还五汤加味对急性脑梗死患者氧化应激水平及神经功能恢复的影响[J]. 中医杂志, 2011, 52（12）: 1032-1034.

[22] 冉希, 张天阳, 秦红霞, 等. 补阳还五汤对气虚血瘀型高血压脑出血恢复期患者血清 PI3K/AKT 信号通路的影响[J]. 世界中医药, 2019, 14（8）: 2053-2057.

[23] 韩芬, 杨晓, 任红杰. 补阳还五汤对冠状动脉粥样硬化性心脏病患者 cGMP、FIB、脂蛋白（a）水平影响研究[J]. 中华中医药学刊, 2019, 12（11）: 1-6.

[24] 李松霖. 补阳还五汤对扩张型心肌病心力衰竭水肿患者的心功能及预后的影响[J]. 现代医学与健康研究电子杂志, 2019, 3（10）: 36-37.

[25] 伊春花, 张霞, 王艳霞, 等. 补阳还五汤治疗糖尿病肾病疗效观察[J]. 中药药理与临床, 2012, 28（1）: 173-175.

[26] 叶仁群, 林国彬, 邓淑玲, 等. 补阳还五汤对早期糖尿病肾病患者血清白细胞介素-6 及肿瘤坏死因子-α 的影响[J]. 河北中医, 2011, 33（3）: 383-384, 399.

[27] 石红. 补阳还五汤所致不良反应病例分析[J]. 中国药物滥用防治杂志, 2013, 19（3）: 173-174.

[28] 杨旭. 中药补阳还五汤对脑梗死后遗症患者临床疗效、不良反应及生活质量的影响[J]. 特别健康, 2019,（16）: 107.

（首都医科大学　赵　晖、詹　宇）

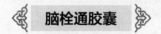

脑栓通胶囊

【药物组成】　蒲黄、赤芍、郁金、天麻、漏芦。

【处方来源】　研制方。《中国药典》（2015 年版）。

【功能与主治】　活血通络，祛风化痰。用于风痰瘀血痹阻脉络引起的缺血性中风中经络急性期和恢复期，症见半身不遂，口舌㖞斜，语言不利或失语，偏身麻木，气短乏力或眩晕耳鸣，舌质暗淡或暗红，苔薄白或白腻，脉沉细或弦细、弦滑；脑梗死见上述证候者。

【药效】　主要药效如下：

1. 抗脑缺血　脑栓通胶囊能改善脑缺血引起的组织损伤，促进梗死病灶的修复，增加梗死区脑局部血流量，缩小梗死范围，降低血液黏度，抑制血栓形成及血小板聚集[1]。本品可降低颈动脉结扎法致大鼠缺血性脑水肿程度，延长断颅小鼠的喘息时间，延长脑循环障碍小鼠的存活时间[2]。

2. 抗血栓　本品能抑制大鼠实验性血栓的形成，降低血瘀大鼠的血小板聚集率，降低其全血黏度，减小血细胞比容，缩短红细胞电泳时间，延长凝血时间[2]。

3. 降血脂　本品可降低 ApoE-/-小鼠血清中 TC、TG 和 LDL-C 的含量[3]。

4. 抗痴呆　本品可提高 D-半乳糖所致痴呆小鼠脑组织单胺氧化酶活性，保护海马区神经元[4]。

【临床应用】

1. 急性缺血性脑卒中　本品治疗缺血性脑卒中有助于提高临床疗效，改善神经功能和临床生活能力[5]。

2. 脑卒中恢复期　本品可改善脑卒中患者的神经功能[6]。

3. 急性多发性脑梗死　本品可有效降低中医证候积分，改善患者临床症状，进而降低 NIHSS 评分，提升患者生活能力[7]。

【不良反应】　少数患者服药后可出现胃脘部嘈杂不适感，便秘等。

【使用注意】　①产妇慎用。②服用时即开即服，请勿提前剥离或破坏铝塑包装。

【用法与用量】　口服，一次 3 粒，一日 3 次，4 周为一疗程。

参 考 文 献

[1] 田淑霄，李士懋，张再康，等. 脑栓通胶囊对脑梗死作用的实验研究[J]. 中草药，1998，（11）：755-757.

[2] 李东安，李中平，张慧颖. 脑栓通胶囊药效学实验研究[J]. 中国中医药信息杂志，2003，（4）：37-39.

[3] 刘婷婷，孙芳玲，赵学庆，等. 脑栓通胶囊对动脉粥样硬化小鼠血脂水平的影响[J]. 实验动物科学，2019，36（6）：1-4，8.

[4] 卢旱云，吴铁，郑志明. 脑栓通胶囊对痴呆小鼠脑组织 MAO 及海马神经元的影响[J]. 中国医药科学，2012，2（11）：30-32，47.

[5] 陈银环，吴智兵，于征淼，等. 脑栓通胶囊治疗急性缺血性脑中风的疗效观察[J]. 中成药，2010，32（6）：903-905.

[6] 徐进华，潘中瑛，丁萍，等. 脑栓通胶囊与脑心通胶囊治疗脑卒中恢复期患者的比较观察[J]. 中国社区医师，2007，（20）：37-38.

[7] 秦慧兵，刘红钊，张小林. 脑栓通胶囊治疗急性多发性脑梗死临床研究[J]. 新中医，2019，51（4）：127-129.

（北京中医药大学　董世芬）

银 杏 叶 片

【药物组成】　银杏叶提取物。

【处方来源】　研制方。《中国药典》（2015 年版）。

【功能与主治】　活血化瘀通络。用于瘀血阻络引起的胸痹心痛、中风、半身不遂、舌强语謇；冠心病稳定型心绞痛、脑梗死见上述证候者。

【药效】　主要药效如下：

1. **抗脑损伤**　银杏叶片对大鼠颈总动脉栓线造成的大脑中动脉缺血再灌脑损伤,能明显降低脑梗死范围,升高 SOD 活力,减少 MDA 含量,减小 LDH 活力,能减轻缺血侧大脑的水肿及空泡现象[1]。作用机制一方面与拮抗血小板活化因子,抑制血小板聚集和抗血栓形成有关。银杏内酯 B(GB)是银杏内酯中对血小板活化因子作用最强的拮抗剂,其对脑缺血的保护与抗 PAF 作用有关。另一方面与脑缺血再灌注时抗氧化损伤对脑的保护作用有关,可改善再灌注大鼠神经症状,降低缺血侧脑组织匀浆 NO 含量,升高缺血侧脑组织匀浆 CAT、GSH-Px 酶活力,升高脑组织匀浆 GSH 含量[2]。本品可通过抗炎、减轻氧化应激损伤而改善神经功能[3];能够抑制动脉粥样硬化性血栓性脑梗死恢复期患者脑缺血再灌注损伤过程中炎症介质 FIB、CPR 的释放,减轻脑缺血再灌注所致的脑损伤,保护中枢神经系统[4];能够保护 L-谷氨酸对原代乳鼠脑皮质神经细胞的损伤,提高细胞活力,抑制 LDH 泄漏和细胞内 Ca^{2+} 浓度的升高[5]。银杏叶提取物能够抑制缺氧缺血后新生大鼠脑组织 Caspase-3 mRNA 上调及 BDNF mRNA 下调,降低 CC3 蛋白表达水平,减轻脑损伤后神经细胞凋亡;促进脑 BDNF 分泌,发挥神经保护作用。PI3K/Akt 信号通路对银杏叶提取物抗缺氧缺血性脑损伤新生大鼠神经细胞凋亡起着重要作用[6]。

2. **抗动脉粥样硬化**　银杏叶片能够降低老龄脑动脉粥样硬化模型大鼠动脉粥样硬化程度,降低脑动脉斑块面积、新生内膜面积、内膜厚度,增大管腔面积。机制研究显示,抗动脉粥样硬化作用与调节血脂水平有关,表现在动脉粥样硬化模型大鼠 TG、HDL-C 水平的降低,TC 水平的升高[7],并且银杏叶提取物能够提高大鼠体内 HO-1 的阳性表达水平[8]。

3. **抗血栓**　银杏叶片能有效降低血液黏稠度,拮抗血小板活化因子,抑制血小板聚集和血栓形成,保护血管内皮细胞,改善微循环,舒张血管平滑肌,从而降低肺动脉高压,改善右心功能[9]。临床研究还发现,银杏叶提取物能够降低动脉粥样硬化性血栓性脑梗死恢复期患者血浆黏度、全血还原黏度、纤维蛋白原水平[10]。

4. **抗氧化应激**　银杏叶片对 H_2O_2 诱导体外培养的大鼠真皮成纤维细胞氧化应激损伤有一定的保护作用[11],能够清除自由基,抑制细胞膜上的脂质发生过氧化反应,避免过多的自由基对机体造成伤害[12]。

【临床应用】

1. **缺血性脑卒中**　症见脑中供血动脉狭窄堵塞,血液循环不畅通,造成脑部供血供氧不足,引发脑组织坏死,损害神经功能。本品可改善急性缺血性脑卒中患者的短期功能预后,对缺血性脑卒中有一定的神经保护作用[13]。

2. **脑卒中后抑郁**　症见情绪低落、对周围事物兴趣下降、意志行为减退,甚至有自杀倾向,严重影响患者生活。本品与抗抑郁药(如草酸艾司西酞普兰片)联合应用,能够有效提升患者生活质量[14]。

本品对其他脑血管疾病,如脑出血和椎基底动脉系统循环不全(VBI)和(或)眩晕,神经变性疾病(痴呆),突发性耳聋,以及糖尿病周围神经病(DPN)等均有较好的疗效[15]。

【不良反应】　个别患者服药后有胃部不适。

【使用注意】　心力衰竭者、孕妇及过敏体质者慎用。

【用法与用量】　口服,一次 2 片,一日 3 次;或遵医嘱。

参 考 文 献

[1] 黄贱英，孙建宁，梅世昌，等. 银杏内酯B对缺血/再灌脑损伤大鼠的保护作用[J]. 中国药理学通报，2008，（2）：269-272.

[2] 黄贱英，孙建宁，徐秋萍，等. 银杏内酯B对缺血再灌大鼠脑损伤抗氧化活性的实验研究[J]. 中成药，2006，（2）：265-267.

[3] 张连军，莫鸣，徐冬梅. 银杏叶提取物联合氯吡格雷治疗缺血性脑卒中的临床疗效与安全性[J]. 实用临床医药杂志，2018，22（7）：35-37，41.

[4] 郑艳，蒋辉. 银杏二萜内酯葡胺注射液治疗急性脑梗死的临床疗效观察及对血Fib、CPR的影响[J]. 药学与临床研究，2018，26（3）：171-174.

[5] 徐君，王奎龙，曹泽彧，等. 银杏二萜内酯类化合物拮抗PAF诱导的血小板聚集及对神经细胞的保护作用[J]. 中国中药杂志，2017，42（24）：4716-4721.

[6] 程萍萍. 银杏内酯B对HIBD新生大鼠脑细胞凋亡的影响及其机制研究[D]. 郑州：郑州大学，2017.

[7] 梁盼盼，石建美. 银杏叶提取物对脑动脉粥样硬化大鼠血清TG、TC和HO-1水平的影响[J]. 卒中与神经疾病，2019，26（6）：668-672.

[8] 万冬宇，刘恒亮，张志. HO-1与ox-LDL在大鼠动脉粥样硬化发生中的作用及相关性分析[J]. 海南医学院学报，2015，21（2）：161-163，168.

[9] 张鹏飞，廖丽君，邓祯，等. 银杏叶提取物的药理作用及其临床应用研究进展[J]. 辽宁中医杂志，2017，44（2）：426-429.

[10] 刘赵东. 观察银杏二萜内酯葡胺注射液对动脉粥样硬化性血栓性脑梗死恢复期患者血液流变学的影响[J]. 临床医药文献电子杂志，2019，6（74）：156-157.

[11] 汪凡，昌仁操，杜鹏. 银杏叶提取物对过氧化氢诱导的成纤维细胞氧化应激损伤的保护作用[J]. 中医药学报，2009，37（6）：29-32，129.

[12] 李兆月. 金纳多对脑梗死患者血液流变学及血管活性物质水平的影响[J]. 临床与病理杂志，2014，34（5）：584-588.

[13] 朱平华，邓同兴. 银杏叶对急性缺血性脑卒中患者功能预后的影响[J]. 当代医学，2015，21（1）：142-143.

[14] 王秀丽，陈红星. 银杏叶片联合草酸艾司西酞普兰片治疗老年脑卒中后抑郁临床研究[J]. 新中医，2019，51（11）：95-98.

[15] 官堂明，黄家园，黄洁浩，等. 银杏叶提取物防治神经系统疾病的临床研究进展[J]. 中国老年学杂志，2012，32（22）：5078-5081.

（中国食品药品检定研究院　陈志蓉，北京中医药大学　董世芬）

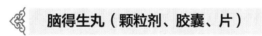

脑得生丸（颗粒剂、胶囊、片）

【药物组成】　三七、葛根、红花、川芎、山楂（去核）。

【处方来源】　研制方。《中国药典》（2015年版）。

【功能与主治】　活血化瘀，通经活络。用于瘀血阻络所致的眩晕、中风，症见肢体不用、言语不利及头晕目眩；脑动脉硬化、缺血性中风及脑出血后遗症见上述证候者。

【药效】　主要药效如下：

1. 抗脑缺血　脑得生丸能降低双侧颈总动脉结扎致脑缺血大鼠脑含水量，降低脑毛细血管通透性[1-2]。本品能改善微循环，改善脑血管疾病患者的脑血流量[3]。脑得生片能提高脑缺血损伤大鼠SOD活性，降低MDA含量，提高6-keto-PGF1α活性[4]。

2. 抗血栓　脑得生丸能延长小鼠的凝血时间，减轻拴线法致血栓大鼠的血栓湿重[1-2]。本品还可降低大鼠全血黏度、血浆黏度。脑得生片能降低家兔全血黏度、血细胞比容和红细胞聚集指数[5]。

3. 其他　脑得生丸可以抑制家兔血管成形术后的内膜增殖和血管重构，预防血管成形术后的血管再狭窄[6]。

【临床应用】

1. 脑卒中　因瘀血阻滞脑脉所致，症见半身不遂，口舌㖞斜，语言不利，偏身麻木，舌质紫暗或有瘀点瘀斑，脉弦涩；缺血性中风及中风后遗症见上述证候者。

2. 眩晕 由于脑脉瘀滞所致，症见眩晕，头痛，耳鸣，健忘，失眠，或一过性言语不利，肢体麻木，舌有瘀点瘀斑，脉弦或涩；脑动脉硬化症见上述证候者。

【不良反应】 目前尚未检索到不良反应报道。

【使用注意】 风火、痰热证者慎用。

【用法与用量】 丸剂：口服，一次 9g，一日 3 次。颗粒剂：口服，一次 1 袋，一日 3 次。胶囊剂：口服，一次 4 粒，一日 3 次。片剂：口服，一次 6 片，一日 3 次。

参 考 文 献

[1] 国家食品药品监督管理局. 脑得生颗粒新药申报资料.
[2] 国家食品药品监督管理局. 脑得生胶囊新药申报资料.
[3] 钟亚琴，等. 全国抗衰老药物研究学术会议大会论文集. 第 3 集，1983，10.
[4] 蔡钟钦，徐宝林，张美玲. 脑得生提取物对大鼠脑缺血保护作用的实验研究[J]. 中国中医药科技，2008，15（1）：32.
[5] 陈明明，王灿鸣，李伟，等. 脑得生片对家兔血液流变学和血小板血栓形成的影响以及对大鼠脑局部缺血的保护作用[J]. 西北药学杂志，2008，23（1）：38.
[6] 谢仲德，郭建生. 脑得生的研究进展[J]. 中国实验方剂学杂志，2011，17（6）：279.

（北京中医药大学　董世芬）

脑脉泰胶囊

【药物组成】 红参、三七、当归、丹参、鸡血藤、红花、银杏叶、葛根、制何首乌、山楂、菊花、石决明、石菖蒲。

【处方来源】 研制方。《中国药典》（2015 年版）。

【功能与主治】 益气活血，息风豁痰。用于中风气虚血瘀、风痰瘀血闭阻脉络证，症见半身不遂、口舌㖞斜、言语謇涩、头晕目眩、半身麻木、气短乏力；缺血性中风恢复期及急性期轻证见上述证候者。

【药效】 主要药效如下：

1. 抗脑缺血损伤 脑脉泰胶囊十二指肠给药，能减轻局灶性脑缺血模型大鼠神经行为障碍，减小脑梗死范围，减轻脑组织灶性坏死及其周边神经细胞变性、坏死及中性粒细胞浸润[1-2]；降低大鼠脑组织的血管通透性和脑组织含水量[2]。

2. 抗氧化 脑脉泰胶囊十二指肠给药，可使大鼠局灶性脑缺血模型血清 MDA 含量减少，SOD/MDA 升高[1-2]。

3. 改善血液流变学 脑脉泰胶囊对全血黏度、血浆黏度、红细胞沉降率、血细胞比容、纤维蛋白原及 ADP 诱导的大鼠血小板最大聚集率等指标均有改善作用[2]；能减轻血栓湿重，抑制脑缺血大鼠动脉血栓的形成；增加麻醉犬脑血管血流量，降低脑血管阻力[2]。

4. 降血脂 脑脉泰胶囊能降低高血脂动物的血脂，使血清 TC、TG、LDL 和 TC/HDL 降低[2]。

5. 改善微循环 脑脉泰胶囊能改善去甲肾上腺素引起的大鼠脑微循环障碍[3]。

6. 提高学习记忆能力 脑脉泰胶囊能提高脑缺血再灌注致学习记忆障碍大鼠的学习记忆能力，提高脑组织乙酰胆碱（ACh）含量，降低脑组织 MDA 水平，提高 SOD 活性[4-5]。

本品可改善持久性双侧颈总动脉结扎致缺血性血管性痴呆大鼠的学习记忆障碍，降低全血黏度[6]。

【临床应用】

1. 脑血栓　本品对气虚血瘀型和风痰瘀血痹阻脉络型脑血栓形成有效[7]。

2. 血管性痴呆　本品可改善血管性痴呆患者的认知功能障碍，增加 MMSE 评分[8-9]。

【不良反应】　尚未检索到不良反应报道。

【使用注意】　①中风痰热证、风火上扰证者慎用。②忌辛辣、油腻食物。

【用法与用量】　口服，一次 2 粒，一日 3 次。

参 考 文 献

[1] 徐立，魏翠娥，石体仁，等. 脑脉泰胶囊对大鼠局灶性脑缺血的治疗作用[J]. 中药新药与临床药理，1997，8（1）：17.

[2] 邹节明，潘佐静，王淑霖. 脑脉泰胶囊药效学及毒理研究[J]. 中国医药学报，2003，18（7）：408.

[3] 邹节明，潘佐静，张家铨，等. 中药脑脉泰防治急性脑微循环障碍的实验研究[J]. 新医学，2003，34（S）：703.

[4] 王征，李运曼，龚晓健，等. 脑脉泰胶囊对脑缺血再灌大鼠学习记忆功能及脑组织乙酰胆碱含量的影响[J]. 中国中药杂志，2005，30（6）：459.

[5] 邹节明，李运曼，王征，等. 脑脉泰胶囊对血管性痴呆大鼠学习记忆能力及脑脂质过氧化的影响[J]. 中草药，2006，37（2）：238.

[6] 吴先旺，陈斌，汪保华，等. 脑脉泰胶囊对血管性痴呆模型大鼠学习记忆的影响[J]. 实用心脑血管病杂志，2011，19（3）：349-350.

[7] 林炳辉，邹节明，潘佐静，等. 脑脉泰胶囊治疗脑血栓形成 324 例临床研究[J]. 临床心血管病杂志，2003，19（4）：219-221.

[8] 张建平，胡永涛，张新颜. 脑脉泰胶囊对血管性痴呆患者认知功能障碍的康复作用[J]. 中医中药，2006，3（29）：141-142.

[9] 丁旸. 脑脉泰胶囊治疗老年血管性痴呆临床观察[J]. 中国中医药信息杂志，2005，12（3）：60.

（北京中医药大学　董世芬）

丹芪偏瘫胶囊

【药物组成】　黄芪、丹参、赤芍、川芎、当归、红花、水蛭、土鳖虫、全蝎、远志、石菖蒲、人工牛黄等。

【处方来源】　研制方。国药准字 Z20010105。

【功能与主治】　益气活血。用于气虚血瘀型缺血性中风（脑梗死）中经络恢复期，症见半身不遂、偏身麻木、口舌㖞斜、言语謇涩。

【药效】　主要药效如下[1]：

1. 抗脑缺血　丹芪偏瘫胶囊可改善大鼠脑缺血再灌注损伤，作用机制可能与减轻脑水肿、抗氧化及抑制内皮素生成有关。

2. 改善脑血液循环　本品可改善脑血液循环。

【临床应用】

中风　本品可改善气虚血瘀型中风恢复期症状，包括语言障碍、面瘫、上肢瘫、指瘫、下肢瘫、趾瘫及综合功能等，可提高分级水平，改善中医证候[2]。

【不良反应】　目前尚未检索到不良反应报道。

【使用注意】　①中风急性期慎用。②饮食宜清淡，忌食辛辣、油腻之物。

【用法与用量】　口服，一次 4 粒，一日 3 次，4 周为一疗程。

参 考 文 献

[1] 王洋, 陈涛, 张艳军, 等. 丹芪偏瘫胶囊对大鼠实验性脑缺血再灌注损伤的保护作用[J]. 中草药, 2014, 45 (7): 978-982.
[2] 唐强, 邢艳丽, 王伟华, 等. 丹芪偏瘫胶囊治疗气虚血瘀型中风的 II 期临床研究报告[J]. 中国中医药科技, 2003, 10 (2): 69-72.

(北京中医药大学　董世芬)

银丹心脑通软胶囊

【**药物组成**】　银杏叶、丹参、灯盏细辛、三七、山楂、绞股蓝、大蒜、天然冰片。

【**处方来源**】　研制方。《中国药典》(2015 年版)。

【**功能与主治**】　活血化瘀, 行气止痛, 消食化滞。用于气滞血瘀引起的胸痹, 症见胸痛, 胸闷, 气短, 心悸等; 冠心病心绞痛、高脂血症、脑动脉硬化、中风、中风后遗症见上述症状者。

【**药效**】　主要药效如下:

1. **降血脂**　银丹心脑通软胶囊能降低高脂血症大鼠血中总胆固醇和低密度脂蛋白水平, 并可降低血清 MDA 和 ET-1 含量[1-2]。

2. **抗心肌缺血**　银丹心脑通软胶囊能对抗垂体后叶素致大鼠急性心肌缺血[3]; 可减轻急性心肌梗死大鼠左心室非梗死区心肌细胞病理学改变, 减轻大鼠非缺血区心肌细胞凋亡[4-5]。

3. **改善心功能**　银丹心脑通软胶囊能减低梗死后左心室重量及心脏重量指数, 减少 TGF-β_1 的表达, 改善梗死后的心室重构[4-5]。

4. **抗脑缺血**　银丹心脑通软胶囊对三氯化铁诱导的大鼠大脑中动脉血栓形成所致的缺血性脑损伤具有保护作用, 并能抑制血小板聚集和改善血液流变学; 可减轻大脑中动脉闭塞大鼠脑缺血再灌注后梗死灶体积[6-7]。

【**临床应用**】

1. **脑卒中**　银丹心脑通软胶囊可改善缺血性中风患者的认知功能和日常生活能力, 提高简易智力筛查量表评分[8]。

2. **冠心病心绞痛**　银丹心脑通软胶囊能不同程度地改善冠心病心绞痛患者胸闷、气短、疲乏、眩晕、头痛、烦躁、失眠等症状, 改善心电图[9-10], 并可降低患者血清 TC、TG、LDL-C 和血清 hs-CRP[11]。

【**不良反应**】　目前尚未检索到不良反应报道。

【**使用注意**】　在医生指导下使用。

【**用法与用量**】　口服, 一次 2~4 粒, 一日 3 次。

参 考 文 献

[1] 张俊青, 石京山, 王丽华, 等. 银丹心脑通软胶囊调血脂作用的实验研究[J]. 遵义医学院学报, 2010, 33 (1): 4.
[2] 胡颖军, 张进朝, 王岚, 等. 银丹心脑通软胶囊对高脂血症大鼠血脂和血管内皮分泌物质的影响[J]. 中国实验方剂学杂志, 2011, 17 (21): 162.
[3] 王钰莹, 魏英, 夏文, 等. 银丹心脑通软胶囊对垂体后叶素致心肌缺血大鼠心电图的影响[J]. 中西医结合心脑血管病杂志, 2009, 7 (7): 804.
[4] 盖玉生, 左鲁宁, 乔卫卫. 银丹心脑通软胶囊抑制大鼠急性心肌梗死后心肌细胞凋亡[J]. 中国老年学杂志, 2012, 32 (10): 2103.

[5] 王健,刘全. 银丹心脑通软胶囊对大鼠急性心肌梗死后心肌组织 TGF-β₁ 表达的影响[J]. 中西医结合心脑血管病杂志,2009, 7（1）：46.

[6] 张硕峰,吴金英,贾占红. 银丹心脑通软胶囊对局灶性脑缺血大鼠的保护作用[J]. 中西医结合心脑血管病杂志, 2009, 7 （9）：1069.

[7] 徐忠祥,姚本海,徐平,等. 银丹心脑通软胶囊对脑缺血再灌注大鼠神经功能及梗死体积的影响[J]. 中西医结合心脑血管 病杂志,2013, 11（11）：1366.

[8] 张春燕,李亚明. 银丹心脑通软胶囊对缺血性中风后认知功能和日常生活能力的影响[J]. 中西医结合心脑血管病杂志, 2008, 6（12）：1412-1413.

[9] 周亚莉. 银丹心脑通软胶囊治疗冠心病心绞痛的疗效观察[J]. 中西医结合心脑血管病杂志, 2015, 13（4）：516-517.

[10] 杨洁. 银丹心脑通软胶囊治疗冠心病心绞痛临床观察[J]. 中国现代应用杂志, 2011, 5（20）：75-76.

[11] 李丽彤. 银丹心脑通软胶囊治疗冠心病心绞痛的临床研究[J]. 中西医结合心脑血管病杂志, 2010, 8（1）：9-10.

（北京中医药大学 董世芬）

心脑舒通胶囊

【药物组成】 蒺藜。

【处方来源】 研制方。国药准字 Z22021965。

【功能与主治】 活血化瘀,舒利血脉。用于瘀血阻络所致的胸痹心痛,中风恢复期的半身不遂、语言障碍和动脉硬化等心脑血管缺血性疾患,以及高黏血症。

【药效】 主要药效如下:

1. 抗脑缺血 心脑舒通胶囊能改善局灶性缺血再灌注大鼠神经症状,减轻脑组织损伤程度,减少神经细胞凋亡[1];减轻多发性脑梗死大鼠病理损伤,减少炎性因子 TNF-α 及 IL-1β 表达, 提高缺血脑组织 ATP 酶及 SOD 活性, 降低 MDA 含量[2-3]。

2. 改善心肌能量代谢 心脑舒通胶囊能增加高脂饲料致高脂血症大鼠冠状动脉左前降支后心肌细胞膜 Na^+-K^+-ATP 酶、Ca^{2+}-Mg^{2+}-ATP 酶活性, 降低乳酸含量[4]。

3. 增加心肌血流量 心脑舒通胶囊可增加心肌血流量[5]。

4. 降血脂 心脑舒通胶囊能降低高脂饲料致高脂血症大鼠的血脂及血浆高半胱氨酸浓度[6]。

【临床应用】

1. 中风后遗症 心脑舒通胶囊可改善脑血栓后遗症患者的神经功能评分[7-8]。

2. 冠心病 心脑舒通胶囊可有效治疗冠心病,降低患者血脂相关指标[9],冠心病不稳定型心绞痛在常规治疗基础上应用本品,可降低 hs-CRP 水平,明显缓解心绞痛症状[10]。此外, 本品尚有用于高黏血症的报道[11]。

【不良反应】 文献报道心脑舒通胶囊可引起过敏性紫癜[12]及药疹[13]。

【使用注意】 ①有出血史或低黏血症者慎用。②孕妇慎用。③忌食生冷、辛辣、油腻食物,忌烟酒、浓茶。④在治疗期间,心绞痛持续发作,宜加用硝酸酯类药物。若出现剧烈心绞痛、心肌梗死,见有气促、汗出、面色苍白者,应及时救治。

【用法与用量】 口服,一次 2～3 粒,一日 3 次,饭后服用。

参 考 文 献

[1] 刘梅, 黄启福, 张允岭, 等. 心脑舒通胶囊对大鼠脑缺血再灌注后氧化损伤与细胞凋亡的影响[J]. 北京中医药大学学报,

2007, 30 (5): 310.

[2] 张锦, 张允岭, 娄金丽, 等. 心脑舒通胶囊对大鼠急性脑缺血损伤保护作用的研究[J]. 中国中药杂志, 2006, 31 (23): 1979-1982.

[3] 刘雪梅, 张允岭, 柳洪胜, 等. 心脑舒通胶囊对大鼠脑缺血再灌注损伤后 IL-1β、TNF-α 与神经细胞凋亡的影响[J]. 中华中医药杂志, 2008, 23 (10): 870.

[4] 蒋跃绒, 殷惠军, 张波, 等. 心脑舒通胶囊对高脂血症合并心肌梗死大鼠心肌细胞膜 Na^+、K^+-ATPase、Ca^{2+}, Mg^{2+}-ATPase 活性及乳酸含量的影响[J]. 中药新药与临床药理, 2006, 17 (4): 248-250.

[5] 罗兰, 殷惠军, 史大卓. 心脑舒通胶囊对小鼠心肌营养性血流影响的研究[J]. 中国中医药科技, 2005, 12 (4): 238-239.

[6] 罗兰, 殷惠军, 史大卓. 心脑舒通胶囊对脂质代谢及高半胱氨酸水平影响的研究[J]. 中国中医药科技, 2005, 12 (4): 237-238.

[7] 杜宝奎. 心脑舒通胶囊治疗脑血栓形成后遗症的临床效果[J]. 中国实用医药, 2015, 10 (5): 29-30.

[8] 刘志坚. 心脑舒通胶囊治疗中风后遗症临床观察[J]. 中外医学研究, 2012, 10 (7): 59-60.

[9] 张国庆. 心脑舒通胶囊治疗冠心病的临床疗效分析[J]. 世界最新医学信息文摘, 2016, 16 (15): 91.

[10] 张如升, 汤粉英, 刘健. 心脑舒通胶囊对不稳定心绞痛患者的疗效观察及对超敏 C 反应蛋白的影响[J]. 中国民间医药, 2012, (14): 30, 32.

[11] 张民, 杨晓云. 心脑舒通胶囊治疗高黏血症 79 例临床观察[J]. 中西医结合心脑血管病杂志, 2010, 8 (2): 141-142.

[12] 杨伟明. 心脑舒通胶囊致过敏性紫癜 1 例[J]. 中成药, 1996, (11): 50.

[13] 周玉莲, 刘宝田, 周玉秀. 心脑舒通引起药物疹 1 例[J]. 滨州医学院学报, 1996, 19 (5): 518.

（北京中医药大学　董世芬）

丹灯通脑胶囊（软胶囊）

【药物组成】　丹参、灯盏细辛、川芎、葛根。

【处方来源】　研制方。国药准字 Z20026053。

【功能与主治】　活血化瘀，祛风通络。用于瘀血阻络所致的中风中经络证。

【药效】　主要药效如下：

1. 抗血栓　丹灯通脑胶囊可降低血瘀证大鼠的全血低、中、高切黏度，降低红细胞聚集指数和 ADP 诱导的血小板聚集率，增加血浆 APTT，作用机制可能与抑制血栓烷 A_2 合成、促进前列腺素合成、降低血浆纤溶酶原激活物抑制因子的活性有关[1]。

2. 保护血管内皮细胞　丹灯通脑胶囊含药脑脊液对缺糖缺氧再复糖复氧损伤大鼠脑微血管内皮细胞具有保护作用[2]。

【临床应用】

1. 脑梗死后遗症　丹灯通脑胶囊联合常规治疗，可显著提高脑梗死恢复期患者的 MMSE、ADL、NIHSS 和 BI 评分，改善患者的认知功能和日常生活能力[3-4]，可改善脑梗死后遗症患者的神经功能缺损评分和 Barthel 指数[5]。

2. 心绞痛　丹灯通脑胶囊联合常规治疗可改善慢性稳定型心绞痛患者的心绞痛症状和心电图异常，对心绞痛的中医证候如胸痛、胸闷、心悸和头晕目眩等的改善效果明显[6]。

3. 糖尿病足溃疡　丹灯通脑胶囊可改善糖尿病足溃疡，增加创面新鲜肉芽组织，增加足背动脉血流速度，增加踝-肱指数[7]。

另有丹灯通脑软胶囊治疗高血压的报道[8]。

【不良反应】　尚未检索到不良反应报道。

【使用注意】　①胃病患者宜饭后服用。②药品性状发生改变时禁止使用。③请将此药品放在儿童不能接触的地方。④急性期脑出血患者忌用；孕妇忌用。

【用法与用量】　口服，一次4粒，一日3次，1个月为一疗程。

参 考 文 献

[1] 张志伟，关秀伟，郝文艳，等. 丹灯通脑胶囊抗血栓作用及其作用机制的研究[J]. 海峡药学，2019，31（1）：24-27.

[2] 高子茹，李丹，汪宁，等. 丹灯通脑胶囊含药脑脊液对OGD/R损伤大鼠脑微血管内皮细胞的保护作用[J]. 中成药，2018，40（5）：1174-1178.

[3] 朱国辉，丘惠嫦，陈巧聪，等. 丹灯通脑软胶囊治疗恢复期脑梗死的临床疗效观察[J]. 中华全科医学，2012，10（6）：900-901.

[4] 张敬华，黄迟，张臻年，等. 丹灯通脑胶囊治疗脑梗死恢复期30例临床观察[J]. 中医药导报，2014，（7）：109-110.

[5] 魏文化，白莉，司霞. 丹灯通脑胶囊治疗脑梗死后遗症临床观察[J]. 中国实用神经疾病杂志，2012，15（5）：51-52.

[6] 张英强. 丹灯通脑胶囊治疗慢性稳定型心绞痛的疗效观察[J]. 中医药导报，2015，21（10）：80-82.

[7] 王艳，黄萍. 丹灯通脑软胶囊治疗糖尿病足溃疡的临床观察[J]. 实用糖尿病杂志，2010，6（1）：49-50.

[8] 幸宇坚. 丹灯通脑软胶囊治疗高血压病86例疗效观察[J]. 中国民族民间医药，2009，（1）：97-98.

（北京中医药大学　董世芬）

通心络胶囊

【药物组成】　人参、水蛭、土鳖虫、赤芍、乳香（制）、降香、全蝎、蜈蚣、檀香、冰片、蝉蜕、酸枣仁（炒）。

【处方来源】　研制方。《中国药典》（2015年版）。

【功能与主治】　益气活血，通络止痛。用于冠心病心绞痛属心气虚乏、血瘀络阻证，症见胸部憋闷、刺痛、绞痛，固定不移，心悸自汗，气短乏力，舌质紫暗或有瘀斑，脉细涩或结代；亦用于气虚血瘀络阻型中风，症见半身不遂或偏身麻木，口舌㖞斜，言语不利。

【药效】　主要药效如下：

1. 抗心肌缺血　通心络胶囊能够减轻结扎冠状动脉犬的心肌缺血程度，缩小梗死区面积[1]；能够减轻异丙肾上腺素致大鼠心肌组织坏死，减少心肌细胞凋亡[2]；减少冠状动脉左前降支结扎心室重构模型大鼠血清Ⅰ型胶原羧基末端肽（PⅠCP）、血清Ⅲ型胶原氨基N末端肽（PⅢNP）含量[3]，减少心肌缺血再灌注损伤模型大鼠心肌梗死范围，降低血浆CK活性，减轻心肌细胞坏死程度[4]，减少缺血再灌注损伤心肌细胞凋亡，下调Bax蛋白表达，上调Bcl-2蛋白表达[5]。

2. 增加血流量　通心络胶囊能增加麻醉犬冠状动脉、脑血流量，提高左心室功能，降低脑血管阻力[6]。

3. 抗脑缺血　通心络胶囊能改善局灶性脑缺血大鼠神经损伤症状，缩小梗死体积，降低全血黏度[7]；减少神经细胞凋亡率，抑制细胞凋亡相关因子Caspase-3、p53表达，促进应激保护性HSP70表达[8]；增加局灶性脑缺血大鼠缺血脑组织边缘区VEGF表达和新生毛细血管数量[9]；增加脑缺血再灌注损伤大鼠脑组织抗氧化酶SOD、GSH-Px活性及Na^+-K^+-ATP酶含量，降低MDA、NO含量，减少小胶质细胞的表达[10]；还可降低脑缺血再灌注大鼠的脑毛细血管内皮细胞和多形核白细胞的黏附力与黏附应力[11]。

4. 抗动脉粥样硬化　通心络胶囊可降低载脂蛋白 E 基因敲除小鼠 TC、LDL-C、TG 水平，升高 HDL-C 水平[12]；抑制冠状动脉管壁脂质变性与管周脂质沉积，减少心肌细胞变性坏死及炎细胞浸润，减轻心肌间质水肿及灶性泡沫细胞沉积[13]，降低外周血循环内皮细胞（CEC）内皮素（ET）[14]、MMP-1、MMP-9，上调基质金属蛋白酶组织抑制剂 1（TIMP1）[13]。

5. 改善微循环　通心络胶囊可增加血液流速，改善血液流态，改善注射高分子右旋糖酐致小鼠耳郭微循环障碍；增强血瘀证模型大鼠 t-PA 活性，降低 PAI 活性[15]。

6. 抗血栓　通心络胶囊对大鼠体内血小板聚集有抑制作用，还可抑制家兔体内血栓形成[16]；减轻角叉菜胶所致的大鼠尾部血栓形成，增加 AT-Ⅲ 活性和 D-二聚体含量[16]。

7. 抗糖尿病及并发症　通心络胶囊可以下调 NF-κB，抑制糖尿病周围神经病变 KK/Upj-Ay 小鼠的黏附分子表达，抑制 p38MAPK 磷酸化，抑制坐骨神经细胞凋亡[17-19]；同时可改善小鼠的血视网膜屏障功能，抑制其全身炎性因子及视网膜局部炎性因子表达[20]。

8. 其他　通心络胶囊能抑制氯仿引起的小鼠室性心律失常，降低高脂血症大鼠血清 TC、LDL 水平[1]。

【临床应用】

1. 脑卒中　通心络胶囊可改善缺血性中风急性期患者的神经功能缺损[21]。

2. 其他　有报道称，通心络胶囊尚可用于治疗冠心病心绞痛[22]、血管性痴呆[23]、高脂血症[24-25]、椎基底动脉供血不足[26-27]、偏头痛[28-29]、非酒精性脂肪肝[30-31]及糖尿病早期肾病[32-33]。

【不良反应】　偶见腹泻[34]。

【使用注意】　①宜饭后服用。②在治疗期间，心绞痛持续发作，应及时就诊。

【用法与用量】　口服，一次 2～4 粒，一日 3 次，4 周为一疗程。对轻度、中度心绞痛患者可一次 2 粒，一日 3 次；对较重度、重度患者以一次 4 粒，一日 3 次为优，心绞痛等症状明显减轻或消失，心电图改善后，可改为一次 2 粒，一日 3 次。

参 考 文 献

[1] 刘建勋, 尚晓泓, 王刚, 等. 通心络胶囊对实验性心肌缺血、心律失常及实验性高脂血症的影响[J]. 中国中西医结合杂志, 1997, 17（7）: 425.

[2] 赵明中, 刘岚, 汪家瑞, 等. 通心络胶囊对异丙肾上腺素致大鼠心肌损伤保护作用的实验研究[J]. 中国中西医结合杂志, 2001, 21（1）: 51.

[3] 顾仁樾, 陈伟, 朱大元, 等. 通心络胶囊对心肌梗死大鼠心肌间质胶原重构影响的实验研究[J]. 河北中医, 2002, 24（9）: 717.

[4] 曹刚, 贾晓冬, 王鑫国, 等. 通心络胶囊对麻醉犬脑血管的影响[J]. 河北中医, 2000, 22（4）: 315.

[5] 赵明中, 高承梅, 张宇洋. 通心络胶囊对实验性心肌缺血再灌注损伤保护作用的实验研究[J]. 中国中医基础医学杂志, 2000, 6（1）: 36.

[6] 尚晓泓, 王刚, 刘建勋. 通心络胶囊对犬心脏血流动力学及心肌耗氧量的影响[J]. 中国中西医结合杂志, 1997,（17）: 487.

[7] 周华东, 邓娟, 陈曼娥. 通心络胶囊对脑缺血-再灌注大鼠保护作用的实验研究[J]. 中国急救医学, 2001, 21（8）: 435.

[8] 袁国强, 吴以岭, 贾振华, 等. 通心络对大脑中动脉闭塞模型大鼠脑缺血后神经细胞凋亡的影响[J]. 中国中西医结合杂志, 2007, 27（8）: 720.

[9] 杨业新, 叶连珍, 何刚, 等. 通心络胶囊对大鼠局灶性脑梗死后微血管新生的影响[J]. 医药导报, 2009, 28（2）: 720.

[10] 曾丽莉, 沈帆霞, 刘建荣. 通心络胶囊对大鼠脑缺血再灌注损伤的保护作用及其机制[J]. 神经病学与神经康复学杂志, 2008, 5（3）: 163.

[11] 赵明中, 高承梅, 张宇洋, 等. 通心络胶囊对缺血再灌注心肌细胞凋亡及相关基因蛋白表达的影响[J]. 中华心血管病杂志, 2000, 28（3）: 206.

[12] 李七一，韩旭，夏卫军，等. 通心络胶囊对载脂蛋白 E 基因敲除小鼠血脂与冠状动脉粥样硬化的影响及其机理研究[J]. 中医学报，2010，9（5）：896.

[13] 李七一，韩旭，夏卫军，等. 通心络胶囊对载脂蛋白 E 基因敲除小鼠冠状动脉粥样硬化的影响[J]. 南京医科大学学报（自然科学版），2009，29（9）：1237.

[14] 李七一，韩旭，夏卫军，等. 通心络胶囊干预载脂蛋白 E 基因敲除小鼠 CEC、ET 机理的研究[J]. 中国中医急症，2010，19（5）：807.

[15] 马雪瑛，林成仁，王敏，等. 通心络胶囊活血化瘀作用的实验研究[J]. 中国中医基础医学杂志，2006，12（8）：594.

[16] 魏陵博，彭敏，戎冬梅，等. 通心络胶囊对角叉菜胶所致大鼠血栓形成的影响[J]. 中西医结合心脑血管病杂志，2006，4（9）：785.

[17] 王超，张会欣，邢邯英，等. 通心络胶囊对糖尿病周围神经病变小鼠黏附分子的作用及其机制[J]. 中国实验方剂学杂志，2015，21（6）：95-98.

[18] 王超，张会欣，邢邯英，等. 通心络胶囊改善小鼠糖尿病周围神经病变的保护作用[J]. 中国临床药理学杂志，2015，31（10）：874-877.

[19] 王超，张会欣，邢邯英，等. 通心络胶囊对自发性 2 型糖尿病 KK/Upj-Ay 小鼠坐骨神经细胞凋亡的机制研究[J]. 中国中药杂志，2015，40（7）：1396-1399.

[20] 王超，邢邯英，王杏，等. 通心络胶囊对糖尿病视网膜病变 KK/Upj-Ay 小鼠血液及视网膜炎性因子表达的影响[J]. 中国全科医学，2014，17（27）：3264-3268.

[21] 马丽虹，李可建. 通心络胶囊治疗缺血性中风急性期临床疗效系统评价[J]. 山东中医杂志，2010，29（5）：301-303.

[22] 伊力姆努尔·艾合麦提，邱强，严治涛. 通心络胶囊在冠心病心绞痛临床治疗中应用的价值研究[J]. 当代医学，2017，23（6）：93-94.

[23] 韩丽，李鹏超，张志敏. 通心络胶囊对血管性痴呆认知功能及血液流变学的影响[J]. 陕西中医，2016，37（9）：1132-1133.

[24] 叶向，李泉源. 通心络治疗高脂血症疗效及血液流变学指标观察[J]. 南京医学院学报，1997，9（3）：361.

[25] 石渤海. 通心络治疗高黏、高脂血症 86 例[J]. 山东医药，2002，42（9）：12.

[26] 阳乐，唐尧，徐珽，等. 通心络胶囊治疗椎-基底动脉供血不足的系统评价[J]. 中国循证医学杂志，2009，9（2）：213.

[27] 傅志慧，张艳丽. 通心络胶囊治疗椎-基底动脉系统短暂性脑缺血发作临床观察[J]. 中国中医急症，2009，18（2）：217.

[28] 李春霞，李向丽，陈林庆. 通心络胶囊治疗血管性头痛的临床观察[J]. 西北国防医学杂志，2008，29（6）：459.

[29] 程传浩，马云枝. 通心络胶囊治疗偏头痛 40 例疗效观察[J]. 山东中医杂志，2007，26（5）：311.

[30] 高连战，何海波. 通心络胶囊治疗非酒精性脂肪肝 40 例临床观察[J]. 山西医药杂志，2009，38（3）：246.

[31] 方大东，张德荣. 通心络胶囊治疗脂肪肝 64 例临床观察[J]. 疑难病杂志，2007，6（5）：272.

[32] 徐庆海，毕业东，刘洪正. 通心络胶囊防治糖尿病早期肾病临床观察[J]. 山东医药，2008，48（45）：61.

[33] 马锐，李瑞雪，夏丽芳，等. 通心络胶囊对早期糖尿病肾病患者血管内皮功能及肾功能的影响[J]. 疑难病杂志，2015，14（9）：884-887.

[34] 王梅，鲍建洲. 通心络胶囊致严重腹泻 1 例[J]. 中国临床药学杂志，2006，15（1）：61.

（北京中医药大学　董世芬）

血栓心脉宁胶囊（片）

【药物组成】　人参茎叶总皂苷、丹参、人工麝香、人工牛黄、冰片、蟾酥、川芎、水蛭、毛冬青、槐花。

【处方来源】　研制方。《中国药典》（2015 年版）。

【功能与主治】　益气活血，开窍止痛。用于气虚血瘀所致的中风、胸痹，症见头晕目眩、半身不遂、胸闷心痛、心悸气短；缺血性中风恢复期、冠心病心绞痛见上述证候者。

【药效】　主要药效如下：

1. 抗脑缺血再灌注损伤　血栓心脉宁胶囊对血管闭塞法所致全脑缺血再灌注老龄大鼠脑、心、肝、肾、胃、小肠等多器官病理损伤有不同程度的改善作用，能降低血中的去甲肾上腺素与肾上腺素水平[1]。

2. 抗心肌缺血　血栓心脉宁胶囊可缩小结扎左冠状动脉前降支大鼠心肌梗死面积，降低血清 CK、LDH 活性及脂质过氧化物（LPO）含量，提高 SOD 活性，并能使血浆 TXA_2 水平下降、PGI_2 水平及 PGI_2/TXA_2 增高，亦可使心肌梗死区游离脂肪酸（FFA）含量降低[2]。

3. 抗血栓形成　血栓心脉宁胶囊能降低正常大鼠和异丙肾上腺素致血瘀证大鼠体外血栓重量、长度和血小板聚集率[3]；还能升高高分子右旋糖酐所致血瘀证家兔血液 PAI 活性和 D-二聚体含量，降低 t-PA 和纤维蛋白原（Fbg）含量[4]。

4. 改善血液流变学　血栓心脉宁胶囊能降低冠心病患者的全血比黏度、全血还原黏度、血浆比黏度、红细胞沉降率、血小板黏附率等[5-6]。

【临床应用】

1. 脑卒中恢复期　血栓心脉宁胶囊可促进急性脑梗死患者康复，降低全血比黏度、血浆比黏度、血细胞比容和纤维蛋白原[7-8]；并可改善中风气虚证患者的康复积分值[9]。

2. 冠心病心绞痛　血栓心脉宁胶囊可减少冠心病心绞痛发病次数，改善心电图，降低 IL-6、TNF-α 和 hs-CRP 水平[10-11]。

另有报道称，血栓心脉宁胶囊可治疗糖尿病周围神经病变[12]、高血压[13]。

【不良反应】　偶见过敏[14]和腹泻[15-16]。

【使用注意】　①寒凝、阴虚血瘀致胸痹心痛者不宜单用。②经期妇女慎用。③久服易伤脾胃，以餐后服用为宜。④忌食生冷、辛辣、油腻食物，忌烟酒、浓茶。⑤本品中蟾酥有强心作用，正在服用洋地黄类药物的患者慎用。⑥在治疗期间，心绞痛持续发作，宜加用硝酸酯类药物。如果出现剧烈心绞痛、心肌梗死等，应及时救治。

【用法与用量】　胶囊剂：口服，一次 4 粒，一日 3 次。片剂：口服，一次 2 片，一日 3 次。

参 考 文 献

[1] 李建生, 李建国, 赵君玫, 等. 补肾活血、泻下及开窍活血方药对老龄大鼠脑缺血再灌注多器官损伤的保护作用[J]. 河南中医, 2000, 20（3）: 13.

[2] 杨春梅, 刘兵, 睢大员, 等. 血栓心脉宁胶囊对大鼠实验性心肌梗死的保护作用[J]. 武警医学, 2005, 16（5）: 352.

[3] 谢艳华, 李予蓉, 王四旺, 等. 水蛭提取液对正常及血瘀模型大鼠体外血栓形成及血小板聚集功能的影响[J]. 中国中医药科技, 1999, 6（3）: 159.

[4] 詹小萍, 楼建国, 金晓莹. 益肾活血方对家兔血瘀模型纤溶系统作用的实验研究[J]. 中国中药杂志, 2004, 29（5）: 440.

[5] 郝长海, 吴信超, 闫学安. 血栓心脉宁对冠心病心绞痛患者血液流变学的影响[J]. 河南医药信息, 1994, 2（6）: 50.

[6] 张澍泽, 魏大愚, 谭平. 血栓心脉宁对冠心病、脑血栓患者血液流变学的影响[J]. 吉林中医药, 1994,（3）: 40.

[7] 侯电波, 于华明, 薛彦君. 血栓心脉宁胶囊治疗急性脑梗死的疗效观察[J]. 辽宁中医杂志, 1998, 25（5）: 15.

[8] 王冰, 李燕, 汤秀敏. 血栓心脉宁胶囊治疗急性脑梗死疗效观察[J]. 医学论坛杂志, 2003, 24（23）: 11-12.

[9] 须进. 血栓心脉宁胶囊治疗中风气虚血瘀证 50 例[J]. 浙江中医杂志, 2000,（1）: 48.

[10] 关红丽, 张滨英, 施丽莹, 等. 血栓心脉宁胶囊治疗冠心病心绞痛 50 例[J]. 哈尔滨医药, 2002, 22（2）: 56.

[11] 任江华. 血栓心脉宁胶囊对冠心病患者炎性因子的影响[J]. 中国实验方剂学杂志, 2012, 18（23）: 319-321.

[12] 黄景玉, 崔建敏, 王祥麒, 等. 血栓心脉宁胶囊治疗糖尿病周围神经病变临床观察[J]. 中草药, 2001, 32（8）: 103-104.

[13] 郭会军, 张运克, 王峰. 血栓心脉宁胶囊治疗脑梗死合并高血压 120 例临床观察[J]. 中草药, 2001, 32（3）: 95-96.

[14] 夏春梅. 服血栓心脉宁胶囊致过敏反应 1 例[J]. 中国中药杂志, 1996, 21（12）: 755.

[15] 李艳梅, 陈晓. 血栓心脉宁胶囊致急性腹泻 3 例[J]. 实用心脑肺血管病杂志, 1997, 5（4）: 63.

[16] 刘向丹, 魏华, 焦亿. 超量服用血栓心脉宁致急性腹泻 2 例[J]. 中国药师, 2011, 14（4）: 593.

（北京中医药大学　董世芬）

脑安颗粒（胶囊、片、滴丸）

【药物组成】　川芎、当归、红花、人参、冰片。

【处方来源】　研制方。国药准字 Z19991044。

【功能与主治】　活血化瘀，益气通络。用于脑血栓形成急性期、恢复期属气虚血瘀证候者，症见急性起病、半身不遂、口舌㖞斜、舌强语謇、偏身麻木、气短乏力、口角流涎、手足肿胀、舌暗或有瘀斑、苔薄白。

【药效】　主要药效如下：

1. 抗血栓　脑安胶囊能延长大鼠体内血栓形成时间，缩短体外血栓长度，减轻血栓湿重和干重[1]，抑制 ADP 诱导的大鼠血小板聚集[1-2]。脑安滴丸能延长电刺激大鼠颈总动脉血栓形成时间，抑制 ADP 引起的血小板聚集[3]。脑安片可抑制大鼠动静脉旁路循环血栓的形成[4]。

2. 增加脑血流量　脑安胶囊能降低家兔脑血管阻力，增加脑血流量[5]。脑安片对电刺激致软脑膜动脉血管痉挛、毛细血管血流阻断大鼠，可增加软脑膜恢复血流的毛细血管数并增大动脉管径[6]；脑安片还可降低家兔、麻醉犬血管阻力，增加脑血流量，改善脑部微循环[6-7]。

3. 抗脑缺血　脑安胶囊可减轻电凝阻断大脑中动脉致急性脑缺血大鼠的病理损伤，改善行为学异常[8]。

4. 改善血液流变学　脑安片可降低地塞米松磷酸钠注射液、盐酸肾上腺素致血瘀证大鼠全血及血浆黏度、红细胞沉降率、血细胞比容、延长凝血时间，降低 K 值，增大红细胞变性指数和电泳指数[9-12]。

5. 其他　脑安软胶囊能改善动脉粥样硬化兔颈动脉的血流速度，减轻高脂致家兔血管内膜增厚[13]，抑制糖尿病大鼠的氧化应激反应，改善海马组织中 Tau 蛋白的过度磷酸化和认知功能[14]。脑安片可降低 D-半乳糖致亚急性衰老小鼠血浆、肝组织 MDA 水平，增加胸腺、脾脏淋巴细胞数[15-17]。

【临床应用】

脑卒中　本品辅助常规治疗可改善缺血性脑卒中气虚血瘀证患者日常生活能力，提高治疗总有效率[18]。脑安胶囊可增加脑卒中患者左右两侧颈总动脉最小流速，以及血流动力学积分值[19]；可抑制急性脑梗死患者的血小板活化标志物 P 选择素和 PAC-1 表达[20]。

另外，本品还可治疗血管性头痛[21]。

【不良反应】　尚未检索到不良反应报道。

【使用注意】　①出血性中风者慎用。②中风属痰热证、风火上扰者慎用。③孕妇慎用。

【用法与用量】　颗粒剂：口服，一次 1.2g，一日 2 次，4 周为一疗程，或遵医嘱。胶囊剂：口服，一次 2 粒，一日 2 次，疗程 4 周，或遵医嘱。片剂：口服，一次 2 片，一日 2 次，疗程 4 周，或遵医嘱。滴丸剂：口服，一次 20 粒，一日 2 次，疗程 4 周，或遵医嘱。

参 考 文 献

[1] 李晶，赵丽娟，石卓，等. 脑安滴丸抗大鼠血栓形成及抑制血小板聚集作用[J]. 吉林大学学报（医学版），2003，29（4）：419.

[2] 张旭静,范柳,王素春,等. 脑安胶囊的不同制剂对大鼠血小板聚集的影响[J]. 医药导报, 2002, 22（2）: 77.

[3] 李晶,赵丽娟,石卓,等. 脑安滴丸抗大鼠血栓形成及抑制血小板聚集作用[J]. 吉林大学学报（医学版）, 2003, 29（4）: 419-420.

[4] 王昆,潘琛,裴明砚. 脑安片治疗脑梗死的有效性和安全性评价研究[J]. 黑龙江中医药, 2013,（2）: 61-62.

[5] 范柳,张旭静,冯春红,等. CO_2 超临界流体萃取制剂-脑安胶囊（新型）对兔脑血流量的影响[J]. 中医药信息, 2002, 19（6）: 26.

[6] 王昆,潘琛,裴明砚. 脑安片治疗脑梗死的有效性和安全性评价研究[J]. 黑龙江中医药, 2013,（2）: 61-62.

[7] 张大方,王秀华,李丽静,等. 脑安对麻醉犬和大鼠脑血流动力学、软脑膜微循环的影响[J]. 中国中药杂志, 2006, 31（8）: 680-683.

[8] 王素春,张旭静,范柳,等. 新型脑安胶囊对大鼠急性脑梗死动物模型的影响[J]. 山东中医杂志, 2003, 22（4）: 226.

[9] 郝少君,吕宏迪,李文俊. 心脑宁片对血浆黏度、血沉、红细胞压积和凝血时间全血黏度的影响[J]. 河北医药, 2013, 35（24）: 3802-3803.

[10] 郝少君,吕宏迪,李军,等. 心脑宁片对大鼠血瘀模型的影响[J]. 药学实践杂志, 2014, 32（5）: 360-361, 388.

[11] 吕宏迪,郝少君,李军,等. 心脑宁片对大鼠模型血瘀症状积分及全血黏度的影响[J]. 中国药业, 2013, 30（4）: 332-334.

[12] 孙建华,吕宏迪,郝少君. 心脑宁片对肾上腺致大鼠血瘀模型的改善作用[J]. 中国药业, 2012, 21（24）: 25-26.

[13] 刘克清. 脑安软胶囊抑制高脂兔动脉粥样硬化的作用及其机制[J]. 中国医学工程, 2008, 16（1）: 9.

[14] 蔡谋善,黄肖群,曾令海,等. 脑安胶囊对糖尿病大鼠海马 Tau 蛋白超磷酸化及氧化应激的影响[J]. 中国实验方剂学杂志, 2012, 18（3）: 169.

[15] 吕宏迪,王灵,郝少君,等. 心脑宁片对脾脏组织的影响[J]. 中医学报, 2014, 29（12）: 1778-1779, 1782.

[16] 汤寅,吕宏迪,郝少君,等. 心脑宁片对胸腺组织形态的影响[J]. 中国药业, 2012, 21（Z2）: 14-15.

[17] 王希东,吕宏迪,马珍珍,等. 自拟心脑宁片对亚急性衰老模型小鼠血浆及肝脑匀浆 MDA 水平的影响[J]. 实用医药杂志, 2013, 30（8）: 718-720.

[18] 鞠保顺. 脑安颗粒治疗血管性头痛 30 例临床分析[J]. 临床医学研究与实践, 2016, 1（11）: 23, 25.

[19] 杨永举,郭吉平,曹奕丰,等. 脑安胶囊对脑卒中患者脑血流动力学的影响[J]. 中西医结合心脑血管病杂志, 2006, 4（9）: 770-772.

[20] 周武,舒晓春,王雪晴,等. 脑安胶囊对脑梗死患者血小板活化标记物表达的影响[J]. 中国实验方剂学杂志, 2007, 13（7）: 62-63.

[21] 王维,田玉梅,胡秀娟. 脑安颗粒治疗缺血性中风气虚血瘀证的效果观察[J]. 临床医学研究与实践, 2016, 1（12）: 46-47.

（北京中医药大学　董世芬）

消栓通络胶囊（颗粒、片）

【药物组成】　川芎、丹参、黄芪、三七、桂枝、郁金、木香、泽泻、槐花、山楂、冰片。

【处方来源】　研制方。《中国药典》（2015 年版）。

【功能与主治】　活血化瘀,温经通络。用于瘀血阻络所致的中风,症见神情呆滞、言语謇涩、手足发凉、肢体疼痛；缺血性中风及高脂血症见上述证候者。

【药效】　主要药效如下:

1. 抗血栓　消栓通络胶囊对复合血栓诱导剂致大鼠多发性脑血栓形成、结扎大鼠下腔静脉致血栓形成、动静脉旁路血栓形成及电刺激大鼠颈动脉致血栓形成均有抑制作用,并可抑制血小板聚集,降低大鼠全血比黏度、纤维蛋白原百分比和血细胞比容,并可延长凝血时间[1-3]。消栓通络片能提高纤溶酶活性,促进纤维蛋白溶解[4]。

2. 抗脑缺血　消栓通络胶囊可改善中动脉缺血再灌注损伤大鼠的神经功能活动状态,降低脑组织中 TNF-α、IL-1β、NO 含量和 NOS 活力[5-6]。

3. 改善微循环　消栓通络片可以改善患者微循环血流速度,增加毛细血管开放数目,改善外周微循环障碍[4]。

4. 降血脂　消栓通络胶囊可降低高胆固醇血症小鼠及实验性高脂血症大鼠血浆总脂、总胆固醇、三酰甘油水平，升高高密度脂蛋白及高密度脂蛋白与低密度脂蛋白的比值[1-2]。

【临床应用】

脑卒中　消栓通络胶囊可改善中风患者的神经功能缺损及中医证候[7]，并可减少全血黏度、血浆黏度、血细胞比容等血液流变学指标，降低血中胆固醇、三酰甘油水平[8]；本品配合针灸可有效治疗中风后遗症[9]。

【不良反应】　尚未检索到不良反应报道。

【使用注意】　①阴虚内热、风火、痰热证突出者慎用。②忌食生冷、辛辣、动物油脂食物。

【用法与用量】　胶囊剂：口服，一次 6 粒，一日 3 次；或遵医嘱。颗粒剂：口服，一次 6g（无蔗糖）或一次 12g，一日 3 次。片剂：口服，一次 6 片，一日 3 次。

参 考 文 献

[1] 李莉，刘艳玲，吴红艳. 康脂口服液药效学研究[J]. 微生物学杂志，2001，21（1）：15.

[2] 程秀娟，邸琳，吴岩，等. 消栓通络胶囊药效学研究[J]. 吉林中医药，1994，（4）：41.

[3] 贾冬，杜佳林，向绍杰，等. 消栓通络精制胶囊药效学实验研究[J]. 中国中药杂志，2007，32（12）：1242.

[4] 高洪燕，刘吉晨. 消栓通络片的药理作用[J]. 中国新医药，2004，3（5）：117.

[5] 严亚峰，白海侠. 消栓通络胶囊对急性脑缺血再灌注大鼠脑组织中 TNF-α 和 IL-1β 水平的影响[J]. 西部中医药，2013，26（9）：23.

[6] 白海侠，严亚峰. 消栓通络胶囊对急性脑缺血再灌注大鼠脑组织中 NO 和 NOS 的影响[J]. 河南中医，2013，33（9）：1430.

[7] 黄孝玲. 消栓通络胶囊治疗缺血性中风 21 例[J]. 长春中医药大学学报，2007，23（4）：45.

[8] 洪英杰，李有田，李冰. 消栓通络胶囊治疗脑血栓临床疗效观察[J]. 吉林中医药，2000，（6）：17.

[9] 朱丹. 消栓通络胶囊治疗脑梗死后遗症 180 例疗效观察[J]. 中国医药指南，2013，11（13）：308.

（北京中医药大学　董世芬）

消栓再造丸

【药物组成】　血竭、赤芍、没药（醋炙）、当归、牛膝、丹参、川芎、桂枝、三七、豆蔻、郁金、枳壳（麸炒）、白术（麸炒）、人参、沉香、金钱白花蛇、僵蚕（麸炒）、白附子、天麻、防己、木瓜、全蝎、铁丝威灵仙、黄芪、泽泻、茯苓、杜仲（炭）、槐米、麦冬、五味子（醋炙）、骨碎补、松香、山楂、肉桂、冰片、苏合香、安息香、朱砂。

【处方来源】　研制方。国药准字 Z11020178。

【功能与主治】　活血化瘀，息风通络，补气养血，消血栓。用于气虚血滞，风痰阻络引起的中风后遗症，肢体偏瘫，半身不遂，口眼㖞斜，言语障碍，胸中郁闷等。

【药效】　主要药效如下：

1. 降血脂　消栓再造丸可抑制高血脂鹌鹑血清总脂、三酰甘油、总胆固醇的升高；可抑制家兔试验性动脉粥样硬化斑块的形成[1-2]。

2. 抗血栓　消栓再造丸可抑制体外血栓形成，并延长凝血时间[1-2]。

【临床应用】

1. 脑卒中　证属气虚血瘀，风痰阻络。症见半身麻木或不遂，语言謇涩，肢体瘫痪无力，舌紫暗，脉涩，或兼见乏力、气短，易受风邪[3]。

2. 胸痹心痛　证属心脉瘀阻。症见心胸郁闷憋痛，短气，呼吸不畅，舌质紫暗，上肢麻木，血脂增高[3]。

【不良反应】　尚未检索到不良反应报道。

【使用注意】　①本品处方中含朱砂，不宜过量久服，肝肾功能不全者慎用。②服用前应除去蜡皮、塑料球壳；可嚼服，也可分份吞服。

【用法与用量】　口服，一次1～2丸，一日2次。

参 考 文 献

[1] 靳桂贞，潘雪，吴晓东. 消栓再造丸的药理作用[J]. 中药通报，1988，13（12）：41-43，60.

[2] 陈锐. 消栓再造丸临床应用解析[J]. 中国社区医师，2011，（40）：13.

[3] 靳桂贞，潘雪，吴晓冬. 消栓再造丸药理作用的探讨[J]. 中药药理与临床，1985，（00）：54-55.

（北京中医药大学　董世芬）

脑心通胶囊

【药物组成】　黄芪、丹参、当归、川芎、赤芍、红花、乳香（制）、没药（制）、桂枝、全蝎、地龙、水蛭。

【处方来源】　研制方。《中国药典》（2015年版）。

【功能与主治】　益气活血，化瘀通络。用于气虚血滞、脉络瘀阻所致中风中经络，半身不遂、肢体麻木、口眼㖞斜、舌强语謇及胸痹心痛、胸闷、心悸、气短；脑梗死见上述证候者。

【药效】　主要药效如下：

1. 抗脑缺血　脑心通胶囊能减轻大鼠脑缺血再灌注损伤，降低脑含水量，增加 Na^+-K^+-ATP 酶、Ca^{2+}-ATP 酶和 Mg^{2+}-ATP 酶活性，降低脑组织髓过氧化物酶（MPO）活性，减少脑组织细胞间黏附分子-1（ICAM-1）、血管细胞间黏附分子-1（VCAM-1）和 E-选择素（E-selectin）表达，增加脑组织 VEGF 的表达[1-3]。

2. 抗心肌缺血　脑心通胶囊对结扎冠状动脉左前降支致急性心肌缺血犬能减轻心肌缺血程度，缩小心肌梗死范围，降低血清 LDH 和 CK 活性[4]。

3. 抗血管性痴呆　脑心通胶囊对大脑中动脉闭塞致血管性痴呆大鼠能提高学习记忆能力，减轻大鼠海马 CA1 区锥体细胞的损伤[5-6]。

【临床应用】

1. 脑卒中　脑心通胶囊可改善中风气虚血瘀证患者的神经功能、中医症状和体征、中医气虚血瘀证候、日常生活活动、中国脑卒中评分[7-8]；还可改善缺血性脑卒中的神经功能缺失程度、Barthel 指数及血脂水平[9]。

2. 高血压　脑心通胶囊可改善高血压脑出血患者的神经功能，促进血肿吸收[10]。

3. 急性脑梗死　脑心通胶囊可降低急性脑梗死患者的血脂水平，改善血液流变学指标，并改善简易智力状态量表、日常生活能力量表评分，缩小梗死灶体积[11]。

4. 急性心肌梗死　脑心通胶囊可提高急性心肌梗死患者行经皮冠状动脉介入治疗后

血小板活化功能，改善 PCI 15 分钟心肌灌注情况，降低主要心血管事件发生率，且不增加并发症发生率[12]；并可改善患者的血液流变学相关指标[13]。

5. 冠心病　脑心通胶囊可改善冠心病心绞痛患者的血液流变学指标[14]；升高冠心病患者血 NO、PGI_2 水平，降低 ET、TXB_2 水平[15]。

本品对糖尿病心脑血管并发症患者有治疗作用，可降低血 IMT、VCAM、ICAM-1 和 ET-1 水平，延缓糖尿病动脉硬化的发生及进程[16]；可以降低糖尿病心肌病患者血清 hs-CRP、NT-proBNP 水平，改善 HRV 和 QT 离散度，改善心脏自主神经功能活动[17]；本品还可以治疗急性面神经炎[18]。

【不良反应】　本品在治疗中风时偶见泌尿系感染、尿频、轻度上呼吸道感染和尿素氮升高[7]；以及胃痛、恶心、呕吐、食欲不振、嗜睡等[19]。

【使用注意】　胃病患者饭后服用。

【用法与用量】　口服，一次 2～4 粒，一日 3 次；或遵医嘱。

参 考 文 献

[1] 陈军, 鲁雅琴, 吕海宏, 等. 脑心通胶囊对大鼠脑缺血再灌注损伤的保护作用[J]. 中国康复理论与实践, 2009, 15（2）: 138.

[2] 刘振权, 徐秋萍, 张文生, 等. 脑心通胶囊对脑缺血再灌注损伤大鼠脑水肿作用及机制研究[J]. 北京中医药大学学报, 2007, 30（4）: 235.

[3] 张微微, 李远征, 裘林秋, 等. 步长脑心通胶囊对大鼠脑缺血再灌注损伤的神经保护作用[J]. 临床神经病学杂志, 2006, 19（2）: 118.

[4] 云璐, 刘俊田, 李西宽, 等. 脑心通胶囊对犬急性心肌缺血的影响[J]. 西北药学杂志, 2004, 19（6）: 258.

[5] 何明大, 黎红. 脑心通胶囊对血管性痴呆模型大鼠的治疗作用[J]. 时珍国医国药, 2006, 17（9）: 35.

[6] 刘石梅, 何明大, 苏南湘. 脑心通胶囊对拟血管性痴呆大鼠行为学和海马细胞形态学的影响[J]. 中西医结合心脑血管病杂志, 2006, 4（1）: 35.

[7] 曹影, 吉海旺, 王婷, 等. 脑心通胶囊治疗中风（脑梗死恢复期）气虚血瘀证的临床疗效观察[J]. 中西医结合心脑血管病杂志, 2014, 12（11）: 1312-1315.

[8] 陈婧, 杨惠民, 杨正, 等. 脑心通胶囊对中风病气虚血瘀证治疗前后症状评分与肱动脉内皮功能指标相关性研究[J]. 中华中医药杂志, 2014, 29（12）: 4036-4039.

[9] 郭超超. 脑心通胶囊治疗急性缺血性脑中风的有效性和安全性分析[J]. 慢性病学杂志, 2015, 16（1）: 71-72, 75.

[10] 闻梓钧, 董明, 耿煜, 等. 脑心通胶囊治疗高血压脑出血的临床观察[J]. 辽宁中医杂志, 2016, 43（4）: 791-792.

[11] 孙树成. 脑心通胶囊治疗急性脑梗死的临床疗效[J]. 中西医结合心脑血管病杂志, 2017, 15（2）: 235-237.

[12] 王爱, 王成德. 脑心通胶囊对急性心肌梗死患者 PCI 后心肌灌注和血小板活化功能的影响[J]. 中国药房, 2016, 27（27）: 3800-3802.

[13] 聂栋良. 脑心通胶囊治疗急性脑梗死疗效观察及对血液流变学的影响[J]. 浙江中医杂志, 2015, 50（10）: 778.

[14] 吴艳. 脑心通胶囊治疗冠心病心绞痛临床疗效[J]. 辽宁中医杂志, 2016, 43（9）: 1920-1921.

[15] 王西芳, 刘峰, 卫培峰. 脑心通胶囊对冠心病患者 NO、ET、PGI_2、TXB_2 含量影响的临床研究[J]. 中西医结合心脑血管病杂志, 2003, 1（2）: 99-100.

[16] 向淑珍. 脑心通胶囊对糖尿病心脑血管并发症患者 IMT、内皮功能的影响[J]. 中西医结合心脑血管病杂志, 2016, 14（16）: 1951-1952.

[17] 彭夫松, 杨磊磊, 孙剑笠, 等. 脑心通胶囊对糖尿病心肌病患者血清 hs-CRP、NT-proBNP 及心率变异性和 QT 离散度的影响[J]. 现代中西医结合杂志, 2016, 25（23）: 2532-2534, 2582.

[18] 夏琳, 肖志华, 刘军, 等. 脑心通胶囊治疗急性面神经炎的疗效观察[J]. 中西医结合研究, 2014, 6（6）: 316-317.

[19] 张小巧. 步长脑心通胶囊不良反应的临床观察[J]. 内蒙古中医药, 2014,（35）: 153.

（北京中医药大学　董世芬）

龙血通络胶囊

【**药物组成**】 龙血竭酚类提取物。

【**处方来源**】 研制方。国药准字 Z20130012。

【**功能与主治**】 活血化瘀通络。用于中风中经络（轻度脑梗死）恢复期血瘀证，症见半身不遂，口舌㖞斜，言语謇涩或不语，偏身麻木，脉弦或涩。

【**药效**】 主要药效如下：

1. **抗脑缺血** 龙血通络胶囊可改善局灶性脑缺血再灌注大鼠行为障碍，降低行为学评分且降低脑组织含水量，同时本品可明显升高脑缺血模型脑组织中的 SOD、GSH-Px、LDH 的水平，降低 iNOS 的活性和 MDA、NO 的含量[1]。本品可增加正常大鼠脑血流量；降低结扎双侧颈总动脉致大鼠脑缺血模型的脑湿重和脑含水量。本品对 H_2O_2 诱导的 PC12 细胞损伤具有显著的保护作用，其作用机制可能是通过抑制胞内氧化应激、维持线粒体功能、促进 DNA 修复等途径进而抑制神经细胞凋亡[2]。采用体外氧糖剥夺/复氧（OGD/R）细胞模型模拟血管内皮细胞 HUVEC 缺血再灌注损伤，显示本品有明显的保护作用，其作用机制是通过抑制 OGD/R 诱导线粒体相关 Caspase-3/9 通路的激活而实现的[3]。

2. **抗血栓** 龙血通络胶囊能降低结扎下腔静脉所形成的静脉血栓的湿重和干重；能降低皮下注射肾上腺素加冰浴法所致大鼠血瘀证模型的全血比黏度和血浆黏度；能降低体外 ADP 诱导的大鼠血小板最大聚集率和体外 PAF 诱导的家兔血小板最大聚集率。

3. **抗动脉粥样硬化** 龙血通络胶囊对 ox-LDL 所致的人脐静脉内皮细胞损伤具有明显的保护作用[4]。

【**临床应用**】

1. **脑卒中** 用于中风中经络（轻度脑梗死）恢复期血瘀证，症见半身不遂，口舌㖞斜，言语謇涩或不语，偏身麻木，脉弦或涩。

2. **动脉粥样硬化性血栓性脑梗死** 症见不同程度的肢体功能障碍、口眼㖞斜、失语、吞咽功能障碍等后遗症[5]。

【**不良反应**】 ①少数患者用药后可出现胃胀痛、腹痛、腹泻等胃肠道不适等症状。②少数患者用药后可出现肝功能（ALT、AST）、肾功能（BUN、Cr）指标异常升高。

【**使用注意**】 ①现有的临床试验仅支持本品使用 4 周的安全性，临床使用不宜超过 4 周。②有肠胃疾病或合并出血性疾病者慎用。③用药期间应定期检查肝肾功能；用药期间出现腹胀、恶心、腹痛等胃肠不适者也应及时检查肝功能。④用药后出现明显腹痛、腹泻者，停止用药，必要时应及时对症处理。⑤少数用药后可出现血液白细胞总数和中性粒细胞升高，与药物的关系不清楚。⑥用药期间出现肝功能（ALT、AST）、肾功能（BUN、Cr）指标升高或白细胞总数、中性粒细胞升高者应停药并及时复查。

【**用法与用量**】 口服，一次 2 粒，一日 3 次，疗程为 4 周。

参 考 文 献

[1] 李睿，罗胜勇. 龙血通络胶囊对脑缺血性损伤保护作用的实验研究[J]. 中国临床药理学与治疗学，2017，22（11）：1232-1236.

[2] 陈孝男，杨爱琳，赵亚楠，等. 龙血通络胶囊对 H_2O_2 诱导 PC12 细胞损伤的保护作用[J]. 中国实验方剂学杂志，2020，26

（7）：50-56.

[3] 潘勃, 吴臻, 顾小盼, 等. 龙血通络胶囊对血管内皮细胞氧糖剥夺/复氧损伤后细胞凋亡的改善作用[J]. 中国中药杂志, 2018, 43（10）：2118-2122.

[4] 王红梅, 周建明, 吕耀中, 等. 龙血通络胶囊对氧化低密度脂蛋白损伤人脐静脉内皮细胞的保护作用[J]. 中国中药杂志, 2018, 43（6）：1241-1246.

[5] 赵宾江, 王振中, 罗惠平, 等. 龙血通络胶囊治疗动脉粥样硬化性血栓性脑梗死恢复期血瘀证的随机、双盲、安慰剂对照、多中心临床试验[J]. 中国中药杂志, 2016, 41（18）：3473-3477.

（北京中医药大学 董世芬）

心脑宁胶囊（片）

【药物组成】 银杏叶、丹参、小叶黄杨、薤白、大果木姜子。

【处方来源】 研制方。《中国药典》（2015 年版）。

【功能与主治】 活血行气，通络止痛。用于气滞血瘀证，症见胸闷刺痛，心悸不宁，头晕目眩等；冠心病、脑动脉硬化见上述症状者。

【药效】 主要药效如下：

1. 抗脑缺血 心脑宁片可降低脑缺血大鼠脑组织 Bax 基因表达，提高 Bcl-2 基因表达与 Bcl-2/Bax，提高抑制凋亡基因含量，降低促凋亡基因含量，具有保护脑组织的作用[1]。心脑宁胶囊可降低血管性痴呆大鼠海马区 Aβ 和 Tau 蛋白的表达，在一定程度上改善脑缺血大鼠的认知功能障碍[2]。心脑宁片可显著降低脑组织脑匀浆乳酸水平，升高 LDH 活力，并可提高 Na^+-K^+-ATP 酶、$Mg^{2+}-ATP$ 酶和 $Ca^{2+}-ATP$ 酶活力，对脑缺血大鼠有治疗作用[3]。

2. 抗血栓 心脑宁片可延长正常大鼠凝血时间，提高凝血酶原浓度，减轻血栓湿重[4]。心脑宁片可降低地塞米松磷酸钠注射液所致大鼠血瘀证模型血液 K 值，增大变性指数与电泳指数，改善血瘀，抑制血栓形成[5]。

3. 抗心肌损伤 心脑宁胶囊可降低高尿酸血症大鼠心肌细胞炎症反应程度，降低 CRP 水平，改善心肌细胞形态[6]。心脑宁片可显著升高心肌缺血大鼠心肌 ATP 酶活力，显著降低血清中 LDH 酶与 CK 酶活力，保护心肌组织，改善心肌缺血[7]。心脑宁片还可降低心肌缺血大鼠血清中 MDA 水平，升高 SOD 水平，改善氧化应激状态，降低缺血所致心肌损伤[8-9]，改善心肌供血和心肌代谢[10]。心脑宁片还可降低心肌梗死大鼠血清中 TG、TC、LDL 水平和主动脉钙敏感受体（CaSR）表达，升高 HDL 和脂联素（APN）含量，保护动脉内膜与血管内皮，抑制动脉粥样硬化形成，延缓心肌梗死的进展[11]。

4. 抗衰老 心脑宁片可提高 D-半乳糖诱导的皮肤衰老小鼠血清和皮肤组织中 SOD 活性及 MDA、羟脯氨酸（HYP）水平，阻止 D-半乳糖引起的皮肤衰老现象，对延缓和预防皮肤衰老具有一定的作用[12]。心脑宁片还可改善小鼠亚急性衰老模型大脑神经元的形态，降低水肿与固缩现象，对出现病变的脑组织形态结构具有改善作用[13]。此外，心脑宁片还可增加 D-半乳糖致小鼠亚急性衰老模型胸腺组织的厚度和淋巴细胞数[14]。

【临床应用】

1. 冠心病 在常规西药治疗基础上加服心脑宁胶囊 4[15]～8 周[16]，可有效改善稳定型心绞痛的发作次数和持续时间；在常规西药治疗基础上加服心脑宁胶囊 2[17]～4 周[18]，可有效改善不稳定型心绞痛的发作次数和持续时间；在常规西药治疗基础上加服心脑宁胶囊

8 周[19]，可有效改善经皮冠状动脉介入治疗术后心绞痛气滞血瘀证患者的心绞痛症状和胸闷、心悸、气短等证候。心脑宁胶囊治疗 12 周，可显著降低高脂血症患者的总胆固醇、三酰甘油、低密度脂蛋白胆固醇水平，显著升高高密度脂蛋白胆固醇水平并改善眩晕、头重、胸闷、气短、体倦等症状[20]。心脑宁胶囊联合硝酸异山梨酯可进一步改善不稳定型心绞痛患者的胸闷、气短乏力、心悸等证候[21]。

2. 脑动脉硬化　心脑宁胶囊治疗 8 周，可提高慢性脑供血不足患者的平均脑血流速度（Vm），增加脑部供血[22]。心脑宁胶囊干预无症状颈动脉斑块（局限性回声结构突出管腔，厚度≥1.3mm）6 个月，可降低颈动脉内中膜厚度，具有稳定斑块的作用[23]。与常规治疗、康复训练和二级预防等综合干预措施相比，加用心脑宁胶囊 6 个月，可改善脑梗死偏瘫患者的神经功能残缺（NIHSS）评分、肢体运动功能 Brunnstrom 分级和 Barthel 指数评定的日常生活能力，有助于辅助康复训练治疗，恢复肢体残障后功能[24]。与口服尼莫地平相比，单用心脑宁胶囊治疗 6 个月，可进一步改善 VCIND 患者的 MMSE 评分和蒙特利尔认知评估（MoCA）评分，可能与其有效促进脑部血液循环和改善脑功能等机制相关[25]。心脑宁胶囊（每次 3 粒，每日 3 次）联合阿司匹林（100mg/d）治疗 4 周，可显著改善心房颤动合并脑栓塞患者的症状、心室率与神经功能缺损评分[26]。

3. 冠心病合并脑卒中　在急性脑梗死的常规处理（调整血压、血糖，防治并发症等）和抗心肌缺血常规治疗（口服硝酸酯类药物）基础上，加用心脑宁胶囊治疗 4 周，可进一步缓解患者胸闷、胸痛、气短、乏力等非特异性症状的发作次数和发作时间[27]。稳定型冠心病合并颈动脉斑块患者，经心脑宁胶囊治疗后 CRP 平均降低 3.25mg/L[28]。

4. 其他心血管疾病　心脑宁胶囊可用于联合治疗室性期前收缩，以提高抗心律失常疗效，心脑宁胶囊（每次 3 粒，每日 3 次）联合美托洛尔（每次 12.5～25mg，每日 2 次）治疗 4 周，可以改善患者心律变异性，静息心电图、24 小时动态心电图的室性期前收缩平均次数改善情况均明显优于单用美托洛尔组[29]。心脑宁胶囊联合常规药物（利尿剂、洋地黄、血管紧张素转换酶抑制剂或血管紧张素受体拮抗剂等）治疗 8 周，可显著改善心功能 NYHA 分级、左心室射血分数、6 分钟步行距离及 BNP 水平（较基线下降 30%～50%），提高患者生活质量，改善心力衰竭[30]。

【不良反应】　偶发腹胀、恶心、腹泻等轻度胃肠道反应，餐后服用可有效缓解；其他罕见不良事件多为轻度或一过性，不影响继续使用。

【使用注意】　①孕妇禁用。②不建议活动性病理性出血（如消化性溃疡出血）及出血性疾病、1 个月内有重大创伤或颅脑手术病史、3 个月内有脑出血或蛛网膜下腔出血病史者使用。

【用法与用量】　口服，治疗剂量为一次 3 粒，一日 3 次，无特殊原因建议连续服用；预防剂量为一次 2 粒，一日 3 次，或一次 3 粒，一日 2 次，无特殊原因建议连续服用。

参 考 文 献

[1] 马珍珍, 谢国旗, 郝少君, 等. 心脑宁片对大鼠脑缺血模型凋亡基因 Bcl-2 和 Bax 蛋白表达的影响[J]. 实用医药杂志, 2016, 33（10）: 904-906.

[2] 冯锦丽, 王丽丽, 王卫. 心脑宁胶囊对血管性痴呆大鼠认知功能及海马区 Aβ 和 Tau 蛋白表达的影响[J]. 北京医学, 2015, 37（2）: 194-196.

[3] 吕宏迪，马珍珍，郝少君，等. 心脑宁片对脑缺血大鼠乳酸、LDH、ATP 酶活力的影响[J]. 中国现代应用药学，2014，31（9）：1058-1061.

[4] 张中华，吕宏迪，郝少君，等. 心脑宁片对大鼠血栓形成的影响[J]. 实用医药杂志，2013，30（1）：55-56.

[5] 郝少君，吕宏迪，李军，等. 心脑宁片对大鼠血瘀模型的影响[J]. 药学实践杂志，2014，32（5）：360-361，388.

[6] 邹晖，李晓杰，桂文杰，等. 心脑宁胶囊对高尿酸血症大鼠心肌细胞炎症反应及血清尿酸、C 反应蛋白的影响[J]. 中医学报，2015，30（10）：1458-1460.

[7] 王灵，吕宏迪，郝少君，等. 心脑宁片对大鼠心肌缺血模型 ATP 酶、LDH 及 CK 活性的影响[J]. 中国现代应用药学，2014，31（11）：1322-1326.

[8] 吕宏迪，郝少君，王希东，等. 心脑宁片对心肌缺血大鼠血清肌酸激酶、乳酸脱氢酶、丙二醛及超氧化物歧化酶水平的影响[J]. 河北中医，2014，36（9）：1385-1387.

[9] 吕宏迪，郝少君，王希东，等. 心脑宁片对结扎冠状动脉所致大鼠心肌缺血模型的影响[J]. 中国药师，2014，17（7）：1073-1075.

[10] 吕宏迪，郝少君，李文俊，等. 心脑宁片对大鼠心肌缺血模型心电图的影响[J]. 中医学报，2013，28（2）：219-220.

[11] 张艳，孔繁达，宫丽鸿，等. 基于"痰瘀"理论研究心脑宁胶囊对心肌梗死大鼠主动脉钙敏感受体的影响及内皮保护机制[J]. 中国医师杂志，2019，21（11）：1613-1616，1620.

[12] 翟慧娟，朱明明. 心脑宁对皮肤衰老小鼠的干预性作用[J]. 新乡医学院学报，2017，34（2）：104-106.

[13] 栗珍. 心脑宁片对小鼠脑组织结构的影响研究[J]. 中兽医学杂志，2018，（4）：14.

[14] 申晋昌，王灵，吕宏迪，等. 心脑宁片对 D-半乳糖致小鼠亚急性衰老模型胸腺组织的影响[J]. 中医学报，2015，30（3）：402-404.

[15] 邢湘君. 心脑宁治疗冠病稳定型绞痛效观察[J]. 中国医药导报，2011，8（35）：20-21.

[16] 雷晋. 心脑宁胶囊治疗气滞血瘀型冠心病心绞痛的临床疗效观察[J]. 中国医药导刊，2012，14（6）：803-804.

[17] 耿彬，苗华，何红涛，等. 心脑宁胶囊治疗冠心病不稳定心绞痛的临床研究[J]. 北京医学，2014，36（11）：955-957.

[18] 张焕鑫，赵金河. 心脑宁胶囊治疗冠病不稳定性绞痛的临床研究[J]. 中国处方药，2015，13（10）：3-4.

[19] 戎光，刘玥，宋元明. 心脑宁胶囊治疗冠状动脉支架植入术后再发绞痛的临床研究心脑宁胶囊治疗冠状动脉支架植入术后再发心绞痛的临床研究[J]. 临床军医杂志，2015，43（10）：994-996.

[20] 于书香，陶睿. 心脑宁胶囊治疗血脂代谢异常的临床效及安全性观察[J]. 北京医学，2015，37（2）：197-199.

[21] 戴民. 心脑宁胶囊对冠病肌缺血 69 例分析[J]. 心理医生，2015，21（10）：119-120.

[22] 雷晋. 心脑宁胶囊治疗气滞血瘀型慢性脑供血不足的疗效观察[J]. 中国医药导报，2012，9（28）：105-106.

[23] 王翠兰，李东晓. 心脑宁胶囊对无症状性颈动脉斑块的影响[J]. 北京医学，2015，37（2）：203-204.

[24] 陈兵，陈娟. 心脑宁胶囊在脑梗死偏瘫患者治疗和康复中作用的研究[J]. 北京医学，2015，37（2）：200-201.

[25] 郭明冬，薛庆辉，安玉凤. 心脑宁胶囊治疗血管性轻度认知功能障碍的效观察[J]. 北京医学，2015，37（1）：97-99.

[26] 郑大为，靳宏光，刁燕春，等. 心脑宁胶囊治疗心房纤颤合并脑梗死 300 例临床观察[J]. 中西医结合心血管病电子杂志，2014，2（8）：100.

[27] 王淑娟，黄勇军，张艳丽，等. 心脑宁胶囊治疗急性脑梗死合并心肌缺血的临床疗效观察[J]. 北京医学，2015，37（2）：202-203.

[28] 于美丽，张贺，张艳，等. 心脑宁胶囊治疗冠心病心绞痛随机对照试验的系统评价[J]. 中西医结合心脑血管病杂志，2018，（6）：678-683.

[29] 常冠楠，孙瑛，苏曼侠. 心脑宁胶囊对老年不稳定型心绞痛患者心率变异性的影响[J]. 中西医结合心脑血管病杂志，2015，13（2）：145.

[30] 谢春红. 心脑宁胶囊治疗慢性力衰竭 48 例[J]. 中国医药现代远程教育，2014，12（9）：40-41.

（首都医科大学　赵　晖，北京中医药大学　董世芬）

二、补益肝肾类

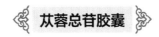
苁蓉总苷胶囊

【药物组成】　苁蓉总苷。

【处方来源】　研制方。国药准字 Z20143012。

【功能与主治】　补肾益髓，健脑益智。用于髓海不足型轻中度血管性痴呆，症见脑血管病后出现的认知功能损伤表现的智力减退、思维迟钝、健忘、注意力不集中、语言能力和判断力降低、个性改变、日常生活能力减退、表情呆板、善惊易恐、倦怠思卧、腰膝酸软、脑转耳鸣等。

【药效】　主要药效如下：

1. 改善学习记忆功能[1-5]　苁蓉总苷胶囊对多种记忆障碍动物模型行为学指标有改善作用。水迷宫法显示对乙醇诱导的小鼠学习记忆再现障碍模型可使平台搜索时间缩短、错误发生率和错误次数减少，并呈现剂量依赖性；跳台法显示本品可使东莨菪碱所致的小鼠学习记忆获得障碍、亚硝酸钠所致小鼠学习记忆巩固障碍及氢化可的松致肾阳虚小鼠跳台潜伏期均明显改善，错误次数明显减少。苁蓉总苷胶囊使 SAMP-8 快速老化型小鼠定向航行实验逃避潜伏期明显缩短，在目标象限的游泳时间和游泳路程延长。苁蓉总苷可降低海马组织 p-Tau 蛋白水平，降低 BACE1 蛋白表达，减少 Aβ 的生成，抑制脑组织过度免疫炎症反应，升高小鼠血清睾酮含量，这些与改善老年痴呆有关。

2. 抗帕金森病　苁蓉总苷对 MPTP 帕金森病（PD）模型小鼠脑黑质多巴胺能（DA）神经元具有保护作用，能够显著改善 PD 模型小鼠的神经行为，减少脑黑质 DA 神经元的数量，降低纹状体酪氨酸羟化酶的表达[6]。

3. 抗血栓　本品可抑制大鼠动-静脉旁路血栓的形成[5]。

4. 抗血小板聚集　本品可抑制 ADP 诱导的大鼠血小板聚集[5]。

【临床应用】

1. 髓海不足型血管性痴呆　本品可有效改善髓海不足型轻中度血管性痴呆患者的认知功能、生活能力、行为及中医症状[7-10]。

2. 伴有神经精神症状的痴呆　本品在治疗伴有神经精神症状的轻中度痴呆的认知和非认知症状方面疗效好、安全性高[11]。

3. 脑梗死性痴呆　本品和奥拉西坦注射液治疗脑梗死性痴呆的疗效显著[12]。

【不良反应】　个别病例出现一过性肢软乏力、便秘、胃嘈杂、嗜睡等，一般不影响继续用药，继续用药症状可逐渐消失。

【使用注意】　在医生指导下使用。

【用法与用量】　口服，一次 2 粒，一日 3 次。

参 考 文 献

[1] 郑德俊，高俊鹏，方穗雄，等. 苁蓉总苷胶囊对 AD 大鼠行为学障碍的影响[J]. 黑龙江中医药，2017，46（1）：71-72.

[2] 王传社，李寅增，宋志宏，等. 苁蓉总苷对乙醇诱导小鼠学习记忆再现缺失的影响[J]. 中国科技信息，2005，（17）：240-243.

[3] 皋聪，王传社，巫冠中，等. 苁蓉总苷对小鼠学习记忆障碍的影响[J]. 中药新药与临床药理，2005，（3）：162-164.

[4] 皋聪，王传社，巫冠中，等. 苁蓉总苷对氢化可的松致肾阳虚小鼠学习记忆功能的影响[J]. 中国中医基础医学杂志，2005，（5）：330-332.

[5] 皋聪，王传社，巫冠中，等. 苁蓉总苷对血管性痴呆大鼠学习记忆的影响及机制研究[J]. 中草药，2005，（12）：1852-1855.

[6] 李文伟，杨茹，蔡定芳，等. 苁蓉总苷对 MPTP 帕金森病模型小鼠脑黑质多巴胺能神经元保护作用的研究[J]. 中国中西医结合杂志，2008，（3）：248-251.

[7] 张彦红，朱磊，梁伟雄. 苁蓉总苷胶囊治疗髓海不足型轻中度血管性痴呆 40 例[J]. 中医研究，2012，25（6）：45-48.

[8] 安军明，柯铁军. 苁蓉总苷胶囊治疗血管性痴呆 99 例[J]. 陕西中医学院学报，2011，34（2）：36-37.

[9] 刘延浩. 苁蓉总苷胶囊治疗血管性痴呆临床观察[D]. 郑州：河南中医学院，2011.

[10] 王瑛，安军民，樊兴土，等. 苁蓉总苷胶囊治疗血管性痴呆的Ⅱ期临床研究[C]. 肉苁蓉暨沙生药用植物学术研讨会论文集，2005.

[11] 苑斌，陈娟，孙永安. 苁蓉总苷胶囊治疗痴呆的神经精神症状的随机对照双盲临床试验[J]. 中国现代药物应用，2009，3（18）：30-32.

[12] 张全贵，张宁男楠，李德欣. 苁蓉总苷胶囊和奥拉西坦注射液治疗脑梗死性痴呆的疗效观察[J]. 现代保健·医学创新研究，2008，5（24）：162.

（北京中医药大学　张　超、董世芬）

复方苁蓉益智胶囊

【药物组成】　制何首乌、荷叶、肉苁蓉、地龙、漏芦。

【处方来源】　研制方。国药准字 Z20080047。

【功能与主治】　益智养肝，活血化浊，健脑增智。用于轻中度血管性痴呆肝肾亏虚兼痰瘀阻络证，症见智力减退、思维迟钝、神情呆滞、健忘，或喜怒不定、腰膝酸软、头晕耳鸣、失眠多梦等。

【药效】　主要药效如下：

1. 改善学习记忆功能[1-3]　复方苁蓉益智胶囊对缺血再灌注合并颈外静脉抽血降压所致缺血性脑损伤大鼠模型和去皮层血管大鼠学习记忆障碍模型，都可使大鼠跳台法的错误次数减少，水迷宫法进入盲端的次数减少，游泳时间缩短。本品亦对高龄小鼠缺血性脑损伤模型有增加学习和记忆功能的作用，能减少其变性神经元的数目，改善能量负荷，使突触体内游离 Ca^{2+} 浓度有所降低。

人豆蔻酰化富丙氨酸 C 激酶底物蛋白（MARCKS）是在大脑中富含的蛋白激酶 C 的重要底物，能调节树突的可塑性，与学习记忆功能密切相关。痴呆患者大脑皮层神经元中的 MARCKS 明显降低，而神经炎性斑块及小胶质细胞中 MARCKS 明显升高。复方苁蓉益智胶囊能下调脑室注射 β 淀粉样蛋白（1-40）致痴呆老龄大鼠海马区 MARCKS mRNA 的表达，使 MARCKS 恢复正常水平，从而改善学习记忆功能。

2. 抗氧化损伤　氧化损伤是痴呆发病的重要病理因素，机体内抗氧化酶类包括 SOD、GSH-Px 活性下降，导致氧自由基大量释放，过多的氧自由基可导致脂质过氧化、线粒体损伤，引起神经细胞功能受损以至衰老、凋亡，影响记忆功能。复方苁蓉益智胶囊能提高 D-半乳糖致痴呆小鼠脑组织中 SOD、GSH-Px 的活性，降低脂质过氧化产物 MDA 含量和 8-羟基-2′-脱氧鸟苷表达量，从而提高抗氧化能力，减少氧化损伤，保护线粒体。

3. 抗脑缺血　复方苁蓉益智胶囊能改善由脑血栓所造成的脑缺血症状，包括减轻脑水肿程度，降低缺血大鼠脑梗死范围等，可提高模型大鼠的脑组织血流量；增加红细胞的变形性，降低红细胞聚集性，降低全血黏度和血浆黏度。

4. 抗血小板聚集　复方苁蓉益智胶囊对花生四烯酸和胶原所诱导的血小板聚集均有不同程度的抑制作用，而对凝血酶原时间、部分凝血活酶时间、凝血酶时间无影响。

5. 抗血栓　本品可降低大鼠旁路血栓形成试验中的血栓湿重和干重。

【临床应用】

1. 血管性痴呆（肝肾亏虚兼痰瘀阻络证）　本品对血管性痴呆（肝肾亏虚兼痰瘀阻络

证）有效，无严重不良反应[4-6]。本品联合尼莫地平对血管性认知功能障碍有效，能够改善患者日常生活能力和认知能力，优于单一使用尼莫地平[7-9]。

2. 阿尔茨海默病　本品单用和联合重酒石酸卡巴拉汀胶囊治疗阿尔茨海默病均具有较好的临床疗效，可有效提高患者认知功能和日常生活能力，降低炎性因子水平[10-11]。

【不良反应】　个别病例出现心慌、恶心、腹痛、便溏、腹泻、脘腹胀满、食欲下降、轻度皮肤瘙痒等。

【使用注意】　临床试验期间，个别患者出现尿频、呕吐（重度）、中度头晕、乏力、皮肤黏膜疱疹、轻度失眠等，认为与服用药物可能无关。

【用法与用量】　口服，一次4粒，一日3次。

参 考 文 献

[1] 马涛，徐世军，张允岭，等. 益肾化浊解毒法对 D-半乳糖致痴呆小鼠学习记忆及氧化应激的影响[J]. 中国中医基础医学杂志，2014，20（7）：895-897，923.

[2] 苏芮，韩振蕴，范吉平. Aβ 致痴呆老龄大鼠模型海马 MARCKS 表达变化机制及中药对其调节作用研究[J]. 中华中医药杂志，2013，28（12）：3512-3515.

[3] 苏芮，韩振蕴，范吉平. 复方苁蓉益智胶囊对痴呆老龄大鼠海马 MARCKS mRNA 表达的影响[J]. 中华中医药杂志，2010，25（4）：620-622.

[4] 李根祥，费玉娥，林勇. 复方苁蓉益智胶囊治疗血管性痴呆 60 例[J]. 医药导报，2013，32（8）：1035-1037.

[5] 王大鹏，李杰，马红. 复方苁蓉益智胶囊治疗血管性痴呆的临床效果观察[J]. 中国保健营养，2015，12：30-31.

[6] 倪凤元. 复方苁蓉益智胶囊治疗老年期血管性痴呆的临床观察[D]. 济南：山东中医药大学，2015.

[7] 周琪，吉智，李毓新，等. 复方苁蓉益智胶囊对治疗血管性认知功能障碍的增效作用[J]. 陕西中医，2015，36（5）：548-549.

[8] 高磊，张宪忠，刘相静，等. 复方苁蓉益智胶囊治疗中风后轻度认知障碍的临床研究[J]. 世界中西医结合杂志，2015，10（1）：65-68.

[9] 陈福勤，于海默，杨嘉颐，等. 复方苁蓉益智胶囊预防缺血性中风后认知损害的临床研究[J]. 北京中医药，2014，33（5）：330-333.

[10] 王水洪. 复方苁蓉益智胶囊治疗阿尔茨海默病 34 例临床观察[J]. 浙江中医杂志，2015，50（5）：78-79.

[11] 李海，马敏敏，黎艾，等. 复方苁蓉益智胶囊联合卡巴拉汀治疗阿尔茨海默病的临床研究[J]. 现代药物与临床，2018，33（9）：2213-2217.

（北京中医药大学　张　超、董世芬，温州医科大学附属第二医院　郑国庆、戎佩青）

❀ 天 智 颗 粒 ❀

【药物组成】　天麻、钩藤、石决明、杜仲、桑寄生、茯神、首乌藤、槐花、栀子、黄芩、川牛膝、益母草。

【处方来源】　研制方。《中国药典》（2015 年版）。

【功能与主治】　平肝潜阳，补益肝肾，益智安神。用于肝阳上亢型中风引起的头晕目眩、头痛失眠、烦躁易怒、口苦咽干、腰膝酸软、智能减退、思维迟缓、定向性差；轻中度血管性痴呆见上述证候者。

【药效】　主要药效如下[1-9]：

1. 抗脑缺血损伤　天智颗粒可减少慢性脑缺血大鼠海马区小胶质细胞激活，减少神经元死亡，激活内源性神经前体细胞，促进其增殖，抑制大鼠星形胶质细胞的异常活化，提高大鼠学习记忆能力。此外，天智颗粒能减弱双侧颈总动脉结扎致慢性脑缺血大鼠神经元特异性烯醇化酶表达，调整缺血状态下的神经元代谢通路，并通过降低脑缺血大鼠食欲素受体的表达，减轻食欲素系统引起的神经细胞损伤，发挥神经保护作用。

2. 提高学习记忆功能　天智颗粒可以抑制血管性痴呆大鼠脑内 Tau 蛋白过度磷酸化，上调血管内皮生长因子表达，改善认知功能。本品还可延缓叠氮化钠诱导脑损伤大鼠纹状体细胞外乙酰胆碱和单胺类递质水平的降低，促进胆碱水平的恢复，提高学习记忆功能。

【临床应用】

1. 老年痴呆症[10-12]　血管性痴呆多发于中风之后，本虚乃肝肾阴虚，以肝阳上亢、痰瘀阻络为标，天智颗粒具有平肝潜阳、补益肝肾、益智安神的功能，用于治疗血管性痴呆可改善患者的认知功能和日常行为能力，并且无明显不良反应。

2. 脑梗死[13-14]　脑梗死属“中风”范畴，中风是由肝肾阴虚，气血衰少，肝阳上亢，上扰清窍所致，天智颗粒用于治疗肝阳偏亢、肝风上扰证，可以改善肝阳上亢型中风引起的肢体麻木、头晕目眩、言语謇涩、烦躁易怒、口苦咽干且效果显著，并能显著改善神经功能，提升日常生活能力。

【不良反应】　个别患者服药期间可出现腹泻、腹痛、恶心、心慌等症状。

【使用注意】　①低血压患者禁服。②孕妇忌服。

【用法与用量】　口服，一次 1 袋，一日 3 次。

参 考 文 献

[1] 黎秀平，詹琳，李海燕，等. 中成药天智颗粒对血管性痴呆大鼠脑内神经细胞增殖的影响[J]. 中国现代药物应用，2016，10（7）：277-278.

[2] 张博爱，陈烈冉，高林，等. 天智颗粒对慢性脑缺血大鼠神经胶质细胞增生的影响[J]. 中国中医基础医学杂志，2008，14（4）：273-274.

[3] 张博爱，高林，陈烈冉，等. 中成药天智颗粒对血管性痴呆大鼠脑内神经细胞增殖的影响[J]. 中国现代神经疾病杂志，2006，6（5）：393-397.

[4] 冯涛. 天智颗粒对慢性脑缺血大鼠海马外小胶质细胞表达的影响[J]. 中国实验方剂学杂志，2012，18（22）：296-298.

[5] 付国惠，张保朝，陈烈冉. 天智颗粒对慢性脑缺血大鼠神经元特异性烯醇化酶表达的影响[J]. 中国实验方剂学杂志，2009，15（8）：71-73.

[6] 张博爱，陈烈冉，高林，等. 天智颗粒对大鼠慢性脑缺血神经元特异性烯醇化酶表达的影响[J]. 神经病学与神经康复学杂志，2006，3（2）：92-94.

[7] 吕斌，娄季宇，王建平，等. 慢性脑缺血大鼠 OXR 的表达变化及天智颗粒干预的实验研究[J]. 卒中与神经疾病，2011，18（5）：266-270.

[8] 李书剑，胡亚梅，向莉，等. 天智颗粒对血管性痴呆大鼠海马 Tau 蛋白、β 淀粉样蛋白及 VEGF 表达的影响[J]. 医药论坛杂志，2011，32（15）：15-18.

[9] 孙晓芳，王巍，王丹巧，等. 天智颗粒对叠氮钠诱导脑损伤大鼠纹状体细胞外乙酰胆碱和儿茶酚胺含量的影响[J]. 中国中药杂志，2005，（2）：62-66.

[10] 朱爱华，田金洲，钟剑，等. 天智颗粒治疗老年人血管性痴呆的随机双盲临床对照研究[J]. 中国老年学杂志，2005，（12）：1435-1438.

[11] 杜贵友，朱新成，赵建军，等. 天智颗粒治疗老年血管性痴呆临床观察[J]. 中国中药杂志，2003，（1）：77-81.

[12] 刘雪辉，曹平，钟文，等. 天智颗粒联合盐酸多奈哌齐片对轻中度肝阳上亢证血管性痴呆的临床分析[J]. 中国实验方剂学杂志，2016，22（7）：177-181.

[13] 翟李娟. 天智颗粒联合奥拉西坦对脑梗死恢复期患者 NIHSS 评分及日常生活能力的影响[J]. 北方药学，2019，16（4）：37-38.

[14] 韦永红, 韦贵勇. 天智颗粒对阴虚阳亢型缺血性中风患者神经功能缺损、肢体运动功能的影响[J]. 中华中医药学刊, 2020, 38 (4): 209-212.

(温州医科大学附属第二医院　郑国庆、戎佩青)

培元通脑胶囊

【药物组成】　制何首乌、熟地黄、天冬、龟甲（醋制）、鹿茸、肉苁蓉（酒制）、肉桂、赤芍、全蝎、水蛭（烫）、地龙、山楂（炒）、茯苓、炙甘草。

【处方来源】　研制方。《中国药典》(2015 年版)。

【功能与主治】　益肾填精，息风通络。用于缺血性中风中经络恢复期肾元亏虚，瘀血阻络证，症见半身不遂、口舌㖞斜、语言不清、偏身麻木、眩晕耳鸣、腰膝酸软、脉沉细。

【药效】　主要药效如下：

1. 抗缺血性中风　培元通脑胶囊治疗缺血性中风主要与增强纤溶酶活性、扩张血管、改善脑循环、降低血脂及血黏度、清除自由基等机制有关[1]。

2. 抗帕金森病　培元通脑胶囊可有效改善 1-甲基-4-苯基-1，2，3，6-四氢吡啶（MPTP）致帕金森病小鼠的纹状体损伤，减轻震颤症状持续时间，提高纹状体内 3，4-二羟基苯乙酸（DOPAC）、DA 和 3-甲氧基 4-羟基苯乙酸（HVA）的水平[2]。

【临床应用】

1. 脑卒中　培元通脑胶囊对中风肾元亏虚、瘀血阻络证有效，可改善多项体征，并可降低血黏度[3-5]。本品还可用于中风恢复期和后遗症期，可改善患者的症状和体征[6-8]。

2. 血管性痴呆　培元通脑胶囊可改善老年血管性痴呆患者的智力和生活能力[9]。

此外，还有培元通脑胶囊治疗冠心病心绞痛的报道[10]。

【不良反应】　个别患者服药后出现恶心，一般不影响继续服药。偶见嗜睡、乏力，继续服药能自行缓解。

【使用注意】　①忌食辛辣、油腻食物，禁烟酒。②孕妇禁用，产妇慎用。

【用法与用量】　口服，一次 3 粒，一日 3 次。

参 考 文 献

[1] 陈元宏. 培元通脑胶囊治疗缺血性脑中风的机理探讨[C]. 中华中医药学会 (China Association of Chinese Medicine). 中国国际中医药博览会暨中医药学术交流会, 北京, 2003.

[2] 霍颖浩, 王进, 张春霞. 培元通脑胶囊对帕金森病小鼠的作用[J]. 中国老年学杂志, 2015, 35 (17): 4778-4779.

[3] 熊维政, 刘宏选. 培元通脑胶囊治疗中风病临床疗效观察[J]. 中国实验方剂学杂志, 2002, 8 (1): 53-54.

[4] 熊维政, 卢玉斌. 培元通脑胶囊治疗中风病临床疗效观察[J]. 河南大学学报 (医学版), 2008, 27 (1): 61-63.

[5] 金洁婷, 杨金禄. 培元通脑胶囊治疗肾元亏虚瘀血阻络型缺血性脑中风 102 例[J]. 上海中医药杂志, 2014, 48 (5): 36-37.

[6] 王焕禄, 张立新. 用培元通脑胶囊治疗中风后遗症 52 例的临床观察[J]. 求医问药 (下半月), 2012, 10 (5): 71.

[7] 宣雅波, 刘红. 培元通脑胶囊对中风病恢复期患者血脂影响的临床观察[J]. 北京中医药大学学报 (中医临床版), 2011, 18 (1): 17-19.

[8] 陈晓锋, 黄建民. 培元通脑胶囊治疗肾气亏虚型脑血栓恢复期 45 例疗效观察[J]. 四川中医, 2010, 28 (8): 78-79.

[9] 李跃华. 培元通脑胶囊治疗老年血管性痴呆的临床观察[J]. 求医问药 (下半月), 2011, 9 (6): 110, 143.

[10] 安素, 安冬会. 培元通脑胶囊治疗冠心病心绞痛 60 例[J]. 中国药业, 2012, (22): 104-105.

(北京中医药大学　董世芬)

三、祛痰开窍类

醒脑再造丸（胶囊）

【药物组成】　胆南星、炒僵蚕、制白附子、冰片、石菖蒲、细辛、猪牙皂、天麻、地龙、全蝎（去钩）、珍珠（豆腐制）、石决明、决明子、三七、当归、川芎、红花、赤芍、炒桃仁、葛根、黄芪、红参、炒白术、枸杞子、玄参、制何首乌、淫羊藿、仙鹤草、黄连、连翘、大黄、泽泻、粉防己、炒槐花、沉香、木香。

【处方来源】　研制方。国药准字 Z21021339。

【功能与主治】　化痰醒脑，祛风活络。用于风痰闭阻清窍所致的神志不清、言语謇涩、口角流涎、筋骨酸痛、手足拘挛、半身不遂；脑血栓恢复期及后遗症期见上述证候者。

【药效】　主要药效如下：

1. 抗脑缺血　醒脑再造胶囊可缩小线栓法致局灶性脑缺血大鼠的脑梗死体积，降低脑梗死区体积占全脑体积的百分比[1]；可改善实验性脑缺血小鼠的学习记忆巩固障碍，提高学习记忆能力；延长小鼠断头后张口喘息时间，提高小鼠常压耐缺氧能力[2]。临床本品可增加短暂性脑缺血发作患者大脑中动脉和基底动脉的平均血流速度与供血指数[3]。

2. 抗血栓形成　醒脑再造胶囊可降低正常大鼠动静脉旁路血栓湿重[1]，延长小鼠凝血时间和凝血酶原时间[2]。

3. 改善血液流变学、降血脂　醒脑再造胶囊可使短暂性脑缺血发作患者全血黏度、血浆黏度、血浆纤维蛋白原含量及血清总胆固醇的含量降低，血流状态改善[3]；还可以降低冠心病患者的胆固醇和三酰甘油水平[4]。

【临床应用】

脑卒中　本品治疗脑卒中因风痰闭阻清窍所致，症见神志不清，半身不遂，手足拘挛，言语謇涩，口角流涎，筋骨酸痛，舌暗红，苔腻，脉弦涩；脑血栓恢复期及后遗症期见上述证候者[5]。

此外，本品尚有用于治疗血管性痴呆[6-7]的报道。

【不良反应】　尚未检索到不良反应报道。

【使用注意】　①神志不清的危重症者要配合相应急救措施，不宜单独使用本品。②本品含白附子、全蝎、猪牙皂、胆南星，应在医师指导下服用，不可过量、久用。

【用法与用量】　丸剂：口服，一次 1 丸，一日 2～3 次。胶囊剂：口服，一次 4 粒，一日 2 次。

参 考 文 献

[1] 罗淑珍，段艳霞. 醒脑再造胶囊对脑栓塞及血栓形成的影响[J]. 河南中医，2000，20（6）：26.

[2] 吴符火，王瑞国，贾钶. 醒脑再造胶囊主要药效学及毒理学实验[J]. 福建中医学院学报，2002，12（3）：29.

[3] 王兴，曲齐生，沈特立，等. 大唐奥通醒脑再造胶囊治疗短暂性脑缺血发作的临床研究[J]. 中国中医药科技，2000，7（3）：135.

[4] 陈晓敏，王雨夫，王震. 大唐奥通醒脑再造胶囊与多烯康胶囊治疗冠心病疗效的分析[J]. 黑龙江医学，2000，（11）：31.

[5] 邹英全，常庆有，江新梅，等. 醒脑再造丸治疗脑血栓临床观察[J]. 中成药研究，1984，（4）：19.

[6] 李灿，钟炳武，何明大. 醒脑再造胶囊治疗血管性痴呆临床观察[J]. 湖南中医药大学学报，2007，27（5）：61-62.

[7] 孙莉，项颗. 醒脑再造丸治疗中轻度老年血管性痴呆[J]. 长春中医药大学学报，2009，25（3）：340-341.

（北京中医药大学　董世芬）

豨莶通栓胶囊

【药物组成】　豨莶草（蜜炙）、胆南星、半夏（制）、当归（酒制）、天麻、秦艽、川芎、三七、水蛭、红花、冰片、人工麝香。

【处方来源】　研制方。《中国药典》（2015 年版）。

【功能与主治】　活血化瘀，祛风化痰，舒筋活络，醒脑开窍。用于急性期和恢复期缺血性中风（脑梗死）中经络，风痰瘀血痹阻脉络引起的半身不遂、偏身麻木、口舌㖞斜、语言謇涩等。

【药效】　主要药效如下：

1. 抗脑缺血　豨莶通栓胶囊可抑制电凝法阻断大鼠脑中动脉造成的脑缺血，降低血瘀证大鼠全血比黏度、血浆比黏度、血细胞比容及纤维蛋白原的含量，加快红细胞沉降率，并可抑制大鼠实验性血栓形成及血小板聚集[1]。

2. 抗血小板聚集　本品有抗血小板聚集作用。

【临床应用】

脑卒中　豨莶通栓胶囊可降低中风患者的中医证候积分和中风积分[2]。

【不良反应】　尚未检索到不良反应报道。

【使用注意】　①有出血倾向及凝血功能障碍病史者禁用。②孕妇、产妇禁用。③出血性中风（脑出血、蛛网膜下腔出血）者禁用。④运动员慎用。

【用法与用量】　口服，一次 3 粒，一日 3 次，4 周为一疗程。

参 考 文 献

[1] 许荔新，李凤才，师海波，等. 豨莶通栓胶囊药效学研究[J]. 中草药，1999，30（3）：208-210.

[2] 刘立，许荔新，陈晖，等. 豨莶通栓胶囊治疗中风 100 例临床观察[J]. 吉林中医药，2002，23（4）：29.

（北京中医药大学　董世芬）

第二十章

中暑中成药名方

第一节 概 述

一、概 念[1-2]

中暑（heat stroke）是热应激症候群的总称或俗称，指机体因长时间处于高气温或伴有高湿度的环境中，以下丘脑体温调节中枢障碍、皮肤的血管扩张、心排血量增加、汗腺功能衰竭和水电解质丧失过多为特征的急性疾病。

中暑属于中医学"中热"、"暑厥"、"伤暑"范畴。现代医学根据其病情轻重通常将中暑分为先兆中暑、轻度中暑和重度中暑，重度中暑又包括热射病、热痉挛和热衰竭三种类型。

二、病因及发病机制[3]

（一）病因

中暑发生的原因主要有：①环境温度过高：人体由外界环境获取较多热量。②人体产热增加：如从事重体力劳动、发热、甲状腺功能亢进症和应用某些药物（如苯丙胺）等。③散热障碍：如湿度较大、过度肥胖或穿透气不良的衣服等。④汗腺功能障碍：见于系统性硬化病、广泛皮肤烧伤后瘢痕形成或先天性汗腺缺乏症等。

（二）发病机制

由于高温作业，体内产热多而散热困难，正常体温调节作用已不能维持平衡。机体大量蓄热、失水、失盐可导致中暑发生。当体内热能蓄积过多，体温升高，引起中枢神经兴奋，内分泌系统功能和酶活性增强，蛋白质和糖类分解代谢亢进，氧消耗量增加，产热增多，使体温进一步升高，形成恶性循环。过高的体温损伤细胞膜或细胞内结构，导致中枢神经系统及心肌、肝、肾功能的损害，生长激素和醛固酮分泌过多。下丘脑受高温影响使皮肤血管扩张，加之大量出汗，失水失盐，使血液浓缩及血黏稠度增加。高温环境下，心血管功能储备力下降，到达肌肉的血液比平时增加10倍，皮肤血管扩张，剧烈的肌肉活动，肌糖原分解成比较大的分子，渗透压升高，细胞外液进入细胞内，是造成中暑早期血浆高血钠、高渗透压的原因。由于上述综合因素，在需要有更大心排血量时，血容量减少，静脉回心血量减少，心搏出量减少，心率代偿性加快，如果此时无明显内脏血管收缩，则可能出现低血压，周围循环衰竭，机体为防止低血压，末梢血管收缩，散热减少并开始发热。

三、临 床 表 现[4]

先兆中暑：在高温下作业出现头昏，头痛，口渴，多汗，全身疲乏，胸闷，心悸，注意力不集中，动作不协调或恶心、呕吐等症状，体温正常或升高。轻症中暑：有先兆中暑的各种症状，还伴有体温升高（38.5℃以上）、颜面潮红、皮肤干燥、胸闷等症状，或进而出现面色苍白、大量出汗、皮肤冷湿、脉搏细微等循环衰竭症状。重症中暑：除上述症状外，出现昏倒或痉挛，或皮肤干燥无汗，体温在40℃以上。

四、诊　　断[5-6]

根据临床症状、实验室化验检查即可诊断。热射病或热痉挛患者，有血液浓缩如血红蛋白、白细胞升高，血氯下降，尿盐减少等现象。一般认为正常人24小时尿盐为10～15g，如尿盐减至5g以下，则表示身体内缺盐。因中暑的诊断无特异性，所以误诊现象比较多见。须注意与农药中毒、低血糖、脑卒中、脑炎、癫痫、产后热等疾病鉴别。需详细询问病史和认真检查，如有无在高温环境下从事过体力劳动，进行降温处理后病情有无好转，有无有机磷农药接触史等。

五、治　　疗

（一）常用化学药物及现代技术[7]

根据中暑轻重程度采用不同的方法治疗。先兆中暑和轻度中暑采用物理降温治疗即可。重度中暑需结合物理治疗与药物治疗，采用冰盐水进行胃或直肠灌洗，或给予静脉输注5%葡萄糖氯化钠注射液或0.9%氯化钠注射液，可加速降温。出现寒战时应用氯丙嗪，减少产热，扩散周围血管加速散热，松弛肌肉，减少肌肉震颤，防止机体产热过多，降低细胞氧的消耗，使机体更好地耐受缺氧。使用方法是氯丙嗪25mg肌内注射或25～50mg加入500ml生理盐水中静脉滴注，1～2小时滴完。此外，还可同时用解热、镇痛药物，用药过程中一定要注意体温、脉搏、血压变化。一般收缩压应维持在90mmHg以上。同时保持患者呼吸道通畅，并给予吸氧。补液滴注速度不宜过快，并纠正水、电解质紊乱和酸中毒。降温过程中应每10分钟测1次体温，体温不宜降得过低，当体温降至38℃时，应立即停止降温，以免继续降温而导致低体温。

（二）中成药名方治疗[8-10]

中暑是人体骤然感受暑热之邪而发生的急性热病。目前最有效的治疗手段是物理降温，西药包括人工冬眠在内的治疗效果不够理想。中医药治疗中暑有着丰富的历史经验传承，疗效确切。常采用祛暑利湿、祛暑辟秽、祛暑和中、祛暑清热、清暑益气等治则。对于高热、神昏、抽搐之中暑重症者，需中西医结合治疗，静脉给药，以求速效。

第二节　中成药名方的辨证分类与药效

中药治疗中暑需辨证用药，中成药名方的常见辨证分类及其主要药效如下[11-12]：

一、祛暑利湿类

中暑感暑夹湿证患者多见发热、口渴、心烦、汗多、胸脘痞闷、小便不利或泄泻等。

中暑感暑夹湿证的主要病理变化为体温升高、汗液分泌增多、小便量减少、排尿困难、胸闷、恶心呕吐等。

祛暑利湿类中药有解热、利尿、抗炎、抗菌、抗病毒等药理作用。

常用中成药：六一散、益元散、藿香正气水（丸、片、胶囊、软胶囊、颗粒剂、口服液、滴丸）、小儿暑感宁糖浆等。

二、祛暑辟秽类

中暑暑湿夹秽浊证患者可见头痛而胀，胸脘痞闷，烦躁呕恶，肤热有汗，甚则神昏耳聋。

暑湿夹秽浊证的主要病理变化是恶心呕吐、肌肉痉挛，严重者有高热和神志障碍。

祛暑辟秽类中药有解热、镇痛、抗炎、抗菌、抗病毒、中枢兴奋、解痉等药理作用。

常用中成药：痧药、避瘟散、紫金锭（散）、红灵散、暑症片、人丹、正金油软膏、庆余辟瘟丹、周氏回生丸、解暑片、清凉油、无极丸等。

三、祛暑和中类

中暑暑湿弥漫三焦证患者可见身热面赤，耳聋，头眩晕，咳痰带血，不甚渴饮，胸闷脘痞，恶心呕吐，大便溏臭，小便短赤，舌红赤，苔黄腻，脉滑数。

暑湿弥漫三焦证的主要病理变化为中暑后引起的头晕、恶心、腹痛、肠胃不适等。

祛暑和中类中药有镇痛、调节胃肠运动、扩张局部皮肤血管等作用。

常用中成药：十滴水（软胶囊）、六合定中丸、纯阳正气丸、四正丸等。

四、祛暑清热类

夏暑之季感受暑热病邪的患者可见壮热，汗多，心烦，面赤气粗，口渴或背微恶寒，舌苔黄燥，脉洪数。

夏暑感受暑热之邪的主要病理变化为体温升高、脱水、电解质紊乱、乏力晕厥、意识模糊等。

祛暑清热类中药有抗病毒、解热和发汗作用。

常用中成药：暑热感冒颗粒、清热银花糖浆、清暑解毒颗粒、甘和茶（源吉林甘和茶）等。

五、清暑益气类

暑热伤气，津液灼伤证患者可见多汗，身热烦渴，倦怠少气，汗多，脉虚等。

暑热伤气，津液灼伤证的主要病理变化为口干舌燥、小便不畅、气短、疲惫无力等。

清暑益气类中药可抗菌、抗病毒、抗炎，增强免疫功能。

常用中成药：甘露消毒丸（丹）、清暑益气丸等。

参 考 文 献

[1] Leon L R，Bouchama A. Heat stroke[J]. Compr Physiol，2015，5（2）：611-647.

[2] 李乐园. 祖国医学对中暑的防治方法[J]. 山东医刊，1959，（7）：13.

[3] Becker J A，Stewart L K. Heat-related illness[J]. Am Fam Physician，2011，83（11）：1325-1330.

[4] Hostler D，Rittenberger J C，Schillo G，et al. Identification and treatment of heat stroke in the prehospital setting[J]. Wilderness Environ Med，2013，24（2）：175-177.

[5] 宋青，毛汉丁，刘树元. 中暑的定义与分级诊断[J]. 解放军医学杂志，2019，44（7）：541-545.

[6] 周从阳，杨继斌，刘仁树，等. 重症中暑的临床特征及其昏迷机制[J]. 中华急诊医学杂志，2004，（4）：273-274.

[7] Johnson G. The pathology and treatment of sun-stroke[J]. Br Med J，1868，2（396）：102-103.

[8] 张方舆. 中医对高温中暑的治疗[J]. 江西中医药，1955，（9）：44-46.

[9] 辛克平，徐瑞祥. 中医疗法治疗中暑高热60例疗效观察[J]. 广西中医药，2007，30（2）：18.

[10] 周建中，徐长松，张伟. 中西药联用治疗重症中暑40例临床观察[J]. 江苏中医药，2004，25（12）：28.

[11] 胡献国. 怎样选用中成药治疗中暑?[J]. 中医杂志，2005，46（5）：393.

[12] 国家药典委员会. 临床用药须知[M]. 北京：中国医药科技出版社，2017：132.

（安徽中医药大学　汪　宁）

第三节　中成药名方

一、祛暑利湿类

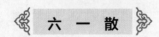

六 一 散

【药物组成】　滑石、甘草。

【处方来源】　金·刘完素《黄帝素问宣明论方》。《中国药典》（2015年版）。

【功能与主治】　清暑利湿。用于感受暑湿所致的发热、身倦、口渴、泄泻、小便黄少；外用治痱子。

【药效】　主要药效如下：

1. 利尿　六一散能增加小鼠的尿量，给药后 1 小时、3 小时尿量增加明显[1]。

2. 抗菌、抗病毒　六一散有抗菌、抗病毒作用。

3. 保护皮肤　六一散能吸附大量化学刺激物和毒物，外用于发炎或破损组织表面时，有保护作用；其在黏膜创面形成保护膜，可以减少局部摩擦，以防止外来刺激，并有吸收分泌液，促进干燥结痂的作用。

4. 止泻[2]　六一散内服时除能保护胃肠黏膜而发挥镇吐、止泻的作用外，还可以阻止毒物在胃肠道中的吸收。

5. 解热　六一散对大鼠、小鼠、豚鼠、家兔发热模型均有解热作用。

【临床应用】

1. 中暑　六一散可用于中暑，属于暑湿症的发热、身倦、口渴、泄泻、小便黄少；可以利尿和改善暑湿症的症状[3-4]。

2. 痱子　是在夏季或炎热时高温闷热环境下，大量的汗液不易蒸发的一种皮肤病。六一散外用可改善暑湿所致皮肤痱子及其周身刺痒[3]。

3. 腹泻　六一散治暑邪致婴幼儿腹泻有较好疗效，对重型暑泻效果尤为显著[3]。

4. 湿疹　是一种具有多形性皮疹及渗出倾向，伴剧烈瘙痒，易反复发作的皮肤炎症。属中医学"湿疮"范畴。对肛周湿疹、阴囊湿疹、卧床性湿疹等，六一散局部外用，效果显著[5]。

5. 前列腺炎、膀胱炎、尿道炎　由病原体在相应部位的感染引起，属于中医学"淋浊""热淋"范畴。本品有助于治疗前列腺炎、膀胱炎、尿道炎等泌尿系统感染[6-9]。

6. 斑蝥、药物中毒　六一散温水调服可解斑蝥中毒、农药中毒[10]。

【不良反应】　六一散中滑石粉在皮肤内、阴道内如聚集，可引起肉芽肿。

【使用注意】　①本品性寒而滑，脾虚者及孕妇不宜使用。②老人、虚人及病后伤津所致的小便不利者禁用。③小便清长者慎用。

【用法与用量】　调服或包煎服，一次 6～9g，一日 1～2 次，并多饮水。外用，扑撒患处，最好沐浴后使用。

参 考 文 献

[1] 贡岳松. 六一散利尿作用的实验[J]. 南京中医学院学报, 1985, (4): 169.

[2] 王文萍, 曹琦琛, 高晶晶, 等. 六一散配伍规律的药动学研究[J]. 中国实验方剂学杂志, 2009, 15 (12): 70-72.

[3] 高华. 六一散治疗小儿暑泻 150 例[J]. 河南中医, 2005, 25 (3): 58.

[4] 张永华. 六一散临床新用[J]. 山西中医, 1987, 3 (2): 29.

[5] 计晓丽. 六一散用于肛周湿疹的疗效观察[J]. 护理研究, 2007, 21 (3): 723.

[6] 周守谦. 六一散治疗急性前列腺炎[J]. 浙江中医杂志, 1996, 12 (6): 546.

[7] 于建文. 六一散加味治疗慢性前列腺炎临床观察[J]. 山西中医, 2004, 20 (6): 23.

[8] 刘本友. 缩泉丸合六一散加减治疗慢性前列腺炎 24 例[J]. 中国民间疗法, 2002, 10 (3): 52.

[9] 林丹, 林惠. 外用六一散治疗卧床性湿疹疗效观察[J]. 中国实用护理杂志, 2008, 24 (3): 62.

[10] 张润轩, 杜青坡. 六一散解斑蝥中毒[J]. 上海中医药杂志, 1985, (1): 36.

（安徽中医药大学　汪　宁）

益 元 散

【药物组成】　滑石、甘草、朱砂。

【处方来源】　金·刘完素《黄帝素问宣明论方》。《中国药典》（2015 年版）。

【功能与主治】　清暑利湿。用于感受暑湿，身热心烦，口渴喜饮，小便短赤。

【药效】　主要药效如下：

1. 抗菌、抗病毒　益元散有抗菌、抗病毒作用。

2. 保护胃肠黏膜　益元散内服时能保护发炎的胃肠黏膜，发挥镇吐、止泻作用。

3. 利尿　益元散有利尿作用。

【临床应用】

1. 中暑　益元散可用于中暑，属于暑湿症的身热、心烦、口渴喜饮、小便短黄，能显著改善暑湿症的症状[1-5]。

2. 泌尿系统结石　益元散加琥珀治疗泌尿系统结石时，每次服用 6g，每日 3 次，3 日后症状可见消失[2]。

3. 腹泻　益元散与香砂胃苓散合用可治疗秋季腹泻，与消乳散合用可治疗婴儿急性腹泻[3]。

4. 小儿神经性遗尿症　其病机主要是心经有热，移热于小肠，小儿尿频，用益元散治疗小儿神经性遗尿，具有显著疗效[5]。

【不良反应】　尚未见不良反应的报道。

【使用注意】　①阴亏液伤者不宜使用。②无湿热或小便清长者不宜使用。③孕妇禁用，肝肾功能不全者慎用。④本品不可过量，不可久服。

【用法与用量】　调服或煎服，一次 6g，一日 1～2 次，开水调服。

参 考 文 献

[1] 何任. 凡间仙药-益元散小议[J]. 新中医, 1991, 9: 20-21.

[2] 王绍洁, 刘景珍. 清心散、益元散应用举隅[J]. 辽宁中医杂志, 1989, 4（24）: 22.

[3] 任乃杰. 清心散和益元散的制备及临床应用[J]. 时珍国医国药, 2005, 16（6）: 526.

[4] 毕见福, 孙桂明. 对 2005 年版《中国药典》一部成方制剂益元散用法的商榷[J]. 中国中药杂志, 2006, 31（22）: 1915.

[5] 陈奇. 中成药名方药理与临床[M]. 北京: 人民卫生出版社, 1998: 300, 306.

（安徽中医药大学　汪　宁）

藿香正气水（丸、片、胶囊、软胶囊、颗粒剂、口服液、滴丸）

【药物组成】　苍术、厚朴（姜制）、茯苓、生半夏、广藿香油、陈皮、白芷、大腹皮、甘草浸膏、紫苏叶油。

【处方来源】　宋·太平惠民和剂局《太平惠民和剂局方》。《中国药典》（2015 年版）。

【功能与主治】　解表化湿，理气和中。用于外感风寒、内伤湿滞或夏伤暑湿所致的感冒，症见头痛昏重、胸膈痞闷、脘腹胀痛、呕吐泄泻；胃肠型感冒见上述证候者。

【药效】　主要药效如下：

1. 调节胃肠道功能　藿香正气水、口服液、滴丸及水丸四种制剂均可使离体、在体家兔小肠收缩力加强，对用新斯的明处理后的兴奋小肠有抑制作用；对用阿托品处理后的抑制小肠有兴奋作用。四种制剂均能促进家兔小肠运动，并对兴奋小肠有抑制作用，对抑制小肠有兴奋作用。藿香正气水对痉挛的胃肠道平滑肌有良好的解痉作用，为其用于"脘腹胀痛"提供了依据[1-4]。

2. 镇吐　藿香正气颗粒剂、丸剂对硫酸铜所致家鸽的呕吐反应，可延长其发生的潜伏期，减少呕吐次数[5]。

3. 抗菌、抗病毒　藿香正气水对藤黄八叠球菌、金黄色葡萄球菌、大肠埃希菌、痢疾杆菌等八种细菌均有抗菌作用。藿香正气颗粒剂对三型流感病毒均有较强的抑制作用 [5-6]。

4. 镇痛、解热　藿香正气水剂、颗粒剂、丸剂可减少乙酸所致小鼠扭体反应的次数，提高热板法试验小鼠的痛阈值。藿香正气颗粒剂、丸剂可降低伤寒菌苗所致发热家兔的体温（图 20-1）[7]。

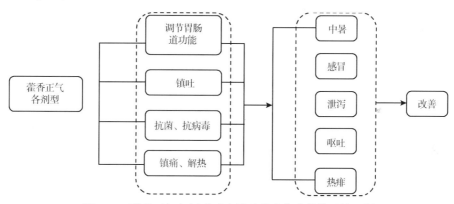

图 20-1　藿香正气各剂型对中暑及其症状改善作用的机制

【临床应用】

1. 中暑　藿香正气散可用于外感暑湿、气机受阻所致的恶寒发热，头晕昏沉，胸脘满闷，恶心欲呕，甚则昏仆，舌苔白厚腻[8-9]。

2. 感冒　藿香正气滴丸可用于治疗外感风寒、内伤湿滞，头身困重，胸脘满闷，恶心纳呆，舌质淡红，舌苔白腻，脉浮缓；胃肠型感冒见上述证候者[10-12]。

3. 呕吐　藿香正气水可用于治疗湿阻中焦所致的呕吐、脘腹胀痛，伴发热恶寒、周身酸困、头身疼痛；胃肠型感冒见上述证候者[10-15]。

4. 泄泻　藿香正气散可用于治疗湿阻气机所致的泄泻暴作，便下清稀，肠鸣，腹痛，纳呆，伴见恶寒发热，周身酸楚；胃肠型感冒见上述证候者[14]。

5. 热痱　气候湿热，热蕴于肌肤后无法发泄导致痱子形成[15]，可用藿香正气水治疗。

【不良反应】　藿香正气水可引起药疹、紫癜、休克等过敏反应及肠梗阻、上消化道出血、过敏性哮喘、酒醉貌样过敏、过敏性休克等[16-21]。

【使用注意】　①风热感冒者慎用。②临床上应用藿香正气水剂治疗疾病时，乙醇过敏者、孕妇、运动员等应慎用，或改服藿香正气的其他制剂。③服药期间饮食宜清淡。

【用法与用量】　水剂：口服，一次 5～10ml，一日 2 次，用时摇匀。颗粒剂：开水冲服，一次5g，一日2次；儿童酌减。片剂：口服，一次4～8片，一日2次。口服液：口服，一次5～10ml，一日2次，用时摇匀。滴丸：口服，一次2.5～5g，一日2次。胶囊剂：口服，一次4粒，一日2次；儿童酌减。软胶囊：口服，一次2～4粒，一日2次。

参 考 文 献

[1] 尚曙玉，张启堂，李晓光，等. 藿香正气不同制剂对动物小肠运动的影响[J]. 中国医药导报，2012，9（6）：96-98.

[2] 袁晔蓉. 藿香正气水对大鼠胃肠道影响的研究[J]. 实用医技杂志，2007，14（16）：2137-2138.

[3] 薛晓倩，黄学宽，高宁，等. 藿香正气液对湿阻证大鼠回肠黏膜水通道蛋白4表达的影响[J]. 中国实验方剂学杂志，2012，18（19）：165-169.

[4] 袁晔蓉. 藿香正气水对大鼠胃肠道影响的研究[J]. 辽宁中医药大学学报，2007，9（5）：15.

[5] 付丽娜，张启堂，庞榕. 藿香正气四种制剂的药效学和毒理学研究[J]. 广东化工，2014，41（14）：35-37.

[6] 魏云，唐映红，吉兰，等. 藿香正气颗粒剂与丸剂药理作用比较研究[J]. 湖南中医杂志，1992，（5）：46.

[7] 刘中煜，袁美娟，聂正慧. 藿香正气水解痉、镇痛和抗菌作用实验观察[J]. 中草药，1984，15（12）：15-18.

[8] 王宇，王六群，陈建佩，等. 藿香正气散救治急性中暑42例的临床分析[J]. 中国中医药科技，2014，21（2）：222.

[9] 刘晨，邵春. 藿香正气口服液在高温职业中暑预防中的应用[J]. 中医杂志，2009，50（增刊）：190-191.

[10] 李梅，曹德飞. 藿香正气散治疗感冒挟湿的临床研究[J]. 生物技术世界，2015，5（1）：54.

[11] 樊涛，张宇，蒋洪丽，等. 藿香正气滴丸治疗感冒风寒兼湿滞证的随机对照试验[J]. 中国循证医学杂志，2012，12（3）：283-288.

[12] 席亚静. 藿香正气汤剂治疗暑湿型胃肠感冒60例临床观察[J]. 内蒙古中医药，2017，（3）：39-40.

[13] 严宇仙，王谦信. 藿香正气水治疗夏季空调综合征68例[J]. 浙江中西医结合杂志，2006，16（9）：578-579.

[14] 陆敏，田耀洲，夏军权，等. 藿香正气散中药配方颗粒治疗寒湿泄泻的临床研究[J]. 中医药导报，2008，14（7）：7-9.

[15] 王辉. 用藿香正气水治疗夏季常见病的疗效观察[J]. 当代医药论丛，2015，13（4）：13-14.

[16] 雷光远，雷招宝. 藿香正气水致不良反应/不良事件101例分析[J]. 中成药，2012，34（11）：2268-2270.

[17] 江秀琴，陈淑芹，隗建兴. 我院中医科1560例服用藿香正气水患者情况分析[J]. 光明中医，2012，27（2）：386-387.

[18] 杨绍奇，邓振华. 藿香正气水静脉滴注死亡1例[J]. 法律与医学杂志，1997，4（2）：88.

[19] 梁玉萍. 儿童口服藿香正气水中毒17例分析[J]. 山西医药杂志，2007，36（5）：462-463.

[20] 何艾娟. 口服藿香正气水致小儿抽搐10例分析[J]. 现代医药卫生，2011，27（24）：3744.

[21] 史文慧，郭蓉，罗朝利，等. 藿香正气水致过敏反应1例[J]. 中国药师，2007，10（8）：790.

（安徽中医药大学　汪　宁）

小儿暑感宁糖浆

【药物组成】　香薷、佩兰、扁豆花、黄连、黄芩、厚朴、荆芥穗、苦杏仁、青蒿、薄荷、芦根、滑石粉、甘草、蔗糖。

【处方来源】　研制方。国药准字Z20055283。

【功能与主治】　清暑解表，退热。用于小儿暑季外感发热，头痛少汗，咽喉肿痛，食欲不振，二便不畅。

【药效】　主要药效如下：

1. 解热　小儿暑感宁糖浆有解热作用。

2. 抗菌、抗病毒　小儿暑感宁糖浆对大肠埃希菌、白喉杆菌、金黄色葡萄球菌及轮状病毒等病原体有抑制作用。

3. 抗炎　小儿暑感宁糖浆有抗炎作用。

4. 调节胃肠功能　小儿暑感宁糖浆对胃肠运动功能有调节作用。

【临床应用】

暑湿感冒　本品对小儿夏季暑湿感冒具有较好的疗效，可减轻感冒导致的鼻塞、流涕、低热、头痛、无汗等，对咽喉疼痛也有一定的效果[1-2]。

【不良反应】　尚未见不良反应的报道。

【使用注意】　①本品适用于夏季感冒，对风寒或风热感冒均不适宜。②饮食宜清淡，忌食辛辣、生冷食物。③对本品过敏者禁用，过敏体质者慎用。

【用法与用量】　口服，1岁以下一次5ml，2～3岁一次5～10ml，4～6岁一次10～15ml，7～12岁一次15～20ml，一日3～4次。

参 考 文 献

[1] 李静. 儿科用中成药（一）[J]. 中国药房杂志，2002，7：60-61.

[2] 沈健，张诚贤. HPLC 梯度洗脱法同时测定小儿暑感宁糖浆中的香荆芥酚、麝香草酚、和厚朴酚及厚朴酚[J]. 中国药物应用与监测，2016，13（4）：217-220.

二、祛暑辟秽类

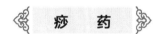

痧　药

【药物组成】　丁香、天麻、大黄、冰片、制蟾酥、朱砂、苍术、麻黄、甘草、人工麝香、雄黄。

【处方来源】　清·毛世洪《济世养生集》。《中国药典》（2015年版）。

【功能与主治】　祛暑解毒，辟秽开窍。用于夏令贪凉饮冷，感受暑湿，症见猝然闷乱烦躁、腹痛吐泻、牙关紧闭、四肢逆冷。

【药效】　主要药效如下：

1. 镇静、解热　痧药有镇静、解热作用。

2. 抗菌、抗炎　痧药对金黄色葡萄球菌、大肠埃希菌有抑制作用，且具有抗炎作用。

3. 抗惊厥　痧药有抗惊厥作用。

【临床应用】

1. 中暑　痧药用于夏令贪凉饮冷，感受暑湿，受寒发痧，引起寒热腹痛，吐泻并发，四肢发冷，甚至头目昏晕，闷乱烦躁，四肢厥冷，牙关紧闭，不省人事。本品可缓解上述症状[1-3]。

2. 其他病症　痧药可用于疔毒、虫咬、恶疮，使用醋化开外用，治疗效果更佳[3]。

【不良反应】　尚未见不良反应的报道。

【使用注意】　①按规定用量服用，本品含有重金属，不宜多服、久服。②本品含有人工麝香、蟾酥、冰片、朱砂、雄黄、大黄等，孕妇慎用。③肝肾功能不全者慎用；本品药力峻猛，易伤正气，身体虚弱者慎用。④本品含有麻黄，心脏病、高血压患者慎用。⑤服药期间饮食宜清淡，忌食生冷、辛辣、燥热之品。

【用法与用量】　口服，一次10～15丸，一日1次小儿酌减；或遵医嘱。外用，研细吹鼻取嚏或用醋化开调敷局部使用。

参 考 文 献

[1] 贾荷丽，姬诚，郭万周. 痧药蟾酥丸中蟾酥的药代动力学研究[J]. 中国实验方剂学杂志，2012，18（23）：156-169.
[2] 皮国立. 中西医学话语与近代商业——以《申报》上的"痧药水"为例[J]. 学术月刊，2013，（1）：149-164.
[3] 陈奇. 中成药名方药理与临床[M]. 北京：人民卫生出版社，1998：307.

（安徽中医药大学　汪　宁）

避 瘟 散

【药物组成】　檀香、白芷、姜黄、甘松、木香、冰片、薄荷脑、零陵香、香排草、玫瑰花、丁香、人工麝香、朱砂。

【处方来源】　清·张三明秘方。《中国药典》（2015 年版）。

【功能与主治】　祛暑避秽，开窍止痛。用于夏季暑邪引起的头目眩晕、头痛鼻塞、恶心、呕吐、晕车、晕船。

【药效】　主要药效如下：

1. 对中枢神经系统的作用　避瘟散有兴奋中枢神经系统的作用。

2. 调节胃肠运动功能　避瘟散可调节胃肠运动功能。

3. 镇静　避瘟散有镇静作用。

4. 抗炎、抗菌　避瘟散有抗炎、抗菌作用。

【临床应用】

1. 中暑　避瘟散可用于中暑、日射病之头痛眩晕、恶心呕吐，表现为头痛而胀，脘痞呕恶，肤热有汗，甚则神昏耳聋，体温正常或升高，舌苔腻浊等症，辨证属暑秽瘟毒、阻中蒙窍者。亦可用于夏季预防中暑[1-4]。

2. 晕车、晕船　避瘟散可用于晕车、晕船，症见头晕目眩，恶心呕吐，面色苍白，全身冷汗，身倦乏力等，辨证属湿浊中阻者可用[3-4]。

【不良反应】　尚未见不良反应的报道。

【使用注意】　①孕妇忌服。②本品含朱砂，不可过量，不可久服。③肝肾功能不全者禁用。

【用法与用量】　口服，一次 0.6g。外用适量，吸入鼻孔。

参 考 文 献

[1] 张建安. 道谷先风"避瘟散"——百年老店长春堂[J]. 中小企业，2010，（1）：69-71.
[2] 陈奇. 中成药名方药理与临床[M]. 北京：人民卫生出版社，1998：30.
[3] 贾九玉. 夏天家中应备常用药[J]. 药物与人，2003，8：38.
[4] 孟昭群. 夏季保健用药膳[J]. 现代养生，2015，13：22-23.

（安徽中医药大学　汪　宁）

紫金锭（散）

【药物组成】　山慈菇、千金子霜、人工麝香、雄黄、红大戟、五倍子、朱砂。

【处方来源】　明·陈实功《外科正宗》。《中国药典》（2015 年版）。

【功能与主治】　辟瘟解毒，消肿止痛。用于中暑，症见脘腹胀痛，胸闷呕吐，痢疾泄泻，小儿痰厥；外治疗疮疖肿，痄腮，丹毒，喉风。

【药效】　主要药效如下：

1. 抗菌　紫金锭体外对金黄色葡萄球菌、绿脓杆菌、痢疾杆菌、变形杆菌、大肠埃希菌、产气杆菌、伤寒杆菌等革兰阴性菌和白色葡萄球菌、乙型链球菌、肺炎球菌、白喉杆菌、炭疽杆菌等革兰阳性菌均有不同程度的抑制作用[1]。

2. 抗炎　紫金锭能降低腹腔注射乙酸所致的小鼠毛细血管通透性增高，能抑制大鼠巴豆油引起的肉芽囊液的渗出和囊壁的增厚，能抑制琼脂引起大鼠的后肢肿胀[1]。

3. 镇痛　紫金锭能减少小鼠腹腔注射乙酸所致扭体反应次数[1]。

4. 解痉　紫金锭能降低离体兔肠自主舒缩运动和乙酰胆碱、氯化钡刺激离体兔肠引起的舒缩运动频率[1]。

5. 对血液系统的作用　紫金散能明显降低 L615 急性白血病小鼠脾重量、脾指数，对其外周血象也有一定改善作用，对 L615 急性白血病的恶性增殖有一定的抑制作用；紫金锭有明显抑制和杀伤实验性白血病小鼠（L7212）白血病细胞的作用，主要影响细胞周期的 S 期，能缓解、减轻白细胞对肝脾尤其是肝脏的浸润，延长白血病小鼠生存期[2-3]。

【临床应用】

1. 中暑　紫金锭可用于感受暑热秽浊之邪，气机闭塞，升降失常所致的中暑，表现为脘腹胀痛，胸闷呕恶，呕吐，或暴泻，甚则神昏督闷，舌苔黄腻，脉濡数或滑数[4-5]。

2. 痢疾　紫金锭可用于感受湿热疫毒时邪，或饮食不洁、邪气蕴结胃肠所致的痢疾，表现为下痢不能食，恶心呕吐，胸脘痞闷，舌苔黄腻，脉滑数[4-5]。

3. 小儿痰厥　紫金锭可用于素体脾虚痰湿，痰浊闭窍所致的小儿痰厥，症见突然昏厥，惊痫，呕吐涎沫，胸膈满闷，舌苔白腻，脉滑[4-5]。

4. 疗疮疖肿　紫金锭可用于感受风热火毒，或火毒结聚，蕴阻肌肤所致的疗疮疖肿，症见局部皮肤红肿疼痛，结块或高突，尚未化脓，伴发热，口渴，溲赤，便秘，苔黄，脉数；或皮肤化脓性炎症见上述证候者[4-5]。

5. 痄腮　紫金锭可用于感受时邪疫毒，壅阻足少阳经脉，与气血相搏，凝滞于耳下腮部所致的痄腮，表现为腮部肿胀疼痛，或伴发热，头痛，咽红肿痛，舌红，苔薄黄或黄，脉浮数或滑；流行性腮腺炎见上述证候者[4-5]。

6. 丹毒　紫金锭可用于因素体血热，湿热火毒之邪郁阻肌肤所致的丹毒，表现为局部红赤肿痛，伴发热，头痛，舌红，苔薄黄或黄腻，脉浮数或滑数[4-5]。

7. 喉风　紫金锭可用于感受风热、疫疠之气，肺胃火盛，邪热搏结所致的喉风，症见咽喉肿胀疼痛，吞咽不利，咽喉紧涩，伴发热或恶风，头痛，舌红，苔黄，脉数；急性咽喉炎见上述证候者[4-5]。

【不良反应】　有文献报道服用紫金锭偶见恶心或腹泻，外用可出现局部皮肤红肿、丘疹及破溃，并引起过敏反应[6]。

【使用注意】　①气血虚弱者及肝肾功能不全者慎用。②本品含有毒药物，不宜过量、久用。

【用法与用量】　口服或醋调外敷患处。外用，摊于纱布上贴患处，每隔1~2日换药一次。

参 考 文 献

[1] 袁劲松，汤翠娥. 紫金胶囊的药效学研究[J]. 中药药理与临床，2001，17（4）：6.

[2] 韦大文，刘婷，张晓云，等. 紫金散抗 L615 急性白血病的实验研究[J]. 中国医药学报，1999，（1）：64-65.

[3] 唐由君，陈刚，张若英，等. 紫金锭及其加味抗急性白血病的实验研究[J]. 山东中医学院学报，1989，（6）：58-64.

[4] 范若莉，张庆伟. 紫金锭的临床应用[J]. 中成药，1991，（11）：22-23.

[5] 谢海洲，王俐芳. 吐泻良方——紫金锭与周氏回生丹[J]. 中成药杂志，1984，7：19.

[6] 钟裕. 紫金锭引起过敏反应 1 例[J]. 海峡药学，1995，7（4）：49.

（安徽中医药大学　汪　宁　王　艳）

红 灵 散

【药物组成】　人工麝香、朱砂、煅金礞石、冰片、雄黄、硼砂、硝石（精制）。

【处方来源】　吴克潜《古今医方集成》。《中国药典》（2015 年版）。

【功能与主治】　祛暑，开窍，辟瘟，解毒。用于中暑昏厥，头晕胸闷，恶心呕吐，腹痛泄泻。

【药效】　主要药效如下：

1. 调节中枢神经系统功能　红灵散有调节中枢的兴奋和抑制过程的作用。

2. 解热、镇痛、抗炎　红灵散有解热、镇痛、抗炎等作用。

【临床应用】

1. 中暑昏厥　由感受暑湿秽浊之气，蒙蔽清窍所致。红灵散可用于突然昏倒，不省人事，呼吸急促，牙关紧闭，喉中痰鸣或口吐痰涎，兼有四肢不温，面色㿠白[1-2]。

2. 中暑　由夏日感受暑邪所致。红灵散可用于头晕、胸闷、恶心呕吐等症状[1-2]。

3. 绞肠痧　又称干霍乱，由感受暑湿秽浊疫疬之气，壅遏中焦，气机窒塞，升降格拒所致。红灵散可用于猝然腹中绞痛，欲吐不得吐，欲泻不得泻，烦躁闷乱，面色青惨，四肢厥冷[1-2]。

【不良反应】　尚未见不良反应的报道。

【使用注意】　①热闭神昏，亡阳厥脱者禁用。②孕妇禁用。③小儿、老人及体弱者慎用。④本品含朱砂、雄黄，不宜过量或久服。⑤服药期间禁食鱼腥虾蟹。

【用法与用量】　口服，一次 0.3～0.6g，一日 1 次，温开水送服。

参 考 文 献

[1] 余幼白. 红灵散[J]. 开卷有益：求医问药，2014，9：37.

[2] 国家药典委员会. 临床用药须知[M]. 北京：中国医药科技出版社，2017：134-135.

（安徽中医药大学　汪　宁　王　艳）

暑 症 片

【药物组成】　猪牙皂、细辛、薄荷、广藿香、木香、白芷、防风、陈皮、清半夏、桔梗、甘草、贯众、枯矾、雄黄、朱砂。

【处方来源】　清·陈念祖《急救异痧奇方》。《中国药典》（2015 年版）。

【功能与主治】　祛寒辟瘟，化浊开窍。用于夏令中恶昏厥，牙关紧闭，腹痛吐泻，四肢发麻。

【药效】 主要药效如下：

1. 解热、镇咳、祛痰 暑症片有解热、镇咳、祛痰作用。

2. 中枢抑制 暑症片有镇静安神作用。

3. 调节胃肠道平滑肌运动 暑症片具有松弛胃肠道平滑肌的作用。

【临床应用】

1. 中暑轻症 暑症片可用于中暑轻症的治疗，表现为胸闷、头昏、恶心、胸腹满闷、精神疲惫等症，也可用于急性胃肠炎、胃肠型感冒等[1-4]。

2. 中暑昏厥者急救 暑症片为消暑解毒、豁痰开窍、调和胃肠之剂，可用于中暑昏厥者急救，等苏醒后，即可停用。本品含有猪牙皂、细辛等成分，也可研成细粉，置少量于鼻腔内，引发打喷嚏，有助于患者苏醒[1-4]。

【不良反应】 尚未见不良反应的报道。

【使用注意】 ①高热神昏、亡阳厥脱者慎用。②体虚正气不足者慎用。③忌食油腻。④本品含朱砂、雄黄，不宜过量或久服。⑤孕妇禁用。

【用法与用量】 口服，一次 2 片，一日 2～3 次；必要时将片研成细粉，取少许吹入鼻内取嚏。

参 考 文 献

[1] 陈锐. 暑症片临床应用指导[J]. 中国社区医师，2011，（12）：15.

[2] 滕小林. 装备你的夏季药箱[J]. 中国保健营养，2003，7：21.

[3] 刘晓芹. 夏季宜用的中成药[J]. 中国保健营养，2001，5：48.

[4] 施仁潮. 夏天消暑药选用指南夏季宜用的中成药[J]. 家庭医药，2016，13：36-39.

（安徽中医药大学 汪 宁）

人 丹

【药物组成】 薄荷脑、冰片、丁香、八角茴香、木香、砂仁、肉桂、胡椒、干姜、儿茶、甘草等。

【处方来源】 研制方。国药准字 Z20025168。

【功能与主治】 开窍醒神，祛暑化浊，和中止呕。用于中暑头晕，恶心呕吐，腹泻及晕车，晕船。

【药效】 主要药效如下：

1. 抗晕动 人丹能延长小鼠晕动潜伏期，具有抗晕动作用[1]。

2. 抗中暑 人丹能降低实验性中暑大鼠体温，降低实验性中暑大鼠血液浓度，并有调节实验性中暑大鼠电解质紊乱现象及降低动物死亡率的作用趋势，具有一定的抗中暑作用。

3. 镇吐 人丹能延长家鸽呕吐潜伏期,减少家鸽呕吐反应次数,具有外周性镇吐作用[1]。

4. 抗肝纤维化 人丹对 CCl_4 诱导的肝纤维化具有较好的改善作用[2]。

5. 降血糖 人丹能显著增强正常小鼠糖耐量，且能显著降低糖尿病小鼠的血糖，改善糖耐量。人丹对 STZ 诱导的糖尿病小鼠有降糖作用[3]。

【临床应用】

1. 中暑　人丹可用于中暑时头晕、恶心、呕吐、腹泻等的治疗[4]。

2. 晕动病　人丹治疗晕动病具有一定的疗效，能够降低晕动病发生率，明显改善湿浊中阻证候，缓解患者病情[4]。

【不良反应】　尚未见不良反应的报道。

【使用注意】　①婴幼儿及孕妇禁用。②饮食宜清淡，忌烟、酒及辛辣、生冷、油腻食物。③对本品过敏者禁用，过敏体质者慎用。

【用法与用量】　口服或含服，每丸重0.04g，一次4～8粒。患者可以在需要时服用，一天2～3次，症状改善时可停止服用。

参 考 文 献

[1] 李显华，潘伟，金佳骅，等. 龙虎人丹抗晕动、抗中暑、镇呕作用研究[J]. 中药药理与临床，2009，25（1）：61-62.

[2] 黄晓其，杨桂智，郭曼玲，等. 龙虎人丹对CCl₄诱导的肝纤维化改善作用的实验研究[J]. 四川中医，2018，36（8）：44-47.

[3] 李柠，杨智承，金家骅，等. 龙虎人丹对链脲佐菌素诱导糖尿病小鼠降糖作用研究[J]. 广东药科大学学报，2018，34（1）：69-72.

[4] 汪弼晔，丁礼琴，史光耀，等. 龙虎人丹治疗晕动病（湿浊中阻证）的多中心临床研究[J]. 现代中医临床，2019，26（2）：44-47.

（安徽中医药大学　汪　宁）

正金油软膏

【药物组成】　薄荷脑、薄荷素油、樟脑、樟油、桉油、丁香罗勒油。

【处方来源】　研制方。《中国药典》（2015年版）。

【功能与主治】　驱风兴奋，局部止痛、止痒。用于中暑头晕，伤风鼻塞，蚊叮虫咬。

【药效】　主要药效如下：

1. 止痛、止痒　正金油软膏局部外用有止痒、止痛作用，涂于局部由于刺激神经而引起凉感，并抑制痛觉传导[1-2]。

2. 扩张血管　正金油软膏局部外用能使皮肤毛细血管扩张，促进汗腺分泌，增加散热，有发汗、解热作用[1-2]。

【临床应用】

正金油软膏主要用于中暑头晕，伤风鼻塞，蚊虫叮咬[3]。

【不良反应】　尚未见不良反应的报道。

【使用注意】　①皮肤破损处忌用，对正金油过敏者禁用，过敏体质者慎用。②孕妇慎用。③涂布部位如有灼烧感或瘙痒明显、局部红肿等情况，应停止用药，并将局部药物清除。

【用法与用量】　外用，擦太阳穴或涂于患处。

参 考 文 献

[1] 姜平川，梁江昌. 植物挥发油在外用制剂中的应用[J]. 内科，2011，6（5）：467-469.

[2] 胡强，梁宁，温家顺. 樟脑在中药成方制剂中应用探讨[J]. 时珍国医国药，1999，10（8）：580.

[3] 夏季家庭应自备哪些常用药品[J]. 医学文选，1991，4：38.

（安徽中医药大学　汪　宁）

庆余辟瘟丹

【药物组成】 羚羊角、香附（制）、大黄、土藿香、玄精石、玄明粉、朱砂、木香、川乌（制）、五倍子、苍术（米泔水润炒）、苏合香、半夏（制）、玳瑁、雄黄、黄连、滑石、猪牙皂、厚朴（制）、肉桂（去粗皮）、郁金、茯苓、茜草、金银花、黄芩、柴胡、黄柏、紫苏叶、升麻、白芷、天麻、川芎、草河车、干姜、丹参、桔梗、石菖蒲、檀香、蒲黄、琥珀、麻黄、陈皮、人工麝香、安息香、冰片、细辛、千金子霜、丁香、巴豆霜、当归、桃仁霜、甘遂（制）、红大戟、莪术、槟榔、胡椒、葶苈子、白芍（炒）、禹粮石（煅）、桑白皮、山豆根、毛慈菇、鬼箭羽、降香、赤豆、紫菀、牛黄、铜石龙子、芫花（制）、蜈蚣（去头、足）、斑蝥（去头、足、翅）、大枣、水牛角浓缩粉、雌黄。

【处方来源】 研制方。《中国药典》（2015 年版）。

【功能与主治】 辟秽气，止吐泻。用于感受暑邪，时行痧气，头晕胸闷，腹痛吐泻。

【药效】 主要药效如下：

1. 解热、抗炎 庆余辟瘟丹可降低发热模型动物体温，且具有抗炎作用。

2. 调节胃肠道功能 庆余辟瘟丹能调节胃肠道功能，并有止泻、止呕的作用。

3. 抗病原微生物 庆余辟瘟丹具有抗菌、抗病毒作用。

【临床应用】

1. 中暑 庆余辟瘟丹可用于中暑，症见发热，头晕目眩，身困，恶心欲呕，纳呆，口黏口苦，气短汗出，舌苔黄腻，脉濡数[1-3]。

2. 暑痧 痧气有多种，发于夏季的痧气为"暑痧"，以发热、头痛为主症，时时欲呕，腹泻臭秽之物，腹痛，汗出如涌，神志昏聩，舌苔白腻，脉洪滑数疾[1-3]。庆余辟瘟丹可以治疗暑痧。

【不良反应】 尚未见不良反应的报道。

【使用注意】 ①孕妇忌服。②本品含麻黄碱，运动员禁用。

【用法与用量】 口服，一次 1.25～2.5g，一日 2 次。

参 考 文 献

[1] 潘春华. 胡雪岩留下的不仅仅是上乘良药[J]. 神州民俗（学术版），2015，5：8-11.

[2] 郑欣雨. 走近胡庆余堂[J]. 杭州：我们，2010，Z1：80.

[3] 高明义，周描坤，岳华. 国药老店-胡庆余堂[J]. 人民画报，1990，6：33-38.

（安徽中医药大学 汪 宁）

周氏回生丸

【药物组成】 五倍子、檀香、木香、沉香、丁香、甘草、千金子霜、红大戟（醋制）、山慈菇、六神曲（麸炒）、人工麝香、雄黄、冰片、朱砂。

【处方来源】 北京中医医院《赵炳南临床经验集》之紫金锭加减方。《中国药典》（2015 年版）。

【功能与主治】 祛暑散寒，解毒辟秽，化湿止痛。用于霍乱吐泻，痧胀腹痛。

【药效】 主要药效如下：

1. 对消化系统的影响 周氏回生丸可促进消化液的分泌，有助于消化作用；可调节消化道运动功能，具有止泻、止呕作用；可保护胃黏膜，具有抗胃溃疡作用。

2. 抗菌、解毒 周氏回生丸对金黄色葡萄球菌、痢疾杆菌、大肠埃希菌、铜绿假单胞菌、白念珠菌等均有抑制作用，并可与多种重金属离子、生物碱及苷类结合形成沉淀，发挥解毒作用。

3. 中枢调节 周氏回生丸有中枢兴奋作用，这是其"辟秽开窍"的药理学基础。

【临床应用】

1. 寒霍乱 周氏回生丸可用于寒霍乱，症见暴起呕吐下利，下利清稀，或如米泔水，臭秽不堪，腹痛或不痛，胸膈痞闷，四肢清冷，小腿转筋，舌苔白腻，脉濡数[1-2]。

2. 干霍乱 周氏回生丸可用于治疗干霍乱，表现为猝然腹部绞痛，欲吐不得吐，欲泻不得泻，烦躁闷乱，甚则面青肢冷，头汗出，脉沉伏[1-2]。

3. 痧胀 夏秋之间感受风寒暑湿之气，或感疫气，出现恶寒发热，头、胸、腹或闷或胀或痛，上吐下泻，指甲青紫，手足麻木僵直等症[1-2]，周氏回生丸可有效改善痧胀症状。

【不良反应】 尚未见不良反应的报道。

【使用注意】 ①孕妇及肝肾功能不全者禁服，不宜久服。②忌油腻食物。③外感或实热内盛者不宜服用。

【用法与用量】 口服，一次10丸，一日2次，姜水或温开水送服。

参 考 文 献

[1] 戴纽. 周氏回生丸[J]. 开卷有益-求医问药, 2015, 1: 49.
[2] 谢海洲, 王俐芳. 吐泻良方——紫金锭与周氏回生丹[J]. 中成药杂志, 1984, 7: 19.

（安徽中医药大学 汪 宁）

解 暑 片

【药物组成】 麝香、雄黄、朱砂、雌黄、冰片、大黄、苍术（麸炒）、肉桂、天麻、山慈菇、沉香、丁香、硼砂、苏合香、红大戟、五倍子（去毛）、细辛、檀香、千金霜、降香、鬼箭羽、麻黄。

【处方来源】 清·鲍相璈《验方新编》之避瘟丹加减方。国药准字 Z31020142。

【功能与主治】 辟秽开窍，止吐止泻。用于暑季发痧，腹痛吐泻，头晕胸闷，神志不清等症。

【药效】 主要药效如下：

1. 调节胃肠运动功能 解暑片对胃肠运动具有调节作用，能使失调的胃肠运动恢复正常。

2. 抗菌、抗炎 解暑片有抗菌、抗炎作用。

【临床应用】

1. 中暑 烈日下或高温环境中所致中暑，出现身热面赤、突然昏倒或伴抽搐等症，可口服解暑片[1-4]。

2. 急性肠胃炎 解暑片对暑季发痧、腹痛吐泻所致急性肠胃炎有较好的改善作用[1-4]。

【不良反应】　尚未见不良反应的报道。

【使用注意】　①孕妇忌服。②本品含大黄，能抑制胃蛋白酶的消化作用，不能和胰酶、胃蛋白酶、多酶片等同服。③服用期间不能食用辛辣刺激、生冷油腻的食物。

【用法与用量】　温开水化服，一次 8 片。

参 考 文 献

[1] 张敏. 高温中暑怎么办[J]. 吉林劳动保护，2015，7：39.

[2] 塞冬，敖拉哈. 夏日话中暑[J]. 人人健康，1998，7：28-29.

[3] 陈红彦. 不可同服的中西制剂[J]. 中国药店，2013，2：71.

[4] 朱小平. 夏季病症的中成药治法[J]. 中国保健营养，2002，7：49.

（安徽中医药大学　汪　宁）

清 凉 油

【药物组成】　薄荷脑、薄荷素油、樟脑、桉油、丁香油、肉桂油、樟脑油。

【处方来源】　研制方。国药准字 Z20026718。

【功能与主治】　清凉散热，醒脑提神，止痒止痛。用于感冒头痛，中暑，晕车，蚊虫叮咬。

【药效】　主要药效如下：

1. 抗菌、抗炎　清凉油有抗菌、抗炎作用[1]。

2. 止痛、止痒　清凉油有止痛与抑制痛觉传导作用，能刺激神经末梢的冷觉感受器而产生冷感觉，有利于局部止痒[1]。

【临床应用】

1. 预防中暑　中暑前感到头晕时，将本品涂抹在太阳穴可起到预防中暑的作用。

2. 风热感冒头痛　于头痛发作时，分别取定量清凉油均匀搽抹并轻擦于头部左右太阳穴，每日用药不超过 3 次，可有效缓解头痛[2]。

3. 晕车晕船　在口罩上涂点清凉油，可预防晕车晕船[3]。

4. 蚊虫叮咬　将本品抹在蚊虫叮咬部位可止痒[3]。

【不良反应】　本品安全性较高，不良反应少。但也有个别患者对本品有过敏反应，使用后会出现皮肤红肿、瘙痒等症状，应及时停药，洗干净已涂药物，并及时就医。

【使用注意】　①本品为外用药，禁止内服。②使用本品时切勿触及眼睛、口腔等黏膜处，皮肤破损处忌用。③孕妇、婴幼儿慎用。④涂布部位如有明显灼热感或瘙痒、局部红肿等情况，应停止用药，洗净，必要时向医师咨询。⑤对本品过敏者禁用，过敏体质者慎用。

【用法与用量】　搽于头部太阳穴或患处，一日 2～3 次。

参 考 文 献

[1] 阳卫超，欧阳五庆，何欣，等. 复方丁香酚纳米乳的制备及抗炎镇痛药效研究[J]. 中国医药工业杂志，2008，39（5）：352-355.

[2] 丁礼琴，金家骅，夏前明，等. 清凉油（白色）治疗风热感冒头痛的临床疗效观察[J]. 中国药房，2014，25（23）：2164-2167.

[3] 陈洁. "万金不换"的清凉油[J]. 家庭用药，2008，8：41.

（安徽中医药大学　汪　宁）

无 极 丸

【药物组成】　甘草、石膏、牛黄、冰片、薄荷脑、丁香、白豆蔻、滑石粉、肉桂、砂仁、人工麝香、糯米（蒸熟）。

【处方来源】　研制方。国药准字 Z11020552。

【功能与主治】　清热祛暑，避秽止呕。用于中暑受热，呕吐恶心，身热烦倦，头目眩晕，伤酒伤食，消化不良，水土不服，晕车晕船。

【药效】　主要药效如下：

1. 调节消化系统功能　无极丸可调节胃肠道蠕动，有止吐、止泻作用。

2. 解热　无极丸对发热模型大鼠可显著降低其体温。

3. 抗菌　无极丸对金黄色葡萄球菌、链球菌等有抑制作用。

【临床应用】

1. 阳暑　无极丸可用于治疗阳暑，症见发热，心烦，面色红赤，身体倦困，头晕目眩，汗出而热不减，舌苔黄腻，脉濡数[1]。

2. 眩晕　多因坐舟车而引起晕车晕船，呕吐恶心，头目眩晕，苍白，质红，脉滑数[1]。无极丸可较好地改善眩晕。

【不良反应】　尚未见不良反应的报道。

【使用注意】　①对本品过敏者禁用，过敏体质者慎用。②孕妇忌服。③高血压、心脏病、肝病、糖尿病、肾病等慢性病严重者应在医师指导下服用。④服药期间饮食宜清淡。⑤服用本品 3 天后若症状无缓解，或发热、呕吐、腹泻加重，或出现其他严重并发症，应停药并就诊。

【用法与用量】　口服，一次 10～20 粒；小儿酌减。

参 考 文 献

[1] 张彦彬，段素英，张成运.中国非处方药全书[M]. 北京：科技文献出版社，2004：363-364.

（安徽中医药大学　汪　宁）

三、祛暑和中类

十滴水（软胶囊）

【药物组成】　干姜、小茴香、肉桂、大黄、辣椒、桉油、樟脑。

【处方来源】　研制方。《中国药典》（2015 年版）。

【功能与主治】　健胃，祛暑。用于因中暑而引起的头晕，恶心，腹痛，肠胃不适。

【药效】　主要药效如下：

1. 镇痛　热板法和扭体法实验结果显示，十滴水能减少小鼠腹腔注射乙酸引起的扭体次数，提高热板致痛小鼠的痛阈值，有显著的镇痛作用[1-2]。

2. 抑制胃肠运动　十滴水可抑制小鼠胃排空和小肠蠕动，对抗新斯的明所致小鼠的小肠蠕动亢进，增强阿托品对小鼠小肠蠕动的抑制作用，抑制蓖麻油所致的小鼠腹泻[1-2]。

3. 抗应激　十滴水能提高高温（46℃，35 分钟）条件下小鼠 24 小时的生存率，并提高大鼠在高温（45℃，30 分钟）条件下肾上腺组织中维生素 C 含量，该作用与增强肾上腺皮质功能有关。

4. 其他　十滴水能增加小鼠的自主活动，缩短戊巴比妥钠诱导小鼠的睡眠时间。

【临床应用】

1. 中暑　十滴水（软胶囊）适用于先兆中暑和轻症中暑，对中暑引起的头晕、恶心、腹痛、胃肠不适等症起到良好的治疗作用[3]。

2. 预防中暑　十滴水可用于长途旅行、高温环境下中暑的预防[4]。

3. 痱子　先用温水洗净患部，擦干水后用十滴水轻轻反复涂搽患处，一日 1～2 次，一般 2～3 天即可获得痊愈[4]。

4. 冻疮　将冻疮患处用温水浸泡洗净后，用干净的棉球或纱布蘸上十滴水，反复搽拭患处至发热，早晚各一次，一般 3～5 天即可见效。症状改善显著：痊愈后红肿完全消退，无痛痒感，皮肤颜色恢复正常，破溃创面愈合，无继发感染，功能恢复正常[5-7]。

5. 烧伤烫伤　本品对火烧伤、开水或油等烫伤有独特的疗效。将消毒药棉、纱布或卫生纸用十滴水浸湿，即可敷盖到烧伤或烫伤处[8-9]。

【不良反应】　有文献报道，十滴水能引起猩红热样药疹、接触性皮炎及误致眼损伤[10-12]。

【使用注意】　①孕妇忌服。②过敏体质者慎用。③由于方中有辛燥之品，故对重症中暑，高热不退，或暑热炎上，伤津耗气而致的气阴耗竭之厥脱等中暑重症，均非所宜。④驾驶员和高空作业者慎用。

【用法与用量】　水剂：口服，一次 2～5ml；儿童酌减。软胶囊：口服，一次 1～2 粒；儿童酌减。

参 考 文 献

[1] 张海防，陈国彪，常艳波，等. 十滴水现行标准质量分析[J]. 药物分析杂志，2010，11：2168-2169.

[2] 谭毓治，赵诗云，彭宏俊. 十滴水软胶丸药效学和毒性研究[J]. 中草药，1997，11：668-670.

[3] 沈洪，李友良，孙秀英，等. 十滴水软胶囊治疗中暑的临床研究[J]. 中国中医急症，1998，4：147-148.

[4] 邢于政. 十滴水的新用途[J]. 中国药业，2008，4：57.

[5] 蔡桂霞，王雅娟，秦丽华. 十滴水治疗冻疮有特效[J]. 中国民间疗法，1996，（1）：46.

[6] 詹明国，翟保国，程新元. 十滴水治疗冻疮 43 例疗效的初步观察[J]. 皮肤病防治，1986，Z1：92-93.

[7] 扎秀琴. 用十滴水治疗冻伤[J]. 中华护理杂志，1991，8：368.

[8] 关崇光. 十滴水（又名急救水）治疗烧烫伤[J]. 中国医院药学杂志，1996，16（3）：143.

[9] 田明扬. 十滴水治疗烫伤[J]. 四川中医，1988，6：43.

[10] 罗立勤，王瑞俊. 中药"十滴水"致眼报伤 1 例[J]. 包头医学，1994，18（1）：39.

[11] 任志富. 十滴水引起猩红热药疹 1 例[J]. 皮肤病与性病，1995，（3）：82.

[12] 马海燕. 十滴水致接触性皮炎 1 例[J]. 临床军医杂志，2001，29（4）：88.

（安徽中医药大学　汪　宁）

❧ 六合定中丸 ❧

【药物组成】　广藿香、香薷、陈皮、厚朴（姜制）、枳壳（炒）、木香、檀香、山楂（炒）、六神曲（炒）、麦芽（炒）、稻芽（炒）、茯苓、木瓜、白扁豆（炒）、紫苏叶、桔梗、甘草。

【处方来源】　《济急丹方》。《中国药典》（2015年版）。

【功能与主治】　祛暑除湿，和中消食。用于夏伤暑湿，宿食停滞，寒热头痛，胸闷恶心，吐泻腹痛。

【药效】　主要药效如下：

1. 调节胃肠平滑肌运动　六合定中丸提取物对正常小鼠小肠有推进功能，但对阿托品抑制小鼠的小肠运动无明显的兴奋作用；对新斯的明负荷小鼠小肠运动有一定协同作用。六合定中丸提取物对家兔的离体小肠平滑肌有较强的抑制作用，能减弱肠平滑肌的收缩，有效缓解乙酰胆碱所致的肠痉挛[1]。

2. 抑制胃分泌功能　六合定中丸提取物可减少大鼠的胃液量，减少胃液总酸排出量[1]。

3. 镇痛　六合定中丸提取物能显著减少乙酸引起疼痛产生的扭体反应，镇痛作用明显。

【临床应用】

1. 泄泻　六合定中丸可用于内伤湿滞，复感外寒所致泄泻，表现为腹泻呕吐，腹痛，胸闷恶心，不思饮食，恶寒发热，头痛；胃肠型感冒见上述证候者[2]。

2. 食积　六合定中丸可用于脾胃寒湿、饮食停积所致食积，症见胃脘部饱胀不适，呃逆，嗳腐吞酸，或有隐痛，或腹泻酸臭，不欲饮食；消化不良见上述证候者[3]。

3. 腹泻　六合定中丸联合西药治疗，既能明显减少腹泻时间，又能明显消除全身症状，提高疗效，而且副作用少[4]。

【不良反应】　尚未见不良反应的报道。

【使用注意】　①湿热泄泻、实热积滞胃痛者慎服。②服药期间饮食宜清淡，忌服用滋补性中成药及辛辣、油腻食物。③肠炎脱水严重者可以配合适当补液。④麦迪霉素可抑制六合定中丸中神曲与麦芽的作用，使其药效降低，故不宜合用。

【用法与用量】　口服，一次3~6g，一日2~3次。

参 考 文 献

[1] 石晓琳，张珩，梁钿. 六合定中提取物的药理作用研究[J]. 西北药学杂志，2009，24（6）：466-468.
[2] 蔡清宇，唐慧慧，郭宇姝. 四类常见中成药的合理应用[J]. 首都医药，2007，2：46-47.
[3] 王宁，钟琼仙. 六合定中丸联合西药治疗急性腹泻临床观察[J]. 实用中医内科杂志，2011，25（11）：59-60.
[4] 杨尊华，姚昌晔，杨洁蔡. 中西药合用禁忌28例[J]. 中国药店，2001，8（5）：74-75.

（安徽中医药大学　汪　宁）

❧ 纯阳正气丸 ❧

【药物组成】　广藿香、姜半夏、木香、陈皮、丁香、肉桂、苍术、白术、茯苓、朱砂、硝石、硼砂、雄黄、煅金礞石、麝香、冰片。

【处方来源】　又名暑湿正气丸，清·凌奂《饲鹤亭集方》。《中国药典》（2015 年版）。

【功能与主治】　温中散寒。用于暑天感寒受湿，腹痛吐泻，胸膈胀满，头痛恶寒，肢体酸重。

【药效】　主要药效如下：

1. 抗菌　纯阳正气丸有抗菌作用[1]。

2. 调节胃肠道运动功能　纯阳正气丸有松弛胃肠道平滑肌的作用，可抑制小鼠小肠炭末推进速度，延迟生大黄致小鼠腹泻的排便时间，减少单位时间内的排便次数，对生大黄引起的腹泻有较强的止泻作用[1]。

3. 镇静　纯阳正气胶囊有一定的镇静作用。

【临床应用】

1. 腹痛　寒湿中阻，升降失司，气机阻滞所致腹痛阵作，胸膈胀满，呕吐泄泻，泻后痛减，舌苔白腻，脉沉弦；急性胃肠炎见上述证候者[2]，纯阳正气丸可有效改善上述症状。

2. 呕吐　寒湿内盛，湿浊不化所致恶心呕吐，四肢厥冷，大便溏薄，舌质淡，苔白腻，脉沉弦；急性胃炎、功能性消化不良见上述证候者[3]，可用纯阳正气丸治疗。

3. 泄泻　纯阳正气丸可治疗暑天感寒所致腹痛泄泻，肠鸣腹胀，食欲不振，舌质淡，苔白腻，脉沉弦；急性肠炎见上述证候者[4]。

【不良反应】　尚未见不良反应的报道。

【使用注意】　①湿热中阻腹痛吐泻者慎用。②饮食宜清淡，忌食油腻及不易消化食物。③方中含有朱砂、硝石、硼砂、雄黄、金礞石，故不宜过量或久用，肝肾功能不全者慎用[5]。孕妇禁用。④不宜与四环素类、磺胺类及红霉素、灰黄霉素、林可霉素、氯霉素，以及抗结核类的异烟肼、利福平同用。

【用法与用量】　口服，一次 1.5～3g，一日 1～2 次。

参 考 文 献

[1] 许伏新，叶寿山，童玉新，等. 纯阳正气胶囊药效学实验研究[J]. 中国实验方剂学杂志，2001，7（1）：33-35.

[2] 王华明. 暑湿正气丸治疗急性肠胃炎[J]. 中成药研究，1984，8：42.

[3] 汤淳康. 纯阳正气丸外治婴幼儿肚痛吐泻[J]. 国医论坛，1989，18（6）：36.

[4] 汤淳康. 钱氏益黄散加减治疗婴幼儿泄泻 117 例[J]. 上海中医药大学学报，2001，15（3）：26-27.

[5] 苗万. 过量服用含砷药物引发中毒症状及对策[J]. 山西职工医学院学报，2009，19（8）：90-91.

（安徽中医药大学　汪　宁）

四 正 丸

【药物组成】　藿香、茯苓、白芷、紫苏叶、法半夏、枳壳、陈皮、木瓜、厚朴、大腹皮、白扁豆、六神曲、桔梗、香薷、山楂、麦芽、甘草、白术、槟榔、檀香。

【处方来源】　研制方。《中国药典》（2015 年版）。

【功能与主治】　祛暑解表，化湿止泻。用于内伤湿滞，外感风寒，头晕身重，恶寒发热，恶心呕吐，饮食无味，腹胀泄泻。

【药效】　主要药效如下：

1. 对消化系统的影响　四正丸可调节胃肠道运动，促进胃液的分泌，发挥止泻作用。

2. 抗病原微生物　四正丸对金黄色葡萄球菌、痢疾杆菌等有抑制作用。

3. 利尿　四正丸有一定的利尿作用。

【临床应用】

1. 四时感冒　临床常见恶寒发热，身热不扬，骨节酸楚，胸闷恶心，胸脘胀闷，食少纳呆，或胀痛泄泻，或恶心呕吐，脉浮或濡，舌苔白微腻。凡四时感冒见上述气滞湿阻之证，均可按此辨治[1]。四正丸可有效改善四时感冒症状。

2. 泄泻　常见腹胀泄泻，泄物清稀，或夹杂不消化食物，腹部隐隐作痛，或有下坠感，胸闷食少，或嗳腐泛酸，头重身倦，舌苔白腻，脉濡缓。凡泄泻见上述证候者[2]，可用四正丸治疗。

3. 呕吐　突然呕吐，病势较急，多因四时不正之气，动扰胃腑，阻遏中焦，胃失和降，浊气上逆所致，兼见恶寒发热，胸脘痞闷，肢痛身重，食少纳呆，脉浮滑，舌苔白腻。现代医学之急性胃炎、幽门痉挛、贲门痉挛、胆囊炎等见上述症状者，均可使用四正丸治疗[3]。

4. 痞满　表现为胸脘痞塞，满闷不舒，头目眩晕，胸闷纳呆，恶心欲吐，身重倦怠，舌苔厚腻，脉滑。现代医学之慢性胃炎、胃神经官能症、消化不良等疾病，表现为上述症状者，均可用四正丸施治[3]。

【不良反应】　尚未见不良反应的报道。

【使用注意】　①孕妇慎用。②忌烟酒及辛辣、生冷、油腻食物。③不适用于风热感冒，表现为发热明显，微恶风，有汗，口渴，鼻流浊涕，咽喉肿痛，咳吐黄痰。④对本品过敏者禁用，过敏体质者慎用。

【用法与用量】　口服，一次 1～2 丸，一日 2 次，儿童用量酌减，姜汤或温开水送服。

参 考 文 献

[1] 编辑部. 四正丸临床应用解析[J]. 中国社区医师，2009，17：8-11.

[2] 刘建英. 三种夏季常用中成药新用[J]. 家庭中医药，2007，7：57.

[3] 郭旭光. 治胃肠型感冒选好中成药[J]. 开卷有益-求医问药，2018，9：47.

（安徽中医药大学　汪　宁）

四、祛暑清热类

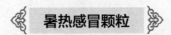

暑热感冒颗粒

【药物组成】　香薷、连翘、扁豆花、菊花、荷叶、丝瓜络、佩兰、知母、生石膏、北沙参、竹茹等。

【处方来源】　研制方。国药准字 Z21022084。

【功能与主治】　祛暑解表，清热生津。用于外感暑热所致的感冒，症见发热重、恶寒轻、汗出热不退、心烦口渴、尿赤、苔黄、脉数。

【药效】　主要药效如下：

1. 解热　　暑热感冒颗粒可降低啤酒酵母所致大鼠升高的体温，具有明显的解热作用[1]。

2. 抗菌、抗病毒　　暑热感冒颗粒有抗菌、抗病毒作用[1]。

3. 促进汗液分泌　　暑热感冒颗粒能明显增加大鼠足跖汗点数量，促进汗液的分泌[1]。

【临床应用】

1.暑温　　暑热感冒颗粒可用于夏季感受暑热病邪所致暑温，症见壮热，汗多，心烦，面赤气粗，口渴，或背微恶寒，舌质红，苔黄燥，脉洪数[2]。

2.感冒　　暑热感冒颗粒可用于感受暑热所致感冒，表现为发热重，恶寒轻，汗出热不退，心烦，口渴，溲赤，苔黄，脉数或洪数；上呼吸道感染见上述证候者[3]。

【不良反应】　　尚未见不良反应的报道。

【使用注意】　　①忌食辛辣厚味。②不宜在服药期间同时服用滋补性中药。③风寒感冒者不适用，其表现为恶寒重，发热轻、无汗，头痛，鼻塞，流清涕，喉痒咳嗽。

【用法与用量】　　口服，成人一次 1～2 袋，小儿酌减，一日 3 次，温开水送服。

参 考 文 献

[1] 由东，肖春莹，连红. 暑热感冒颗粒药效学研究[J]. 黑龙江医药，2014，4：804-806.

[2] 陈淑群. 中药免煎颗粒与传统中药饮片治疗感冒的临床疗效对比分析[J]. 中国保健营养，2017，27（31）：47-48.

[3] 刘绍贵. 家里备点夏用药[J]. 家庭医药，2017，16：29.

（安徽中医药大学　汪　宁　王　艳）

清热银花糖浆

【药物组成】　　山银花、菊花、茅根、通草、枣、甘草、绿茶叶等。

【处方来源】　　研制方。《中国药典》（2015 年版）。

【功能与主治】　　清热解毒，通利小便。用于外感暑湿所致的头痛如裹、目赤口渴、小便不利。

【药效】　　主要药效如下：

1. 利尿　　清热银花糖浆可促进尿液的排出，有利尿作用。

2. 抗病原微生物　　清热银花糖浆对细菌、病毒有抑制作用。

3. 解热、抗炎、镇静　　清热银花糖浆具有解热、抗炎、镇静等作用。

【临床应用】

1. 感冒　　清热银花糖浆可用于感受暑湿而致的感冒，症见恶寒发热，头身困重，同时伴有口干，口渴欲饮，小便色黄；上呼吸道感染见上述证候者[1-2]。

2. 头痛　　清热银花糖浆可用于感受暑湿而致的头痛，症见头痛，头重如裹，目赤，口渴，小便不利[1-2]。

【不良反应】　　尚未见不良反应的报道。

【使用注意】　　①脾胃虚寒及气虚疮疡脓清者忌用。②孕妇慎用。③服药期间忌食辛辣、油腻食物。

【用法与用量】　　口服，一次 20ml，一日 3 次。

参 考 文 献

[1] 孙世发. 中华医方·内科篇·气血津液病[M]. 北京：科学技术文献出版社，2015：481.

[2] 国家药典委员会. 临床用药须知[M]. 北京：中国医药科技出版社，2017：137-138.

（安徽中医药大学　汪　宁　王　艳）

清暑解毒颗粒

【药物组成】　芦根、金银花、淡竹叶、夏枯草、薄荷、甘草、滑石粉等。

【处方来源】　研制方。国药准字 Z36020256。

【功能与主治】　清暑解毒、生津止渴，并能防治痱热疖。用于夏季暑热及高温作业，症见身热、自汗、心烦、口渴、头晕、恶心呕吐、体倦无力者。

【药效】　主要药效如下：

1.抗感染　清暑解毒冲剂可增加金黄色葡萄球菌感染大鼠伤口及血清中溶菌酶含量，具有抗金黄色葡萄球菌感染的作用。

2.抗炎　清暑解毒冲剂能抑制角叉菜胶引起的大鼠足跖肿胀，降低小鼠皮肤毛细血管通透性，有较好的抗炎作用[1]。

【临床应用】

中暑　清暑解毒颗粒可用于高温环境或夏季暑热所致中暑，症见身热、自汗、心烦、口渴、头晕、恶心呕吐、体倦无力[2]。

【不良反应】　尚未见不良反应的报道。

【使用注意】　①脾胃虚寒者不宜用。②孕妇慎用。对本品过敏者禁用，过敏体质者慎用。③服药期间忌食辛辣、油腻食物。

【用法与用量】　开水冲服或含服，一次25g，一日4～5次。

参 考 文 献

[1] 屈海燕. 清暑解毒冲剂抗炎作用的实验研究[J]. 湖南中医，2007，23（5）：90-91.

[2] 蒲昭和. 选药防暑清凉一夏[J]. 家庭医药杂志，2004，6：14-15.

（安徽中医药大学　汪　宁、王　艳）

甘和茶（源吉林甘和茶）

【药物组成】　紫苏叶、青蒿、香薷、薄荷、葛根、前胡、防风、黄芩、连翘、桑叶、淡竹叶、广藿香、苦丁茶、水翁花、荷叶、川木通、栀子、茵陈、粉草薢、槐花、威灵仙、苍术、厚朴、陈皮、乌药、布渣叶、山楂、槟榔、紫苏梗、龙胆、旋覆花、甘草、牡荆叶（嫩叶）、千里光（嫩叶）、玉叶金花。

【处方来源】　研制方。国药准字 Z44023511。

【功能与主治】　疏风清热，解暑消食，生津止渴。用于感冒发热，头痛，骨节疼痛，食滞饱胀，腹痛吐泻。

【药效】 主要药效如下：

1. 解热 甘和茶对伤寒、副伤寒甲、乙菌苗所引起的大鼠实验性发热有显著的解热作用[1-2]。

2. 镇痛 热板法和扭体法镇痛实验均显示甘和茶有显著的镇痛作用[1-2]。

3. 促进胃肠蠕动 甘和茶对小鼠的胃排空和小肠蠕动有显著的促进作用。

4. 抗炎 甘和茶对二甲苯所致小鼠耳郭肿胀有显著缓解作用，对乙酸所致小鼠毛细血管通透性增高有显著抑制作用。

【临床应用】

1. 中暑 甘和茶对夏季高温高湿致中暑、口渴，以及津液消耗过度造成肠胃不适如食滞饱胀、腹痛吐泻等有较好的改善作用[3-4]。

2. 感冒 甘和茶对肠胃型感冒、风热感冒，可有效改善症状[3-4]。

【不良反应】 尚未见不良反应的报道。

【使用注意】 ①忌烟、酒及辛辣、生冷、油腻食物。②不宜在服药期间同时服用滋补性中药。③高血压、心脏病、肝病、糖尿病、肾病等慢性病严重者慎用。④小儿、年老体弱者、孕妇慎用。⑤对本品过敏者禁用，过敏体质者慎用。

【用法与用量】 开水泡服或煎服，每盒装 6.8g，一次 2~3 盒，一日 1~2 次。

参 考 文 献

[1] 谭毓治，张伟强，梁松友，等. 源吉林甘和茶药效学研[J]. 中国药理通讯，2004，3：16.

[2] 杨舜娟，邓芹英，吴建勋. 甘和茶质量标准的研究[J]. 中成药，1991，13（5）：16-17.

[3] 源汝湘. 源吉林甘和茶七十年经营史[M]. 广东文史资料第 17 辑，1964：176-186.

[4] 黄可，林鑫，钟卓君，等. 佛山国药的保护与产业化发展——以源吉林甘和茶为例[J]. 赤子，2018，27：187-188.

（安徽中医药大学　汪　宁）

五、清暑益气类

甘露消毒丸（丹）

【药物组成】 滑石、茵陈、黄芩、石菖蒲、川贝母、木通、藿香、射干、连翘、薄荷、豆蔻。

【处方来源】 清·王孟英《温热经纬》。《中国药典》（2015 年版）。

【功能与主治】 芳香化湿，清热解毒。用于暑湿蕴结，身热肢酸，胸闷腹胀，尿赤黄疸。

【药效】 主要药效如下：

1. 解热 甘露消毒丹对内毒素所致的实验性发热模型有较好的解热作用，可以抑制内毒素引起的体温升高。

2. 增强机体免疫功能 甘露消毒丹能显著提高 LACA 小鼠巨噬细胞吞噬百分率。

3. 保肝 甘露消毒丹对 D-氨基半乳糖和脂多糖引起严重的急性重型肝炎有保护作用，可减轻肝组织损伤，并可降低肝细胞凋亡率；对 CCl₄ 肝损伤模型大鼠，可显著降低血清中 ALT 的水平[1-3]。

4. 抗病毒　甘露消毒丹对鸭乙型肝炎病毒（DHBV）有抑制作用，能够抑制体内病毒的复制，减轻免疫反应，使 ALT、AST 复常，减轻肝脏的炎症。②甘露消毒丹对柯萨奇病毒 B2、B3、B4 株在培养细胞内的增殖有明显的抑制作用。③甘露消毒丹对 A 型 H1N1 流感病毒感染小鼠具有死亡保护作用，对流感病毒感染小鼠肺指数、肺组织病毒滴度的升高有降低作用，并能有效控制肺组织过度炎性病理变化[4-7]。

【临床应用】

1. 夏秋暑湿型感冒　甘露消毒丸可用于夏秋暑湿型感冒的治疗，症状多表现为身热、汗出、恶风、头胀痛、咳嗽痰黄、口干咽痛、流涕、困倦、心烦口渴、舌苔黄腻、脉濡数，部分患者还可有腹痛、腹泻等症状[8]。

2. 病毒性肝炎　湿热蕴毒是病毒性肝炎的基本病机。甘露消毒丹针对"热、毒、湿、浊"组方，对病毒性肝炎的中医证候疗效较好[9-10]。

3. 手足口病　是儿科较常见的一种季节性、流行性、发热发疹性传染病，由柯萨奇病毒及部分肠道病毒引起，临床多见发热、手足口疱疹伴流涎、拒食等症状。中医学认为手足口病属"时疫"、"春温"、"湿温"等范畴，对其湿热疫毒为病者，多采用清热解毒、利湿化浊等治疗法则，甘露消毒丹是常选方之一。甘露消毒丹治疗手足口病，能有效缩短热退时间、口腔溃疡愈合时间、手足皮疹消退时间及痊愈时间[11]。

4. 带状疱疹　是由水痘-带状疱疹病毒所引起的皮肤疱疹性疾病，中医认为外感湿热毒邪或内伤肝郁化火或脾虚湿盛，导致湿热毒邪郁于体内，发于肌肤而发本病，故可用清热利湿解毒的甘露消毒丹进行治疗[12-13]。

【不良反应】　有报道称较长时间服用甘露消毒丸是慢性肾小管间质性肾病的发病危险因素，可能与方中的关木通含有马兜铃酸有关联[14-16]。

【使用注意】　①本方用于湿热毒邪之实证，热伤阴者甚用，孕妇忌用。②服药期间忌食生冷、油腻、辛辣之品。

【用法与用量】　口服，一次 6～9g，一日 2 次。

参 考 文 献

[1] 田展飞. 甘露消毒丹抗大鼠肝纤维化的实验研究[J]. 中国中医急症, 2011, 20（3）: 423-424.

[2] 田展飞. 甘露消毒丹对急性肝衰竭大鼠肝细胞凋亡的影响[J]. 中国中医急症, 2011, 20（5）: 754-776.

[3] 杨平. 甘露消毒丹对急性肝衰竭大鼠保护作用的实验研究[J]. 湖北中医药大学学报, 2011, 13（2）: 8.

[4] 张俊丽, 刘妮, 周红燕, 等. 甘露消毒丹加减方体内抗 DHBV 病毒作用实验研究[J]. 山西中医学院学报, 2008, 9（6）: 11-13.

[5] 弓剑. 加减甘露消毒丹抗鸭乙型肝炎病毒的实验研究[D]. 福州: 福建中医学院, 2009.

[6] 贺又舜, 伍参荣, 赵国荣, 等. 甘露消毒丹对柯萨奇病毒体外抑制作用的实验研究[J]. 中国中西医结合杂志, 1998, 18（12）: 737-740.

[7] 毕岩, 岳冬辉, 高玉伟, 等. 甘露消毒丹对 H1N1 流感病毒感染小鼠细胞因子的影响[J]. 中华中医药杂志, 2014, 29（12）: 3950-3953.

[8] 郑小明. 甘露消毒丸的 5 个新用途 [J]. 医食参考, 2009, 9: 25.

[9] 编辑部. 甘露消毒丹临床应用解析[J]. 中国社区医师·医学专业半月刊, 2009, 11（223）: 265.

[10] 杨正仁. 甘露消毒丹临床应用举隅[J]. 光明中医, 2015, 30（11）: 2442.

[11] 田慧, 马美美, 潘奔前. 甘露消毒丹加减治疗手足口病普通病例 80 例疗效观察[J]. 新中医, 2011, 43（6）: 76-77.

[12] 袁新顺. 甘露消毒丹内服加喉症丸外敷治疗带状疱疹[J]. 现代中西医结合杂志，2003，12（15）：1635.

[13] 吴敦煌，周虎珍，李凤华. 甘露消毒丹内服加中药外敷治疗带状疱疹 33 例[J]. 现代中西医结合杂志，2007，16（7）：934.

[14] 林凡，许菲菲，郑荣远，等. 甘露消毒丸与慢性肾小管间质肾病相关性的病例对照研究[J]. 药物流行病学杂志，2006，6：344-347.

[15] 戴云飞，蔡敏英，周晓华，等. 服用甘露消毒丸导致马兜铃酸肾病的原因分析和探讨[J]. 中国中西医结合肾病杂志，2009，10（2）：158-159.

[16] 林凡，许菲菲，郑荣，等. 甘露消毒丸与慢性肾小管间质肾病相关性的病例对照研究[J]. 药物流行病学杂志，2006，15（6）：344-345.

（安徽中医药大学　汪　宁　王　艳）

清暑益气丸

【药物组成】　人参、黄芪（蜜炙）、白术（麸炒）、苍术（米泔炙）、麦冬、泽泻、五味子（醋炙）、当归、黄柏、葛根、青皮（醋炙）、陈皮、六神曲（麸炒）、升麻、甘草。

【处方来源】　元·李东垣《脾胃论》。《中国药典》（2015 年版）。

【功能与主治】　祛暑利湿，补气生津。用于中暑受热，气津两伤，症见头晕身热、四肢倦怠、自汗心烦、咽干口渴。

【药效】　主要药效如下：

1. 抗疲劳　清暑益气丸有抗疲劳作用。

2. 增强机体免疫功能　清暑益气丸能改善高温状态下小鼠白细胞吞噬功能降低。

3. 改善胃肠道运动功能　清暑益气丸能改善高温下小鼠的消化道运动功能下降。

【临床应用】

1. 中暑　清暑益气丸可用于感受暑湿，暑热伤气所致中暑，表现为头晕、身热、微恶风、汗出不畅、头昏重胀痛、四肢倦怠、自汗、心烦、咽干口渴、口中黏腻、胸闷、小便短赤、舌苔薄白微黄、脉虚数等[1-4]。

2. 口腔溃疡　多由湿热蕴郁，循经上逆或火热上炎，犯于口唇所引起。清暑益气丸有生津祛湿之功效，治疗口腔溃疡有效[5-6]。

3. 眩晕　眩晕患者脉证属气阴两虚，痰浊内阻。清暑益气丸补气养阴，化痰利湿，升清降浊，能治疗眩晕[7]。

4. 慢性疲劳综合征　清暑益气丸有益气滋阴，养血生津的作用，故可用治慢性疲劳综合征[8]。

【不良反应】　尚未见不良反应的报道。

【使用注意】　①伤暑无气虚症状者，不宜服用。②如单纯暑症，高热烦渴者尤当禁用。③忌食辛辣、油腻之物。

【用法与用量】　姜汤或温开水送服，一次 1 丸，一日 2 次。

参 考 文 献

[1] 于菲. 防暑药的对症使用[J]. 药物与人，2007，8：22-23.

[2] 建英. 暑夏时节三种中成药新用[J]. 家庭中医药，2006，8：59-60.

[3] 孙秉桓. 清暑益气汤临床运用举隅[J]. 中医药学报，1991，（5）：45.

[4] 赵英杰，薛汉荣. 薛汉荣教授运用李氏清暑益气汤治疗气虚夹湿发热探讨[J]. 中医药通报，2014，3：17-18.

[5] 房昌. 清暑益气汤临床应用举隅[J]. 实用中医药杂志，2012，2：144.

[6] 孙秉桓，魏伟，陈明. 清暑益气汤临床运用举隅[J]. 中医药学报，1991，5：44-46.

[7] 李春颖，高俊虹，逯波. 李东垣清暑益气汤临证举隅[J]. 中国中医基础医学杂志，2010，5：431-432.

[8] 杨勇. 清暑益气汤新用[J]. 新中医，2007，39（4）：74-75.

（安徽中医药大学　汪　宁　王　艳）

第二十一章

脑震荡中成药名方

第一节 概 述

一、概 念

脑震荡（concussion）是一种由轻度脑损伤所引起的临床综合症状群，其特点是头部外伤后短暂意识丧失，除有近事遗忘外，无任何神经系统缺损表现。

二、病因及发病机制

（一）病因

本病的病因明确，主要是头部受到轻度暴力打击。

（二）发病机制

关于脑震荡的发生机制，至今尚存争议。一般认为脑震荡引起的意识障碍是脑干网状结构受损的结果。这种损害与颅脑损伤时脑脊液的冲击、外力打击瞬间产生的颅内压力变化、脑血管功能紊乱、脑干的机械性牵拉或扭曲等因素有关。传统观念认为，脑震荡仅是中枢神经系统暂时的功能障碍，并无可见的器质性损害。但近年来研究发现，受力部位的神经元线粒体、轴突肿胀，间质水肿；脑脊液中乙酰胆碱和钾离子浓度升高，致使轴突传导或脑组织代谢酶系统紊乱。临床资料显示，对部分脑震荡患者的脑干听觉诱发电位检查时发现器质性损害的现象。因此有学者提出，脑震荡是一种最轻的弥漫性轴索损伤。

三、临 床 表 现

（1）意识改变：受伤时立即出现短暂意识障碍，可为神志不清或完全昏迷，常为数秒或数分钟，大多不超过半小时。

（2）逆行性遗忘：患者清醒后多不能回忆受伤当时乃至伤前一段时间内的情况。

（3）短暂性脑干症状：伤情较重者在意识改变期间可有面色苍白、出汗、四肢肌张力降低、血压下降、心动徐缓、呼吸浅慢和各种生理反射消失。

（4）其他症状：可有头痛、头晕、恶心、呕吐、乏力、畏光、耳鸣、失眠、心悸和烦躁等症状。

（5）神经系统检查：无阳性体征。

四、诊　　断

（1）实验室检查：腰椎穿刺颅内压正常；脑脊液无色透明，不含血，白细胞正常。

（2）头颅 CT 检查：颅、脑内无异常。

五、治　　疗

（一）常用化学药物及现代技术

（1）脑震荡诊断明确，应密切注意意识、瞳孔、肢体运动和生命体征的变化，伤后第二天复查头颅 CT 并预约头颅 MRI。给予止血药物，复查头颅 CT 提示颅内阴性可停用止血药物。

（2）头昏头晕症状明显者给予改善神经功能的药物，如神经节苷脂、奥拉西坦、三磷酸胞苷二钠、脑蛋白水解物等。

（3）合并有伤口者给予清创缝合，注射马破伤风免疫球蛋白，给予预防性抗感染治疗。

（4）头痛较重时，要求患者卧床休息，减少外界刺激，可给予罗通定或其他止痛药。对于烦躁、忧虑、失眠者给予地西泮、氯氮䓬等药物；另可给予改善自主神经功能的药物、神经营养药物及钙离子拮抗药尼莫地平等。

（二）中成药名方治疗

脑震荡早期和中期出现的证候是由于气机逆乱所致，通过调理气机，使气机平复畅达，症状得以减轻和消除；后期和迁延期出现的证候是由于病程日久，衍生他变，累及脏腑所致，或素有脏腑不足，脑震荡后功能失调突显，通过调补脏腑，使之功能平和条达，症状得以消除。总的治疗原则是理气宣窍醒神、祛瘀通窍醒神、镇惊定志安神，常与化学药物联合使用。

第二节　中成药的辨证分类与药效

中医学认为，脑为元神之府，内涵脑髓。脑髓震动，当即气机逆乱，可变生气闭、气滞、气逆、气脱。脑部气机逆乱，顿时清窍郁闭而昏迷，稍时清窍复宣而清醒；脑震荡初起多以实证为主，头部受到暴力损伤，脉络受损，血离经外溢，瘀阻脑窍[1]。水液输布失常，则痰湿内生。因此，早期多见痰瘀阻络，治当活血祛瘀，化痰通络。脑部气滞不畅，"不通则痛"，因而头痛；元神受郁，因而头昏、近事遗忘。气机逆动，扰及神明，因而眩晕、失眠、烦躁、注意力不集中；扰动胃气上逆，因而恶心、呕吐。元神受郁而畏光，脑部气机逆动而耳鸣[2-3]。

随着病情迁延，可引起心脾两虚，气血两伤，甚则久病及肾，肾主骨生髓，肾虚则脑髓不足，元神失于濡养，故久病多以虚实夹杂为主，治当补益气血，填精养脑[4]。

中药治疗脑震荡需辨证用药。常用中成药的辨证分类及其主要药效如下：

一、理气宣窍醒神类

脑震荡患者因气闭清窍，表现为伤后短暂神昏，头胀，头晕，健忘，恶心，呕吐，舌淡红，脉弦。

常用中成药：清脑复神液、苏合香丸、醒脑静注射液。

二、祛瘀通窍醒神类

脑震荡患者脑部受外界暴力损伤，络脉受损，瘀血阻滞[5]，脉络不通，脑窍闭塞，不通则痛，故见头痛剧烈，舌质紫暗，脉涩。气机不利，津液失于运化，痰浊内生，阻遏清窍，故见头痛昏蒙，胸脘满闷，呕恶痰涎，不思饮食，苔白腻，脉弦。

常用中成药：七十味珍珠丸、三七通舒胶囊、元胡止痛片、血府逐瘀颗粒（丸）、头痛定糖浆、清脑片。

三、镇惊定志安神类

脑震荡患者因惊扰神明，伤后短暂神昏，思绪涣散，烦躁不安，夜寐不宁，健忘，耳鸣，畏光，舌淡红，脉弦。

常用中成药：脑震宁颗粒、七叶神安片。

参 考 文 献

[1] 汪秀华，武晓青，张锐. 中医辨治脑震荡后遗症临床所得[J]. 内蒙古中医药，2004，（3）：12.

[2] 王德海，李薛莹. 温胆汤治疗脑震荡后遗症[J]. 中医临床研究，2015，7（31）：93-94.

[3] 周相均，包·照日格图，包凤兰. 中医与蒙医治疗脑震荡方药比较[J]. 云南中医学院学报，2007，（1）：20-22.

[4] 闫俊杰. 脑震荡后遗症的中医治疗[J]. 江西中医药，1990，（4）：28-29.

[5] 武国宪，田成兴. 中医治疗脑震荡的体会[J]. 山西医药杂志，1977，（6）：35-36.

（陕西中医药大学　王　斌　徐守竹）

第三节　中成药名方

一、理气宣窍醒神类

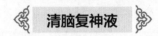

清脑复神液

【药物组成】　人参、黄芪、当归、鹿茸（去皮）、菊花、薄荷、柴胡、决明子、荆芥穗、丹参、远志、五味子、枣仁、莲子心、麦冬、百合、竹茹、黄芩、桔梗、陈皮、茯苓、甘草、半夏（制）、枳壳、干姜、石膏、冰片、大黄、木通、黄柏、柏子仁、莲子肉、知母、石菖蒲、川芎、赤芍、桃仁（炒）、红花、山楂、牛膝、白芷、藁本、蔓荆子、葛根、防风、羌活、钩藤、地黄。

【处方来源】　研制方。国药准字 Z51020737。

【功能与主治】　清心安神，化痰醒脑，活血通络。用于神经衰弱，失眠，顽固性头痛，脑震荡后遗症所致头痛、眩晕、健忘、失眠等症。

【药效】　主要药效如下：

1. 镇静[1-2]　小鼠抖笼法研究结果表明，清脑复神液有明显的镇静作用，能够抑制小鼠的自发活动，减少小鼠双前肢抬举的次数，作用强度随剂量增加而加强，有明确量效关系。

2. 催眠[1-2]　清脑复神液可显著缩短戊巴比妥钠催眠剂量的小鼠入睡潜伏期和延长小鼠睡眠时间，提示清脑复神液具有安神作用。

3. 镇痛[2]　清脑复神液对化学因素引起的疼痛及热辐射引起的疼痛都有较好的镇痛作用，能减少乙酸所致小鼠扭体反应和热辐射引起小鼠疼痛反应次数。

【临床应用】

1. 脑震荡后遗症 [3-4]　脑震荡后不少患者可留有某些神经方面或精神方面障碍的表现，常见的临床表现为头痛、眩晕、健忘及失眠。头部严重创伤后，血液凝固性增高，容易导致血栓形成，阻塞血管，引起血液循环障碍而易致头痛等症。清脑复神液治疗头痛总有效率达 79.2%。清脑复神液可能是通过解除脑血管痉挛，改善循环而缓解眩晕。清脑复神液具有清心安神、活血通络之功效，治标清其心火，安其心神，心神得平，夜眠得宁，从而有助于睡眠。

2. 头痛[5-7]　偏头痛是头痛的常见类型之一，为发作性的神经血管障碍，以反复发作的偏侧或双侧头痛为特征。清脑复神液全方功效清心安神，化痰醒脑，标本兼顾，药症相符，治愈率与对照组比较差异显著；治疗其他类型头痛患者，总有效率达 93.1%。中医辨证为痰浊瘀阻型血管性头痛患者进行清脑复神口服液与镇脑宁胶囊的临床疗效对比观察，治疗组总有效率为 86.6%。

3. 睡眠障碍[8-11]　以睡眠时间、质量、失眠的发作频率及伴随症状作为观察指标，发现清脑复神液在改善失眠症状（增加睡眠时间、提高睡眠质量和减少失眠频率）方面，疗效显著。临床观察显示，清脑复神液对老年失眠患者在匹兹堡睡眠质量量表各维度评分均有不同程度改善。清脑复神液治疗 20 例失眠患者的临床总有效率为 90%，较对照组高。研究显示，清脑复神液对阴虚火旺、心脾两虚及其他中医证型的失眠症均有一定疗效。清脑复神液对于改善 COPD 失眠患者的睡眠质量有一定疗效，且对呼吸中枢无明显抑制作用。

4. 认知障碍[12-13]　轻度认知障碍是介于正常衰老和痴呆之间的一种过渡状态，是一种国际公认的老年痴呆前期症状。采用自身前后对照的方法，通过精神心理学测试量表、症状积分比较等手段，发现清脑复神液可改善轻度认知障碍的记忆减退症状，提高记忆认知水平。同时可显著改善腰膝酸软、疲倦思卧、头重如裹、痰多吐涎、面色晦暗等主要临床症状。观察清脑复神液联合尼莫地平片治疗血管性认知障碍的临床疗效，结果治疗组的蒙特利尔认知评估量表（MoCA）评分、简易精神智能量表（MMSE）评分显著升高，神经元特异性烯醇化酶（NSE）和血栓素 B_2（TXB_2）水平均显著降低，表明清脑复神液联合尼莫地平片治疗血管性认知障碍具有较好的治疗效果，能改善患者认知功能。

5. 神经衰弱症[14]　属于中医学"百合病"、"不寐"、"郁证"、"狂躁"等情志病范畴。采用清脑复神液治疗 48 例神经衰弱症患者，治疗组症状改善总有效率为 91.7%，显著高于对照组。

6. 功能性头昏[15]　段劲峰等[16]采用清脑复神液治疗地震后功能性头昏患者。将患者分为 3 组，A 组 60 例采用心理安慰治疗，由有资质的心理咨询师完成，1～2 次/周；B 组采用清脑复神液治疗，10～20ml/次，2 次/日；C 组给予安慰剂维生素 B_6 治疗，均治疗 1 个月。有效率：A 组为 98.33%，B 组为 88.33%，C 组为 42.37%。结果显示，对这类患者采用心理干预有很好的效果，同时清脑复神液也具有较好的疗效。

7. 抑郁症[16]　是由各种原因引起的以抑郁为主要症状的一组心境或情感性障碍，常见情绪低落，易疲劳。清脑复神液治疗抑郁症 43 例，对照组口服阿米替林 43 例。两组有效率比较，差异无统计学意义，但治疗组未见明显不良反应，可作为抗抑郁中药制剂用于临床。

8. 椎动脉型颈椎病[17]　常见头晕、头痛、恶心呕吐、颈部不适或疼痛等主要症状，属中医学"眩晕"范畴。清脑复神液分别配合推拿和整脊疗法，用于治疗椎动脉型颈椎病 76 例和 136 例，治疗后头晕、疼痛症状及颈椎活动度评分对比，较治疗前均有明显改善，差异均具有统计学意义。

【不良反应】　尚不明确。

【使用注意】　孕妇及对乙醇过敏者慎用。

【用法与用量】　口服，轻症一次 10ml，重症一次 20ml，一日 2 次。

参 考 文 献

[1] 李智杰，陈梁，潘德祥.清脑复神液治疗失眠症的临床与实验研究[J]. 湖北中医杂志，2001，（5）：9-10.

[2] 吴启端，方永奇，邹衍衍，等. 清脑复神液主要药效学研究[J]. 中药新药与临床药理，2000，（4）：240-241.

[3] 夏吉勇，王光弟. 清脑复神液治疗脑震荡后遗症的临床观察[J]. 中国中医药信息杂志，2001，（4）：75.

[4] 黄志. 清脑复神液联合罗通定治疗脑震荡后头痛患者的疗效[J]. 中国民康医学，2015，27（11）：17-18.

[5] 韩永胜，刘利利，李敏. 清脑复神液治疗偏头痛 80 例疗效观察[J]. 内蒙古中医药，2012，31（22）：95.

[6] 范丽萍. 清脑复神液治疗头痛症 158 例[J]. 医药导报，2000，（5）：460.

[7] 邰杏芳, 郭元彪, 朱建秀. 清脑复神液治疗痰浊瘀阻型血管性头痛 30 例[J]. 上海中医药杂志, 1999, (6): 18-19.

[8] 冯耀辉, 张海滨, 吴之煌, 等. 清脑复神液治疗老年共病性失眠临床观察[J]. 中国民间疗法, 2014, 22 (3): 43.

[9] 李涛. 清脑复神液治疗失眠症的临床观察[J]. 中国中医药信息杂志, 2001, (3): 50-51.

[10] 曾祥伯, 封迎帅, 孙圣华, 等. 清脑复神液治疗 COPD 失眠的临床观察[J]. 现代生物医学进展, 2010, 10 (23): 4526-4527.

[11] 黄鑫成, 黄种杰, 林福林, 等. 清脑复神液治疗老年 COPD 睡眠障碍 89 例[J]. 临床肺科杂志, 2013, 18 (3): 504-505.

[12] 李斌, 葛玉霞, 伍文彬, 等. 清脑复神液治疗轻度认知障碍 (肾虚痰瘀证) 的疗效观察[J]. 时珍国医国药, 2013, 24 (12): 2950-2952.

[13] 何林, 钟琪, 陈劲松. 清脑复神液联合尼莫地平治疗血管性认知障碍的临床研究[J]. 现代药物与临床, 2019, 34 (11): 3236-3239.

[14] 缪国斌, 张健. 清脑复神液治疗神经衰弱的临床观察[J]. 中国中医药信息杂志, 2000, 7 (7): 53-54.

[15] 段劲峰, 吴孝苹, 唐宇凤, 等. 地震后患者头晕与心理因素的相关性及治疗[J]. 四川医学, 2008, 9 (12): 1622-1623.

[16] 汤慧明. 清脑复神液治疗抑郁症 43 例[J]. 医药导报, 2003, 22 (6): 400-401.

[17] 任凯, 龚晓明. 清脑复神液配合整脊疗法治疗椎动脉型颈椎病的临床观察[J]. 中国保健营养, 2012 (10): 287-288.

（陕西中医药大学　王　斌　李　敏）

苏 合 香 丸

【药物组成】　苏合香、安息香、冰片、水牛角浓缩粉、人工麝香、檀香、沉香、丁香、香附、木香、乳香（制）、荜茇、白术、诃子肉、朱砂。

【处方来源】　宋·太平惠民和剂局《太平惠民和剂局方》。国药准字 Z11020032。

【功能与主治】　芳香开窍，行气止痛。用于痰迷心窍所致的痰厥昏迷、中风偏瘫、肢体不利，以及中暑、心胃气痛。

【药效】　主要药效如下：

1. 脑保护　苏合香丸具有改善脑缺血再灌注损伤作用，能调节中枢神经兴奋性，保护脑神经。

2. 耐缺氧　苏合香丸具有抗氧化应激，改善氧代谢，延长脑耐缺氧时间的作用。

3. 抗血栓形成　苏合香丸能抗血小板聚集、抗凝血、促进纤溶，进而抗血栓形成。

【临床应用】

1. 急性脑血管疾病[1-2]　苏合香丸用于治疗急性脑血管疾病、癔症性昏厥等证，是以突然出现口眼㖞斜，言语不利，半身不遂，甚者猝然昏倒，不省人事为特征的病症。

2. 急性胸腹疼痛[3-4]　本方为温开剂的代表方，既是治疗寒闭证的常用方，又是治疗心腹疼痛属气滞寒凝者的有效方，以突然昏倒，不省人事，牙关紧闭，或心腹卒痛，苔白脉迟为辨证要点。

【不良反应】　尚未见报道。

【使用注意】　①孕妇禁用。②运动员慎用。

【用法与用量】　口服，一次 1 丸，一日 1～2 次。

参 考 文 献

[1] 李春雷, 张峰, 黄川锋. 血塞通注射液联合苏合香丸治疗脑梗死急性期的临床研究[J]. 中国临床药理学杂志, 2016, 32 (15): 1350-1352.

[2] 冷伟. 苏合香丸治疗急性中风 108 例[J]. 中国药物经济学, 2012, (4): 132-133.

[3] 黄成钰. 苏合香丸治疗胆绞痛 50 例疗效观察[J]. 浙江中西医结合杂志, 1996, (1): 19-20.

[4] 边晶，张洪义. 苏合香丸古今应用初探[J]. 中医药临床杂志，2016，28（6）：875-878.

（陕西中医药大学　王　斌　徐守竹）

二、祛瘀通窍醒神类

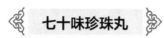

七十味珍珠丸

【**药物组成**】　珍珠、檀香、降香、甘草、天竺黄、西红花、人工牛黄、人工麝香、珊瑚、玛瑙、九眼石、佐台等 70 味（藏药保密方）。

【**处方来源**】　苏喀巴·年尼多杰《千万舍利》[1]。《中国药典》（2015 年版）。

【**功能与主治**】　安神，镇静，通经活络，调和气血，醒脑开窍。用于"黑白脉病"、"龙血"不调；中风、瘫痪、半身不遂、癫痫、脑出血、脑震荡、心脏病、高血压及神经性障碍。

【**药效**】　主要药效如下：

1. 改善血液循环　七十味珍珠丸能显著降低急性血瘀证模型大鼠的全血黏度、血浆黏度、全血还原黏度、纤维蛋白原含量[2]；能增加兔脑血流量，降低脑血管阻力，改善中枢微循环[3]。

2. 抗脑缺血损伤　七十味珍珠丸可明显减轻缺血性脑梗死引起的行为障碍，减少梗死面积，使缺血性脑组织病理变化减轻，对脑缺血有保护作用[4-7]。

3. 抗心肌缺血损伤　七十味珍珠丸可促进大鼠心肌缺血后功能性侧支循环的建立，明显降低大鼠血清乳酸脱氢酶、肌酸磷酸激酶的释放，并能提高心肌组织超氧化物歧化酶活性，降低丙二醛含量[8]，对心肌缺血具有保护作用。

4. 改善学习记忆功能　七十味珍珠丸能够显著增强痴呆模型大鼠的学习记忆能力，并能显著提高大鼠血清中 SOD 活力[9]；对小鼠学习记忆障碍模型也具有明显改善作用，能延缓小鼠的脑萎缩进程，降低脑内氧化产物的形成，还可以改善 APP/PS1 小鼠学习记忆能力，抑制脑白质降解[10-11]。

5. 抗惊厥　七十味珍珠丸可防止小鼠惊厥，对惊厥小鼠脑内 Glu/GABA 有明显的降低作用[12]。

6. 降血压　七十味珍珠丸具有明显的降压作用，对高血压引起的脑卒中有一定的保护作用[13]；对急性肾性高血压大鼠具有降压作用[14]。

【**临床应用**】

1. 脑出血、中风偏瘫[15-16]　藏医学理论认为脑出血是由于"龙"的紊乱增大而致"血""龙"病所致的神志散乱，表现为肢体活动受限、失语、昏迷等，七十味珍珠丸通过脱水调血、安神养心、开窍、保脑等治疗脑出血及中风偏瘫；七十味珍珠丸还有助于改善脑卒中恢复期患者的肢体运动功能，降低神经功能缺损，提高患者日常生活能力和生存质量。

2. 阿尔茨海默病[9-10]　七十味珍珠丸能改善阿尔茨海默病患者认知功能、氧化应激状态。

3. 高血压[13-14]　七十味珍珠丸对肾型高血压有降压作用，其机制可能是扩张血管、降低外周阻力，改善心肌的血供。

4. 其他[1, 17]　七十味珍珠丸具有一定程度的神经保护作用，对偏头痛、癫痫、小儿抽搐、自主神经功能紊乱等神经系统病症临床效果良好，能明显减少偏头痛发作次数、减轻头痛程度、缩短头痛持续时间、减少伴随症状。

【不良反应】　尚不明确。

【使用注意】　①禁用陈旧、辛辣、油腻、酸性食物。②运动员慎用。③孕妇慎用或忌用。

【用法与用量】　开水送服，重症患者一次 30 丸，一般隔 3～7 天。

参 考 文 献

[1] 崔海燕，廉会娟. 藏药七十味珍珠丸的研究进展[J]. 中国民族医药杂志，2018，24（6）：68-70.

[2] 万玛草，秦永文. 藏药七十味珍珠丸对模型大鼠血液流变学及血脂的影响[J]. 第二军医大学学报，2009，30（4）：457-459.

[3] 陈秋红. 七十味珍珠丸对兔球结膜及软脑膜微循环的影响[J]. 中国现代应用药学，2001，18（3）：187-189.

[4] 加永泽培，杜元灏. 藏药七十味珍珠丸对大鼠脑缺血梗塞面积的影响[J]. 西藏医药杂志，2012，33（3）：56-57.

[5] 朱敏侠，戎浩，刘晓丽，等. 七十味珍珠丸对大鼠脑缺血再灌注损伤后脑水肿的改善作用[J]. 中成药，2015，37（3）：640-642.

[6] 徐文龙，孙位军，王张，等. 七十味珍珠丸抗大鼠脑缺血再灌注损伤的量效关系研究[J]. 现代药物与临床，2017，32（1）：10-15.

[7] 梁未雯，黄春娟，王张，等. 藏药七十味珍珠丸对线栓致大鼠局灶性脑缺血再灌注损伤的时效关系初步研究[J]. 中药药理与临床，2015，31（1）：182-187.

[8] 吴穹，马祁生，刘永年. 藏药七十味珍珠丸对实验性心肌缺血大鼠的保护作用[J]. 中成药，2012，34（2）：358-359.

[9] 白振忠，靳国恩，芦殿香，等. 藏药七十味珍珠丸对老年痴呆模型大鼠学习记忆和超氧化物歧化酶、丙二醛的影响[J]. 青海医学院学报，2011，32（1）：29-31.

[10] 闫清伟，色里玛，巴桑次仁，等. 藏药七十味珍珠丸改善 APP/PS1 小鼠学习记忆能力[J]. 中国生物化学与分子生物学报，2017，33（12）：1251-1257.

[11] 闫清伟，色里玛，田青，等. RNSP 抑制 APP/PS1 小鼠海马白质降解改善学习记忆能力[J/OL]. 中国生物化学与分子生物学报：1-18[2020-04-23]. https：//doi. org/10.13865/j. cnki. cjbmb. 2020. 02. 1488.

[12] 海平. 藏药七十味珍珠丸对惊厥小鼠脑内氨基酸含量的影响[J]. 中国现代应用药学，2003，20（1）：3-5.

[13] 文成当智，格日多杰，切尼项毛，等. 基于多中心临床医案和"方剂-药性-功效-疾病"的藏族医治疗高血压用药规律研究[J]. 中国中药杂志，2019，44（15）：3143-3150.

[14] 杜俊蓉，邢茂，林治荣. 珍珠七十味对 SHRsp 脑卒中及高血压防治作用的研究[J]. 中国中药杂志，2003，28（6）：80-82.

[15] 巴桑卓玛，次拉珍. 藏成药治疗脑溢血[J]. 中国民族医药杂志，2002，（1）：9.

[16] 陈红霞，裴晋云，潘锐焕，等. 七十味珍珠丸治疗 63 例脑卒中恢复期患者临床疗效研究[J]. 时珍国医国药，2018，29（12）：2968-2970.

[17] 董丽彬. 卡马西平及七十味珍珠丸对大鼠海马 CA1 区、顶叶皮质区神经细胞凋亡的影响[D]. 石家庄：河北医科大学，2013.

（陕西中医药大学　王　斌　高　峰）

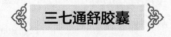

三七通舒胶囊

【药物组成】　三七三醇皂苷。

【处方来源】　研制方。国药准字 Z20030109。

【功能与主治】　活血化瘀，活络通脉，改善脑功能障碍，恢复缺血性脑代谢异常，抗血小板聚集，防止脑血栓形成，改善微循环，降低全血黏度，增强颈动脉血流量。主要用于心脑血管栓塞性病症，主治中风、半身不遂、口舌㖞斜、言语謇涩、偏身麻木。

【药效】　主要药效如下：

1. 抗脑缺血损伤　三七通舒胶囊对实验性脑缺血、脑梗死动物具有明显的保护作用，并可改善其功能和行为障碍，降低脑血管阻力，增加犬颈内动脉血流量。

2. 抑制血小板凝聚　三七通舒胶囊可抑制 ADP、AA、胶原诱导的大鼠血小板聚集，又可抑制 ADP、AA、PAF 和凝血酶诱导的人体血小板聚集，抑制血栓形成。

3. 改善微循环　三七通舒胶囊可降低大鼠血液黏度和血细胞比容，并且具有改善微循环的作用。

【临床应用】

1. 缺血性脑卒中[1-4]　又称脑梗死，是一种由于脑血管内发生栓塞或血栓形成等导致脑组织血流供应不足，并引发相应症状的脑血管疾病。研究发现，三七通舒胶囊中的主要成分为三七三醇皂苷，可活血化瘀、活络通脉，有效刺激梗死区周围神经干细胞增殖，促进脑缺血后神经修复；降低脑组织细胞中钙离子的浓度，抑制缺血缺氧导致的细胞凋亡。

2. 糖尿病周围神经病[5-6]　多中心临床研究表明，三七通舒胶囊对糖尿病引起的神经损伤有很好的保护作用，其改善局部血流速度、对抗血小板生成、抑制血小板聚集及对血管内皮细胞缺氧损伤有保护作用，同时显示出较好的神经保护和免疫促进作用。

3. 其他[7-9]　临床应用发现，三七通舒胶囊对紫癜性皮肤病、癫痫、耳源性眩晕等疾病有较好的治疗作用。

【不良反应】　个别患者服药后可出现恶心。

【使用注意】　①孕妇禁用，产妇慎用。②出血性中风在出血期间忌用，对出血后的瘀血症状要慎用。

【用法与用量】　口服，一次 1 粒，一日 3 次，4 周为一疗程。

参 考 文 献

[1] 李元军，徐铭晨，孙长松. 三七通舒胶囊联合活血通脉片治疗缺血性脑卒中疗效观察[J]. 临床军医杂志，2018，46（4）：444-446.

[2] 曹利利. 三七通舒胶囊联合阿托伐他汀钙片治疗急性缺血性脑卒中的临床研究[D]. 武汉：湖北中医药大学，2016.

[3] 田永青，霍金莲，赵雄飞，等. 三七通舒胶囊联合神经节苷脂治疗急性脑梗死的临床研究[J]. 现代药物与临床，2019，34（11）：3232-3235.

[4] 陈熹，钟萌，董远，等. 三七通舒胶囊治疗急性缺血性脑卒中的临床疗效 Meta 分析[J]. 中国现代医生，2018，56（3）：116-119.

[5] 程霞，李文忠，贾尚英，等. 三七通舒胶囊治疗糖尿病周围神经病的多中心临床研究[J]. 中国药物与临床，2018，18（8）：1368-1370.

[6] 张蓓，何兰英，张红，等. 三七通舒胶囊联合治疗糖尿病周围神经病的疗效观察[J]. 成都中医药大学学报，2011，34（4）：25-27.

[7] 贺东杰，王娜，武娟娟. 三七通舒胶囊结合糖皮质激素治疗色素性紫癜性皮肤病的疗效研究[J]. 皮肤病与性病，2019，41（6）：873-875.

[8] 刘宏利，牛建荣. 三七通舒胶囊联合抗癫痫药物治疗难治性癫痫临床疗效观察[J]. 河北医学，2014，20（8）：1301-1303.

[9] 孟娟，刘波，李晓媛，等. 三七通舒胶囊治疗常见耳源性眩晕的多中心随机对照临床研究[J]. 临床耳鼻咽喉头颈外科杂志，2012，26（7）：295-299.

（陕西中医药大学　王　斌　徐守竹）

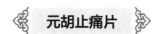

元胡止痛片

【药物组成】　延胡索、白芷。

【处方来源】　研制方。国药准字 Z45021568。

【功能与主治】　理气，活血，止痛。用于气滞血瘀型胃痛、胁痛、头痛及痛经。

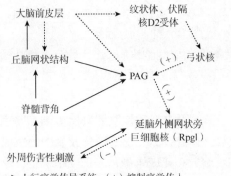

图 21-1　延胡索乙素镇痛作用机制

→ 上行痛觉传导系统　（＋）抑制痛觉传入
┈┈▶ 下行痛觉传导系统　（－）加强脑干痛觉系统调节功能

【药效】　主要药效如下：

1. 改善血液流变学　元胡止痛片具有降低血液黏度、抑制血小板聚集和血栓形成作用。

2. 镇痛[1]　元胡止痛片具有明显的镇痛作用，有效成分主要是延胡索乙素，其作用机制是阻滞中枢纹状体、伏隔核、前额皮层等部位的多巴胺受体，通过弓状核-PAG 神经通路，加强脑干下行抗痛系统的功能，而与脑内阿片受体和前列腺素系统无关（图 21-1）。

【临床应用】

1. 偏头疼[1]　元胡止痛片的有效成分主要是延胡索乙素，它能阻断脑内多巴胺受体，而与脑内鸦片受体和前列腺素系统无关，因此对慢性持续性钝痛疗效最佳。

2. 痛经[2-3]　元胡止痛片是治疗原发性痛经的常用中成药，主要成分为延胡索、白芷。延胡索具有活血散瘀、利气止痛的功效；白芷解表散寒，祛风止痛，主治寒湿腹痛，赤白带下；二者相须为用，既入气分，又入血分，活血行气止痛。现代药理研究表明，延胡索主要有效成分为生物碱，其中以延胡索乙素镇痛作用较强，主要作用于中枢神经系统起到镇痛、对平滑肌解痉的作用。

3. 其他[4-6]　临床研究还发现，元胡止痛片还可以减轻肺癌术后重度疼痛、带状疱疹后遗神经痛及骨科手术疼痛等。

【不良反应】　尚不明确。

【使用注意】　①有高血压、心脏病、肝病、糖尿病、肾病等慢性病严重者应在医师指导下服用。②儿童、孕妇、哺乳期妇女、年老体弱者应在医师指导下服用。③对本品过敏者禁用，过敏体质者慎用。

【用法与用量】　口服，一次 4~6 片，一日 3 次；或遵医嘱。

参 考 文 献

[1] 陈国华，孙阔，张社卿. 元胡止痛片治疗偏头痛 176 例[J]. 光明中医，2003，（5）：46-47.
[2] 张秀书. 元胡止痛片结合运动治疗女大学生原发性痛经疗效观察[J]. 河北中医，2015，37（6）：904-905.
[3] 高俐. 元胡止痛片联合膈下逐瘀汤对气滞血瘀型原发性痛经的疗效及血清性激素的影响[J]. 中国药物与临床，2016，16（2）：249-251.
[4] 谭丹，曾小琴，鲍全伟，等. 元胡止痛片联合强阿片类药物治疗肺癌术后中重度疼痛的临床观察[J]. 局解手术学杂志，2020，29（1）：55-58.
[5] 俞晓艳，原永芳. 元胡止痛片联合布洛芬和维生素 B₁ 治疗带状疱疹后遗神经痛的疗效观察[J]. 现代药物与临床，2015，30（10）：1251-1254.
[6] 李方帅. 元胡止痛片联合芬太尼在骨科老年患者术后镇痛中的应用[J]. 亚太传统医药，2016，12（3）：125-126.

（陕西中医药大学　王　斌　李慧敏）

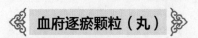

血府逐瘀颗粒（丸）

【药物组成】　桃仁、红花、当归、生地黄、川芎、赤芍、牛膝、桔梗、柴胡、枳壳、甘草。

【处方来源】 清·《医林改错》。国药准字 Z20050016。

【功能与主治】 活血化瘀，行气止痛。用于瘀血内阻，头痛或胸痛，内热憋闷，失眠多梦，心悸怔忡，急躁善怒。

【药效】 主要药效如下：

1. 抗心肌缺血损伤 血府逐瘀颗粒能促进心肌缺血大鼠缺血心肌血管新生，对缺血心肌具有保护作用，其作用机制可能与上调心肌局部 bFGF、ANG-1 蛋白表达有关。

2. 抗炎 血府逐瘀颗粒能降低血清中炎症因子的表达。

【临床应用】

1. 血瘀证[1-5] 本方为治胸中血瘀证的代表方，以胸痛，痛有定处，舌质暗红或有瘀斑，脉涩或弦紧为辨证要点。现代常将本方用于冠心病、心绞痛、风湿性心脏病、胸部挫伤、肋软骨炎、脑震荡后遗症等属血瘀气滞者。

2. 子宫内膜炎[6-7] 为常见妇科疾病，属于子宫内膜炎症，发病率逐年升高且有年轻化趋势，体内雌激素降低、流产等均可引发子宫内膜炎。中医学认为子宫内膜炎为寒湿邪气或热毒壅盛所致。研究发现血府逐瘀丸不仅能够调节血气、消炎抗菌、清热利湿、镇痛消毒、排脓托毒，而且还能够有效改善子宫内膜血液循环的状况，尽快使子宫内膜得以修复。

3. 周期性精神病[8-9] 是按月呈周期性发作的精神病，发病原因不明，可能与间脑功能紊乱有关。周期性精神病属中医学"癫狂"范畴。病因为内伤七情、气血运行不畅，导致血瘀气滞、瘀血攻心、心神失养、神志不宁。主要症状为心烦意乱、兴奋躁动，常见行为紊乱、时而妄见、言语狂悖、哭笑无常，舌质红苔黄，脉弦细数。研究发现血府逐瘀丸可改善周期性精神病症状。

【不良反应】 尚未见报道。

【使用注意】 孕妇慎服。

【用法与用量】 开水冲服，一次 1 袋，一日 3 次；或遵医嘱。

参 考 文 献

[1] 刘榕，刘明春，唐耀华. 血府逐瘀颗粒治疗 UAP 合并心力衰竭的疗效及对 CPP、CysC、hs-CRP、BNP 的影响[J]. 中西医结合心脑血管病杂志，2019，17（22）：3550-3553.

[2] 刘萍，刘骊. 血府逐瘀颗粒联合美托洛尔治疗中青年不稳定型心绞痛的疗效观察[J]. 中西医结合心脑血管病杂志，2018，16（19）：2845-2847.

[3] 崔莹，尚数忠，顾旭. 加味血府逐瘀颗粒剂治疗冠心病劳力型心绞痛的疗效观察[J]. 中国医药科学，2011，1（11）：59-64.

[4] 孙振杰. 加味血府逐瘀丸治疗胸痹气滞血瘀证的临床研究[J]. 中西医结合心血管杂志，2018，6（14）：156-157.

[5] 李维芳. 血府逐瘀丸治疗结核性包裹性胸膜炎 64 例临床分析[J]. 中国医药科学，2013，3（17）：122-123.

[6] 时春燕. 血府逐瘀丸联合抗生素治疗子宫内膜炎的疗效观察[J]. 临床医药文献电子杂志，2016，3（6）：1124-1125.

[7] 刘胜华，杨东海. 血府逐瘀丸联合抗生素治疗子宫内膜炎临床疗效评价[J]. 中医临床研究，2016，8（21）：63-64.

[8] 连卓，吴强，赵胜楠. 血府逐瘀丸联合利培酮治疗周期性精神病疗效观察[J]. 实用中医药杂志，2018，34（8）：935-936.

[9] 肖迎光，柯春兰. 血府逐瘀丸联合小剂量抗精神病药物治疗周期性精神病临床疗效观察[J]. 中医药学报，2014，42（3）：153-155.

（陕西中医药大学　王　斌　徐守竹）

头痛定糖浆

【药物组成】　石仙桃提取物。

【处方来源】　研制方。国药准字 Z35020445。

【功能与主治】　养阴，清热，止痛。用于神经性头痛、脑震荡后遗症等。

【药效】　主要药效如下：

1. 抗炎[1]　头痛定胶囊对二甲苯所致小鼠耳郭肿胀、注射蛋清形成的大鼠足跖肿胀有较强的抑制作用。

2. 镇痛[1-2]　头痛定糖浆对热刺激法和化学刺激法引起的小鼠疼痛有较强的镇痛作用。

3. 镇静[2]　头痛定糖浆对戊巴比妥钠阈下催眠剂量有明显协同作用；能使动物翻正反射消失数增加，潜伏期缩短。

4. 改善血液流变学[2]　头痛定糖浆能显著降低血瘀型偏头痛患者的全血黏度及血浆黏度。

【临床应用】

1. 偏头痛[2-3]　对 180 例神经功能性头痛患者的临床研究结果表明，本品治疗组总有效率为 89%，与对照组疗效经统计学处理有非常显著差异。

2. 脑震荡后遗症[2]　头痛定糖浆对脑震荡后遗症的总有效率为 72%。

3. 更年期综合征[2]　头痛定糖浆可改善患者烘热汗出，心烦易怒，心悸耳鸣，失眠多梦等症状。

【不良反应】　尚未见报道。

【使用注意】　尚不明确。

【用法与用量】　口服，一次 15～20ml，一日 2～3 次。

参 考 文 献

[1] 曾光. 头痛定胶囊治疗偏头痛的实验研究[D]. 长沙：湖南中医药大学，2005.

[2] 沙静姝，毛洪奎. 头痛定糖浆[J]. 中国药学杂志，1991，26（4）：246.

[3] 王小娟，汪艳娟，喻嵘，等. 头痛定胶囊治疗血瘀型偏头痛 30 例临床观察[J]. 中医杂志，2000，（5）：295-296.

（陕西中医药大学　王　斌　王国全）

清 脑 片

【药物组成】　白芷、当归、川芎、双钩、细辛、龙骨、薄荷。

【处方来源】　第三七一医院院内协定处方。

【功能与主治】　行气通窍，止痛，清利头目。临床上主要用于头痛、头晕、脑震荡后遗症等的治疗。

【药效】　主要药效如下：

1. 改善学习记忆能力　清脑片可显著改善东莨菪碱所致的记忆获得障碍，显著改善亚硝酸钠所致的记忆巩固障碍及乙醇所致的记忆再现障碍[1]。

2. 镇痛　清脑片可显著提高小鼠尾根受机械刺激的痛阈值，使痛阈提高值显著升高，显著延长小鼠首次扭体的潜伏期，显著减少 10 分钟内扭体次数 [2]。

3. 改善血液流变学　清脑片通过降低脑缺血沙鼠血浆内皮素（ET）含量，升高血浆降钙素基因相关肽（CGRP）的含量，调节脑血管舒缩程度，改善微循环[3]。清脑片能改善血瘀大鼠异常的血液流变学指标，降低全血黏度，降低纤维蛋白原含量而表现出一定的化瘀止血功效[4]。

4. 抗脑缺血损伤　清脑片可升高脑缺血再灌注损伤模型大鼠脑组织中 ATP、SOD 水平，降低 LDH、TNF-α 水平，并明显改善病理损伤。

【临床应用】

1. 脑震荡后头痛、头晕　清脑片治疗脑震荡后头痛，具有迅速缓解症状、缩短病程、效果显著、胃肠道不良反应较少的优点，能减少并发症，远期疗效好[5]。

2. 脑损伤后综合征　清脑片治疗脑损伤后综合征疗效确切，可有效改善患者头晕、头痛症状，改善其神经功能和凝血功能，且治疗安全性高，临床应用价值较高[6]。

【不良反应】　尚未见报道。

【使用注意】　尚不明确。

【用法与用量】　口服，一次 3～5 片，一日 3 次。

参 考 文 献

[1] 张全英，包仕尧，陈伟民，等. 清脑片对小鼠学习记忆的影响[J]. 苏州医学院学报，2001，（6）：644-645.

[2] 李重先，谢国旗，时敏秀. 清脑片对小鼠镇痛效果的实验研究[J]. 实用医药杂志，2017，34（11）：1015-1017.

[3] 高延玲，郝少君，谢国旗，等. 清脑片对沙鼠脑缺血再灌注模型血浆 ET 和 CGRP 含量及脑组织病理变化的影响[J]. 实用医药杂志，2018，35（1）：47-50.

[4] 谢国旗，尚万兵，高延玲，等. 清脑片对血瘀模型大鼠血液流变学的影响[J]. 中医学报，2016，31（11）：1738-1741.

[5] 孙有树，刘晓斌，刘振军，等. 中药清脑片治疗脑震荡后头痛的疗效随访[J]. 实用医药杂志，2018，35（3）：204-206.

[6] 孙有树，谢国旗，徐鹏，等. 清脑片治疗脑损伤后综合征 168 例疗效观察[J]. 中国实用神经疾病杂志，2016，19（15）：129-130.

（陕西中医药大学　王　斌　徐守竹）

三、镇惊定志安神类

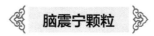

脑震宁颗粒

【药物组成】　地黄、当归、炒酸枣仁、柏子仁、茯苓、陈皮、丹参、川芎、地龙、牡丹皮、竹茹。

【处方来源】　研制方。国药准字 Z14021119。

【功能与主治】　凉血活血，化瘀通络，益血安神，宁心定智，除烦止呕。用于脑外伤引起的头痛、头晕，烦躁失眠，健忘惊悸，恶心呕吐。

【药效】　主要药效如下：

1. 镇痛[1]　脑震宁冲剂能显著提高小鼠的痛阈值，并减少由乙酸所致的小鼠扭体次数。

2. 镇静[1]　脑震宁冲剂能明显减少正常小鼠的自发活动，并与戊巴比妥钠的中枢抑制作用具有明显的协同作用，表现为可提高戊巴比妥钠所致小鼠的入睡发生率，同时可缩短戊巴比妥钠所致小鼠睡眠的诱导期，并显著延长其睡眠时间。

【临床应用】

脑外伤后综合征　又称脑震荡后综合征，指患者经历轻度创伤性脑损伤 3 个月后出现的认知、躯体、情感和自主神经功能紊乱等一系列症候群，临床表现为头痛、头晕、神经精神症状和认知功能损害等，是创伤性脑损伤的常见后遗症[2]。脑震宁颗粒能显著缓解脑外伤后头痛症状[3-5]，并能明显缓解其头晕、恶心、呕吐及失眠的症状[6-8]。

【不良反应】　尚未见报道。

【使用注意】　尚不明确。

【用法与用量】　开水冲服，一次 2～3 袋，一日 2 次。

参 考 文 献

[1] 张明升，孙殿春，高尚进，等. 脑震宁冲剂的药效学实验研究[J]. 中成药，1997，19（6）：33-34，53.

[2] 姜蔼玲，李嫦，庞国防，等. 脑外伤后综合征研究进展[J]. 中国老年保健医学，2019，17（4）：102-105.

[3] 王学建，季炜鹏. 脑震宁治疗脑外伤后头痛 53 例疗效观察[J]. 中华神经创伤外科电子杂志，2017，3（5）：292-293.

[4] 石东付，张弛. 脑震宁颗粒治疗脑外伤后头痛 66 例[J]. 河北中医，2006，28（5）：358.

[5] 肖穗，吴芬培，黄栋堂，等. 脑震宁治疗颅脑外伤 98 例疗效分析[J]. 现代医药卫生，2005，21（13）：1711.

[6] 江建军. 脑震宁等治疗脑外伤后综合征疗效观察[J]. 现代中西医结合杂志，2008，17（9）：1371.

[7] 梁善勇，王伟伟，张华志. 脑震宁、谷维素、脑益嗪口服及耳针疗法治疗脑外伤综合征观察[J]. 中国医药导报，2008，5（5）：35-36.

[8] 阮观忠. 脑震宁治疗脑震荡后综合症 102 例[J]. 福建中医药，2000，31（3）：51.

（陕西中医药大学　王　斌　欧　莉）

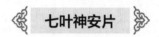

七叶神安片

【药物组成】　三七叶总皂苷。

【处方来源】　研制方。国药准字 Z44022693。

【功能与主治】　益气安神，活血止痛。用于心气不足、心血瘀阻所致的心悸、失眠、胸痛、胸闷。

【药效】　主要药效如下：

1. 改善脑供血　七叶安神片可通过改善大脑血液供应、营养和调节神经，使神经系统的各项调节功能恢复[1]。

2. 抗焦虑　七叶安神片还能加强大脑皮层的抑制作用，而起到抗焦虑作用[1]。

【临床应用】

1. 脑卒中后抑郁[2]　是脑卒中后普遍及严重的并发症。七叶安神片中三七总皂苷可兴奋中枢神经系统，抗疲劳，提高脑力和体力活动；对中枢神经系统具有抑制作用，从而表现出镇静、安神和改善睡眠的作用。七叶神安片促进人体迅速进入生理性熟睡阶段，并且能延长睡眠时间，改善头晕、心悸的症状。

2. 神经衰弱[3-4]　是临床常见的一种多发病，其主要特征是易兴奋、脑力减退和体力疲乏，并伴有各种躯体不适感和睡眠障碍，以及自主神经功能紊乱等症状。七叶神安片对神经衰弱的治疗，不是单纯地抑制神经系统的兴奋，而是通过对中枢神经细胞的营养调节，使系统兴奋、抑制活动过程达到平衡。

3. 失眠[5-6]　归属于祖国医学"不寐"的范畴，多因饮食不节、情绪失常、劳倦、思虑过度及病后等，导致阳盛阴衰，阴阳失交，阳不入阴则不寐。研究发现七叶神安片的益气养阴，活血通络，养心安神功效可显著改善失眠症状。

【不良反应】　尚未见报道。

【使用注意】　①感冒发热患者不宜服用。②有高血压、心脏病、肝病、糖尿病、肾病等慢性病严重者应在医师指导下服用。③对本品过敏者禁用，过敏体质者慎用。

【用法与用量】　口服，一次 50～100mg，一日 3 次，饭后服或遵医嘱。

参 考 文 献

[1] 康和利，赵民生，曹秀虹. 七叶神安片的药理学研究及临床应用[J]. 北方药学，2006，3（4）：29-30.

[2] 季宝斌. 黛力新联合七叶神安片治疗脑卒中后抑郁 52 例临床观察[J]. 中国现代医生，2014，52（26）：142-144.

[3] 谭兴祥，汤立玮. 七叶神安片治疗神经衰弱 600 例疗效观察[J]. 时珍国医国药，1999，（8）：58-59.

[4] 谢会巧，肖翠君，张荣军. 七叶神安片治疗老年神经衰弱临床观察[J]. 中国误诊学杂志，2009，9（4）：829-830.

[5] 付绪珍. 参松养心胶囊配合七叶神安片治疗失眠 68 例临床观察[J]. 中国社区医师，2012，14（24）：202.

[6] 王军. 七叶神安片治疗原发性失眠 42 例观察[J]. 山东医药，2008，（31）：3.

（陕西中医药大学　王　斌　徐守竹）

索　引